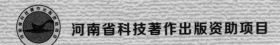
河南省科技著作出版资助项目

河南
道地药材

苗明三　李振国　主编

河南科学技术出版社
·郑州·

图书在版编目（CIP）数据

河南道地药材／苗明三，李振国主编 .—郑州：河南科学技术出版社，2021.5
（2023.3 重印）
ISBN 978-7-5725-0293-4

①河… Ⅱ.①苗… ②李… Ⅲ.①中药材-研究-河南 Ⅳ.①R282

中国版本图书馆 CIP 数据核字（2021）第 025332 号

出版发行：河南科学技术出版社
　　　　　地址：郑州市郑东新区祥盛街 27 号　　　邮编：450016
　　　　　电话：（0371）65788629　65788613
　　　　　网址：www.hnstp.cn
策划编辑：李喜婷　王月慧
责任编辑：司　芳　王月慧
责任校对：董静云　韩如月
封面设计：张　伟
责任印制：张艳芳
印　　刷：三河市同力彩印有限公司
经　　销：全国新华书店
幅面尺寸：787 mm×1092 mm　1/16　　印张：67　　字数：1580 千字
版　　次：2023 年 3 月第 2 次印刷
定　　价：398.00 元

《河南道地药材》编委名单

主　编　苗明三　李振国

副主编　史晶晶　杨亚蕾　刘会丽　汪保英
　　　　　贾亚泉　曹利华

编　委（按姓氏笔画排序）

　　　　史晶晶　刘会丽　闫晓丽　李　欢
　　　　杨亚蕾　汪保英　武晏屹　苗明三
　　　　苗晋鑫　项丽玲　贾亚泉　席　鹏
　　　　曹利华

前　言

河南，简称"豫"，为国之中，气候、水文、土壤等具有南北兼备、东西均有的特点，并具逐渐过渡的特征。河南省地势西高东低，北、西、南三面有太行山、伏牛山、桐柏山、大别山四大山脉环绕，东部是广阔的黄淮海冲积平原，为植物生长提供了多样性的条件，造就了丰富的中药材资源。据中药资源普查不完全统计，河南省中药资源3000余种，有蕴藏量的种类有236种，栽培品种99种。目前，河南道地药材资源和种植面积都处于全国前列，是全国中药材主要产区之一，建立了45个中药材种植示范基地，山茱萸、怀地黄、怀山药、辛夷等15种中药材获得国家地理标志产品保护，是传统中药材生产大省。河南是中医药的发源地，豫药在中医药的发展中具有举足轻重的地位。最早的本草专著《神农本草经》成书期，以河南为主的大中原是当时医药、文化的绝对中心区。最早的国家药典《新修本草》成书期，中原仍然是当时政治、经济、文化、医药、农业等的中心。从中医药发展史看，豫药一直是中药的重中之重。《新修本草》提出"离其本土，则质同而效异；乖于采摘，乃物是而实非"，说明自然地理条件对药材质量的影响很大，不同的地区和气候适合不同的植物生长。在长期的演变中，逐渐形成了豫北太行山药材区，豫北、豫东北黄淮海平原药材区，豫东南淮北平原药材区，豫西伏牛山及丘陵野生药材区和豫南桐柏山、大别山及豫西南盆地种植药材区。

本书以河南道地中药资源为研究对象，同时对多部医药学专著、文献等资料进行收集整理，对河南中药资源的历史、现状和应用进行深层次分析研究。豫药不仅包括四大怀药、禹八味、卫红花、桐桔梗、裕丹参等知名道地药材，也包括其他河南主产、应用较广的中药。豫药在长期的临床实践中积累了大量临床经验与效验方；也有众多相应中药栽培、采收、炮制、规格等知识；豫药的现代研究，则积累了化学成分、药理作用、毒理作用、生物学特点等信息。本书通过文献分析、数据挖掘等方式，精选98种豫药，以2015版《中国药典》为依据，同时参考多部医药学专著、现代研究及应用文献等，从道地沿革、来源，原植物的生态环境及生物学特点，药材的采收加工、炮制储藏、性状及质量检测，以及商品规格、性味归经、功能主治、用法用量、使用注意、化学成分、药理作用、临床应用、不良反应等方面，全面、系统地论述相应豫药，同时也对豫药的综合利用简要阐述。本书可供中医药研究人员、临床医生、中医药爱好者及在校学生学习、研读。本书的推广应用将有助于豫药原生态种植、豫药资源的利用效率，促进豫药历史地位的恢复，使豫药不仅是品牌，更是中药功效的象征。

本书编写团队历时四年艰辛努力，方成《河南道地药材》一书。本书具有内容系统全面、古今兼及、源流并重、列举方例多等特点。虽笔者尽力上下求索，既求涵盖全面也求突出重点，但鉴于水平所限，挂一漏万在所难免。期盼读者不吝赐教，以利本书再版时修订完善。

最后向本书所引用文献的作者致以最崇高的敬意，正是他们的辛勤工作，才促进了豫药事业的繁荣发展。

苗明三

2019 年 9 月 14 日

目　录

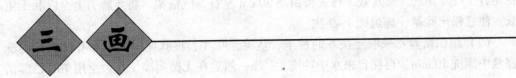

土 茯 苓

【道地沿革】 土茯苓，载于陶弘景《本草经集注》中，有"南人又呼平泽中有一种藤，叶如菝葜，根作块有节，似菝葜而色赤，根形似薯蓣，谓为禹余粮"。《山海经》云：鼓镫之山，多赤铜。有草焉，名曰荣草，其叶如柳，其本如鸡卵，茛之已风。《增补本草纲目博物图鉴》云：恐即此也，昔人不知用此。近时弘治、正德间，因杨梅疮盛行，率用轻粉药取效，毒留筋骨，溃烂终身，至人用此，遂为要药，诸医无从考证，往往指为草薢及菝葜。然其根苗迥然不同，宜参考之。但其功用亦颇相近，盖亦草薢、菝葜之类也。《本草纲目》十八卷李时珍曰："按，陶弘景注石部禹余粮云：南中平泽有一种藤生，叶如菝葜，根作块有节，似菝葜而色赤，味如薯蓣，亦名禹余粮。言昔禹行山乏食，采此充粮而弃其余，故有此名。观陶氏此说，即今土茯苓也。故今尚有仙遗粮、冷饭团之名，亦其遗意。陈藏器《本草》草禹余粮，苏颂《图经》猪苓下刺猪苓，皆此物也，今皆并之。茯苓、猪苓、山地栗，皆象形也。俗又名过冈龙，谬称也。"今茯苓主产于河南、安徽、湖北、云南，此外贵州、四川、广西、福建、湖南、浙江、河北等地亦产。以云南所产品质较佳，安徽、湖北产量较大。

【来源】 本品为百合科光叶菝葜 *Smilax glabra* Roxb. 的干燥块茎。

【原植物、生态环境、适宜区】 为多年生攀岩藤本植物，茎光滑无刺。地下根状茎长而粗厚。叶互生，长椭圆形或椭圆披针形，长5～15 cm，宽1～5 cm，全缘，主脉显著3条，薄革质，叶鞘达柄中部，有2卷须或有时无。伞形花序腋生；花单性异株，花小，绿白色，花被裂片近圆形，边缘有不规则的齿，雄蕊6枚，花丝较花药短；雌花内轮花被边缘无齿，具3枚退化雄蕊。浆果球形，熟时红紫色。

土茯苓适应性强，分布广泛，主要分布于我国西南部、南部至东南部各省区，亚洲东南部各国也有分布。常见于海拔1800 m以下的林下、灌木丛中、河岸或山谷中，也见于林缘与疏林中或山坡阴处。种植场地以选择排水良好的东、南、西向的10°～25°的山坡为宜。黄沙土为好，黏土、沙砾土不宜种植，且不宜连作。

【生物学特点】

1. 栽培技术

（1）种子繁殖：土茯苓喜温暖湿润气候，耐阴，耐干旱。沙质壤土或黏壤土均可栽培。用种子繁殖，播种期春季3月下旬至4月上旬，条播法，按行距20 cm开条沟，将种子均匀播下，覆土厚 1 cm 左右，保持土壤湿润。待苗高 10 cm 左右移栽。按行、株距各 25 cm 开穴，每穴栽 1 株。待苗高 30 cm 左右，应搭架，将茎藤引上，以利于生长。注意松土除草，施追肥 1~2 次。

（2）组织培养：采取土茯苓的种子、茎尖、叶片、根状茎，先在加有洗衣粉的洗涤液中漂洗 10 min，再在自来水中冲洗 1~2 h；然后在无菌超净工作台上用 70%乙醇消毒 30 s，再以 0.1%的升汞表面消毒 8 min（除灭菌试验外），最后用无菌水冲洗 5~6 次，其中根状茎需剥取侧芽的生长锥接种在初代培养基上，形成丛生芽，将丛生芽再切割后接种到相同的培养基上继代培养。当新芽长至 2~3 cm 高后，接种到生根培养基上诱导生根。土茯苓除叶片外均可诱导成芽，根状茎诱导率最高，为土茯苓最适组织培养的外植体。

（3）育苗移栽：每次处理种苗 10 株。待根长到 4~5 cm，并已形成完整根系的试管苗时，在封口膜上密刺小孔，然后从培养室内移至自然条件下适应 3~5 d，然后开盖炼苗 7 d 左右，小心取出试管苗，用无菌水冲净根部残留的培养基，分别移栽到灭菌的泥炭基质上，盖小拱棚，保持高湿度，渐渐打开薄膜。

2. 田间管理　植株生长至 30 cm 后，以氮：磷：钾＝1：3：2 的比例进行施肥。第二年秋季进行中耕松土处理。在采收之前，对土茯苓进行打顶剁茎处理，使根部积存大量的营养物质，以便获得高产优质的中药材。

3. 病虫害防治　虫害主要是白蚁，其为害严重。接种后当年 7~9 月和第二年 5~6 月地温高，白蚁繁殖快。防治方法：发现蚁路，及时用药喷在蚁身上，使之带回窝内互相传染中毒死亡；或用煤油或开水灌蚁穴，并加盖沙土，以灭除虫源。

【采收加工】　夏、秋季采挖，除去须根，洗净，干燥；或趁鲜切薄片，干燥。

【炮制储藏】

1. 炮制　未切片者，浸泡，洗净，润透，切薄片，干燥。

2. 储藏　置通风干燥处。

【药材性状】　本品略呈圆柱形，稍扁或呈不规则条块，有结节状隆起，具短分枝，长 5~22 cm，直径 2~5 cm。表面黄棕色至灰褐色，凹凸不平，有坚硬须根残基，分枝顶端有圆形芽痕，有的外皮现不规则裂纹，并有残留鳞叶。质坚硬。切片呈长圆形或不规则，厚 1~5 mm，边缘不整齐；切面类白色至淡红棕色，粉性，可见点状维管束及多数小亮点；质略韧，折断时有粉尘飞扬，以水湿润后有黏滑感。气微，味微甘、涩。

【质量检测】

1. 显微鉴别

（1）根茎横切面：表皮细胞的细胞壁不厚，薄壁组织细胞壁增厚，稍木化，细胞中含有大量淀粉粒；下皮层明显，细胞壁增厚不显著；内皮层不明显，分泌细胞较多，散在，体积较大，内含草酸钙针晶，外韧型维管束，木纤维较少。

（2）粉末：本品粉末淡棕色。淀粉粒甚多，单粒类球形、多角形或类方形，直径 8~48 μm，脐点裂缝状、星状、三叉状或点状，大粒可见层纹；复粒由 2~4 分粒组成。草酸钙针晶束存在于黏液细胞中或散在，针晶长 40~144 μm，直径约 5 μm。石细胞类椭圆形、类方形或三角形，直径 25~128 μm，孔沟细密；另有深棕色石细胞，长条形，直径约 50 μm，壁三面极厚、一面菲薄。纤维成束或散在，直径 22~67 μm。具缘纹孔导管及管胞多见，具缘纹孔大多横向延长。

2. 理化鉴别

(1) 化学定性：取本品粉末 1 g，加水 10 mL，在 60 ℃ 水浴上加热 10 min，滤过，滤液做以下试验（检查皂苷）。取滤液 2 mL，置带塞试管中，用力振摇 1 min，产生多量蜂窝状泡沫，放置 10 min，泡沫不明显减少。取滤液 2 mL 置试管中蒸干，加乙酸酐 0.5 mL，再沿管壁加浓硫酸，两液界面呈现紫红色环。

(2) 薄层鉴别：取本品粉末 1 g，加甲醇 20 mL，超声处理 30 min，滤过，取滤液作为供试品溶液。另取落新妇苷对照品，加甲醇制成每 1 mL 含 0.1 mg 的溶液，作为对照品溶液。照《中国药典》薄层色谱法试验，吸取上述两种溶液各 10 μL，分别点于同一硅胶 G 薄层板上，以甲苯-乙酸乙酯-甲酸（13：32：9）为展开剂，展开，取出，晾干，喷以三氯化铝试液，放置 5 min 后，置紫外光灯（365 nm）下检视。供试品色谱中，在与对照品色谱相应的位置上，显相同颜色的荧光斑点。

3. 含量测定

(1) 总黄酮的测定：采用 $NaNO_2$-Al $(NO_3)_3$-NaOH 比色法，以芸香苷（芦丁）为对照品，试样中加入铝离子试剂，同时控制适宜的 pH 值，使黄酮类物质与铝离子形成络合物，在可见光区获得稳定的特征吸收峰，进行比色法测定。标准曲线的绘制：取经 105 ℃ 干燥至恒重的芦丁对照品适量，精密称重为 5.99 mg，置 25 mL 量瓶，加 60% 乙醇溶解并稀释至刻度，摇匀，得浓度为 0.239 6 mg/mL 的标准溶液。精密吸取该标准溶液 0、1.0、2.0、3.0、4.0、5.0、6.0 mL 分别置于 25 mL 量瓶，各加 70% 乙醇至 6.0 mL，加 5% 亚硝酸钠溶液 1.0 mL，摇匀，放置 6 min，加入 10% 硝酸铝溶液 1.0 mL，摇匀，放置 6 min，加氢氧化钠试液 10.0 mL，加水稀释至刻度，混匀，放置 15 min，以 1 号量瓶溶液为空白，于 505 nm 处测定吸光度值，以芦丁量（mg）为横坐标，以吸光度值为纵坐标，绘制标准曲线，回归方程为 $Y = 0.457 2X - 0.017 3$，$R = 0.999 6$（$n = 6$），芦丁在 0.239 6~1.437 6 mg 范围内具有良好线性关系。

(2) 测定落新妇苷：采用 HPLC 测定。色谱条件：Kromasil C18 色谱柱（4.6 mm×250 mm，5 μm）；流动相：pH3 磷酸水-乙腈（80：20）；柱温：30 ℃；流速：1 mL/min；检测波长：290 nm，理论塔板数以落新妇苷峰计不低于 8000。标准曲线的绘制：称取落新妇苷对照品适量，精密称定，加 60% 乙醇溶解，得每 1 mL 含 0.023 3 mg 的落新妇苷对照品溶液。精密吸取 4、8、12、16、20 μL，注入液相色谱仪，记录峰面积，以峰面积 Y 为纵坐标，落新妇苷进样量（μg）为横坐标，进行线性回归，回归方程为 $Y = 227 0.3X - 20.1$，$R = 0.999 7$（$n = 5$），落新妇苷在 0.093 2~0.466 0 μg 范围内呈良好的线性关系。测定法：精密吸取对照品溶液与供试品溶液各 10 μL，注入液相色谱仪，测定，以外标法计算，即得样品溶液中落新妇苷含量。本品按干燥品计算，含落新妇苷（$C_{21}H_{22}O_{11}$）不得少于 0.45%。

【商品规格】 统货。

【性味归经】 甘、淡，平。归肝、胃经。

【功能主治】 解毒，除湿，通利关节。用于梅毒及汞中毒所致的肢体拘挛，筋骨疼痛；湿热淋浊，带下，痈肿，瘰疬，疥癣。

【用法用量】 内服：煎汤，15~60 g。外用适量。

【使用注意】 肝肾阴亏者慎服，因土茯苓对肝和肾有着一定影响。过敏者慎服，土茯苓可导致过敏，周身皮肤瘙痒，可出现散在性大小红斑丘疹。《万氏家抄方》中有"不犯铁器"。《本草纲目》中有"服时忌茶"。《本草从新》中有"肝肾阴亏者勿服"。

【化学成分】

1. 黄酮及黄酮苷类 黄酮类化合物按母核类型可分为 5 类：二氢黄酮醇类、二氢黄酮类、黄酮醇类、异黄酮类和黄烷醇类。土茯苓辅料中经报道的黄酮类化合物共有 13 个，其中二氢黄酮醇类化合物有 9 个，包括花旗松素、落新妇苷、新落新妇苷、异落新妇苷、新异落新妇苷、（2R，3R）-花旗松素-3'-O-β-D-吡喃葡萄糖苷、黄杞苷、异黄杞苷、丁香树脂醇 4-O-β-D-吡喃葡萄糖基-（1-6）-β-D-吡喃葡萄糖苷。其中花旗松素又名二氢槲皮素，根据其 2、3 位绝对构型的不同共有 4 种立体异构体：黄酮醇类化合物槲皮素；二氢黄酮类化合物柚皮素；异黄酮类化合物 7，6'-二羟基-3'-甲氧基异黄酮；黄烷醇类化合物 1 个。

2. 酚酸类 土茯苓中酚酸类化合物有 8 个。①色原酮类化合物：5，7-二羟基-色原酮-3-O-α-L-鼠李糖苷；②酚苷类化合物：3，4，5-三甲氧基苯基-1-O-β-D-吡喃葡萄糖苷、3，4，5-三甲氧基苯基-1-O-［β-D-呋喃芹糖基（1-6）］-β-D-吡喃葡萄糖苷、8，8'-双二氢丁香苷元葡萄糖苷；③苯乙酮类化合物：2，4，6-三羟基苯乙酮-2，4-二-O-β-D-吡喃葡萄糖苷；④苯乙醇类化合物：3，4-二羟基苯乙醇-3-O-β-D-吡喃葡萄糖苷；⑤咖啡酸酯：5-O-咖啡酰基莽草酸和丁香酸。

3. 苯丙素类 土茯苓中带有蔗糖母核的苯丙素类化合物有 7 个，分别命名为土茯苓苷 A~E、helonioside A、3，6-di-（O-acetyl）-α-D-glucopyranoside。

4. 木脂素类 土茯苓中共有 2 个木脂素类化合物，包括（+）-syringaresinol-4-O-β-D-glucopyrannsly（1-6）-β-D-glucopyranoside 和 8，8'-bisdihydrosie-ingenin glu-coside。

5. 酚类 土茯苓中有 2 个酚类化合物，分别是白藜芦醇及其糖苷衍生物白藜芦醇-3-O-β-D-吡喃葡萄糖苷。

6. 挥发性成分 从土茯苓中分离挥发性成分 40 个，检测出 22 个，占挥发油总量的 47.87%，有正壬烷、L-芳香醇、L-龙脑、萜品烯-4-醇、α-萜品醇、（-）-乙酸龙脑酯、（E，E）-2，4-癸二烯醛、二氢-β-紫罗酮、δ-荜烯、α-雪松醇、β-桉叶醇、α-桉叶醇、肉豆蔻酸、甲基棕榈酯、棕榈酸、亚油酸甲酯、亚油酸、硬脂酸、二十二烷、二十三烷等。

7. 蛋白质成分 土茯苓中蛋白质成分有 3 个，分别是异二聚体、非甘露糖结合凝集素、甘露糖结合凝集素。

8. 有机酸类 土茯苓中有 11 个有机酸类化合物，分别是琥珀酸、棕榈酸、阿魏酸、莽草酸、油酸、亚油酸、2-甲基丁二酸、乙二酸、紫丁香酸、香草酸、8，9-二丙基-二十八烷酸。

9. 其他 土茯苓中还有糖类、甾醇类、皂苷类、无机元素等。

【药理作用】

1. 调节心血管系统功能

(1) β受体阻滞样作用：土茯苓乙酸乙酯提取物能预防耳静脉注射肾上腺素引起的家兔心律失常；用含土茯苓的乐氏液灌流鼠心，能拮抗异丙肾上腺素对离体大鼠心脏的正性肌力和正性频率作用；在豚鼠左房肌条实验中土茯苓的作用形式与普萘洛尔相似。在土茯苓苷对正常和高钾除极豚鼠心室乳头状肌动作电位的影响的实验研究中，土茯苓苷在较小剂量时即能明显抑制高钾除极后由异丙肾上腺素诱发的慢反应动作电位的最大速度和动作电位的幅度。

(2) 对动脉粥样硬化的预防作用：将土茯苓乙酸乙酯提取物用于以高胆固醇饲料饲养的鹌鹑，结果土茯苓在不影响血清胆固醇浓度的情况下，显著降低动脉粥状硬化斑块的发生率。

(3) 抗血栓：将土茯苓注射液采用大鼠下腔静脉结扎法和 Chandler 法分别观察高、低剂量土茯苓注射液对下腔静脉血栓形成和体外血栓形成的抑制作用，并对下腔静脉血栓形成进行病理组织学观察。结果显示，土茯苓注射液对下腔静脉血栓形成及体外血栓形成均有显著的抑制作用，且呈一定的量效关系。病理组织学观察亦表明，该药有保护大鼠下腔静脉内皮细胞，防止内皮损害的作用。因此证明茯苓注射液确有预防下腔静脉血栓形成作用。

(4) 抗心肌缺血和对心脏缺血再灌注损伤的保护作用：土茯苓苷明显减轻以异丙肾上腺素诱发的小鼠急性心肌缺血时的心肌超微结构损伤，并有抗异丙肾上腺素介导的脂质过氧化作用及对缺血心肌的保护作用。采用 Langendorff 离体大鼠非循环灌流模型，测定土茯苓苷对离体大鼠缺血再灌注损伤时心肌收缩力、冠状动脉阻力、心率的影响及其抗脂质过氧化作用。土茯苓呈剂量依赖性地保护缺血再灌注所致心脏损伤，使心肌超氧化物歧化酶与谷胱甘肽酶升高，脂质过氧化产物丙二醛的含量降低，具有增加再灌注后冠状动脉流量，减少冠状动脉血管阻力，促进心脏收缩幅度的恢复，减轻心脏水肿的作用。

(5) 对脑缺血的保护作用：采用结扎小鼠双侧颈总动脉造成不完全脑缺血模型，分别测定土茯苓苷在离体、在体情况下的抗脂质过氧化作用。土茯苓苷可明显延长不完全脑缺血小鼠的平均存活时间，提升脑组织中超氧化物歧化酶活力，降低脑组织中脂质过氧化产物丙二醛含量，缩小脑梗死面积。土茯苓苷抗氧化作用极为明显。

2. 降糖、改善糖尿病并发症

(1) 土茯苓对糖尿病肾病（DN）大鼠糖代谢的影响：与正常对照组比，模型对照组大鼠的血糖（GLU）、尿糖（U-GLU）、果糖胺（FMN）值明显升高。连续 4 周给予高、中、低剂量的土茯苓后，与模型对照组相比，DN 大鼠的空腹 GLU、U-GLU、FMN 均有不同程度的下降，其中，中剂量组大鼠 GLU、FMN，高剂量组大鼠 U-GLU 下降显著。长期的高 GLU 状态能直接损伤血管内皮细胞，破坏 DNA 分子，其产生的高渗透作用可增加肾小球滤过率，引起肾小球肥大，另外可激活转化生长因子-β（TGF-β）等细胞因子，增加细胞基质，导致肾小球纤维化硬化。严格控制 GLU 后，可避免和降低 DN 的患病率。实验结果显示，土茯苓各剂量组均能不同程度地降低 GLU、U-GLU 和

FMN，其中中剂量的土茯苓降 GLU 和 FMN 的作用强于阳性药卡托普利，而降 U-GLU 作用与卡托普利相当，提示土茯苓具有改善糖代谢的作用，能在一定程度上预防或降低 DN 的患病率。

（2）土茯苓对 DN 大鼠肾功能的作用：土茯苓能明显减少 DN 大鼠尿蛋白（U-TP）的排泄，且呈现一定剂量的线性关系；能显著降低血清肌酐（Scr），其作用与阳性药卡托普利相当；中剂量的土茯苓能显著升高内生肌酐清除率（Ccr），其作用强于卡托普利。提示土茯苓具有改善肾功能，延缓 DN 进一步发展的作用。

3. 调节免疫及抗肿瘤　土茯苓水提取物在抗原致敏后及攻击后给药，均明显抑制 2，4，6-三硝基氯苯所致小鼠接触性皮炎和绵羊红细胞（SRBC）所致的足跖反应，其中攻击后给药时作用较强。土茯苓水提取物还明显抑制二甲苯所致耳壳及蛋清所致大小鼠炎症反应。土茯苓对小鼠抗 SRBC 抗体形成的细胞数（IgM-及 IgG-PFC 数）无明显影响，但其溶血空斑明显较环磷酰胺对照组大，血清溶血素水平呈增加趋势。

土茯苓对黄曲霉毒素 B1（AFB1）所致大鼠肝癌的作用，进食土茯苓的大鼠肝 γ-谷氨酰转移酶灶小于对照组每个灶的平均面积，有显著性差异，表明土茯苓对 AFB1 致肝癌有一定的抑制作用。土茯苓体外试验对宫颈癌培养株系 JTC-26 有抑制作用，抑制率在 90% 以上。但土茯苓对 N-丁基-N-（4-羟丁基）亚硝胺诱发的大鼠膀胱肿瘤无明显影响。土茯苓皂苷对体外培养的艾氏腹水癌（EAC）、肉瘤 S180 和肝癌（H22）细胞均具有一定细胞毒性，对荷瘤小鼠 S180 具有一定抑制作用。临床上土茯苓主要与其他中草药配伍治疗肿瘤。

4. 抗 HBV 和保肝　羧甲基茯苓多糖（CMP）注射液能显著提高慢性肝炎患者血清 IgA 水平，降低 IgG、IgM 含量，并可使 HBsAg 滴度下降。观察 CMP 对细胞的毒性及对 HBsAg 和 HBeAg 分泌的抑制效果，发现 CMP 对细胞株的半数抑制浓度（IC_{50}）为 13.6 g/L，对细胞株 HBsAg 和 HBeAg 分泌的半数中毒浓度（TC_{50}）分别为 4.45 g/L 和 5.61 g/L，治疗指数（TI）值分别为 3.06 和 2.42，其效果优于抗病毒药物阿昔洛韦。结果表明，CMP 在细胞株培养中对 HBsAg 和 HBeAg 分泌有良好的抑制作用。在体外将 HBV 转基因小鼠脾淋巴细胞分别与不同浓度的 CMP 共培养，用 MTT 法观察 CMP 对淋巴细胞的毒性作用后发现，CMP 能显著促进 HBV 转基因小鼠树突状细胞（DC）分泌白细胞介素-12（IL-12），并刺激混合淋巴细胞反应中 T 淋巴细胞分泌干扰素-γ（IFN-γ，）抑制白细胞介素-10（IL-10）分泌。CMP 注射液对四氯化碳引起的小鼠肝损害具有保护作用，并可使血清丙氨酸转氨酶显著降低，还能使肝部分切除的大鼠的肝再生能力提高，再生肝重和体重之比增加。

5. 抗白血病　茯苓多糖及 CMP 具有抗白血病作用，茯苓多糖对肿瘤细胞中的自由基具有一定的清除作用，还可增加 ppGalNAc-T 在 mRNA 水平的表达，降低放疗引起的副作用。建立 p388 白血病动物模型，随机分组并给予 CMP 治疗，发现 CMP 组能使荷瘤小鼠生命延长 35.88%，与化疗药物环磷酰胺（CTX）合用，可使小鼠的生存期延长 70.05%。CMP 组的生存期与模型组比较有统计学意义（$P<0.05$）。同时，CMP 还可通过下调 Bcl-2 基因诱导癌细胞凋亡，表明 CMP 有良好的抗白血病作用，硒酸酯多糖具有抗白血病的生物学效应，二者合用有协同增效作用。CMP、硒与化疗药物合用后具

有协同抗癌效应，能显著抑制癌细胞增生，下调 Bcl-2 基因的表达，诱导癌细胞凋亡，可延长小鼠的生存期，减轻环磷酰胺的毒副作用。

6. 抗炎 采用小鼠热板法和扭体法观察土茯苓叶提取物镇痛效果，采用二甲苯致鼠耳肿胀法、角叉菜胶致大鼠足趾肿胀法观察抗炎效果。结果发现，土茯苓叶提取物（0.5、1.0、2.0 g/kg）灌胃对醋酸引起的小鼠扭体反应有明显的抑制作用，抑制率为 29.7%~60.5%；1.0 g/kg 药后 1.5 h 和 2.0 g/kg 药后 1 h 明显提高小鼠热板痛阈。土茯苓叶提取物对多种致炎剂引起的渗出、水肿均有较为明显的抑制作用，1.0、2.0 g/kg 灌胃对二甲苯引起的小鼠耳肿胀、角叉菜胶引起的大鼠足趾肿胀有良好的预防作用。研究表明，土茯苓叶提取物在该实验条件下具有显著的镇痛抗炎作用，且呈明显的量效关系。

从 SD 大鼠身上摘取膝关节滑膜组织进行原代培养并传代，将滑膜细胞分成空白对照组、空白血清组、模型组、中药血清低、中、高剂量组 6 组。分别制备复方土茯苓颗粒中药血清和尿酸盐晶体混悬液，并进行细胞活性试验后，按组进行相应的干预，然后收集细胞培养液采用 ELISA 检测 IL-1β、IL-6 水平；提取滑膜细胞总 RNA 并进行逆转录聚合酶链反应（RT-PCR）检测 miR-146a 表达，并分析它们的关系。结果发现，模型组滑膜细胞培养液中 IL-1β、IL-6 的含量显著升高，滑膜细胞 miR-146a 表达显著下调；中药血清各剂量组 IL-1β、IL-6 的含量显著降低，miR-146a 则显著上调；IL-1β、IL-6 表达与 miR-146a 表达呈反比关系。

小鼠尾静脉注射 1~4 mg/kg 落新妇苷，能明显抑制冰醋酸致小鼠扭体反应的次数。注射 2.5~10 mg/kg 落新妇苷，能明显延长热板致小鼠痛反应的潜伏期。

7. 抗胃溃疡 制作以水浸应激、利舍平、幽门结扎所致的实验性胃溃疡小模型，从不同角度观察土茯苓苷对胃黏膜的保护作用。实验表明，土茯苓苷能减少胃黏膜脂质过氧化反应，抗自由基损伤，促进胃液分泌，提高胃液 pH 值，从而从不同角度保护胃黏膜，减少溃疡的发生。

8. 抑菌 利用土茯苓 95% 乙醇和乙酸乙酯的提取物对革兰氏阳性菌和革兰氏阴性菌的抑菌活性进行检测。结果显示，其抑菌范围广，抑菌活性强，显示了土茯苓作为抗细菌资源的可利用价值。采用 KB 法（培养基为 MH 固体培养基）测定土茯苓水煎液抗菌活性。结果表明，土茯苓水煎液对金黄色葡萄球菌、福氏痢疾杆菌、白喉杆菌、炭疽杆菌有极强的抑菌活性和很高的抑菌率。

土茯苓配方颗粒对铜绿假单胞菌、大肠埃希氏菌、金黄色葡萄球菌、粪肠球菌、肺炎克雷伯菌、洋葱伯克霍尔德菌的 MIC_{50} 分别为 25、1.56、12.5、25、0.78、6.25 mg/mL，提示土茯苓配方颗粒具有较好的抗菌作用，尤其是对大肠埃希氏菌和肺炎克雷伯菌抗菌效果最为明显，MIC_{50} 仅为 1.56 mg/mL 和 0.78 mg/mL。

9. 止咳祛痰平喘 将小鼠放入自制的诱咳仪内，注入浓氨气 20 s，观察记录小鼠的咳嗽潜伏期和 3 min 内咳嗽次数；小鼠腹腔注射 5% 酚红溶液，测定 30 min 后小鼠气管酚红的排泌量。结果发现，各组咳嗽潜伏期以及 3 min 内咳嗽次数比较无显著性差异，土茯苓高剂量组（10 g/kg）的吸光度高于空白对照组。研究表明，单味土茯苓止咳作用尚不明显，但在高剂量时有明显祛痰作用。

取 18~20 g 雌性小鼠 50 只，随机分为 5 组，每组 10 只，分别为空白对照组（等量蒸馏水），土茯苓低剂量组 2.5 g/kg、中剂量组 5 g/kg、高剂量组 10 g/kg，以及阳性对照组（氢溴酸右美沙芬片）。前 4 组动物按体重（0.2 mL/10 g）灌胃，给予相对应的药液，给药次数每日 1 次，连续给药 14 d。实验前各组动物禁食不禁水 10 h，末次给药，前 4 组按上述方法灌胃，阳性对照组以 0.03 g/kg 的剂量给予相对应的药液灌胃 1 次，给药后 30 min，各组小鼠分别放入自制诱咳仪（氨气浓度为 15%），20 s 后取出，观察记录小鼠的咳嗽潜伏期和 3 min 内咳嗽次数。t 检验比较各给药组与空白对照组之间咳嗽潜伏期和咳嗽次数的差异显著性。

10. 降尿酸 采用腺嘌呤（100 mg/kg）联合 97% 氧嗪酸钾（1 g/kg）灌胃法建立小鼠高尿酸血症肾病动物模型，设立正常对照组、造模组、阳性药物苯溴马隆组 20 mg/kg，以及复方土茯苓颗粒高、中、低剂量组（6、3、1.5 g/kg）。实验第 21 天小鼠眼球采血后处死，检测血清中尿酸、肌酐、尿素氮及肾组织中 IL-1β、IL-6 水平。结果发现，复方土茯苓颗粒高、中、低剂量组与模型组相比尿酸、肌酐、尿素氮、IL-1β、IL-6 明显降低；复方土茯苓颗粒高、中剂量组与苯溴马隆组相比，组间比较无统计学差异。研究表明，复方土茯苓颗粒能够有效降低高尿酸血症肾病模型小鼠尿酸、肌酐、尿素氮水平，保护尿酸造成的肾损伤，可能机制为降低 IL-1β、IL-6 等炎症因子的表达。

将 80 只昆明种小鼠随机分为空白组、模型组、土茯苓组、别嘌呤醇组 4 组，除空白组外，其余组采用酵母造模，土茯苓组、别嘌呤醇组分别给予土茯苓（10 g 生药/kg）、别嘌呤醇（40 mg/kg）灌胃，空白组及模型组灌胃等体积蒸馏水，7 d 后检测各组小鼠血清尿酸、肌酐、尿素氮、胆固醇、甘油三酯水平及黄嘌呤氧化酶（XOD）活性。结果发现，治疗 7 d 后，与空白组相比，模型组小鼠血清尿酸、肌酐、胆固醇、甘油三酯、尿素氮水平均明显升高，XOD 活性明显增强；与模型组相比，土茯苓组尿酸、肌酐、胆固醇、甘油三酯、尿素氮水平均有不同程度降低，XOD 活性减弱。研究表明，土茯苓对高尿酸症小鼠尿酸有明显的治疗作用。

11. 其他 土茯苓的提取物落新妇苷对大鼠的利尿作用的研究表明，落新妇苷使大鼠的尿量增加而且该作用呈剂量-反应关系。

【毒理研究】 用含有土茯苓的银屑灵流浸膏 240 g/kg 灌胃小鼠，无明显的副作用，给幼犬 4.03 g/kg 连续给药 60 d，心、肝、肾、脑、血液均未见毒性反应，说明土茯苓的毒性很小。剂量过大对脾虚泄泻者可能滑肠，对有胃病者有胃不适反应；对胃肠功能正常者大剂量 30~60 g，没有明显的副作用。

【临床应用】

1. 临床配伍

（1）产后气血虚，头痛不定：白茯苓（去黑皮）一两，羌活（去芦头）一两，当归（切，焙）一两，人参一两，附子（炮裂，去皮脐）一两，川芎一两，石膏（火煨）一两，黄芪（锉）一两。上锉，如麻豆大，每服三钱匕，水一盏，煎至七分，去滓温服，不拘时候。（《圣济总录》茯苓汤）

（2）杨梅疮毒：土茯苓五钱或一两，水酒浓煎服。（《滇南本草》）

（3）血淋：土茯苓、茶根各五钱。水煎服，白糖为引。（《江西草药》）

（4）风湿骨痛，疮疡肿毒：土茯苓一两，去皮，和猪肉炖烂，分数次连滓服。（《浙江民间常用草药》）

（5）妇人红崩、白带：土茯苓，水煨，引用红砂糖治红崩，白砂糖治白带。（《滇南本草》）

（6）小儿疳积，面黄肌瘦，肚子大，烦躁爱哭，啼哭无声，不想吃东西，大便失调，皮肤粗糙：土茯苓三钱，野棉花根三钱。研细末，加猪肝二两与水炖服，或米汤冲服。（《草医草药简便验方汇编》）

（7）神经性皮炎：土茯苓 60 g，苦参 30 g，当归 30 g，黄芩 15 g，黄连 15 g，黄柏 15 g，蝉蜕 6 g，牡丹皮 9 g，大腹皮 9 g，白鲜皮 12 g，玄参 15 g，柴胡 9 g，防风 9 g，龙胆草 6 g，金钱草 9 g，栀子 6 g，连翘 9 g，茵陈 12 g，板蓝根 9 g，大青叶 12 g，蒲公英 12 g，紫花地丁 15 g，荆芥 9 g，桔梗 9 g，金银花 12 g，菊花 15 g，甘草 18 g。按量称取以上药物，用 50 度以上白酒 1.5 kg 浸泡 3 d 后即可使用。方法：用消毒棉签蘸取土茯苓苦参芩连方酒剂擦拭皮损部位 5 遍，每日 4 次。［（《河北中医》2017，39（8）：1199–1201，1249.］

2. 现代临床

（1）冠心病：临床上用土茯苓治疗冠心病、心绞痛，32 例冠心病患者服用土茯苓 100 d（100 d 为 1 个疗程），对心绞痛显效率为 75%，心电图改善，ST 段和 T 波改变的有效率分别为 93.10% 和 86.20%。

（2）咳嗽：对 20 例患儿在基础护理的基础上应用土茯苓汤治疗，2 周为 1 个疗程，共治疗 2 个疗程，观察临床疗效及治疗前后嗜酸性粒细胞（EOS）、IgA、IgE、IgG 等指标的变化。结果发现，临床痊愈 2 例，显效 13 例，有效 4 例，无效 1 例，总有效率为 95%。治疗后患儿血液 EOS 计数下降，患儿血清 IgA、IgG、IgE 水平与治疗前比较，差异均无显著性意义。研究表明，土茯苓汤治疗肺脾气虚型儿童咳嗽变异型哮喘临床疗效满意，并可降低患儿血液 EOS 计数。

（3）钩端螺旋体病：

1）预防：土茯苓每日 50 g，1 次或 2 次煎服，每周连服 3 d，共服 5 周。2000 余人服药结果表明，服药组与未服药组发病率之比为 1∶5.58。

2）治疗：土茯苓 100 g（病情重而体质较好者可用至 250 g），甘草 15 g，水煎每日 2 次分服。同时可根据病情辨证加减；对高热、重症者给葡萄糖液及维生素 C，个别有出血倾向者加用激素。结果治疗 18 例均愈，16 例于服药 2～3 剂、2 例于服药 4～5 剂后症状消失，平均住院时间 3.6 d。或用土茯苓 200 g，地榆、青蒿、白茅根各 50 g 煎服。每日 1～3 剂，退热后每日 1 剂，4 次分服；同时配合对症处理，如镇静、止血、补液等。治疗 14 例，失败 4 例。其中血培养阳性者 9 例，5 例治愈，4 例失败。治愈病例体温降至正常时间在 1～7 d 内，主要症状随体温下降而逐渐减轻或消失，大部分患者头痛、身痛、球结膜充血、腓肠肌压痛、血痰等均于 1～2 d 内消失。治疗中少数出现恶心、呕吐等反应。

（4）梅毒：据早年临床观察报告，以土茯苓为主，配合银花、甘草，或配合苍耳子、白鲜皮、甘草，或配合忍冬藤、蒲公英、马齿苋、甘草，煎服，治疗现症梅毒及隐性梅毒，其血清阴转率在90%上下。其中晚期梅毒的治愈率为50%左右。对晚期麻痹性痴呆，不仅脑脊液梅毒血清反应转阴，而且精神症状亦获得不同程度的改善。对于小儿先天性梅毒性口腔炎效果亦佳。用量：成人每日用土茯苓75~100g，水煎，2~3次分服，以10~20d为1个疗程。但亦有每日量用100~400g的，疗程有长达2个月的。选取门诊收治的梅毒血清抵抗患者42例，随机分为治疗组（采用土茯苓加苄星青霉素治疗）与对照组（采用苄星青霉素治疗）各21例，每3个月观察两组血清反应素的变化。结果发现，治疗组与对照组血清反应素阴转率分别为61.90%和23.81%，复发率分别为9.52%和28.57%。研究表明，土茯苓可影响梅毒血清抵抗患者血清反应素的阴转，对血清抵抗的复发影响不清。土茯苓55g，人参、当归各4g，金银花、木通、防风各3g，皂荚子2.5g。每日1剂，分早、中、晚3次煎服，15d为1个疗程，1~3个疗程即可痊愈。或单用300g土茯苓，每日1剂，分早、中、晚3次煎服，15d为1个疗程，3~4个疗程后即可痊愈。

（5）麻疹：预防时，用土茯苓100%煎液内服，3岁以下每日30~50mL，3~6岁每日50~60mL，分3次服，连服3d。或制成注射液行肌内注射。以上剂量亦可作为治疗之用。

（6）急性细菌性痢疾：每日用土茯苓200~400g煎服，或再以煎液做保留灌肠，7d为1个疗程。

（7）急慢性肾炎：每日用土茯苓150g，水煎，分3次服。退肿作用较好，服后，小便增加。亦有用于治疗肾盂肾炎、肾结核的报道。

（8）颈淋巴结核：每日用鲜品500g，水煎，分2次服。

（9）骨挛痈漏（筋骨疼痛，溃烂成痈，积年累月，终身成为废疾）：用土茯苓50g，有热加黄芩、黄连，气虚加四君子汤，血虚加四物汤，煎水代茶饮。又方：用土茯苓200g，四物汤50g、皂角子7个、川椒79粒、灯心草7根，煎水代茶饮。

（10）瘰疬溃烂：用土茯苓切片，或研为末，水煎服，或加在粥内吃下。多吃为好。

（11）偏头痛、头痛：土茯苓100g，川芎45g，白芍35g，何首乌、柴胡、郁李仁各20g。天麻、防风各10g，每日1剂，分早、晚2次分服。

（12）慢性盆腔炎：土茯苓50g，鸡冠花、薏苡仁各40g，红藤、椿根皮各35g，苦参、黄芪、赤芍各20g，党参、黄柏、乳香各15g，炒山楂10g，延胡索7g。每日1剂，水煎，分早、晚2次温服，15d为1个疗程，连续服用6个疗程。

（13）痛风性关节炎：土茯苓65g，威灵仙45g，薏苡仁40g，汉防己、当归各30g，桃仁、白芍各20g，红花、黄柏、苍术各15g，泽兰12g，虎杖10g，乌梢蛇、僵蚕各6g，甘草5g。每日1剂，水煎分早、晚2次温服，7d为1个疗程。1~2个疗程后肿胀消退，疼痛缓解或消失，连续用药4~6个疗程。

（14）膝关节滑膜炎：土茯苓60g，当归、薏苡仁各45g，紫花地丁35g，木瓜、车前子、黄芪各20g，泽泻、苍术、木通各15g，金银花12g，红花10g，地龙、牛膝各9g。每日1剂，分早、晚温服，同时用艾叶、生草乌、天南星研磨至细末，每日温敷于膝关节，每日 1 次即可。15 d 为 1 个疗程，连续用药 3~6 个疗程。

（15）尖锐湿疣：手术切除疣体后每日煎服 150 g 土茯苓，分多次服用，其间禁止饮茶，15 d 为 1 个疗程，连续服用 3~6 个疗程。

（16）脂溢性皮炎：用土茯苓和金银花作为主要配方治疗，具有清热、止痒之效。具体配方为：土茯苓 45 g，金银花 35 g，野菊花 30 g，白花蛇舌草 25 g，白鲜皮 20 g，蝉蜕、地肤子、栀子各 15 g，生甘草 10 g，另泡 15 g 生大黄。每日 1 剂，水煎分早、晚 2 次温服，15 d 为 1 个疗程，坚持连续用药 2~6 个疗程。

（17）淋证：土茯苓 55 g，双花 45 g，苦参、车前子各 35 g，菟丝子、牛膝各 25 g，山药 20 g，泽泻 15 g，甘草 12 g。每日 1 剂，分早、晚 2 次服用，20 d 为 1 个疗程，连续服用 1~3 个疗程。

（18）保健功能：在生活中可以取适量的土茯苓干品，加入菜、骨汤、鱼汤等饮食中，以取得强身健体、解热祛湿之效。用乌龟及土茯苓为主要原料所制的龟苓膏，有清热滋阴的保健功能。

【不良反应】　肝肾阴亏者慎服。服用土茯苓后可致过敏，周身皮肤瘙痒，并起散在性大小红斑丘疹。

【综合利用】　土茯苓可治疗多种由于湿热郁结所引发的病症，能起到显著的解毒、除湿、祛热之效；同时土茯苓还有利关节、强筋骨、健脾胃、止泻等效果，在临床上应用其为主要配方治疗偏头痛、妇科疾病、关节炎、皮肤病、淋证等均取得了良好疗效。其主要作用原理：土茯苓祛风除湿可治疗风寒湿邪所引起的痹证，活血化瘀、解毒、除湿可治疗妇科炎症，健脾胃、除皮肤之湿可治疗皮肤病，土茯苓配川芎等药可起镇痛、增强血管弹性作用，以此治疗偏头痛。在日常生活中土茯苓还可以用于日常保健，如煲汤、做菜都可以加入适量的土茯苓干品，长期坚持服用，即可起到保健功效，除湿祛热。市场上常见的龟苓膏也是一种以土茯苓作为主要原料之一的美味又保健的健康饮食。

土茯苓在用于抗癌、抗动脉硬化和治疗冠心病、心绞痛等方面效果良好。另外，土茯苓含有的甾体皂苷元为我国生产口服避孕药的主要半合成原料，含有的鞣质可作栲胶，淀粉可用于酿酒和制作糕点。

■参考文献

[1] 刘佳，钟赣生，王茜，等 . 2010 年版《中国药典》一部中含十八反十九畏药对的成方制剂收录情况及临床应用分析 [J] . 中国实验方剂学杂志，2011，17（4）：213-217.

[2] 李玉莲，李玉琪，曾平，等 . 土茯苓植物资源调查 [J] . 中草药，2002，33（9）：85-87.

[3] 胡珂 . 茯苓的采收及产地加工方法 [J] . 基层中药杂志，2000，14（1）：41-42.

[4] 陈士林，郭宝林，张贵君，等 . 中药鉴定学新技术新方法研究进展 [J] . 中国中药杂志，2012，37（8）：1043-1055.

[5] 白宇明，郝近大 . 土茯苓、菝葜及萆薢的本草考证及其鉴别 [J] . 中国中药杂志，2013，38（16）：2733-2737.

[6] 张慧荣. 土茯苓、红土茯苓活性成分的分析、分离及活性测定研究 [D]. 长春：长春师范大学, 2014.

[7] 董青松, 闫志刚, 白隆华, 等. 土茯苓组织培养研究 [J]. 中药材, 2014, 37（1）：5-9.

[8] 张华. 断面类白色及红棕色土茯苓化学成分的分析研究 [D]. 贵阳：贵阳中医学院, 2013.

[9] 胡梦梅. 土茯苓化学成分分离及抗炎活性研究 [D]. 广州：广州中医药大学, 2014.

[10] 李磊, 张宏桂, 孙毅坤, 等. 土茯苓药材 HPLC 指纹图谱研究 [J]. 中华中医药杂志, 2007, 22（4）：206-208.

[11] 吴博, 马跃平, 袁久志, 等. 土茯苓化学成分的分离与鉴定 [J]. 沈阳药科大学学报, 2010, 27（2）：116-119.

[12] 陈广耀, 沈连生, 江佩芬. 土茯苓化学成分的研究 [J]. 北京中医药大学学报, 1996, 19（1）：44.

[13] 陈文龙. 土茯苓多糖的提取分离、结构表征及抗炎活性的研究 [D]. 广州：广州中医药大学, 2014.

[14] 王建平, 张海燕, 傅旭春. 土茯苓的化学成分和药理作用研究进展 [J]. 海峡药学, 2013, 25（1）：42-44.

[15] 邓少东, 肖凤霞, 林励, 等. 不同产地土茯苓药材 UPLC 及 HPLC 指纹图谱的构建研究 [J]. 中药新药与临床药理, 2012, 23（3）：308-311.

[16] 何席呈, 孙庆文, 董立莎, 等. 28 个不同采集地土茯苓（断面红色、白色）中落新妇苷分析及抗炎作用的比较 [J]. 中国中药杂志, 2012, 37（23）：3595-3598.

[17] 李强. 土茯苓现代研究概述 [J]. 中国药业, 2008, 17（14）：76-78.

[18] 刘志刚, 邓伟杰, 孙维峰, 等. 复方土茯苓颗粒定性定量方法研究 [J]. 药物分析杂志, 2011, 31（1）：119-123.

[19] 徐硕, 尚明英, 刘广学, 等. 高效液相色谱法测定土茯苓药材中 7 种活性成分的含量 [J]. 中国中药杂志, 2015, 40（3）：469-479.

[20] 方圆, 王雪彦, 晁若冰. 土茯苓药材中落新妇苷和总黄酮的含量测定方法研究 [J]. 药物分析杂志, 2010, 30（9）：1738-1741.

[21] 沙飞, 禹志领, 王一涛. 土茯苓品质与药理研究进展 [J]. 中药材, 2006, 29（5）：516-519.

[22] 张欢欢. 复方土茯苓颗粒治疗 HUA 疗效及对 HK-2 细胞 miR-34a、URAT1 表达的影响 [D]. 广州：广州中医药大学, 2014.

[23] 郑捷. 土茯苓解汞毒活性及其物质基础研究 [D]. 广州：广州中医药大学, 2014.

[24] 王天, 孙维峰. 复方土茯苓颗粒治疗高尿酸血症患者疗效分析 [J]. 华南国防医学杂志, 2012, 26（2）：128-130, 133.

[25] 王天, 孙维峰. 复方土茯苓颗粒对高尿酸血症肾病模型小鼠肾功能及 IL-1β, IL-6 表达的影响 [J]. 中国实验方剂学杂志, 2012, 18 (16): 191-194.

[26] 雍雪娇. 复方土茯苓颗粒防治痛风的疗效研究及对 IL-1β、IL-6、TNF-α 的影响 [D]. 广州: 广州中医药大学, 2012.

[27] 孙维峰, 张娴娴, 孙奋勇, 等. 复方土茯苓颗粒对高尿酸血症小鼠肾脏 microR-NA 表达的影响 [C] // 中国中西医结合学会风湿病专业委员会. 全国第八届中西医结合风湿病学术会议论文汇编, 2010.

[28] 杜志敏, 陈兴兴, 魏辉. 土茯苓的药理作用及临床应用新进展 [J]. 基层中药杂志, 2000, 14 (1): 56-58.

[29] 秦汝兰, 黄田玉, 高璐. 土茯苓中总黄酮提取方法及药理作用 [J]. 通化师范学院学报, 2010, 31 (2): 39-41.

[30] 熊常初, 龙利. 土茯苓现代药理作用浅谈 [J]. 国医论坛, 2012, 27 (5): 38-39.

[31] 谢雯雯, 周建甫, 李远冠, 等. 土茯苓祛痰止咳作用药理实验研究 [J]. 辽宁中医药大学学报, 2013, 15 (6): 30-31.

[32] 韦贤, 王金妮, 潘勇, 等. 土茯苓叶提取物镇痛抗炎作用的实验研究 [J]. 右江民族医学院学报, 2015, 37 (2): 177-179.

[32] 邓勤智, 夏邦恩, 王世和, 等. 土茯苓组方在乙型肝炎病毒慢加急性肝衰竭中的应用及疗效分析 [J]. 中华中医药杂志, 2015, 30 (3): 739-742.

[34] 朱明敏, 李静, 张欢欢, 等. 复方土茯苓颗粒对大鼠滑膜细胞炎症因子及 mi-RNA 的影响 [J]. 广州中医药大学学报, 2014, 31 (4): 578-581, 586, 678.

[35] 谢小玲, 郑和国. 土茯苓治疗梅毒血清抵抗 21 例疗效观察 [J]. 实用中西医结合临床, 2014, 14 (9): 36-37.

[36] 陈雪, 沈楠, 赵丽晶, 等. 土茯苓对小鼠高尿酸血症的实验研究 [J]. 吉林医药学院学报, 2011, 32 (4): 211-212.

[37] 郭淑云, 张薇, 张琰, 等. 土茯苓水提物对高尿酸血症模型小鼠血清尿酸和甘油三酯、胆固醇的影响 [J]. 中国药房, 2011, 22 (47): 4439-4440.

[38] 郭淑云, 张薇, 张琰, 等. 土茯苓对高尿酸症小鼠作用的研究 [J]. 海南医学院学报, 2012, 18 (2): 165-167.

[39] 张李兴, 曹田梅, 蔡涛. 土茯苓应用浅谈 [J]. 天津中医药大学学报, 2011, 30 (2): 77-78.

[40] 郑虎占. 中药临床应用备要之九 [J]. 中国临床医生, 2011, 39 (9): 73-75.

[41] 陈志颜, 陈于翠. 土茯苓临床应用及作用机理研究现状 [J]. 亚太传统医药, 2014, 10 (1): 42-43.

[42] 刘洪盼. 土茯苓方治疗儿童咳嗽变异型哮喘的临床观察 [D]. 广州: 广州中医药大学, 2013.

[43] 李宏伟. 土茯苓在临床中的应用探讨 [J]. 基层医学论坛, 2013, 17 (11): 1441-1442.

[44] 张丽今. 中药土茯苓的临床研究进展 [J]. 中国当代医药, 2010, 17 (33): 23-24.

土 鳖 虫

【道地沿革】 本品首载于《神农本草经》，列为中品，又称土鳖、中华地鳖、土元、冀地鳖。《新修本草》载："一名土鳖。生河东川泽及沙中，人家墙壁下土中湿处""状似鼠妇，而大者寸余，形小似鳖，无甲，但有鳞也"。据上所述并参考《本草图经》附图，可知古今用药来源相符。

【来源】 本品为鳖蠊科昆虫地鳖 *Eupolyphaga sinensis* Walker 或冀地鳖 *Steleophaga plancyi* (Boleny) 的雌虫干燥体。

【原动物、生态环境、适宜区】 地鳖体呈扁圆形，盖状，黑色带光泽，雌雄异型，雄虫有翅，雌虫无翅。雌虫长约 3 cm。头小，触角丝状。腹部有横环节 9 个，腹面深棕色，胸足具细毛，生刺颇多。药材质脆，易破碎，足多已脱落。腹内有灰黑色物质。气腥臭。冀地鳖形态与地鳖相似，呈椭圆形，雌虫体长 3.0~3.6 cm。体黑褐色，无光泽。胸腹部每节两侧各有一黑色圆形小黑斑。

地鳖为陆生性昆虫。怕光，昼伏夜出。性喜温暖湿润，适宜生活于室内外阴湿的松土中。每年 4~11 月为生命活动高峰段，在夏、秋季气温高、湿度大的情况下繁殖力最强。有冬眠习性，每年气温低于 12 ℃ 时，入土冬眠。在食性方面，属于杂食性昆虫。为不完全变态昆虫，一生只经历卵、若虫、成虫三个阶段，一个世代需 2~4 年。地鳖是一种喜欢温暖又能忍耐低温的变温动物，生长发育适宜温度范围为 8~37 ℃，最适宜温度为 20~30 ℃；虫卵发育适宜温度为 28~30 ℃。地鳖在 0 ℃ 以下处于僵硬状态，温度低于 15 ℃，活跃不起来，行动迟缓，随着气温升高至 15~37 ℃，活动便频繁起来，而 37 ℃ 以上显现出兴奋的状态，在 40 ℃ 以上生长受到抑制，温度升至 45~50 ℃ 则会死亡。地鳖生长发育要求空气相对湿度为 70%~75%，土壤湿度为 20% 左右，湿度过低，生理活动和生长发育会受影响，甚至死亡。地鳖在碱性或微碱性土壤中生长发育良好；在酸性土壤中则生长缓慢，甚至会死亡。土鳖虫主产区主要有河南、河北、陕西、湖南等。

【生物学特点】

1. 养殖

（1）缸养：小规模养殖，选择内壁较滑、地鳖不易爬出、口径 50 cm 以上、深 60~80 cm 的缸，用清水洗干净，放在太阳下暴晒进行消毒，然后放在室内适当位置。缸底先铺入 5~6 cm 干净的小石子，上再铺 7~10 cm 厚的湿土，整平压实，在缸中央插入一段口径为 3 cm 的竹筒，作为灌水调节土壤湿度用。湿土上面再铺一层 2.5~3 cm 厚的养殖土，并在周围撒上石灰，防止天敌进入缸内为害地鳖。

池养：大规模养殖，池养是在室内建池养殖。养殖室宜选择在地势高、地下水位低、坐北向南、背风向阳、且较偏僻安静处。面积大小应按养殖量而定，高3 m左右，顶部盖瓦或水泥预制板，四面开有通风窗，前面开门，并安上纱窗纱门。养殖室建好后，可在室内建养殖池，池的大小可根据养殖量和养殖室的面积大小而定，一般是沿着四壁建池，中间留有50 cm人行道。池深100 cm，50 cm建于地下，50 cm露出土面，底层和四壁用砖砌，用水泥抹平。池顶除留出投喂饲料处安装活动木板外，其余用水泥板盖严，不留有任何空隙，但要留有通气孔，盖上铁纱罩。养殖室面积大，可把池建成数格，每格1~2 m²。然后，在池底按缸养法铺放石子、湿土和饲养土即可放养。

(2) 养殖台：大规模养殖，是一种多层立体养殖池。在室内靠墙的一面建造起多层的台式养殖池，以墙壁为后墙，两边用砖砌高200 cm左右，每层高25 cm、宽33 cm，用水泥板隔开，可砌8层，然后每层再分成数小格，每小格前面用木板做成能开关并能通气的活动门，然后在每个小格内铺放养殖土，便可进行养殖。养殖土又叫饲养土、窝土，在一天之中，地鳖大约有一半时间生活在养殖土内，养殖土直接影响其成活和生长发育。养殖土宜选择土质疏松、通气性好、富含有机质的菜园土，和草皮灰、干牛粪混合拌均匀后使用。养殖土事先必须经过处理。处理方法：把选好的养殖土在太阳下摊薄暴晒，过筛，除去杂质和大的土块，筛出的土粒以米粒至绿豆大小为适宜；或用生石灰1份、硫黄2份，水4份，加入锅内搅拌后煮沸50~80 min，然后用纱布过滤后，取其液汁与养殖土拌湿均匀后，再摊薄在太阳下晒干。经上述处理，可以消灭养殖土中的各种病菌和螨类。但是，忌用刚施过氮肥和喷过农药的土壤，以免造成地鳖中毒而影响生长。

2. 饲料

(1) 精饲料：通常是麦麸、米糠、玉米粉、花生麸、豆饼、干豆腐渣。这类饲料含有丰富的淀粉、维生素及其他营养成分，在投喂时宜炒香炒熟，并经高压消毒，从而增加地鳖食欲。精饲料的配方：Ⅰ号，玉米粉100 g，豆饼200 g，骨粉100 g，鱼粉100 g，麦麸500 g，干菜叶粉500 g。加适量水拌匀，用手抓成团，松手即散为适宜。这种饲料含水量高，不宜久放，宜随配随喂。Ⅱ号，麦麸皮500 g，奶粉450 g，干面包酵母50 g，琼脂25 g，白糖3.5 g，干菜粉100 g，抗坏血酸5 g。琼脂用水煮后冷却至40℃时，加入麦麸、奶粉、酵母、白糖、干菜叶粉，最后加入抗坏血酸拌匀。将要凝固时制成块状，50~55℃温度烘干，投喂时再压成豆粒大小。Ⅲ号，水125 mL，琼脂3.5 g，维生素2.7 g，葡萄糖5.5 g，啤酒酵母22 g，酪素5.5 g，胆固醇0.2 g，玉米粉3.6 g。将上述原料倒入三角瓶中，经高压消毒杀菌25 min后，用棉团塞口，使用时将配好的饲料置培养皿中，放入饮料盆中，供1~2龄幼虫食用，以促进幼虫的生长，待其吃完再换新的饲料。

(2) 青饲料：为植物的叶片、花朵和果实等，通常有白菜叶、芥菜叶、莴苣菜叶、苋菜叶、桑叶、南瓜花、丝瓜花、水瓜花、西瓜花、黄瓜皮、甜瓜皮、香瓜皮及其内瓤。投喂青饲料要保持新鲜、干净，绝不能用刚喷过农药的青饲料，防止中毒。青饲料是地鳖体内水分和维生素的主要来源。

(3) 动物饲料：这类饲料是人们吃剩下的猪、牛、鸡、鸭、鱼等下脚料及蚯蚓、蟋蟀、蝼蛄等。这类饲料是地鳖蛋白质、脂肪的主要来源。但这类饲料不能腐败变质，防止疾病传染。

3. 选用良种　优良虫种的标准：一是雌性种虫个体大、体长、呈椭圆形、腹部饱满、棕褐色、有光泽、食量大、活动能力强、产卵率高。二是若虫虫种健壮，活泼，体形大，色泽鲜，具有光泽。三是卵鞘呈豆荚形，红褐色，带光泽，卵粒饱满，在灯光下观察，清晰可见鞘内的卵粒。选出做种的成虫、若虫和卵，在入缸池、台前要经过消毒处理。处理方法有两种：一是采取隔离饲养，将虫种放入养殖盒内先单独养殖7～10 d，观察有无死亡、厌食、打斗、触角及翅下垂散开、体色变暗失去光泽的现象，排出的粪便呈颗粒状，不黏不稀，别无病状，可放入池、缸、台内养殖。二是用药物进行消毒，通常用1%～2%福尔马林溶液喷洒虫体，5 h后再用清水喷洒洗去药液。卵鞘则浸入福尔马林溶液2 min后洗去药液，但将要孵化的卵鞘不宜用福尔马林消毒。注意用的浓度不宜过高，以杀死附在虫体和卵鞘的病菌和螨类为宜。如检查发现虫体上感染有病菌或螨类、线虫寄生，应立即淘汰，以免传播和蔓延。

地鳖是一种喜欢群居的昆虫，养殖时应采用适当的养殖密度。养殖密度并不是越高越好，密度过高会因饲料不足和其他方面的原因，造成相互之间残食；而过于稀疏，则养殖占用面积大，产量低。因此，养殖密度适当，才能获得高产。从便于管理出发及按照不同的虫龄，每平方米池、台的养殖密度为：1～3龄若虫70 000～80 0000只（重量为450～500 g），4～7龄若虫25 000～35 000只（重量约2250 g），8～9龄若虫9000～18 000只（重量约2500 g），10龄以上若虫2700～4500只（重量约2500 g），成虫1800～2250只（重量约4500 g）。

4. 病虫害防治

（1）绿霉病：在气温高、湿度大的梅雨季节，地鳖好发此病，可造成大批死亡。表现为腹部暗绿色，有斑点，触角下垂，晚上不觅食。一旦发现应立即清除病虫，更换养殖土并用每千克饲料放入0.5 g的氯霉素喂养至痊愈。

（2）螨虫：主要是饲料过剩或螨虫混入养殖土里而生的，此时应筛出地鳖，更换养殖土或用杀螨虫剂喷洒土面（螨虫多在土表面活动）。

（3）卵块曲霉病：主要是由于高温、高湿引起的，可造成卵块大批死亡，应特别注意。这时应保持干燥并拣出病卵或用0.1%的高锰酸钾消毒。

（4）其他：要防止老鼠、蚂蚁进入伤害土鳖虫。

【采收加工】　采收时间根据地鳖生长发育的特点可分别进行采收。雄若虫可结合去雄时采收，雌若虫是采收的主要对象。地鳖在生长发育过程中，体重增长以8～10龄最高，这个阶段虫体充实，折干率达38%～41%，而雄若虫和雌若虫的折干率只有30%～33%，因而，在此期当饲养密度达到一定数量时，除留足产卵种虫外，应大批采收。此虫可分两次采收，8月中旬以前，因所产卵鞘当年都能孵化，应尽力争取卵数，故不宜成批采收，对已经越过产卵盛期的雌成虫，虫体开始衰老，可结合取卵选收；8月中旬以后至越冬前，凡是前一年已产过卵的雌成虫，按产卵批次先后，依次采收，避免在越冬期间因体老衰弱大量死亡。

加工处理一般采用晒干、烘干两种方法。晒干法是将采收的虫子用开水烫死，洗净，置阳光下暴晒3～4 d，达到体干无杂质即可；烘干法是将洗净的虫子放在烘箱里烘干或放在锅内用小火炒拌，温度控制在 50 ℃左右，待虫体的足尖微粘锅铲时便停火。将虫放在比锅略大的铁丝网内，撤掉炒锅，将网架在灶上，借灶膛中的余热将虫体烘干，即成商品土鳖虫。因采集季节、虫龄及壮瘦程度不同，鲜干折合率有一定的差异。经测定统计，最大雌成虫 140 只重 0.5 kg，干的雄成虫需 1400 只才 0.5 kg；地鳖鲜干折合率最大雌虫 37%，青年雌虫 38%，老雌虫 41%，8 龄雄若虫 38%。

【炮制储藏】

1. 炮制 取原药材，除去杂质，洗净或筛去灰屑，干燥。

2. 储藏 置通风干燥处，防蛀。

【药材性状】

1. 地鳖 地鳖呈扁平卵形，长 1.3~3 cm，宽 1.2~2.4 cm。前端较窄，后端较宽，背部紫褐色，具光泽，无翅。前胸背板较发达，盖住头部；腹背板 9 节，呈覆瓦状排列。腹面红棕色，头部较小，有丝状触角 1 对，常脱落，胸部有足 3 对，具细毛和刺。腹部有横环节。质松脆，易碎。气腥臭，味微咸。

2. 冀地鳖 冀地鳖长 2.2~3.7 cm，宽 1.4~2.5 cm。背部黑棕色，通常在边缘带有淡黄褐色斑块及黑色小点。

【质量检测】

1. 显微鉴别 本品粉末灰棕色。体壁碎片深棕色或黄色，表面有不规则纹理，其上着生短粗或细长刚毛，常可见刚毛脱落后的圆形毛窝，直径 5~32 μm。刚毛棕黄色或黄色，先端锐尖或钝圆，长 12~270 μm，直径 10~32 μm，有的具纵直纹理。横纹肌纤维无色或淡黄色，常碎断，有细密横纹，平直或呈微波状，明带较暗带为宽。

2. 理化鉴别 薄层色谱：取本品细粉 1 g，加甲醇 25 mL，超声提取 30 min，滤过，滤液蒸干，加甲醇 5 mL 使溶解，作为供试品溶液。另取土鳖虫对照药材 1 g，同法制成对照药材溶液。照《中华人民共和国药典》（简称《中国药典》）薄层色谱试验，吸取上述两种溶液各 10 μL，分别点于同一以羧甲基纤维素钠为黏合剂的硅胶 G 薄层板上，以甲苯-二氯甲烷-丙酮（5∶5∶0.5）为展开剂，展开，取出，晾干，在紫外光灯（365 nm）下检视。供试品色谱中，在与对照药材色谱相应的位置上，显相同颜色的荧光斑点。喷以香草醛硫酸试液，105 ℃烘至斑点清晰。供试品色谱中，在与对照药材色谱相应的位置上，显相同颜色的斑点。

3. 含量测定

（1）尿囊素的含量测定：按照《中国药典》HPLC 测定。以十八烷基硅烷键合硅胶为填充剂，乙腈（A）-0.1%乙酸（B）（用氨水调 pH 值至 5.6~6.0）为流动相，采用梯度洗脱：0 min，25%A；10 min，25%A；15 min，80%A；20 min，80%A；21 min，25%A。检测波长 360 nm。理论板数按尿囊素 A 峰计，不低于 1500。对照品溶液的制备：精密称取尿囊素对照品置量瓶中，加 0.02 mol/L 盐酸溶解，制成每 1 mL 含尿囊素 50 μg 的溶液。精密吸取上述溶液 5 mL，置 10 mL 量瓶中，加 0.6 mol/L 氢氧化钠 2 mL，于 85 ℃水浴中水解 60 min，再加 1 mg/mL 的 2, 4-二硝基苯肼（溶于 2 mol/L 盐酸中）2 mL，于 85 ℃反应 20 min；待溶液冷却至室温后加 0.02 mol/L 盐酸至刻度，摇匀，即得。供试品溶液的制备：取本品细粉，混匀，精密称取约 0.5 g，加入甲醇 25 mL，超声处理（功率 250 W，频率 40 kHz）45 min，滤过，滤液挥干，加 5 mL 乙醚洗涤残渣，弃去乙醚；残渣挥干后用 0.02 mol/L HCl 5 mL 分次溶解残渣并转移至 10 mL 量瓶中，加 0.6 mol/L 氢氧化钠 2 mL，于 85 ℃水浴中水解 60 min，加 1 mg/mL 的 2,4- 二硝基苯肼（溶于 2 mol/L 盐酸中）2 mL，继续于 85 ℃反应 20 min；待冷却至室温后加 0.02 mol/L 盐酸至刻度，摇匀，即得。分别精密吸取对照品溶液与供试品溶液各 10 μL，注入高效液相色谱仪，测定。本品含尿囊素（$C_4H_6N_4O_3$）应不少于 0.035%。

（2）尿嘧啶、次黄嘌呤的含量测定：采用 HPLC 同时测定土鳖虫超微粉体中核苷类成分尿嘧啶、次黄嘌呤含量，色谱柱为 Hypersil C18 BDS 柱（4.6 mm×250 mm，5 μm），流动相 0.05 mol/L 磷酸氢二铵水溶液。检测波长为 254 nm，流速为 0.4 mL/min，柱温为 25 ℃。尿嘧啶、次黄嘌呤分别在 0.044～0.22 μg、0.042～0.21 μg 范围内线性关系良好，平均回收率分别为 95.93%、97.32%，相对标准偏差（RSD）分别为 2.9%、3.0%。

【商品规格】 商品按其来源有地鳖和冀地鳖两种。按产地分有苏土鳖（江苏）、金边土鳖（两广）。均为统货，以虫体完整、个头均匀、体肥、色紫褐色为佳。

【性味归经】 咸，寒；有小毒。归肝经。

【功能主治】 活血散瘀，通经止痛。主治跌打损伤，瘀血肿痛，闭经，产后瘀血腹痛。

【用法用量】 内服：煎汤，3～9 g。

【使用注意】 孕妇禁用。

【化学成分】

1. 挥发油 在挥发油中鉴定出 20 个组分，占挥发油的 80%，含量最高的是萘，约占 22.16%。不同产地的挥发油含量不同，其中北京和烟台产地的地鳖挥发油得率分别为 1.59% 和 0.22%，冀地鳖为 0.38%，金边土鳖为 0.48%。

2. 蛋白质（酶）和氨基酸 氨基酸和蛋白质含量以干重计。中华真地鳖蛋白质含量高达 60% 以上，是典型的高蛋白食品。对土鳖虫氨基酸成分分析结果表明，土鳖虫所含的氨基酸成分种类齐全，几乎包含了构成蛋白质的所有氨基酸。其中人体必需的 8 种氨基酸（包括婴儿必需的组氨酸）占氨基酸总量的 34.5%，含量最高的前 6 种氨基酸依次是甘氨酸、谷氨酸、天冬氨酸、酪氨酸、精氨酸和赖氨酸。利用酶法水解土鳖虫所制取的氨基酸中，人体必需的 8 种氨基酸占氨基酸总含量的 45.9%，含量最高的前 8 种氨基酸是丙氨酸、亮氨酸、缬氨酸、天冬氨酸、谷氨酸、赖氨酸、苏氨酸和丝氨酸。土鳖虫所含的氨基酸成分直接参与蛋白质、酶的合成，在活血化瘀疗效中起着一定的作用。

土鳖虫体内含有纤溶活性成分，其甲醇提取物具有溶解血栓的作用。以中华真地鳖活虫为原料，从其水溶液中分离纯化得到一种相对分子质量为 68 000 的纤溶酶原激活蛋白，证明其属于丝氨酸蛋白酶类。从该虫的水提醇沉提取物中分离纯化得到两种组分，相对分子量分别为 34 600 和 39 800 的纤溶活性成分，并证明其既具有直接降解纤维蛋白的作用，又具有纤溶酶原激活剂样作用。从该虫体内分离纯化出 3 种纤溶活性成分 EFF-1、EFF-2 和 EFF-3。其中 EFF-1 具有纤溶酶原激活性质，而无纤溶酶活性，而 EFF-2 和 EFF-3 则兼有纤溶酶原激活性质和纤溶酶性质。对纤溶活性成分 EFF-1 化学性质的研究结果表明，该成分可能是一种糖蛋白。

3. 脂肪酸　对土鳖虫脂肪酸（FA）成分进行研究，共测得 12 种成分：月桂酸、肉豆蔻酸、十四烯酸、棕榈酸、棕榈油酸、十六碳二烯酸、硬脂酸、油酸、亚油酸、花生酸、花生烯酸和山萮酸，其中不饱和脂肪酸（UFA）占 FA 总量的 75%，亚油酸含量占 UFA 的 28.5%。亚油酸是人体重要的必需脂肪酸，是 ω-6 多不饱和脂肪酸家族原初成员，临床研究表明，ω-6 多不饱和脂肪酸能明显降低血清胆固醇水平，膳食中 ω-6 多不饱和脂肪酸缺乏将导致皮肤病变。

4. 生物碱　土鳖虫总生物碱能够直接扩张血管，使外周阻力下降，心脏负荷降低；能够提高心肌和脑对缺血的耐受力或（和）降低心脑组织的耗氧量。对土鳖虫（未指明种）挥发油成分进行鉴定时，从中检测到 2 个吡嗪类生物碱成分：2，5-二甲基吡嗪和 2，3，5，6-四甲基吡嗪，后者即为川芎嗪，常用于扩张动脉血管和降血压。对中华真地鳖生物碱成分做初步研究，从中分离出 14 种生物碱成分，其中甾体类 1 种，氨基酸衍生物类 3 种，哌啶类 2 种，其他类 8 种。

5. 脂溶性维生素和无机元素　应用 HPLC 法对土鳖虫的 4 种脂溶性维生素 A、D、E、K 进行了测定，其中维生素 E 含量较高，达到 12.5 mg/100 g 鲜品。中华真地鳖含有丰富的钙、磷及维生素 D，还含有超出普通食品十倍、数十倍的铁、锌、硒等。

6. 高级醇及其衍生物　从中华真地鳖石油醚部分分离出 3 个单体组分，其中 1 种为胆固醇。从其正己烷萃取物中分离到 β-谷固醇、二十八烷醇和鲨肝醇（十八烷基甘油醚）。β-谷固醇具有抗炎、抗癌作用，鲨肝醇具有促进白细胞增生及解毒作用。二十八烷醇是一种安全有效的功能性因子，在极微量浓度下即具有显著的生理活性。

7. 其他　从中华真地鳖石油醚部分得到一种黄酮类化合物：5，4′-二羟基-7-甲氧基黄酮。从动物体内分离出黄酮类化合物是极少见的，其药理作用有待研究。从该虫的正己烷和正丁醇部分分离得到核苷类化合物——尿嘧啶和尿囊素，尿囊素有镇静作用，外用还能促进皮肤溃疡面、伤口愈合及生肌作用。

【药理作用】

1. 对心血管系统的影响

（1）抗凝：土鳖虫提取液在家兔体内外均能使血浆白陶土部分凝血酶时间、凝血酶原时间及凝血酶时间延长，其作用随土鳖虫提取液浓度的增加而增强。抗凝活性不依赖于抗凝血酶Ⅲ，推测土鳖虫提取液可能直接对凝血酶发挥作用。

土鳖虫纤溶活性成分各剂量组均能明显延长小鼠凝血时间、大鼠凝血酶原时间。降低大鼠血纤维蛋白原含量，增加血凝块溶解率，延长大鼠颈动脉血栓形成的时间，缩短大鼠体外血栓长度，减轻血栓的湿重及干重。

土鳖虫水提液（相当 2 g/mL 生药），腺苷二磷酸（ADP），3.8% 柠檬酸钠溶液。SD 大鼠，体重 274.5 g±55.8 g，雌雄不分。土鳖虫水提液 1.08 g/(kg·d) 为大剂量组，0.54 g/(kg·d) 为常用量组，对照组给同体积水。连续 7 d 灌胃，末次给药 4 h 后麻醉，腹主动脉取血，观察大鼠出血时间、复钙时间、血小板聚集率、红细胞电泳、全血黏度、血浆黏度和纤维蛋白原含量。结果表明，两种不同浓度水提液均能显著延长出血时间，大剂量组平均时间延长 $178.6\ s\pm13.8\ s$，常用量组平均时间延长 $165.5\ s\pm15.3\ s$。两组均能显著延长复钙时间，大剂量组平均延长 $12.5\ s$，常用量组平均延长 $11.95\ s$。两组对血小板聚集率均有明显的抑制作用，且能显著缩短红细胞电泳时间。两种剂量对大鼠全血黏度、血浆黏度、纤维蛋白原含量均无明显影响。

以凝血酶原时间（PT）、活化部分凝血活酶时间（APTT）、凝血酶时间（TT）、血浆纤维蛋白（FIB）、血小板聚集率及纤溶图参数为指标，评价土鳖虫抗凝组分 F2-2 的体内抗凝药效。方法是大鼠皮下注射肾上腺素 5 d 造成急性血瘀症模型后，对模型大鼠灌胃给药土鳖虫抗凝组分 F2-2，9 d 后对各指标进行测定。结果表明，与模型组相比，灌胃给药后的大鼠 PT、APTT 均延长，FIB 含量降低，血小板聚集率与血液最大凝固程度下降，TT 则无差异。土鳖虫抗凝组分 F2-2 有良好的体内抗凝药效，其作用机制有待进一步研究。

（2）调节血脂、抗氧自由基及保护血管内皮细胞作用：土鳖虫水提液有调节脂质代谢、抗氧化自由基、保护血管内皮细胞的作用。土鳖虫水提液各剂量组均能显著降低高脂血症大鼠血清总胆固醇（TC）、甘油三酯（TG）和低密度脂蛋白胆固醇（LDL-C）水平，高剂量组还可明显升高血清高密度脂蛋白胆固醇（HDL-C）水平，充分显示了土鳖虫对血脂的调节作用；中、高剂量组还能明显提高大鼠血清超氧化物歧化酶（SOD）水平，SOD 是体内特异的氧自由基清除剂，土鳖虫升高 SOD 水平，提示土鳖虫有抗氧自由基的作用；中、高剂量组亦能明显抑制大鼠主动脉内皮细胞的增殖、减少内皮素（ET）的合成和释放，降低内皮细胞数和 ET 阳性细胞率，对内皮细胞有保护作用。这些作用为土鳖虫防治动脉粥样硬化和冠心病提供了实验依据和理论依据。

研究土鳖虫冻干粉对高脂饮食肉兔血脂生理指标的影响。采用健康肉兔 150 只，随机分成 5 组，即空白组、高脂组和三个不同剂量组（0.4、0.2、0.1 g/kg 土鳖虫冻干粉），每 20 d 每组随机抽取 5 只肉兔心脏静脉血，分离血清，用于测量血清中 TC、TG、HDL-C、LDL-C 含量。结果表明，高脂组血脂水平显著高于空白组；高剂量组和低剂量组 TC、TG 显著高于空白组，与高脂组差异不显著；高、中、低剂量组 HDL-C 均显著高于空白组和高脂组；中剂量组 TC、TG、LDL-C 水平显著低于高脂组，与空白组差异不显著。土鳖虫冻干粉可抑制高脂饮食肉兔血脂水平升高，具有调节血脂作用。

通过细胞存活率（MTT）法确定给药剂量，建立 HUVEC 细胞损伤模型，测定不同培养时间下细胞培养液中乳酸脱氢酶（LDH）漏出率，以及 SOD、丙二醛（MDA）、谷胱甘肽过氧化物酶（GSH-Px）、一氧化氮（NO）含量。与空白组比较，H_2O_2（1.1 mmol/L）损伤 2 h 可导致细胞存活率降低，模型组 SOD、GSH-Px 含量显著降低，细胞分泌 NO 水平降低，LDH 漏出率升高，生成 MDA 增多。与模型组比较，土鳖虫抗凝活性组分在 $250\sim4000$ mg/L 浓度范围内能使 LDH 漏出率降低，显著升高 SOD、GSH-Px 含量，抑制 MDA 生成。土鳖虫抗凝活性组分可在一定程度保护血管内皮细胞，有后续研究价值。

（3）对血流动力学的影响：用血流动力学方法对 5 种活血化瘀药（土鳖虫、水蛭、虻虫、五灵脂和穿山甲）的作用进行比较研究。结果表明，土鳖虫对血流动力学各参数的改善作用最强，不仅能有效地降低全血黏度和血浆纤维蛋白原，抑制血栓形成，抑制血小板聚集等，且能增加红细胞表面电荷，改善红细胞变形能力，在虫类活血化瘀药中作用最优。土鳖虫水浸膏可使大鼠血细胞比容、全血高切黏度、全血低切黏度、红细胞聚集指数、红细胞刚性指数均明显降低，使红细胞沉降率、血沉方程常数明显升高，从而使血液黏度降低。

（4）溶血栓：土鳖虫中含有一种丝氨酸蛋白酶的活性成分，能在无纤维蛋白存在的条件下有效地激活人血纤溶酶原，在 SDS-聚丙烯酰胺凝胶电泳图谱上，该活性成分对人血纤溶酶原的降解（激活）作用与尿激酶的作用相似。在实验性兔颈静脉新鲜血栓模型的溶栓测定中，局部直接输注尿激酶 2000 U 的该纤溶活性成分后，6 h 血栓的溶解率为 12.2%，初步认为中药土鳖虫体内的此种纤溶活性成分是一种具有纤溶酶原激活作用的丝氨酸蛋白酶，并且具有尿激酶型纤溶酶原激活物的特点。

（5）抗缺血缺氧：土鳖虫生物碱可延长心电消失时间，可延长异丙肾上腺素（增加耗氧量，加速动物死亡）所致小鼠死亡的存活时间，并可明显对抗垂体后叶素引起的大鼠急性心肌缺血的心电图 ST-T 的改变，使心肌缺血得以纠正。土鳖虫水提液能推迟心脏轻、中、重度缺氧发生的时间，推迟缺氧后呼吸停止时间，能够增强心、脑组织耐缺氧能力。土鳖虫的这些作用可能与减少心脑耗氧、改善心脑组织对氧的利用有关，还可能与土鳖虫提高了心脑组织对缺血的耐受力有关。

土鳖虫总生物碱提取液（TAEs I ）及土鳖虫浸膏（EE）对夹闭小鼠气管心电消失时间的影响：取体重 18.5 g±1.70 g（$x\pm SD$）小鼠 44 只，雌雄兼有，随机分为 4 组：溶剂对照组（0.3% 吐温和 0.2% 西黄芪胶混合液），TAEs I （200 mg/kg），EE（200 mg/kg），普萘洛尔（10 mg/kg）阳性对照。均腹腔注射给药，药后 30 min，用乌拉坦（1.2 g/kg）腹腔注射麻醉，分离气管，用动脉夹夹闭后，立即观察心电（II 导联）、消失时间。结果表明，TAEs I 和普萘洛尔均能延长夹闭小鼠气管后心电消失时间。

土鳖虫总生物碱水提液（TAEs II）对缺氧小鼠心电的影响：按 40.9 mg/kg 剂量小鼠腹腔注射给药，生理盐水对照，药后 30 min 麻醉，分离双侧颈总动脉，用线结扎后，观察心电（II 导联）消失时间，并观察呼吸停止时间。结果表明，TAEs II 的心电消失时间为 16.28 min±3.64 min，比对照 11.48 min±2.71 min 明显延长，对呼吸停止时间无明显延长。

TAEs II 对小鼠常压耐缺氧的影响：TAEs II 27.3 mg/kg 和 13.6 mg/kg 腹腔注射给药，对小鼠常压耐缺氧能力无明显影响。

TAEs II 对小鼠用异丙肾上腺素后耐缺氧的影响：用 TAEs II 40.9 mg/kg 腹腔注射，可明显延长给异丙肾上腺素小鼠的存活时间。

TAEs II 对垂体后叶素引起大鼠急性心肌缺血的影响：大鼠 30 只，雌雄兼有，分实验组和对照组 2 组，腹腔注射给药后 30 min 舌下静脉注射垂体后叶素 0.5 U/kg（15 s 注完），观察 15 min 内心电图变化，如出现 T 波升高 0.1 mV 以上，ST 段抬高或 T 波降低 0.05 mV 以上、双向、倒置，其中任一项指标者，均认为是急性心肌缺血。TAEs II 能明显对抗垂体后叶引起的大鼠 ST-T 的变化。

2. 抗肿瘤 抑制肿瘤血管生成就能够阻止肿瘤的生长和转移。土鳖虫蛋白粗提物对 S180 肉瘤荷瘤小鼠有显著的抑瘤作用。从土鳖虫体内分离纯化的纤溶活性蛋白组分——土鳖虫纤溶活性蛋白（EFP）对血管生成具有抑制作用。EFP 可抑制人微血管内皮细胞（MVEC）的增殖，诱导其凋亡，并可干扰 MVEC 的细胞周期，出现 S 期和 G_2/M 期阻滞。土鳖虫纤溶活性蛋白还能抑制人食管癌细胞株 Eca-109 和宫颈癌细胞株 HeLa（海拉）的增殖并干扰其细胞周期，表明土鳖虫纤溶活性蛋白具有体外抑制肿瘤细胞的作用。

土鳖虫醇提物对黑色素瘤、胃癌、原发性肝癌等多种肿瘤细胞生长有明显的抑制作用，认为土鳖虫抗肿瘤有效成分为脂溶性脂肪酸，将其制备成脂肪乳剂型，观察其对 S180 荷瘤小鼠移植瘤生长的影响。结果发现，土鳖虫各剂量组均有抑制肿瘤生长的作用，并呈剂量相关性，说明土鳖虫抗肿瘤有效成分在体内也有一定的抑瘤作用。此外，通过血清药理学方法进一步证实了土鳖虫乳剂灌胃后的 SD 大鼠血清对肝癌 HepG2 细胞的体外增殖有明显的抑制作用。

采用 MTT 比色法、荧光染色技术及流式细胞术，研究土鳖虫醇提物（ESE）对体外培养 HepG2 和 SGC-7901 细胞增殖的影响及其对 HepG2 细胞的诱导凋亡作用。结果表明，ESE 对 HepG2 和 SGC-7901 细胞的增殖具有明显的抑制作用，其半数抑制浓度（IC_{50}）分别为 0.90 μg/mL 和 0.11 μg/mL，并可诱导 HepG2 肿瘤细胞的凋亡，呈一定的量效关系。

3. 抗突变 采用埃姆斯试验（Ames 试验）平板掺入法对土鳖虫抗突变功能做了初步研究，结果表明，土鳖虫具有较明显的抗突变能力，特别表现出抗移码型基因突变能力。这也为土鳖虫用于抗肿瘤治疗提供了实验依据。

4. 抗骨损伤 用含土鳖虫饲料饲喂手术致实验性骨折家兔，发现土鳖虫可促进骨折家兔血管的形成，改善局部血液循环，增加成骨细胞的活性和数量，促进破骨细胞数量的增加，加速钙盐沉积和骨痂增长，从而促进骨损伤的愈合。从分子水平探讨土鳖虫促进骨损伤愈合的机制：用土鳖虫灌胃雄性 SD 大鼠采血制备的含药血清有促进体外培养成骨细胞中成骨相关基因 Cbfal 的表达作用，而 Cbfal 作为成骨细胞特异性转录因子和成骨细胞分化调节因子，可进一步调控细胞形成部分成骨性标志物——骨碱性磷酸酶、骨钙素、骨桥蛋白等，从而促进骨损伤的愈合。

探讨激素性股骨头缺血坏死的发病机制及土鳖虫防治该病的作用机制。体外培养骨髓间充质干细胞（BMSCs），传 3 代 BMSCs 随机分为空白组、模型组，以及中药低、中、高剂量组。模型组应用大剂量地塞米松诱导体外培养的 BMSCs 成脂分化，抑制其成骨分化。中药低、中、高剂量组在诱导成脂的同时给予土鳖虫含药血清干预，检测干预 6 d 后各组细胞内成骨标志物骨钙素（BGP）、碱性磷酸酶（ALP）及 Ⅰ 型胶原 mRNA 的表达。结果显示，中药各组 ALP、BGP 的表达及 Ⅰ 型胶原 mRNA 的表达较模型组均有明显升高，说明土鳖虫可阻止激素诱导下的 BMSCs 成骨分化。

5. 免疫调节 对土鳖虫多肽的体内免疫调节作用进行研究。取昆明小鼠（雄性，20~25 g）随机分为空白对照组和多肽组，每组 20 只。对照组灌胃给予生理盐水，多肽组按 0.3 g/kg 的剂量灌胃给予小鼠土鳖虫多肽冻干粉。各组按体重量每天给药 1 次，连续给药 10 d，其间自由饮水。取 10 只于末次给予土鳖虫多肽 1 h 后处死，心脏取血，经离心后获得血清，测定血清 IL-2 水平；取脾、胸腺称重，计算脾指数和胸腺指数。另取 10 只进行碳粒廓清实验测定巨噬细胞功能。结果表明，与对照组相比，土鳖虫多肽可提高小鼠胸腺指数和脾指数，提高小鼠碳粒廓清能力及血清 IL-2 的水平。

土鳖虫灌胃给予小鼠多肽 10 d，于最后 3 d 腹腔注射环磷酰胺（50 mg/kg）制备免疫抑制小鼠，观察胸腺指数、脾指数、碳粒廓清指数和 IL-2 水平。结果表明，土鳖虫多肽具有促进胸腺和脾发育及保护胸腺和脾的作用，可显著提高免疫抑制小鼠单核/巨噬细胞的吞噬功能，提高正常和免疫抑制小鼠血清 IL-2 含量。

6. 抑制家兔心泵功能 土鳖虫总生物碱静脉注射 5、10、15、20 mg/kg，使家兔左心室收缩压（LVSP）、左心室舒张末期压（LVEDP）、左心室内压上升的最大速度（dp/dt_{max}）、心率（HR）均在给药后 3~10 min 明显下降，右心房压力（RAP）升高，而且随剂量的增大作用增强，持续 15 min 以上，30 min 后渐渐恢复。对 dp/dt_{max} 的影响亦随剂量增大而降低愈大。总生物碱 20 mg/kg 可使 LVSP 下降 31.75%±18.75%，使 LVEDP 下降 32.9%±17.1%。其降压作用不受去甲肾上腺素（0.4 mg/kg）、异丙肾上腺素（0.4 mg/kg）、普萘洛尔（0.5 mg/kg）、酚妥拉明（2.5 mg/kg）的影响，作用与 α、β 受体无关。总生物碱对家兔心脏的负性作用表现在左心室内压 LVP、dp/dt_{max}、HR 显著降低，RAP 升高，ST 段明显缺血改变。随剂量增加，上述指标的影响同步加强，尤其对 dp/dt_{max} 和 ST 段的影响增大。大剂量时，P-R 间期延长，房室传导减慢。

7. 其他 土鳖虫己烷提取物对 D-半乳糖胺致大鼠肝损伤有保护作用。土鳖虫水煎提取物和超临界 CO_2 萃取物都有一定的镇痛、消炎和抗凝血作用，但后者相对于前者在药效方面有较高的潜力。土鳖虫水煎剂还可通过对人多囊肾病囊肿衬里上皮细胞增殖的抑制作用而阻滞或延缓囊肿的发生与发展。

【**毒理研究**】 小鼠 40 只单次给予土鳖虫总生物碱 TAEs Ⅱ 水提液后，观察 72 h，按寇氏法求得腹腔注射给药的半数致死剂量（LD_{50}）为 136.45 mg/kg±7.98 mg/kg。给药后，先表现抖动，进而跳跃、震颤、竖耳，多在 10~20 min 死亡。

【**临床应用**】

1. 临床配伍

（1）碰伤，摔伤，伤处疼痛：土鳖虫二钱，焙干，研末。黄酒冲服，每日二次。（《医方摘要》）

（2）黑色素瘤：土鳖虫、金银花各二斤，红枣、核桃仁各一斤，制马钱子半斤，冰片六钱，猪胆汁一斤半。除猪胆汁外共研细粉。将猪胆汁煮沸 1 h，加入药粉，用适量蜂蜜为丸，每丸重二钱半。每日早晚各服 1 丸。（《全国中草药汇编》）

（3）五劳虚极羸瘦，腹满不能饮食；食伤、忧伤、饮伤、房室伤、饥伤、劳伤、经络营卫气伤，内有干血，肌肤甲错，两目黯黑：大黄十分（蒸）、黄芩二两、甘草三两、桃仁一升、杏仁一升、芍药四两、干地黄十两、干漆一两、虻虫一升、水蛭百枚、蛴螬一升、土鳖虫半升。上十二味，末之，炼蜜和丸小豆大。酒饮服五丸，日三服。（《金匮要略》大黄䗪虫丸）

（4）产妇腹痛，腹中有干血着脐下，经水不利：大黄二两、桃仁二十枚、土鳖虫二十枚（熬，去足）。上三味，末之，炼蜜和为四丸。以酒一升，煎一丸，取八合，顿

服之。新血下如豚肝。(《金匮要略》下瘀血汤)

(5) 重舌满口不得语：土鳖虫七枚(微炒)盐一两半。以水一大盏同煎五、七沸。含令吐，勿咽，日三五上。(《太平圣惠方》煎含䗪虫汤)

(6) 骨折：土鳖虫焙存性，为末，每服二、三钱。(《医方摘要》)

(7) 小儿夜啼如腹痛：土鳖虫(微炒)半分、赤芍药(炙)一分、川芎一分。上三味，捣罗为末，每服以温酒调下半钱，量儿大小，加减服之。(《太平圣惠方》)

(8) 五淋：土鳖虫五分(熬，一作虻虫)，斑蝥二分(去翅、足，熬)，地胆二分(去足，熬)，猪苓三分。上四味，捣筛为散。每服四分，日进三服，夜二服。但少腹有热者，去猪苓。禁食羹猪肉、生鱼、葱、盐、醋。以小麦汁服之良。(《外台秘要》)

2. 现代临床

(1) 跌打损伤、筋伤骨折、瘀肿疼痛：本品咸寒入血，主入肝经，性善走窜，能活血消肿止痛，续筋接骨疗伤，为伤科常用药，尤多用于骨折筋伤，瘀血肿痛。可单用研末调敷，或研末黄酒冲服。临床常与自然铜、骨碎补、乳香等同用，如接骨紫金丹；骨折筋伤后期，筋骨软弱，常配续断、杜仲等药用，如壮筋续骨丸。

(2) 血瘀经闭、产后瘀滞腹痛、积聚痞块：本品入肝经血分，能破血逐瘀而消积通经，常用于经产瘀滞之证及积聚痞块。治血瘀经闭，产后瘀滞腹痛，常与大黄、桃仁等同用，如下瘀血汤；治干血成劳，经闭腹满，肌肤甲错者，则配伍大黄、水蛭等，如大黄䗪虫丸；治积聚痞块，常配伍柴胡、桃仁、鳖甲等以化瘀消癥，如鳖甲煎丸。

(3) 高血压：用土鳖虫、水蛭等量研末装胶囊，每粒含生药 0.25 g，每次服 4 粒，一日 3 次，结果有效率为 90.63%。

(4) 外伤血肿：取活土鳖虫(干的也可以，但活的更好。用量视肿块大小而定)放冷水中漂洗 2 次，置容器中捣烂，再加热黄酒 250 mL 左右，加盖放饭窝内焖 15 min 左右，取出用纱布过滤，渣敷患处，绷带固定。滤下的黄酒趁热饮用，以醉为度，卧床盖被，微汗为佳。经治 50 余例，均获卓效。

(5) 多囊肾病：多囊肾病是肾的皮质和髓质出现多个囊肿的一种遗传性肾疾病。气滞血瘀是其发生的重要病机特点，临床多以扶正活血、消癥导瘀法治之，对改善症状有其独到之处。研究表明，土鳖虫可能具有延缓多囊肾病发生与发展的治疗作用。

(6) 前列腺肥大：前列腺肥大是老年男性的多发病，其主要发病机制是肾气不足，气化不利，痰瘀互结，腺体退行性增大形成"异物"，压迫尿道而致排尿不畅。有临床研究报道以土鳖虫为主药，辅以软坚、化痰、利水及壮腰健肾的中药，共同治疗前列腺肥大，这可能与土鳖虫化瘀散结的作用有关。

(7) 卵巢囊肿：用龙胆泻肝汤加土鳖虫制穿山甲治疗卵巢囊肿 108 例，结果痊愈 74 例，有效 26 例，无效 8 例，总有效率 92.6%。

(8) 痛经：观察少腹逐瘀汤加减治疗原发性痛经的疗效，选择原发性痛经中证属寒凝血瘀型患者 36 例，用少腹逐瘀汤加减(干姜、肉桂、小茴香、当归、川芎、赤芍、没药、延胡索、生蒲黄、五灵脂、吴茱萸、细辛、白芷、九香虫、土鳖虫)治疗，并于经净后予桂枝茯苓胶囊、乌鸡白凤丸调理治疗，观察 3 个月经周期。结果治愈率

61. 11%，总有效率94.44%。

（9）抗肿瘤：

1）肺癌：土鳖虫是一味性能平和的活血化瘀药，特点在于破而不峻，能行能和。虚者亦可用之。凡瘀血凝痛、症瘕积聚等病症用之皆有良效。对于肺癌骨转移疼痛明显的患者，每多与延胡索、姜黄等药配伍应用可有明显的止痛效果。肿瘤为顽症痼积，根据虫类药善攻坚破积的特点，临证治疗肺癌见瘀血之候，伴舌质紫黯，有瘀斑，脉涩滞者，常在补气基础上加土鳖虫等治疗。临床治疗肺热痰瘀、气阴两虚型骨巨细胞瘤肺转移1例，方用千金苇茎汤合麦门冬汤，并加用土鳖虫以疏通肺络，则血和气顺，痰化瘀消，起事半功倍之效。又因患者脾胃功能虚弱症状明显，改用茯苓饮合下瘀血汤，症见好转后以大黄䗪虫丸口服，以巩固治疗，起缓中补虚之功效。随访12年，生活如常。

2）肝癌：肿瘤病因以血瘀为主。主症为局部肿胀或有肿物癥块，痛有定处，舌质紫黯或有瘀点、瘀斑，脉细弦或细涩等，可配以土鳖虫活血化瘀，消肿止痛。并常将土鳖虫与莪术、水蛭、丹参等配伍用于气血瘀滞、凝结成积的肿瘤，以党参15 g，白术12 g，茯苓20 g，炙甘草6 g，陈皮9 g，黄芪20 g，三棱12 g，莪术15 g，土鳖虫10 g，川芎9 g，当归10 g，八月札9 g，枸橘12 g，枳壳6 g，鸡内金12 g，治疗原发性肝癌术后，证属脾胃气虚，肝络瘀阻型，取得了较好的效果。另常取土鳖虫6 g，随症加减理气、祛湿、健脾等药物，临床取得较好的疗效。癌毒内生为肝癌致病的关键，常用土鳖虫、水蛭、全蝎等虫类药以解毒散结。用化岩汤（药物组成：黄芪50 g，土鳖虫10 g，丹参20 g，白芍药15 g，重楼20 g，桃仁10 g，白花蛇舌草30 g，茯苓10 g，炙鳖甲10 g，党参15 g，白术10 g，枳壳10 g，莪术10 g，薏苡仁30 g）治疗原发性肝癌60例。结果：部分缓解6例，稳定31例，进展23例；治疗组6个月、1年、2年的生存率依次为45.0%、21.7%和6.7%。

3）卵巢癌：用复方土元汤［药物组成：土鳖虫10 g，三棱10 g，莪术30 g，郁金10 g，姜黄10 g，水蛭15 g，白花蛇舌草30 g，薏苡仁30 g，半枝莲30 g，薄荷10 g，肉苁蓉15 g，黄芪30g，四味散（冲服）10 g］治疗卵巢癌32例。结果：完全缓解7例，部分缓解17例，稳定4例，进展4例，总有效率75.0%。

4）宫颈癌：采用化瘀消瘕汤（主要由土鳖虫、水蛭、莪术、穿山甲、三棱、香附、苦参、蜂房、白花蛇舌草、天南星、雄黄、泽兰、萹蓄、椿皮等药物组成）治疗宫颈癌（症瘕）46例。结果：临床治愈6例，显效13例，有效18例，无效9例，总有效率80.4%。

5）淋巴瘤：采用吴氏消瘤散（由太子参、白术、薏苡仁、枳实、漏芦、山慈菇、墓头回、石打穿、石见穿、石上柏、天南星、急性子、炙龟甲、炙鳖甲、土鳖虫组成）治疗晚期或顽固性恶性淋巴瘤62例。结果：完全缓解10例，部分缓解43例，稳定7例，进展2例，总缓解率85.5%，长期用药5年生存率45.2%。

6）子宫肌瘤：比较米非司酮结合水蛭、土鳖虫等中药治疗子宫肌瘤与单纯米非司酮或单纯中药治疗子宫肌瘤的疗效。将90例子宫肌瘤患者随机分为三组：A组30例患者，米非司酮口服，每日1次，25 mg/d；B组30例患者，予水蛭、土鳖虫等中药方剂治疗，每日 1 剂，口服；C 组 30 例患者，米非司酮口服，每日 1 次，25 mg/d，并予水蛭、土鳖虫等中药方剂治疗，每日 1 剂，口服。均服药 3 个月为 1 个疗程。A、B、C 各组经 1 个疗程治疗，子宫肌瘤平均体积缩小分别为 44.5%、40.3%、69.1%。米非司酮结合水蛭、土鳖虫等中药治疗子宫肌瘤疗效明显优于单纯米非司酮或单纯中药治疗子宫肌瘤，两者结合治疗子宫肌瘤较单纯米非司酮治疗可减缓停药后反跳速度。

（10）急性闭合性软组织损伤：观察土鳖虫水提物治疗急性闭合性软组织损伤的临床疗效，将 40 例急性闭合性软组织损伤患者随机分为两组。试验组采用土鳖虫水提物内服合扶他林软膏外用；对照组单用扶他林软膏外用，连续治疗 7 d，进行疼痛、压痛、肿胀、功能活动比较。结果表明，土鳖虫水提物对急性闭合性软组织损伤主要临床症状、体征有明显缓解作用，且不良反应少。结果：对照组，治愈 1 例，显效 1 例，有效 11 例，无效 7 例，总有效率 65%；试验组，治愈 2 例，显效 9 例，有效 8 例，无效 1 例，总有效率 95%。

（11）其他：用抵当汤加味（药物组成：熟大黄、桃仁、石斛、路路通各 10 g，怀牛膝 12 g，续断 25 g，细辛、水蛭各 4 g，炙蜈蚣 3 条，附子、全蝎、土鳖虫各 6 g）治疗痰瘀阻络椎管占位术后症见大便干结难解、腹部胀满而硬者，疗效显著。以消肿散瘕汤（药物组成：黄芪、生牡蛎、土鳖虫各 30 g，穿山甲 15 g，白花蛇 1 条，天南星、延胡索、葛根、苦参各 20 g，乌药、乳香、没药各 12 g）治疗癌性疼痛 49 例。总有效率 77.55%。

【不良反应】 1 例患者服用四逆汤加土鳖虫 10 g 后，出现四肢、躯干皮肤充血性丘疹，瘙痒；2 例患者服用土鳖虫等药后出现全身瘙痒等过敏症状。

【综合利用】 随着时代的发展，昆虫食品逐渐走俏，土鳖虫含高蛋白、低脂肪、能防治多种病症，有良好的食用价值，并可制作土元滋补酒等产品。

■参考文献

[1] 万丹，蔡萍，张水寒. 土鳖虫超微粉体中尿嘧啶、次黄嘌呤的含量测定 [J]. 湖南中医药大学学报，2011，31（9）：36-37，40.

[2] 王淑敏，赵学良，王本祥，等. 中药土鳖虫溶栓成分的分离纯化研究 [J]. 分析化学，2005，33（10）：1385-1388.

[3] 韩雅莉，李张伟. 地鳖虫纤溶成分的分离纯化和活性测定 [J]. 中药材，2006，29（8）：765-767.

[4] 田军鹏. 地鳖虫生物碱的提取分离、结构鉴定及急性毒理研究 [D]. 武汉：华中农业大学，2006.

[5] "中华真地鳖新食品资源综合开发利用研究"通过专家鉴定 [J]. 食品科学，2004，25（9）：224.

[6] 王征，陈晓光，吴岩. 土鳖虫溶栓酶抗凝血及抗血栓作用的实验研究 [J]. 中国实验诊断学，2007，11（9）：1143-1145.

[7] 黄镇林，何亮颖，王宏涛，等. 土鳖虫活性组分 F2-2 体内抗凝药效实验 [J]. 世界科学技术—中医药现代化，2014，16（6）：1359-1363.

[8] 白秀娟，任慧君，罗哲容，等. 土鳖虫冻干粉对高脂饮食肉兔血脂的影响 [J].

东北农业大学学报，2014，45（11）：71-75.

[9] 杜清华，曹唯仪，王宏涛，等．土鳖虫活性组分对过氧化氢损伤血管内皮细胞的保护作用［J］．中医药信息，2014，31（3）：10-14.

[10] 吴海歌，姚子昂，白雪芳，等．抑制肿瘤血管生成治疗策略研究进展［J］．中国生化药物杂志，2007，28（2）：130-132.

[11] 郭桅，韩雅莉，陈少鹏，等．地鳖虫蛋白提取物对小鼠S180肉瘤及鸡胚尿囊膜血管生成的抑制作用［J］．细胞生物学杂志，2007，29（3）：425-428.

[12] 林静华，吴映娥，蔡应木，等．地鳖虫纤溶活性蛋白组分的提取及对肿瘤细胞的抑制作用［J］．国际检验医学杂志，2007，28（12）：1088-1090，1093.

[13] 邹玺，刘宝瑞，钱晓萍，等．土鳖虫提取液对人胃低分化腺癌细胞BGC-823的抑制作用［J］．时珍国医国药，2006，17（9）：1695-1696.

[14] 邹玺，刘宝瑞，钱晓萍，等．土鳖虫脂肪酸乳剂的制备及体内抗肿瘤作用［J］．肿瘤，2007，27（4）：333-334.

[15] 张微，邹玺，钱晓萍，等．土鳖虫含药血清对肝癌HepG-2细胞增殖的抑制作用［J］．中药新药与临床药理，2007，18（4）：257-259.

[16] 葛钢锋，余陈欢，吴巧凤．土鳖虫醇提物对体外肿瘤细胞增殖的抑制作用及其机制研究［J］．中华中医药杂志，2013，28（3）：826-828.

[17] 李树强．土鳖虫对激素诱导骨髓间充质干细胞成脂分化的干预作用［D］．福州：福建中医学院，2009.

[18] 刘丹，李兴暖，秦仲君，等．土鳖虫多肽的制备及免疫调节作用研究［J］．中药材，2012，35（9）：1382-1385.

[19] 严梦思，李兴暖，赵勇，等．土鳖虫多肽对正常和免疫抑制小鼠免疫功能的影响［J］．时珍国医国药，2012，23（8）：1940-1941.

[20] 唐庆峰，吴振廷，金涛，等．地鳖虫活性物质的超临界CO_2萃取及其药效［J］．昆虫知识，2006，43（3）：375-381.

[21] 高耀月．龙胆泻肝汤加土鳖虫制穿山甲治疗卵巢囊肿疗效观察［J］．中国卫生产业，2012，9（7）：166.

[22] 肖茂洁，朱颖．少腹逐瘀汤加减治疗寒凝血瘀型痛经36例［J］．吉林中医药，2010，30（9）：776-777.

[23] 兰智慧．朱良春辨治肺癌经验［J］．上海中医药杂志，2010，44（9）：1-2.

[24] 周蓓，郑同宝．周岱翰教授治疗恶性肿瘤验案2则［J］．新中医，2008，40（11）：109-110.

[25] 钱伯文．抗癌人生：钱伯文肿瘤防治研究选集［M］．上海：上海中医药大学出版社，2006.

[26] 倪育淳，赵红艳．周岱翰教授运用下瘀血汤加味治疗肝癌的临床经验介绍［J］．新中医，2009，41（5）：8-10.

[27] 陆原．刘沈林教授运用健脾解毒法治疗原发性肝癌经验介绍［J］．新中医，2011，43（3）：159-160.

[28] 王会仓，赵艳莉．中药复方土元汤治疗卵巢癌临床分析［J］．辽宁中医药大学学报，2008，10（8）：110-111.

[29] 杨振国，付文丽，崔彩虹，等．自拟化瘀消癥汤治疗宫颈癌（癥瘕）46 例［J］．实用中医内科杂志，2008，22（5）：87.

[30] 吴昆仑，张晓天，吴眉，等．吴氏消瘤散治疗恶性淋巴瘤 62 例［J］．中医杂志，2010，52（增刊2）：200-201.

[31] 霍介格．周仲瑛教授运用经方治疗肿瘤验案 5 例［J］．新中医，2009，41（2）：119-120.

[32] 韩旭．消肿散癥汤治疗癌性疼痛 99 例［J］．新中医，2007，39（4）：95-96.

[33] 陈琳，林红，王应兰．中西医结合治疗子宫肌瘤 90 例临床研究［J］．中国当代医药，2009，16（15）：114-115.

[34] 张鹏，桑勉，李德魁．土鳖虫水提物治疗急性闭合性软组织损伤临床研究［J］．中医学报，2012，27（10）：1356-1357.

大　枣

【道地沿革】　大枣始载于《神农本草经》，列为上品。陶弘景《名医别录》谓"生河东"（河东在今山西西南部）。陶弘景曰："今青州出者，形大，核细，多膏，甚甜。"青州在今山东省境内。《证类本草》记载："图经曰：大枣，干枣也，生枣并生河东，今近北州郡皆有，而青、晋、绛州者特佳。"李时珍《本草纲目》曰："枣木赤心有刺。四月生小叶，尖觥光泽。五月开小花，白色微青。南北皆有，惟青、晋所出者肥大甘美，入药为良。"可见古代认为山东、山西为大枣的主要产地，且山东、山西产者质量较好。根据《本草纲目》的形态描述并参考《本草图经》附图的特征，均说明大枣的原植物古今是一致的。

【来源】　本品为鼠李科植物枣（*Ziziphus jujuba* Mill.）的干燥成熟果实。

【原植物、生态环境、适宜区】　落叶灌木或小乔木，高可达 10 m。枝平滑无毛，具成对的针刺，直伸或钩曲，幼枝纤弱而簇生，似羽状复叶，成"之"字形曲折。单叶互生；卵圆形或卵状披针形，长 2~6 cm，先端短尖而钝，其基部歪斜，边缘具细锯齿，主脉自基部发出，侧脉明显。花小，成短聚伞花序，丛生于叶腋，黄绿色；萼 5 裂，上部呈花瓣状，下部连成筒状，绿色；花瓣 5；雄蕊 5，与花瓣对生；子房 2 室，花柱突出于花盘中央，先端 2 裂，核果卵形或长圆形，长 5~15 cm，熟时深红色，果肉味甜，核两端锐尖。花期 4~5 月，果期 7~9 月。

气温：枣树是喜温果树，春季气温达 13~15 ℃时开始萌动，气温 17 ℃以上抽枝、展叶、分化花芽，19 ℃以上叶腋出现花蕾，20~22 ℃时开花，果实成熟的适温为 18~22 ℃，气温降到 1 ℃开始落叶。休眠期枣树抗低温能力强，在-35 ℃的低温下能越冬。雨量：枣树对多雨湿润和干燥的气候都能适应。年降水量 49.7 mm 的地方，枣树仍能生长良好。枣树抗涝能力强，地面积水 1~2 个月尚不能致死。光照：枣树喜光，如栽植过密或树冠郁闭，则影响发枝，枣头生长不良，二次枝短小，不易利用，易长成废枝。风：枣树抗风力弱，花期怕大风，易增加落花落果量，果实成熟前多风，易出现"风落枣"；但冬季较抗风。土壤和地势：枣树对土壤适应性较强，不论平原、荒地均可栽培。酸性土和碱性土亦能生长，pH 5.5~8.0，枣树生长良好。

枣树是我国特有的果树资源和独具特色的优势果树树种，对气候、土壤的适应能力很强，是我国分布较广的果树之一，大致在北纬 23°~42.5°、东经 76°~124°的区域，目前除黑龙江、西藏外，河南、辽宁、河北、内蒙古、宁夏、甘肃、新疆、广西、广东等各省区均有分布，枣树垂直分布在华北和西北地区可达海拔 1300~1800 m，在低纬度的云贵高原可达 2000 m。

【生物学特点】

1. 栽培技术

（1）枣树栽植方法：根据预先设计，挖长、宽、深各为 60 cm 的植树坑。挖坑时把表土分开堆放，坑底垫上腐熟的有机肥料 5 kg 与表土、湿土混合均匀的熟土，新土填在上层，当填至 2/3 深时，将苗木向上轻轻提一下，使根系向下，此时进行第一次踏实，然后用新土把坑填平，再进行第二次踏实，栽直扶正，深浅适宜。按照"一埋、二踩、三提苗、四踏"的程序栽植。造林前剪去过长的根，以利于生长出新根，定植前或栽植后剪去二次枝的 1/4，剪去全干 40~120 cm 或以上（矮化园 40 cm，常规园 80 cm，枣农间作 120 cm）以减少水分蒸发，提高成活率。枣苗栽后一定当天灌足定根水，无灌溉条件的地方要保证每株 1 桶水，可待水渗完后进行覆土保苗做树木盘，最后覆 80~100 cm 见方地膜。地膜覆盖可以保持土壤水分，提高地温，有利于根系恢复生机，提早生长，可以得到 95% 以上的成活率。苗木栽植后就要立即灌水，然后每 20~25 d 灌水 1 次，最少灌 6 次。其次是清除沟内和坑内的杂草。为促进嫩芽的生长，当嫩芽长到 20 cm 左右，结合灌第 4 次水。在灌水前，6 月中旬，株施尿素 100~200 g，厩肥 1~2 kg，离植株 20 cm 左右挖一小坑，将尿素与厩肥混合施入并埋好。结合灌第 5 次水，在灌水前再株施尿素 100~200 kg，方法如前所述。有条件的地区，也可以进行叶面施肥，一般 1~2 次，用磷酸二氢钾等叶面肥，第 1 次每亩 100 g，第 2 次每亩 200 g，时间最好在 7~8 月进行，使叶面营养充足，有利于下一年的生长发育。

（2）繁殖：因红枣种仁易败育和退化，故栽培红枣极少采用种子繁殖。多采用分株繁殖、扦插、嫁接、组织培养等无性繁殖。但砧木的繁殖，多采用有性繁殖。

（3）嫁接后管理：加强肥水管理，及时松土除草。嫁接后 10 d 左右，检查接穗成活情况及土壤墒情。若萌发情况良好，又不缺墒，可不灌水。待嫁接 20 d 左右，芽生长高度在 5 cm 左右，立即灌第 1 次水，每亩灌水 100 m³ 左右，结合灌水施尿素 10~15 kg，以促进嫁接成活和芽的生长。以后每隔 20 d 左右灌 1 次水，灌 4~5 次为宜，8 月下旬停水。应松土除草 3~4 次，做到苗圃无草。

（4）抹芽摘心：嫁接后 10 d 左右，接穗开始萌动，此时砧木上也出现萌芽。必须将砧木接口以下的萌蘖芽全抹掉。当苗生长达到 50~60 cm 时，即 7 月底、8 月初摘心。

（5）剪砧：一般 6 月以前的芽接苗剪砧后，接芽生长时间长，茎枝能充分成熟，当年达到苗木出圃的要求。剪砧一般在芽的上方 2~3 cm 处进行，剪口向接芽背稍倾斜为好。

（6）解绑：枝接在当年 8 月松绑或定植时松绑均可，但必须松绑，避免影响生长或畸形。

2. 田间管理 枣树虽对土壤的适应性很强，但要早结、丰产、优质，仍需有良好的肥水条件。"三荒"（荒山、荒坡、荒滩）薄地尤其要及时中耕除草和松土保墒，并增施肥水。

枣萌芽迟而落叶早，生长期短。施肥以采后施用肥效长的基肥为主，追肥为辅。前期追肥在萌芽前施用，满足枝叶生长和花芽分化的需要，以氮肥为主；后期追肥在幼果期施用，满足果实发育和根系生长的需要，以磷、钾肥为主，配合氮肥，有利于增进果实品质。此外，在花前、花期和幼果期还可进行叶面追肥，对提高着果率和提高枣果质量效果都很明显。幼果期喷布叶面肥，可用 0.3%~0.5% 的尿素、1.5%~3% 过磷酸钙和草木灰的浸出液。在落叶前喷施尿素，可推迟落叶，提高树体的营养积累。

开花着果期间，土壤应保持一定的湿度，如遇春旱，灌水能提高枣的着果率。梅雨期间则应注意排水。7~8 月果实膨大期遇伏旱也要及时灌水，无灌溉条件的可在树盘松土覆草，减轻旱害。

枣为虫媒花。花量大而着果率低，除自身原因外，与授粉受精、花期天气及树体营养有关。改善授粉受精条件主要是花期放蜂，如花期天气严重干旱，可在傍晚对树冠喷清水，以促进花粉发芽。此外，花期喷布 0.2%~0.3% 的硼砂溶液，或 5×10^{-6}~10×10^{-6} 的 2，4-二氯苯氧乙酸（简称 2，4-D）溶液，都能不同程度地提高着果率。喷 10×10^{-6}~15×10^{-6} 的赤霉素溶液，对小枣类、长枣类品种的效果尤好。

花期主干环剥可以加强树体营养，减少落花落果，产地群众称"开甲"或"枷树"。环剥宽度 0.3~0.5 cm，以剥口在 30~40 d 内能愈合为度。每年或隔年剥一次，剥皮位置每年上移 3~5 cm，至分枝处后再从下而上重新开始。落花重的品种只在盛花初期进行；对花期容易着果而花后生理落果严重的品种，宜在盛花末期到生理落果高峰期进行。主干环剥应在干径达 10~12 cm 及以上，树冠基本形成后开始施行。小树和弱树不宜环剥。除环剥外，旺长枣树在枣吊长到 7~9 片叶片时喷布 0.1%~0.2% 的多效唑溶液，可抑制新梢生长、调节养分分配和提高着果率。

3. 病虫害防治

（1）枣疯病：引起枝、叶、花不正常的生长，常呈丛枝状，是由一种类菌质体所引起的病害，可能还存在病毒，常造成毁灭性的损失。它通过嫁接和叶蝉传播为害，目前尚无良好的防治方法。一旦发现病株，应及早铲除，防止蔓延。同时在繁殖苗木时注意选用无病接穗，生长期防治叶蝉为害，减少传病机会。

（2）枣锈病：为害叶片和果实，使叶片早落，果实不能正常成熟。江淮流域夏季高温多雨，容易发病。防治方法（掌握在发病前喷布）：喷 250 倍的波尔多液，20 d 后再喷一次。此外，喷 20% 粉锈宁 800~1000 倍液，或 50% 多菌灵 800 倍液也有良好的防治效果。

（3）桃小食心虫：为害果实，造成严重落果，枣果不堪食用。江淮地区一年发生

2~3代。

(4) 尺蠖：又称枣步曲，食害幼芽、叶片及花蕾，一年1代，以蛹在树冠下浅土中越冬，次春羽化。防治方法：结合秋冬季土壤深刨、耕翻拾蛹杀灭，利用雌蛾无翅在夜晚上树交配产卵的特点，进行人工捕捉，或在树干基部四周绑扎8~10 cm宽的塑料薄膜带，阻止雌蛾上树。幼虫大量孵化后可喷90%敌百虫1000倍液，或20%速灭杀丁5000倍液防治。

(5) 枣黏虫：又称枣实蛾。以幼虫吐丝缀叶为害叶、花和果实，一年发生3~5代，在树皮隙缝中以蛹越冬。防治方法：9月上旬前可在树干分叉处绑草诱杀，冬季刮树皮灭蛹，发芽期展叶前喷90%敌百虫1000倍液或20%速灭杀丁5000倍液。此外，利用成虫的趋光性，还可用黑光灯诱杀。

【采收加工】 枣果成熟过程按皮色和质地的变化，可分成白熟期、脆熟期和完熟期三个阶段。枣果在白熟期已充分发育，肉质较松软，皮薄，糖煮后皮肉不易分离，是加工蜜枣用的果实采收适期。脆熟期果皮已渐转红，此期枣果质脆、糖高、汁多，是鲜食用枣的采收适期，加工南枣和乌枣则要求在全红脆熟期采收。完熟期的枣果色泽深艳，含糖量达到最高，肉质由内向外逐渐变软，含水率降低，是干制红枣的采收适期。

采收枣果长期都用长杆敲枝震落法，工效很低。近年应用0.02%~0.03%的乙烯利溶液，在正常采收前7~8 d喷布树冠可有效地促进脱落，喷后4~6 d震动枝干即能使95%以上的成熟果实脱落，提高工效4~10倍。但对有的品种可能存在轻度落叶的现象。

【炮制储藏】

1. 炮制

(1) 生品：洗净、干燥。

(2) 炒黄：将纯净的大枣置锅内，用文火炒至表皮略微鼓起，颜色深红，微有焦斑，透发轻微香气，取出，放凉。

(3) 炒焦：将纯净的大枣置锅内，用武火炒至表面焦黄，外皮爆裂，透出焦香气，取出，放凉。

(4) 沙烫：取纯净细沙置锅内，用武火炒热后，加入纯净大枣，不断翻动，烫至外皮泡酥鼓起，表面深褐色，有焦香气发出，取出，筛出沙子，放凉。

(5) 醋炙：取纯净大枣，加醋拌匀闷透，置锅内炒至表面微黄色，外皮部分爆裂，取出，放凉。或将纯净大枣剖开，加醋拌匀闷透，置锅内炒至表面微黄色，外皮部分爆裂，取出，放凉。

2. 储藏 枣果采收后，鲜枣需在-15 ℃条件下经过速冻才宜进一步冷藏保鲜。民间一般多经干制或加工后进行储藏。干制通常采用晒干法，选平坦、干燥通风处设置晒场，将枣果摊放于席箔上，厚10 cm左右，暴晒10~15 d，每天翻动数次，至枣果含水量降至28%以下，手握不发软时即可收藏。如果天气不好，也可用烤房烤制红枣。红枣中有较高的含糖量，较易吸湿。储藏时需选冷凉干燥的房屋，缸藏、囤藏均可。此外，用聚氯乙烯薄膜小包装，每袋10~25 kg，储放于阴凉处，也有较好的效果。

【药材性状】 本品呈椭圆形或球形，长 2~3.5 cm，直径 1.5~2.5 cm。表面暗红色，略带光泽，有不规则皱纹。基部凹陷，有短果梗。外果皮薄，中果皮棕黄色或淡褐色，肉质，柔软，富糖性而油润。果核纺锤形，两端锐尖，质坚硬。气微香，味甜。

【质量检测】

1. 显微鉴别 果肉横切面：外果皮最外面为 1 列切向排列的圆形或椭圆形表皮细胞，胞腔内充满棕红色物质并有颗粒状物；外被厚 5~7.5 μm 的角质层；表皮内侧有 4~6 列厚角细胞，常含无色半透明的团块状物。中果皮由类圆形薄壁细胞构成，细胞间隙大，有的似分泌腔状，散列不规则走向的细小维管束；薄壁细胞含颗粒状团块和草酸钙方晶及簇晶。

2. 理化鉴别

（1）化学定性：取大枣果肉碎块，用乙醇浸泡过夜。取浸出液滴于滤纸上，置紫外灯（254 nm）下观察，显蓝色荧光（检查香豆素类）。取浸出液 1 mL，加 3% 碳酸钠溶液 1 mL，水浴加热 3~5 min，放冷，再加入重氮化试剂，则溶液呈紫红色（检查香豆素类）。取浸出液 1 mL，加盐酸羟胺试液及 10% 氢氧化钾的甲醇溶液至呈碱性，水浴加热至反应完全，冷却，加盐酸酸化，并加入 1% 三氯化铁试液，混匀，则溶液呈橙红色（检查香豆素类）。

取浸出液适量置蒸发皿中，于水浴上浓缩至干，加稀盐酸溶解，滤过。分别在 3 支各有滤液 2 mL 的试管中，各滴加 1 滴碘化铋钾、碘化汞钾、硅钨酸试剂，则分别产生橘红色、黄色、白色沉淀（检查生物碱类）。

（2）薄层鉴别：取本品粉末 2 g，加石油醚（60~90 ℃）10 mL，浸泡 10 min，超声处理约 10 min，滤过，弃去石油醚液，药渣晾干，加乙醚 20 mL，浸泡 1 h，超声处理约 15 min，滤过，滤液浓缩至 2 mL，作为供试品溶液。另取齐墩果酸对照品，加乙醇制成每 1 mL 含 1 mg 的溶液，作为对照品溶液。按照《中国药典》薄层色谱法试验，吸取供试品溶液 10 μL、对照品溶液 3 μL，分别点于同一硅胶 G 薄层板上，以甲苯-乙酸乙酯-冰醋酸（14:4:0.5）为展开剂，展开，取出，晾干，喷以 10% 硫酸乙醇溶液，加热至斑点显色清晰。供试品色谱中，在与对照品色谱相应的位置上，显相同颜色的斑点。

3. 含量测定

（1）测定大枣中无刺枣苷 II 的含量：采用高效液相色谱法（HPLC）测定，采用 ZorbaxSB-C18（4.6 mm×250 mm，5 μm）色谱柱，以甲醇-水（20:80）为流动相，流速为 1.0 mL/min，检测波长为 210 mm，柱温 30 ℃测定大枣中无刺枣苷 II 的含量。结果显示，无刺枣苷 II 在 0.046~0.582 μg 呈良好的线性关系，$R = 0.9999$。12 批不同产地的大枣中无刺枣苷 II 质量分数为 0.013%~0.041%。

测定大枣中的环腺苷酸（cAMP）：研究建立超声辅助提取-亲水色谱-二极管阵列检测器-电喷雾四极杆飞行时间质谱法（UAE-HILIC-DAD-ESI-Q-TOF/MS）定性定量测定大枣中 cAMP 的方法。采用超声辅助提取法用于 cAMP 的提取，采用 Waters Xbridge Amide（4.6 mm×250 mm，3.5 μm）亲水色谱柱进行分离，以乙腈和 20 mmol/L 乙酸铵+0.2% 乙酸为流动相，流速 0.8 mL/min，柱温为室温。采用电喷雾四极杆飞行时间质谱，在正离子模式下，进行分析。采用超声提取法，cAMP 的提取率较高；在优化的亲水色谱条件下，大枣水提物中 cAMP 与其他化合物分离良好；根据电喷雾四极杆飞行时间质谱获得的母离子和子离子的精确分子量信息，结合标准对照品的保留时间和紫外线信息可以对其进行准确鉴别。cAMP 在 0.01~50 μg/mL 范围内具有良好的线性关系（R^2=0.999 1）。

（2）测定大枣中齐墩果酸的含量：采用 HPLC 法测定大枣中齐墩果酸的含量，采用 C18 色谱柱（Type waters，4.6 mm×150 mm），乙腈-甲醇-水（70∶16∶14）为流动相，检测波长 215 nm，流速 0.8 mL/min，理论塔板数按齐墩果酸峰计算不得低于 1500，保留时间约 7.9 min。结果表明，齐墩果酸在 0.211~5.20 μg 的含量范围内线性关系良好，回归方程为 $Y=4253X+98.11$，相关系数 $R=0.999 3$，加样回收率为 98.01%，RSD 为 1.12%。

（3）测定大枣中的总黄酮和多糖的含量：采用回流提取的方法，并结合大孔树脂吸附分离，富集并浓缩得到总黄酮和总多糖，用分光光度法测定总黄酮和总多糖含量。通过大孔吸附树脂分别得到含量为 105.2% 的总多糖及含量为 5.3% 的总黄酮，计算得到大枣中总黄酮含量为 0.11%，总多糖含量为 16.43%。

（4）测定大枣中的维生素 C 含量：采用分光光度法测定，用乙酸从大枣中提取维生素 C，由维生素 C 形成脎，于波长 490 nm 处测定脎的吸光度。结果显示，维生素 C 标准溶液的浓度在 8~16 μg/mL 范围内线性关系良好（$R=0.999 7$），平均回收率为 99.76%，大枣中维生素 C 含量为 4.752 mg/g，与传统碘量法相比，测定结果基本一致。

（5）测定大枣中多糖的含量：采用苯酚-硫酸显色-分光光度法测定不同产地大枣中多糖的含量。以葡萄糖对不同的提取方法和影响显色反应的主要因素进行了考察，结果显示，不同产地大枣中多糖的含量差异很大。

【性味归经】 甘，温。归脾、胃、心经。

【功能主治】 补中益气，养血安神。用于脾虚食少，乏力便溏，妇人脏躁。

【用法用量】 内服：煎汤，6~15 g。

【使用注意】 外感风热而引起的感冒，发烧者及腹胀气滞患者不宜服用大枣；红枣含有丰富的糖分（尤其是制成零食的红枣），糖尿病患者在进补时最好不要食用红枣，以免引起血糖增高，导致病情恶化。吃红枣之后不要马上进食蛋白质高的食物，如海鲜和奶制品。因为维生素 C 会使这两种食品中的蛋白质凝成块不容易吸收，所以要在吃枣 1~2 h 后，再吃高蛋白食品。

【化学成分】

1. 三萜类成分 枣属植物中的三萜类成分多分布于果肉、种子及叶中。按是否与糖结合，可将其分为游离型三萜类及与糖结合形成的三萜皂苷类。

存在于枣属药用植物中的游离型三萜类化合物主要以羽扇豆烷型、齐墩果烷型、乌苏烷型及美洲茶烷型等五环三萜类化合物为主。常见的化合物有羽扇豆烷型的白桦脂酸、麦珠子酸和白桦脂酮酸；齐墩果烷型的齐墩果酸、马斯里酸和齐墩果酮酸；乌苏烷型的熊果酸、2α-羟基乌苏酸和乌苏酮酸，以及 19 位具羟基的坡模堤酸和坡模堤酮酸等；美洲茶烷型的美洲茶酸、表美洲茶酸、大枣新酸等。此外，尚有 2 位或 3 位羟基的芳香酸酯化产物。其中，美洲茶烷型化合物被认为是由 2，3 位邻羟基羽扇豆烷型化合物经水解，A 环开环后重新闭合为五元环而形成的产物，是自然界较为少见的一类三萜酸类化合物，目前发现主要分布于鼠李科，其中在枣属植物中较为常见，可认为是枣属植物的特征性成分。

存在于枣属药用植物中的三萜皂苷类成分，其苷元多为达玛烷型四环三萜，糖多在 C-3、C-23 位取代其他基团，糖主要有 *L*-鼠李糖、*D*-葡萄糖、*L*-阿拉伯糖、*L*-夫糖、*D*-木糖、*L*-6-脱氧塔络糖和乙酰鼠李糖等。目前分离得到的该类化合物主要有存在于酸枣仁中的酸枣仁皂苷 A、A1、B、B1、C、E、G、H，乙酰酸枣仁皂苷 B，以及原酸枣仁皂苷 A、B、B1 等。此外，在枣及酸枣叶中尚发现皂苷类成分等。

2. 黄酮类成分 从枣属植物中发现的黄酮类成分主要分布于种子、果实及叶中。其中，果实和叶中含有的黄酮类成分主要为黄酮氧苷，糖多取代在 C-3 位，如芸香苷、山奈酚-3-*O*-芸香糖苷等。从酸枣仁中分离得到的黄酮类化合物除山奈酚-3-*O*-芸香糖苷外，多为黄酮碳苷，糖多取代在 C-6 或 C-8 位，如棘苷、酸枣黄素、6‴-芥子酰斯皮诺素、6‴-阿魏酰斯皮诺素、6‴-对香豆酰斯皮诺素、6‴-对羟基苯甲酰斯皮诺素、当药素、异牡荆素、6，8-二-*C*-葡萄糖基芹菜素、葛根素、异斯皮诺素、6‴-阿魏酰异斯皮诺素、异牡荆素-2‴-*O*-β-*D*-葡萄糖苷等。

3. 生物碱类成分 枣属植物中富含生物碱类成分，主要分布于其根皮、干皮及种子部位。目前发现的生物碱类成分主要有环肽类生物碱和异喹啉类生物碱两大类。

枣属植物是自然界发现的环肽类生物碱主要集中的属之一，且数量较多，特征性强。根据其骨架结构可分为两个类型：具十三元环的间柄型，如无刺枣环肽 I、无刺枣因 S3 等；具十四元环的对柄型，如无刺枣因 S1、S2 和 S4，酸枣仁碱 A、B、D、F、G1、G2，安木非宾碱 D 及酸枣仁环肽等。该类化合物具弱碱性，分子中边链氨基酸主要有亮氨酸、异亮氨酸、缬氨酸、脯氨酸、苏氨酸、色氨酸、苯丙氨酸、丙氨酸及它们的氮甲基衍生物。异喹啉类生物碱主要包括在果实中存在的光千金藤碱，*N*-去甲基荷叶碱和巴婆碱，枣树根皮中含有的异欧鼠李碱及衡州乌药碱，枣树叶中存在的普洛托品、小檗碱、异波尔定碱和降异波尔定碱等。

4. 核苷类成分 大枣及酸枣果肉中富含环核苷酸类成分，其中尤以大枣果肉含量为高，其环腺苷酸（cAMP）含量可达 100~500 nmol/g 鲜枣，环鸟苷酸（cGMP）含量可达 30~40 nmol/g 鲜枣。此外，在大枣果肉中被发现含有尿苷、鸟苷、胞苷、次黄嘌呤、腺嘌呤、鸟嘌呤及尿嘧啶等核苷及碱基类化学成分。

5. 糖类物质 大枣含有丰富的糖类成分，其糖分含量比一般水果高 1 倍多，鲜果中的含糖量在 40% 以上，干果肉中的含糖量为 81.3%~88.7%，其中还原糖占总糖的 70.8%~95.0%。在水溶性糖类中，含量最多的是葡萄糖（32.5%），其次是果糖（30.8%）和低聚糖（13.0%）。另有研究证明，枣中果糖含量为 14%~35%，占总糖的 20%~48%，平均 31.5%，与蜂蜜中果糖含量接近。低聚糖由阿拉伯糖、鼠李糖、核糖、甘露糖、半乳糖和葡萄糖等组成。大枣中提取分离得到了两种多糖，一种为中性多糖，一种为酸性多糖。中性多糖由阿拉伯糖基和半乳糖基以 30∶1 的比例组成，阿拉伯糖基以 1，5-连接为主并具有高度分支；酸性多糖由半乳糖醛酸基、鼠李糖基、阿拉伯糖基、木糖基和半乳糖基组成。从大枣中纯化得到了一种果胶多糖，此多糖由半乳糖醛酸基、鼠李糖基、半乳糖基和阿拉伯糖基组成，并且大多数半乳糖醛酸（58%）以甲酯化形式存在，乙酰基含量为 2.3%。另有人以山西木枣为试验材料，对其多糖进行了提取、分离、纯化，也获得了一种酸性多糖和一种中性多糖，中性多糖的单糖组成为阿拉伯糖基、半乳糖基和葡萄糖基，酸性多糖的单糖组成为鼠李糖基、阿拉伯糖基、半乳糖基、甘露糖基和半乳糖醛酸基，其中半乳糖醛酸基含量为 40.6%。从新郑大枣中分离得到一种酸性多糖 zJ-6，是一种以 $\alpha-D-$（1-4）-半乳糖醛酸为主链，葡萄糖基、木糖基、阿拉伯糖基在末端或支链相连的酸性杂多糖。大枣中的纤维素含量也很高，有些品种枣更为突出，如阜平大枣（三级）为 9.12%、婆婆枣为 10.30%，是良好的膳食纤维素资源。

6. 甾体类　目前从大枣中分离得到的甾体类物质有谷甾醇、豆甾醇、3β，6β-豆甾烷-4-烯-3，6-二醇等。

7. 神经酰胺及脑苷脂类　从大枣提取物分离得到了（2S，3S，4R，8E）-2-[（2′R）-2′-羟基二十四烷酰胺]-8-十八烯-1，3，4-三醇、1-O-β-D-吡喃葡萄糖基-（2S，3S，4R，8E）-2-[（2′R）-2′-羟基二十四烷酰胺]-8-十八烯-1，3，4-三醇，为首次从该植物中分得的神经酰胺及脑苷脂类化合物。

8. 维生素类　大枣维生素 A、B、C 等含量丰富，其中维生素 C 含量居各果蔬之首，是苹果、葡萄的 70~80 倍，素有"天然维生素丸"之称。对 13 个品种大枣干果的分析结果表明，每 100 g 含维生素 C 4.36~18.2 mg、维生素 A 8.06~27.7 IU（国际单位）、维生素 E 2.66~6.77 IU，维生素 B_1 0.11~0.39 mg，维生素 B_2 0.26~0.56 mg。

9. 蛋白质、氨基酸类　大枣蛋白质含量较为丰富，高于苹果 1 倍，高于梨 10 倍。干果蛋白质含量为 2.8%~3.3%。含有 18 种氨基酸，其中包括缬氨酸、甲硫氨酸、异亮氨酸、亮氨酸、苯丙氨酸、赖氨酸等人体不能合成的，以及精氨酸、组氨酸等幼儿不能合成的氨基酸。

10. 矿质元素　大枣含有钙、铁、磷、钾、镁、锰、铝及硒在内的 36 种微量元素，其中氮 0.36%~0.60%，磷 0.09%~0.27%，钾 0.61%~1.05%，钙 0.03%~0.06%，镁 0.03%~0.05%，铁 11.5~65.5 mg/L，锰 4.34~7.82 mg/L，铜 2.45~5.88 mg/L，锌 2.12~15.98 mg/L。

【药理作用】

1. 免疫调节　用 100%、50% 的红枣药剂给小鼠应用 8 h、16 h 后，小鼠腹腔巨噬细胞的吞噬率和吞噬指数均显著提高，提示大枣能显著提高体内单核吞噬细胞系统的吞噬功能。

用大枣多糖对小鼠体外腹腔巨噬细胞的研究得出：大枣多糖能显著增强巨噬细胞对 L929 细胞株的细胞毒活性和肿瘤坏死因子-α（TNF-α）、白细胞介素-1（IL-1）、NO 的分泌功能，其最佳诱导浓度对促进巨噬细胞分泌 IL-1 为 50 μg/mL，对促进 TNF-α 分泌为 100 μg/mL。体外实验研究表明，大枣多糖（60 μg/mL）具有明显抗补体活性，且具有浓度依赖关系；又用 MTT 法测脾细胞增殖程度，结果表明，大枣多糖可促进小鼠脾细胞增殖，作用呈现先升高后下降趋势，最适浓度为 100 μg/mL。研究表明，大枣中性多糖能促进小鼠脾细胞自发增殖反应和混合淋巴细胞培养反应，且认为其对未活化的小鼠脾细胞有促进增殖作用，通过分析得出大枣粗多糖、中性多糖、酸性多糖均促进淋巴细胞增殖，但中性多糖促进增殖作用比酸性多糖强（与其化学组成及分子量大小有关）。

观察了大枣对呼吸道黏膜免疫分子分泌型免疫球蛋白（SIgA）的调节作用，进一步探讨大枣补气的机制，为研发增强呼吸道黏膜免疫功能，防治呼吸道感染的中药制剂提供依据。方法是通过灌胃给予小鼠（每组 10 只）不同剂量的大枣 10 d 后，检测小鼠支气管肺泡灌洗液（BALF）中免疫分子 SIgA 的含量。结果显示，大枣对小鼠呼吸道黏膜免疫分子 SIgA 的分泌有一定促进作用，大枣低剂量组的 SIgA 为 38.04±6.49（μg/mL），优于中、高剂量组的 SIgA［分别为 36.38±6.07（μg/mL）、32.42±8.10（μg/mL）］，大枣低剂量组的调节作用优于中、高剂量组。

用氢化可的松腹腔注射所致的小鼠免疫抑制模型为实验对象，连续灌服大枣多糖 7 d，观察对小鼠免疫功能的影响。结果表明，大枣多糖可显著提高免疫抑制小鼠的腹腔巨噬细胞吞噬百分率和吞噬指数，显著促进免疫抑制小鼠溶血素和溶血空斑的形成。大枣多糖能显著提高氢化可的松所致免疫抑制模型小鼠的免疫功能。

采用 ICR 小鼠 50 只，随机分为 5 组，分别为正常对照组、模型组、高剂量组（100%浓缩大枣汁）、中剂量组（50%浓缩大枣汁）和低剂量组（25%浓缩大枣汁），给小鼠灌服大枣汁 10 d 后，除正常对照组外其余组在直线加速器下进行照射，剂量为 4 Gy，再连续灌服大枣汁 5 d 后，检测指标。结果表明，新疆大枣汁可明显提高放疗小鼠外周血白细胞计数（WBC）和血小板（PLT）数、血红蛋白（Hb）含量、骨髓有核细胞数以及脾和胸腺的脏器指数。新疆大枣对放疗小鼠免疫功能有保护作用。

2. 抗衰老、抗氧化 以昆明种小鼠为研究对象，颈背部注射 D-半乳糖建立衰老模型，灌服不同剂量的大枣提取物。结果表明，不同剂量的大枣均可提高小鼠脑组织超氧化物歧化酶（SOD）活性，并能降低脑组织丙二醛（MDA）含量，有抗氧化作用；给半乳糖的致衰模型小鼠灌服大枣多糖，可明显延缓小鼠衰老，可提高衰老模型小鼠血 SOD 及过氧化氢酶（CAT）活力，降低脑匀浆、肝匀浆及血浆中脂质过氧化物（LPO）水平；大枣多糖可明显拮抗衰老所致小鼠胸腺及脾的萎缩，与模型组比，大枣多糖可使胸腺变厚、胸腺皮质细胞数增多，脾小体变大，脾淋巴细胞数增多。用化学发光分析法分别测大枣多糖对全血化学发光法中的全血白细胞、呼吸爆发中产生的活性氧（H_2O_2、$\cdot O_2^-$、$\cdot OH$）、联苯三酚自氧化法产生的 $\cdot O_2^-$（超氧自由基）、抗坏血酸 $-Cu^{2+}-H_2O_2$ 体系产生的 $\cdot OH$（羟自由基）以及鲁米诺发光体系中 H_2O_2 的清除作用，结果显示，大枣多糖具有清除自由基的作用，其活性大小与多糖的用量呈正相关，在全血生理环境下，对全血化学发光中活性氧的清除能力最强。

采用离体实验证明，大枣提取液浓度在 0.07~0.556 mg/mL 内，有明显的清除超氧自由基的作用，该提取液对鼠肝匀浆有抗脂质过氧化的作用；在 2.08 mg/mL 浓度时可明显抑制鼠肝匀浆脂质过氧化反应。

采用水提醇沉法制备大枣多糖，同时建立大鼠慢性疲劳综合征（CFS）模型，通过服用不同剂量的大枣多糖，对大鼠的行为学方面进行检测，测定血清 SOD、谷胱甘肽过氧化物酶（GSH-Px）活性，MDA 水平以及脾指数、胸腺指数、T 淋巴细胞转化情况。结果表明，大枣多糖能够显著提高脾指数，降低血清 MDA 含量，改善 T 淋巴细胞的转化能力。大枣多糖对于 CFS 的预防效果与其调节机体的免疫能力及改善抗氧化能力有关。

3. 抗肿瘤 在小鼠腹股沟皮下植入可移植性乳腺癌（MA737）小块，分别注射复方大枣合剂、环磷酰胺进行对比研究，发现复方大枣合剂对小鼠乳腺癌有一定抑制作用，其作用稍弱于环磷酰胺，但其对小鼠白细胞无明显下降，说明对机体无毒副作用。采用 MTT 比色法和集落形成法研究发现，大枣水溶性提取物对人白血病 K562 细胞的增殖和集落形成能力有显著的抑制作用，呈良好的线性相关关系，说明其水提物中有抗白血病的有效成分。

采用 MTT 法测细胞增殖，半定量 RT-PCR 测定肿瘤坏死因子（TNF）、mRNA 的表达，来研究大枣中性多糖（JDP-N）对小鼠腹腔巨噬细胞分泌 TNF 及其 mRNA 表达水平的影响。结果显示，JDP-N 无直接杀肿瘤细胞作用，但可通过作用于免疫细胞间接抑制肿瘤，其中腹腔巨噬细胞可能是多糖调节免疫、抑制肿瘤的靶细胞之一，腹腔巨噬细胞激活后，可释放 TNF、IL-1、NO 等细胞因子和炎症介质，其中 NO 是杀伤肿瘤细胞的一个重要效应分子。另有报道大枣对 N-甲基-N'-硝基-N-硝基胍（MNNG）诱发的大鼠胃腺癌有一定抑制作用，用 MNNG 100 mg/mL 处理大鼠 7 个月后，连续 8 个月给以大枣干果（每鼠每日 1 g）的大鼠胃腺癌发生率显著降低；大枣中的桦木酸、山楂酸连续 7 d 应用，对内瘤增殖有抑制效应，特别是山楂酸连续 14 d 应用，有 61% 的抑制作用，比氟尿嘧啶（5-FU）抑制率更高。

将 200 只荷瘤 BALB/c 裸鼠按瘤体大小，随机分为对照组、低浓度组、中浓度组和高浓度组各 50 只，每日分别给予腹腔注射生理盐水 0.2 mL，大枣多糖 0.05、0.15、0.25 g/kg。14 d 后断颈法处死裸鼠，然后对比四组的抑瘤率、肿瘤细胞生长周期时间、裸鼠生存时间和病理组织学观察结果。结果显示，大枣多糖浓度越高抑瘤率越高，肿瘤细胞生长周期时间越短，裸鼠生存时间越长。病理组织观察可见明显改变，差异有统计学意义。大枣多糖对 S-180 瘤细胞具有一定的杀伤作用。

4. 抗突变 用姐妹染色单体互换（SEC）技术发现，给小鼠灌服浓度为 0.5 g/mL 的大枣煎液 20 mL/kg，能明显降低环磷酰胺所致的 SEC 值升高，表明有抗突变作用。

5. 抗 I 型变态反应 体外培养用 $2×10^{-2}$ 抗体氮/mL 的抗 IgE 刺激时，可见白三烯 D4（LTD4）释放，此时加入 1：10 稀释的大枣提取液，LTD4 释放受到抑制，此时 LTD4 的释放与自发性释放大致相同。大枣本身含 cAMP，它易透过白细胞膜作用于化学介质释放的第二期，因而抑制了化学介质主要物质 LTD4 的释放，故可抑制变态反应。大鼠乙醇提取物中的乙基-1-果糖苷对 IgE 抗体的产生有特异性抑制作用，对 5-羟色胺和组胺有拮抗作用，大枣中的酯型三萜等化合物的香豆酸能提高佐剂的活性。

6. 补血 观察大枣多糖对气血双虚小鼠全血细胞、血清粒-巨噬细胞集落刺激因子水平的影响。方法是选用昆明种小鼠 60 只，体质量 20~222 g，雄性，6 周龄。随机选用 50 只造成气血双虚模型：每鼠尾部放血 0.025 mL/g，分别于第 2、4、6、8 天，腹腔注射环磷酰胺 80、40、40、40 mg/kg（给环磷酰胺前禁食不禁水 12 h）；其余 10 只小鼠为空白对照组（仅注射同体积生理盐水）。将 50 只气血双虚模型小鼠随机分为 5 组：大、中、小剂量大枣多糖组分别灌胃 400、200、100 mg/kg 剂量的大枣多糖水溶液，灌胃体积 0.02 mL/g；当归补血口服液组灌胃 6.6 mL/kg 当归补血口服液（原药液稀释 3 倍）及模型组（灌胃等体积生理盐水）。空白对照组仅灌同体积生理盐水。1 次/d，连续给药 10 d，于末次给药后 2 h 检测结果。结果显示，空白对照组、各剂量大枣多糖组、当归补血口服液组小鼠血红细胞计数、白细胞计数、血小板计数明显高于模型组；空白对照组，大、中剂量大枣多糖组，当归补血口服液组小鼠血红蛋白含量高于模型组，小剂量大枣多糖组血红蛋白含量与模型组相近。模型组小鼠血清粒-巨噬细胞集落刺激因子水平明显低于空白对照组、当归补血口服液组、各剂量大枣多糖组。大枣多糖可通过升高气血双虚小鼠血清粒-巨噬细胞集落刺激因子水平，改善全血细胞检测结果，起到补血作用。

以放血与环磷酰胺并用致大鼠气血双虚模型为研究对象，分别给以大枣多糖、当归补血口服液及同体积生理盐水。造模同时给药，连给 14 d。处死大鼠，取胸腺和脾，置 25% 戊二醛中固定，供电镜切片用。取大鼠右后腿骨髓，用大鼠血清涂骨髓片，供观察骨髓象用。结果表明，与空白对照组相比，模型组胸腺、脾显著萎缩，骨髓有核细胞增生显著减弱。与模型组相比，大枣多糖组均可使胸腺皮质明显增厚、脾小体显著增大、胸腺及脾淋巴细胞数显著增多；大枣多糖组均可显著升高骨髓中红系比例，大剂量大枣多糖组可明显改善骨髓有核细胞增生情况。大枣多糖可显著拮抗气血双虚模型大鼠胸腺及脾的萎缩、显著改善骨髓造血功能。

7. 抗缺氧 将小鼠按体重随机分为 3 组，即对照组、大枣发酵液高剂量组 [0.16 g/(kg·d)] 和大枣发酵液低剂量组 [0.04 g/(kg·d)]。小鼠每天按 0.01 mL/g 灌胃给药，连续 4 周，测定小鼠常压缺氧耐受时间、亚硝酸钠中毒存活时间和全血血红蛋白（Hb）含量。由实验数据知，大枣发酵液高、低剂量组小鼠的存活时间（min）分别为 23.48±3.69、21.60±3.06，Hb 含量（g/L）分别为 1.72±0.15、1.64±0.14，对照组小鼠的存活时间（min）和 Hb 含量（g/L）分别为 15.76±1.85 和 1.45±0.13。因此，大枣发酵液高低剂量组小鼠均较对照组小鼠耐缺氧时间显著延长，全血 Hb 的含量均明显升高。

8. 抗抑郁、抗疲劳 大枣汁低、中、高剂量组均可使小鼠负重游泳时间延长，游泳后肝糖原含量明显增加；中剂量组、高剂量组小鼠游泳后血清中乳酸含量显著降低；高剂量组小鼠泳后血清血尿素氮（BUN）含量明显降低。说明大枣具有抗疲劳作用。

大枣提取物中可能同时存在具有磷酸二酯酶抑制作用的物质，能够在 6~12 h 内抑制磷酸二酯酶的活性，增加 cAMP 的浓度。

9. 肝保护 研究表明，大枣乙醇提取物（ZJE）和大枣多糖（ZJP）都可以通过提高机体抗氧化能力来调节血清中的血脂水平，两者均是大枣调节血脂的有效成分。大枣多糖可显著降低四氯化碳（CCl_4）所致小鼠肝损伤血清丙氨酸转氨酶（ALT）水平，显著改善肝组织的病理变化，为大枣保肝作用提供了实验依据。大枣渣多糖对 CCl_4 肝损伤模型小鼠血清 ALT、天冬氨酸转氨酶（AST）水平有降低作用，能改善肝损伤小鼠肝组织的形态学变化。

10. 其他 大枣中的黄酮类化合物具有镇静、催眠、降血压、抗过敏、抗炎等作用，cAMP 具有保护肝、调节细胞的分裂繁殖过程、增加肝血清总蛋白和白蛋白的作用，还可增加小鼠肌力。

【临床应用】

1. 临床配伍

（1）脾胃湿寒，饮食减少，长作泄泻，完谷不化：白术四两，干姜二两。鸡内金二两，熟枣肉半斤。上药四味，白术、鸡内金皆用生者，每味各自轧细、焙熟，再将干姜轧细，共和枣肉，同捣如泥，做小饼，木炭火上炙干，空心时，当点心，细嚼咽之。（《医学衷中参西录》益脾饼）

（2）反胃吐食：大枣一枚（去核），斑蝥一枚（去头翅）入内煨熟，去蝥，空心食之，白汤下良。（《本草纲目》）

（3）气虚：大南枣十枚，蒸软去核，配人参一钱，布包，藏饭锅内蒸烂，捣匀为丸，如弹子大，收贮用之。（《醒园录》枣参丸）

（4）中风，惊恐虚悸，四肢沉重：大枣七枚（去核），青粱粟米二合。上二味，以水三升半，先煮枣取一升半，去滓，投米煮粥食用。（《圣济总录》补益大枣粥）

（5）妇人脏躁，喜悲伤，欲哭，数欠伸：大枣十枚，甘草三两，小麦一升。上三味，以水六升，煮取三升，分三次温服。（《金匮要略》甘麦大枣汤）

（6）悬饮：芫花（熬）、甘遂、大戟各等分。上三味捣筛，以水一升五合，先煮大枣十枚，取九合，去滓，纳药末。强人服一钱匕，羸人服半钱，平旦温服之；不下者，明日更加半钱。得快利之后，糜粥自养。（《金匮要略》十枣汤）

（7）虚劳烦闷不得眠：大枣二十枚（去核），葱白十茎（切）。上二味，以水二盏，煎至一盏，去滓顿服。（《圣济总录》葱白汤）

（8）肺疽吐血并妄行：红枣（和核烧存性）、百药煎（煅）各等分，上为细末，每服二钱，米汤调下。（《三因方》二灰散）

（9）卒急心痛：乌梅一个，枣二枚，杏仁七个。一处捣，男用酒、女用醋送下。（《海上方》）

（10）非血小板减少性紫癜：红枣，每日三次，每次十枚，至紫癜全部消退为止。[《上海中医药》1962，（4）：22.]

（11）走马牙疳：枣（去核、包信石，烧）、黄柏同为末，敷患处。（《海上方》）

（12）诸疮久不瘥：枣膏三升，水三斗，煮取一斗半，数洗取愈。（《千金要方》）

（13）风沿烂眼：大黑枣二十枚（去核），明矾末五分，和枣肉捣成膏，湿纸包，火内煨二刻，取出，去纸，加水二碗，将枣膏煎汤，去渣，洗眼。（《本草汇言》眼科方）

（14）历节疼痛：大枣十五枚、附子一枚、甘草一尺、黄芪四两、生姜二两、麻黄五两。上六味，咀，以水七升，煮取三升，每服一升，每日三服。（《备急千金要方》大枣汤）

2. 现代临床

（1）产后调养：大枣 20 枚，鸡蛋 1 个，红糖 30 g，水炖服，每日 1 次，适用于产后调养，有补中益气、养血安神的功效。大枣中的维生素含量高，对人体毛细血管有健全的作用。

（2）失眠：鲜大枣 1000 g，洗净去核取肉捣烂，加适量水用文火煎，过滤取汁，混入 500 g 蜂蜜，于火上调匀取成枣膏，装瓶备用。每次服 15 mL，每日 2 次，连续服完，可防治失眠。

（3）强壮：大枣 10 枚，黑木耳 15 g，冰糖适量，放入汤盆内，加入适量清水上笼蒸约 1 h 即成。每日早、晚餐后各服 1 次，可以补虚养血。用于治疗血虚面色苍白、心慌心惊及贫血。无病者食之，可起到养血强壮的保健作用。经常服食，可以驻颜祛斑、健美丰肌，并用于治疗面部黑斑、形瘦。注意湿痰及积滞者不宜多食。

（4）血虚头痛、眩晕：当归 15 g，大枣 50 g，白糖 20 g，粳米 50 g。先将当归用温水浸泡片刻，加水 200 g，先煎浓汁 100 g，去渣取汁，与粳米、大枣和白糖一同加水适量，煮至成粥。每日早、晚温热服用，10 d 为 1 个疗程。此粥具有补血调经、活血止痛、润肠通便的功能，用于治疗气血不足、血虚头痛、眩晕及便秘等症。

（5）头昏眼花、失眠健忘：何首乌粉 25 g，大枣 50 g，冰糖 15 g，粳米 50 g。先将粳米、大枣一同入锅，熬煮成粥。待粥半熟时加入何首乌粉，边煮边搅匀，至粥黏稠即成，再加入冰糖调味。此粥具有补肝肾、益精血、通便、解毒等功效，用于治疗肝肾两虚、精血不足所致的头昏眼花、失眠健忘、梦遗滑精等症，老年性高血压、血管硬化患者久服还可延年益寿。

（6）体虚、手术后调养：大枣 30 枚，元参 30 g，乌梅 6 个，枸杞 15 g，加水 2000 g 煮沸 20 min 后加入适量冰糖，煎至微稠，待稍凉后用容器装之备用。一般每次 2 汤匙，每日 2 次。此膏可补中益气、养血补血，用于治疗体虚、脾胃弱或手术之后的调养。

（7）失血性贫血：鲜旱莲草 50 g，大枣 20 枚。一同放入锅中，加水适量，煨汤，熟后去渣，饮汤吃枣。此汤具有滋补肝肾、养血止血的功效，用于治疗胃十二指肠球部溃疡出血、失血性贫血等。

（8）高血压：鲜银杏叶 30 g，大枣 20 g，绿豆 60 g，白糖适量。将银杏叶洗净切碎后放入砂锅，加水 100 g，用小火煮沸，20 min 后去渣取汁，再将浸泡片刻的大枣和绿豆一起倒入砂锅内，加白糖，煮至绿豆酥烂为止。此粥具有养心气、补心血、降压降脂、消暑解毒的功效，用于治疗高血压和冠心病。

（9）美容护肤：

1）生姜 500 g，大枣 250 g，盐 100 g，甘草 150 g，丁香 25 g，沉香 25 g。共捣成粗末和匀备用。每次 15～25 g，清晨煎服或泡水代茶饮，每日数次。此汤具有补脾、养血、健胃、安神、解郁的功效，久服令人容颜白嫩、皮肤细滑、皱纹减少。

2）大枣 50 g，粳米 100 g，菊花 15 g，一同放入锅内加清水适量，煮至浓稠时，放入适量红糖调味食用。此粥具有健脾补血、清肝明目的功效，长期食用可使面部肤色红润，起到保健防病的作用。

3）大枣 50 g，水发黑木耳 100 g，白糖适量。将大枣去核，一同放入锅中加清水适量煮至大枣、木耳烂熟，放入白糖调味即可食用。此汤具有润肺健脾、止咳、补五脏、疗虚损的作用，常食能使面色红润、青春焕发，尤益于女性。

4）大枣 20 g，薏苡仁 20 g，白果 15 g（去壳除衣），桂圆肉 10 g，一同放入锅内同煮 40 min，再加上煮熟去壳的鹌鹑蛋 6 只，煮 0.5 h，加入适量红糖或冰糖食用。此粥具有养心神、清湿毒、健脾胃的功效，常食可使皮肤少生暗疮、粉刺、扁平疣等，使皮肤滋润嫩滑、光洁白净。

（10）抑郁症：采用甘麦大枣汤配合氯丙咪嗪治疗 186 例抑郁症患者，发现 HAMD（汉密尔顿抑郁量表）减分率显著。甘麦大枣汤配合氯丙咪嗪治疗抑郁症非常有效，且会减少不良反应，明显提高药物治疗依从性。

（11）老年性便秘：用红薯大枣治疗老年习惯性便秘 60 例，1 个疗程结束后发现，显效 55 例（便秘消失，便量增多或便软成条，每天规律排便 1~2 次，且每次排便时间缩短，胃口好，感觉轻松），有效 5 例（便秘情况得到改善，大便较前变软，排便时间缩短，但规律性排便较差），无效 0 例（便秘无改善）。

【不良反应】　如果平时喜咳痰，胸中常常感到满胀，并且容易感到疲乏，胃中常胀满，食欲减退，那么多食大枣以后，原先的症状容易加重，出现寒热口渴、胃胀等不良反应。儿童脾胃功能较弱，大枣黏腻，不易消化，多吃会影响儿童食欲和消化功能。同时大枣的糖分比较多，容易引发儿童的龋齿。

【综合利用】　大枣具有较高的营养价值和药用价值。可生吃，也可熟食，用它炖鸡、炖鸭、炖猪脚等，别具风味又甘美滋补；还可加工制成枣干、枣泥、枣脯、枣酱、醉枣、熏枣、焦枣、乌枣、蜜枣、枣罐头、枣茶、枣酒、枣醋、枣原汁饮料等。在日常生活中用枣制成的传统食品各具风味，例如枣粽子、枣年糕、枣花糕、枣卷糕、枣锅糕、枣发糕、油炸糕、长寿糕，以及做成枣泥馅料，用以制作各种糕点。

采用单因素实验与正交实验相结合的方案，以葡萄皮醋为基料，大枣为辅料研制复配果醋，大枣葡萄醋的最佳工艺配比是葡萄醋 30%、大枣汁 25%、蜂蜜 5%，所得复配型果醋醋体澄清透明，酸味柔和，营养丰富，开发价值高，市场前景广阔。

■参考文献

[1] 郭盛. 中国大枣资源化学研究 [D]. 南京：南京中医药大学，2009.
[2] 牛继伟，张启伟，龚慕辛，等. HPLC 测定大枣中无刺枣苄苷Ⅱ的含量 [J]. 中国中药杂志，2008，33（24）：2935-2937.
[3] 赵恒强，耿岩玲，苑金鹏，等. UAE-HILIC-DAD-ESI-Q-TOF/MS 法测定大枣中的环磷酸腺苷 [J]. 食品研究与开发，2013，34（18）：46-50.
[4] 陈静，唐荣. 大枣齐墩果酸含量测定 [J]. 实用中西医结合临床，2004，4（1）：68-69.
[5] 韩璐，王亚丽，依明尔·哈甫，等. 大枣中总黄酮和多糖的提取及含量测定 [J]. 现代仪器，2010，16（2）：35-36，34.
[6] 袁叶飞，甄汉深，欧贤红. 分光光度法测定大枣中的维生素 C 含量 [J]. 安徽中医学院学报，2006，25（2）：40-42.
[7] 刘晓芳，刘养清，韩雪，等. 不同产地大枣中多糖的含量测定 [J]. 中国现代中药，2011，13（8）：28-30.

［8］ GUO SHENG, DUAN JIAN-AO, TANG YU-PING, et al. Simultaneous qualitative and quantitative analysis of triterpenic；acids，saponins and flavonoids in the leaves of two Ziziphus species by HPLC-PDA-MS／ELSD ［J］. J Pharm Biomed Anal，2011，56 （2）：264-270.

［9］ 何峰，潘勤，闵知大. 枣属植物化学成分研究进展 ［J］. 国外医药（植物药分册），2005，20（1）：1-5.

［10］ 郭裕新，单公华. 中国枣 ［M］. 上海：上海科学技术出版社，2010.

［11］ GUO SHENG, DUAN JIAN-AO, TANG YU-PING, et al. Characterization of nucleosides and nucleobases in fruits of Ziziphus jujubes by UPLC-DAD-MS ［J］. J Agric Food Chem, 2010, 58 (19): 10774-10780.

［12］ 林勤保，蒋梅峰，杨春. 气相色谱-质谱联用法测定大枣低聚糖的单糖组成［J］. 食品科学，2009，30（16）：210-212.

［13］ GUO SHENG, TANG YU-PING, DUAN JIN-AO, et al. Chemical constituents from the nuits of ziziphus jujuba ［J］. Chin J Nat Med, 2009, 7 (2): 115-118.

［14］ 徐艳琴. 大枣对呼吸道黏膜免疫分子 SIgA 调节作用的实验研究 ［J］. 中国医药指南，2013，11（15）：96-97.

［15］ 刘丹丹，郑丰渠，苗明三. 大枣多糖对氢化可的松致小鼠免疫抑制模型免疫功能的影响 ［J］. 中医学报，2011，26（7）：809-810.

［16］ 朱虎虎，康金森，玉苏甫·吐尔逊，等. 新疆大枣汁对放疗小鼠血象、骨髓、胸腺及脾脏的影响 ［J］. 现代预防医学，2013，40（14）：2693-2696.

［17］ 邵长专，唐刚. 大枣多糖对慢性疲劳综合症大鼠的作用效果 ［J］. 食品科学，2015（1）：205-208.

［18］ 张仙土，付承林，陈灵斌，等. 大枣多糖对 S-180 瘤细胞杀伤性实验研究 ［J］. 中国现代医生，2012，50（12）：20-21.

［19］ 郭乃丽，苗明三. 大枣多糖对气血双虚模型小鼠全血细胞和血清粒-巨噬细胞集落刺激因子水平的影响 ［J］. 中国临床康复，2006，10（15）：146-147，150.

［20］ 苗明三，苗艳艳，方晓艳. 大枣多糖对大鼠气血双虚模型胸腺、脾脏中组织形态及骨髓象的影响 ［J］. 中药药理与临床，2010，26（2）：42-44.

［21］ 张国辉，李硕，王晶，等. 大枣发酵液对小鼠抗缺氧能力的影响 ［J］. 武警后勤学院学报（医学版），2012，21（5）：344-345，348.

［22］ 郭琳，苗明三. 大枣现代研究分析 ［J］. 中医学报，2014，29（4）：543-545.

［23］ 朱虎虎，康金森，玉苏甫·吐尔逊，等. 新疆大枣汁抗小鼠一次性力竭运动疲劳作用的研究 ［J］. 中国实验方剂学杂志，2013，19（11）：232-234.

［24］ 田俊生，高杉，崔元璐，等. 小鼠灌胃大枣提取物后血清和海马组织中 cyclic AMP 的含量变化 ［J］. 中国实验方剂学杂志，2010，16（7）：102-104.

［25］ 康文艺，李晓梅. 大枣对高脂血症小鼠血脂和脂质过氧化作用研究 ［J］. 中成药，2010，32（1）：127-129.

［26］ 苗明三，苗艳艳，魏荣锐. 大枣多糖对 CCl_4 所致大、小鼠肝损伤模型的保护作用

[J]．中华中医药杂志，2011，26（9）：1997-2000.

[27] 杨生海，陈建茂，马磊，等．大枣渣多糖对 CCl₄ 肝损伤小鼠的保护作用 [J]．宁夏医科大学学报，2011，33（9）：874-875，902.

[28] 尹燕霞．甘麦大枣汤辅助治疗抑郁症的临床观察 [J]．中国医药指南，2010，8（29）：277-278.

[29] 于晓棠．红薯大枣治疗老年习惯性便秘 60 例疗效观察 [J]．中国民间疗法，2011，19（1）：74.

[30] 何文兵，徐晶，夏光辉，等．大枣、葡萄醋复配饮料的研制 [J]．通化师范学院学报，2012，33（4）：34-35，60.

山 茱 萸

【道地沿革】 山茱萸又称鼠矢、鸡足、山萸肉、实枣儿、枣皮、萸肉等，始载于《神农本草经》，列为中品。《名医别录》载："山茱萸微温，无毒。主治肠胃风邪，寒热，疝瘕，……耳聋，温中，下气，出汗，强阴，益精，安五脏，通九窍，止小便利。"《本草新编》："补阴之药未有不偏胜者也。独山茱萸大补肝肾，性专而不杂，既无寒热之偏，又无阴阳之背，实为诸补阴之冠。"《名医别录》载："生汉中山谷及琅琊、宛朐、东海承县。"《本草品汇精要》："道地兖州、海州。"浙西北一带出产山茱萸，清初即有记载，杭萸肉、淳萸肉为浙江的地道药材。

【来源】 本品为山茱萸科植物山茱萸 Cornus officinalis Sieb. et Zucc. 的干燥成熟果肉。

【原植物、生态环境、适宜区】 落叶乔木或灌木，高 4~10 m；树皮灰褐色；小枝细圆柱形，无毛或稀被贴生短柔毛。冬芽顶生及腋生，卵形至披针形，被黄褐色短柔毛。叶对生，纸质，卵状披针形或椭圆形，长 5.5~10 cm，宽 2.5~4.5 cm，先端渐尖，基部宽楔形或近于圆形，全缘，上面绿色，无毛，下面浅绿色，稀被白色贴生短柔毛，脉腋密生淡褐色丛毛，中脉在上面明显，下面凸起，近于无毛，侧脉 6~7 对，弓形内弯；叶柄细圆柱形，长 0.6~1.2 cm，上面有浅沟，下面圆形，稍被贴生疏柔毛。伞形花序生于枝侧，有总苞片 4，卵形，厚纸质至革质，长约 8 mm，带紫色，两侧略被短柔毛，开花后脱落；总花梗粗壮，长约 2 mm，微被灰色短柔毛；花小，两性，先叶开放；花萼裂片 4，阔三角形，与花盘等长或稍长，长约 0.6 mm，无毛；花瓣 4，舌状披针形，长 3.3 mm，黄色，向外反卷；雄蕊 4，与花瓣互生，长 1.8 mm，花丝钻形，花药椭圆形，2 室；花盘垫状，无毛；子房下位，花托倒卵形，长约 1 mm，密被贴生疏柔毛，花柱圆柱形，长 1.5 mm，柱头截形；花梗纤细，长 0.5~1 cm，密被疏柔毛。核果长椭圆形，长 1.2~1.7 cm，直径 5~7 mm，红色至紫红色；核骨质，狭椭圆形，长约 12 mm，有几条不整齐的肋纹。花期 3~4 月，果期 9~10 月。

山茱萸为暖温带阳性树种，生长适温为 20~30 ℃，超过 35 ℃则生长不良。抗寒性强，可耐短暂的−18 ℃低温，生长良好。山茱萸较耐阴但又喜充足的光照，通常在山坡中下部地段，阴坡、阳坡、谷地以及河两岸等地均生长良好，一般分布在海拔 400～1800 m 的区域，其中 600～1300 m 比较适宜。山茱萸宜栽于排水良好，富含有机质、肥沃的砂壤土中。黏土要混入适量河沙，增加排水及透气性能。

山茱萸主产于山西、陕西、甘肃、山东、江苏、浙江、安徽、江西、河南、湖南等省。朝鲜、日本也有分布。生于海拔 400～1500 m，稀达海拔 2100 m 的林缘或森林中。在四川有引种栽培。分布较为集中的地区是河南的伏牛山、浙江的天目山和陕西汉中地区。目前产量较大能供应市场的地区主要是河南西峡和内乡两县。

【生物学特点】

1. 栽培技术

（1）种子繁殖：先将种子放到 5% 碱水中，用手搓 5 min，然后加开水烫，边倒开水边搅拌，直到开水将种子浸没为止。待水稍凉，再用手搓 5 min，用冷水泡 24 h 后，将种子捞出摊在水泥地上晒 8 h，如此反复最少 3 d，待有 90% 种壳有裂口，用湿沙与种子按 4∶1 混合后沙藏即可。经常喷水保湿，勤检查，以防种子发生霉烂，第二年春开坑取种即可播种。这种处理办法适合春播时采用。如果选择秋播只需用不低于 70 ℃ 的温水将种子浸泡 3 d 后即可播种（注意待水凉透后要及时更换热水），下种后用薄膜覆盖催芽。

春播育苗在春分前后进行，将头年秋天沙藏的种子挖出播种，播前在畦上按 30 cm 行距，开深 5 cm 左右的浅沟，将种子均匀撒入沟内，覆土 3～4 cm，保持土壤湿润，40～50 d 可出苗。用种量 90～150 kg/hm²。

（2）压条繁殖：秋季收果后或大地解冻芽萌动前，将近地面 2～3 年生枝条弯曲至地面，在近地面处将切至木质部 1/3 枝条埋入已施腐热厩肥的土中，上覆 15 cm 砂壤土，枝条先端露出地面。勤浇水，第二年冬或第三年春将已长根的压条割断与母株连接部分，将有根苗另地定植。

（3）扦插繁殖：于 5 月中、下旬，在优良母株上剪取枝条，将木质化的枝条剪成长 15～20 cm 的扦条，枝条上部保留 2～4 片叶，插入腐殖土和细沙混匀所做的苗床，行株距为 20 cm×8 cm、深 12～16 cm，覆土 12～16 cm，压实。浇足水，盖农用薄膜，保持气温 26～30 ℃，相对湿度 60%～80%，上部搭荫棚，透光度 25%，6 月中旬透光度调至10%，避免强光照射。越冬前撤荫棚，浇足水。次年适当松土拔草，加强水肥管理，深秋冬初或翌年早春起苗定植。

早春砧木开始发芽，在接穗芽刚萌动时（3 月中下旬左右）用插皮接；7 月中旬至8 月中旬，砧木树皮容易剥离、接穗芽饱满时进行芽接。砧木宜采用自身良种实生苗。选择接穗要从产量高、生长健壮、无病虫害的优质母树上取用。采集接穗时要从树冠外围采集发育充实、芽体饱满的一年生枝条。

插皮接：首先选树皮光滑平整且接近地面 5～10 cm 的部位截断砧木上梢部，削平截口，在迎风面一侧用嫁接刀从上向下切一刀，长约 3 cm，深达木质部，再用刀将接口的皮层撬开一裂缝。然后将接穗截成 15 cm 长，在主芽背面下侧削一片长 3～5 cm 的斜切面，过髓心，在削面两侧轻轻刮 2 刀露出形成层即可，把削好的接穗含入口中，保湿待用。接下来将接穗斜面靠里，尖端对着切缝，用手按紧砧木切口将接穗慢慢插入，再用嫁接刀轻敲接口，使其紧固，削面稍露出接口为宜。最后用塑料薄膜绑好接口。嫁接后及时抹除砧木上萌生的嫩芽。当接穗苗长到高 50 cm 时，将绑缚的塑料膜用小刀划开。芽接：首先选成熟、健壮的接穗在上边取长 2 cm、宽 1.5 cm 的芽。将砧木剪去顶梢，在距地面 5~10 cm 光滑部位用刀刻取与芽块大小相同的树皮。将待接芽块嵌入砧木取皮部位，然后用塑料膜绑严，但要露出接芽。嫁接 7~10 d 后，接口愈合，可解开绑带，在芽上方 5 cm 处将主干截去。嫁接后，要及时抹去砧木上的萌芽，以促进苗木生长。

2. 田间管理 育苗地要选择肥沃深厚、地势比较平整、土质疏松、背风向阳、有水浇条件的地方，以保证能随时灌水。播种前，育苗地一定要深耕细耙，整平、整细，保证疏松、细碎、平整、无树根、无石块瓦片，翻耕深度在 20 cm 以上，重要的是结合深耕施入沤制好的农家肥。

幼苗长出 2 片真叶时进行间苗，苗距 7 cm，除杂草，6 月上旬中耕，入冬前浇水 1 次，并给幼苗根部培土，以便安全越冬。由于山茱萸种皮坚硬，不易发芽，不管是春播还是秋播，播种后都应及时用地膜覆盖以保温保湿。正常情况下幼苗 1 年便可出齐。齐苗后要加强管理，适时松土除草，视土壤墒情浇水，施肥促进幼苗生长，培育至苗高 80~100 cm 时，便可出圃定植。

定植后每年中耕除草 4~5 次；5、6 月增施过磷酸钙，促进花芽分化，提高坐果率，冬季增施腊肥，亦能平衡结果大小年差异。夏季培土 1 次，以防倒伏。幼树高 40~60 cm 时，2 月间打去顶梢，选留 3~4 个主枝，再在主枝上选留 3~4 个副主枝，形成自然开心形。幼树以整形为主，修剪为辅。又因山茱萸长、中短果枝均以顶端花芽结果为主，各类果枝不宜短截。成年树于春、秋两季修剪，调节生长与结果之间的矛盾，更新结果枝群，保留生长枝，进行短截，促进分枝。

3. 病虫害防治

(1) 角斑病：主要为害叶片，引起早期叶片枯萎，形成大量落叶，树势早衰，幼树挂果推迟。该病在新老园地均有发生，重病园地被害株率高达 90% 以上，叶片受害率在 77% 左右，分布广、为害大。病斑因受叶脉限制形成多角形，降水量多，则为害严重，落叶后相继落果，凡土质不好、干旱贫瘠、营养不良的树易感病，而发育旺盛的则比较抗病。防治方法：加强经营管理，增强树势，提高抗病能力。春季发芽前清除树下落叶，减少侵染来源。6 月开始，每月喷洒 1:1:100 波尔多液 1 次，共喷 3 次，也可喷洒 400~500 倍代森锌。

(2) 炭疽病：主要为害果实，6 月中旬就有黑果和半黑果的发生，又称"黑疤癞"。老区和新园地均有不同程度出现，果实被害率为 29.2%~50%，重则可达 80% 以上。果实感病后，初为褐色斑点，大小不等，再扩展为圆形或椭圆形，呈不规则大块黑斑。感病部位下陷，逐步坏死，失水而变为黑褐色枯斑，严重的形成僵果，脱落或不脱落。病菌在果实的病组织内越冬，翌年环境条件适宜时，由风、雨传播为害果实而感病。病害的严重程度与种植密度、地势与地形有关，树荫下、潮湿排水不良、通风透光差的发病重，一般 7~8 月多雨高温为发病盛期。防治方法：秋季果实采收后，及时剪除病枝、摘除病果，集中深埋，冬季将枯枝落叶、病残体烧毁，减少越冬菌源。选育抗病品种，增施磷钾肥，提高植株抗病力。加强田间管理，进行修剪、浇水、施肥，促进生长健壮，增强抗病力。苗木运输过程中加强检疫，防止将病菌带入。在初发病期，喷1:1:100波尔多液，中期每月上、中旬喷50%的多菌灵800~1000倍液，8~9月每隔半月喷1次，连续喷2次，或及时喷施25%施保克乳油1000倍液或50%施保功可湿性粉剂1000~2000倍液进行防治。栽种前，用0.2%的抗菌剂401浸泡24 h，以保证苗木健壮。

（3）白粉病：主要为害叶片，叶片患病后，自尖端向内逐渐失去绿色，正面变成灰褐色或淡黄色褐斑，背面生有白粉状病斑，以后散生褐色至黑色小黑粒，最后干枯死亡。防治方法：合理密植，使林间通风透光，促使植株健壮。在发病初期，喷50%的托布津1000倍液。

（4）灰色膏药病：该病主要为害枝干。在皮层上形成圆圈、椭圆形或不规则厚膜，形似膏药。在成年植株上发生，通常活枝和死枝都能受害。受害后，树势减弱，甚至枯死。防治方法：培养实生苗，砍去有膏药病的老树，合理更新。用刀刮去病菌膜，枝干上涂刷石灰乳或喷5°Bé石硫合剂进行保护。消灭介壳虫，夏季喷4°Bé石硫合剂。在发病初期，喷1:1:100波尔多液，每7~10 d喷1次，连续喷3~4次。

（5）蛀果蛾（萸肉食心虫、萸肉虫）：该虫蛀食果肉。1年发生1代，以老熟幼虫在树下土内结茧越冬，翌年7~8月上旬化蛹，蛹期10~14 d，7月下旬、8月中旬为化蛹盛期。9~10月幼虫为害果实，11月开始入土越冬。虫害率较高。在果实成熟期，为害更为严重。防治方法：在成虫羽化盛期，喷2.5%的溴氰菊酯5000~8000倍液或20%杀灭菊酯2000~4000倍液进行防治。用2.5%的敌百虫和50%的甲胺磷按1:400比例混合，进行土壤消毒处理，可杀灭越冬虫茧或用5%西维因粉3 kg进行土壤消毒，可杀灭越冬虫。利用食醋加敌百虫制成毒饵，诱杀成蛾。采收果实后及时加工，不宜存放过久。

（6）大蓑蛾（避债蛾）：幼虫咬食叶片，严重时，可将山茱萸树叶全部吃光，使其长势减弱，果实减少，影响第二年的坐果率。防治方法：人工捕杀，尤其在冬季落叶后，冬春季结合整枝，摘取挂在树枝上的袋囊。安装黑光灯，诱杀成蛾；在发生期，喷射10%杀灭菊酯2000~3000倍液或喷90%的敌百虫800~1000倍液或40%氧化乐果1000倍液。培养和释放蓑蛾瘤姬蜂，以及保护食虫鸟，进行生物防治。

（7）木橑尺蠖（造桥虫）：幼虫咬食叶片，仅留叶脉，造成枝条光秃，使树势生长减弱，当年结果少，第二年也不能结果。其虫卵产在山茱萸树枝分叉下部的树皮缝内。防治方法：在7月幼虫盛期，对1~2龄的幼树，要及时喷2.5%的鱼藤精500~600倍液或90%的敌百虫1000倍液进行防治。早春时，可在树木周围1 m范围内挖土灭蛹，防止蛹羽化。

（8）叶蝉：成虫刺吸嫩枝和叶片，严重的使枝条干枯、落叶，影响树木生长。防治方法：用50%的磷胺乳剂2000倍液、40%的乐果600倍液或菊酯类药5000~8000倍液喷雾。选育抗虫品种。

（9）刺蛾类：低龄幼虫啃食叶肉，高龄幼虫多沿叶缘蚕食，影响树势，造成落花落果，降低产量。防治方法：灯光诱杀，在羽化期于 19：00~21：00 设置黑光灯诱杀成虫。消灭越冬茧，利用刺蛾越冬期历时长，结茧越冬的习性，分别用敲、掘、翻、挖等方法消灭越冬茧。化学防治：幼虫期，喷洒溴氰菊酯 5000~8000 倍液、90%的敌百虫 800 倍液或喷洒 80%的敌敌畏 1000 倍液、50%的马拉硫磷 1500 倍液。

(10) 木蠹蛾：幼虫群集蛀入木质部内形成不规则的坑道，使树木生长衰弱，并易感染真菌病害，引起死亡。防治方法：灯光诱杀，5~6 月成虫羽化期用黑灯光诱杀。化学防治，初孵幼虫期，用 50%的硫磷乳剂 400 倍液喷洒树干毒杀幼虫，当幼虫蛀入木质部后，用 40%的乐果 50 倍液或 80%的敌敌畏 50 倍液注入虫孔后用黏土密封，即可杀死幼虫。

(11) 介壳虫类：以草履蚧、牡蛎蚧为多，若虫孵化出土后，爬至枝条嫩梢吸食汁液，轻者使枝条生长不良，重者引起落叶，致使枝条枯死，易招致霉菌寄生，严重影响树木生长。防治方法：检疫和引进天敌。在保护区设立检查站，禁止有蚧虫的种苗传播蔓延，一旦发生，要引进天敌抑制害虫的暴发。发生面积不大时，可用长柄棕刷将固定幼虫刷去。若虫期，可喷洒 50%的一六〇五乳油 1500 倍液或 40%的氧化乐果乳油 1000 倍液，每隔 7~10 d 喷 1 次，共喷 3 次，也可在树基部打孔灌注 40%的氧化乐果。

(12) 绿腿腹露蝗（蝗虫）：咬食叶片，甚至吃光叶片，仅剩下叶脉，影响植株的生长。6~7 月为害最严重。防治方法：春秋除草沤肥，杀灭快。1~2 龄若虫集中为害时，进行人工捕杀。在早晨趁有露水时，喷 5%的敌百虫粉剂，用量为 22.5~37.5 kg/hm²。

【采收加工】

1. 采收　当山茱萸果实由青变黄，大部分为红色，树体稍经晃动，果实就自然落下，这就证明果实已充分成熟，便可采收。果实采摘的早迟对产量和质量都有很大的影响。过早采摘，果肉干瘪，颜色不鲜，影响产量和品质，而且不易捏皮。过晚易被鸟啄、鼠盗，落果减产。果实成熟时，枝条上已着生许多花芽，因此采收时，应动作轻巧，注意保护枝条及花芽，做到不损芽，不折枝，一束束地往下摘，以免影响来年产量。

2. 加工　山茱萸的加工过程分为 4 步。①净选：用手挑去鲜果中的枝叶、果柄等杂质。②软化：山茱萸鲜果的果皮、果肉质地较硬，必须软化后才能去核。软化是通过加热使其质地变软，降低果肉与果核之间的附着力，使果肉与果核易于分离。软化的方法有水煮、蒸法、火烘。采收后除去枝梗和果柄，用炭火烘焙至果皮膨胀，冷后捏去种子，再将果肉晒干或烘干即成；也可将鲜果置沸水中煮 10~15 min，捞出置冷水中，捏出种子，或将鲜果置蒸笼内蒸 5 min，捏出种子。③去核：将加热软化后的果实用手挤去果核。④干燥：在日光下晒，起初 1 h 每隔 10 min 翻动一次，随后可逐渐减少翻动次数，待晒至七八成干后每半小时翻动一次，至手翻有沙沙声响时，收起，稍放，置适宜容器中密封保存。

【炮制储藏】

1. 炮制

（1）山萸肉：除去杂质和残留的果核。

（2）酒萸肉：取净山萸肉，用黄酒拌匀，放罐内或其他容器内，封严，放在加水的锅中，蒸至酒被吸尽，取出晾干（每50 kg 用黄酒10 kg）。

（3）蒸山萸：将拣净去核的山萸肉，放罐内或笼屉等容器封严，放在加水的锅中，蒸至外面呈黑色时，取出晾干。

2. 储藏 置干燥处，防蛀。

【药材性状】 本品呈不规则的片状或囊状，长1～1.5 cm，宽0.5～1 cm。表面紫红色至紫黑色，皱缩，有光泽。顶端有的有圆形宿萼痕，基部有果梗痕。质柔软。气微，味酸、涩、微苦。

【质量检测】

1. 显微鉴别

（1）果肉横切面：外果皮为1列略扁平的表皮细胞，外被较厚的角质层。中果皮宽广，为多列薄壁细胞，大小不一，细胞内含深褐色色素块，近内侧有8个维管束环列。近果柄处的横切面常有石细胞和纤维束。

（2）粉末：本品粉末红褐色。果皮表皮细胞表面观呈多角形或类长方形，直径16～30 μm，垂周壁连珠状增厚，外平周壁颗粒状角质增厚，胞腔含淡橙黄色物。中果皮细胞橙棕色，多皱缩。草酸钙簇晶少数，直径12～32 μm。石细胞类方形、卵圆形或长方形，纹孔明显，胞腔大。

2. 理化鉴别

（1）薄层色谱：取本品粉末0.5 g，加乙酸乙酯10 mL，超声处理15 min，滤过，滤液蒸干，残渣加无水乙醇2 mL 使溶解，作为供试品溶液。另取熊果酸对照品，加无水乙醇制成每1 mL 含1 mg 的溶液，作为对照品溶液。照《中国药典》薄层色谱法试验，吸取上述两种溶液各5 mL，分别点于同一硅胶G 薄层板上，以甲苯-乙酸乙酯-甲酸（20∶4∶0.5）为展开剂，展开，取出，晾干，喷以10%硫酸乙醇溶液，在105 ℃加热至斑点显色清晰。供试品色谱中，在与对照品色谱相应的位置上，显相同的紫红色斑点；置紫外光灯（365 nm）下检视，显相同的橙黄色荧光斑点。

（2）化学定性：取本品粉末0.5 g，加甲醇10 mL，超声处理20 min，滤过，滤液蒸干，残渣加甲醇2 mL 使溶解，作为供试品溶液。另取莫诺苷对照品、马钱苷对照品，加甲醇制成每1 mL 各含2 mg 的混合溶液，作为对照品溶液。照《中国药典》薄层色谱法试验，吸取上述两种溶液各2 μL，分别点于同一硅胶G 薄层板上，以三氯甲烷-甲醇（3∶1）为展开剂，展开，取出，晾干，喷以10%硫酸乙醇溶液，在105 ℃加热至斑点显色清晰，置紫外光灯（365 nm）下检视。供试品色谱中，在与对照品色谱相应的位置上，显相同颜色的荧光斑点。

3. 含量测定

（1）熊果酸和齐墩果酸的含量测定：取本品粗粉约1 g，精密称定，置索氏提取器中，加乙醚适量，加热回流提取4 h，提取液回收乙醚至干，残渣用石油醚（30～

60 ℃）浸泡 2 次，每次 15 mL（约浸泡 2 min），倾去石油醚，残渣加无水乙醇-氯仿（3：2）混合液微热使溶解，转移至 5 mL 量瓶中，并稀释至刻度，摇匀，作为供试品溶液。另取熊果酸对照品，加无水乙醇制成每 1 mL 中含 0.5 mg 的溶液，作为对照品溶液。照《中国药典》薄层色谱法试验，吸取供试品溶液 5 μL 或 10 μL、对照品溶液 4 μL 与 8 μL，分别交叉点于同一硅胶 G 薄层板上，以环己烷-氯仿-乙酸乙酯（20：5：8）为展开剂，展开，取出，晾干，喷以 10%硫酸乙醇溶液，在 110 ℃加热 5~7 min，至呈现紫红色斑点，取出，在薄层板上覆盖同样大小的玻璃板，周围用胶布固定，扫描，波长 $\lambda_S = 520$ nm，$\lambda_R = 700$ nm，测量供试品吸收度积分值与对照品吸收度积分值，计算，即得。本品含熊果酸（$C_{30}H_{48}O_3$）不得少于 0.20%。采用 RP-HPLC 进行测定，色谱柱为 YMC-PACK ODS-A 柱（4.6 mm×250 mm，5 μm），流动相为乙腈-0.1%磷酸-甲醇（40：10：30），流速为 0.8 mL/min，检测波长为 210.2 nm，柱温为 25 ℃。结果显示，齐墩果酸进样量在 0.38~3.04 μg 范围内与峰面积线性关系良好，$R = 0.999\,9$，平均加样回收率为 101.5%，RSD 为 2.94%（$n = 6$）；熊果酸进样量在 0.82~6.56 μg 范围内与峰面积线性关系良好，$R = 0.999\,5$，平均加样回收率为 98.3%，RSD 为 1.08%（$n = 6$）。

（2）没食子酸和马钱苷的含量测定：利用 HPLC 波长切换法同时测定山茱萸中马钱苷和没食子酸的含量，色谱柱：Hypersil C18 柱（4.6 mm×250 mm，5 μm）；以乙腈-0.1% 磷酸水溶液为流动相，采用梯度洗脱法洗脱，分析时间为 28 min；检测波长 0~7 min：270 nm，7.01~26 min：240 nm；柱温 30 ℃；流速 1 mL/min；进样量 10 μL。结果显示，没食子酸及马钱苷分别于浓度 3.5~112 mg/L、3.6~114 mg/L 与峰面积呈良好的线性关系，平均回收率分别为 103.7%、103.9%；河南、陕西、浙江、北京 4 个产地的没食子酸平均含量分别为 0.172%、0.135%、0.154%、0.243%，马钱苷平均含量为 0.543%、0.616%、0.625%、0.647%。

（3）鞣质的含量测定：采用紫外-可见分光光度法结合干酪素法，测定山茱萸药材中鞣质的含量，以没食子酸对照。回归方程 $Y = 0.218X + 0.0336$，表明没食子酸在 0.025~0.25 mg 线性关系良好，平均加样回收率为 97.56%，RSD 为 1.36%。测得三个产地不同生长年限的山茱萸中鞣质的含量在 0.9%~2.6%。

（4）多糖的含量测定：采用紫外-可见分光光度法对山茱萸多糖进行了含量测定，以葡萄糖标准溶液测得标准曲线为 $Y = 0.006\,39X - 0.019\,8$，$R = 0.999\,9$，采用苯酚-硫酸法测得不同产地的多糖含量在 1.68%~6.22%，回收率为 101.0%，RSD 为 2.06%。

【商品规格】　山茱萸不分等级，商品规格为统货、干货。

【性味归经】　酸、涩，微温。归肝、肾经。

【功能主治】　补益肝肾，涩精固脱。用于眩晕耳鸣，腰膝酸痛，阳痿遗精，遗尿尿频，崩漏带下，大汗虚脱，内热消渴。

【用法用量】　内服：煎汤，6~12 g。

【使用注意】　凡命门火炽、强阳不痿、素有湿热、小便淋涩者忌服。

【化学成分】

1. 挥发性成分 山茱萸果肉中含有 9 种单萜烃、6 种倍半萜烯、7 种单萜醇、6 种脂肪醇、4 种单萜醛及酮、3 种脂肪醛及酮、4 种有机酸、8 种酯类物质和 15 种芳香化合物，其中主要成分有异丁醇、丁醇、异戊醇、顺式的和反式的芳樟醇氧化物、糠醛、β-苯乙醇、甲基丁香酚、榄香脂素、异细辛脑、棕榈酸乙酯、油酸乙酯、亚油酸乙酯、肉桂酸苄酯、棕榈酸、硬脂酸、古巴烯、α-松油醇、α-姜黄烯、茴香脑、细辛醚、马兜铃酮、乙基香草醛、亚麻酸乙酯、胡薄荷酮、黄樟醚等。

2. 环烯醚萜苷 山茱萸中含有山茱萸苷（马鞭草苷）、马钱素、莫诺苷、7-甲基莫诺苷（疑为提取过程中的次生代谢物）、脱水莫诺苷、7-O-丁基莫诺苷、7-脱氢马钱素及一种新的双环烯醚萜苷类化合物，称为山茱萸新苷。

3. 鞣质 山茱萸果核和果肉中都含有鞣质，报道的主要有山茱萸鞣质 1、2、3［它们分别为异诃子素（又名菱属鞣质）、新唢呐草素 Ⅱ、新唢呐草素 Ⅰ］，梾木鞣质 A、B、C、G，丁子香鞣质，路边青鞣质 D，以及 2，3-二-O-没食子酰葡萄糖、1，2，3-三-O-没食子酰葡萄糖、1，2，6-三-O-没食子酰葡萄糖、1，2，3，6-四-O-没食子酰葡萄糖，还有新近发现的 1，2，3，6-四棓酰-β-D-吡喃葡萄糖、1，2，3，4，6-五棓酰-β-D-吡喃葡萄糖，特里马素 Ⅰ、Ⅱ。

4. 有机酸 果肉含熊果酸、白桦脂酸、齐墩果酸、没食子酸、苹果酸、酒石酸、原儿茶酸、3，5-二羟基苯甲酸等。

5. 氨基酸、矿质元素 山茱萸果肉及果核中均含有苏氨酸、缬氨酸、亮氨酸、异亮氨酸、苯丙氨酸、组氨酸、赖氨酸、丝氨酸、谷氨酸、甘氨酸、丙氨酸、酪氨酸、精氨酸、天冬氨酸等 14 种氨基酸，果核中还有甲硫氨酸、脯氨酸、胱氨酸。

含钾、钙、镁、硅、钠、磷、钡、铅、锶、硼、锰、铁、钛、锌、铜、钒、镍、铬、锆、铝、铍、钼、银等 23 种矿质元素和维生素 A、维生素 B_2、维生素 C 等。

6. 糖类 山茱萸鲜果总糖含量一般达 4.50%～10.00%。分析陕西样品含总糖量为 9.01%，山茱萸总糖中还原糖占 85%～95%。单糖以果糖为主，其次为葡萄糖、蔗糖，麦芽糖和乳糖较少。

7. 其他 山茱萸中的其他成分还有 5，5-二甲基糠醛醚、5-羟甲基糠醛、β-谷甾醇等。

山茱萸果核（种子）中除了含大量的油脂（7%～8%）和鞣质（15%～16%）外，还含有有机酸类和酚类物质及多种矿物质元素和氨基酸。从果核中分离得到的单体成分有白桦脂酸、熊果酸、β-谷甾醇、没食子酸、苹果酸、没食子酰甲酯。果核的油脂主要含月桂酸、硬脂酸、棕榈酸、油酸、亚油酸、亚麻酸等脂肪酸。新近发现一种抗氧化的活性成分 3，4，5-三甲氧基苯甲酸盐。

【药理作用】

1. 抗菌 山茱萸果实煎剂在体外能抑制金黄色葡萄球菌的生长，但对大肠杆菌则无效。煎剂（1：1）对志贺氏痢疾杆菌的抑菌圈，直径可达 13～18 mm（平板环杯法）。从山茱萸鲜果肉中可得一黑红色酸味液体，对伤寒、痢疾细菌有抑制作用。水浸剂（1：3）在试管内对堇色毛癣菌有不同程度的抑制作用。分析表明，熊果酸是山萸肉抑菌的有效成分，它通过改变细胞膜透性，使水分内流，细胞呈水肿样变，细胞溶胀而使微生物死亡而抑菌。它除抑制上述细菌和真菌外，还可有效地控制白念珠菌和红曲霉菌的生长。山茱萸中没食子酸是多种中草药抑菌，特别是抑制金黄色葡萄球菌的活性成分。

2. 降血糖

（1）对正常大鼠血糖的影响：远交系 Wistar 雄性大白鼠，体重 150~200 g，36 只均分 4 组。1 组为对照组，其余 3 组为药物组，分别给予 5、7.5、15 g/(kg·d) 药物。山茱萸成熟果肉碾细后用 70% 乙醇回流提取，制浸膏 1 mL（相当于 3.5 g 生药）灌胃。药物组与对照组血糖值无明显差异。另曾以 50 g/kg 药物对大鼠灌胃 1 周，结果也未见对正常大鼠血糖值有明显影响。对肾上腺素性大鼠高血糖的影响：取大鼠 24 只，均分 3 组，禁食 2 h 后，正常对照组和造型对照组灌胃给水，给药组灌胃给山茱萸 7 g/kg。给药后 1 h，造型对照组大鼠皮下注射生理盐水；造型对照组和给药组大鼠皮下注射肾上腺素 0.25 mg/kg。注射后 135 min 取血测定血糖。结果显示，山茱萸有明显的对抗肾上腺素性高血糖的作用。对四氧嘧啶性大鼠高血糖、肝糖原、甘油三酯和胆固醇的影响：大鼠 24 只，均分 3 组。1 组为正常对照组，另 2 组于大鼠舌下静脉注射 30 mg/kg 的四氧嘧啶生理盐水溶液，其中一组每日灌胃山茱萸 7 g/kg。结果表明，山茱萸对四氧嘧啶性糖尿病大鼠的高血糖有明显影响，有一定的升高大鼠肝糖原的作用，但对甘油三酯和胆固醇无明显影响。

（2）对偶氮磺胺性大鼠糖尿病的影响：采用 Wistar 系雄性大白鼠。动物停食 45 h 后按 50~65 mg/kg 静脉注射偶氮磺胺诱发糖尿病。将八味地黄丸制成相应干浸膏剂和粉剂，其他组分则制成粉剂。山茱萸除制成乙醚提取剂（COE）并且进一步分离出其他的 3 个亚组分：COE-fr-1、COE-fr-2、COE-fr-3，再从 COE-fr-2 中制得三种结晶：鱼肝酸油、乌索酸和 2-α-羟乌索酸，前两种供实验使用，山茱萸及八味地黄丸的粉剂给予 2 g/kg，COE 1 g/kg，COE 的 3 个亚组分及鱼肝油酸和乌索酸分别为 0.5 g/kg。给药的方法是：动物静脉注射偶氮磺胺后 1 h 开始灌胃给药，以后每日 2 次，共给药 6 次，于最后 1 次给药后 3 h 从腹腔大静脉取血进行血糖测定。同时测定尿糖以及动物 20 h 的饮水量和尿量。实验结果表明，以八味地黄丸的粉剂和山茱萸抗糖尿病的效果最为明显。山茱萸粉剂给药后，动物 20 h 的饮水量（mL）为 23.3±2.8，与对照组相比，血糖（mg/dL）及尿糖含量（mg/20 h 尿）分别为 393.3±28.7 和 2553.0±205.1。八味地黄丸粉剂的降血糖和尿糖的作用也非常明显，而其干浸膏则无明显效果。在山茱萸的乙醚提取剂中，尤以 COE-fr-2 的活性最强。COE-fr-2 给药后，动物 20 h 的饮水量（mL）和尿量（mL）分别为 13.8±3.4 和 13.5±1.9，对照组为 50.0±3.2 和 36.7±3.0；给药组血糖（mg/dL）及尿糖含量（mg/20 h 尿）分别为 227.2±25.3 和 978.2±167.8，对照组为 403.3±36.6 和 2916.8±55.4。与对照组相比，给药组血糖及尿糖含量均明显降低，有显著的差异。另外，COE 和 COE-fr-1 也有明显的降尿糖作用，而 COE 和 COE-fr-2 有降低动物体重的趋势。对从 COE-fr-2 中分离制得的鱼肝酸油和乌索酸，虽然两者均可显著地减少动物 20 h 的饮水量和尿量，但只有乌索酸可以明显地降低血糖和尿糖。乌索酸给药后，动物的血糖（mg/dL）和尿糖含量（mg/20 h 尿）分别为

294.2±37.2 和 1175.5±249.2，与对照组相比（513.2±35.4 和 3013.3±404.2）具有非常显著的差别。

四氧嘧啶性糖尿病大鼠灌服山茱萸 7 g/kg 1 周后，尾静脉取血测定血糖。再用 40 mg/kg 戊巴比妥钠溶液麻醉，肝素抗凝，腹主动脉取血，测定全血黏度。对高血糖大鼠血小板聚集的影响：山茱萸 7 g/kg，末次灌服四氧嘧啶性糖尿病大鼠后 2 h，以 3.8%柠檬酸钠 9∶1 比例抗凝，腹主动脉取血，制备富血小板和贫血小板血浆，用 ADP 为致聚剂，测定药物对血小板聚集功能的影响。结果山茱萸组的血小板抑制聚集率为 44.6%。

采用乙醇和水分别对山茱萸果肉和果核进行提取，并测定其对 α-葡萄糖苷酶的抑制作用。结果显示，山茱萸果核提取物对 α-葡萄糖苷酶的抑制率分别为 20 倍醇提 99.23%、30 倍醇提 98.96%、40 倍醇提 99.29%、20 倍水提 99.36%、30 倍水提 99.32%、40 倍水提 99.17%。山茱萸果肉提取物对 α-葡萄糖苷酶的抑制率分别为 20 倍醇提 52.10%、30 倍醇提 60.77%、40 倍醇提 21.67%、20 倍水提 11.88%、30 倍水提 0.53%、40 倍水提 1.59%。

雄性 SD 大鼠一次性腹腔注射链脲佐菌素（STZ）60 mg/kg 造成糖尿病模型。28 d 后将血糖高于 16.7 mmoL/L 的大鼠随机分为模型组、山茱萸总皂苷组（口服，80 mg/kg）、甲基睾酮组（口服，3 mg/kg），另加正常大鼠作对照组，每组 12 只。药物以 0.5%羧甲基纤维素钠（CMC-Na）溶液混悬后灌胃。正常和模型组以 CMC-Na 溶液灌胃，连续 28 d。处死动物，检测指标。结果表明，糖尿病大鼠相对正常组血糖升高、睾酮水平下降，睾丸中乳酸脱氢酶（LDH）、酸性磷酸酶（ACP）、谷氨酰转肽酶（γ-GT）活性减弱。睾丸精曲小管萎缩，各级生精细胞减少，排列疏松。山茱萸总皂苷组上述损伤有一定程度的改善。

3. 调节免疫功能　对免疫器官重量的影响：雄性 ICR 小鼠 40 只，随机分为 4 组，实验组连续 5 d 灌服山茱萸 10.20 g/kg（水煎剂）；对照组每天给予同样量水，阳性对照组于第 3 天开始，连续 3 d 腹腔注射环磷酰胺 50 mg/kg。末次给药后 24 h，放血处死动物，摘取小鼠胸腺、脾及肝并称其湿重计算各脏器的指数。结果显示，山茱萸降低小鼠的胸腺指数，对肝、脾影响不显著。山茱萸多糖对小鼠免疫功能有兴奋作用，可促进小鼠腹腔巨噬细胞吞噬功能，促进溶血素、溶血空斑形成，促进淋巴细胞转化。

4. 抗肝损伤　研究山茱萸不同活性部位对小鼠急性肝损伤的保护作用及急性毒性。小鼠随机分为 12 组，每组 12 只，分别为正常组，0.2%CCl$_4$ 模型组，阳性对照组（联苯双酯 150 mg/kg），山茱萸多糖低、中、高剂量组（0.03、0.05、0.1g/kg），山茱萸总苷低、中、高剂量组（9、14、28 mg/kg），山茱萸三萜酸低、中、高剂量组（23、34、68 mg/kg）。灌胃给药（正常组、0.2% CCl$_4$ 模型组灌服蒸馏水，其余灌服相应的药物），1 次/d，连续 7 d。结果显示，山茱萸多糖部位、山茱萸总苷部位、山茱萸三萜酸部位最大耐受量分别相当于体重 50 kg 人临床日用量的 75、250、191.6 倍。病理学结果显示，模型组肝细胞出现明显的脂肪变性，门管区炎细胞浸润增多，而山茱萸三个活性部位均能减轻肝细胞脂肪变性，减少炎细胞浸润，尤以山茱萸三萜酸部位高剂量组作用显著。与正常组比较，模型组血清 ALT、AST 活性明显升高，小鼠肝组织匀浆 MDA 含量显著升高，而 GSH 含量及 SOD 活性显著降低。与模型组比较，应用山茱萸三个活性部位小鼠血清 ALT、AST 活性及肝组织匀浆 MDA 含量明显降低，而 SOD 活性及 GSH 含量显著升高，尤以山茱萸三萜酸部位变化明显。山茱萸多糖部位、山茱萸总苷部位、山茱萸三萜酸部位急性毒性均很小，均有保肝作用，尤以三萜酸活性部位保肝作用显著，并呈剂量相关性。

5. 抗休克 取 1.5~3.5 kg 健康家兔，雌雄不拘，随机分为两组，甲组为实验组，乙组为对照组。在 2% 普鲁卡因局部麻醉下行颈动脉剥离，插管，接 Rm-600 型四导生理记录仪，耳静脉注射 312 U/kg 肝素。然后开始股动脉缓慢放血，使血压降到 50 mmHg 以下。由于家兔的代偿机能，停止放血后血压可自动回升。若回升较高时，则再次放血，使血压维持在 60 mmHg 以下，持续 1 h，并记录休克期颈动脉血压数值。然后甲组给 1 g/mL 山茱萸注射液颈部皮下浅静脉滴注，给药速度为 36 滴/min，乙组给等量生理盐水静脉点滴。山茱萸注射液 pH 为 7.68，生理盐水 pH 为 7.5。30 min 后再取标本，并记录治疗后颈动脉血压数值，终止观察。实验结果：甲组颈动脉血压由休克期平均 49.73 mmHg±7.25 mmHg 上升为 87.64 mmHg±7.13 mmHg，上升幅度为 39.43 mmHg±9.97 mmHg；乙组颈动脉血压由休克期平均 55.46 mmHg±8.57 mmHg 上升为 68.61 mmHg±17.6 mmHg，上升幅度为 13.15 mmHg±12.12 mmHg。

6. 抗炎 雄性昆明种小鼠，体重 18~22 g。阳性对照组每日灌服阿司匹林 50 mg/kg；给药组每日灌服山茱萸 5 g/kg、10 g/kg（水煎剂含生药 1 g/mL），连续 5 d；空白对照组每日给予等量的水，末次给药后 1 h，各鼠尾静脉注射 0.5% 埃文斯蓝 5 mL/kg，5 min 后腹腔注射 0.7% 醋酸 10 mL/kg，间隔 30 min 后将小鼠放血处死。用蒸馏水多次冲洗腹腔，收集冲洗液并稀释至 10 mL 放置 1 h，用 751 型分光光度计 610 nm 处比色，由埃文斯蓝吸收的标准曲线计算染料渗出量。结果：对照组、阿司匹林组及山茱萸 5 g/kg、10 g/kg 组染料渗出量（μg/mL）分别为 91±1.6，4.9±2.5，5.3±2.0，5.5±2.8。可见不同剂量山茱萸对醋酸引起的大鼠腹腔毛细血管通透性增加均有明显抑制作用。

雄性昆明种小鼠，体重 18~22 g，给药组连续 5 d 灌服山茱萸 10 g/kg、20 g/kg，末次给药后 1 h，将二甲苯 30 μL 涂于小鼠右耳郭，左耳郭做对照，2 h 后剪下耳郭并以直径 9 mm 打孔器取下耳片，称重。结果对照组及山茱萸 10 g/kg、20 g/kg 组小鼠左右耳郭重量差（mg）分别为 18.2±4.5，9.9±4.5，11.3±4.3。表明山茱萸显著抑制二甲苯所致小鼠耳郭肿胀。

雄性 SD 大鼠，体重 120~160 g，阳性对照组、给药组分别连续 5 d 灌服阿司匹林 50 mg/kg 及山茱萸 5 g/kg，末次给药后 1 h，于大鼠右后足垫皮下注射 1% 角叉菜胶或新鲜蛋清 0.1 mL，致炎后每小时以千分卡测量一次足垫肿胀度（mm），结果山茱萸 5 g/kg 对蛋清所致肿胀具有明显抑制作用，而对角叉菜胶所致足垫肿胀仅在 1 h 时抑制作用显著。雄性 Wistar 大鼠，体重 150~220 g，乙醚麻醉，于两侧前肢腋窝下各埋植 20 mg 重消毒棉球一个，阳性对照组、给药组分别连续皮下注射氢化可的松 10 mg/kg 及灌服山茱萸 5 g/kg、10 g/kg，大鼠于第 8 天放血处死，剥离肉芽组织，80 ℃烘烤 3 h 后称重，并同时取各鼠胸腺、肾上腺称重。结果山茱萸明显抑制大鼠棉球肉芽组织增生，对胸腺及肾上腺重量无显著影响。取肉芽肿试验所用大鼠右侧肾上腺，制成匀浆后按

2，4-二硝基苯肼显色法测定其中抗坏血酸含量。山茱萸 5 g/kg、10 g/kg 均使大鼠肾上腺内抗坏血酸含量明显降低。雄性 SD 大鼠，体重 150～180 g。给药组、阳性对照组分别连续 5 d 灌服山茱萸 10 g/kg 或吲哚美辛 50 mg/kg，末次给药后 30 min，于各鼠右后足垫皮下注射 1% 角叉菜胶 0.1 mL，3 h 后处死，将右后足自踝关节上 1 cm 处剪下称重，剥皮后置于 5 mL 生理盐水中浸泡 1 h，取上清液 0.15 mL 加入 0.5 mol/L 氢氧化钾甲醇液 1 mL，在 50 ℃ 水浴异构化 20 min，加甲醇 2.5 mL，于 278 nm 处测定紫外吸收值，以每克炎症组织相当的吸收值表示 PGE 含量，结果山茱萸 10 g/kg 对大鼠致炎足重量及其 PGE 含量均无明显影响。

7. 抗肿瘤　采用 S180 肉瘤小鼠模型作为研究对象，观察山茱萸多糖的体内外抗肿瘤作用及其对荷瘤小鼠外周血中 $CD4^+T$ 细胞、$CD8^+T$ 细胞、白细胞介素-2（IL-2）和白细胞介素-4（IL-4）的调节作用，并与阴性对照组进行比较。结果表明，山茱萸多糖对 S180 有明显的瘤抑制作用，可以使外周血 $CD4^+T$ 细胞表达增加，$CD8^+T$ 细胞表达降低，提高 IL-2 水平，降低 IL-4 水平，且与剂量和浓度呈正相关。

8. 调节免疫　山茱萸多糖可明显提高小鼠腹腔巨噬细胞吞噬百分率和吞噬指数，可显著促进小鼠溶血素的形成和淋巴细胞的转化。同时山茱萸总苷有良好的抗炎免疫抑制作用；熊果酸在体外能快速有效地杀死培养细胞，使培养淋巴细胞几乎完全失去淋转，具有抑制 IL-2 和 LAK 细胞产生的能力；马钱素对免疫反应起双向作用，合适浓度有促进免疫作用，高浓度则有抑制作用。

9. 抗休克、强心　山茱萸有"救脱"（抗休克）的功效。现代研究表明，山茱萸注射液能增加心肌收缩力，提高心脏效率，扩张外周血管，增加心脏泵血功能；总有机酸有抗心律失调作用；山茱萸中环烯醚萜类物质中具有抗家兔失血性休克和心源性休克作用的成分，如马钱素等。

10. 抗心律失常　山茱萸总提液、乙酸乙酯提取液、山茱萸提取残余液具有明显的抗心律失常的作用，山茱萸总苷类不具有抗心律失常活性。山茱萸能明显延长乌头碱诱发大鼠心律失常的潜伏期，降低氯化钙致大鼠室颤的发生率和死亡率。山茱萸含有较多的钾，使得 K^+ 向细胞内转运增多，可能也是山茱萸抗心律失常的作用机制之一。

11. 抗氧化、抗衰老　山茱萸果肉和果核均具有抗氧化性，而且果核抗氧作用更强，其中具有抗氧作用的主要是没食子酸和没食子酸甲酯。另外，山萸肉中含有维生素 C、维生素 E 和硒，具有清除自由基和抗衰老作用。

给小鼠饮服山茱萸饮片 6 mL/kg，连续 60 d，硼砂法测定血红蛋白含量，以负重游泳法测定耐力，迷宫法测定记忆力。结果表明，山茱萸能明显提高血红蛋白含量，明显增强小鼠体力和抗疲劳能力，提高记忆力。服用山茱萸水提物的老年组小鼠与对照组相比，NK 细胞活性提高 30.6%，IL-2 活性增强了 14.9%，山茱萸的这一抗衰老作用可能与其影响了相关基因表达有关。山茱萸多糖可能通过改变细胞周期调控因子表达而发挥其抗 HDF 细胞衰老作用。

Wistar 小鼠 40 只，雌雄各半，2～3 月龄，体重 18～22 g，随机分为青年对照组、衰老模型组、山茱萸多糖小剂量组和山茱萸多糖大剂量组，每组 10 只。正常饮食水，衰老模型组及山茱萸大、小剂量组每日上午颈背部注射 *D*-半乳糖（48 mg/kg），连续

45 d，造模成功后衰老模型组经胃给予相当于给药组药量体积的温开水连续 30 d；大、小剂量组给药每日分别按 0.4 g/kg 和 0.2 g/kg 体重经胃给予山茱萸多糖。连续 30 d，后于末次给药后次日处死小鼠，检测结果。结果表明，与青年对照组相比，衰老模型组 SIRT1 mRNA 及蛋白质表达下降；与衰老模型组比较，大、小剂量给药组 SIRT1 mRNA 及蛋白质升高。

12. 改善卵巢功能 取 3 月龄小鼠为青年组（对照），取 14 月龄左右自然衰老的雌性小鼠为老年组，然后灌服山茱萸多糖（青年组灌生理盐水）。24 d 后处死小鼠，测血清中激素水平，卵巢组织进行 HE 染色及电镜检测。结果表明，HE 染色结果显示，与青年组比较，老年组卵泡和黄体数量减少，闭锁卵泡较多，颗粒细胞消失或极薄而少；多糖组可见各级生长卵泡，部分卵泡周边可见较多而厚的颗粒细胞层，但卵泡数量较青年组少，闭锁卵泡减少。电镜结果显示，老年组卵巢颗粒细胞数量明显减少，核膜粗糙，细胞器减少，可见染色质浓集于核边缘，多糖组凋亡征象明显改善。激素检测结果显示，老年组孕激素（孕酮）水平与青年组比较明显较低，山茱萸多糖组孕激素值较老年组明显升高；与青年组比较，老年组雄激素（睾酮）值差异不显著，多糖组与老年组也无差异。由此得到结论，山茱萸多糖可明显改善自然衰老雌性小鼠的卵巢功能。

13. 调节肠道菌群 按 50 mL/kg 灌服给予小鼠 0.3 g/mL 盐酸林可霉素，每日 2 次，连续 3 d，建立小鼠肠道菌群失调模型；之后按 50 mL/kg 灌服给予小鼠山茱萸多糖（3、2、1 g/mL）治疗，连续 6 d。同时设正常对照组、阳性对照组、自然恢复组，于实验第 10 天取新鲜粪便检测肠道菌群（肠杆菌、肠球菌、双歧杆菌和乳杆菌）的变化。结果表明，山茱萸多糖无明显毒性，灌服给予小鼠的最大耐受量为 150 g/kg；山茱萸多糖低、中剂量组小鼠肠道的有益菌双歧杆菌和乳杆菌数量明显上升；中剂量组与正常对照组及自然恢复组比较，差异显著。由此得到结论，山茱萸多糖能扶植肠道正常菌群的生长，促进有益菌（双歧杆菌和乳杆菌）的增殖，具有调节肠道菌群失调的作用。

14. 其他 山茱萸醇提物可明显降低正常小鼠血清总胆固醇和甘油三酯的含量，对 ADP 引起的血小板聚集而诱发的小鼠急性肺血栓栓塞有一定的拮抗作用；山茱萸能对抗组胺、氧化钡和乙酰胆碱等所引起的肠管痉挛，起解痉作用；山茱萸增加血红蛋白含量的作用极其明显，同时具有明显增强小鼠体力和抗疲劳、耐缺氧以及增强记忆力等作用；用 HPLC 法从山茱萸中分离出 4 种组分 C1、C2、C3、C4，其中 C1 有提高精子活力而起治疗不育症的作用。

【毒理研究】 急性毒性实验表明，山茱萸果肉 LD_{50} 为 53.55 g 生药/kg，果核 LD_{50} 为 90.8 g 生药/kg（>15 g 生药/kg），属于实际无毒级物质。蓄积毒性试验结果表明，当累积量达 LD_{50} 时，小鼠均无异常，徒手解剖小鼠发现无肾、肝等内脏异常。致畸试验结果表明，山茱萸肉的浸提液对胎鼠无骨骼、外形、内脏等方面的致畸作用，对子代小鼠无外观致畸作用，证明山茱萸对动物体无遗传及蓄积毒性，食用安全。小鼠骨髓微核试验结果显阴性，小鼠精子畸形结果显阴性。

【临床应用】

1. 临床配伍

（1）肝阳上亢、头目眩晕：山茱萸（酒浸，取肉）一斤，补骨脂（酒浸一日，焙

干）半斤，当归四两，麝一钱。上为细末，炼蜜为丸，如梧桐子大，每服八十一丸，临卧酒盐汤下。（《扶寿精方》草还丹）

（2）阴虚火旺，潮热盗汗，口干咽痛，耳鸣遗精，小便短赤：知母40 g，黄柏40 g，熟地黄160 g，山茱萸（制）80 g，牡丹皮60 g，山药80 g，茯苓60 g，泽泻60 g。上八味，粉碎成细粉，过筛，混匀。每100 g粉末用炼蜜35~50 g加适量的水泛丸，干燥，制成水蜜丸；或加炼蜜80~110 g制成小蜜丸或大蜜丸。口服，水蜜丸一次6 g，小蜜丸一次9 g，大蜜丸一次1丸；一日2次。（《中国药典》知柏地黄丸）

（3）老人尿频或自遗不禁：山茱萸二两，益智仁一两，人参、白术各八钱，分作十剂，水煎服。（《方龙潭家秘》）

（4）腰痛，下焦风冷，腰脚无力：牛膝（去苗）一两，山茱萸一两，桂心三分。上药捣细罗为散，每于食前，以温酒调下二钱。（《太平圣惠方》）

（5）脚气上入，少腹不仁：干地黄八两，山茱萸、山药各四两，泽泻、茯苓、牡丹皮各三两，桂枝、附子（炮）各一两。上八味，末之，炼蜜和丸梧子大，酒下十五丸，日再服。（《金匮要略》崔氏八味丸）

（6）肾怯失音，囟开不合，神不足，目中白睛多，面色㿠白：熟地黄八钱，山茱萸、干山药各四钱，泽泻、牡丹皮、白茯苓（去皮）各三钱。上为末，炼蜜丸如梧子大。空心服，温水化下三丸。（《小儿药证直诀》六味地黄丸）

（7）寒温外感诸症，大病瘥后不能自复，寒热往来，虚汗淋漓；或但热不寒，汗出而热解，须臾又热又汗，目睛上窜。势危欲脱，或喘逆，或怔忡，或气虚不足以息：山茱萸二两（去净核），生龙骨一两（捣细），生牡蛎一两（捣细），生杭芍六钱，党参四钱，甘草（蜜炙）三钱。水煎服。（《医学衷中参西录》来复汤）

2. 现代临床

（1）糖尿病：山茱萸体外抗氧化实验，以高糖环境下 HepG2 细胞作为研究山茱萸体外抗氧化的模型。实验结果显示，乙酸乙酯部位具有较高的抑制氧化应激的能力，减少细胞 ROS 的生成，其次为正丁醇-D101 大孔树脂30%洗脱部位。在3个化合物中，熊果酸活性最高，马钱苷、莫诺苷两种成分也具有一定抗氧化活性。

在 STZ 诱导糖尿病小鼠长期试验中，研究发现山茱萸各活性组分及成分对糖尿病小鼠的饮食、饮水、体重、肾体比和血液中 SOD、MDA、AR（视网膜组织醛糖还原酶）活力或含量都存有积极的影响。实验结果显示，对糖尿病及其并发症治疗效果活性最高的组分为乙酸乙酯部位；熊果酸能显著提高糖尿病小鼠血浆内 SOD 活性，降低MDA 含量，抑制 AR 酶活性，延缓 STZ 诱导糖尿病小鼠肾脏的肿大，其次为马钱苷、莫诺苷。同时还发现熊果酸与马钱苷联合使用的治疗效果最佳。

（2）骨质疏松：采用双侧卵巢切除术，建立大鼠骨质疏松模型，山茱萸总苷灌胃干预。结果显示，山茱萸总苷干预各组大鼠骨密度均较模型组（给予生理盐水）提高，山茱萸总苷干预各组 TRPV6、TRPV5 表达均较模型组增加。结果表明，山茱萸总苷可调节骨质疏松大鼠骨组织 TRPV6、TRPV5 通道蛋白表达，改变 TRPV6/TRPV5 倍比关系，影响成骨细胞和破骨细胞功能，促进成骨方向的骨代谢转变及提高骨密度。

【不良反应】 极少数人服用山茱萸会引起过敏，皮肤出现红斑、红肿、丘疹。多服山茱萸也可能造成子宫内膜增生，可能过度刺激内分泌，造成子宫内膜增生，会出现生理期不顺、经血不止和痛经等症状。

【综合利用】 山茱萸肉含有丰富的营养物质和功能成分，《本草纲目》将山茱萸列为补血固精、补益肝肾、调气、补虚、明目和强身之药。除供处方调配外，随着社会的进步和人们生活水平的提高，人们对疾病健康不再满足于被动治疗，而是更重视主动预防。以山茱萸为原料开发的绿色保健食品如饮料、果酱、蜜饯及罐头等，产品无毒副作用，逐渐被人们认识和喜爱。

山茱萸先开花后萌叶，秋季红果累累，绯红欲滴，艳丽悦目，为秋冬季观果佳品，应用于园林绿化很受欢迎，可在庭园、花坛内单植或片植，景观效果好。盆栽观果可达 3 个月之久，在花卉市场十分畅销。

■参考文献

[1] 金德庄，张聪．不同产地山茱萸中熊果酸与齐墩果酸含量研究 [J]．中国药业，2010，19（14）：34-35.

[2] 杨凌，朱昱，王晓华．HPLC 检测山茱萸中没食子酸和马钱苷的含量 [J]．陕西中医，2013，34（8）：1057-1059.

[3] 陈随清，王静，董诚明，等．不同树龄山茱萸药材中鞣质的含量测定 [C] //中国药学会．第十届全国中药和天然药物学术研讨会论文集，2009：201-204.

[4] 石乔．山茱萸多糖的研究 [D]．沈阳：辽宁中医药大学，2010.

[5] WANG YUE, LI ZHENG-QUAN, CHEN LI-RONG, et al. Antiviral compounds and one new iridoid glycoside from Cornus officinalis [J]. Progress in natural science, 2006, 16 (2): 142-146

[6] 梁亮．佛坪山茱萸种质资源及规范化生产关键技术研究 [D]．西安：陕西师范大学，2005.

[7] 张凤凤．山茱萸不同部位提取物对 α-葡萄糖苷酶的抑制作用 [J]．安徽农业科学，2014，42（23）：7741-7742.

[8] 刘英姿，刘浩然，周源，等．山茱萸总皂苷对糖尿病大鼠睾丸病变的改善作用 [J]．中国现代医学杂志，2012，22（22）：10-13.

[9] 来丽娜，刘芳，韦苗，等．山茱萸不同有效部位抗肝损伤作用的比较及急性毒性试验研究 [J]．长治医学院学报，2014，28（5）：328-332.

[10] 邹品文，赵春景，李攀，等．山茱萸多糖的抗肿瘤作用及其免疫机制 [J]．中国医院药学杂志，2012，32（1）：20-22.

[11] 欧芹，葛堂栋，王迪迪，等．山茱萸多糖抗 HDF 衰老与 cyclinD1 表达的关系 [J]．黑龙江医药科学，2008，31（1）：1-3.

[12] 丁乙夫，江旭东，李晶，等．山茱萸多糖对衰老小鼠肝组织中 SIRT1 基因表达的影响 [J]．黑龙江医药科学，2014，37（6）：6-8.

[13] 李育，江沛，江励华，等．山茱萸多糖对自然衰老雌性小鼠卵巢功能的影响 [J]．南京中医药大学学报，2012，28（1）：57-60.

[14] 王艳，杨静，沈媛珍．山茱萸多糖调节小鼠肠道菌群失调的作用 [J]．华西药

学杂志，2014，29（4）：390-392.

[15] 宋尚华. 山茱萸活性成分提取分离及其治疗糖尿病并发症研究 [D]. 重庆：西南大学，2013.

[16] 何昌强. 山茱萸总甙促骨质疏松大鼠骨代谢的 TRPV5/TRPV6 通道机制及补肾壮骨法的临床应用研究 [D]. 广州：广州中医药大学，2015.

山　药

【道地沿革】　山药在《神农本草经》中列为上品，名为"薯蓣"。在古文献中，山药沿用的名称尚有署预、署豫、薯预、薯蓣等。有关山药产地的最早记载见春秋战国时期的《山海经》中"曰景山。南望盐贩之泽，北望少泽，其上多草、薯蓣"，景山在今山西闻喜县。《名医别录》曰：署预"生嵩高山"。《吴普本草》曰：署豫"生临朐、钟山"。《本草经集注》曰：薯蓣"今近道处处有，东山、南江皆多掘取食之以充粮。南康间最大而美"。《唐本草》认为，"蜀道者良"。嵩高山即嵩山，在河南登封；临朐在山东，钟山即蒋山，在江苏；蜀道即今四川。宋《本草图经》对山药产地的记载为"薯蓣，生嵩高山山谷，今处处有之，以北都、四明者为佳"。宋以前山药产地在山西、河南、山东、浙江、江苏、安徽、江西、四川等地，其中评价出产"佳"或"良"的产地，《救荒本草》云"怀孟间产者入药最佳"。《本草品汇精要》载"今河南者佳"。《本草蒙筌》云"南北州郡俱产，惟怀庆者独良"。20世纪30年代《药物出产辨》更是明确山药"产河南怀庆府、沁阳、武陟、温孟四县"。《本草纲目》记载，薯蓣，由于唐代宗叫李豫，为避讳而改为薯药，又因为宋英宗叫赵曙，为避讳而改为山药。

【来源】　本品为薯蓣科植物薯蓣 *Dioscorea opposita* Thunb. 的干燥根茎。

【原植物、生态环境、适宜区】　山药为多年生缠绕草本植物，茎细长，叶对生或3叶轮生，高1 m以上，叶片心脏形或箭头形。叶腋间常生珠芽（气生块茎），亦称零余子（山药蛋），可用来繁殖和食用。地下肉质块根，分为棍棒状、掌状和块状三类，表皮粗糙呈淡黄褐色或黑褐色，表面密生细须根，春季自块茎上生不定芽，肉白色或淡紫色。夏季开花，花单生，乳白色，少有结实，多用块茎繁殖。雌雄异株，穗状花序，雌花序下垂，雄花序直立，花小，黄绿色。果实有三棱，呈翅状，成熟后枯黄色。山药要求高温、干燥气候，块茎10 ℃开始萌动，生长适温为25~28 ℃，在20 ℃以下生长缓慢，叶蔓遇霜则枯死，短日照能促进块茎和零余子的形成。

山药适应性强，分布广，我国东北、华北、华中、华南、西北地区均有野生分布或栽培。国外如朝鲜、日本亦有分布。垂直分布于海拔70~1600 m的丘陵或高山。山药喜欢温暖、向阳的自然环境，但能耐寒，要求土层较深厚、疏松肥沃、排水良好的土壤环境。土壤的pH值以6.5~7.5为宜。

【生物学特点】

1. 栽培技术 山药为雌雄异株植物，种子不易发芽，但其营养繁殖能力较强，其中叶腋间的零余子、地下的块根及茎都能繁殖新个体，零余子及地下块根成活率最高。以块根作种，称为种栽，可连栽3年，3年后品种退化，要用零余子重新培育种栽。山药繁殖一般采用两种方法，即芦头繁殖法和零余子育种繁殖法。

（1）芦头繁殖法：多用块根上端有芽的一节作种，称为芦头。头年冬季选择颈短、粗壮、无分枝及无病虫害的块根，块根能在地下越冬，吸水力弱，切下后不久就会枯萎，喜稍湿润的环境。幼苗期要求有足够的水分，小暑至秋分之间要求雨水调匀，不能持续干旱。种植山药要求地势向阳、背风，土质以细沙土、夹沙泥为好。这些土壤大多是沙质土壤，微酸性至微碱性，土层深厚、肥沃，而且结构良好，保肥力强。土壤黏重、过沙或碱性强的不宜栽种。

（2）零余子育种繁殖法：霜降前后，山药地上茎叶将黄萎时，从叶腋间摘下或拾起零余子，晾2~3 d后，放在竹篮内，盖好或装入木箱储藏。储藏期应防止鼠害，注意通气以免发酵腐烂。用零余子繁殖须经一年培育，获得块根后作种。

2. 田间管理 山药茎为藤茎。当幼苗长到30 cm时，要按行距用竹竿搭架，架高约2 m，将茎牵引到架上，利于生长。幼苗出土后，要及时除草，一般3~4遍，人工除草，不要损伤种栽和茎叶。当苗高30~50 cm时，追肥一次，稀释的人粪尿水每亩2000 kg左右。可适当施加一些尿素，旺苗偏少、弱苗偏多时，以求全田平衡发展。在茎蔓满架时，如有黄瘦脱力现象，可再追施一次。山药为耐旱作物，但为求丰产，也要适当浇水。一般在第一次追肥前后，如遇久旱不雨，土壤发白，应轻浇1~2次，至土壤表层润湿即可。夏秋之交，如遇干旱、炎热天气持续1周以上，也要清晨浇凉水抗旱。山药更怕涝，多雨季节要及时清沟排水，确保田无积水。

3. 病虫害防治

（1）炭疽病：为害茎叶，受害茎叶产生褐色下陷小斑，有不规则轮纹，上生小黑点，雨季严重。防治方法：栽前用1:1:150波尔多液浸种10 min；发病期间用50%退菌特可湿性粉剂800~1000倍液喷洒，每7 d喷一次，连续2~3次；搞好田间清洁，防止病原传播。

（2）褐斑病：为害叶，病斑不规则，褐色，散生小黑点，雨季严重。防治方法：清除病残叶烧毁。发病期用1:1:120波尔多液喷洒或50%二硝散200倍液喷洒，每7 d喷一次，连续2~3次。

（3）虫害：有蛴螬、地老虎等虫害，可用90%敌百虫原药配成1:100倍液杀虫，或用50%辛硫磷50 g拌鲜草5 kg制成毒饵诱杀。

【采收加工】

1. 毛山药 山药春天栽种，于当年霜降前后即可收获。10月下旬，地上茎叶枯黄时，先采收珠芽，再拆除支架，割去茎蔓，挖出地下根茎。挖时要小心，注意保持山药根茎完整无损。挖取后，先切下芦头储藏做种栽，根茎加工成药材。根茎挖出后，要趁鲜加工，否则变软加工率降低。将挖起的山药根茎切去上端芦头（留作种用）后，用水洗去泥沙，除净须根，用清水浸泡，洗去胶质，然后取出晾干表面水分，放入硫黄柜内熏至透心（通常每100 kg鲜山药用硫黄0.4~0.5 kg），装入麻袋中，堆码好放置，使山药体内所含水分流出，再用清水洗，摊在太阳下暴晒至外皮稍干硬时放入竹篓中堆闷，促使其内部水分外溢，加速干燥，并防止外干内湿。闷后再晒，如此反复，直到内部干燥（如遇到阴雨天气，可放入烘炉内用炭火烘干），即可加工成毛山药，商品以条粗、色白、粉质足、无虫霉者为优质。

2. 光山药 将挑出的质量好的毛山药放入水缸内，加水浸泡（水要淹过山药的表面）1~2 d，至泡透心为度。然后再用清水洗净外皮，置于竹垫上晾晒至表面出现白霜，在干湿适度、软硬适宜时进行搓揉。具体操作为：在平整的桌面上垫放一块表面十分光滑的木板，将毛山药放在木板上，上面再用另一块表面同样光滑的木板压住，稍用力来回揉搓，直到根茎圆直坚实。每搓揉1次后晾晒1 h，再放入缸内用白布盖1 d，取出后再搓揉。如此反复多次，直到干爽，即可得到光山药。

【炮制储藏】

1. 炮制 取毛山药或光山药除去杂质，分开大小个，泡润至透，切厚片，干燥。切片者呈类圆形的厚片。表面类白色或淡黄白色，质脆，易折断，切面类白色，富粉性。

麸炒山药：取麸皮，撒入热锅内，待其冒烟时，投入山药片，迅速翻动，用中火（120~150 ℃）炒至淡棕黄色时，取出，筛去麦麸，晾凉。山药片每100 kg用麦麸10 kg。麸炒山药的外观为类圆形厚片或斜片，表面淡棕黄色，粉性。

2. 储藏 置通风干燥处，防蛀。

（1）沟藏法：挖1~2 m深、宽1 m左右的沟，挖出的山药立即排放入沟，一层山药一层土，高度不超过80 cm，顶部盖一层细土。如气温下降，加盖覆土，以冻土层距山药顶部厚度5~10 cm为宜，可储藏至翌年3~4月。

（2）埋藏法：又称沙藏法。在仓库或室内的水泥坪上，用砖砌起高1 m左右的埋藏坑。在坑底铺上10 cm的干净细沙或细土。把挑选的山药按次序平放在沙上，一层山药一层细沙，堆至离坑口10 cm左右时，再用细泥或黄沙密封。每隔1个月倒动检查一次。山药也可放在筐、箱内用沙埋藏。

（3）筐藏法：把日晒消毒的稻草或麦草铺垫在消过毒的筐或箱四周，然后把选好的山药逐层堆至八分满，上面用麦草覆盖。最后堆放在库房内，保持库内适温，为隔离地面湿气，可在筐底垫上砖头或木板。

【药材性状】 毛山药略呈圆柱形，弯曲而稍扁，长15~30 cm，直径1.5~6 cm。表面黄白色或淡黄色，有纵沟、纵皱纹及须根痕，偶有浅棕色外皮残留；体重，质坚实，不易折断，断面白色，粉性；无臭，味淡、微酸，嚼之发黏。光山药呈圆柱形，两端平齐，长9~18 cm，直径1.5~3 cm。表面光滑，白色或黄白色。

【质量检测】

1. 显微鉴别

（1）根茎横切面：组织中黏液细胞类圆形，直径34~85 μm，长85~115 μm，内含草酸钙针晶束，长约52 μm。维管束外韧型，四周有一列薄壁性维管束鞘；后生木质部导管直径约至50 μm。树脂道分布在薄壁细胞间，内充满黄褐色树脂物。薄壁细胞含众多淀粉粒。

（2）粉末：粉末类白色。淀粉粒单粒扁卵形、三角形、状卵形、类圆形或矩圆形，直径 8~35 μm，脐点点状、人字状、十字状或短缝状，可见层纹；复粒稀少，由 2~3 分粒组成。草酸钙针晶束存在于黏液细胞中，长约 240 μm，针晶粗 2~5 μm。具缘纹导管、网纹导管、螺纹导管及环纹导管，直径 12~48 μm。

2. 理化鉴别

（1）化学定性：取本品粗粉 5 g，加水煮沸，滤过，滤液供试验用。取滤液 1 mL，加 5%氢氧化钠溶液 2 滴，再加稀硫酸铜溶液 2 滴，呈紫蓝色（检查蛋白质）。取滤液 1 mL，加斐林试液 1 mL，水浴加热，产生红色沉淀（检查还原糖）。取滤液滴于滤纸上，滴加 1%茚三酮溶液 2 滴，加热后立即显紫色（检查氨基酸，另以空白试剂对照为负反应）。

（2）薄层色谱：取本品粉末 5 g，加二氯甲烷 30 mL，加热回流 2 h，滤过，滤液蒸干，残渣加二氯甲烷 1 mL 使溶解，作为供试品溶液。另取山药对照药材 5 g，同法制成对照药材溶液。按照《中国药典》薄层色谱法试验，吸取上述两种溶液各 4 μL，分别点于同一硅胶 G 薄层板上，以乙酸乙酯-甲醇-浓氨试液（9∶1∶0.5）为展开剂，展开，取出，晾干，喷以 10%磷钼酸乙醇溶液，在 105 ℃加热至斑点显色清晰。供试品色谱中，在与对照药材色谱相应的位置上，显相同颜色的斑点。

3. 含量测定 尿囊素含量的测定：准确称取山药样品适量，加入 40%甲醇水溶液，热提取 2 次，合并提取液，过滤蒸去甲醇后，趁热过滤，滤液冷却后定容，待测。每种山药样品平行提取 3 次。

高效液相色谱法（HPLC）测定样品中尿囊素含量。①标准溶液配制：精密称取尿囊素标准品 0.002 3 g 溶解于水中，定容至 10 mL 容量瓶中，取 2 mL 配制成 0.046 0 g/L 的溶液，待用。②样品溶液配制：精密吸取山药样品溶液，配制成浓度为 1.50 g/L 的样品溶液。③标准曲线的绘制：吸取标准溶液，以不同体积进样。以峰面积对标样量进行回归，在 0.115~0.575 μg 范围内呈良好线性关系。回归方程：$Y = -9.631 + 3224.704\ 35X$，$R = 0.999\ 9$。④精密度考察：取同一样品，连续测定 5 次，求得其尿囊素含量（%）分别为 0.427、0.425、0.431、0.432、0.428，其相对标准偏差（RSD）为 0.67%。

【商品规格】

1. 品种

（1）光山药：按其长短粗细不等可分为 4 个等级。

1）一等：长 15 cm 以上，直径 2.3 cm 以上。呈圆柱形，条匀挺直，光滑圆润，两头平齐。内外均为白色，质坚实，粉性足，味淡。

2）二等：长 13 cm 以上，直径 2.3 cm 以上，其余同一等。

3）三等：长 10 cm 以上，直径 1.0 cm 以上，其余同一等。

4）四等：长短不分，间有碎块，直径为 0.8 cm 以上。其余同一等。

（2）毛山药：按其长短粗细不等可分为 3 个等级。

1）一等，长 15 cm 以上，中部围粗 10 cm 以上，弯曲稍扁，有顺皱纹或者抽沟。去净外皮，内外均为白色或黄白色，有粉性，味淡。

2）二等：长 10 cm 以上，围粗 6 cm 以上，其余同一等。

3）三等：长 7 cm 以上，围粗 6 cm 以上，其余同一等。

2. 出口规格

（1）6 支：直径 2.66 cm，条长 18 cm。

（2）8 支：直径 2.13 cm，条长 18 cm。

（3）12 支：直径 1.90 cm，条长 15 cm。

（4）14 支：直径 1.65 cm，条长 15 cm。

（5）16 支：直径 1.40 cm，条长 14 cm。

【性味归经】 甘，平。归脾、肺、肾经。

【功能主治】 补脾养胃，生津益肺，补肾涩精，用于脾虚食少、久泻不止、肺虚咳喘、肾虚遗精、带下、尿频、虚热消渴。麸炒山药补脾健胃，用于脾虚食少、泄泻便溏、白带过多。

【用法用量】 内服：煎汤，15~30 g。

【使用注意】 山药皮中所含的皂角素或黏液里含的植物碱，少数人接触会引起山药过敏而发痒，处理山药时应避免直接接触。

【化学成分】

1. 脂肪酸 山药中主要的脂肪酸有 27 种。饱和脂肪酸 18 种，占脂肪酸总量的 51%，主要成分为棕榈酸，其中奇数碳脂肪酸 8 种；不饱和脂肪酸 9 种，占总量的 49%，主要为亚油酸、油酸和亚麻酸。

2. 蛋白质与氨基酸 山药中总氨基酸含量较高，不同品种山药中各种氨基酸质量分数高低顺序基本相似，精氨酸、谷氨酸、天冬氨酸居前三位，胱氨酸质量分数最低。怀山药中含有苏氨酸、缬氨酸、甲硫氨酸、苯丙氨酸、异亮氨酸、亮氨酸和赖氨酸等 17 种氨基酸，总氨基酸质量分数为 7.256%，其中人体必需氨基酸的含量占总氨基酸的 25.32%。

3. 酯类等成分 白冰等采用硅胶柱色谱分离纯化山药乙醇提取物，分离并鉴定了 12 个化合物，分别为棕榈酸、β-谷甾醇、油酸、β-谷甾醇醋酸酯、5-羟甲基-糠醛、壬二酸、β-胡萝卜苷、环苯丙氨酸-酪氨酸、环酪氨酸-酪氨酸、柠檬酸单甲酯、柠檬酸双甲酯、柠檬酸三甲酯。

4. 多糖类成分 山药多糖是山药的主要活性成分，其组成和结构比较复杂，多糖含量和糖基组成也各不相同，主要由鼠李糖、阿拉伯糖、甘露糖、葡萄糖和半乳糖组成。

5. 微量元素 山药含有丰富的微量元素，其中磷含量最高，铁、锌、镁、钙、锰、铜、钴、铬等的离子含量也较高。

6. 其他 山药还含有尿囊素、山药碱、淀粉、薯蓣皂苷、脱氢表雄酮、腺苷、黄酮、胆碱、3,4-二羟基苯乙胺、胆固醇、麦角甾醇、油菜甾醇、糖蛋白、多酚氧化酶等多种活性成分。

【药理作用】

1. 免疫调节 通过小鼠灌胃给予不同剂量（200、400、800 mg/kg）的怀山药多糖，每日 1 次，连续 8 d，进行刀豆蛋白 A（Concanavalin A，ConA）诱导的小鼠脾淋巴细胞转化实验（MTT 法）、血清溶血素实验（半数溶血值法）和小鼠碳粒廓清实验，探讨怀山药多糖对小鼠的免疫调节作用。每个实验的小鼠均随机分为 4 组，每组 10 只，分别为对照组（给予蒸馏水）及给予山药多糖 200、400、800 mg/kg 三个剂量组，灌胃体积 0.1 mL/10 g 体重，每日 1 次，连续 8 d。结果发现，怀山药多糖 400、800 mg/kg 剂量时，小鼠淋巴细胞增殖的能力明显增强；怀山药多糖各剂量均能够促进小鼠抗体的生成；怀山药多糖 800 mg/kg 剂量时，小鼠碳廓清能力明显增强。怀山药多糖对小鼠体液免疫、细胞免疫功能和非特异性免疫功能均有增强作用。

采用碳粒廓清法及血清溶血素实验，比较由生山药、麸炒品（怀山药）提取的多糖对小鼠非特异性和特异性免疫功能的影响。将小鼠随机分为 10 组，每组 10 只。9 组分别于第 1~3 天腹腔注射 75 mg/kg 环磷酰胺生理盐水，其中 8 组从第 1 天起灌胃给予山药多糖水溶液 125 g 生药/kg，对照组和模型组灌胃给予等量生理盐水，每日 1 次，连续给药 8 d。于第 8 天给药后 2 h，每鼠尾静脉注射 25% 印度墨汁 10 mL/kg，立即计时，并分别于 2 min、10 min 眼眶取血，测血清光密度（OD）。另取小鼠分组、造模方式及给药方式同上。结果显示，山药经麸炒后冷浸提取的多糖可明显增加碳粒廓清指数 K，增强单核巨噬细胞的吞噬功能及提高溶血素，与生品相比有更强的作用。山药经麸炒后冷浸提取的多糖比生品具有更强的增强细胞免疫和体液免疫的作用。

研究山药对氢化可的松（HC）诱导的免疫机能低下小鼠耐缺氧能力的影响。将小鼠分为对照组、模型组、用药组和低下用药组，每组 10 只。模型组和低下用药组每日腹腔注射 HC 20 mg/kg，连续 21 d。于第 4 天开始，低下用药组注射 HC 的同时，用药组和低下用药组每日灌胃山药水煎液 50 mg/kg，对照组和模型组灌胃等容量蒸馏水。测量指标，结果发现，山药水煎液可延长免疫机能低下小鼠的缺氧耐受时间，提高胸腺指数和脾指数，改善胸腺和脾的组织结构。山药水煎液可提高氢化可的松诱导的免疫机能低下小鼠缺氧耐受能力。

研究山药多糖对正常小鼠与实邪证模型小鼠免疫功能的影响。将 40 只小鼠随机均分为 4 组，分别为正常对照（等容量生理盐水）组和山药多糖低、中、高剂量（100、200、400 mg/kg）组；40 只实邪证模型小鼠随机均分为 4 组，分别为实邪证模型（等容量生理盐水）组和山药多糖低、中、高剂量（100、200、400 mg/kg）组，另以 10 只小鼠为正常对照（等容量生理盐水）组，每日灌胃给药 1 次，连续 4 周。其中实邪证模型小鼠的制备方法：将小鼠置于人工气候箱中，设定空气中实际含水量占同样温度条件下饱和含水量百分比为 90%±4%、温度为 6 ℃±2 ℃，每日 8 h，连续 30 d，从而复制小鼠实邪证模型。检测指标，结果显示，与正常对照组比较，山药多糖高、中剂量组小鼠廓清指数（K）、吞噬指数（α）、血清白细胞介素-2（IL-2）含量增加；与实邪证模型组比较，山药多糖高剂量组小鼠 K、α、血清 IL-2 含量减少，足肿胀程度减轻。山药多糖对正常小鼠免疫力有促进作用，对实邪证模型小鼠免疫力则有削弱作用。

研究山药低聚糖（怀山药）对小鼠免疫功能的影响。将小鼠随机分为空白对照组（给予 0.5% 羧甲基纤维素钠 25 mL/kg）、参苓白术散组（0.3 g/kg）和山药低聚糖低、中、高剂量组（0.25、0.5、1.0 g/kg）。各组动物等容量灌胃给予相应的药物。小鼠连续给药 10 d，取血采用比色法检测血清溶血素水平。并检测 2, 4-二硝基氯苯诱导的小鼠Ⅳ型超敏反应（DTH）。结果发现，山药低聚糖高剂量组可促进小鼠血清溶血素生成，山药低聚糖中、高剂量组可增强小鼠Ⅳ型超敏反应的反应能力，山药低聚糖未提高小鼠巨噬细胞吞噬指数和吞噬系数。山药低聚糖具有提高小鼠体液免疫和细胞免疫功能的作用，对非特异免疫功能无明显影响。

研究山药多糖对 4 周大强度训练大鼠外周血 T 淋巴细胞亚群和脾自然杀伤（NK）细胞功能的影响。将大鼠随机分为 3 组，分别为安静对照组、单纯运动组和山药多糖运动组。单纯运动组和山药多糖运动组进行大强度训练，山药多糖运动组每日灌胃给予山药多糖 400 mg/kg，安静对照组和单纯运动组灌胃等容量的生理盐水，连续 5 周。结果显示，山药多糖运动组的 CD3$^+$T 细胞百分比、CD4$^+$T 细胞百分比、CD4$^+$/CD8$^+$ 比值明显高于单纯运动组，CD8$^+$T 细胞百分比无明显变化，山药多糖运动组 NK 细胞的活性明显高于单纯运动组。山药多糖能明显拮抗长时间大强度运动引起的免疫抑制，可增强机体的免疫功能。

通过对猪繁殖与呼吸综合征病毒（PRRSV）特异性抗体及 T 淋巴细胞亚群的检测，研究山药多糖对猪的免疫调节作用。将仔猪随机分为 4 组，分别为空白对照组、疫苗对照组和山药多糖高、低剂量组（17.1、8.55 mg/kg）。山药多糖组于第 1 天注射 PRRSV 灭活疫苗，肌内注射 2 mL/头，同时每组分别注射相应剂量的山药多糖，3 mL/头，每日 1 次，连续 3 d。空白对照组不免疫，只注射等容量生理盐水，疫苗对照组注射疫苗免疫同山药多糖组，注射等容量生理盐水。于免疫后 7、14、24、34、44、54、69、79 d 采血，酶联免疫吸附测定（ELISA 法）检测猪 PRRSV 抗体水平，流式细胞术检测猪外周血中 T 淋巴细胞亚群的变化。结果显示，山药多糖可显著提高 PRRSV 灭活苗免疫猪外周血 CD3$^+$和 CD8$^+$T 细胞数量，在免疫 34 d 后可显著提高 PRRSV 灭活苗免疫抗体水平。山药多糖可明显提高猪的体液免疫和细胞免疫功能，可作为免疫增强剂与 PRRSV 灭活苗联合使用。

2. 抗衰老、抗氧化 给小鼠每天颈部皮下注射 D-半乳糖，造糖代谢衰老模型，观察怀山药多糖的抗氧化作用。将小鼠随机分为 5 组，其中 4 组每天颈部皮下注射 D-半乳糖，造模，每 3 d 称体重一次并根据体重调整用量，连续注射 40 d。从注射的第 11 天开始灌胃山药多糖，分别于第 40 天上午对给 D-半乳糖和灌药 2 h 后小鼠眼眶取血，肝素抗凝备用，然后取脑和肝制备匀浆观察红细胞中超氧化物歧化酶（SOD）活性及血中过氧化氢酶（CAT）活性，血浆、脑匀浆和肝匀浆血清脂质过氧化物（LPO）水平。结果发现，怀山药多糖可明显提高 D-半乳糖所致糖代谢衰老模型小鼠红细胞中 SOD 活性及血中 CAT 活性，明显降低 D-半乳糖所致糖代谢衰老模型小鼠血浆、脑匀浆和肝匀浆 LPO 水平。

研究山药对亚急性衰老小鼠游泳耐力和免疫器官形态结构的影响。将小鼠随机分为空白对照组、衰老模型组和山药水煎液组，每组 10 只。模型组和用药组腹腔注射 D-半乳糖 50 mg/kg，连续 60 d，对照组腹腔注射等容量生理盐水。第 46 天用药组灌胃山药水煎液 50 mg/kg，对照组和模型组灌胃等容量蒸馏水，连续给予 15 d。于第 61 天进行力竭游泳试验，观察并记录力竭游泳时间，然后断头采血，测定血尿素氮（BUN）、血乳酸（BLA）、血红蛋白（Hb）含量。结果显示，山药水煎液可明显延长小鼠运动时间，显著降低 BUN 和 BLA 含量。山药水煎液可以改善老龄小鼠的游泳耐力，这与山药多糖的抗氧化活性、促进血糖利用、延缓疲劳相一致。

通过测定 D-半乳糖致衰老模型大鼠经山药治疗后脑组织和血清中 SOD、丙二醛（MDA）和谷胱甘肽过氧化物酶（GSH-Px）的变化，研究山药对 D-半乳糖所致衰老大鼠的抗衰老作用。将大鼠随机分成 3 组，分别为空白对照组（生理盐水组）、模型组和山药组，每组 20 只。第 1、2 周，除空白对照组外，每鼠按 0.5 mL/100 g 腹腔注射 1%D-半乳糖水溶液，连续 7 周。自第 3 周起，山药组每日按 1 mL/100 g 灌胃给药，连续 4 周。于末次给药后 24 h 后取脑，制备脑组织匀浆，采用比色法测定。结果显示，山药可以显著提高衰老大鼠脑中 SOD 和 GSH-Px 的活性，降低氧化产物 MDA 的含量，具有显著的抗衰老作用。

以果蝇为动物模型，进行果蝇的生存实验和氧化指标的检测，研究山药多糖的防衰老和抗氧化作用。给 30 日龄果蝇喂食山药多糖 10 d 后处死，测定果蝇匀浆的 SOD 活性、CAT 活性和 MDA 含量。生存实验：取果蝇随机分为对照组和山药多糖低、中、高剂量组，每组雌雄各 100 只。对照组给予普通培养剂，山药多糖组分别给予 0.5、1、3 mg/100 g 的山药多糖培养基喂食，每 4 d 更换一次培养基，观察至果蝇全部死亡。计算各组果蝇平均寿命和平均最高寿命，每组最后死亡的 10 只果蝇存活天数的平均数则为该组的平均最高寿命。另取果蝇分组和给药同生存实验。在喂食 10 d 后，取受试果蝇 50 mg 加 1 mL 生理盐水制成匀浆，每组雌雄果蝇各 5 个匀浆样本，检测指标。结果显示，山药多糖可使雌蝇 SOD 活性上升，雄蝇 MDA 含量降低，雄蝇 CAT 活性升高，并可延长果蝇的平均寿命和平均最高寿命。山药多糖可以提高果蝇的抗氧化能力，抑制脂质过氧化，并对果蝇有一定的延缓衰老作用。

采用 D-半乳糖复制亚急性衰老小鼠模型，研究山药薯蓣皂苷对实验性衰老小鼠的抗氧化作用。将小鼠随机分为 5 组，即正常对照组、模型组、阳性对照组和薯蓣皂苷低、高剂量组，每组 10 只。薯蓣皂苷组分别灌胃给予 200、400 mg/kg 剂量的薯蓣皂苷，阳性对照组给予 100 mg/kg 的维生素 E 胶囊，正常对照组和模型组灌胃等容量的蒸馏水。同时每鼠颈背部皮下注射 5% 的 D-半乳糖 0.5 mL 造模，正常对照组注射等容量生理盐水。造模及给药 6 周，检测指标。结果发现，薯蓣皂苷能显著提高衰老小鼠血清、肝和脑中的 SOD 和 GSH-Px 的活性，降低衰老小鼠 MDA 的含量。薯蓣皂苷可提高衰老小鼠抗氧化酶活性，清除自由基，减少过氧化脂质的生成。

采用果蝇寿命实验和雄性小鼠交配能力实验，研究山药口服液的抗衰老作用。果蝇寿命实验：取果蝇随机分为空白对照组、百年乐复方扶芳藤合剂组和山药口服液低、中、高剂量组。每组果蝇数 100 只，雌雄各半。雄性和雌性果蝇分开饲养于培养管中，每管 25 只，每组设 4 个管。山药口服液组所用培养基含药量分别为 1%、2%、4%（g 生药/100 g），百年乐复方扶芳藤合剂组培养基含药量为 5%（mL/100 g），空白对照组用果蝇基础培养基。各组分别饲养于含相应药物培养基的培养管中，每 3 d 更换 1 次培养基。培养管置于温度 25℃±1℃、相对湿度 65% 的恒温箱，每天记录各组果蝇的死亡数目。各组所有果蝇生存时间的代数和除以果蝇总数即为该组平均生存时间（平均寿命）。雄性小鼠交配能力实验：取 18~22 g 雄性小鼠随机分成 5 组，分别为空白对照组（给予等容量蒸馏水）、百年乐复方扶芳藤合剂组（10 mL/kg）和山药口服液低、中、高剂量组（2、4、8 g 生药/kg），每组 10 只。各组小鼠分别灌胃给予相应的药物，每天 1 次，连续给药 14 d。于末次给药后 1 h，将各组雄鼠单个放入笼中，同时放入体重 20~25 g 处女雌鼠，按雄鼠、雌鼠为 1:3 比例合笼进行交配试验。于次日上午取出雄鼠，并检查雌鼠有无阴栓，检出阴栓者则为已交配雌鼠，计数各组已交配雌鼠数。结果显示，山药口服液能明显延长雄性和雌性果蝇平均寿命，并可明显增加已交配雌性小鼠数量。山药口服液具有延缓衰老，延长寿命，提高性活力的抗衰老作用。

研究山药多糖对小鼠肝、肾、心肌和脑组织体内外的抗氧化作用。将小鼠随机分为 5 组，分别为正常对照组、模型组和山药多糖低、中、高三个剂量组。山药多糖组分别灌胃 50、100、200 mg/kg 山药多糖，每日 1 次，连续给药 8 d。于末次灌胃后 2 h，正常对照组腹腔注射调和油溶液，其他各组腹腔注射 0.15% 四氯化碳调和油溶液，检测指标。结果发现，山药多糖可显著降低血清中丙氨酸转氨酶（ALT）和天冬氨酸转氨酶（AST）活性，降低各组织中 MDA 的含量。体外抗氧化实验显示，山药多糖能明显抑制脂质过氧化物的生成。山药多糖对四氯化碳损伤小鼠肝、肾、心肌和脑组织体内外有抗氧化作用，其中对心肌、肾和肝抗氧化作用较强。

3. 降血糖、降血脂 采用链脲佐菌素（STZ）制备糖尿病大鼠模型，研究山药多糖对糖尿病大鼠糖脂代谢和氧化应激的影响。实验设正常对照组、链脲佐菌素模型组、二甲双胍组（70 mg/kg）和山药多糖低、中、高剂量组（100、200、400 mg/kg）。采用 STZ 一次性尾静脉注射 60 mg/kg 制造糖尿病大鼠模型，正常对照组以等剂量的柠檬酸缓冲液进行尾静脉注射。第 7 天尾部采血测血糖值，选取血糖值 >11.1 mmol/L 的大鼠为糖尿病模型大鼠。造模后给予山药多糖治疗 4 周，测定指标。结果发现，山药多糖干预后，可明显减轻糖尿病大鼠的体重降低，以及摄食量、饮水量及尿量增多等典型糖尿病症状；山药多糖明显降低血糖、血脂及 MDA 水平，增强谷胱甘肽（GSH）、总抗氧化能力（T-AOC）活性，升高高密度脂蛋白胆固醇（HDL-C）水平。山药多糖具有较好的调节糖脂作用、较强的清除自由基的能力和较好的细胞保护作用，从而对延缓糖尿病并发症的发展起到一定的作用。

采用大鼠静脉注射四氧嘧啶建立糖尿病模型，研究山药汁对糖尿病大鼠血糖的影响。取大鼠尾静脉注射四氧嘧啶 40 mg/kg，第 3 天尾静脉取血测空腹血糖，选空腹血糖 ≥12.00 mmol/L，尿糖呈阳性（+++）者为糖尿病模型大鼠。实验大鼠除正常对照组选用空腹血糖在 6.00 mmol/L 以下的大鼠外，其他各组均选用糖尿病模型大鼠。将大鼠分为 8 组，分别为正常对照组、模型组、格列本脲组、山药块茎、山药水煎剂和山药汁低、中、高剂量组，每组 10 只。每鼠每日摄食总干物量相等，按此处理每日灌胃一次，持续 9 周后禁食 12 h 后腹主动脉取血，分离血清，测定大鼠空腹血糖、血清胰岛素水平及糖化血红蛋白率。结果显示，山药汁可显著降低糖尿病大鼠的血糖水平和糖化血红蛋白率，并可明显提高胰岛素恢复率。山药汁具有显著的降血糖作用。

采用腹腔注射四氧嘧啶建立糖尿病模型小鼠，研究山药多糖对糖尿病小鼠的降血糖作用。将小鼠随机分成 3 组，分别为正常对照组、阳性对照组和山药多糖组，每组

20 只。正常饲养 10 d 后测各组小鼠空腹血糖，禁食 24 h 后除正常对照组外，各组动物均腹腔注射四氧嘧啶生理盐水溶液 0.3 g/kg 后恢复正常饮食。11 d 后分别于喂食精粉馒头的 0、60、120 min 后取血测血糖。对照组小鼠每日灌服等容量生理盐水溶液，阳性对照组小鼠每日灌服格列本脲 1.3 mg/kg，山药多糖组小鼠每日灌服山药多糖 50 mg/kg，连续用药 15 d。16 d 后分别在小鼠进食精粉馒头的 0、60、120 min 取血测定血糖。结果显示，山药多糖可明显降低四氧嘧啶致糖尿病小鼠血糖。

建立四氧嘧啶致高血糖大鼠模型，研究山药多糖对糖尿病大鼠的降糖作用。取大鼠禁食 12 h，腹腔注射四氧嘧啶生理盐水溶液 0.4 g/kg 造实验性糖尿病模型。恢复正常饮食 2 d 后切尾取血测血糖，筛选血糖≥11.1 mmol/L 的大鼠为糖尿病模型大鼠。将正常大鼠和四氧嘧啶致高血糖模型大鼠随机分为正常对照组、模型组、二甲双胍组和山药多糖低、中、高剂量组，每组 10 只。二甲双胍组每日灌服二甲双胍 0.8 mg/kg，山药多糖组分别灌胃 50、75、100 mg/kg 的山药多糖，正常对照组与模型组每日灌服等容量的生理盐水。灌胃 15 d 后，于第 16 天禁食 12 h 取实验大鼠眼眶后静脉丛血测定各组大鼠血糖值。结果显示，山药多糖能显著降低造模大鼠的血糖，且山药多糖大剂量降糖更加明显，呈一定量效关系。

山药多糖能降低四氧嘧啶所致大鼠的血糖水平，且存在剂量依赖性。将大鼠分为正常对照组、糖尿病模型组、二甲双胍组和山药多糖低、中、高剂量组。二甲双胍组灌服二甲双胍剂量为 0.8 mg/kg，山药多糖组大鼠分别灌服 50、75、100 mg/kg 的山药多糖精品。正常对照组和糖尿病模型组灌服等容量的生理盐水。每日 1 次，连续给药 15 d。于第 16 天禁食 12 h 取血测血糖、空腹胰岛素、乙二胺四乙酸二钾（EDTA-K2）抗凝的血常规。结果发现，山药多糖可明显增高糖尿病大鼠胰岛素水平，降低血小板数。山药多糖能够增强胰岛分泌胰岛素功能，并抑制血小板的异常激活和聚集。

采用高热量饮食结合腹腔注射链脲佐菌素（STZ）的方法复制 2 型糖尿病大鼠模型，研究山药多糖对 2 型糖尿病的降糖机制。大鼠随机选取 10 只作为正常对照组。另取大鼠给予高热量饲料 8 周后，一次性腹腔注射小剂量 35 mg/kg STZ，72 h 后测定空腹血糖。选 11 mmol/L≤血糖≤29 mmol/L 者为 2 型糖尿病模型大鼠。将糖尿病模型大鼠随机分为 5 组，分别为模型组、阳性对照组和山药多糖低、中、高剂量组。山药多糖组分别给予山药多糖 40、70、100 mg/kg，阳性对照组灌服 100 mg/kg 二甲双胍，正常对照组和模型组分别灌服等容量生理盐水。每日灌胃 1 次，持续 4 周。分别于实验前，实验第 3、6、9、12 周周末的同一时间，大鼠禁食 16 h，第 2 天断尾取血，测定空腹血糖值。给药结束后，大鼠腹主动脉取血，分离血清，检测血清胰岛素及胰高血糖素；取肌组织检测苹果酸脱氢酶（MDH），取肝检测己糖激酶（HK）和琥珀酸脱氢酶（SDH）活性。结果发现，山药多糖可显著提高 HK、SDH 和 MDH 活性，具有明显的降血糖作用。山药多糖提高了糖代谢关键酶的活性，可能是山药多糖对 2 型糖尿病的治疗机制之一。

研究山药多糖对 2 型糖尿病大鼠肾病的治疗作用。给药结束后处死动物，于处死前 15 min 均腹腔注射普通胰岛素 10 mg/kg，以诱发信号传导通路。迅速取肾，置于 4% 多聚甲醛溶液固定，用于免疫组化染色。检测肾组织胰岛素受体（InsR）、胰岛素受体底物-1（IRS-1）、磷脂酰肌醇 3-激酶（PI3K）的表达。结果发现，山药多糖可显著升高模型大鼠胰岛素水平，降低胰高血糖素水平，升高模型大鼠肾组织 InsR、IRS-1、PI3K 的表达。山药多糖对 2 型糖尿病大鼠的治疗作用机制可能与提高糖尿病大鼠肾组织中 InsR、IRS-1、PI3K 水平，增加组织对胰岛素的敏感性，改善胰岛素信号传导有关。

4. 肝保护 采用复制卡介苗（BCG）与脂多糖（LPS）致小鼠免疫性肝损伤模型，研究山药多糖的保肝作用。将小鼠随机均分为正常对照组、模型组和山药多糖低、中、高剂量组。造模第 1 天，除正常对照组外，其余各组小鼠经尾静脉注射 2.5 mg BCG，山药多糖组分别灌胃给予 30、60、120 mg/kg 山药多糖，每日 1 次，连续给药 12 d。正常对照组和模型组灌胃给予等容量的生理盐水。于末次给药 2 h 后，模型组和山药多糖组尾静脉注射 7.5 μg LPS。末次给药禁食 16 h 后，检测指标。结果发现，山药多糖可降低小鼠肝指数、脾指数、MDA 含量及血清 ALT、AST 活性，增加 GSH 含量和 GSH-Px 活性。山药多糖对小鼠免疫性肝损伤具有改善和清除自由基的作用。

研究山药多糖对小鼠镉染毒致急性肝损伤的预防作用及其机制。将小鼠随机分为 5 组，分别为对照组、模型组和山药多糖低、中、高剂量组，每组 10 只。山药多糖组分别按山药多糖计算每千克常规饲料中分别加 2.5、5.0、10.0 mg/kg 山药多糖，对照组和模型组常规饲养，饲养 7 d。第 7 天除对照组腹腔注射等容量的 0.9%氯化钠溶液外，其余各组均按 3.0 mg/kg 腹腔注射氯化镉（$CdCl_2$）溶液。24 h 后检测指标。结果显示，山药多糖能降低肝指数，降低血清 ALT、AST 活性及 MDA、一氧化氮（NO）含量，提高肝组织 SOD、GSH-Px 活性和 GSH 的含量。山药多糖可通过抑制镉中毒所致的氧化应激，从而发挥对肝损伤的保护作用。

研究山药水提物对四氯化碳（CCl_4）致小鼠急性肝损伤的改善作用。将小鼠随机均分为 6 组，分别为正常对照组、模型组、阳性对照组（联苯双酯）和不同提取工艺的山药水提物 A、B、C 组，每组 10 只。阳性对照组灌胃给予联苯双酯溶液 12 mg/kg，山药水提物 A、B、C 组分别灌胃给予山药水提物 A、B、C 400 mg/kg，正常对照组和模型组灌胃给予等容量消过毒的自来水。每日 1 次，连续 7 d。于末次给药后 1 h，正常对照组腹腔注射植物油 20 mL/kg，其余各组腹腔注射 0.1% CCl_4 植物油溶液 20 mL/kg。于末次操作后禁食不禁水，16 h 后处死小鼠，检测指标。结果发现，各组肝损伤模型小鼠经山药水提物灌胃后血清 ALT、AST 水平及肝组织中 MDA 含量明显降低，肝组织中 SOD 活性升高。组织病理结果显示，山药水提物可明显减轻肝组织的损伤坏死，减少坏死灶和粒细胞的浸润。山药水提物具有对抗急性肝损伤的作用，其机制可能与抗脂质过氧化和增强机体清除自由基的能力有关。

5. 抗肿瘤 将 C57 BL/6 雄性小鼠，右前肢腋部皮下接种经传代培养的黑色素瘤 B16 细胞或 Lewis 肺癌肿瘤细胞悬液，每只 0.2 mL，对肺癌肿瘤小鼠每天分别灌胃给予 50、150 和 250 mg/kg 的山药多糖，观察荷瘤小鼠体内 T 淋巴细胞增殖能力，NK 细胞活性，淋巴细胞 IL-2 诱生与活性，荷瘤小鼠肿瘤坏死因子-α（TNF-α）的诱生与活性。结果发现，荷瘤小鼠的 T 淋巴细胞增殖能力和 NK 细胞活性显著提高，同时小鼠脾细胞产生 IL-2 的能力和腹腔巨噬细胞产生 TNF-α 的能力也明显提高。山药多糖抗肿瘤与显著增强小鼠肿瘤免疫功能相关。

6. 促进消化 通过离体回肠法观察山药不同炮制品对小肠收缩作用的影响，以紫外分光光度法观察山药的不同炮制品其对消化酶活性的影响。取禁食 24 h 的家兔，以击毙法处死，立即常规剖腹。取出回肠，去除附着的系膜或脂肪等组织。迅速浸入 4 ℃充氧的台氏液中。取回肠一段，悬挂于盛有台氏液的麦氏浴槽中，一端系在 L 形通气管上，加以固定，供给含有 5% CO_2 的氧气，另一端固定在压力换能器上，基础张力 1 g，浴槽温度 37.0 ℃，稳定 1 h。用 Power lab 进行描记。待自发性节律恢复后，描记基线，然后开始用药，记录张力均值，计算收缩百分率。取 50 mL 刻度试管数只，标记为 a、b、c。一只做对照管，其余做测定管，各管内加 0.04% 可溶性淀粉溶液 5 mL。将测定管置于 37 ℃ 水浴内预温 5 min；b 与唾液淀粉酶溶液（1∶1000）0.5 mL 混匀；c 管加入待测样品液 0.1 mL 混匀；再置于 37 ℃ 水浴 15 min 后取出。于各管中加入 0.01 mol/L 碘应用液（碘酸钾 3.56 g 及碘化钾 45 g，置于 1 L 容量瓶中，加蒸馏水约 800 mL，缓缓加入浓盐酸 9 mL，摇匀，再加蒸馏水定容，使用时按 1∶10 稀释，盛于棕色瓶中保存）5 mL，并用蒸馏水稀释至 50 mL 刻度，立即混匀，在 570 nm 处进行比色测定，以 PBS 缓冲液（NaH_2PO_4 约 8.0 g，加生理盐水至 1 L，用 10%NaOH 调 pH 值至 8.0）校正光密度到零点，读取各管光密度值。结果发现，麸炒山药对小肠收缩抑制作用最强，具有明显的抑制小肠收缩作用，山药的不同炮制品对体外唾液淀粉酶活力的作用无显著变化。山药经麸炒后可增强其健脾作用，其健脾作用增强可能与调节小肠收缩作用有关，与体外唾液淀粉酶的活性无关。

7. 增强学习记忆 通过给东莨菪碱和乙醇分别造成学习记忆获得障碍和记忆再现障碍模型小鼠灌服怀山药，采用迷津法和跳台法观察小鼠学习记忆能力。结果发现，怀山药可使小鼠逃避伤害刺激的反应速度加快，错误次数明显减少，遭电击时间缩短。怀山药对小鼠的学习和记忆障碍有改善作用。

8. 改善心血管功能 采用建立大鼠离体心脏缺血再灌注损伤模型，观察左心室舒张期末压、左心室发展压、左心室内压最大上升速率（dp/dt_{max}）、左心室内压最大下降速率（dp/dt_{min}）、心肌单相动作电位（MPA）和乳酸脱氢酶（LDH）的变化。结果发现，山药皂苷可部分修复离体大鼠心脏舒张和收缩功能障碍，显著升高缺氧/复氧大鼠心脏的 dp/dt_{max} 和 dp/dt_{min} 以及缺氧/复氧心脏的 MPA 和 LDH 含量。山药皂苷对因缺血再灌注损伤的心脏具有保护和修复作用。

9. 治疗骨质疏松症 选用清洁级雌性 Wistar 大鼠 60 只，体重 240~270 g，切除大鼠卵巢 1 个月后，灌胃给予浓度为 1 g 生药/mL 的山药水煎剂，5.6 mL/kg 体重。以上给药 1 d 1 次，连续 6 d，休息 1 d 后，再连续给药 6 d，如此给药 3 个月。各组大鼠于处死前 15 d 和前 3 d 分别腹腔注射盐酸四环素 30 mg/kg 体重，以对骨进行荧光标记。给药结束后，检测指标。结果显示，山药组大鼠胫骨骨小梁体积百分比（TBV%）显著增高，骨小梁吸收表面百分比（TRS%）以及骨小梁形成表面百分比（TFS%）、骨小梁矿化率（MAR）、类骨质平均宽度（OSW）和骨皮质矿化率（mAR）均明显降低；同时成骨细胞和骨保护素蛋白和 mRNA 表达皆显著增高，而 RANKL 蛋白和 mRNA 表达皆显著降低。山药治疗骨质疏松症的机制可能是能促进成骨细胞和骨保护素的表达并抑制 RANKL 的表达。

10. 其他 山药中的尿囊素具有抗刺激、麻醉镇痛和消炎抑菌等作用；某些黄酮类化合物具有止咳、祛痰、平喘作用，其平喘作用与分子中的 α, β-不饱和酮结构有关等。

【毒理研究】 传统炮制方法是山药在加工处理过程中，须经硫黄熏蒸以利于储存保质。但硫黄具一定毒性，硫黄熏蒸可能对动物肝、肾组织造成损伤。

对大鼠肝组织抗氧化能力及 ATP 酶活性的影响。观察硫黄熏蒸山药对大鼠肝组织内抗氧化能力，钙 ATP 酶、钠钾 ATP 酶活性的变化。将体重 160~180 g 大鼠 80 只，雌雄各半，动物随机分成 4 组，每组 20 只。其中 3 组分别给予未熏蒸山药、市售品山药、硫黄熏蒸山药水提浓缩液（5 g/mL），受试物剂量分别为 50 g/kg。将受试物和基础饲料均按照动物的体重计算所需量混合喂食动物。剩下的一组为对照组只喂基础饲料。单笼喂养，自由饮食。连续观察 14 周。实验结束后取动物肝组织测定过氧化脂质降解产物 MDA 含量、SOD、GSH-Px 活力及钙 ATP 酶、钠钾 ATP 酶活性，并做病理切片。结果显示，受试物 14 周，两性动物未熏蒸山药组、市售山药组肝组织中 GSH-Px 活力与对照组比较均显著增加；市售山药组雌性大鼠肝组织内钠钾 ATP 酶活性比对照组高，肝组织学结构稍有改变。长期大量食用二氧化硫严重超标的山药可引起大鼠肝组织学结构的改变，提示其有引起肝损伤的可能。

【临床应用】

1. 临床配伍

（1）心腹虚胀，手足厥逆，不思饮食或噤口痢：用山药半生半炒为末。每服二钱，日服二次。（《普济方》山药散）

（2）尿频：山药（矾水煮过）、白茯苓等分为末。每服二钱，水送下。（《儒门事亲》）

（3）脬气虚寒，小便频数或遗尿不止：乌药、益智仁等分为末，酒煎山药末为糊，丸桐子大。每服七十丸，盐酒或米饮下。（《校注妇人良方》缩泉丸）

（4）眼昏暗，瞳仁不分明，成黑风内障：人参一两，茯苓一两，五味子一两，细辛一两，肉桂一两，桔梗一两，山药二两半，柏子仁二两半，干地黄一两半。上为末，炼蜜为丸，如梧桐子大，每服十丸，空心茶送下。（《秘传眼科龙木论》补肾丸）

（5）痰风喘急：生山药（捣烂）半碗，加甘蔗汁半碗，和匀，炖热饮之。（《简便单方》）

（6）湿热虚泄：山药、苍术等分，加饭做成丸子米汤送服。（《濒湖经验方》）

（7）肿毒初起：带泥的山药、蓖麻子、糯米等分，水泡过，研细敷涂即散。（《普济方》）

（8）手足冻疮：山药一截，磨泥敷上。（《儒门事亲》）

2. 现代临床 山药既可与其他药物配伍使用，也可与食物配合食用，具有很高的药用价值。在临床上应用广泛，可用于治疗脾胃虚弱证、慢性腹泻、糖尿病、慢性肾盂肾炎等症。其主要临床应用见表 1。

表1 山药的主要临床应用特点分析

<table>
<tr><td colspan="2">配伍中药及食物</td><td colspan="2">临床应用</td></tr>
<tr><td rowspan="4">山药</td><td>胡萝卜、大米</td><td>治疗脾胃虚弱证</td><td>山药粥每日早、晚各饮用1次，至症状消失，可经常饮用调养保健。治疗前与治疗后比较血清免疫球蛋白G（IgG）、可溶性白细胞介素2受体（SIL-2R）水平差异明显</td></tr>
<tr><td>薏苡仁、扁豆、车前子、神曲、糯米</td><td>治疗慢性腹泻</td><td>山药粥熟后加适量红糖、食盐调服，每日3~4次分次喂给患儿。治疗48~72 h，主要临床症状改善，大便次数减少</td></tr>
<tr><td>黄芪、西洋参、麦冬、葛根、五味子、山茱萸和天花粉</td><td>治疗糖尿病</td><td>山药参芪丸8~15粒/次，每日3次。治疗前与治疗后比较血糖明显降低</td></tr>
<tr><td>茯苓、泽泻、菟丝子、巴戟天、杜仲、怀牛膝、熟地黄、车前子、滑石、益母草、山萸肉</td><td>治疗慢性肾盂肾炎</td><td>水煎剂服用4个月后临床症状减轻，尿菌情况和肾功能好转，治疗组的有效率为90.4%</td></tr>
</table>

（1）治疗脾胃虚弱证：山药粥组方为山药30 g、胡萝卜20 g、大米80 g，三者煮成粥，每日早、晚各饮用1次，至症状消失，可经常饮用调养保健。显效：饮用药粥后，不适症状改善或完全消失两项以上；有效：饮用药粥后，不适症状改善或基本消失1项；无效：饮用药粥后，不适症状无减轻甚至加重。食疗前后抽取患者血清进行IgG、SIL-2R检测，并与健康受试者血清进行对比分析。疗效评价治疗：3个月后，治疗前血清IgG为5.974 g/L±1.102 g/L、SIL-2R为43.216 U/mL±7.896 U/mL，治疗后血清为IgG 10.58 g/L±1.425 g/L、SIL-2R为19.958 U/mL±2.631 U/mL。正常组血清IgG为11.03 g/L±2.253 g/L、SIL-2R为16.187 U/mL±3.029 U/mL。治疗结果：痊愈率3.62%，显效率21%，有效率65.38%，无效率10%，总有效率90%。

（2）治疗婴幼儿非感染性腹泻：选择水样便、泡沫样便或蛋花汤样便患儿，便次每天在4次以上，轻中度脱水貌的腹泻患儿64例，其中男40例，女24例；年龄均为6个月~3岁。病程3~14 d。大便镜检无红细胞、白细胞。治疗方法：药粥的制作方法：炒山药、炒薏苡仁、炒扁豆、车前子、神曲各30 g，将上药研成粗末备用。取糯米30 g，先将糯米炒至微黄，然后取上药10 g同炒糯米放入锅中加水适量共煮成稀粥，熟后加适量红糖、食盐调服，每日3~4次分次喂给患儿。疗效标准自拟。痊愈：治疗24~48 h后，主要临床症状消失，大便转为成形便，大便<2次/d，腹痛消失，食欲增加；有效：治疗48~72 h，主要临床症状改善，大便次数减少，大便<3次/d，大便性状好转；无效：治疗72 h后，大便次数无减少，临床症状无变化，甚至病情加重。治疗结果：痊愈20例，占31.25%；有效41例，占64.06%；无效3例，占4.69%。总有效率95.31%。

（3）治疗糖尿病：4135病例中，男1602例，女2533例；年龄19~82岁，平均45.6岁。其中1型糖尿病336例（8.1%），2型糖尿病3799例（91.9%）。病程3个月~24年。治疗方法：山药参芪丸由山药20 g，黄芪15 g，西洋参10 g，麦冬20 g、葛根15 g、五味子20 g、山茱萸15 g和天花粉20 g组成。8~15粒/次，每日3次，饭后口服；一般维持8~10粒，血糖水平居高不降者，可服用18~20粒，3个月为1个疗程。显效：空腹血糖<6.1 mmol/L，餐后2 h血糖<7.2 mmol/L，"三多一少"症状消失；有效：空腹血糖降至8~10 mmol/L，餐后2 h血糖降低至10~13 mmol/L，"三多一少"症状明显减轻；无效：治疗前后无变化。治疗结果：1型糖尿病有效率为87.0%~93.0%，2型糖尿病为87.8%~92.4%，两者比较，无显著差异。

（4）治疗慢性肾盂肾炎：基本方为山药25 g、茯苓12 g、泽泻10 g、菟丝子15 g、巴戟天12 g、杜仲10 g、怀牛膝12 g、熟地黄15 g、车前子10 g、滑石20 g、益母草15 g、山萸肉10 g。每日1剂，水煎2次，取汁300 mL分早、晚两次服，15 d为1个疗程。对照组前半月服诺氟沙星胶囊，每次200 mg，每日4次；后半月服头孢拉定胶囊0.5 g，每日4次。两组均治疗4个月后进行疗效统计。治愈：临床症状消失，尿菌转阴，肾功能正常，6个月内无复发；好转：临床症状减轻，尿菌情况和肾功能均好转；未愈：临床症状、尿菌情况和肾功能均无改善。结果统计治疗组的有效率为90.4%。

（5）减肥：山药脂肪含量非常低，含有大量纤维素，食用后可以产生饱胀感，从而抑制进食欲望，有助于肥胖者控制饮食；新鲜块茎中还含有丰富的黏液蛋白，黏液蛋白能预防心血管系统的脂肪沉积，减少皮下脂肪沉积。

【不良反应】　极少数人服用山药会引起过敏，皮肤出现红斑、红肿、丘疹。多服山药可能造成子宫内膜增生，会出现生理期不顺、经血不止和痛经等症状。

【综合利用】　山药含有大量的糖蛋白、氨基酸和微量元素，常用作食疗药膳，多制成粥、糕点等保健食品。目前山药的主要加工品种有山药脯、山药干、山药片、山药粉、山药糕、山药酱、山药罐头、山药饮料和山药酸奶等。此外，山药富含淀粉，也是酿酒、制糖和生产乙醇的原料。

■参考文献

[1] 冯学峰，黄璐琦，格小光，等．山药道地药材形成源流考［J］．中国中药杂志，2008，33（7）：859-862.

[2] 陈瑞生，陈相银，张越．山药的加工方法［J］．首都医药，2012，19（7）：55.

[3] 黄洋水．山药与易混品、伪品的鉴别［J］．海峡医学，2009，21（5）：85-86.

[4] 文庆，聂平，丁野，等．HILIC-HPLC法测定山药中尿囊素的含量［J］．中南药学，2014，12（2）：169-171.

[5] 宋爱新，张经纬，李明静，等．热分析方法对几种不同产地山药的鉴别［J］．中草药，2003，34（2）：169-171.

[6] 孙素琴，汤俊明，袁子民，等．道地山药红外指纹图谱和聚类分析的鉴别研究［J］．光谱学与光谱分析，2003，23（2）：258-261.

[7] 林文硕，陈荣，李永增，等．山药近红外拉曼光谱分析［J］．光谱学与光谱分析，2008，28（5）：1095-1097.

[8] 赵宏，谢晓玲，万金志，等．山药的化学成分及药理研究进展［J］．今日药学，2009，19（3）：49-52.

[9] 张丽梅，陈菁瑛，黄玉吉，等．山药品种间氨基酸含量的差异性研究［J］．氨基

酸和生物资源，2008，30（2）：12-15.

[10] 白冰，李明静，王勇，等．怀山药化学成分研究［J］．中国中药杂志，2008，
33（11）：1272-1274.

[11] 杨秀虾．山药化学成分及药理活性研究进展［J］．亚太传统医药，2013，9
（5）：65-66.

[12] 尚晓娅，任锦，曹刚，等．山药多糖的制备及其体外抗氧化活性［J］．化学研
究，2010，21（2）：72-76.

[13] 于莲，张俊婷，马淑霞，等．山药多糖提取工艺优化及其抗菌活性研究［J］．
中成药，2014，36（6）：1194-1198.

[14] 李锋涛，陈毓．山药的研究进展［J］．海峡药学，2008，20（10）：91-93.

[15] 易骏，黄玉仙，王涛．不同种质资源的山药黄酮含量比较［J］．福建中医药大
学学报，2013，23（3）：30-32.

[16] 李军，杨丰滇，张丽萍，等．高效液相色谱法测定不同产地山药中脱氢表雄酮含
量［J］．中医学报，2013，28（6）：874-875.

[17] 郑琴，胡鹏翼，龚莹莹，等．HPLC法测定不同产地山药饮片中尿囊素和腺苷的
含量［J］．江西中医学院学报，2013，25（3）：32-35.

[18] 徐增莱，汪琼，赵猛，等．淮山药多糖的免疫调节作用研究［J］．时珍国医国
药，2007，18（5）：1040-1041.

[19] 程林，陈斌，蔡宝昌．山药及其麸炒品的多糖部位对小鼠免疫功能的影响［J］．
中药新药与临床药理，2006，17（2）：86-89.

[20] 郑素玲．山药对免疫机能低下小鼠耐缺氧能力的影响［J］．动物医学进展，
2010，31（2）：70-73.

[21] 曾祥海．山药多糖对正常小鼠与实邪证模型小鼠免疫功能的影响［J］．中国药
房，2014，25（23）：2125-2127.

[22] 贾士奇，黄霞，刘惠霞．山药低聚糖的免疫增强作用［J］．河南大学学报（医
学版），2009，28（1）：44-45，48.

[23] 陈写书，柳爱莲，王永明，等．山药多糖对4周大强度训练大鼠T淋巴细胞亚群
和NK细胞的影响［J］．浙江体育科学，2009，31（6）：114-116.

[24] 张红英，王学兵，崔保安，等．山药多糖对PRRSV灭活苗免疫猪抗体和T细胞
亚群的影响［J］．华北农学报，2010，25（2）：236-238.

[25] 苗明三．怀山药多糖抗氧化作用研究［J］．中国医药学报，1997，12（2）：22-
23.

[26] 郑素玲，吉玉英．山药对老龄小鼠游泳耐力和免疫器官形态结构的影响［J］．
中国老年学杂志，2010，30（10）：1401-1402.

[27] 相湘．山药的抗衰老作用研究［J］．医药论坛杂志，2007，28（24）：109-110.

[28] 梁亦龙，曾垂省，王允，等．山药多糖的抗衰老作用研究［J］．广东化工，
2010，37（11）：37-38.

[29] 曹亚军，陈虹，杨光，等．薯蓣皂苷对亚急性衰老小鼠的抗氧化作用研究［J］．

中药药理与临床，2008，24（3）：19-21.

[30] 陈晓军，张颖，李燕婧，等．山药口服液抗衰老作用的实验研究［J］．云南中医中药杂志，2011，32（11）：74-75.

[31] 孙设宗，张红梅，赵杰，等．山药多糖对小鼠肝、肾、心肌和脑组织抗氧化作用的研究［J］．现代预防医学，2009，36（8）：1445-1447.

[32] 李晓冰，裴兰英，陈玉龙，等．山药多糖对链脲菌素糖尿病大鼠糖脂代谢及氧化应激的影响［J］．中国老年学杂志，2014，34（2）：420-422.

[33] 许效群，常霞，刘志芳，等．山药汁对糖尿病大鼠血糖的影响［J］．山西农业大学学报（自然科学版），2010，30（2）：143-145.

[34] 朱明磊，唐微，官守涛，等．山药多糖对糖尿病小鼠降血糖作用的实验研究［J］．现代预防医学，2010，37（8）：1524，1527.

[35] 何云．山药多糖降血糖作用的实验研究［J］．华北煤炭医学院学报，2008，10（4）：448-449.

[36] 何云，戚玉敏，刘景升，等．山药多糖对糖尿病大鼠胰岛素及血小板数的影响［J］．河北北方学院学报（医学版），2009，26（1）：29-31.

[37] 杨宏莉，张宏馨，李兰会，等．山药多糖对2型糖尿病大鼠HKSDH及MDH活性的影响［J］．辽宁中医药大学学报，2010，12（1）：39-40.

[38] 杨宏莉，张宏馨，王燕，等．山药多糖对2型糖尿病大鼠肾病的预防作用研究［J］．中国药房，2010，21（15）：1345-1347.

[39] 孙延鹏，李露露，刘震坤，等．山药多糖对小鼠免疫性肝损伤的保护作用［J］．华西药学杂志，2010，25（1）：26-28.

[40] 官守涛，唐微，赵杰，等．山药多糖对镉致小鼠急性肝损伤的预防作用［J］．湖北医药学院学报，2013，32（2）：115-117.

[41] 刘伟萍，金国平，陈培波，等．山药水提物对四氯化碳所致小鼠急性肝损伤的改善作用［J］．郑州大学学报（医学版），2008，43（5）：885-888.

[42] 赵国华，陈宗道，李志孝，等．山药多糖对荷瘤小鼠免疫功能的影响［J］．营养学报，2003，25（1）：110-112.

[43] 孔翠萍，柴川，崔小兵．山药不同炮制品对小肠收缩及对消化酶活性的影响［J］．中国民族民间医药，2012，21（15）：62-63.

[44] 王丽娟，李杰，张允，等．怀山药对小鼠学习记忆能力的影响［J］．食品科学，2010，31（3）：243-245.

[45] 胡长鹰，于文喜．山药皂苷及其对离体心脏缺血再灌注损伤的保护作用［J］．食品工业科技，2011，32（2）：309-312.

[46] 贾朝娟，鞠大宏，刘梅洁，等．山药对卵巢切除大鼠骨质疏松症的治疗作用及其机理探讨［J］．中国中医基础医学杂志，2009，15（4）：268-271.

[47] 郭婕，赵海霞，颜燕，等．硫磺熏蒸山药对大鼠肝组织抗氧化能力及ATP酶活性的影响［J］．中国实验方剂学杂志，2010，16（11）：150-153.

[48] 李来玲．山药的质量评价研究［D］．济南：山东中医药大学，2011.

[49] 张愈东, 邹阳, 王亮. 山药的鉴别及其临床应用 [J]. 航空航天医药, 2008, 19 (4): 251.

[50] 郑晓辉, 简振尧. 山药粥对脾胃虚弱证的食疗观察 [J]. 中国社区医师 (医学专业), 2012, 14 (19): 204-205.

[51] 郭菊珍, 秦亚茹. 山药为主治疗婴幼儿非感染性腹泻 64 例 [J]. 陕西中医, 2011, 32 (7): 803.

[52] 高永喜, 熊万喜, 余琳, 等. 山药参芪丸治疗糖尿病疗效观察 [J]. 人民军医, 2009, 52 (10): 664-665.

[53] 马忠利, 郑水源. 无比山药汤治疗慢性肾盂肾炎 52 例总结 [J]. 湖南中医杂志, 2006, 22 (4): 25-26.

[54] 姜红波. 山药的药理活性研究及产品开发现状 [J]. 化学与生物工程, 2011, 28 (4): 9-12.

山 楂

【道地沿革】 山楂又称棠梂子、酸楂、红果、山里果、山梨等。《滇南本草》记载山楂生于原野疏林、山间、路旁或村边，分布于滇中、滇南、滇东南。《新修本草》中记载名称为赤爪草，"生平陆，所在有之……出山南申州、安州、随州"。申州在今河南信阳，安州在今湖北安陆，随州在今湖北随州。

【来源】 本品为蔷薇科植物山里红 *Crataegus pinnatifida* Bge. var. major N. E. Br. 或山楂 *Crataegus pinnatifida* Bge. 的干燥成熟果实。

【原植物、生态环境、适宜区】 落叶乔木，树皮粗糙，暗灰色或灰褐色；刺长 1~2 cm，有时无刺；小枝圆柱形，当年生枝紫褐色，无毛或近于无毛，疏生皮孔，老枝灰褐色；冬芽三角卵形，先端圆钝，无毛，紫色。叶片宽卵形或三角状卵形，稀菱状卵形，长 5~10 cm，宽 4~7.5 cm，先端短渐尖，基部截形至宽楔形，通常两侧各有3~5羽状深裂片，裂片卵状披针形或带形，先端短渐尖，边缘有尖锐稀疏不规则重锯齿，上面暗绿色有光泽，下面沿叶脉有疏生短柔毛或在脉腋有髯毛，侧脉6~10对，有的达到裂片先端，有的达到裂片分裂处；叶柄长 2~6 cm，无毛；托叶草质，镰形，边缘有锯齿。伞房花序具多花，直径 4~6 cm，总花梗和花梗均被柔毛，花后脱落，减少，花梗长 4~7 mm；苞片膜质，线状披针形，长 6~8 mm，先端渐尖，边缘具腺齿，早落；花直径约 1.5 cm；萼筒钟状，长 4~5 mm，外面密被灰白色柔毛；萼片三角卵形至披针形，先端渐尖，全缘，约与萼筒等长，内外两面均无毛，或在内面顶端有髯毛；花瓣倒卵形或近圆形，长 7~8 mm，宽 5~6 mm，白色；雄蕊 20，短于花瓣，花药粉红色；花柱3~5，基部被柔毛，柱头头状。果实近球形或梨形，直径 1~1.5 cm，深红色，有浅色斑点；小核 3~5，外面稍具棱，内面两侧平滑；萼片脱落很迟，先端留一圆形深洼。花期 5~6 月，果期 9~10 月。

山楂适应性强，喜凉爽、湿润的环境，即耐寒又耐高温，在 −36~43 ℃ 均能生长。喜光也能耐阴，一般分布于荒山秃岭、阳坡、半阳坡、山谷，坡度以 15°~25° 为好。耐旱，水分过多时，枝叶容易徒长。对土壤要求不严格，但在土层深厚、质地肥沃、疏松、排水良好的微酸性砂壤土生长良好。

山楂遍布全国各地，分布广泛。山楂主产于我国黑龙江、吉林、辽宁、内蒙古、河北、河南、山东、山西、陕西、江苏等省区，朝鲜和俄罗斯也有分布。

【生物学特点】

1. 栽培技术 春、秋及夏季栽植均可。秋栽在秋季落叶后到土壤封冻前进行。秋末、冬初栽植时期较长，此时苗木储存营养多，伤根容易愈合，立春解冻后，就能吸收水分和营养供苗木生长之需，栽植成活率高。先将栽植坑内挖出的部分表土与肥料拌均匀，将另一部分表土填入坑内，边填边踩实。填至近一半时，再把拌有肥料的表土填入。然后，将山楂苗放在中央，使其根系舒展，继续填入残留的表土，同时将苗木轻轻上提，使根系与土密切接触，并用脚踩实，表土用尽后，再填生土。苗木栽植深度以根茎部分比地面稍高为度，避免栽后灌水，苗木下沉造成栽植过深现象。栽好后，在苗木周围培土埂，浇水，水渗后封土保墒。在春季多风地区，避免苗木被风吹摇晃使根系透风，在根颈部可培高 30 cm 的土畦。

（1）种子繁殖：成熟的种子须经沙藏处理，挖 50~100 cm 深沟，将种子以 3~5 倍湿沙混匀放入沟内至离沟沿 10 cm 为止，再覆沙至地面，结冻前再盖土至地面 30~50 cm，第 2 年 6~7 月将种子翻倒，秋季取出播种，也可第 3 年春播。条播行距 20 cm，开沟 4 cm 深，宽 3~5 cm，每米播种 200~300 粒，播后覆薄土，上再覆 1 cm 厚沙，以防止土壤板结及水分蒸发，每 1 hm² 播种量 375~450 kg。

（2）扦插繁殖：春季将粗（0.5~1 cm）根切成 12~14 cm 根段，扎成捆，用质量分数 0.3×10⁻⁶~0.5×10⁻⁶ 赤霉素漫后以湿沙培放 6~7 d，斜插于苗圃，灌小水使根和土壤密接，15 d 左右可以萌芽，当年苗高达 50~60 cm 时，可在 8 月初进行芽接。

（3）嫁接繁殖：春、夏、秋均可进行，用种子繁殖的实生苗或分株苗均可作砧木，采用芽接或枝接或靠接，以芽接为主。播种苗高至 10 cm 时间苗，移栽行株距为（50~60）cm×（10~15）cm。结合秋季耕翻施入有机肥，从开花至果实旺盛期可于叶面喷无机肥。定期整形剪枝、耕翻除草、刨去根蘖、培土等。

（4）选地育苗：选土层深厚肥沃的平地、丘陵和山地缓坡地段，以东南坡向最宜，次为北坡、东北坡。要注意蓄水、排灌与防旱。用山楂种子培育的实生砧木苗一般均需嫁接才能成为供栽培的山楂。山楂种子壳厚而坚硬，种子不易吸水膨胀或开裂。另外，种仁休眠期长，出苗困难。因此，山楂在播种前，种子一定要预先进行处理，才能保证其发芽率。

2. 田间管理

（1）深翻熟化，改良土壤：翻耕园地或深刨树盘内的土壤，是保蓄水分、消灭杂草、疏松土壤、提高土壤通透性能，改善土壤肥力状况，促使根系生长的有效措施。施肥：条施，即在行间横开沟施肥；全园撒施，即当山楂根系已密布全园时，可将肥料撒在地表，然后翻入土中 20 cm 深；穴施，即施液体肥料（人粪尿）时，在树冠下按不同方位，均匀挖 6~12 个 30~40 cm 深的穴倒入肥料，然后埋土。

（2）浇水：一般 1 年浇 4 次水，春季有灌水条件的在追肥后浇 1 次水，以促进肥料的吸收利用。花后结合追肥浇水，以提高坐果率。在麦收后浇 1 次水，以促进花芽分化及果实的快速生长。浇封冻水，冬季及时浇封冻水，以利树体安全越冬。

（3）修剪枝：冬季修剪：采用疏、缩、截相结合的原则，进行改造和更新复壮，疏去轮生骨干枝和外围密生大枝及竞争枝、徒长枝、病虫枝，缩剪衰弱的主侧枝，选留适当部位的芽进行小更新，培养健壮枝组，对弱枝重截复壮和在光秃部位芽上刻伤增枝的方法进行改造。少短截：山楂树进入结果期后，凡生长充实的新梢，其顶芽及其以下的 1~4 芽，应少用短截的方法，以保护花芽。复势：山楂树进入结果期后，及时进行枝条更新，以恢复树势。对于多年连续结果的枝或其他冗长枝、下垂枝、焦梢枝、多年生徒长枝，回缩到后部强壮的分叉处，并利用背上枝带头，以增强生长势，促进产量的提高。

（4）夏季修剪：疏枝山楂抽生新梢能力较强，应及早疏除位置不当及过旺的发育枝。对花序下部侧芽萌发的枝一律去除，克服各级大枝的中下部裸秃，防止结果部位外移。拉枝：夏季对生长旺而有空间的枝在 7 月下旬新梢停止生长后，将枝拉平，缓势促进成花，增加产量。摘心：5 月上中旬，当树冠内心膛枝长到 30~40 cm 时，留 20~30 cm 摘心，促进花芽形成，培养紧凑的结果枝组。环剥一般在辅养枝上进行，环剥宽度为被剥枝条粗度的 1/10。

3. 病虫害防治

（1）红蜘蛛和桃蛀螟：在 5 月上旬至 6 月上旬，喷布 2500 倍灭扫利。

（2）桃小食心虫：在 6 月中旬树盘喷 100~150 倍对硫磷乳油，杀死越冬代食心虫幼虫，7 月初和 8 月上中旬，树上喷布 1500 倍对硫磷乳油，消灭食心虫的卵及初入果的幼虫。

（3）轮纹病：在谢花后 1 周喷 80% 多菌灵 800 倍液，以后在 6 月中旬、7 月下旬、8 月上中旬各喷 1 次杀菌剂。

（4）白粉病：发病较重的山楂园在发芽前喷 1 次石硫合剂，花蕾期、6 月份各喷 1 次 600 倍 50% 可湿性多菌灵或 50% 可湿性托布津。

【采收加工】

1. 采收 9 月下旬至 10 月上旬，当果实果皮变红，果点明显，果面出现果粉和蜡质光泽，果实的涩味消失并具有一定风味和独特的香味时，表明山楂果树已到成熟期，进入最佳采收时期即可采收。采收过早，不但严重影响产量，而且质量差，储藏期果实易皱皮和缩果，果实品质下降，商品价值低，效益差；采收过晚，果实肉质松软发绵，极不耐储藏和调运。若作为储藏鲜食用的红果，必须人工采摘，采收时要 2~4 人撑拉用床单在树下接收果实或在树下铺设麻袋接收果实，不能碰伤损伤。若作为加工用的果实，可在采收前一周左右喷洒 40% 乙烯利 1000~1500 倍液，催落果实。采收时，也要预先在树下铺设软草或麻袋，从而减轻果实损伤。

2. 加工 采摘后的果实，应集中堆放在树下或屋后或房边的阴凉通风处，使其自然散热预冷。堆放果实，要摊得薄厚均匀一些，堆放果实的厚度应在 8~12 cm 为宜，果堆过厚则预冷效果差。在预冷中要防止日晒雨淋，白天遮以席帘，傍晚揭帘放露，2~3 d，可以进行分选储藏或包装外运。

【炮制储藏】

1. 炮制

（1）山楂：拣净杂质，筛去核。

炒山楂：取拣净的山楂，置锅内用文火炒至外面呈淡黄色，取出，放凉。

（2）焦山楂：取拣净的山楂，置锅内用武火炒至外面焦褐色，内部黄褐色为度，喷淋清水，取出，晒干。

（3）山楂炭：取拣净的山楂，置锅内用武火炒至外面焦黑色，但须存性，喷淋清水，取出，晒干。

2. 储藏

（1）沙藏方法：选择干燥、背阴、凉爽的地点，挖直径 80 cm、深 100 cm 的坑，坑底铺 20 cm 厚的湿润河沙，放入约 50 cm 厚度果实，要轻摆轻放，切忌踩烂碰伤，尽量避免果实受伤，然后再铺盖 10~20 cm 厚的细河沙。11~12 月随气温下降，逐渐增加盖沙厚度，最后盖土要高出地面 10~15 cm。同时，注意冬季打扫积雪，防止积水，保鲜期可从当年 10 月到翌年 4 月。

（2）袋藏方法：把果实放入厚度 0.7~1 mm 的塑料薄膜袋内，每袋装 10~15 kg，在袋内上面放几层草纸，以便吸收袋内过多的水分。然后扎紧袋口，置于室内 30 cm 的阴凉棚架上，利于通风透气，每隔 30 d 检查一次。用这种方法，储藏到第二年 3 月仍可保持果实新鲜口味。

（3）冷藏方法：将预冷后的山楂用塑料袋，每袋 10~15 kg，扎紧扎实袋口，放入冷库储藏，库内温度控制在 0~2 ℃，湿度 94%~96%，此法储藏鲜果至第二年 3~4 月依然鲜亮。

【药材性状】 本品为圆形片，皱缩不平，直径 1~2.5 cm，厚 0.2~0.4 cm。外皮红色，具皱纹，有灰白小斑点。果肉深黄色至浅棕色。中部横切片具 5 粒浅黄色果核，但核多脱落而中空。有的片上可见短而细的果梗或花萼残迹。气微清香，味酸、微甜。

【质量检测】

1. 显微鉴别

（1）果实横切面：中果皮薄壁组织有多数石细胞散在，石细胞类圆形，少数呈不规则形，直径 60~100 μm，壁厚薄不一，壁孔及孔沟明显；并有草酸钙簇晶散在，草酸钙簇晶直径 12~20 μm。

（2）粉末特征：本品粉末暗红棕色至棕色。成群或单个散在或成群，无色或淡黄色；呈多角形、长圆形、长条形或不规则形，直径 19~125 μm，孔沟或层纹明显，有的胞腔内含深棕色物。果皮表皮细胞表面观类圆形或类多角形，壁稍厚，胞腔内含棕色或橙红色物。草酸钙方晶或簇晶存于果肉细胞中。

2. 理化鉴别

（1）化学定性：取本品粉末 1 g，加乙醚 10 mL，振摇混合 2 min，滤过。滤液蒸干，残留物加乙酸 1 mL，溶解，再加硫酸 1~2 滴，溶液紫红色，渐变为紫色（检查苷类）。取山楂浸膏 5 g 置圆底烧瓶中，加 95%乙醇 40 mL 回流 3 次，每次 30 min，滤过，合并滤液，浓缩至近干，加 10 mL 蒸馏水溶解后，每次以 5 mL 正丁醇提取至无黄酮反应，减压回收正丁醇至近干，加适量 30%乙醇溶解，滤过，移至 25 mL 容量瓶中，加 30%乙醇至刻度，摇匀。取乙醇液滴于滤纸上，滴加 1%三氯化铝乙醇溶液，干后置紫外灯光（365 nm）下观察，可见黄或黄绿色荧光斑点（检查黄酮类）。取上述乙醇液滴于滤纸上，置氨蒸气上熏 30 s，立即置紫外光灯下观察，可见极明显的黄色或黄绿色荧光斑点。取上述乙醇液 1 mL 置试管中加入盐酸数滴，再加入镁粉适量，水浴上加热，显桃红色泡沫反应（检查黄酮类）。

（2）薄层色谱：取本品粉末 1g，加乙酸乙酯 4 mL，超声处理 15 min，滤过，滤液作为供试品溶液。另取熊果酸对照品，加甲醇制成每 1 mL 含 1 mg 的溶液，作为对照品溶液。按照《中国药典》薄层色谱法试验，吸取上述两种溶液各 4 μL，分别点于同一硅胶 G 薄层板上，以甲苯-乙酸乙酯-甲酸（20∶4∶0.5）为展开剂，展开，取出，晾干，喷以硫酸乙醇溶液（3→10），在 80 ℃加热至斑点显色清晰，分别置日光及紫外光灯（365 nm）下检视。供试品色谱中，在与对照品色谱相应的位置上，日光下显紫红色斑点；紫外光灯（365 nm）下，显橙黄色荧光斑点。

3. 含量测定

（1）有机酸的含量测定：取本品细粉约 1 g ［同时另取本品粉末测定水分（按照《中国药典》）］，精密称定，精密加水 100 mL，室温下浸泡 4 h，时时振摇，滤过，精密量取滤液 25 mL，加水 50 mL，加酚酞指示液 2 滴，用氢氧化钠滴定液（0.1 mol/L）滴定，即得。每 1 mL 的氢氧化钠滴定液（0.1 mol/L）相当于 6.404 mg 的柠檬酸（$C_6H_8O_7$）。本品按干燥品计算，含有机酸以柠檬酸（$C_6H_8O_7$）计，不得少于 5.0%。

（2）总黄酮和多糖的含量测定：采用微波技术辅助测定山楂中总黄酮和多糖的含量。总黄酮样品溶液制备：取山楂细粉 2 g，精密称定，置于索氏提取器中，用石油醚（60~90 ℃）水浴回流脱脂 2 次（每次 2 h），弃去石油醚液。山楂挥尽石油醚后，置 100 mL 圆底烧瓶中，将此烧瓶放入 MCL-3 型连续微波反应器，用 80%醇回流提取，调整功率 560 W、500 W、400 W、350 W，反应时间 20 min，提取提尽黄酮。另用少量 80%乙醇多次洗涤山楂，洗液并入提取液中，定量转移入 100 mL 量瓶中，加 80%乙醇至刻度，摇匀，即得供测定总黄酮的样品溶液。以芸香苷为对照测得回归方程为：$Y = 0.013\,3X - 0.014\,9$，$R = 0.999\,27$，然后分别将测总黄酮的各样品液定量稀释 5 倍后，再精密吸取各稀释液适量于 10 mL 量瓶中。测吸光度，计算出样品中总黄酮含量为 8.14%。平均回收率为 96.5%，RSD = 1.08%（$n = 5$）。多糖的测定以葡萄糖作对照品，用硫酸-苯酚法测得回归直线方程为：$Y = 0.068\,71X + 6.857\,1 \times 10^{-3}$，$R = 0.998\,61$（$n = 6$）。然后用山楂精制多糖（自制）测定换算因子为 1.74。在此基础上测定各样品中多糖含量为 9.31%。

（3）熊果酸和齐墩果酸含量测定：采用 HPLC 测定山楂中熊果酸、齐墩果酸的量，方法是利用 Waters Symmetry C18 色谱柱（4.6 mm×250 mm，5 μm），在流动相为乙腈-甲醇-0.5%乙酸铵（69∶12∶19），体积流量为 1 mL/min，检测波长为 210 nm、柱温为 30 ℃的色谱条件下，对 10 个不同产地的山楂进行测定，并对测定结果进行方差分析和聚类分析。结果表明,熊果酸、齐墩果酸分别在 0.078~0.780 mg/mL、$R = 0.999\ 8$,0.016 9~0.169 mg/L、$R = 0.999\ 6$ 呈良好的线性关系,加样回收率分别为 102.6%、100.2%。

【性味归经】 酸、甘,微温。归脾、胃、肝经。

【功能主治】 消食健胃,行气散瘀,化浊降脂。用于肉食积滞,胃脘胀满,泻痢腹痛,瘀血经闭,产后瘀阻,心腹刺痛,胸痹心痛,疝气疼痛;高脂血症。焦山楂消食导滞作用增强。用于肉食积滞,泻痢不爽。

【用法用量】 内服:煎汤,9~12 g。

【使用注意】 脾胃虚弱者慎服。《本草纲目》有:生食多,令人嘈烦易饥,损齿,齿龋人尤不宜也。《本草经疏》有:脾胃虚,兼有积滞者,当与补药同施,亦不宜过用。《得配本草》有:气虚便溏,脾虚不食,二者禁用。服人参者忌之。《随息居饮食谱》有:多食耗气,损齿,易饥,空腹及羸弱人或虚病后忌之。

【化学成分】

1. 黄酮类成分 其主要苷元为芹菜素、山柰酚类、木犀草素、槲皮素类及二氢黄酮类等。

(1) 芹菜素衍生的黄酮类化合物:牡荆素、6″-O-乙酰基牡荆素、牡荆素-4′-O-鼠李糖苷、2″-O-乙酰基牡荆素、牡荆素-2″-O-鼠李糖、牡荆素-2″-O-鼠李糖-(4-O-乙酰基)、牡荆素-2″-O-葡萄糖苷、异牡荆素、异牡荆素-2″-O-鼠李糖苷、8-C-(6″-乙酰基-4″-O-鼠李糖苷)-葡萄糖芹菜素、去乙酰基山楂纳新、6-C-葡萄糖-8-阿拉伯芹菜素、6-C-阿拉伯糖-8-葡萄糖芹菜素、6-C-木糖-8-葡萄糖芹菜素、6,8-二葡萄糖芹菜素、6-C-葡萄糖-8-C-木糖芹菜素、8-C-葡萄糖鼠李糖芹菜素、牡荆素-4′,7-双葡萄糖苷、5,4′-二羟基黄酮-7-O-鼠李糖苷、大波斯菊苷、8-C-D-(2″-O-乙酰基)-呋喃葡萄糖芹菜素、3″-O-乙酰基牡荆素、淫羊藿苷。

(2) 山柰酚衍生的黄酮类化合物:山柰酚、8-甲氧基山柰酚、8-甲氧基山柰酚-3-O-葡萄糖苷、8-甲氧基山柰酚-3-O-新橙皮糖苷、山柰酚-3-O-葡萄糖苷、7-O-α-L-鼠李糖-3-O-β-D-吡喃葡萄糖山柰酚。

(3) 木犀草素衍生的黄酮类化合物:木犀草素-7-O-葡萄糖苷、木犀草素-3,7-二葡萄糖苷、木犀草素-8-C-葡萄糖、木犀草素-6-C-鼠李糖葡萄糖(异荭草素)、2″-O-鼠李糖荭草素、2″-O-鼠李糖异荭草素。

(4) 槲皮素衍生的黄酮类化合物:槲皮素、槲皮素-3′-O-阿拉伯糖苷、槲皮素-4′-O-葡萄糖苷、槲皮苷、金丝桃苷、生物槲皮素、五子山楂苷(3-甲氧基-8-O-葡萄糖芹菜素)、3,4′,5,8-四羟基黄酮-7-葡萄糖苷、3-O-β-D-吡喃葡萄糖(6→1)-α-L-鼠李糖槲皮素、3-O-β-D-吡喃半乳糖(6→1)-α-L-鼠李糖槲皮素、3-O-β-D-吡喃半乳糖槲皮素、3-O-β-D-吡喃葡萄糖槲皮素。

(5) 二氢黄酮苷类化合物:柚皮素-5,7-双葡萄糖苷、北美圣草素-5,3′-葡萄糖苷、北美圣草素-7,3′-双葡萄糖苷。

2. 黄烷及其聚合物 花青素、无色花青素及儿茶素类广泛存在于山楂属植物中,它们多以单体或二聚体、多聚体形式存在。目前,分离得到的这类成分有矢车菊素、

（−）−表儿茶素、（＋）−儿茶素、无色缔纹天竺素、缔纹天竺苷、二聚无色矢车菊素及其他黄烷聚合物。

3. 有机酸类　山楂果中的有机酸主要有柠檬酸、甲酸、山楂酸、齐墩果酸、酒石酸、棕榈酸、绿原酸、熊果酸、草酸、苹果酸、油酸、亚油酸、亚麻酸和琥珀酸等，总酸含量为 2.2% ~ 4.6%，其中大部分为不饱和脂肪酸。山楂富含多种有机酸，能保持山楂中的维生素 C 在加热情况下也不致被破坏，它们在调节血脂、预防肿瘤及改善记忆力等方面起了重要作用。

4. 微量元素　山楂中 Ca、Fe、Mg、Cu、Zn、Mn 等元素的含量较丰富，其中 Ca 的含量最高，Fe 和 Mg 的含量也较高，其次是 Cu、Zn、Mn。山楂中有害元素 Pd、Cd、As 的含量都小于 0.1%，远远低于国家限定范围，与山楂无毒是相一致的。山楂中含有人体必需的微量元素 Fe、Ca、Cr、Mn、Zn、Ni、Co，不同种的山楂所含微量元素的含量略有差异。

5. 其他　从山楂叶分离得到的有机胺类包括邻甲氧基苯乙胺、酪胺、异丁胺、乙胺、二甲胺、三甲胺、异戊胺、胆胺、胆碱、乙酰胆碱和聚胺类如亚精胺。

【药理作用】

1. 调节胃肠运动

（1）促进胃肠平滑肌收缩：山楂水提物在 5 ~ 20 mg/mL 的浓度范围内可增强大鼠正常离体胃、肠平滑肌条的运动，且具有显著剂量依赖性；且山楂水提物（20 mg/mL）可加强乙酰胆碱引起的肠平滑肌的强烈收缩，拮抗阿托品引起的肠平滑肌的舒张作用。山楂生品及炒山楂、焦山楂、山楂炭等不同炮制的水煎液对正常小鼠及阿托品负荷小鼠胃排空和小肠推进有促进作用，其中尤以炮制后的焦山楂效果为优，山楂炭效果反而降低；各组对大鼠胃酸分泌有促进作用，焦山楂组使胃液 pH 值降低。山楂生品及炒山楂、焦山楂、山楂炭等不同炮制品的水煎液，均有增加家兔正常离体十二指肠和回肠平滑肌舒缩振幅作用，对十二指肠作用山楂炭组为佳，对回肠作用焦山楂组最佳；以上各组对大鼠正常离体胃底平滑肌舒缩振幅均有明显增强作用，炒山楂组作用为佳。炒山楂水提物（0.25、0.5、1 g/mL，按生药量计，每次给药 20 mL/kg）可明显降低肠易激综合征（IBS）模型大鼠血浆胃动素（MTL）水平，尤其以中剂量作用最为明显；同时发现，炒山楂水提物降低 IBS 大鼠结肠黏膜 5-HT 和 5-HT3R 的高表达，说明山楂水提物可抑制 IBS 模型大鼠结肠黏膜 5-HT 和 5-HT3R 的过度表达，从而改变肠道敏感度，达到改善肠道消化功能的作用。山楂有机酸小剂量组（20 g 生药/kg）、有机酸大剂量组（60 g 生药/kg）、山楂水煎液组（20 g 生药/kg）增强正常小鼠、新斯的明致小肠运动亢进模型小鼠、阿托品致小肠运动抑制模型小鼠小肠推进率。说明山楂有机酸部位及水提液可以促进胃肠运动，并对其有单向调节作用。

（2）对胃肠功能紊乱具有双向调节作用：山楂醇提液在 5 ~ 20 mg 生药/mL 浓度范围内对大鼠正常离体胃、肠平滑肌条的运动有抑制作用，且具有明显剂量依赖性；山楂醇提液（20 mg 生药/mL）抑制乙酰胆碱引起的胃、肠平滑肌的强烈收缩，但使阿托品引起的舒张肠平滑肌收缩。焦山楂醇提液在 4 ~ 8 mg 生药/mL 浓度范围内可显著抑制大鼠正常离体胃、肠平滑肌条的运动，且具有明显剂量依赖性。焦山楂醇提液（8 mg

生药/mL）可抑制乙酰胆碱引起的离体胃、肠平滑肌的强烈收缩，使阿托品引起的舒张肠平滑肌收缩。

2. 治疗腹泻型肠易激综合征　研究山楂酸是否对腹泻型肠易激综合征有治疗作用，将大鼠分为空白组、模型组、阳性对照组和山楂酸高、低剂量共5组，运用乙酸-束缚联合刺激法建立了大鼠腹泻型肠易激综合征模型，检测分析了粪便含水量、腹腔回缩反射、离体肠肌动力、结肠组织病理染色、5-羟色胺免疫组化等多项体内体外指标。结果显示在体实验中，山楂酸高剂量组可明显改善大鼠稀便状况，且可使腹腔回缩反射恢复至正常范围，作用效果与阳性药相当，低剂量的山楂酸也表现出一定作用，但效果较弱；离体实验中，5组均无病理变化；高剂量山楂酸可恢复结肠对乙酰胆碱、5-羟色胺的正常敏感度，且使5-羟色胺免疫组化反应阳性的肠嗜铬细胞减少。

3. 调节心血管系统

（1）强心：山楂提取物使在体、离体蟾蜍心收缩力增强，且持续时间长。山楂酸对疲劳衰弱的蟾蜍心脏停搏有恢复跳动的作用。山楂内所含的三萜酸能改善冠状动脉循环而使冠状动脉性衰竭得以代偿，达到强心作用。山楂制剂对豚鼠的心脏能引起显著持久的扩张冠状动脉作用，并增强心搏能力。北山楂提取物4 g/kg给豚鼠静脉注射连续6 d，对异丙肾上腺素造成的心肌损伤有一定保护作用。山楂可增加冠状动脉流量，降低心肌耗氧量，对心肌缺血、缺氧有保护作用。山楂浸膏以及总黄酮苷给犬静脉注射，冠状动脉血流量可增加37.5%，心肌耗氧量开始稍有增加，但随后逐渐减少。山楂黄酮对兔实验性急性心肌梗死模型能缩小心肌梗死的范围，减轻ST段改变。山楂流浸膏对动物垂体后叶素、异丙肾上腺素所致急性心肌缺血有一定保护作用。给狗喂饲山楂（含原矢菊苷元低聚物）以后，其左心室血流量增加可达数小时之久，最大增加量可达平时血流量的70%，给猫静脉注射原矢菊苷元低聚物，也可使其心脏血流量呈剂量依赖性地增加，并使动脉血压略有下降。山楂浸膏对垂体后叶素引起的心律失常有一定的抑制作用，三萜烯酸类能增加冠状动脉血流量，提高心肌对强心苷作用的敏感性，增加心排血量，减弱心肌应激性和传导性，具有抗心室颤动、心房颤动和阵发性心律失常等作用。

（2）降压：山楂有较持久的降压作用，山楂乙醇浸出物静脉给药，能使麻醉兔血压缓慢下降，持续3 h。山楂总黄酮10 mg/kg静脉注射能使猫血压下降40%，维持5~10 min，其总提取物对兔、猫亦有较为明显的中枢降压作用。实验证明，山楂的乙醇提取物有降低猫血压的作用，并且可加强戊巴比妥钠中枢抑制作用，以利于降压。北山楂黄酮、三萜酸及水解物静脉注射、腹腔注射、十二指肠给药，对麻醉猫的血压均显示不同程度的降压效应。山楂水解物20 mg/kg腹腔注射，5~25 mg/kg静脉注射，血压下降率分别为26%、32.5%~44.5%；山楂黄酮25 mg/kg、50 mg/kg腹腔注射，12.5 mg/kg、25 mg/kg静脉注射，十二指肠给药100 mg/kg、150 mg/kg，降压率分别为45.3%、66.6%、52%、30%、38.1%、39.2%，维持时间分别为240 min、130 min、100 min、81 min、540 min、540 min。山楂三萜酸在20~40 mg/kg范围以25 mg/kg静脉注射降压作用最强，再加大剂量其降压效应亦不相应增加。山楂黄酮、三萜酸水解物以同等剂量（25 mg/kg）静脉注射比较，以三萜酸降压效应最明显，但产生显著降压作用的剂量以黄酮为最低。

（3）正性肌力：山楂提取物的正性肌力作用与其抗心律失常作用相关，并证实山楂提取物有明显的心脏保护作用。根据体内外的研究可知，山楂提取物可浓度相关地增强心肌收缩力，不影响心脏自动节律，缩短房室传导时间，可浓度相关地延长有效不应期，能增加冠状动脉流量，对局部缺血心脏有保护作用。

（4）抗心律失常：山楂浸膏对垂体后叶素引起的心律失常有一定的抑制作用。山楂提取物有对抗静脉注射乌头碱引起的心律失常作用，且作用较强，起主要作用的是山楂黄酮和皂苷。山楂中的三萜酸能增加冠状血管血流量，并能提高心肌对强心苷的作用敏感性，增加心排血量，减弱心肌应激性和传导性，具有抗心室颤动、心房颤动和阵发性心律失常等作用。

4. 降血糖、降血脂 以小鼠为研究对象，饲喂基础饲料及分别添加了30%的普通香肠、山楂香肠（3%山楂粗提液）、决明子香肠（2%决明子粗提液）、配伍香肠（3%山楂粗提液+2%决明子粗提液）的饲料。结果显示，香肠中添加山楂、决明子及其配伍均能显著降低小鼠的肾指数，极显著降低小鼠的肝指数；极显著降低低密度脂蛋白胆固醇（LDL-C）含量，极显著升高高密度脂蛋白胆固醇（HDL-C）含量；香肠中添加山楂能显著降低 TC 的含量，香肠中添加配伍能极显著降低 TG 的含量。而香肠中添加了山楂、决明子及其配伍，对小鼠的心指数、脾指数和腹腔脂肪重量则无显著影响。由此证明，香肠中添加山楂、决明子及其配伍，能减少脂肪在肝、肾的沉积并降低血脂水平，以配伍组效果最佳。

以山楂总黄酮做动物实验，通过高脂饲养使大鼠血脂普遍升高，18 d 后每日灌胃给药 1 次，给药 16 d 后测定血清 TG、TC 和 HDL-C，并计算 HDL-C/TC 和 TC-HDL-C/HDL-C。结果表明，山楂总黄酮无明显降血脂作用，但可降低 TC-HDL-C/HDL-C，这说明山楂对大鼠血脂和血脂蛋白胆固醇具有良好调理作用，可用于防治动脉粥样硬化性疾病。

实验分为正常对照组、高血脂模型组、辛伐他汀组、山楂低剂量组、山楂中剂量组、山楂高剂量组，给予相应药物 30 d 后，腹主动脉取血及取主动脉血管，分别检测血清 TC、TG、高密度脂蛋白（HDL）及血管 SOD、MDA 含量。结果：模型组 TC、TG、HDL、SOD、MDA 的含量分别为 12. 34 mmol/L、8. 29 mmol/L、1. 24 mmol/L、224 nmol/mg、7. 27 nmol/mg；山楂高剂量组的 TC、TG、HDL、SOD、MDA 的含量分别为 4. 85 mmol/L、3. 87 mmol/L、0. 95 mmol/L、248 nmol/mg、5. 45 nmol/mg；山楂中剂量组的 TC、TG、HDL、SOD、MDA 的含量分别为 6. 35 mmol/L、4. 58 mmol/L、1. 05 mmol/L、240 nmol/mg、5. 68 nmol/mg；山楂低剂量组的 TC、TG、HDL、SOD、MDA 的含量分别为 8. 16 mmol/L、5. 03 mmol/L、1. 13 mmol/L、239 nmol/mg、6. 03 nmol/mg。山楂各剂量组均能显著降低血 TC、TG 含量，升高血管 MDA 活性，降低血管 MDA 含量。由此得出结论，山楂既能有效降低实验性高血脂大鼠模型的血清 TC、TG 水平，又对血管有保护作用。

取 180 只小鼠随机分为空白对照组、辛伐他汀对照组、高脂模型组，以及山楂高、中、低剂量组。除了空白对照组的小鼠外，其他组都要服用脂肪乳剂以便建立高脂血症模型，在 5 d 造模之后，开始进行不同处理。结果表明，山楂高、中、低剂量组和高血脂模型组进行比较，发现食用山楂的各小组 HDL-C 都升高；除了山楂中剂量组之外，其他小组 TC 都降低；山楂各小组都可以使 TG 降低。因此，山楂可以促进降脂酶的影响，调节血脂代谢，预防动脉硬化。

5. 保护人血管内皮细胞　山楂总黄酮对氧化型低密度脂蛋白（OX-LDL）诱导的人内皮细胞损伤具有显著的拮抗作用，对 OX-LDL 促内皮细胞对单核细胞（MC-EC）黏附作用有显著的抑制性。血管内皮细胞参与了动脉粥样硬化（AS）的发生和发展，血管内皮损伤是导致内皮细胞功能障碍的主要原因。

6. 抗氧化　测定山楂粗黄酮对 1，1-二苯基-2-三硝基苯肼（DPPH 自由基）的清除能力、总还原能力和对 β- 胡萝卜素的漂白能力，结果显示，山楂粗黄酮对 DPPH 自由基有很强的抑制作用。在测定总还原能力试验中，山楂粗黄酮可以使原来的铁氰酸盐化合物（Fe^{3+}）变成亚铁状态。β-胡萝卜素和亚油酸的耦合氧化可以生成亚油酸自由基，从该自由基上游离出来的氢原子可以和 β-胡萝卜素反应，使其氧化分解，从而褪色。山楂粗黄酮可以抑制这一反应的发生，总还原能力和对 β-胡萝卜素的漂白能力与山楂的黄酮浓度呈现出很强的浓度依赖关系，从抗氧化结果可知，山楂粗黄酮具有很好的抗氧化活性。

研究山楂果胶的体内外抗氧化活性，在离体条件下测定山楂果胶对超氧自由基（$\cdot O_2^-$）、DPPH 自由基和羟自由基（$\cdot OH$）的清除能力；利用高脂小鼠模型考察山楂果胶在生物体内的总抗氧化能力。结果表明，山楂果胶离体条件对超氧自由基、DPPH 自由基和羟自由基表现出显著的清除作用。山楂果胶能显著提高小鼠肝脏谷胱甘肽（GSH）的含量和抗氧化酶类谷胱甘肽过氧化物酶（GSH-Px）、超氧化物歧化酶（SOD）和过氧化氢酶（CAT）的活性，并可显著降低小鼠肝脏丙二醛（MDA）的含量。

7. 兴奋免疫功能　山楂的水煎醇沉制成的注射液皮下注射给药连续 9 d，可使家兔血清溶菌酶活性、血清血凝抗体滴度、心血 T 淋巴细胞 E 玫瑰花环形成率及 T 淋巴细胞转化率均显著增强，提示有免疫增强作用。

8. 抗菌　山楂对志贺氏痢疾杆菌、福氏痢疾杆菌、宋内氏痢疾杆菌等有较强的抗菌作用，对金黄色葡萄球菌、乙型链球菌、大肠杆菌、变形杆菌、炭疽杆菌、白喉杆菌、伤寒杆菌、铜绿假单胞菌等也有抗菌作用。一般对革兰氏阳性细菌作用强于革兰氏阴性细菌。

选取大肠杆菌、金黄色葡萄球菌、枯草芽孢杆菌、黑曲霉、米曲霉等 5 种菌种对山楂粗黄酮进行体外抑菌试验。结果表明，山楂粗黄酮对细菌有较强的抑制作用，而对于霉菌则效果不明显。山楂粗黄酮对大肠杆菌、金黄色葡萄球菌、枯草芽孢杆菌的最低抑菌质量浓度分别为 3.125、1.562 5、3.125 mg/mL，最低致死质量浓度分别为 6.25、3.125、6.25 mg/mL。因此，山楂粗黄酮可以作为一种理想的抑菌添加剂使用。

9. 抗肿瘤　山楂可阻断 N-亚硝胺的合成，山楂提取物对体内合成苄基亚硝胺及其诱癌有阻断作用。另外，山楂提取物对人胚肺 2BS 细胞及诱癌细胞有抑制作用。山楂果总黄酮对正常细胞的生长无明显影响，但对肿瘤细胞的生长却有显著抑制作用。共聚焦实验结果显示，山楂果总黄酮使肿瘤细胞 DNA 含量明显降低，表明山楂果总黄酮是通过抑制肿瘤细胞 DNA 的生物合成，从而阻止瘤细胞的分裂繁殖。最新研究结果认为，细胞内 Ca^{2+} 浓度与细胞凋亡过程关系密切。大量证据表明在多种细胞中凋亡的诱导和抑制与信号传导通路有关，细胞内游离的 Ca^{2+} 浓度对信号传导起着重要作用。共聚焦实验结果表明，山楂果总黄酮使肿瘤细胞内 Ca^{2+} 浓度明显升高，山楂果总黄酮在体外对 Hep-2 细胞的抑制作用可能是通过钙超载，进而导致细胞凋亡。

在胃液的 pH 条件下，山楂提取液能够消除合成亚硝胺的前体物质，即能阻断合成亚硝胺。山楂提取液对大鼠和小鼠体内合成甲基苄基亚硝胺诱癌有显著的阻断作用。而山楂的丙酮提取液经对致癌剂黄曲霉素 B1 诱导 TA98 移码型、TA100 碱基置换突变株回复突变抑制作用实验表明，山楂对黄曲霉素 B1 的致突变作用有显著抑制效果。

10. 其他　山楂 2.5 g/kg 腹腔注射能显著延长小鼠戊巴比妥钠睡眠持续时间。山楂有收缩子宫、促进子宫复原、止痛作用。

【毒理研究】　山楂的聚合黄烷类成分小鼠腹腔和皮下注射的 LD_{50} 分别为 130 mg/kg、300 mg/kg；10% 的山楂浸膏给雄性大鼠及小鼠口服，不久出现镇静作用，30 min 后死于呼吸衰竭，小鼠的 LD_{50} 为 18.5 mL/kg，大鼠的 LD_{50} 为 33.8 mL/kg；10% 的山楂总皂苷亦不会引起兔的溶血作用。

急性毒性试验：100% 山楂注射液（水提醇沉品），对小鼠静脉注射的 LD_{50} 为 1.042 mL/kg。

【临床应用】

1. 临床配伍

（1）腹痛、腹胀，消化不良：

1）山楂六两，神曲二两，半夏、茯苓各三两，陈皮、连翘、莱菔子各一两。上为末，蒸饼丸，梧子大，服七八十丸，白汤下。（《丹溪心法》保和丸）

2）炒山楂、炒麦芽、炒莱菔子、陈皮各三钱，水煎服。（《全国中草药汇编》）

3）山楂、六曲、槟榔、山药、白扁豆、鸡内金、枳壳、麦芽、砂仁。炼蜜为丸，每丸重 10 g，每服 1 丸，温开水送下，一日 1~2 次。（《实用中成药手册》开胃山楂丸）

（2）诸滞腹痛：山楂一味煎汤饮。（《方脉正宗》）

（3）痢疾，赤白相兼：山楂肉不拘多少，炒研为末，每服一二钱，红痢蜜拌，白痢红白糖拌，红白相兼蜜砂糖各半拌匀，白汤调，空心下。（《医钞类编》）

（4）肠风：山楂并肉核烧灰，米饮调下。（《百一选方》）

（5）老人腰痛及腿痛：山楂、鹿茸（炙）等分，为末，蜜丸梧子大，每服百丸，日二服。（《本草纲目》）

（6）寒湿气小腹疼，外肾偏大肿痛：茴香、柿楂子（山楂别称）。上二味，等分为细末，每服一钱，盐、酒调，空心热服。（《百一选方》）

（7）产妇恶露不尽，腹中疼痛，或儿枕作痛：山楂百十个，打碎煎汤，入砂糖少许，空心温服。（《日用本草》）

（8）月经不调：人参二两，生地黄一两二钱，制香附二两六钱，山楂肉八钱四分，黄芪一两三钱，淡黄芩一两五钱，沉香一两六钱，橘红一两六钱，益母草六钱四分，甘草三两二钱，白芍一两六钱，川羌活八钱四分，阿胶二两六钱，当归二两二钱，紫丹参四两二钱，大腹皮八两四钱，杜仲二两六钱，白茯苓六两四钱，怀山药四两二钱，白术八钱四分，菟丝子三两二钱，川芎二两四钱，血余八钱四分，川续断六钱四分，枳亮一两二钱，莲子六两四钱，川厚朴一两五钱，麦冬二两五钱，砂仁二两九钱，广木香八钱四分，苏叶二两五钱，琥珀八钱四分，淡苁蓉一两二钱，蕲艾六钱四分，川贝母二两二钱，沙苑子二两二钱。上为细末，以大腹皮煎汁和阿胶烊化，加炼蜜为丸，每粒潮重三钱，朱砂为衣，蜡壳封护，每服一粒，开水和服。[《全国中药成药处方集》南京方：妇科补益丸]

（9）绦虫病：鲜山楂二斤（干果半斤），小儿酌减，洗净去核，下午三时开始当水果吃，晚十时吃完，不吃晚饭。次晨用槟榔二两煎至一小茶杯，一次服完，卧床休息。要大便时，尽量坚持一段时间再大便。即可排出完整绦虫。冬天应排大便于温水内，避免虫体遇冷收缩而不能完整排出。（《全国中草药汇编》）

（10）消化不良：用黄芪 20 g、桂枝 12 g、白芍 12 g、大枣 12 g、生姜 10 g、炙甘草 6 g、饴糖 30 g、山楂 15 g、麦芽 20 g、神曲 10 g、鸡内金 10 g，水煎，每日 1 剂，分 2 次温服。[《世界中医药》2016，11（10）：2026-2029.]

（11）小儿疳病：用西洋参 50 g、紫河车 50 g、白术 20 g、茯苓 20 g、何首乌 20 g、龙眼肉 30 g、山楂 30 g、龟板 30 g、炒麦芽 150 g、荔枝蜜 60 g、炙甘草 10 g，以水提醇沉法制成口服液，含生药 0.47 g/mL。每次口服 20 mL，每日 2 次。

2. 现代临床

（1）高脂血症：将 172 例高脂血症患者随机分为两组，对照组常规应用辛伐他汀治疗，治疗组在对照组治疗基础上加服自拟山楂降脂汤：山楂 15 g，黄芪 20 g，白术 20 g，红花 10 g，丹参 30 g，草决明 19 g，泽泻 10 g，昆布 20 g，每日一剂，两组均以 30 d 为 1 个疗程，2 个疗程后及停药 3 个月后分别统计近、远期疗效。结果显示，两组近、远期疗效有效率比较差异显著，治疗组血脂下降更为明显。表明山楂降脂汤结合西药治疗高脂血症疗效显著，且持久稳定。

观察山楂半夏汤治疗高脂血症的疗效。治疗组 76 例患者口服山楂半夏汤：山楂 30 g，瓜蒌 15 g，半夏 12 g，茯苓 30 g，当归 15 g，赤芍 15 g，川芎 10 g，桃仁 10 g，红花 10 g，丹参 15 g，首乌 12 g，泽泻 5 g，荷叶 15 g，决明子 15 g，大黄 10 g，土鳖虫 6 g，对照组 56 例服用血脂康片。结果显示，治疗组与对照组的总有效率分别为 92.11% 和 76.78%。

（2）脂肪肝：治疗组 100 例，应用山楂饮（生山楂 30 g，菊花 15 g）沸水冲服当茶饮，2 次/d；己酮可可碱 400 mg，3 次/d 口服。对照组 50 例，只服己酮可可碱 400 mg，3 次/d 口服，连续应用 3 个月为 1 个疗程。结果显示，治疗组与对照组的总有效率分别为 94% 和 70%。采用柴胡山楂消脂汤：茵陈、生山楂各 30 g，柴胡、郁金、枳实、丹参、当归、半夏各 10 g，生大黄、甘草各 6 g。每日 1 剂，水煎。早、晚饭后温服。15 d 为 1 个疗程。治疗脂肪肝 30 例，临床痊愈 18 例（其中 2 个疗程痊愈者 9 例，3 个疗程痊愈者 8 例，3 个以上疗程痊愈者 1 例），有效 9 例，无效 3 例，总有效率为90%。山楂贝母汤治疗脂肪肝，共观察治疗74例，随机分为两组。治疗组40例，用自拟山楂贝母汤：山楂、贝母各30 g，泽泻、瓜蒌皮各20 g，茵陈、虎杖各10 g。每日1剂，水煎服，30 d为1个疗程，连用3个疗程。对照组口服阿昔莫司胶囊，每次0.25 g，每天3次。连服3个月。结果治疗组优于对照组。

（3）降低血清胆固醇：每日用山楂50 g，毛冬青100 g，分2次煎服。观察20例，治疗前血清胆固醇平均253.2 mg/dL，治疗后下降至207 mg/dL，平均每例下降46.2 mg/dL。20例中有11例血清胆固醇降至200 mg/dL以下，平均每例下降62.9 mg/dL。本组病例中有4例曾单服山楂而未用毛冬青，亦取得效果，服药前血清胆固醇平均为259.7 mg/dL，服药至第6周时复查，下降至214 mg/dL。因此认为山楂所起的作用是主要的。

（4）肿瘤：用抗癌扶正方。炒山楂15 g，白花蛇舌草15 g，白花蛇舌草炭15 g，枇杷叶（包煎）15 g，枇杷叶炭15 g，制女贞子15 g，联合"GP"或"NP"或"TP"化疗方案治疗中晚期非小细胞肺癌70例，与单纯化疗组40例进行对照。结果显示，治疗组和对照组有效率分别为37.1%和32.5%，临床获益率分别为82.8%和65%，治疗组比对照组生活质量明显提高，临床症状改善率分别为76%和50.2%，治疗组治疗后白细胞下降较对照组要轻。抗癌扶正方联合化疗治疗中晚期非小细胞肺癌，可以改善临床症状，提高生活质量，毒性低。

（5）绦虫病：用鲜山楂1000 g（干品250 g，小儿酌减），洗净去核，下午3时开始零食，晚10时吃完，晚饭禁食。次晨用槟榔100 g加水煎至1茶杯量，1次服完，卧床休息。有大便感觉时尽量坚持一段时间再大便，即可排出完整绦虫。冬天应坐在温水便桶上大便，避免虫体遇冷收缩而不能完整排出。观察40例均有效。

（6）急性细菌性痢疾：用20%山楂煎剂加糖矫味，每服200 mL（小儿酌减），每日3次，7~10 d为1个疗程。治疗24例，全部有效。又有用山楂100 g煎服，治轻型及中型菌痢30例，除3例无效外均治愈或好转。或用生熟山楂片各50 g，加水500 mL煮开5 min，分2次服（小儿酌减），4~6 d为1个疗程，亦有效果。

（7）其他：将山楂的花和叶制成浸剂服用，有降低血压的功效。

【不良反应】 "山楂只消不补"，脾胃虚弱者不宜多食。儿童若长时间贪食山楂或山楂片、山楂糕等，对牙齿生长不利。食用后要注意及时漱口刷牙。山楂有收缩子宫平滑肌的作用，孕妇不宜多吃，否则可能诱发流产。

【综合利用】 山楂具有较高的营养价值、药用价值及科学的食用价值。山楂几乎含有水果的所有营养成分，特别是有机酸和维生素C的含量较高。

传统山楂类食品有山楂蜜饯、冰糖葫芦、山楂果脯、山楂罐头、山楂果酱等，这些制品含糖高，不适于中老年人尤其是患有糖尿病等老年性疾病的患者食用。山楂作为保健品的主要有：①山参茶，以山楂和丹参为主原料，是一种防治高血压、高血脂、动脉硬化的保健饮品。②山楂茶，是用山楂与决明子及何首乌配制而成的保健茶，具有降血脂、软化血管的作用。③菊楂决明茶，由山楂片加菊花、决明子制成，能润肠通便、降压、降血脂，适合高血压兼冠心病患者饮用。④山楂麦芽饮，由生山楂、炒麦芽制成，能消食导滞，适用于消化不良等症。⑤消食散，由山楂加谷芽、槟榔、枳壳等研磨制成，可健脾开胃。

■参考文献

[1] 詹琤琤，段时振，李杰. 中药山楂的化学成分与药理作用研究概况 [J]. 湖北中医杂志，2012，34（12）：77-79.

[2] 李刚，梁新红，葛晓虹. 山楂化学成分及其保健功能特性 [J]. 江苏调味副食品，2009，26（6）：25-27，30.

[3] 刘荣华，邵峰，邓雅琼，等. 山楂化学成分研究进展 [J]. 中药材，2008，31（7）：1100-1103.

[4] 黄锁义，方晓燕，农世永，等. 分光光度法测定山楂中维生素 C [J]. 理化检验（化学分册），2007，43（4）：317，319.

[5] 崔亮，华二伟，薛洁. 山楂对消化系统影响的研究进展 [J]. 新疆中医药，2012，30（1）：78-79.

[6] 温小萍，邓卅，林原，等. 山楂水提物对大鼠离体胃、肠平滑肌条收缩性的影响研究 [J]. 中国药房，2010，21（11）：978-980.

[7] 张三印，孙改侠，冯蓓，等. 不同山楂炮制品对胃肠运动的影响研究 [J]. 云南中医中药杂志，2010，31（5）：60-62，92.

[8] 张三印，周艳霞，孙改侠，等. 山楂不同炮制品对胃肠平滑肌收缩的影响研究 [J]. 中药材，2009，32（10）：1519-1522.

[9] 武蕾蕾，何志鹏. 山楂水提物对肠易激综合征大鼠结肠黏膜 5-HT 和 5-HT3R 表达的影响 [J]. 牡丹江医学院学报，2011，32（4）：6-9.

[10] 吴建华，孙净云. 山楂有机酸部位对胃肠运动的影响 [J]. 陕西中医，2009，30（10）：1042-1043.

[11] 黄珊珊，林原，刁云鹏，等. 焦山楂醇提物对大鼠离体胃、肠平滑肌条收缩性的影响 [J]. 现代生物进展医学，2009，9（4）：612-614.

[12] 王淇漫，李晓斐，陶莉，等. 山楂酸对腹泻型肠易激综合征的作用研究 [J]. 现代食品科技，2015，31（1）：16-20.

[13] 高东雁，刘健，李卫平，等. 山楂叶总黄酮对大鼠心肌缺血性损伤的保护作用及机制研究 [J]. 中药药理与临床，2012，28（5）：64-66.

[14] 鲍慧玮，李婷，孙敬蒙，等. 山楂叶提取物类脂体与益心酮片对大鼠急性心肌缺血药效的比较研究 [J]. 中国实验方剂学杂志，2014，20（2）：140-143.

[15] 朱柳莹，吴忠祥，李苗苗，等. 山楂叶总黄酮对糖尿病大鼠血糖、血脂代谢的影响 [J]. 湖北科技学院学报（医学版），2014，28（6）：469-471，474.

[16] 綦振峰，李官浩，郑昌吉，等. 山楂、决明子及其配伍的降血脂作用 [J]. 食品与机械，2013，29（2）：96-99.

[17] 肖婷. 山楂对高血脂大鼠模型血脂水平的影响 [J]. 现代医药卫生，2011，27（13）：1927-1928.

[18] 宋敏，曹宝鑫. 山楂对高脂血症小鼠模型血脂代谢及降脂酶的影响 [J]. 中国现代药物应用，2012，6（20）：119-120.

[19] 袁永成. 山楂粗黄酮抗氧化能力及抑菌活性研究 [J]. 农产品加工（学刊），2012（2）：53-56.

[20] 董银萍，李拖平. 山楂果胶的抗氧化活性 [J]. 食品科学，2014，35（3）：29-32.

[21] 杨方才. 山楂降脂汤治疗高脂血症疗效观察 [J]. 中国中医急症，2009，18（5）：692-693.

[22] 吴晓虎，拓小义. 山楂半夏汤治疗高脂血症 76 例 [J]. 陕西中医学院学报，2008，31（4）：50-51.

[23] 张秀芬. 山楂饮联合己酮可可碱治疗酒精性脂肪肝的疗效观察 [J]. 中国误诊学杂志，2009，9（3）：572-573.

[24] 刘冠军. 柴胡山楂消脂汤治疗脂肪肝 [J]. 山西中医，2009，25（3）：26.

[25] 鲁亦斌，程井军. 山楂贝母汤治疗脂肪肝的临床观察 [J]. 湖北中医杂志，2008，30（9）：21-22.

[26] 蔡菊芬，楼彩金，朱娴如，等. 抗癌扶正方联合化疗治疗中晚期非小细胞肺癌近期疗效观察 [J]. 中华中医药学刊，2007，25（7）：1398-1400.

[27] 杨伟丽，马媛媛，顾秀琰. 甘肃山楂属植物资源及综合利用价值分析 [J]. 卫生职业教育，2015，33（1）：130-132.

千 金 子

【道地沿革】 千金子又称小巴豆、菩萨豆、拒科子、打鼓子，始载于《蜀本草》，原名续随子。《开宝本草》云："生蜀郡（今四川）及处处有之。苗如大戟。"《本草图经》云："今南中多有，北土差少。苗如大戟，初生一茎，茎端生叶，叶中复出数茎相续；花亦类大戟，自叶中抽秆而生；实青有壳。人家园亭中多种以为饰。秋种冬长，春秀夏实。"《本草纲目》将其入本部毒草类。卢之颐《本草乘雅半偈》云："苗如大戟，初生一茎，叶在茎端，叶复生茎，茎复生叶，转展叠加，宛如十字。作花也类大戟，但从叶中抽干，并结实耳。"综上所述，与现大戟科植物续随子相符。

【来源】 本品为大戟科植物续随子 *Euphorbia lathyris* L. 的干燥成熟种子。

【原植物、生态环境、适宜区】 一年生草本，高 30~90 cm。秆丛生，上部直立，基部膝曲，具 3~6 节，光滑无毛。叶鞘大多短于节间，无毛；叶舌膜质，多撕裂，具小纤毛；叶片条状披针形，无毛，常卷折。花序圆锥状，分枝长，由多数穗形总状花序组成；小穗含 3~7 花，成 2 行着生于穗轴的一侧，常带紫色；颖具 1 脉，第二颖稍短于第一外稃；外稃具 3 脉，无毛或下部被微毛。颖果长圆形。幼苗淡绿色；第一叶长 2~2.5 mm，椭圆形，有明显的叶脉，第二叶长 5~6 mm；7~8 叶出现分蘖和匍匐茎及不定根。为害作物：为害水稻、豆类、棉花等多种作物。

千金子生于向阳山坡。野生或栽培。分布于黑龙江、吉林、辽宁、河北、山西、江苏、浙江、福建、台湾、河南、湖南、广西、四川、贵州、云南等地。

【生物学特点】

1. 栽培技术 用种子繁殖。直播法，7~8月采收深褐色果实，晒干备用。南方秋播9月中旬至9月下旬；北方春播3月下旬至4月上旬。穴播，按行株距30 cm×30 cm开穴，穴深5~7 cm，每穴播5~6颗。条播，按行距40 cm开沟，沟深5~7 cm，将种子均匀播入。播后浇人粪尿，覆土2~3 cm。

2. 田间管理 出苗后及时间苗、补苗，松土除草，结合追施人粪尿。现蕾前要增施过磷酸钙。遇雨季要开沟排除积水。生长后期要培土，以免倒伏。

3. 病虫害防治 病害有叶斑病，高温多雨季节易发病，可喷1:1:150倍波尔多液或克菌丹防治；枯萎病可撒石灰消毒。虫害有地老虎、蛴螬为害。

【采收加工】 秋播千金子于第二年的6月成熟；春播千金子于当年的白露至秋分时节果实成熟。成熟后的千金子用联合收割机收获。将收获后的千金子除去杂质，干燥。

【炮制储藏】

1. 炮制

（1）净制：除去杂质，用时捣碎。

（2）制霜：取净千金子，除去外壳，研碎，压榨去油，研细，过筛或取净千金子，搓去种皮，研如泥状，用布包严，置笼屉内蒸热，压榨去油，如此反复操作，至药物不再黏结成饼，研细。

（3）炒制：除去杂质，置锅内用文火微炒，取出，晾凉，用时捣碎。

2. 储藏 置阴凉干燥处，防蛀。

【药材性状】 本品呈椭圆形或倒卵形，长约5 mm，直径约4 mm。表面灰棕色至灰褐色，有不规则网状皱纹，网孔凹陷处灰黑色，形成细斑点。一侧有纵沟状种脊，顶端为突起的合点，下端为线形种脐，基部有类白色突起的种阜或脱落后的痕迹。种皮薄脆，种仁白色至黄白色，富含油质。气微，味辛。以粒饱满、种仁白色、油性足者为佳。

【质量检测】

1. 显微鉴别

（1）横切面：种皮表皮细胞波齿状，外壁较厚，细胞内含棕色物质；下方为1~3列下皮薄壁细胞；内表皮为1列类方形栅状细胞，其侧壁内方及内壁明显增厚。内种皮栅状细胞1列，棕色，细长柱状，壁厚，木化，有时可见壁孔。外胚乳为数列类方形薄壁细胞；内胚乳细胞类圆形；子叶细胞方形或长方形；均含糊粉粒。

（2）粉末：深棕色。种皮厚壁栅状细胞1列，棕色或深棕色，细胞细长柱状，排列紧密，稍弧状偏弯，下段渐细，末端平整或钝圆，长（径向）72~288 μm，宽（切向）9~22 μm，壁厚3~9 μm，孔沟纤细而稀疏，胞腔较宽，充满红棕色或深棕色物。种皮薄壁栅状细胞（外种皮内表皮）1列，淡棕色，呈长方形或类方形，宽（切向）9~20 μm，排列成短栅状，外侧径向薄壁而稍弯曲，内侧壁增厚。表面观呈多角形，排列紧密，壁稍厚，无细胞间隙。种皮表皮细胞（外种皮外表皮）椭圆形或半圆形，略呈乳头状或绒毛状突起，外壁稍厚，胞腔常充满黄棕色或红棕色物。种皮下皮细胞类多角形，稍皱缩，壁稍厚，有大的椭圆形或类圆形的纹孔。内胚乳细胞类圆形，直径 36~63 μm，壁薄，胞腔内充满圆形或细粒状糊粉粒，也含有脂肪油滴。子叶细胞淡黄绿色，含颗粒状糊粉粒脂肪油滴。外胚乳细胞类多角形，壁稍厚。

2. 理化鉴别

(1) 化学定性：取该品 5 g，研碎，加石油醚（60~90 ℃）适量，加热回流 30 min，滤过。药渣加乙醇 50 mL，加热回流 2 h，回收乙醇至 20 mL，备用。取石油醚溶液 2 mL 置试管中，置水浴上蒸干，残渣加冰醋酸 1 mL 使溶解，再沿管壁加醋酐-硫酸（19∶1）的混合液 1 mL，两液接界面由淡棕色变为暗褐色或棕色（检查甾萜类）。取乙醇溶液 1 mL，加 3% 碳酸钠溶液 1 mL，置水浴上加热 10 min，加 20% 4-氨基安替比林 80% 乙醇溶液和铁氰化钾试液各 2 滴，溶液显黄棕色或红棕色（检查香豆精类）。

(2) 薄层鉴别：取本品粉末 2 g，置索氏提取器中，加石油醚（30~60 ℃）80 mL，加热回流 30 min，滤过，弃去石油醚液，药渣加乙醇 80 mL，加热回流 1 h，放冷，滤过，滤液蒸干，残渣加乙醇 10 mL 使溶解，作为供试品溶液。另取秦皮乙素对照品，加乙醇制成每 1 mL 含 1 mg 的溶液，作为对照品溶液。按照《中国药典》薄层色谱法试验，吸取供试品溶液 5 μL、对照品溶液 1 μL，分别点于同一硅胶 G 薄层板上，以甲苯-乙酸乙酯-甲酸（5∶4∶1）为展开剂，展开，取出，晾干，置紫外光灯（365 nm）下检视。供试品色谱中，在与对照品色谱相应的位置上，显相同的亮蓝色荧光斑点。

3. 含量测定

(1) 脂肪油的含量测定：取本品约 3 g，精密称定，置索氏提取器中，加乙醚 100 mL，加热回流 8 h 至脂肪油提尽，收集提取液，置已干燥至恒重的蒸发皿中，在水浴上低温蒸干，在 100 ℃ 干燥 1 h，移置干燥器中，冷却 30 min，精密称定，计算，即得。本品含脂肪油不得少于 35.0%。

(2) 千金子甾醇的含量测定：按照《中国药典》HPLC 测定。色谱条件与系统适用性试验：以二甲基十八碳硅烷键合硅胶为填充剂，以正己烷-乙酸乙酯-乙腈（87.5∶10∶2.5）为流动相，检测波长为 275 nm。理论板数按千金子甾醇峰计算应不低于 3000。对照品溶液的制备：取千金子甾醇对照品适量，精密称定，加乙酸乙酯制成每 1 mL 含 50 μg 的溶液，即得。供试品溶液的制备：取本品，打碎，研细，取约 0.2 g，精密称定，置具塞锥形瓶中，精密加入乙酸乙酯 25 mL，密塞，称定重量，超声处理（功率 250 W，频率 25 kHz）20 min，放冷，再称定重量，用乙酸乙酯补足减失的重量，摇匀，滤过，取续滤液，即得。测定法：分别精密吸取对照品溶液与供试品溶液各 10~20 μL，注入液相色谱仪，测定，即得。本品含千金子甾醇（$C_{32}H_{40}O_8$）不得少于 0.35%。

(3) 总香豆素的含量测定：采用紫外分光光度法，以秦皮乙素为对照品，测定波长 350 nm，对济南建联和亳州药材市场的千金子种仁及种皮中总香豆素含量进行了测定。两地千金子种仁中总香豆素含量分别为 0.369% 和 0.043%，种皮中含量分别为 3.276% 和 4.877%，种皮中含量明显高于种仁。

【性味归经】 辛、温；有毒。归肝、肾、大肠经。

【功能主治】 逐水消肿，破血消症。用于水肿，痰饮，积滞胀满，二便不通，血瘀经闭；外用治疗顽癣，赘疣。

【用法用量】 内服：1~2 g，去壳，去油用，多入丸、散。外用：适量，捣烂敷患处。

【使用注意】 孕妇及体弱便溏者忌服。

【化学成分】

1. 脂肪油 千金子中含脂肪油 47%~50%，油中含多种脂肪酸，主要有油酸 89.2%、棕榈酸 5.5%、亚油酸 0.4%、亚麻酸 0.3% 等，油中还含菜油甾醇、豆甾醇、7-羟基-千金藤醇-二乙酸-二苯甲酸酯（酯 L2）、巨大戟萜醇-1-H-3，4，5，8，9，13，14-七去氢-3-豆蔻酸酯、千金藤醇-3，15-二乙酸-5-苯甲酸酯（酯 L3）、千金藤醇-3，15-二乙酸-5-烟酸酯（酯 L8）、巨大戟萜醇-3-棕榈酸酯（酯 L5）、17-羟基岩大戟-15，17-二乙酸-3-O-桂皮酸酯（酯 L7a）、17-羟基-异千金藤醇-5，15，17-三-O-乙酸-3-O-苯甲酸酯（酯 L7b）、7-羟基千金藤醇-5，15-二乙酸-13-苯甲酸酸-7-烟酸酯（酯 L9）及三十一烷等。

2. 二萜类 千金子中的二萜主要为巨大戟烷二萜和续随子烷二萜两种骨架的二萜。巨大戟烷二萜的基本母核，如巨大戟二萜醇是由 5/7/7/3 四个环稠和而成，C-8 和 C-10 间存在一个酮桥，Cl$_2$ 的双键存在于 A 环，C-6、C-7 的双键存在于 B 环。巨大戟烷二萜酯通常在其母核的 3 位或 20 位连接一长链脂肪酸。续随子烷二萜的结构骨架由 5/11/3 三个环稠和而成，C-6 位存在一个环外双键或存在一个环氧或 C-5、C-6 位存在一个双键。C-12、C-13 有一个双键，C-14 存在一个羰基，形成一个 α，β-不饱和酮。续随子烷二萜酯一般在其 5 位和 15 位分别连接一个乙酰氧基，而在 3 位通常为苯甲酰氧基，但大戟因子 L1 的 3 位连接的是一个苯乙酰氧基。

3. 黄酮类 千金子中的非二萜成分分离两个黄酮类化合物，分别是蔓荆子黄酮和青蒿亭。

4. 香豆素类 包括双七叶内酯、七叶内酯、瑞香素等。

5. 挥发油 用气相-质谱联用法测定了千金子中 20 种挥发性成分，其中相对含量大于 2% 的为正庚烷（33.73%）、3-乙基戊烷（11.02%）、正辛烷（6.81%）、2-甲基庚烷（6.39%）、13-甲基庚烷（6.33%）、2，5-二甲基己烷（4.05%）、α-檀香萜醇（3.06%）、甲基环己烷（3.02%）、棕榈酸（2.88%）、1，1，3-三甲基环戊烷（2.75%）和植醇（2.35%）。

测定千金子中挥发油，其化学成分为脂肪酸及其酯类化合物，单萜、倍半萜类化合物以及芳香化合物等，其中长链脂肪酸及其酯类化合物含量较高。相对含量大于 5% 的化学成分有（E）-9-十八烯酸甲酯（10.73%）、油酸乙酯（5.30%）和（E）-9-十八烯酸（10.60%）。同时还分离鉴定了 17 种倍半萜类化合物，相对含量大于 1% 的有 β-榄香烯（1.38%）、α-金欢烯（1.00%）、1，3，5，10-红没药四烯（4.66%）、香橙烯（1.36%）、蛇床-4（14），7（11）-二烯（1.31%）、α-杜松烯（1.22%）、石竹烯氧化物（2.14%）、卡达-1，3，8-三烯（1.1%）、长叶烯氧化物（2.74%）、9，10-去氢长叶烯（1.25%）、α-雪松烯环氧化物（1.52%）和 β-桉叶醇（1.89%）。含有 11 种单萜类化合物，相对含量较大的是桉树脑（7.40%），其他含量均较低。还含有一种二萜类化合物新西柏烯（8.47%）。

6. 甾体类 千金子含有的甾体类成分主要包括α-大戟甲烯醇、γ-大戟甾醇、β-香树脂醇、蒲公英赛醇、羊齿烯醇、蛇麻脂醇、4-蒲公英甾醇、蒲公英甾酮、羽扇烯酮、环木菠萝烯醇、羊毛甾醇、24-亚甲基环木菠萝烷醇和β-谷甾醇。

7. 非萜类化合物 分离、纯化得到蔓荆子黄酮、金色酰胺醇酯、胡萝卜苷、青蒿亭、对羟基苯甲酸和秦皮乙素。

【药理作用】

1. 致泻 千金子的脂肪油中所含的环氧千金二萜醇苯乙酸酯二乙酸酯对胃肠道有刺激作用，刺激胃肠蠕动，可产生峻泻作用，强度为蓖麻油的3倍。临床上为避免其峻泻作用，采用炮制去除其油，其炮制方法以制霜法为主，也有炒制、酒制、煮制的记载。有人对生品、炒品、酒品、冷霜、热霜、蒸霜等进行了脂肪油总溶出成分测试，结果表明，千金子经加工炮制后，脂肪油含量及总溶出成分均明显降低。

2. 抗肿瘤 据初步筛选试验（亚甲基蓝染色法、瓦氏呼吸仪），鲜草对急性淋巴细胞型及粒细胞型、慢性粒细胞型、急性单核细胞型白血病白细胞均有抑制作用。同属植物E. Amygdaloides含鬼臼树脂，有抗肿瘤作用，但毒性较大。

检测千金子中分离纯化的大戟因子L1~L3对宫颈癌、子宫内膜癌、卵巢透明癌和卵巢囊腺癌等四种人妇科肿瘤细胞增殖的影响，结果表明，大戟因子L3对宫颈癌细胞、卵巢透明癌和卵巢囊腺癌细胞增殖均有明显的抑制作用，而大戟因子L1仅对宫颈癌细胞的增殖显示出较强的抑制活性，大戟因子L2对五种实验用人妇科肿瘤细胞的增殖均不显示任何抑制活性。

3. 抗菌 该品所含的瑞香素对金黄色葡萄球菌、大肠杆菌、福氏痢疾杆菌及铜绿假单胞菌的生长有抑制作用。

4. 抗炎、镇痛 瑞香素具有镇痛作用，其治疗指数为20.9，磷酸可待因为24.7。瑞香素治疗指数虽略低，但较安全，临床用于外科手术麻醉，效果与哌替啶对照无明显差异。其镇静作用表现在与巴比妥类药物有非常显著的协同作用，促进注射阈下催眠剂量的小鼠入睡快而持久。有抗炎作用，强度比相同剂量的水杨酸钠稍强。该品所含的七叶树苷给予大鼠腹腔注射10 mg/kg，对角叉菜胶性、右旋糖酐性、5-羟色胺性及组胺性关节炎均有抑制作用，抑制强度分别为35%、28%、20%、8%。对大鼠肉芽肿的形成（棉球法）、豚鼠紫外线照射背部引起的红斑反应、组胺引起的毛细血管通透性增加均有抑制作用。

5. 美白 在酪氨酸转化为黑色素的过程中，酪氨酸酶起着重要的作用。千金子中七叶内酯具有抑制酪氨酸酶的活性（其IC_{50}为43 μmol/L），从而抑制酪氨酸向黑色素转化，以抑制色斑形成。作为化妆品，可用来治疗因色素沉着引起的黑斑和雀斑。

6. 抗肿瘤多药耐药 多药耐药性，又称多向性耐药，是指肿瘤细胞接触某种化疗药物后，不仅对该药物产生耐药性，而且对另一些未曾接触、与之化学结构和作用机制完全不同的药物也产生交叉耐药，这是一种独特的广谱耐药现象。多药耐药性形成机制复杂，其中P-糖蛋白（P-gP）的过度表达是导致多药耐药性的经典机制。肿瘤细胞通过P-gP过度表达，增加药物外排，导致药物在细胞内积聚减少，血药浓度下降，导致治疗效果下降甚至无效。大戟因子 L10 对 P-gP 具有显著的抑制作用，试验结果显示，向已经对柔红霉素耐药即 P-gP 过度表达的白血病肿瘤细胞 K562/R7 中加入大戟因子 L10，肿瘤细胞内柔红霉素的相对浓度增加了 1 倍，比阳性对照药环孢霉素 A 的作用还稍强一些。

7. 其他 以各种途径给予大鼠及兔七叶树苷均能增进尿酸排泄，亦有报道对小鼠有显著的利尿作用。

七叶树苷有抗血凝及抑制大鼠眼晶状体的醛糖还原酶等作用。

【毒理研究】 千金子所含有毒成分为千金子甾醇、殷金醇棕榈酸酯等，对胃肠道有强烈刺激作用，对中枢神经系统也有毒，临床多服或误服可引起中毒。应用急性毒性方法，所得实验数据经改良寇氏法计算半数致死剂量（LD_{50}），得出千金子的 LD_{50} 为 1.795 0 g/kg，LD_{50} 的 95% 可信限为 1.621 1~1.987 9 g/kg。有关研究证实了千金子有毒，但是对于毒性作用部位和机制还有待于进一步研究。对千金子不同提取物进行毒性研究，通过测定千金子的 LD_{50} 来评价千金子不同提取物的毒性，结果显示，小鼠口服千金子乙酸乙酯、石油醚、水提取物的 LD_{50} 分别为 160.23、90.8、912.0 g/kg，口服千金子挥发油的最大耐受量为 266.8 g/kg，乙酸乙酯、石油醚以及水提取物引起的毒性反应相似，小鼠口服 2.0 g/kg 千金子甾醇无明显急性毒性反应。千金子的毒性成分在不同极性的溶媒均存在，但是在脂溶性比较大的溶媒中存在量较大。比较千金子和其炮制品不同含油量的千金子霜的急性毒性，实验结果显示，千金子的毒性成分位于脂肪油部分，小鼠腹泻、弓背、被毛潮湿均为中毒症状。千金子去油制霜后毒性明显降低，建议千金子含油量标准由 18%~20% 放宽到 18%~22%。

【临床应用】

1. 临床配伍

（1）水气：用千金子一两，去壳研，以纸裹，用物压出油，重研末，分作七服。每治一人，每日只可一服，丈夫生饼子酒下，妇人荆芥汤下。凡五更服之，至晚间自止，后以厚朴补之，频吃益善。仍不用吃盐、醋一百日。（《斗门方》）

（2）积聚症块及涎积等：千金子三十枚（去皮），腻粉二钱，青黛（炒）一钱匕（研）。上三味，先研千金子令烂，次下二味，合研匀细，以烧糯米软饭和丸，如鸡头大。每服先烧大枣一枚，剥去皮核，烂嚼，取药一丸锥破，并枣同用，冷腊茶清下。服后便卧，至中夜后，取下积聚恶物为效。（《圣济总录》续随子丸）

（3）黑子，疣赘：千金子熟时坏破之，以涂其上，便落。（《普济方》）

（4）疮毒：山慈菇，去皮，洗净，焙干，取二两；川五倍子，洗刷，焙干，取二两；千金子仁，研细，以纸压去油质，取一两；红牙大戟，去芦，洗净，焙干，取一两半；麝香三钱。各药共研为末，加浓糯米汤调和，细捣，做成一钱一锭的药剂，斟酌病情，或外治，或内服。（《本草纲目》万病解毒丸）

（5）中暑呕吐，腹痛水泻：藿香十两，苍术十两，公丁香二两，沉香二两，五倍子四两，山慈菇四两，千金子霜四两，红芽大戟四两，木香四两。上为细末，兑入雄黄、朱砂（上衣用）各二两，麝香、冰片各三钱（均为末），水泛为丸，如绿豆大。用方内朱砂加滑石十五两为衣。每服一钱，温开水送下。（《全国中药成药处方集》北京

三画

方：救急丹）

（6）夏季受寒，饮食不节引起的呕吐泄泻、腹中绞痛：五倍子二两、檀香三钱、木香三钱、沉香三钱、公丁香三钱、甘草五钱、千金子霜一两、红芽大戟（醋炙）一两五钱、山慈菇一两五钱、六神曲（麸炒）五两、麝香三钱、雄黄三钱、冰片三分、朱砂六钱。上药研细和匀，水泛为丸，朱砂为衣，每服十粒（约重五分），生姜汤或温开水送服。（《全国中药成药处方集》北京方：周氏回生丹）

2. 现代临床

（1）毒蛇咬伤：取千金子 20~30 粒（小儿酌减）捣烂，用米泔水调服。治疗 160 例，一般服 1 次，重者服 3 次即效。神昏者加龙胆草 1 两煎服。

（2）晚期血吸虫病腹水：取新鲜千金子去壳捣泥装入胶囊，根据患者腹围大小决定用量。腹围较大者，每次 6~9 g，早晨空腹服，5 d 服药 1 次。服药后 30 min 有头晕、恶心或呕吐，继而有肠鸣腹泻，随之腹水渐退，腹围缩小。治疗 21 例，逐水效果显著，但服药后腹泻者达 100%，呕吐者占 45% 左右，有的甚至吐出少量血液。为了减轻呕吐反应，曾制成肠溶胶囊内服，每次 3~8 粒（1.44~3.84 g），每日或隔日或隔几日服 1 次。使用结果：呕吐反应大大减少，且用药少，易吞服，药效快而猛，逐水效果不减。如腹痛及腹泻过剧时，可行对症治疗。千金子胶囊对肝、肾功能均无损害，但服药后应忌食碱、盐及不消化食物；症状改善后，应抓紧时机使用锑剂以根治血吸虫病。

（3）白血病：治疗白血病的 I 号（红宝丹）、II 号（补元散）、III 号（生血丸）系列中药，其中 I 号（红宝丹）由包含千金子在内的 27 味中药构成。经 300 例临床观察，总有效率为 95%，治愈缓解率为 45%。该中药可以替代西医化疗，并避免由于化疗引起的毒副作用给患者带来的痛苦，同时具有固本培元、延长白血病患者存活期等优点。

（4）膀胱癌：由山慈菇、螃蟹、败酱草、千金子、仙鹤草等五味中药，利用药性的快、慢，达到相互制约、解毒排毒、以毒攻毒、化脓为水的目的。服用此药能使膀胱癌患者快速止血，病情日趋稳定，普遍可延长寿命 5~15 年，而且疗程短、恢复快、疗效高、费用低。

（5）银屑病：由千金子霜等 30 味中药组成，具有清热解毒、活血润燥、祛风止痒、杀虫的功效，对治疗银屑病特别是寻常性银屑病效果显著，对过敏性皮炎、老年斑、慢性皮肤炎症也有很好的疗效。

【不良反应】 千金子有一定毒性，除了具有细胞毒作用外，对于肠道的强烈泻下作用可能也是导致千金子毒性的途径。此外大戟科的植物大多具有肝毒性和肾毒性，作为大戟科植物，千金子也极有可能具有这方面的毒性。

【综合利用】 千金子除临床药用外，还具有美白祛斑的作用，可作为美容化妆品，用于因色素沉着引起的黑斑和雀斑，为化妆品的开发应用提供一种途径。

千金子有着很高的经济利用价值。其植株强健，挺拔浓绿，可作为室内盆栽或庭院培植，供观赏用；其种子富含脂肪油，在工业生产中可用来制作肥皂及润滑油等；还可加以利用开发生物农药，防治螟虫、蚜虫、蟋蟀等害虫。

中药千金子中油的脂肪酸成分与理想柴油替代品的分子组成相似，故千金子很有可能发展成为一种石油替代品。千金子油主要脂肪酸成分以 C_{16}、C_{18} 脂肪酸为主，且油酸（$C_{18}H_{34}O_2$）含量高达83%以上，与理想柴油替代品的分子组成相类似，从理论上说，千金子是一种很有发展前景的生物能源。

■参考文献

［1］国家药典委员会．中华人民共和国药典［M］.2015年版．第一增补本．北京：中国医药科技出版社，2015.

［2］李英霞，刘春农，韦朋．千金子种仁与种皮中总香豆素的含量测定［J］.陕西中医，2008，29（5）：605-606.

［3］张付玉．半边旗和千金子化学成分研究［D］.杭州：浙江工业大学，2009.

［4］危文亮，金梦阳，马冲，等．续随子油脂肪酸组成分析［J］.中国油脂，2007，32（5）：70-71.

［5］焦威，鲁璐，邓美彩，等．千金子化学成分的研究［J］.中草药，2010，41（2）：181-187.

［6］祝洪艳，张琪，夏从立，等．千金子油理化性质及其脂肪酸和挥发油成分分析［J］.分子科学学报，2009，25（2）：90-94.

［7］王正平，高燕，赵渤年．千金子的化学成分及药理作用研究进展［J］.食品与药品，2014，16（1）：58-61.

［8］郑飞龙．千金子毒性成分的研究［D］.南昌：南昌大学，2009.

［9］LIAO S G, ZHAN Z J, YANG S P, et al. Lathyranoie acid A：First secolathyrane diterpenoid in nature from Euphorbia lathyris［J］.Org Lett，2005，7（7）：1379-1382.

［10］焦威，王燕军，白冰如，等．四川产千金子挥发油的GC-MS分析［J］.分析实验室，2008（S1）：1-3.

［11］慈倩倩．不同产地毒性中药千金子质量研究［D］.济南：山东中医药大学，2011.

［12］郑飞龙，罗跃华，魏孝义，等．千金子中非萜类化学成分的研究［J］.热带亚热带植物学报，2009，17（3）：298-301.

［13］王思明，王溪，苏晓会，等．续随子中千金二萜烷化合物抑制人妇科肿瘤细胞增殖活性的研究［J］.中国药理学通报，2011，27（6）：774-776.

［14］TAKARA K, SAKAEDA T, OKUMURA K. An update on overcoming MDRl-mediated multidrug resistance in cancer chemotherapy［J］.Curr Pharm Des，2006，12（3）：273-286.

［15］徐珊，徐昌芬．肿瘤多药耐药性发生机制及中药逆转作用的研究进展［J］.中国肿瘤生物治疗杂志，2006，13（6）：404-411.

［16］王君明，崔瑛．有毒中药的现代研究思路［J］.中医学报，2012，27（7）：844-845.

［17］王娟，陈金海．一种治疗银屑病的中药组合物：中国，200410042859.5［P］.

2005-12-07.

[18] 王宪龄，刘飞飞，张晓晗．略论千金子的药用及开发应用价值 [J]．中国西部科技，2011，10（18）：1-2.

卫矛（鬼箭羽）

【道地沿革】 卫矛始载于《神农本草经》，列为中品，又名鬼见愁（《中国树木分类学》），四面锋、篦箕柴（《浙江中药手册》），风枪林（《中国药植志》），山鸡条子（《东北药植志》），四面戟（《药材学》），千层皮、刀尖茶、雁翎茶、四棱茶（《辽宁经济植物志》）。《本草纲目》云："刘熙《释名》言：齐人谓箭羽为卫。此物干有直羽，如箭羽、矛刃自卫之状，故名。……鬼箭生山石间，小株成丛。春长嫩条，条上四面有羽如箭羽，视之若三羽尔。青叶状似野茶，对生，味酸涩。三、四月开碎花，黄绿色。结实大如冬青子。"主产于河南、山东等地，资源丰富。

【来源】 本品为卫矛科植物卫矛 Euonymus alatus（Thunb.）Sieb. 的具翅状物的枝条或翅状附属物。

【原植物、生态环境、适宜区】 卫矛，灌木，高 1~3 m；小枝常具 2~4 列宽阔木栓翅；冬芽圆形，长 2 mm 左右，芽鳞边缘具不整齐细坚齿。叶卵状椭圆形、窄长椭圆形，偶为倒卵形，长 2~8 cm，宽 1~3 cm，边缘具细锯齿，两面光滑无毛；叶柄长 1~3 mm。聚伞花序 1~3 花；花序梗长约 1 cm，小花梗长 5 mm；花白绿色，直径约 8 mm，4 数；萼片半圆形；花瓣近圆形；雄蕊着生花盘边缘处，花丝极短，开花后稍增长，花药宽阔长方形，2 室顶裂。蒴果 1~4 深裂，裂瓣椭圆状，长 7~8 mm；种子椭圆状或阔椭圆状，长 5~6 mm，种皮褐色或浅棕色，假种皮橙红色，全包种子。花期 5~6 月，果期 7~10 月。

卫矛适应性极强，喜阳光充足但在半阴处也会生长良好，即便在荫蔽处也能生长；对气候和土壤适应性强，能耐干旱、瘠薄和寒冷，在中性、酸性及石灰性土上均能生长。萌芽力强，耐修剪，对二氧化硫有较强抗性。除东北地区，以及新疆、青海、西藏、广东及海南以外，全国名省区均产，生长于山坡、沟地边沿。日本、朝鲜也有分布。

【生物学特点】

1. 栽培技术 以播种为主，扦插、分株也可。秋天采种后，日晒脱粒，用草木灰搓去假种皮，洗净阴干，再混沙层积储藏。第二年春天条播，行距 20 cm，覆土约 1 cm，再盖草保湿。幼苗出土后要适当遮阴。当年苗高约 30 cm，第二年分栽后再培育 3~4 年即可出圃定植。扦插一般在六七月间选半成熟枝带踵扦插。移栽要在落叶后、发芽前进行。小苗可裸根移，大苗若带宿土移则更易成活。

2. 田间管理 卫矛性喜光，宜放置于阳光充足，空气流通之处，夏季要适当遮阴，防止烈日暴晒。秋季在光照下有利于叶色及早转红。冬季可在室外越冬，埋盆于向阳处土中即可。卫矛盆景平时保持湿润，不干不浇，宁可偏干，不可偏湿。春夏生长期要适当浇水，以利生长和开花结果。秋季叶色红时应扣水，盆土稍干为宜。冬季休眠期，每5~7日浇水一次即可。卫矛好肥，在生长期每两周施一次稀薄腐熟的饼肥水。以磷钾肥为主，少施氮肥，以免徒长。秋后宜少施肥或不施肥。冬季在盆中放些腐熟饼肥屑作基肥。春季抽生新枝叶时，应适当剪短，保持树冠浓密而不披散。秋季落叶后进行整形修剪。剪去萌发枝、徒长枝、交叉重叠枝，保持一定造型树姿。可每隔2~3年翻盆一次，在春季2~3月抽芽放叶前为宜，秋季亦可。翻盆时结合修剪过长根系，去掉旧土，换上肥沃疏松的培养土，拌上适量饼肥屑和砻糠灰。如培养提根式，可逐渐将植株上提，露出基部主根。

3. 病虫害防治 卫矛有黄杨尺蛾、黄杨斑蛾等食叶虫为害，防治方法是在4~5月幼虫活动期用敌百虫或敌敌畏1500倍液喷杀。

【采收加工】 夏、秋季采收带翅嫩枝或枝翅，以全草乌黑色、茎幼、有光泽、花序长而多者为佳。采后去净杂质，晒至半干，收回堆放，用麻布包盖覆，闷两日后，晒干。捆压成把，外加蒲席封固，存放于干燥处。

【炮制储藏】

1. 炮制 取原药材，除去杂质，洗净，润透，切片3 mm厚，晒干或干燥。

2. 储藏 晒干后捆压成把，外加蒲席封固，存放于干燥处。

【药材性状】 枝呈细长圆形，长40~50 cm，直径0.4~1 cm。表面粗糙，暗灰绿色至灰绿色，有纵皱纹及灰白色纵生的皮孔。木栓质翅4条，扁平片状，近茎处稍厚，向外渐薄，宽4~10 mm，表面灰棕色至暗棕红色，有微细致密纵直纹或微波状弯曲纹理，有的现横向凹纹。枝坚硬而韧，断面淡黄白色，纤维性，气微，味微苦。翅质轻脆，断面平整，棕黄色，细颗粒性，气微，味微涩。

【质量检测】

1. 显微鉴别

（1）枝条横切面：表皮细胞1列，外壁显著突起，被厚角质层。皮层由10余列细胞组成，外侧为2~3列，形较小。壁微增厚的厚角细胞，其下方数列不规则形薄壁细胞，内含叶绿体；内侧的薄壁细胞较大，壁有时微木化，部分细胞具壁孔，薄壁细胞中含较多的草酸钙簇晶，直径17~34 μm。韧皮部较薄，细胞大多皱缩，形成层不明显。木质部较宽，由导管、管胞、木纤维等组成，胞壁厚，木化。射线细胞单列，木化，具壁孔。木质部常有年轮。髓部由薄壁细胞组成，常呈斜"十"字形，有少数草酸钙簇晶。枝翅由下皮部位的表皮破裂后，变为数列扁平薄壁性的分生细胞，并不断向外分裂和栓化而成。

（2）粉末：枝翅全为木栓化细胞的碎片，淡黄棕色，细胞长方形或方形，一般长约58 μm，宽约49 μm，壁微增厚。枝条中常见有方形的木栓细胞，片状增厚的厚角细胞碎片、纤维及网状。螺纹增厚的导管和散在的簇晶。纤维直径17~20 μm，导管直径13~17 μm，簇晶大小为17~34 μm。

2. 理化鉴别

（1）化学定性：取本品粉末10 g，加乙醇50 mL，热提1 h，滤过，滤液蒸干，残渣用氯仿溶解，取氯仿溶液做如下试验：①取溶液 1 mL，蒸去氯仿，残渣加 1 mL 乙酸酐溶解，加入 1 滴浓硫酸，醋酐层成绿色（检查甾醇类化合物）。②取溶液 1 mL，加入浓硫酸 1 mL，氯仿溶液自黄色转变成深红色（检查植物甾醇、三萜）。

（2）薄层色谱：取上述氯仿溶液，以 6β-羟基豆甾-4-烯-3-酮、β-谷甾醇、豆甾-4-烯-3，6-二酮及豆甾-4-烯-3-酮做对照，同点于硅胶 G 板上，以苯-乙醚（3：2）为展开剂，展距 17.5 cm。用 1%香草醛硫酸显色，供试品与对照品在相对应位置上显黄棕色或紫色斑点。

3. 含量测定

（1）山柰酚、柚皮素、槲皮素的含量测定：用反相高效液相色谱法（RP-HPLC）测定了卫矛中的山柰酚、柚皮素、槲皮素的含量，以 Alltima C18（4.6 mm×250 mm，5 μm）为色谱柱，以乙腈-0.1%甲酸（38：62）为流动相，检测波长 258 nm，流速 0.8 mL/min，柱温 30 ℃。结果显示，山柰酚、柚皮素及槲皮素的线性范围分别为 0.020 64~0.258 0 μg（$R=0.999\ 6$），0.055 92~0.699 μg（$R=0.999\ 7$），0.016 56~0.207 μg（$R=0.999\ 8$），加样回收率分别为 100.6%（RSD=2.5%），96.4%（RSD=1.1%），101.9%（RSD=1.7%）。以变化波长 HPLC 同时测定卫矛槲皮素和山柰酚的含量，采用 Welch Materials C18（4.6 mm×250 mm，5 μm）色谱柱，以甲醇-磷酸（0.4%）为流动相梯度洗脱（0~25 min 43：47，25~38 min 43→48：57→52，38~50 min 48→52：52→48）柱温 30 ℃，流速 1.0 mL/min，检测波长 370 nm（槲皮素）和 367 nm（山柰酚）。结果显示，槲皮素在 4.03~40.34 μg/mL 范围内与其峰面积呈良好的线性关系（$R^2=0.999\ 9$），山柰酚在 2.71~27.14 μg/mL 范围内与其峰面积呈良好的线性关系（$R^2=0.999\ 9$），槲皮素和山柰酚的回收率分别为 103.6%（RSD=1.2%）和 97.28%（RSD=1.7%）。

（2）黄酮类的含量测定：采用微波辅助萃取法提取，分光光度法测定卫矛中的总黄酮含量，通过单因素实验和正交实验，确定了微波法提取卫矛中黄酮类化合物的最佳条件为：使用 60%乙醇，在液固比 40：1 条件下微波辐射时间 5 min，微波功率 255 W。在此条件下进行了精密度和回收率实验，所得结果的相对标准偏差为 1.711%（$n=5$），回收率为 97%~101%。

（3）香橙素的含量测定：采用 HPLC 法测定卫矛饮片中的香橙素的含量，以 Kromasil 100-5 C18（4.6 mm×250 mm，5 μm）为色谱柱，以乙腈-0.3%醋酸（24：76）为流动相，检测波长 292 nm，流速为 1.0 mL/min，柱温 30 ℃。结果显示，香橙素在 0.051~2.04 μg 范围内呈良好的线性关系，$R=0.999\ 9$。20 批卫矛中香橙素质量分数为 0.001 57%~0.041 6%。

【性味归经】　性寒，味苦。

【功能主治】　活血散瘀，杀虫。用于经闭、产后瘀血腹痛、虫积腹痛。

【用法用量】　内服：煎汤，4.5~9 g。

【使用注意】　孕妇忌用。

【化学成分】　目前国内外对卫矛植物化学成分的报道主要有三萜类、倍半萜及其衍生物、甾体类、强心苷类、黄酮类、酚酸类及微量元素等。

1. 三萜类 卫矛中三萜类成分主要分为木栓烷型和齐墩果烷型，还有少量羽扇豆烷型。卫矛根皮中分离得到30-羟基-3-木栓酮、雷公藤内酯甲、29-羟基-3-木栓酮、木栓酮等4个三萜类化合物。从卫矛醇提氯仿层中分离到表木栓醇、羽扇豆醇、3β-羟基-30-降羽扇豆烷-20-酮三个三萜类化合物。采用硅胶和Sephalex LH-20凝胶色谱柱层析等分离方法对南川卫矛茎提取物的乙酸乙酯组分的化学成分进行了分离得到了11个三萜类化合物，分别鉴定为木栓酮，3-O-木栓烷-28-羧酸，29-羟基-3-木栓酮，大子五层龙酸，直楔草酸，雷公藤内酯甲，雷公藤内酯乙，3-羟基-2-O-3-无羁萜烯-29-羧酸，3-羟基-2，24-O-3-无羁萜烯-29-羧酸，20（29）-羽扇豆烯-1β，3β-二醇，20（30）-羽扇豆烯-3β，29-二醇。

2. 倍半萜及其衍生物 卫矛中倍半萜及其衍生物主要为一类具有β-二氢沉香呋喃骨架的化合物，也是本植物乃至本属植物中的代表性成分。从卫矛中分离到的此类化合物有卫矛羰碱、雷公藤碱、新卫矛羰碱、卫矛碱、异卫矛碱等。

3. 甾体类 卫矛中分离到的甾体类成分主要为甾体及甾体皂苷，有豆甾-4-烯-3-酮、豆甾-4-烯-3，6-二酮、豆甾-3β，6α-二醇、6β-羟豆甾-4-烯-3-酮、β-谷甾醇和β-胡萝卜苷等。

4. 强心苷类 从卫矛中分离到的强心苷类化合物有单糖苷、双糖苷及多糖苷。强心苷中的糖与苷元C_3-OH结合成苷，且糖多为去氧糖。强心苷类化合物主要有卫矛苷A、卫矛苏苷A、毒光药木糖苷元3-O-α-L-吡喃鼠李糖苷、3-O-β-D-吡喃葡萄糖基（1→4）-α-L-吡喃鼠李糖基-1β，3β，14β-三羟基-Δ20（22）强心甾烯等。

5. 黄酮类 卫矛中分离到的黄酮类化合物主要有香橙素、儿茶素、去氢双儿茶素A、山奈酚和5，7，4'-三羟基二氢黄酮等。

6. 酚酸类 从卫矛中分离出多种酚酸类成分，包括3，4-二羟基苯甲酸、对羟基苯甲酸、3-甲氧基-4-羟基苯甲酸、2，4，6-甲氧基苯酚、香草醛、绿原酸和咖啡酸等。

【药理作用】

1. 降血糖 对2型糖尿病大鼠糖脂代谢及脂肪细胞因子的影响：观察卫矛对2型糖尿病大鼠糖脂代谢、胰岛素抵抗及血清炎性因子的影响，采用高脂饲料喂养加腹腔注射小剂量链脲佐菌素（STZ）的方法制备2型糖尿病模型，随机分为4组（$n=8$）：模型组、卫矛高剂量组、卫矛低剂量组、吡格列酮组。灌胃治疗4周后检测相关指标。结果卫矛高剂量组和西药组可显著降低大鼠空腹血糖（FBG）、空腹血清胰岛素（FINS）水平，提高胰岛素敏感指数；可降低甘油三酯（TG）、总胆固醇（TC）、低密度脂蛋白（LDL）、游离脂肪酸（FFA），升高高密度脂蛋白（HDL），改善脂代谢紊乱；还可降低血清肿瘤坏死因子-α（TNF-α）和血清C反应蛋白（CRP），提高血清脂联素水平。卫矛可改善2型糖尿病大鼠糖脂代谢紊乱，提高胰岛素的敏感性。

对2型糖尿病大鼠胰岛B细胞形态学的影响：卫矛对2型糖尿病大鼠胰岛B细胞形态学的影响，应用高脂饲料加STZ造成2型糖尿病模型后，将大鼠随机分成模型组、卫矛组、格列本脲组3组，并设立空白对照组。模型组与空白对照组给予生理盐水，其余两组分别予以卫矛、格列本脲灌胃。干预4周后，尾静脉采血检测空腹血糖，结果显示，卫矛组大鼠空腹血糖明显低于模型组。免疫组化检测显示，卫矛组大鼠胰岛 B 细胞阳性程度较高。

对 2 型糖尿病血瘀证大鼠血糖及血流动力学的影响：通过喂饲高脂饲料加 STZ 腹腔注射建立 2 型糖尿病模型后，再注射泼尼松龙和肾上腺素制备成中医血瘀证大鼠模型。随机将制模成功的大鼠分为模型组、卫矛组、格列本脲组 3 组，并设立空白对照组。卫矛组给予卫矛灌胃，格列本脲组给予格列本脲灌胃，模型组与空白对照组给予生理盐水灌胃。干预 4 周后，观察各组大鼠一般情况，并检测各组大鼠的空腹血糖、血流动力学指标变化。结果显示，卫矛组大鼠与模型组相比较，多饮、多尿等症状改善，体质量增加，其毛色、毛态、精神状态、捕捉时抵抗力、舌质瘀斑等也有改善。格列本脲组大鼠较模型组体质量有所增加，但精神不振、捕捉时抵抗力减弱、体毛无光泽、竖立、打结、舌质瘀斑仍较明显。卫矛组大鼠空腹血糖含量比模型组显著降低。卫矛组大鼠的全血黏度（切变率 1、5、50、1008）、血浆黏度、血细胞比容等血流动力学指标明显低于格列本脲组、模型组。

2. 利尿　小鼠灌胃 1.0、0.5、0.25 g/kg 卫矛提取物，每日 1 次，连续 7 d，采用水负荷法测定尿量，观察卫矛提取物的利尿作用；大鼠灌胃 0.6、0.3、0.15 g/kg 卫矛提取物，每日 1 次，连续 3 d，采用酵母菌致发热，观察卫矛提取物的解热作用。结果显示，卫矛提取物（0.5、0.25 g/kg）既可增加摄水量，又可增加排尿量；其提取物（0.6、0.3、0.15 g/kg）对酵母菌致发热大鼠体温升高有明显的抑制作用。卫矛提取物具有显著的利尿解热作用。

3. 抗心肌缺血　对小鼠常压耐缺氧作用的实验研究，以观察卫矛提取物对小鼠常压下耐缺氧的能力。采用对大鼠冠状动脉结扎造模方法，建立急性心肌缺血模型，以观察卫矛提取物对模型大鼠血清心肌酶、丙二醛（MDA）、超氧化物歧化酶（SOD）、一氧化氮（NO）及其心电图影响。结果显示，卫矛提取物组能明显延长小鼠的存活时间，显著降低急性缺血模型大鼠心电图抬高的 ST 段，还能显著降低急性缺血模型大鼠血清肌酸激酶（CPK）、肌酸激酶同工酶（CPK-MB）、天冬氨酸转氨酶（AST）、乳酸脱氢酶（LDH）和 MDA 水平，显著提高急性心肌缺血模型大鼠血清 SOD、NO 含量。卫矛提取物能对急性心肌缺血模型大鼠的心肌细胞有显著的保护作用，能够提高心肌细胞耐缺氧的能力，具有防治心肌缺血的作用；卫矛水提物和醇提物均具有治疗心肌缺血的作用，但在作用强度上水提物优于醇提物。

选用水、50%乙醇、95%乙醇三组洗脱剂对卫矛水提取物进行大孔吸附树脂色谱，所得三组洗脱物分别进行抗心肌缺血有效部位筛选进行试验研究。结果发现，卫矛50%乙醇洗脱组、95%乙醇洗脱组对大鼠的急性心肌缺血均有明显的保护作用；能够明显降低心肌细胞凋亡的发生率，有诱导凋亡抑制基因 Bcl-2 表达及促凋亡基因 Bax 表达的趋势。

4. 降血压　治疗组予口服复方卫矛汤（由卫矛、葛根、丹参、当归、制大黄、黄连组成）加卡托普利，对照组服用卡托普利，疗程均为 6 周，观察治疗前后两组空腹血浆葡萄糖（FPG）、空腹血清胰岛素（FINS）、胰岛素敏感指数（ISI）和血压、甲襞微循环的变化。结果发现，治疗前两组患者 FINS、ISI、血压、甲襞微循环的指标比较，无显著性差异；治疗后两组患者与其治疗前比较，不仅血压明显下降，而且 FINS 明显降低，ISI 显著升高，对照组治疗前后甲襞微循环的变化均有显著性差异，治疗组治疗前后甲襞微循环的变化均有非常显著性差异；两组治疗后比较，治疗组 FINS 显著低于对照组，ISI 显著高于对照组；两组血压下降幅度比较无显著差异；而治疗组与对照组治疗后的甲襞微循环的比较亦有显著性差异。提示复方卫矛汤具有较好降低血压、降低 FINS、升高 ISI、改善微循环的作用，推测其改善高血压胰岛素抵抗的作用机制与改善微循环状态有关。

5. 抗肿瘤 采用台盼蓝法对卫矛中得到的部分化合物进行了体外癌细胞生长抑制活性测试，并对卫矛中已鉴定的 19 个化合物中的单体化合物豆甾 4-烯-3-酮、(+)-松萝酸、羽扇豆醇、3β-羟基-30-降羽扇豆烷-20-酮进行 HL-60 癌细胞株抑制活性测试，结果显示，上述化合物均可明显抑制 HL-60 细胞生长的活性。

6. 抗氧化 从卫矛中分离提取出卫矛总黄酮、总甾体和总多糖，研究 3 种成分对过氧化氢（H_2O_2）诱导脂质过氧化物生成的影响，发现总黄酮和总甾体可显著抑制 H_2O_2 引起的丙二醛的生成，并且总多糖随浓度增高起抑制作用反而下降，使丙二醛生成量反而有所增高。此外以上 3 种成分均具有清除活性氧自由基的作用。

7. 抗菌抗炎 以金黄色葡萄球菌、大肠埃希氏菌和铜绿假单胞菌为供试菌株，采用药敏纸片法观察卫矛醇提物的抑菌、抗炎作用；对药物诱发的小鼠 IV 型超敏反应（DTH）模型，用卫矛醇提物及总黄烷于抗原攻击后给药，观察其对 DTH 效应，结果发现，卫矛提取液对金黄色葡萄球菌和大肠杆菌均有一定的抑制作用，浓度 1.5～4.0 g/mL 对大肠杆菌的作用明显优于金黄色葡萄球菌，超过 5.0 g/mL 时对大肠杆菌与金黄色葡萄球菌的抑菌作用相当。而对铜绿假单胞杆菌无效。提示卫矛醇提物具有一定的抑菌、抗炎作用，并且其总黄烷成分是抑制 DTH 的有效成分。

8. 保护肾小管上皮细胞 采用犬肾小管上皮细胞与卫矛提取物共同作用，观察卫矛对正常及高糖状态下细胞增殖的影响，测定细胞乳酸脱氢酶（LDH）、N-乙酰-β-D 氨基葡萄糖苷酶（NAG）、碱性磷酸酶（ALP）的活力，结果在高糖条件下，卫矛提取物可以减少肾小管上皮细胞 LDH 释放率，降低 NAG 活性，提高 ALP 的活力。提示其在降血糖的同时，可能对肾小管上皮细胞具有一定保护作用。建立大鼠阿霉素肾病肾小球硬化模型，予以卫矛水煎液灌服，结果表明，卫矛具有降低 24 h 尿蛋白、血清胆固醇、甘油三酯、低密度脂蛋白的作用，病理分析可见肾小球损伤减轻。卫矛能减少细胞外基质的沉积，说明卫矛具有防治肾小球硬化的作用。

9. 调节免疫 卫矛可能在使外周血 NK 细胞作用的抗体依赖性细胞介导的细胞毒反应和血清甲状腺抗线粒体抗体（AMA）的结合率显著下降，从而改善甲状腺局部症状和降低血清抗甲状腺自身抗体。有研究表明，芪箭消瘿汤（黄芪、卫矛等）可调节桥本氏甲状腺炎的自身免疫紊乱，减弱组织形态及超微结构的病理改变，对小鼠实验性自身免疫性甲状腺炎疗效显著。

【毒理研究】 采用 Bliss 法测定了卫矛的半数致死剂量（LD_{50}），其 LD_{50} 为 20.79 g/kg，LD_{50} 的 95% 可信限为 19.36～22.33 g/kg。

【临床应用】

1. 临床配伍

（1）产后败血不散，儿枕块硬，疼痛发歇，以及新产乘虚，风寒内搏，恶露不快，脐腹坚胀（痛）：红蓝花、卫矛（去中心木）、当归（去苗，炒）各一两。上为粗散。每服三钱，酒一大盏煎至七分，去滓，饭前温服。（《太平惠民和剂局方》当归散）

（2）时气瘴疫：鬼箭羽一两，鬼臼（去毛）一两，赤小豆（炒熟）半分，朱砂（细研，水飞过）半两，雄黄（细研，水飞过）半两。上为末，炼蜜为丸，如豇豆大。如已患者，手掌中水调一丸，涂于口鼻上，又于空腹温水下一丸；如未染疾者，但涂口鼻，兼以皂囊盛一丸系肘后，亦宜时烧一丸。（《太平圣惠方》鬼箭羽丸）

（3）恶疰心痛，或疗刺腹胁，或肩背痛无常处：卫矛、桃仁（汤浸，去皮、尖，麸炒微黄）、赤芍药、鬼臼（去须）、陈橘皮（汤浸，去白瓤，焙）、当归（锉，微炒）、桂心、柴胡（去苗）、朱砂（细研）各一钱，川大黄二钱（锉，研，微炒）。上药，捣细罗为散，入朱砂，研令匀。以温酒调下一钱。（《太平圣惠方》鬼箭羽散）

（4）胞转，不得小便：鬼箭羽三两，瞿麦一两，葵子一两，石韦（去毛）一两，滑石三两，木通（锉）一两，榆白皮（锉）二两。上为散，每服四钱，以水一中盏，煎至六分，去滓温服，不拘时候。（《太平圣惠方》鬼箭羽散）

（5）月水不通，腰腹疼痛：卫矛、水蛭（熬）、细辛（去苗叶）各三分，桃仁（去皮尖双仁，炒，别研）、当归（切，焙）、川芎各一两，大黄（锉，炒）、牛膝（酒浸，焙）各一两一分。上为末，炼蜜为丸，如梧桐子大。每服十丸，渐加至二十丸，空腹酒送下。（《圣济总录》鬼箭羽丸）

（6）风瘾疹，累医不效：卫矛一两，白蔹一两，白蒺藜一两（微炒，去刺），白矾一两（烧令汁尽），防风二两（去芦头），甘草一两（炙微赤，锉）。上为细散，以粟米粉五合拭身，后以温酒调下二钱，不拘时候。（《太平圣惠方》鬼箭羽散）

（7）乳无汁：卫矛五两。水六升，煮取四升，去滓。服八合，日三服。亦可烧灰作末，水服方寸匕，日三。（《千金要方》单行鬼箭汤）

（8）疟疾：卫矛、鲮鲤甲（烧存性）各一分。上二味，捣罗为细散。每服一字，嗜在鼻中，临发时用。（《圣济总录》一字散）

2. 现代临床

（1）2型糖尿病（消渴）：用雷氏芳香化浊方（藿香、佩兰、陈皮、半夏、厚朴、大腹皮、荷叶、黄芩、丹参、卫矛）治疗痰湿型2型糖尿病患者的黎明现象（早上5：00~8：00期间血糖升高），疗效标准依据亚太地区2型糖尿病政策组《2型糖尿病实用目标和治疗》标准拟定，结果其效果与二甲双胍相同。

中药丹箭合剂（丹参、卫矛、川芎、郁金、全瓜蒌、制胆南星）对高血压病胰岛素抵抗的影响，资料显示中药丹箭合剂活血化瘀，行气祛痰，可明显提高胰岛素敏感性，减轻胰岛素抵抗，而对血糖无明显影响，可能与其提高外周组织对胰岛素反应性有关，且可降低甘油三酯，提高高密度脂蛋白胆固醇（HDL-C）含量。卫矛可活血通络，治疗消渴。

以麦味地黄汤重加卫矛治疗2型糖尿病。认为消渴病（2型糖尿病）属气阴两虚之证，即肺气虚于上，肾阴亏于下。故方选六味地黄汤为主，以生地黄、山萸肉、山药达三阴并补，又配茯苓、泽泻、牡丹皮三泻合一，使滋补而不留邪，降泄而不伤正。合太子参、麦冬、五味子以益气养阴而生津敛汗，配黄芪加强补气之功。现代药理研究证实，方中生地黄、山药、山萸肉、太子参、麦冬、黄芪均有降低血糖及调节胰岛素分泌的作用，同时卫矛有降血糖、尿糖及增加体重的作用，可致胰岛细胞增殖、胰岛 B 细胞增生、A 细胞萎缩。在参芪麦味地黄汤中重加卫矛，增强了全方降血糖的协同作用，显著提高了疗效。

对复方鬼箭羽制剂治疗葡萄糖耐量减低患者的临床疗效进行了观察，2 组（$n = 40$）分别给予饮食、运动干预（对照组）和在饮食、运动干预基础上加用复方鬼箭羽制剂（治疗组），方剂为卫矛 30 g、黄芪 30 g、党参 15 g、白术 10 g、麦冬 15 g、五味子 10 g，取水 800 mL，煎取 300 mL，每日 1 剂，口服 150 mL/次，2 次/d 治疗，运动饮食干预根据《2009 年 ADA 糖尿病诊疗指南》原则，采用个性化方案进行。临床观察 1 个月，分别收集 2 组治疗前后的空腹血糖值、餐后 2 h 血糖值，判定疗效。有效：患者经过 1 个月干预治疗，空腹血糖值、餐后 2 h 血糖值均正常者，或空腹血糖值、餐后 2 h 血糖值同时升高时，有一项降至正常者。无效：患者经过 1 个月，空腹血糖值、餐后 2 h 血糖值均未降正常者，或空腹血糖值、餐后 2 h 血糖值同时升高均未降至正常者，或血糖值进一步升高者。结果显示，治疗组有效 32 例（80%）、无效 8 例（20%），对照组有效 22 例（55%）、无效 18 例（45%）。

（2）脑缺血、类风湿性关节炎、IgA 肾病：用含卫矛的复方治疗脑缺血、类风湿性关节炎、IgA 肾病 V 级，均取得良好疗效。认为卫矛苦辛行散入血，药力较强，不仅限于瘀血阻滞冲任胞脉。因其善破血散结，活血消肿止痛，临床各类疾病如脑萎缩、脑血管病变及精神障碍等神志意识异常，肾衰竭、肾炎等肾实质损害，类风湿性关节炎、红斑狼疮、干燥综合征等免疫系统疾病，糖尿病等内分泌系统疾病，肿瘤类疾病，在整体辨证施治的前提之下，只要见瘀血或瘀血夹热，特别是有瘀热的病理因素，使用卫矛均能收到良效。

应用卫矛治疗青壮年类风湿性关节炎，认为类风湿性关节炎属于中医学"痹证"的范畴，是风寒湿热等外邪侵袭人体，闭阻经络，气血运行不畅，而出现肌肉、筋骨、关节酸痛麻木、屈伸不利，甚或关节肿大灼热等症状。治疗应搜风通络，舒经活血，消肿止痛。方用卫矛 20 g，昆明山海棠 15 g，全蝎 9 g，蜈蚣 2 条，白花蛇舌草 12 g，红藤 20 g，豨莶草 20 g，虎杖 20 g，佛手 10 g。方中卫矛破血通经，杀虫。认为卫矛苦而不燥，寒而不凉，性峻而不猛，猛而不烈，善于活血通经，消肿止痛，配昆明山海棠有良好的抑制免疫、抗炎止痛作用。对类风湿性关节炎晨僵、疼痛、肿胀、积液和压痛，功能状态、X 线表现，甚至化验指标（血红蛋白、血沉、抗链球菌溶血素"O"、类风湿因子等），都有很好的改善作用。

（3）皮肤过敏：卫矛在民间常用于治疗生漆过敏性皮炎。用卫矛、甘草煎水，内服、外洗治疗因染发引起的过敏患者 10 例，取得满意效果。用药时间最长 8 d，最短 3 d，平均 5 d 治愈。如患者王某，女，25 岁，3 d 前因染发而引起皮肤过敏。先后服阿司咪唑、马来酸氯苯那敏、苯海拉明等药，均未获效。症见头面部水肿，皮肤起红色丘疹，奇痒难忍，搔破处流黄水，舌质红，脉弦数。即用卫矛 300 g、甘草 200 g，分 5 d 煎水内服外洗，每天 2~3 次。并嘱其避风，禁食鱼腥、辛辣等发物。用药 3 d 后症状明显减轻，继用 5 d 后诸症悉愈。

（4）慢性头痛：卫矛 80 g，熟地黄 15 g，当归 15 g，白芍 15 g，川芎 20 g，钩藤 30 g，白芷 10 g，西洋参 12 g，枸杞 12 g，五味子 10g，炙甘草 10 g。方中重用卫矛为主药，因其味苦性寒，专散恶血，故重用至 80 g，以图其清荡痹络瘀血，通则不痛。白芍、熟地黄、当归、川芎四物合用，取其补气养血，以滋其源。钩藤清热平肝、熄风，在多味破血活血药中加之，除其善治头面之疾外，更可防破血妄行，使破中有安。白芷性味温辛，气芳香，性上行而善宣窍，伍于活血祛瘀药中，加强祛瘀并宣窍。西洋参、枸杞性味平和，滋阴益气功效确实。五味子不但能调整睡眠，其酸涩之性与钩藤平肝清热有异曲同工之妙。炙甘草补气养血，调和诸药，可奏事半功倍之效。

（5）慢性肾炎：以复方鬼箭羽合剂（以卫矛配以车前草、益母草、黄芪等为主的中草药制剂）治疗 36 例慢性肾炎患者的临床观察，疗效评定标准自拟如下。治愈：症状及体征全部消失，尿常规检查正常，停药后未复发；显效：症状和体征基本消失，尿常规检查基本正常；好转：症状和体征有所改善，尿常规检查亦有明显改变；无效：治疗 3 个疗程以上，临床表现及尿常规检查均无改善。结果表明，36 例患者痊愈 17 例，好转 16 例，无效 3 例，总有效率为 91.7%。此方中的卫矛有破血通经、杀虫的作用，将其配以活血化瘀药物益母草，清热利湿、解毒通淋药物车前草，并适当配以黄芪、山茱萸等补气、补阴、补肾、补血之药。

（6）泌尿系感染、前列腺炎、前列腺肥大：卫矛一直作为"破血、通经、杀虫"药而载于历代本草，未见记述其有利尿通淋、清热解毒作用。畅达等通过长期临床观察，发现卫矛在上述作用之外，又善清热、利尿、通淋。主治热淋涩痛、小便不利及前列腺肥大等，不论单用抑或组方应用，均可收到满意效果。如在临床以大柴胡汤、八正散或导赤散与卫矛 30~60 g 化裁成方治疗的 115 例泌尿系感染病例（急性膀胱炎 75 例，急性尿道炎 40 例）中，均取得满意疗效。临床加用或不用卫矛，在症状改善出现的时间、程度及疗程上均有明显差异，前者明显优于后者。在治疗前列腺炎过程中，将卫矛粉碎为粗末，每包 30 g，水冲作茶饮，连服 30 d 为 1 个疗程，其间停服其他中西药。临床观察 98 例前列腺肥大患者，症状明显缓解，显效患者 38 例，症状改善的有效患者 55 例，总有效率达 94.8%。其中服用 5 d 出现疗效者 77 例，占全部病例 78.6%。

（7）胃癌：应用复方珍箭液（珍珠菜、卫矛、水蛭、薏苡仁、苦参）治疗晚期胃癌 94 例，实体瘤疗效评价，总有效率为 67.0%，明显优于平消片组；中医证候疗效比较，有效率为 86.2%。复方珍箭液可提高患者的生存率和自然杀伤细胞活性。实验研究表明，该方对小鼠移植性肿瘤，如前胃癌、宫颈癌、肺癌、艾氏腹水癌，均有一定抑瘤率。同时，对小鼠巨噬细胞吞噬功能、NK 细胞活性、三碘甲状腺原氨酸（T_3）、甲状腺素（T_4）细胞功能均有明显提高作用。与环磷酰胺合用有协同作用，并能降低环磷酰胺对骨髓和消化道的毒副作用，且安全无明显毒性。

【不良反应】 无毒。在常规剂量内水煎服没有不适反应。长期服用或大剂量

（30 g以下）水煎服也没有明显副作用。因是一味活血化瘀药，有出血倾向者和孕妇不宜使用。

【综合利用】 卫矛枝翅奇特，秋叶红艳耀目，果裂亦红，甚为美观，堪称观赏佳木。卫矛新叶亦红，夏季适当摘去老叶，施以肥水，可促使再发新叶，增加观赏期。为使秋叶及早变红，夏季应择半阴处放置，使叶质不致增厚，易于形成优美红叶。落叶后，枝翅如箭羽，宿存蒴果裂后亦红，冬态也颇具欣赏价值。

■参考文献

[1] 高媛，方宪康，朱丹妮. RP-HPLC 法测定鬼箭羽中 3 种活性成分的含量 [J]. 中华中医药学刊，2007，25（7）：1441-1443.

[2] 刘富，谢志民，傅强. 变化波长高效液相色谱法同时测定鬼箭羽槲皮素和山奈酚的含量 [J]. 陕西中医，2013，34（5）：598-599.

[3] 张帆. 超声波及微波辅助萃取鬼箭羽中黄酮类物质 [D]. 北京：北京化工大学，2007.

[4] 陈云华，龚慕辛，张超，等. 鬼箭羽饮片中香橙素含量的 HPLC 测定 [J]. 中国中药杂志，2010，35（19）：2565-2567.

[5] 闫朝辉. 卫矛化学成分研究 [D]. 上海：第二军医大学，2012.

[6] 涂桂花. 卫矛三萜化学成分及其细胞毒活性的初步研究 [D]. 西安：西北农林科技大学，2009.

[7] 方振峰，李占林，王宇，等. 中药鬼箭羽的化学成分研究 II [J]. 中国中药杂志，2008，33（12）：1422-1424.

[8] 胡新玲，王奎武. 南川卫矛的化学成分研究 [J]. 林产化学与工业，2011，31（4）：83-86.

[9] FANG X K, GAO J, ZHU D N. Kaempferol and quercetin isolated from Euonymus alatus improve glucose uptake of 3T3-L1 cells without adipogenesis activity [J]. Life Sci, 2008, 82 (11)：615- 622.

[10] PARK W H, KIM S H, KIM C H. A new matrix metalloproteinase-9 inhibitor 3, 4-dihydroxycinnamic acid（caffeic acid）from methanol extract of Euonymus alatus：isolation and structure detemination [J]. Toxicology, 2005, 207 (3)：383-390.

[11] CHON S U, HEO B G, PARK Y S, et al. Total phenolics level, antioxidant activities and cytotoxity of young sprouts of some troditional Korean salad plants [J]. Plant Foods Hum Nutr, 2009, 64 (1)：25-31.

[12] JIN U H, LEE J Y, KANG S K, et al. A phenolic compound, 5-caffeoylquinic acid（chlorogenic acid）, is a new type and strong matrix metalloproteinase-9 inhibitor：isolation and identification from methanol extract of Euonymus alatus [J]. Life Sci, 2005, 77 (22)：2760-2769.

[13] 李娟娥，王磊，秦灵灵，等. 鬼箭羽对 2 型糖尿病大鼠糖脂代谢及脂肪细胞因子的影响 [J]. 中医药导报，2010，16（11）：1-3.

[14] 赵蒙蒙，谢梦洲，李路丹，等. 鬼箭羽对 2 型糖尿病大鼠胰岛 β 细胞形态学的影

响[J].湖南中医药大学学报，2010，30（3）：14-16.

[15] 李路丹，谢梦洲，赵蒙蒙，等.鬼箭羽对2型糖尿病血瘀证大鼠血糖及血液流变学的影响[J].中南大学学报（医学版），2011，36（2）：128-132.

[16] 田振虎，柴焱，郭建芳，等.鬼箭羽提取物解热利尿作用及急性毒性研究[J].西北药学杂志，2013，28（4）：388-390.

[17] 赵成国.鬼箭羽提取物抗心肌缺血的实验研究[D].哈尔滨：黑龙江中医药大学，2007.

[18] 彭利，鲍宜桂，李忠业.复方鬼箭羽汤改善高血压病胰岛素抵抗和微循环的临床研究[J].陕西中医，2007，28（6）：677-679.

[19] 方振峰.中药鬼箭羽的化学成分及抗肿瘤活性研究[D].沈阳：沈阳药科大学，2007.

[20] 黄德斌，余昭芬.鬼箭羽三种提取物对氧自由基作用的影响[J].湖北民族学院学报（医学版），2006，23（2）：4-6.

[21] 谷树珍.鬼箭羽醇提物的抑菌、抗炎作用研究[J].湖北民族学院学报（医学版），2006，23（1）：17-19.

[22] 任喜洁，宫晓燕，刘艳华.任继学教授治消渴用药经验拾零[J].中国中医药现代远程教育，2004，2（1）：23-24.

[23] 赵志敏.复方鬼箭羽制剂治疗葡萄糖耐量减低患者的临床观察[J].河北医药，2012，34（23）：3658-3659.

[24] 叶丽红，周红光.鬼箭羽应用举隅[J].新中医，2003，35（1）：62-63.

[25] 郭永一，吴敏.鬼箭羽研究进展[J].山东中医杂志，2014，33（7）：604-606.

马 齿 苋

【道地沿革】 马齿苋，出自《本草经集注》。《本草图经》中又名五行草，以其叶青、梗赤、花黄、根白、子黑也。亦别称长寿菜、瓜子菜、猪母菜、马蛇子菜等，为马齿苋科一年生草本植物，起源于印度，喜温暖湿润气候，适应性较强，能耐旱，故分布广泛。马齿苋为药食两用植物，全草供药用，有清热利湿、散血消肿解毒之功，种子可明目。

【来源】 本品为马齿苋科植物马齿苋 Portulaca oleracea L. 的全草。

【原植物、生态环境、适宜区】 一年生草本，全株无毛。茎平卧或斜倚，伏地铺散，多分枝，圆柱形，长10~15 cm，淡绿色或带暗红色。茎紫红色，叶互生，有时近对生，叶片扁平，肥厚，倒卵形，似马齿状，长1~3 cm，宽0.6~1.5 cm，顶端圆钝或平截，有时微凹，基部楔形，全缘，上面暗绿色，下面淡绿色或带暗红色，中脉微隆起；叶柄粗短。花无梗，直径4~5 mm，常3~5朵簇生于枝端，午时盛开；苞片2~6，叶状，膜质，近轮生；萼片 2，对生，绿色，盔形，左右压扁，长约 4 mm，顶端急尖，背部具龙骨状凸起，基部合生；花瓣 5，稀 4，黄色，倒卵形，长 3~5 mm，顶端微凹，基部合生；雄蕊通常 8，或更多，长约 12 mm，花药黄色；子房无毛，花柱比雄蕊稍长，柱头 4~6 裂，线形。蒴果卵球形，长约 5 mm，盖裂；种子细小，多数偏斜球形，黑褐色，有光泽，直径不及 1 mm，具小疣状凸起。花期 5~8 月，果期 6~9 月。

马齿苋适应性非常强，耐热、耐旱、耐涝，广布全世界温带和热带地区。马齿苋常生在荒地、田间、菜园、路旁，分布在中国各地，多为野生，盛产于河南、四川等。

【生物学特点】

1. 栽培技术 选择温暖、湿润、肥沃的土壤，喜温暖干燥、阳光充足的环境，耐半阴，在散射光条件下生长良好，耐旱，要求排水良好的沙质壤土。不耐寒，冬季温度不低于 10 ℃。马齿苋树主要用扦插繁殖。在生长期均可进行，选取健壮、充实和节间较短的茎秆作插穗，长 10~12 cm 插前可晾干数天，插于沙床，插壤应稍干燥，15~20 d 可生根，极易成活。马齿苋从春季到秋季均可栽种。春播开始较迟，品质柔嫩。夏、秋播种易开花品质粗老。一般 2~8 月间均可播种。若为保护地（塑料大棚、地膜、温室）栽培，无严格播种期。马齿苋种子细小，故要精细整地，并以条播为好。每亩施腐熟厩肥 2000 kg，耕翻深度 15 cm，打碎土块，畦面达到平、松、软细的要求，做宽 1 m 的畦，沟宽 40 cm。畦面开 21~24 cm 宽的两条播种浅沟，进行条播。为了使播种密度均匀，可在种子中加入 100 倍种子重量的细沙进行撒播。如土壤干燥，则用洒水壶略喷湿畦面即可。

2. 田间管理 当苗高 15 cm 左右时，开始采拔幼苗供食，使株距保持 9~10 cm，让其他苗继续生长。播后 25 d 左右，株高 25 cm 以上时，正式采收。一般幼苗单株产量达 35~40 g。采收时要注意在植株根部留 2~3 节主茎，以后陆续采收。早春播种的出苗较晚，需 7~15 d，晚春和秋播的出苗只需 4~6 d。结合墒情应适时灌水，当苗出现 2 片真叶后应追 1 次肥，之后每次采收后再各追肥 1 次。马齿苋为浅根系植物，生长期间经常追施一点氮肥，其茎叶可以生长肥嫩粗大，增加产量，迟缓生殖生长，改善品质。久旱，应适当浇水，生长期间要注意除草。马齿苋极少发生病虫害。留种：马齿苋的蒴果成熟期有前有后，一旦成熟就自然开裂或稍有振动就撒出种子，且种子又很细小，采集时可以在行间或株间先铺上废报纸或薄膜，后摇动植株，让种子落到报纸或薄膜上，再收集。

3. 病虫害防治 主要有蜗牛为害，可在早晨撒鲜石灰防治。为害马齿苋的主要病害有病毒病、白粉病及叶斑病。病毒病用 1∶1∶50 的糖醋液叶面喷施防效达 80% 以上；白粉病常用 800~1000 倍的甲基托布津、粉锈宁防治；叶斑病用百菌清、多菌灵、速克灵防治。

【采收加工】 马齿苋是 1 次播种多次采收，采收是挑采。采摘应在花前，以保持茎叶鲜嫩，新长出的小叶是最佳的食用部分。嫩茎可连续掐取中上部，留茎基部抽生新芽使植株继续生长，直至霜降。采收时也可间拔，收大留小。7~8 月马齿苋植株已达旺盛生长期，此时收获既丰产，有效成分含量亦高。于晴天露水干后，用镰刀从基部割取全株，运回摊于晒场晒干。如遇阴雨天可送入烘干室干燥，温度在 50 ℃ 以下。干燥后可提取有效成分入药。如制饮料，可将采收的鲜马齿苋洗净、粉碎、浸提、压滤、浓缩即可。如做罐头，可在马齿苋开花前收割，洗净，按不同配方要求加工制作。亦可将鲜马齿苋洗净用沸水焯 3~5 min，捞出后用冷水浸泡 30 min，捞出阴干制成马齿苋干菜；亦可鲜用。

【炮制储藏】

1. 炮制 洗净，稍润，切段，晒干或取原药材，蒸至上气或蒸熟，切 1~1.5 cm 长段，晒干。

2. 储藏 置通风干燥处，防潮。

【药材性状】 本品多皱缩卷曲，常结成团。茎圆柱形，长可达 30 cm，直径 0.1~0.2 cm，表面黄褐色，有明显纵沟纹。叶对生或互生，易破碎，完整叶片倒卵形，长 1~2.5 cm，宽 0.5~1.5 cm；绿褐色，先端钝平或微缺，全缘。花小，3~5 朵生于枝端，花瓣 5，黄色。蒴果圆锥形，长约 5 mm，内含多数细小种子。气微，味微酸。

【质量检测】

1. 显微鉴别

（1）茎横切面：表皮细胞 1 列；皮层宽阔，外侧为 1~3 列厚角组织，皮层薄壁细胞中含草酸钙簇晶，直径 15~60 μm，有时可见淀粉粒及细小的棱状结晶；维管束外韧型，8~20 个排列成环，束间形成层明显；髓部细胞中亦含草酸钙簇晶。

（2）粉末特征：本品粉末灰绿色。草酸钙簇晶众多，大小不一，直径 7~108 μm，大型簇晶的晶块较大，棱角钝。草酸钙方晶宽 8~69 μm，长至 125 μm，有的方晶堆砌成簇晶状。叶表皮细胞垂周壁弯曲或较平直，气孔平轴式。含晶细胞常位于维管束旁，内含细小草酸钙簇晶。内果皮石细胞大多成群，呈长梭形或长方形，壁稍厚，可见孔沟与纹孔。种皮细胞棕红色或棕黄色，表面观呈多角星状，表面密布不整齐小突起。花粉粒类球形，直径 48~65 μm，表面具细刺状纹饰，萌发孔短横线状。

2. 理化鉴别

（1）化学定性：取本品粉末 2 g，加 5%盐酸乙醇溶液 15 mL，加热回流 10 min，趁热过滤。取滤液 2 mL，加 3%碳酸钠溶液 1 mL，置水浴中加热 3 min 后，在冰水中冷却，加新配制的重氮化对硝基苯胺试液 2 滴，显红色（检查香豆精）。取本品粉末 10 g，加蒸馏水 100 mL，并用甲酸调 pH 值至 3~4，冷浸 2 h，时时振摇，滤过。滤液置蒸发皿中置水浴中浓缩至约 10 mL，滤过，滤液备用。取滤液数滴至比色板上，加 1%铁氰化钾水溶液 1~2 滴，再加 1%三氯化铁乙醇溶液 1~2 滴，溶液变绿并出现蓝色沉淀。（用去甲肾上腺素 0.2%水溶液及多巴水溶液做对照，结果相同。）

（2）薄层色谱：取本品粉末 2 g，加水 20 mL，加甲酸调节 pH 值至 3~4，冷浸 3 h，滤过，滤液蒸干，残渣加水 5 mL 使溶解，作为供试品溶液。另取马齿苋对照药材 2 g，同法制成对照药材溶液。按照《中国药典》薄层色谱法试验，吸取上述两种溶液各 1~2 μL，分别点于同一硅胶 G 薄层板上，以水饱和正丁醇-冰醋酸-水（4:1:1）为展开剂，展开，取出，晾干，喷以 0.2%茚三酮乙醇溶液，在 110 ℃加热至斑点显色清晰。供试品色谱中，在与对照药材色谱相应的位置上，显相同颜色的斑点。

3. 含量测定 用紫外分光光度法测定总黄酮的含量。精密称取芸香苷（芦丁）对照品 10 mg，置 50 mL 量瓶中，加 70%乙醇溶解并稀释至刻度，摇匀，得浓度为 0.2 mg/mL 的芦丁对照品溶液。取马齿苋药材 100 g，加入 8 倍量 70%乙醇 80 ℃水浴回流提取 1.5 h，提取 2 次，合并滤液，回收乙醇，定容为 250 mL，得供试品溶液。精密吸取芦丁对照品液 4 mL 于 25 mL 量瓶中，显色，测定吸光度，连续 6 次，计算其含量及 RSD。精密吸取样品制备液 0.25 mL 于 25 mL 容量瓶中，测定吸光度，计算总黄酮含量为 0.138 g/L，RSD 为 1.8%。

【商品规格】 选购马齿苋的时候闻气微，味微酸而带黏性，以株小、质嫩、叶多、青绿色者为佳。统货。

【性味归经】 酸，寒。归肝、大肠经。

【功能主治】 清热解毒，凉血止血，止痢。用于热毒血痢，痈肿疔疮，湿疹，丹毒，蛇虫咬伤，便血，痔血，崩漏下血。

【用法用量】 内服：煎汤，9~15 g。外用：适量，捣敷患处。

【使用注意】 马齿苋为寒凉之品，脾胃虚弱、大便泄泻及孕妇忌食；忌与胡椒、鳖甲同食。马齿苋可作食用，临床应用本品，煎剂口服无明显毒性。针剂用量较大时，可引起恶心。

【化学成分】

1. 有机酸类 马齿苋中含有丰富的 α-亚麻酸等多种不饱和脂肪酸，全草以亚麻酸（47.16%）、亚油酸（22.00%）及棕榈酸（17.4%）为主，籽中以亚油酸（45.86%）、亚麻酸（30.16%）为主。

2. 黄酮类 马齿苋中的黄酮类主要有槲皮素、山奈酚、杨梅素、芹菜素、木犀草素及橙皮苷。异黄酮类主要包括染料木素和染料木素-7-O-β-D-葡萄糖苷。

3. 萜类 马齿苋中的萜类化合物有 3-乙酰油桐酸、木栓酮、α-香树脂醇、β-香树脂醇、丁基迷帕醇、帕克醇、环木菠萝烯醇、羽扇豆醇、4α-甲基-3β-羟基-木栓烷、维生素 E、马齿苋单萜 α、马齿苋单萜 β、（3S）-3-O-（α-D-吡喃葡萄糖）-3，7-二甲基-辛-1，5-二烯-3，7-二醇。

4. 甾体类 甾体类物质主要有胡萝卜苷、β-谷甾醇、豆甾-4-烯-3-酮。

5. 生物碱类 马齿苋中含有去甲肾上腺素、多巴胺及少量的多巴。

6. 香豆素类 香豆素类物质主要有 6，7-二羟基香豆素、东莨菪亭、佛手柑内酯、异茴香内酯和大叶桉亭。

7. 花色苷类 马齿苋中含马齿苋素 I、马齿苋素 II、酰化甜菜色苷、甜菜苷配基 5-O-β-纤维二糖苷、异甜菜苷配基 5-O-β-纤维二糖苷。

8. 矿物元素 马齿苋中的无机元素含量非常丰富，包括铁、锌、锶、钛、铝、钼、镁、钙、钾等。钾的含量较高，鲜品中含钾盐（以 K_2O 计）质量分数为 1%，干品中可达 17%。有害元素如铅、砷、汞、镉含量很低，未超过百万分之一。

9. 蛋白质与氨基酸 马齿苋干品中含 19.1%的蛋白质，并且各种氨基酸的含量绝大多数比栽培蔬菜的还高。马齿苋中含有多种氨基酸，包括天冬氨酸、丙氨酸、酪氨酸、苏氨酸、苯丙氨酸、丝氨酸、缬氨酸、组氨酸、谷氨酸、甲硫氨酸、赖氨酸、脯氨酸、异亮氨酸、精氨酸、甘氨酸及亮氨酸。

10. 其他 马齿苋中含有挥发油、多糖及$C_{20}\sim C_{26}$的游离二醇等成分。此外，还含有强心苷、蒽醌苷等高度活性物质。

【药理作用】

1. 抗菌 马齿苋具有广谱抗菌作用，但由于其不同提取物所含的有效成分不同，使其抗菌谱有所差异。如马齿苋乙醇提取物对大肠埃希氏菌、变形杆菌、志贺氏痢疾杆菌、伤寒和副伤寒杆菌有高度的抑制作用，对金黄色葡萄球菌、真菌如奥杜盎氏小芽孢癣菌、结核分枝杆菌也有不同程度的抑制作用，对铜绿假单胞菌有轻度的抑制作用；水煎剂对志贺氏痢疾杆菌、宋内氏痢疾杆菌、福氏痢疾杆菌均有抑制作用；醇浸物对大肠杆菌、伤寒杆菌及金黄色葡萄球菌有抑制作用，对奥杜盎氏小芽孢癣菌等有不同程度的抑制作用，对结核杆菌无抑制作用；马齿苋对多种常见的食品污染菌如大肠杆菌、沙门氏菌、变形杆菌、枯草芽孢杆菌、蜡样芽孢杆菌、总状毛霉、赤霉、交链孢霉、黄曲霉等均有较强的抑制作用。

用临床分离的志贺氏菌、大肠埃希氏菌、金黄色葡萄球菌、肠球菌为受试菌，采用几何级稀释法测定马齿苋提取液的体外最低抑菌浓度（MIC）。结果显示，马齿苋对志贺氏菌、大肠埃希氏菌抑菌效果较强，MIC 范围分别为 $7.81\sim 0.97$ g/L 和 $31.25\sim 1.95$ g/L，MIC_{50} 和 MIC_{90} 分别为 3.90、7.81 g/L 和 7.81、31.25 g/L；对金黄色葡萄球菌和肠球菌抑菌效果较弱，MIC 范围均为 $125.00\sim 3.90$ g/L，MIC_{50}、MIC_{90} 分别为 31.25、62.50 g/L。马齿苋对志贺氏菌和大肠埃希氏菌具有较强的抑菌效果。

2. 抗炎 马齿苋水提取物可有效抑制二甲苯及巴豆油所致小鼠耳郭肿胀，具有抗炎作用，作用机制可能与其所含去甲肾上腺素有关。马齿苋醇提取物可提高大鼠结肠组织中 SOD 活性，降低 MDA 含量，减轻结肠黏膜组织急性损伤程度，具有明显抗炎作用；病理学结果显示，马齿苋醇提取物对于溃疡面的愈合具有明显的修复作用，作用机制可能与其含有丰富的维生素 E、维生素 C、谷胱甘肽等抗氧化成分有关。同时因含有丰富的维生素 A 样物质，促进上皮细胞的生理功能恢复，并能促进溃疡的愈合。

用清洁级雄性昆明小鼠，给予自由饮用3%的葡聚糖硫酸钠溶液（DSS）10 d，制备溃疡性结肠炎（ulcerative colitis，UC）模型，分别设空白组、模型组、柳氮磺胺吡啶肠溶片（西药组）、马齿苋水煎剂灌胃组（中胃组）、马齿苋水煎剂灌肠组（中肠组）、马齿苋水煎剂灌胃联合灌肠组（中胃肠组），给药 14 d，分别于造模后、给药 7 d、给药 14 d 时分批处死小鼠，取结肠组织，用 ELISA 法检测结肠组织匀浆中 IL-8、IL-10 的含量。结果显示，马齿苋水煎剂灌胃联合灌肠对小鼠结肠组织中 IL-10 的提高和 IL-8 的降低均能取得与西药柳氮磺胺吡啶肠溶片相当的作用。马齿苋水煎剂明显调节了 UC 小鼠结肠组织中促炎因子与抗炎因子之间的不平衡，下调了局部免疫反应状态，减轻了黏膜炎症损伤。

采用二甲苯及巴豆油制作小鼠耳郭肿胀模型，观察马齿苋水提取物对小鼠耳郭肿胀度的影响。1.0、2.0 g/kg 马齿苋水提取物对二甲苯所致炎症均有明显抑制作用，2.0 g/kg 马齿苋水提取物对巴豆油所致炎症有抑制作用。

3. 抗缺氧 马齿苋乙醇提取物明显降低小鼠的耗氧量，能明显缩短小鼠缺氧惊厥时间，延长存活时间，提高存活率。马齿苋总黄酮明显延长缺氧小鼠的生存时间，使不同缺氧时段小鼠肾脏和大脑皮质促红细胞生成素（EPO）mRNA的表达水平明显增加，血浆 EPO、红细胞计数和血红蛋白含量亦明显升高。

4. 降糖 马齿苋水提取物可降低糖尿病小鼠的血糖，改善症状，具有辅助降血糖的作用。采用高糖高脂饮食结合小剂量腹腔注射链脲佐菌素（STZ）建立 NIDDM 小鼠模型，并将其分为模型对照组，马齿苋多糖（POP）低、高剂量组和罗格列酮治疗组，同时设立正常对照组，检测指标。由结果可知，马齿苋经水提醇沉、有机溶剂洗涤和真空干燥后，得粉末状马齿苋粗多糖 12.58 ± 0.24（g/100 g）。POP 的含量为 17.04%。POP 处理 4 周，高剂量组可以明显减轻模型小鼠的体重，并显著降低内脏脂肪含量和空腹血浆胰岛素水平。应用蛋白质印迹法（Western blotting，又称 Western 印迹法），检测了 POP 对糖尿病鼠肾组织中蛋白激酶 B（PKB）蛋白表达的影响。结果表明，POP 能刺激糖尿病鼠肾组织中 PKB 活性，使其表达量增加。

5. 抗肿瘤 以人肝癌细胞株 Bel-7402 为试验菌株，通过 MTT 比色法，研究马齿苋生物碱对其的抑制作用。马齿苋生物碱加入人肝癌细胞株 Bel-7402 细胞悬液中，分别培养 4 h、8 h、24 h 后均表现出较高的抑制作用。当生物碱浓度为 10 μg/mL 时，其抑制率分别为 10.16%、11.89%、18.94%，随着生物碱浓度增加，其对 Bel-7402 细胞的抑制率不断增加，当生物碱浓度增至为 200 μg/mL 时，其抑制率分别为 33.74%、42.50%、50.09%，表明马齿苋生物碱在癌细胞抑制中的明显作用。

马齿苋多糖可使小鼠 T 淋巴细胞数量增加，体外对肝癌细胞 SMMC7721 的增殖具有一定的抑制作用，体内可使小鼠 S180 腹水瘤分裂指数显著下降，并能明显抑制小鼠 S180 移植性实体瘤生长。

观察马齿苋活性成分对人肺腺癌细胞系（A-549 细胞）、人喉表皮样癌细胞系（Hep-2 细胞）、人宫颈癌细胞系（海拉细胞）和人恶性胚胎横纹肌瘤细胞系（RD 细胞）生长的影响。在体外培养条件下用不同浓度的马齿苋活性成分处理 4 种癌细胞，通过 MTT 试验法测定癌细胞的增殖；同时处理 S180 荷瘤小鼠，观察荷瘤小鼠的体重、瘤重、死亡率和抑瘤率。结果显示，马齿苋生物碱对离体培养的 A-549 肺癌细胞、HeLa 细胞和 Hep-2 细胞的增殖均具有明显抑制作用，马齿苋多糖对海拉细胞有较强的抑制作用，马齿苋脂肪酸对 Hep-2 细胞有一定的抑制作用，马齿苋黄酮对 RD 细胞有很强的抑制作用，并存在浓度剂量效应，高浓度抑制作用强。马齿苋活性成分能选择性地杀伤癌细胞，有进一步研究的潜在价值。

将接种 S180 瘤细胞的小鼠分为荷瘤对照组、环磷酰胺（CTX）组、马齿苋甜菜红素（高、中、低剂量）+CTX 组。给药 10 d，进行抑瘤率计算，检测指标。结果与荷瘤对照组相比，CTX 组肿瘤生长明显受到抑制。马齿苋甜菜红素低、中、高剂量联合 CTX 各组抑瘤率明显高于 CTX 组的抑瘤率。与荷瘤对照组相比，单一 CTX 处理组脾指数和胸腺指数、IgA、IgG、IgM 水平明显降低，WBC、PLT 和骨髓有核细胞计数降低，ALT、BUN 升高。不同剂量的马齿苋甜菜红素联合 CTX 处理，可以不同程度地改善脾指数和胸腺指数、IgG、IgM 等免疫水平指标，提高 WBC、PLT 和骨髓有核细胞的数量，降低 ALT 和 BUN。结论马齿苋甜菜红素对小鼠 S180 肉瘤有抑制作用，对化疗药物 CTX 抗 S180 小鼠具有增效减毒的作用。

将马齿苋用水提醇沉法得到马齿苋多糖，分别以 50、100、200 mg/kg 通过腹腔给药 10 d，观察马齿苋多糖对 S180 荷瘤小鼠的抑瘤作用及对小鼠淋巴细胞转化功能、腹腔巨噬细胞的吞噬能力、白细胞介素-1（IL-1）和白介素-2（IL-2）生成量的影响。结果显示，马齿苋多糖对 S180 荷瘤小鼠有明显的抑瘤作用，抑瘤率分别为 16.92%、51.45% 和 64.96%。不同剂量马齿苋多糖与对照组相比可明显促进淋巴细胞的转化、小鼠腹腔巨噬细胞吞噬能力，可有效地增加荷瘤小鼠脾淋巴细胞的转化和腹腔巨噬细胞的吞噬能力以及 IL-1 和 IL-2 的分泌。

6. 降血脂　马齿苋可降低高脂血症模型大鼠血清中甘油三酯、总胆固醇和低密度脂蛋白胆固醇（LDL-C）的水平，该作用主要是由于马齿苋所含的不饱和脂肪酸亚麻酸和 ω-3 脂肪酸，可以促进胆固醇转运和代谢，避免血液中增高。研究新鲜马齿苋水提液与马齿苋干品水煎液对高脂大鼠血脂水平的影响，发现两种马齿苋（新鲜、干品）均具有明显的降低高血脂，抑制脂质过氧化物形成的作用，能明显降低高脂、高胆固醇饮食大鼠血清总胆固醇、甘油三酯、LDL-C 的含量，明显增加血清 HDL-C 的含量和血清、肝脏超氧化物歧化酶（SOD）的活性。在野生马齿苋对家兔高脂血症防治作用的实验研究中，以每天 4 g/kg 体重马齿苋干粉喂养，实验 11 周后，家兔 TC、TG、LDL-C 浓度明显下降，HDL-C 明显升高，通过透射电镜观察发现家兔主动脉内皮细胞形成泡沫细胞数目减少，表明野生马齿苋对家兔高脂血症有明显的防治作用。马齿苋 70% 乙醇提取物对高脂饲料所致大鼠高血脂的调节作用，表明高剂量组（相当于新鲜马齿苋 12 g/kg）能明显降低大鼠 TC、TG 水平，故马齿苋对防治高脂血症有一定的意义。

7. 镇痛　将马齿苋制备成不同提取物的试验样品。用二甲苯、巴豆油致小鼠耳郭肿胀法观察其抗炎作用；用醋酸扭体法和热板法观察其镇痛作用；用耐缺氧实验装置，观察小鼠缺氧存活时间和耗氧量的变化。结果显示，马齿苋水提物、醇提物具有显著的抗炎、镇痛、耐缺氧作用。在相同和不同生药剂量下，马齿苋水提物作用较弱，马齿苋醇提物作用明显。表明马齿苋水提物、马齿苋醇提物具有一定的抗炎、镇痛、耐缺氧作用，其作用醇提物强于水提物。采用二甲苯及巴豆油致小鼠耳郭炎症的方法，观察马齿苋提取物对小鼠耳郭肿胀度的影响；采用扭体法和热板法，观察对小鼠镇痛作用的影响。结果显示，大、中、小剂量马齿苋提取物对二甲苯及巴豆油所致小鼠耳郭炎症均有抑制作用，并可明显减少醋酸所致的小鼠扭体次数及热板法所致的小鼠舔足次数。表明马齿苋提取物具有抗炎、消肿及镇痛作用。

8. 增强免疫　采用氚标记胸腺嘧啶核苷（3H2TdR）掺入 DNA 法，从分子水平研究了马齿苋对家兔淋巴细胞增殖的影响。结果表明，马齿苋能显著提高正常家兔淋巴细胞和植物血凝素诱导的淋巴细胞的增殖能力，从而提高了机体的免疫功能。利用马齿苋多糖给小鼠灌服 7 d，观察小鼠腹腔巨噬细胞吞噬功能、溶血素及溶血空斑的形成能力及淋巴细胞转化功能。结果表明，马齿苋多糖可显著提高小鼠腹腔巨噬细胞的吞噬百分率和吞噬指数，促进溶血素及溶血空斑的形成，促进淋巴细胞的转化，具有提高免疫功能的作用。采用皮下注射 D-半乳糖建立衰老小鼠模型，用马齿苋多糖进行治疗，同时设正常对照组、阳性对照组和阴性对照组，用药 30 d 后处死小鼠，进行免疫指标检测。结果显示，用 D-半乳糖造模以后，小鼠胸腺指数、脾指数和 T 淋巴细胞转化值都降低。用马齿苋治疗后,小鼠胸腺指数、脾指数和 T 淋巴细胞转化值都增生。

9. 抗过敏 采用蜂针刺激动物足部建立局部过敏反应动物模型,以红、肿、热、痛等局部过敏症状为指标,观察马齿苋后的抗过敏作用。结果表明,马齿苋对蜂毒引起的局部过敏反应具有较强治疗作用。

10. 调节平滑肌蠕动 由于马齿苋中含有多种化学成分,对子宫平滑肌的作用有明显的差异,如其中的无机钾盐对动物子宫平滑肌有兴奋作用,而其有机成分则具有抑制作用。钾盐主要存在于茎中,有机成分主要存在于叶中。马齿苋鲜品汁液及沸水提取物对豚鼠离体回肠的作用类似乙酰胆碱,使平滑肌张度增加,振幅增强,频率加快,并呈剂量依赖关系,阿托品可轻微阻断其作用,提示其对离体肠管的兴奋作用可能与兴奋 M-R 有关。马齿苋具有松弛离体气管条作用,并能被普萘洛尔完全阻断,提示其作用机制可能与兴奋 β 受体有关。马齿苋对支气管的扩张作用可用于治疗支气管哮喘。

采用羟胺法、TBA 方法分别测定培养液中 SOD 活性、MDA 含量。结果马齿苋总黄酮(16.0、32.0、64.0 μg/mL)以浓度依赖方式抑制 RASMC 增殖及抑制氧化型低密度脂蛋白(OX-LDL)诱导 RASMC 增殖,可诱导少量 RASMC 凋亡,马齿苋总黄酮预处理 24 h 后已出现明显的抗增殖作用,提高培养液中 SOD 活性、降低 MDA 含量。得出结论,马齿苋总黄酮具有抗 RASMC 增殖作用,该作用与提高 SOD 活性、降低 MDA 含量有关。

11. 舒张骨骼肌、促进运动恢复 马齿苋水提物对离体和在体骨骼肌有独特的舒张作用,局部应用对脊髓损伤所致的骨骼肌强直有抑制作用。将 108 只昆明种雄性小鼠随机分为 3 组,对照组(蒸馏水)、实验 I 组(2.5%马齿苋水溶液)、实验 II 组(5%马齿苋水溶液),每组 36 只小鼠。每次按剂量 10 mL/kg,每日 2 次,连续饮用7 d。于实验第 8 天,行力竭游泳实验,动态监测运动前、运动后即刻、运动后3 min、运动后 24 min 每只小鼠骨骼肌乳酸含量。结果显示,各组运动后即刻骨骼肌乳酸含量均显著高于运动前骨骼肌乳酸含量,与对照组相比,实验 I 组和实验 II 组可有效减小游泳后即刻骨骼肌乳酸含量,降低运动时相骨骼肌乳酸每分平均蓄积率。与对照组相比,实验 I 组和实验 II 组可显著提高运动后 3 min 和 24 min 骨骼肌乳酸清除率。得出结论,马齿苋水溶液在 2.5%~5%可有效降低运动时相骨骼肌乳酸蓄积,而且对力竭小鼠恢复时相骨骼肌的乳酸有超量清除作用,其超量清除效应可至少持续 21 min。马齿苋对力竭小鼠运动时相和恢复时相骨骼肌乳酸含量有确切的稳定作用,是对运动时相和恢复时相骨骼肌乳酸代谢有双重改善作用的天然抗疲劳物质。

12. 心脏保护 马齿苋可能通过抗凝、清除氧自由基、改善血流动力学等多方面的作用而产生保护心脏作用。

13. 延缓衰老、延长寿命 用 D-半乳糖制备衰老小鼠模型,每天灌胃 100、200、400 mg/kg 马齿苋多糖,观察其对血清中超氧化物歧化酶活性、谷胱甘肽过氧化物酶(GSH-Px)活性、丙二醛含量及对动物缺氧存活时间、游泳时间的影响。结果表明,马齿苋多糖能不同程度增加血清中 SOD 及 GSH-Px 活力,显著降低丙二醛含量,显著延长小鼠在缺氧条件下的存活时间、常温游泳时间,具有明显的抗衰老作用。

以马齿苋提取液予老龄 BALB/C 小鼠灌胃 45 d 后,测定与抗氧化延缓衰老及美容有关的生化指标。结果显示，马齿苋提取液能使超氧化物歧化酶（SOD）的活性显著增强，谷胱甘肽过氧化物酶（GSH-Px）和过氧化氢酶（CAT）活性显著提高，心肌脂褐素明显减少，肝脂质过氧化物（LPO）明显降低。得出结论，马齿苋提取液具有较明显的抗氧化延缓衰老和润肤美容的功效。

采用 Fenton 体系法和邻苯三酚自氧化法及碘-硫代硫酸钠滴定法，测定了马齿苋黄酮对羟自由基、超氧自由基的清除能力，以及对猪油氧化的抑制作用。结果表明，马齿苋黄酮对羟自由基、超氧自由基有较好的清除效果。在供试浓度范围内对羟自由基的清除效率与黄酮浓度有一定量效关系，当黄酮浓度达 0.56 mg/mL 时，清除率可达68.33%；而当黄酮浓度达 0.56 mg/mL 时，对超氧自由基的清除作用也最大，达82.26%。此外，马齿苋黄酮对油脂也表现出较强的抗氧化作用，可极显著地抑制猪油过氧化值的升高。

【毒理研究】　马齿苋是一味消炎、清热解毒作用很强的中草药，特别是对痢疾杆菌、大肠杆菌作用明显。临床应用较为广泛，其副作用小。

【临床应用】

1. 临床配伍

（1）急性湿疹：蛇床子 20 g，马齿苋 20 g，侧柏叶粉 20 g，丝瓜叶 20 g，芙蓉叶20 g，蚌壳粉 20 g，苦参 20 g，大黄 20 g，陈小麦粉 20 g，枯矾 10 g，炉甘石 10 g，甘草10 g。上为细末，急性水疱渗液，以干末直接撒布；无渗液，以植物油或凡士林调，外用。（《中医皮肤病学简编》马齿苋粉）

（2）血脑虚，发白早：马齿苋子一升，白茯苓一两，熟干地黄四两，泽泻二两，卷柏二两，人参二两（去芦头），松脂四两（炼成者），桂心一两，上为细散，每服二钱，空心以温酒调下，渐加至三钱，晚食前再服。（《太平圣惠方》马齿苋还黑散）

（3）血痢：马齿苋二大握（切），粳米三合。上两味以水煮粥，不着盐醋，空腹淡食。（《太平圣惠方》马齿粥）

（4）小便热淋：马齿苋汁服之。（《太平圣惠方》）

（5）痈久不瘥：马齿苋捣汁，煎以外敷。（《千金要方》）

（6）翻花疮、小儿脐疮：马齿苋一斤烧为灰，细研，以猪脂调敷之。（《太平圣惠方》）

（7）耳有恶疮：马齿苋一两（干者），黄柏半两（锉）。捣罗为末，每取少许，绵裹纳耳中。（《太平圣惠方》）

（8）蜈蚣咬伤：马齿苋汁涂之。（《肘后备急方》）

2. 现代临床

（1）预防菌痢：取鲜马齿苋茎叶，洗净切碎，500 g 马齿苋加水 1500 g，煎取500 g，过滤。成人日服 3 次，每次 70 mL，连服 2~7 d。儿童服 60% 马齿苋煎液，或把马齿苋切细做成馄饨、馒头馅，或煮粥吃；每斤鲜马齿苋可分给 15 个儿童服用，隔日吃 1 次。有些地区也作为副食品食用，连续 10 d。经数千例观察，在菌痢流行季节服用，发病率明显下降。

（2）菌痢、肠炎及痢疾带菌者：马齿苋对急、慢性菌痢的疗效，与其他治痢药物如磺胺脒、合霉素等相仿，对急性病例的有效率在90%以上，对慢性病例的有效率亦在60%上下。马齿苋有效剂量的安全范围较大，虽大量服用，亦无毒性。但亦有报告1例服用100%马齿苋煎液后引起过敏性皮疹。有人主张鲜草每日服500 g，干草减半。临床上常用50%煎剂（干草），每次50~100 mL，或100%煎剂（鲜草），每次40~70 mL，日服3~4次，小儿酌减，连续7~10 d为1个疗程。慢性病例连服4周亦未见毒性反应。对顽固病例可用马齿苋煎液稀释后行保留灌肠，每次200 mL，每日1次。又有用马齿苋、铁苋菜等量制成注射剂（1 mL相当于生药各1 g），成人每次肌内注射2 mL，每日2~3次，连续3 d为1个疗程。此外，也可用马齿苋与白头翁、黄柏按3：1：1的比例制成合剂，治疗效果亦满意。在马齿苋治疗过程中，对严重失水患者须按常规补液，腹痛者可给颠茄合剂。急性病例绝大多数在服药后一切临床症状迅速被控制，1~2 d内体温恢复正常，3~6 d内排便次数转为正常，3~4 d内腹痛及里急后重消失，2~6 d最迟11 d内大便培养转为阴性。马齿苋对痢疾带菌者、肠炎、消化不良性腹泻，也有同样效果。

（3）钩虫病：成人1次量为鲜马齿苋250~300 g，煎汁，加食醋50 mL，也可加适量白糖，每日1次或2次空腹服，连服3 d为1个疗程。如需行第2、3疗程，需间隔10~14 d。临床观察192例，服药1~3个疗程后粪检虫卵转阴率占80%上下。马齿苋亦可制成片剂或1：2流浸膏，以片剂疗效较高，流浸膏次之，水煎剂较差。

（4）急性阑尾炎：干马齿苋、蒲公英各100 g（亦可用鲜草，剂重加倍），水煎2次，煎液合并再浓煎成200 mL，上下午各服100 mL。经治疗31例，除1例疗效不佳而改用手术治疗外，其余均痊愈出院。其中绝大多数在3~8 d内体温及白细胞恢复正常，腹痛、反跳痛、腹肌紧张消失，压痛消失或尚有轻微深压痛。另法，取马齿苋洗净捣碎，以纱布包裹压榨过滤，取原汁30 mL，加适量白糖及冷开水成100 mL，为1次量，日服3次，也有疗效。

（5）淋巴结核溃烂：取全草300 g洗净晒干，加工成细粉，放入熬熟的猪板油400 g中，趁热用铁勺不断搅拌，待冒白烟，将锅端下，放入蜂蜜400 g，搅拌成糊状，冷却后即成软膏。用药前先将患处用淘米水（冷开水淘米）洗净，按疮口大小摊成小膏药敷于患处，纱布覆盖，放布固定，每2 d换1次，以痊愈为度，不可间断。治疗期间忌食无鳞鱼、鳖，忌房事。此膏对其他骨结核溃破也有同样疗效。

同时，此膏又可用于内服治疗多种结核病。口服每次3~9 g，日服3次。临床观察118例，其中淋巴结核42例，肺结核31例，其他结核（包括脊椎结核、骨结核、肠结核、肾结核等）45例，均收到了不同程度的疗效。也有用鲜马齿苋洗净煮烂，挤出原汁，熬成膏状，用于治疗寒性脓肿，按常规清创后，将药膏涂于患处，上盖敷料固定，亦取得一定疗效。

（6）疮疖及化脓性疾患：取鲜马齿苋200~300 g，洗净捣碎，加水1000~1500 g，煮沸（不宜久煎），待水温降至40 ℃左右时，用毛巾蘸药液溻洗患处，每日2~4次；或用4~6层纱布浸药液湿敷患处，每日2~4次，每次20~60 min。亦可用马齿苋捣成泥糊状敷于创面，外加敷料固定，每日换药4~6次。溻洗和捣敷适用于化脓性皮肤病和外科感染，如暑令疮毒、疖肿、乳痈、丹毒、蜂窝织炎、肛周脓肿、甲沟炎等；溻洗还可用于黄水疮、臁疮、足癣感染等；湿敷法主要用于糜烂渗出性皮损，如湿疹、婴儿湿疹、接触性皮炎等。上述疾患用马齿苋外治，并适当配合内服药，一般在1~2周可愈；对糜烂渗出的皮损用马齿苋湿敷，平均3~5 d渗出停止，上皮新生。

（7）收缩子宫：经500余例临床观察，马齿苋注射液可以代替麦角新碱，使子宫平滑肌收缩，其作用甚至较麦角新碱更强。注射液每毫升相当于生药1.5~3.0 g，对产后流血、功能性子宫出血，可肌内注射2 mL；对剖腹产、刮宫取胎可直接注射于子宫底两侧或注入子宫颈。

（8）小儿单纯性腹泻：取新马齿苋250~500 g，煎汤，加适量白糖调味，分次做饮料服下，1 d服完，连服2~3 d。或取鲜马齿苋洗净焙干研末，每次3 g，温开水送服，每日3次。

（9）小儿百日咳：取50%马齿苋糖浆100 mL，每日4次，3 d分服。一般服药3 d后，即见咳嗽减少，发作时间缩短，症状减轻。

【不良反应】　马齿苋可食用；临床应用本品，煎剂口服无明显毒性。针剂用量较大时，可引起恶心。马齿苋滑利，有滑胎作用，孕妇禁吃。马齿苋与鳖甲相克。

服用马齿苋煎汁后引起血尿1例。患者，男，3岁。以往无特殊病史，因脓血便2 d，自服马齿苋煎汁4次，每次10~20 mL，3次/d，约26 h后出现血尿而就诊，体检：体温37 ℃，精神好，全身皮肤无出血及皮疹，浅表淋巴结不肿大，咽部两侧扁桃体均正常。心肺听诊正常，腹软，肝脾未触及。实验室检查：血常规正常；大便常规，红细胞（+），白细胞（+）；尿常规，红细胞满视野，蛋白（+）。尿培养正常，肾功能及双肾、膀胱超声波均正常。停服该药汁，给予泼尼松5 mg/次，3次/d，维生素C 0.1/次，3次/d及对症治疗，2 d后镜下血尿消失，爱迪计数（Addis计数）正常。追踪观察半年，未再出现血尿。根据病史及各项辅助检查，本例均可排除发生血尿的常见疾病。在服用该药煎汁的同时未曾加用其他药物，故可确定马齿苋所致，经抗过敏及对症处理后血尿愈，符合药源性血尿转归。另外，马齿苋虽无毒性，但亦有服用100%马齿苋煎汁后引起过敏性皮疹的报道。

【综合利用】　马齿苋是药食同源的传统中药，作用的多样性使其具有很好的开发价值。马齿苋来源广泛，安全无毒，是一种具有巨大开发利用价值的中药材，可开发以马齿苋提取物为主要成分的保健食品，最大限度地发挥马齿苋的药用食疗价值。

■参考文献

[1] 库尔班·吾斯曼，穆赫塔尔·伊米尔艾山，帕提古丽·伊米尔艾山. 马齿苋子中多糖的提取分离及抑菌活性研究 [J]. 食品研究与开发，2009，30（7）：28-30.

[2] 马齿苋治病验方 [J]. 湖南中医杂志，2014，30（7）：75.

[3] 李鹏飞，苗明三. 马齿苋的现代研究及临床应用 [J]. 中医学报，2014，29（9）：1342-1344.

[4] 朱国民，赵泰然，孙秀俊. 特色蔬菜：马齿苋高效栽培要点 [J]. 吉林蔬菜，2014（10）：23.

[5] 王迪轩. 如何防除菜心地里的野苋菜和马齿苋等杂草 [J]. 农药市场信息，2014（25）：42-43.

［6］杨子仪.野生型和栽培型马齿苋种子的萌发特性和抗逆性比较［D］.南京：南京师范大学，2014.

［7］扈本荃，徐玥，高苏亚，等.不同产地马齿苋总生物碱的含量测定［J］.应用化工，2014，43（12）：2310-2312.

［8］赵心童，赵仁宏，王立祥，等.野生马齿苋脂肪酸化学成分的分离与鉴定［J］.中国医药导报，2014，11（7）：94-96.

［9］吕萍，李倩.马齿苋多糖三种提取方法的比较研究［J］.食品工业，2014，35（8）：82-84.

［10］王琳，郜昭慧，程忠哲，等.紫外可见分光光度法测定马齿苋中总酚酸的含量［J］.辽宁中医药大学学报，2012，14（5）：223-225.

［11］王英豪，魏国强，张理平.马齿苋总黄酮含量测定方法的建立［J］.福建中医药大学学报，2012，22（2）：44-46.

［12］翟硕莉.超声波法和微波法提取马齿苋中总黄酮的比较研究［J］.中国酿造，2012，31（8）：120-122.

［13］高红梅，赵阿娜，于秀华.马齿苋化学成分的分离与鉴定［J］.中国药房，2012，23（47）：4480-4481.

［14］乔竹稳.马齿苋化学成分研究［D］.齐齐哈尔：齐齐哈尔大学，2012.

［15］翟兴礼.马齿苋汁对4种细菌的作用研究［J］.农业与技术，2015，35（6）：11-12.

［16］王国玉，王浩宇，孙嘉楠，等.马齿苋水提取物对咳嗽小鼠模型的镇咳祛痰作用［J］.中国老年学杂志，2015，35（8）：2180-2181.

［17］王砚宁，李岩，张勇，等.马齿苋合剂联合阿维A酸治疗多发性跖疣45例临床观察［J］.实用皮肤病学杂志，2015，8（2）：107-108.

［18］赵蕊，高旭，邵兴月.马齿苋多糖对荷瘤小鼠机体免疫调节作用的研究［J］.黑龙江畜牧兽医，2014（21）：157-160.

［19］葛一漫，张朝明，胡一梅，等.马齿苋提取物对急性湿疹大鼠皮肤 TNF-α 与 IL-4 表达的影响［J］.中国免疫学杂志，2014，30（12）：1637-1640，1646.

［20］方新华.马齿苋提取物对大鼠心肌缺血再灌注损伤的保护作用［J］.中药药理与临床，2014，30（6）：65-68.

［21］金妍，徐华影，陈琛.马齿苋抗糖尿病活性成分的研究［J］.中成药，2015，37（1）：124-128.

［22］张建英，梁玲，苑晓微，等.马齿苋对高血铅大鼠模型的影响［J］.陕西中医，2014，35（12）：1687-1688.

［23］董自波，李超，洪敏.益母草与马齿苋配伍对早孕大鼠不完全流产子宫出血的影响［J］.中国中医基础医学杂志，2015，21（1）：56-58.

［24］卢新华，黄煌，谭斌，等.马齿苋总黄酮对缺血再灌注心肌细胞损伤的保护作用［J］.湘南学院学报（医学版），2012，14（4）：1-4.

［25］冯澜，李绍民，代立娟，等.马齿苋多糖对溃疡性结肠炎小鼠肠黏膜细胞因子及

肠道菌群的影响 [J]．中国微生态学杂志，2015，27（2）：139-142.

[26] 朱晓宦，吴向阳，仰榴青，等．马齿苋粗多糖的提取及清除羟自由基活性作用
[J]．江苏大学学报（医学版），2007（1）：57-60.

[27] 梁彦，张传军，吕艳荣．马齿苋多糖对高脂饮食联合链脲佐菌素诱导的糖尿病小
鼠的作用及机制 [J]．食品科学，2014，35（3）：217-220.

[28] 葛一漫，胡一梅，吴心语，等．马齿苋提取物对湿疹大鼠皮肤炎症肿胀度影响的
研究 [J]．中国民族民间医药，2014，23（1）：18-19.

[29] 牛美兰，何雄文，陈丽．马齿苋水煎剂对高脂大鼠 ALT、AST 和 TG、TC 含量的
影响 [J]．中医研究，2014，27（2）：75-76.

[30] 王倩，范文涛．马齿苋对炎症性肠病癌变的影响 [J]．中医学报，2014，29
（2）：180-181.

[31] 卢新华，韩瑛，王桂霞．马齿苋总黄酮对缺氧/复氧致心肌细胞凋亡的影响[J]．
时珍国医国药，2014，25（3）：595-597.

[32] 周正，马婷，冯澜，等．马齿苋多糖对溃疡性结肠炎小鼠肠道菌群及血内毒素的
影响 [J]．中国微生态学杂志，2014，26（6）：646-648.

[33] 郑国银，曲丽萍，张宏，等．马齿苋脑苷 A 对人宫颈癌 HeLa 细胞凋亡和侵袭转
移的影响 [J]．肿瘤防治研究，2014，41（5）：388-391.

[34] 汤召峰，丁晓媚，王法明，等．马齿苋配方颗粒治疗 2 型糖尿病临床观察 [J]．
浙江中西医结合杂志，2014，24（7）：601-603.

[35] 毛平安，叶一萍．马齿苋配方颗粒治疗高脂血症的临床疗效观察 [J]．中华中
医药学刊，2014，32（7）：1669-1671.

[36] 薛彩红．马齿苋体外抗金黄色葡萄球菌实验 [J]．湖北中医杂志，2014，36
（7）：68.

[37] 王国玉，王璐，王玮，等．马齿苋水提取物抗炎作用研究 [J]．河北医学，
2014，20（11）：1866-1868.

[38] 吴瑕，杨薇，余悦，等．马齿苋醇提物对辐照所致小鼠血液系统损伤的影响
[J]．四川中医，2014，32（7）：69-71.

[39] 王国玉，王浩宇，王英南．马齿苋水提取物松弛气管平滑肌作用与 β 受体的关系
[J]．安徽医药，2014，18（10）：1847-1849.

[40] 赵蕊，高旭，邵兴月．马齿苋多糖对荷宫颈癌小鼠免疫刺激活性的研究 [J]．
中国免疫学杂志，2014，30（10）：1344-1348，1368.

[41] 牛美兰．马齿苋水煎剂对大鼠非酒精性脂肪肝预防作用的实验研究 [D]．郑州：
郑州大学，2014.

[42] 徐嵩森．复方马齿苋洗剂治疗急性湿疹的实验研究 [D]．长春：长春中医药大
学，2014.

[43] 莫怀民，林锐辉，谢小兰．复方马齿苋片对尖锐湿疣患者免疫功能的影响 [J]．
中国实验方剂学杂志，2013，19（3）：276-278.

[44] 赵仁宏，赵心童，贺圣文，等．马齿苋脂肪油对动脉粥样硬化大鼠胆固醇逆向转

运相关基因表达的影响 [J] . 中国慢性病预防与控制, 2013, 21 (1): 12-14.

[45] 王立珍, 袁志翔, 徐超群, 等 . 马齿苋醇提物和当归醇提物的抗氧化活性研究 [J] . 华西药学杂志, 2013, 28 (2): 144-146.

[46] 卢新华, 黄煌, 谭斌, 等 . 马齿苋总黄酮对 H9c2 心肌细胞缺氧/复氧损伤的保护作用 [J] . 中国新药与临床杂志, 2013, 32 (5): 371-374.

[47] 仇淑真, 宋丽 . 马齿苋、蒲公英加刺儿菜水煎外洗治疗皮肤化脓性感染 [J] . 中国民间疗法, 2013, 21 (7): 26.

[48] 冯津津 . 马齿苋的化学成分及药理作用研究进展 [J] . 云南中医中药杂志, 2013, 34 (7): 66-68.

[49] 赵蕊, 蔡亚平, 陈志宝, 等 . 马齿苋多糖对老龄荷瘤小鼠抗宫颈癌的作用 [J] . 中国老年学杂志, 2013, 33 (18): 4480-4482.

[50] 黄晓旭, 张荣超, 张亚伟, 等 . 马齿苋对高脂膳食大鼠脂代谢的影响和肝脏保护作用的研究 [J] . 时珍国医国药, 2012, 23 (5): 1166-1167.

[51] 陈伯林 . 马齿苋治疗带状疱疹疗效分析 [J] . 中国社区医师 (医学专业), 2012, 14 (33): 178.

[52] 彭菲, 刘继志, 左永昌 . 马齿苋内服外敷治疗早期乳痈 25 例疗效观察 [J] . 北方药学, 2012, 9 (12): 21.

[53] 祁瑞瑞 . 马齿苋提取物对大鼠酒精性脂肪肝的预防作用及机制探讨 [D] . 上海: 第二军医大学, 2012.

[54] 张建安, 刘力, 张瑞娜, 等 . 马齿苋对糖尿病胃轻瘫模型大鼠果糖胺、胃泌素水平的影响 [J] . 新中医, 2011, 43 (10): 123-125.

[55] 徐元翠 . 马齿苋醇提取物对胰岛素抵抗型大鼠的降脂降压作用 [J] . 中国医院药学杂志, 2011, 31 (20): 1670-1673.

[56] 赵明, 季巧遇, 颜梅, 等 . 马齿苋降血脂作用的研究进展 [J] . 江西中医学院学报, 2011, 23 (5): 99-100.

[57] 侯银环 . 马齿苋化学成分及品质评价研究 [D] . 沈阳: 沈阳药科大学, 2008.

[58] 周亚丽 . 马齿苋的药理作用与营养保健价值 [J] . 承德医学院学报, 2011, 28 (1): 88-89.

[59] 付起凤, 吕邵娃, 李馨 . 马齿苋的药理活性及其保健功能 [J] . 中医药信息, 2011, 28 (6): 130-132.

[60] 权美平, 郝晓宁 . 马齿苋药用价值及其保健制品的研究进展 [J] . 保鲜与加工, 2012, 12 (5): 44-47.

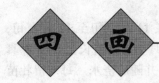

王不留行

【道地沿革】 王不留行又称不留行、禁宫花、剪金花、金剪刀花、金盏银台、麦蓝子，始载《神农本草经》，列为上品。王不留行以善于行血知名，李时珍《本草纲目》载："此物性走而不住，虽有王命不能留其行，故名。"但流血不止者，它又可以止血。因各地用药习惯不同，商品种类较为复杂，其原植物来源于不同的科属，药用部分有种子、果实及全草的不同。但大多数地区所有，均为石竹科植物麦蓝菜的种子。

【来源】 本品为双子叶植物石竹科麦蓝菜 Vaccaria segetalis（Neck.）Garcke 的干燥成熟种子。

【原植物、生态环境、适宜区】 麦蓝菜为 1~2 年生草本植物。株高 50~100 cm，全株无毛，稍被白粉。茎直立，上部呈叉状分枝，节略膨大，单叶对生，无柄；叶狭卵状披针形或卵状椭圆形，先端渐尖。基部圆形或近心形，稍连合抱茎，全缘，主脉在下面突起。疏生聚伞花序顶生，花梗细长，总苞片及小苞片均 2 片对生；花萼筒壶状，有 5 条绿色宽脉，具 5 棱；花瓣 5，淡红色，倒卵形；雄蕊 10。子房上位，花柱 2，细长。蒴果包于宿存花萼内，成熟后呈 4 齿状开裂。种子多数，球形，成熟后黑色。花期 4~5 月，果期 5~6 月。

麦蓝菜多野生于荒地、路旁，耐干旱耐瘠薄，也可与小麦一起生长，适应性极强。亩产量稳定在 150~300 kg。在农村产业结构调整中很有借鉴作用。其植物资源丰富，除华南外，广泛分布于我国的东北、华北、华东、西北及西南各地。主产于河北、山东、辽宁、黑龙江等地，以河北省产量最大。

【生物学特点】

1. 栽培技术 宜选山地缓坡和排水良好的平地种植，土质以砂壤土和黏壤土均可。结合冬耕，每亩（1 亩 = 1/15 hm^2）施 3 t 农家肥作基肥。同时配施 30~40 kg 过磷酸钙。整细耙平，做成 1.2 m 宽的高畦，四周开好排水沟待播。

用种子繁殖，冬播或春播。冬播在封冻前，春播在解冻后。王不留行喜凉爽湿润环境，耐旱，怕积水，对土壤要求不严。种子无休眠期，极易发芽，发芽适温为 15~20 ℃，种子寿命为 2~3 年。王不留行可点播或条播。点播在整好的畦面上，按行株距 25 cm×20 cm 挖穴，穴深 3~5 cm。然后按每亩用种量 1 kg，将种子与草土灰、人畜粪水混合拌匀，制成种子灰，每穴均匀地撒入一小撮，播后覆盖细肥土，厚 1~2 cm。条播，按行距25~30 cm开浅沟，沟深3 cm左右。然后将种子灰均匀地撒入沟内，播后覆细土1.5~2 cm，每亩用种量1.5 kg左右。

2. 田间管理 间苗补苗：生产可分2次间苗。第一次在11月下旬至12月上旬，苗高5 cm左右具4~6片真叶时，按株距5~6 cm间苗；到2月中旬幼苗长至6~8片真叶时。按株距10~12 cm定苗。如果要补苗，则应带土移栽，并随后浇水。每穴留壮苗4~5株；条播的，按株距15 cm间苗。如有缺株，将间苗下来的壮苗进行补苗。王不留行生长期较短，故主要以施足基肥为主；追肥主要在4月上旬植株开始现蕾时进行，以磷、钾肥为主。每亩可施饼肥30~40 kg，施后要立即浇水；也可用0.3%磷酸二氢钾溶液叶面喷施，间隔10 d左右施1次，连续3~4次。以促进果实饱满。除草应在晴天露水干后进行，时间在孕蕾前进行为好。苗高7~10 cm时，进行第一次中耕除草，宜浅松土，避免伤根，杂草用手拔除。生长后期不宜除草，以免损伤花蕾。雨季注意排水。

3. 病虫害防治

（1）黑斑病：4月始发，为害叶片。可用70%甲基托布津500倍液浸种；发病初期用40%多菌灵800倍液或20%甲基托布津1000倍液喷雾防治。

（2）红蜘蛛：5~6月发生，为害叶片。发生期可用20%双甲脒乳油1000倍液喷雾防治。

（3）食心虫：以幼虫为害果实。防治方法：用90%敌百虫1000倍液或80%敌敌畏1000倍液喷杀。

【采收与加工】 5月下旬至6月上旬，一般当王不留行籽多数变黄褐色、少数已变黑色时就要将地上部分齐地面割下。过迟，种子容易脱落，难以收集。趁早晨露水未干时，收割地上部分。割回后，置通风干燥处后熟5~7 d，待种子全部变黑时，晒干、脱粒、扬去杂质，再晒至全干即成商品。若与小麦混种，可与小麦同收。产量一般亩产干王不留行籽100 kg左右。质量以籽粒饱满、充实、大小均匀、色黑，无杂质者为佳。

【炮制与储藏】

1. 炮制

（1）王不留行：除去杂质。

（2）炒王不留行：取净王不留行，照《中国药典》清炒法炒至大多数爆开白花。

2. 储藏 王不留行炒后质地松泡，易吸收水分，在保存时，要注意保持库房干燥、通风，以防止发生受潮、发霉等现象。

【药材性状】 本品呈球形，直径约2 mm。表面黑色，少数红棕色，略有光泽，有细密颗粒状突起，一侧有一凹陷的纵沟。质硬。胚乳白色，胚弯曲成环，子叶2。气微，味微涩、苦。

【质量检测】

1. 显微鉴别 该品粉末淡灰褐色。种皮表皮细胞红棕色或黄棕色，表面观呈多角形或长多角形，直径50~120 μm，垂周壁增厚，星角状或深波状弯曲。种皮内表皮细胞淡黄棕色，表面观呈类方形、类长方形或多角形，垂周壁呈紧密的连珠状增厚，表面可见网状增厚纹理。胚乳细胞多角形、类方形或类长方形，胞腔内充满淀粉粒及糊粉粒。子叶细胞含有脂肪油滴。

2. 理化鉴别

（1）化学定性：取王不留行粉末 1 g，加乙醇 10 mL，水浴温热约 5 min，滤过，取滤液 2 mL，加镁粉少许混匀，滴加盐酸数滴，即有气泡产生，同时溶液渐变红色。

（2）薄层鉴别：取本品粉末 1.5 g，加甲醇 20 mL，加热回流 30 min，放冷，滤过，滤液蒸干，残渣加甲醇 2 mL 使溶解，作为供试品溶液。另取王不留行对照药材 1.5 g，同法制成对照药材溶液。照《中国药典》薄层色谱法试验，吸取上述两种溶液各 10 μL，分别点于同一硅胶 G 薄层板上，以三氯甲烷-甲醇-水（15：7：2）的下层溶液为展开剂，展开，取出，晾干，喷以改良碘化铋钾试液。供试品色谱中，在与对照药材色谱相应的位置上，显相同的橙红色斑点。

3. 含量测定　王不留行黄酮苷的含量测定：以十八烷基硅烷键合硅胶为填充剂，以甲醇为流动相 A，以 0.3%磷酸溶液为流动相 B，按时间（min）0～10、10～20、20～30，流动相 A（%）35、35→40、40→50，流动相 B（%）65、65→60、60→50 的规定进行梯度洗脱；检测波长为 280 nm。

理论板数按王不留行黄酮苷峰计算应不低于 3000。取王不留行黄酮苷对照品适量，精密称定，加 70%甲醇制成每 1 mL 含 0.1 mg 的溶液，即得对照品溶液。备取本品粉末（过三号筛）约 1.2 g，精密称定，置具塞锥形瓶中，精密加入 70%甲醇 50 mL，称定重量，超声处理（功率 250 W，频率 33 kHz）30 min，放冷，再称定重量，用 70%甲醇补足减失的重量，摇匀，滤过，取续滤液，即得供试品溶液。分别精密吸取对照品溶液与供试品溶液各 10 μL，注入液相色谱仪，测定，即得。本品按干燥品计算，含王不留行黄酮苷（$C_{32}H_{38}O_{19}$）不得少于 0.40%。

【商品规格】　不分等级，均为统货。

【性味归经】　苦，平。归肝、胃经。

【功能主治】　活血通经，下乳消肿，利尿通淋。用于经闭，痛经，乳汁不下，乳痈肿痛，淋证涩痛。

【用法用量】　内服：煎汤，5～10 g。

【使用注意】　孕妇和有崩漏者不宜服。

【化学成分】　从炒王不留行中分离并鉴定了 4 个化合物，分别为（2S）-N，N，N-三甲基色氨酸内铵盐、洋芹素-6-C-阿拉伯糖-葡萄糖苷、王不留行黄酮苷（洋芹素-6-C-葡萄糖-阿拉伯糖-4′-O-葡萄糖苷）、洋芹素-6-C-双葡萄糖苷。从王不留行95%乙醇提取物中共分离得到了 21 个化合物，分别鉴定为芸香苷、山柰酚 3-O-α-L-鼠李糖（1-6）-p-D-葡萄糖苷、异槲皮苷、槲皮苷、氢山柰酚 5-O-β-D-葡萄糖苷、二氢山柰酚 7-O-p-D-葡萄糖苷、开环异落叶松脂素 9-O-β-D-葡萄糖苷、绿原酸、原儿茶酸、咖啡酸、5-O-咖啡酰基奎尼酸甲酯、对羟基苯甲酸、香草酸、5-O-咖啡酰基奎尼酸丁酯、β-香树脂醇乙酸酯、β-胡萝卜苷、红花菜豆酸、吐叶醇、腺苷、腺嘌呤、油酸酰胺（24.24%）、正二十八烷（10.40%）、肉豆蔻酰胺（6.49%）、正十五烷（5.58%）等。

【药理作用】

1. 抗炎镇痛 采用二甲苯致小鼠耳郭肿胀法，测定王不留行与炒王不留行的乙醚、乙酸乙酯、正丁醇和水等不同极性溶剂提取物的抗炎作用。300 mg/kg 剂量下，模型对照组的肿胀度为 20.65 mg，生、炒王不留行乙醚组的肿胀度为 20.17 mg、19.44 mg，抑制率为 2.3%、5.9%；生、炒王不留行乙酸乙酯组的肿胀度为 5.2 mg、4.17 mg，抑制率为 63.1%、75.6%；生、炒王不留行正丁醇组的肿胀度为 8.55 mg、4.23 mg，抑制率为 57.4%、67.3%。除乙醚提取部位外，生、炒王不留行水提取部位、正丁醇提取部位和乙酸乙酯提取部位都能极显著减轻二甲苯所致小鼠耳郭的炎性肿胀度；炒王不留行抗急性炎症的活性大于王不留行；两种王不留行乙酸乙酯提取物抗急性炎症的活性均最强。因此，生王不留行与炒王不留行所含抗炎成分存在一定的差异。

采用棉球肉芽肿法，测定炒王不留行水提取部位、正丁醇提取部位和乙酸乙酯提取部位对慢性炎症的抑制作用。结果表明，炒王不留行三种提取部位低、中、高剂量组对小鼠棉球肉芽肿都有显著的抑制作用，并且具有剂量依赖性；炒王不留行三种提取部位都有抗慢性炎症的作用，而且乙酸乙酯提取部位的抗炎效果优于其他两个提取部位。

采用醋酸扭体法测定炒王不留行水提取部位、正丁醇提取部位和乙酸乙酯提取部位的镇痛作用。结果表明，炒王不留行三种提取部位都能剂量依赖性地显著降低醋酸致小鼠扭体次数的增加，而且相同剂量下正丁醇提取部位的镇痛作用优于其他两个萃取部位的。

采用热板法测定炒王不留行水提取部位、正丁醇提取部位和乙酸乙酯提取部位的镇痛作用。结果显示，模型组舔足次数为 35.8；乙酸乙酯高、中、低浓度组的舔足次数分别为 19.5、20.7、23.6，抑制率分别为 49.4%、46.2%、38.7%，正丁醇高、中、低浓度组的舔足次数分别为 14.7、17.4、19.5，抑制率分别为 61.8%、54.8%、49.4%。炒王不留行三种提取部位都能剂量依赖性地显著降低热致小鼠舔足次数的增加，而且相同剂量下正丁醇提取部位的镇痛作用优于其他两个萃取部位的。该结果与醋酸扭体法的实验结果一致。

炒王不留行三种提取部位都能剂量依赖性地显著降低慢性炎症小鼠血清中丙二醛（MDA）和肿瘤坏死因子-α（TNF-α）的产生，以及肝组织中一氧化氮（NO）、总一氧化氮合酶（TNOS）和诱导型一氧化氮合酶（iNOS）的含量。

2. 对血管内皮的作用 采用家兔离体主动脉平滑肌标本，以去甲肾上腺素（NA）预收缩后，给予不同剂量的王不留行观察其张力变化，并探讨去除血管内皮、给予 NO 合酶抑制剂左旋硝基精氨酸（L-NNA）、亚甲基蓝（MB）、环氧酶抑制剂吲哚美辛（Indo）和 β 肾上腺素能受体阻滞剂普萘洛尔（Prop）对血管张力变化的影响。结果显示，王不留行可显著扩张 NA 预收缩的动脉环，并呈剂量依赖关系；且 2.0 mg/mL 王不留行（56.35%±16.92%）与 10^{-5} mol/L 乙酰胆碱（ACh）（57.34%±13.91%）的舒张作用相似。

用 10^{-4} mol/L L-NNA、10^{-5} mol/L Indo、10^{-5} mol/L MB 温育或去除内皮细胞后，王不留行对 NA 预收缩动脉环的舒张作用明显减弱；但 10^{-5} mol/L Prop 温育后，王不留行

对 NA 预收缩动脉环的舒张作用无明显影响。

用耳穴贴压治疗高血压的痊愈率高达 89.6%。本实验在去除内皮细胞或在同一标本重复使用三种剂量的王不留行后,王不留行舒张血管的作用明显减弱,而在重复使用王不留行后其舒张血管的作用明显减弱。但高剂量王不留行能使静息的主动脉呈剂量依赖性的收缩,而在血管内皮细胞完好的情况下,王不留行与 ACh 相似,可明显舒张 NA 预收缩的动脉并有浓度依赖性。ACh 可经内皮细胞的受体途径激活内皮释放内皮细胞舒张因子(EDRF)、前列环素(PGI$_2$)等介导血管舒张反应。本实验用一氧化氮合酶(NOS)抑制剂 L-NNA,鸟苷酸环化酶抑制剂 MB 或去除内皮细胞后,发现王不留行舒张 NA 预收缩血管的作用显著减弱,说明其舒张血管效应是内皮依赖性的,与 NO 的释放有关。

采用家兔离体主动脉环张力记录法,取家兔主动脉,放置于盛有 K-H 液的培养皿中,通 95%O$_2$ 和 5%CO$_2$ 混合气体,动脉环 2.5~3.0 mm,用 BL-410 智能生物信号处理系统处理数据。每 20 min 更换一次 K-H 液(37 ℃),温育平衡 1.5~2.0 h,记录动脉环静息张力后向浴槽中加入王不留行水煎液,记录环动脉张力,再分别加入酚妥拉明、维拉帕米、苯海拉明。结果发现,王不留行水煎液(DSC)可浓度依赖性地引起动脉血管静息张力的增加。用 10^{-7} mol/L 酚妥拉明、10^{-5} mol/L 维拉帕米、10^{-6} mol/L 苯海拉明或无钙 K-H 液温育后均可明显减弱 DSC 的收缩作用;而去除内皮细胞后,10^{-7} moL/L 阿托品则无明显影响。研究表明,DSC 可引起主动脉环收缩,其机制可能与平滑肌细胞上的肾上腺素能 α 受体、维拉帕米敏感的 Ca^{2+} 通道细胞外 Ca^{2+} 以及组胺 H$_1$ 受体有关,而与血管内皮细胞和胆碱能 M 受体无关。DSC 能引起家兔离体主动脉环静息张力明显增加,并有剂量依赖关系,且与 10^{-8}~10^{-5} mol/L NA 的收缩作用相似。

体外培养人脐静脉内皮细胞,用乳酸脱氢酶(LDH)试剂盒评价王不留行黄酮苷孵育 24 h 后的细胞毒性。先给予 13.76、6.88、3.44 μmol/L 的王不留行黄酮苷和维生素 C 阳性对照组(浓度为 100 μmol/L)预孵育 12 h 后,再分别以 H$_2$O$_2$ 和高糖诱导内皮细胞损伤。SRB(磺酰罗丹明 B)比色法测定细胞活力,试剂盒检测 LDH、丙二醛(MDA)、超氧化物歧化酶(SOD)含量。与模型组相比,王不留行黄酮苷 13.76、6.88、3.44 μmol/L 组均可改善 H$_2$O$_2$ 和高糖损伤模型的细胞活力,尤以 13.76 μmol/L 作用最为显著;并且王不留行黄酮苷 13.76 μmol/L 显著降低 H$_2$O$_2$ 和高糖损伤组培养液中 LDH 和 MDA 释放量,增强细胞内 SOD 活性。

SRB 法测定王不留行提取物对 HMEC-1 细胞增殖的影响;划线法研究王不留行提取物干预后 HMEC-1 细胞的迁移;流式细胞仪分析 48 h 后王不留行提取物对细胞周期和凋亡作用;采用 Western 印迹法研究其抑制内皮细胞生长机制的相关靶蛋白的变化。结果发现,王不留行提取物具有抑制 HMEC-1 细胞增殖的作用,IC$_{50}$ 为(4.67 ± 0.25)μg/mL。给药 48 h 后,HMEC-1 细胞迁移明显受到抑制。流式细胞仪分析可知,王不留行提取物将 HMEC-1 细胞阻滞于 S 期并诱导细胞凋亡。给予高剂量(4 μg/mL)药物干预后,p-ERk、p-Akt 和 p-P38 相对表达量均显著下降。研究表明,王不留行提取物抑制 HMEC-1 细胞增殖的机制可能与细胞信号传导有关。

DSC 提取物对离体子宫平滑肌也有收缩作用。α 受体激动剂 NA 主要激动 α$_1$ 受体,

当 α_1 受体被激动后，使细胞膜上的 PI（磷脂酰肌醇）磷酸化变为 PIP（磷脂酰肌醇磷脂）和 PIP2（磷脂酰肌醇 4，5-双磷酸），后者立即降解为两种第二信使——DAG（甘油二酯）和 IP3（肌醇三磷酸），它们可以激活不同的但又相互作用的途径。

DAG 和 IP3 引起肌浆网内 Ca^{2+} 释放，同时促进细胞膜上受体操纵式钙通道开放，使细胞外 Ca^{2+} 内流，导致细胞内钙浓度升高，引起平滑肌收缩。DSC 能使离体家兔主动脉环静息张力明显增加，且与 NA 的作用相似，当用酚妥拉明、L 型钙通道阻滞剂维拉帕米温育后，DSC 的缩血管作用明显减弱，表明 DSC 增加血管静息张力的机制可能是通过 α_1 受体激活 L 型钙通道，使细胞外 Ca^{2+} 内流而引起细胞内 Ca^{2+} 浓度增加，从而实现平滑肌的收缩。细胞质中游离 Ca^{2+} 是引起平滑肌收缩的关键物质，Ca^{2+} 通过受体依赖性钙通道（ROC）和电压依赖性钙通道（PDC）进入细胞内而升高细胞质中游离 Ca^{2+}，Ca^{2+} 与钙调蛋白（calmodulin，CaM）结合生成 4 Ca^{2+}·CaM 合物，并与肌球蛋白轻链激酶（myosin light chain kinase，MLCK）结合，使之激活，从而使磷酸化肌球蛋白轻链（myosin light chain，MLC）改变其构象，引起平滑肌的收缩。用无 Ca^{2+} 的 K-H 液温育后 DSC 的缩血管作用明显减弱，说明其缩血管效应与细胞外 Ca^{2+} 有一定关系。血管平滑肌细胞膜上广泛分布有 H_1 和 H_2 受体，H_1 受体与 Gq/11 蛋白偶联，激动时通过肌醇磷脂水解途径引起血管收缩。通过用苯海拉明阻断 H_1 受体后，DSC 缩血管的作用明显减弱，说明 DSC 增加血管静息张力的机制也可能与平滑肌细胞上的组胺 H_1 受体有关。

血管平滑肌细胞膜及内皮细胞上分布着丰富的 α、M 受体，前者介导平滑肌收缩，后者引起舒张。当去除血管内皮细胞后用阿托品阻断 M 受体时，对 DSC 增加动脉环静息张力的效应无影响，表明 DSC 引起血管收缩的效应，与平滑肌细胞上的 M 受体无关。研究提示，DSC 增加主动脉平滑肌静息张力的机制可能与平滑肌细胞上的肾上腺素能 α 受体、维拉帕米敏感的 L 型钙通道及细胞外 Ca^{2+} 和组胺 H_1 受体有关，而与血管内皮细胞和 M 受体无关。

3. 抗病原微生物　将 300 例产妇随机分为 2 组，对照组 146 例，单用头孢唑林预防术后感染，术中、术后 6 h 共用药 2 次；研究组 154 例，头孢唑林只在术中用药 1 次，术后运用益气活血生肌方配合王不留行粉贴敷血海穴的中医疗法。观察 2 组术后体温、血象、腹部切口愈合情况、子宫腔感染、盆腹腔感染及泌尿系感染情况。结果发现，2 组在术后发热、血象异常、腹部切口愈合不良发生率方面比较，差异均无显著性意义；2 组产妇剖宫产术后均无出现子宫腔感染、盆腹腔感染及泌尿系感染病例。研究表明，益气活血生肌方配合王不留行穴位贴敷应用于预防剖宫产术后感染，可有助于减少剖宫产术围手术期应用抗菌药物的用量和疗程。

4. 抑制血管形成　采用 MTT 法及 Matrigel plug 法测定其提取物对人血管内皮细胞的体外增殖与迁移，其抑制增殖的 IC_{50} 为 50 μg/ mL 并呈现明显的量效关系；同时还能抑制 Matrigel plug 模型中的血管新生。表明王不留行具有开发成为抑制血管生成药物的前景。

以血管皮细胞 SRB 实验和鸡胚绒毛尿囊膜（CAM）实验为模型，从中药中筛选得到王不留行水提物具有较强抑制血管生成的作用，进而采用树脂吸附、萃取、反相中压层析等手段对王不留行进行系统提取分离纯化，得到王不留行环肽 A、E，二者均有较强的抑制 HMEC 增殖和鸡胚绒毛尿囊膜的血管生成的生物活性，其中环肽 E 的作用强于环肽 A。因此可以将王不留行环肽 A、E 作为血管生成抑制剂的药用先导化合物来研究，具有临床开发利用的价值。

5. 抗早孕 0.25%~0.5% 煎剂对大鼠离体子宫有收缩作用，乙醇浸液作用较煎剂强（混杂品四籽野豌豆煎剂无作用）。取健康雌鼠（体重 25~30 g）30 只，随机分为 3 组，一般按着床抗孕的实验方法，按 2:1 配雄鼠合笼，给予王不留行醇提取物（按原中药每日 0.05 g/10 g）；一组给生理盐水作为对照，按 2:1 配雄鼠合笼；另取正常未配偶雌鼠作为空白对照。3 组动物分别连续灌胃 15 d，灌胃结束后 1 d，取抗凝血浆及子宫组织。用放射免疫方法测定其中环腺苷酸（cAMP）含量。结果表明，正常组 cAMP 含量水平同国内外报道一致。对正常妊娠鼠组来说，因怀孕，其血浆和子宫组织中 cAMP 含量明显升高，与正常鼠组比较，组间差异显著。而给药组即抗着床抗早孕未怀孕组，其血浆与子宫组织中 cAMP 含量的增加与正常鼠组比较；而与正常妊娠鼠组相比较，血浆与子宫组织中 cAMP 含量也明显增高，组间差异显著。王不留行对小鼠具有抗着床抗早孕作用，同时又能调节生理功能，影响体内代谢，致使小鼠血浆肌子宫组织中的第二信使物质 cAMP 明显增高。

6. 王不留行贴压耳穴对泌乳量的影响 母乳是婴儿最理想的天然食物，母乳对婴儿智力和体质发育的优越性是任何代乳品均无法替代的。分娩后产妇的初期泌乳和足够奶量是保证母乳喂养成功的关键。研究表明，王不留行耳穴贴压法能促进产后泌乳不足产妇泌乳，其机制与提高血清催乳素的含量有关。

选择 120 位足月分娩的产妇，随机分为观察组与对照组各 60 人。对照组予常规护理。观察组在对照组相同处理基础上，在胎盘娩出后，根据耳穴分布图，通过看、压、摸、测等耳穴探查方法，取双侧内分泌、胸、乳腺穴，以右手持镊子夹取粘有王不留行籽的耳贴，左手固定耳郭，对准右耳（或左耳）内分泌、胸、乳腺穴贴紧并稍加压力，使产妇感到酸、麻、胀、痛或感觉经络放射传导为"得气"，每次 1~2 min，3 d 后换另一侧耳，每日按压 5 次，每次按压使耳郭发热为度。12 d 为 1 个疗程，休息 3 d 后，继续下一个疗程，共 2 个疗程。分别测定每组产妇产前、产后 1 d、产后 2 d，5 mL 静脉血中垂体催乳素水平。观察组产后 1 d、2 d 血清垂体催乳素与对照组相比。观察结果表明，王不留行贴压耳穴治疗，促泌乳效果好，且经济、安全、方便，无不良反应，值得临床推广使用。

7. 抗肿瘤 将移植 H22 瘤株的昆明小鼠随机分成模型组及王不留行提取物高、中、低剂量（5、2.5、1 mg/kg）组，另设对照组。王不留行提取物各组每日给药 1 次，连续灌胃给药 13 d。观察各组小鼠的体质量和主要脏器指数，观察荷瘤小鼠的肿瘤生长情况，计算抑瘤率。通过 HE 染色法光学显微镜下观察肿瘤组织形态、TUNEL 法检测肿瘤细胞凋亡，以免疫组化法检测血小板内皮细胞黏附分子 CD31 的表达显示肿瘤微血管密度的变化。结果发现，王不留行提取物对 H22 荷瘤小的抑瘤率达 50%；与模型组比较，王不留行给药组肿瘤细胞凋亡显著增加，CD31 表达显著下调。研究表明，王不留行提取物能显著抑制 H22 移植性肿瘤的生长。

【毒理研究】 采用常规急性毒理学研究的方法，选用 ICR 小鼠探究最小致毒量和最小致死量，HE 染色观察其主要器官形态学变化，玻璃毛细管法测定血液凝固时间，生化法测定组织 SOD 活力、MDA 含量及血清血尿素氮（BUN）、天冬氨酸转氨酶（AST）、丙氨酸转氨酶（ALT）含量。结果发现，王不留行提取物对小鼠的最小致毒量为 100 mg/kg，最小致死量为 1500 mg/kg；毒性表现为：低剂量组（200 mg/kg）给药后 1 d 凝血时间缩短，其余指标与对照组相比无显著差异；高剂量组（1000 mg/kg）小鼠自主活动减少，体重增长率明显下降，给药后 1 d 血液凝固时间缩短，主要器官形态学明显改变，心脏 SOD 活性降低，MDA 含量升高，血清 BUN 含量升高，其余指标未见明显改变。王不留行提取物高剂量（1000 mg/kg）对小鼠的血液凝固、心和肾有一定的毒性作用。

【临床应用】

1. 临床配伍

（1）乳痈初起：王不留行一两，蒲公英、瓜蒌仁各五钱，当归梢三钱。酒煎服。（《本草汇言》）

（2）肝郁气滞、痰瘀互结引起的乳腺增生症：柴胡、香附（醋炙）、青皮、赤芍、丹参、王不留行（炒）、鸡血藤、牡蛎、海藻、昆布、淫羊藿、菟丝子，上十二味，王不留行加水煎煮二次，第一次 1.5 h，第二次 1 h，合并煎液，滤过，滤液浓缩至相对密度约为 1.10（70~80 ℃），待冷至室温，加等量的乙醇使沉淀，滤过，滤液回收乙醇；其余牡蛎等十一味加水煎煮二次，第一次 2 h，第二次 1.5 h，合并煎液，滤过，滤液与上述煎液合并，浓缩成相对密度约为 1.40（50~60 ℃）的清膏，加入适量的蔗糖和糊精，制成颗粒，干燥，即得。每袋装 14 g（相当于原药材 14.6 g），开水冲服，一次 1~2 袋，一日 3 次。（《中国药典》乳疾灵颗粒）

（3）妇人因气，奶汁绝少：瞿麦穗、麦门冬（去心）、王不留行、紧龙骨、穿山甲（炮黄）各等分。上五味为末，每服一钱，热酒调下；后食猪蹄羹少许，投药，用木梳左右乳上梳三十来梳，一日三服，食前服，三次羹汤投，三次梳乳。（《卫生宝鉴》涌泉散）

（4）石淋及血淋：王不留行一两，甘遂（煨，令微黄）三分，石韦（去毛）一两，冬葵子一两半，木通（锉）二两半，车前子二两，滑石一两，蒲黄一两，赤芍药一两半，当归（锉，微炒）一两半，桂心一两。上药捣筛为散，每服三钱，以水一中盏，煎至六分，去滓，不计时候温服。以利为度。（《太平圣惠方》王不留行散）

（5）劳损虚热所致的诸淋及小便常不利，阴中痛，日数十度起：此皆劳损虚热所致。用石韦（去毛）、滑石、瞿麦、王不留行、葵子各二两，捣筛为散。每服方寸匕，日三服之。（《外台秘要》常将散）

（6）脐下妨闷，小便疼不可忍：沉香、石韦（去毛）、滑石、当归（锉，微炒）、王不留行、瞿麦各半两，葵子、赤芍药、白术各七钱半，甘草（炙微赤，锉）二钱半。上药捣细罗为散，每服二钱，大麦汤空心调服，以利为度。（《太平圣惠方》沉香散）

（7）思虑伤心，舌本肿强：王不留行、桂（去粗皮）、桔梗（炒）、大黄（锉、炒）、当归（切、焙）、甘草（炙、锉）各一两，雷丸、延胡索、白及、天雄（炮裂，去皮脐）、槟榔（半生半煨熟）各一两半，桑根白皮半两。上㕮咀，如麻豆大。每服三钱匕，加生姜三片，水一盏，同煎至七分，去滓温服。（《圣济总录》王不留行汤）

（8）头风白屑：王不留行、香白芷等分为末。干掺一夜，篦去。（《太平圣惠方》）

（9）痈肿：王不留行（成末）二升，甘草五两，冶葛二两，桂心四两，当归四两。上五物，治合下筛。以酒服方寸匕，日三夜一。（《医心方》王不留行散）

（10）疔肿初起：王不留行子为末，蟾酥丸黍米大。每服一丸，酒下。汗出即愈。（《濒湖集简方》）

（11）痈肿不能溃：野葛皮一分，龙骨二两，干姜（炮裂锉）半两，桂心一两，瓜蒌（干）一二两，王不留行一两。上药捣细罗为散，不计时候，以温酒调下二钱。（《太平圣惠方》野葛散）

（12）金疮，被刀斧所伤，亡血，寸口脉浮微而涩：王不留行十分，蒴藋细叶十分，桑白皮十分，甘草十八分，川椒三分（除目及闭口，去汗），黄芩二分，干姜二分，芍药二分，厚朴二分。上九味，桑白皮以上三味烧灰存性，勿令灰过，各别杵筛，合治之为散。服方寸匕，小疮即粉之，大疮但服之，产后亦可服。如风寒，桑白皮勿取之。前三物皆阴干百日。（《金匮要略》王不留行散）

2. 现代临床

（1）新产妇缺乳：王不留行全草100g，通草50g，水煎3次过滤去渣存液，取猪前足久炆成汤，分作2次顿服，一般连服2次可使乳汁长流。

（2）输卵管不通的不孕症方法：①月经前用方，以活血破瘀通水为主，药用当归、赤芍、川芎、荆三棱、莪术各10g，益母草20g，田七5g（磨调），路路通、通草各20g。经前每日1剂，水煎3次，连服5剂。②月经后用方，以补血通水育阴为主，药用当归、熟地黄、川芎、白芍、鹿角霜、阿胶珠、益母草各10g，田七5g（磨调），王不留行、路路通、黄精各20g，炙首乌15g。月经后每日1剂，水煎3次服，连服10剂。月经前后，共服15剂为1个疗程。所治不孕症40例，皆服3个疗程。结果16例已生育，21例输卵管通水，3例无效。

无排卵性月经失调患者80例，所有患者在知情条件下，签署了入组同意书，按照1∶1随机原则分为观察组和对照组，各40例。对照组患者给予中成药归芍调经片进行治疗，观察组患者给予王不留行籽贴压耳穴进行治疗。结果观察组的疗效总有效率达到了57.5%，与对照组患者的40.0%相比，具有显著的优势。治疗前，两组均没有出现双向体温的患者。治疗后，观察组基础体温（BBT）双相16例，对照组BBT双相11例。由此可见，王不留行籽耳穴贴压治疗无排卵性月经失调疗效确切，对月经不调和不孕病症具有良好的改善作用，安全可靠。

（3）带状疱疹外用方：王不留行籽、青黛各100g，冰片30g，共研细末瓶装备用。每次用王不留行全草100g，煎水冲洗患部，洗后撒上王不留行籽末，每日洗药1次。内服方：王不留行50g，板蓝根、马鞭草各20g，臭牡丹15g，甘草10g。水煎3次分服，每日1剂，一般3~6d有效。

选取门诊带状疱疹患者84例，按就诊先后顺序随机分为治疗组和对照组各42例。

治疗组取王不留行适量，炒黄、研为细末，麻油调敷备用，每一病例患处均用75%的乙醇消毒，用梅花针沿神经走行叩刺，刺破疱疹，把王不留行药膏涂于患部。若疹已破溃将此药粉直接撒于溃烂处，然后用特定电磁波谱（TDP）照射20 min，再用胶布、纱布覆盖固定保护，每日1次，并嘱患者注意卫生，勤换内衣，勿摩擦患处。对照组口服阿昔洛韦片0.2 g，5次/d；局部外用阿昔洛韦乳膏，严重者可改用阿昔洛韦针剂0.5 g，静脉滴注，每日1次。两组病例均每5 d统计1次治疗效果，10 d为1个疗程。两组患者治疗10 d后，治疗组疗效明显优于对照组。由此可以看出，中药王不留行外用配合TDP照射治疗带状疱疹同样是一种有效的方法。

（4）乳腺增生症：方以王不留行20 g为主，配柴胡、白芍、青皮、蒲公英、露蜂房、贝母、胆南星各10 g，益母草20 g。每日1剂，水煎3次内服。外敷法：王不留行、天南星各20 g，花粉、陈皮各30 g，大黄、益母草各50 g。共研细末，每次取50 g，调适量蜂蜜成糊状，外敷于乳房肿块处，每日换药1次，6 d为1个疗程，所治本病12例，最少1个疗程，最多5个疗程。结果为痊愈8例（症状及肿块皆消失），好转3例（症状及肿块好转），无效1例。

乳腺增生症患者64例，随机分为治疗组与对照组。治疗组用穿山甲王不留行汤，组成为：穿山甲9 g（研冲）、王不留行20 g、柴胡15 g、薄荷9 g、当归15 g、川楝子15 g、白芍15 g、香附子12 g、白术15 g、苏子15 g、半夏9 g、白芥子9 g、五灵脂12 g、蒲黄9 g，冲任不调者加用杜仲9 g、仙茅9 g、淫羊藿9 g、巴戟天9 g。水煎服，每日1剂，一个月经周期为1个疗程，共治疗2~3个疗程。对照组用乳癖消片，每次6片，每日3次，口服，周期及疗程同治疗组。结果发现，治疗组痊愈19例（59.38%），显效6例（18.75%），有效5例（15.62%），无效2例（6.25%），总有效率93.75%；对照组痊愈9例（28.13%），显效6例（18.75%），有效3例（9.38%），无效14例（43.75%），总有效率56.25%。治疗组优于对照组。

【不良反应】　内服王不留行煎剂致光敏性皮炎1例，临床表现为日光下引起面部、眼睛及双手明显水肿性皮炎，经对症治疗恢复。生王不留行对胃肠、咽喉有刺激性。

【综合利用】　王不留行种子可入药，性平，味甘苦，可活血通经，催生下乳，消肿止痛，主治妇女闭经、乳汁不下、痈肿等症，为传统常用中药。种植麦蓝菜既有利于调整种植业结构，又有利于农民增收。其种子主要含王不留行苷、棉根皂苷元、多种单糖等成分，具有抗早孕、抗肿瘤、兴奋子宫、促进乳汁分泌等药理作用。王不留行的人工种植前景光明，随着对以其为原料的抗癌症药品的开发，其市场需求一定会增大。王不留行的生育期短、见效快、易种易管，农民朋友可以抓住时机，发展种植。为了提高我国人口素质，提倡母乳喂养，王不留行的催乳功效还有待于进一步研究、开发和利用。

■参考文献

[1] 高越颖，冯磊，邱丽颖. 王不留行提取物的急性毒理学研究 [J]. 广州化工，2013，41（19）：6-8，21.
[2] 曹慧. 王不留行耳穴贴压法对原发性高血压患者的效果评价 [J]. 临床医学工程，2014，21（4）：509-510.

［3］ 王瑛，谭迎春，刘莉丽．生化汤合王不留行散加味辅助药物流产临床观察［J］．中国现代药物应用，2014，8（7）：159-160.

［4］ 魏薇．中药王不留行的研究进展［J］．中国医药指南，2014，12（16）：87-88.

［5］ 王不留行——通乳之王［J］．中国中医药现代远程教育，2013，11（9）：28.

［6］ 涂序嫣，胡莉琴，钟素琴，等．王不留行耳穴贴压法对产后泌乳不足的影响及机制研究［J］．临床医学工程，2012，19（2）：249-250.

［7］ 贾屹峰，苗培．王不留行的概述与研究［J］．畜牧与饲料科学，2012，33（3）：32-34.

［8］ 郑剑峰，王育红．中药王不留行的研究进展［J］．电大理工，2012（2）：9-10.

［9］ 刘红卫．王不留行产销分析［J］．中国现代中药，2012，14（8）：65.

［10］ 陈相银，陈瑞生，张露露．王不留行之古今论述［J］．首都医药，2012，19（21）：48.

［11］ 张继鸿，谢鸿霞．耳穴贴压王不留行用于产后缺乳的临床观察［J］．甘肃科技，2012，28（24）：132-133.

［12］ 李成国，韩琦，江春燕，等．王不留行耳穴压贴法对产后血清垂体泌乳素影响的观察［J］．浙江中医杂志，2011，46（10）：744.

［13］ 王承琳．穿山甲王不留行汤治疗乳腺增生症64例效果观察［J］．社区医学杂志，2010，9（14）：57.

［14］ 朱晓红，李强．王不留行籽贴压耳穴对剖宫产术后泌乳影响的观察［J］．黑龙江中医药，2010，39（6）：41.

天 花 粉

【道地沿革】 天花粉出自《雷公炮制论》，又称瑞雪、栝楼粉、楼粉、屎瓜粉。《唐本草》有"今用栝楼根作粉，如作葛粉法，洁白美好"。《本草正义》有"药肆之所谓天花粉者，即以蒌根切片用之，有粉之名，无粉之实。其捣细澄粉之法，《千金方》已言之。今吾嘉人颇喜制之，载入邑乘，视为土产之一。虽同此蒌根，而几经淘洗，渣滓皆去，苦寒本性，亦已消除净尽，更不虑其有寒中滑泄之变，尤为全其所长，去其所短，非原质之可以同日语矣"。今用栝楼有两种，除本种外，双边栝楼 *Trichosanthes rosthornii* Harms 亦可药用。栝楼果实、根皆可食，故《救荒本草》亦有收载。《神农本草经》云"栝楼生弘农川谷"。弘农为今之河南灵宝市。《新修本草》曰："今出陕州者，白实最佳。"唐代以陕州（今河南三门峡市）出者较优，《通典》记载：陕郡贡柏子仁、栝楼根各三十斤。《元和郡县图志》《新唐书》皆同。明代《本草汇言》也说："苏氏曰栝楼出弘农，陕州山谷者最胜。今江南、江北、浙江、河南、山野僻地间亦有。"故知栝楼历来以河南所出为佳。

【来源】 本品为葫芦科植物栝楼 *Trichosanthes kirilowii* Maxim. 或双边栝楼 *Tricho-*

santhes rosthornii Harms 的干燥根。

【原植物、生态环境、适宜区】 攀缘藤本，长可达 10 m。块根圆柱状，肥厚，富含淀粉。茎较粗，多分枝，具纵棱及槽，被白色伸展柔毛。叶互生；叶柄长 3~10 cm，具纵条纹，被条柔毛；卷须 3~7 分枝，被柔毛；叶片低质，轮廓近圆形或近心形，长宽均 5~20 cm，常 3~5（~7）浅裂至中裂，稀深裂或不分裂而仅有不等大粗齿，裂片菱状倒卵形、长圆形，先端钝，急尖，边缘常再浅裂，基部心形，弯缺深 3~4 cm，表面深绿色，粗糙，背面淡绿色，两面沿脉被长柔毛状硬毛，基出掌状脉 5 条，细脉网状。雌雄异株；雄总状花序单生或与一单花并生，或在枝条上部者单生，总太花序长 10~20 cm，粗壮，具纵棱及槽，被微柔毛，顶端有 5~8 花，单花花梗长约 15 cm，小花梗长约 3 mm，小苞片倒卵形或阔卵形，长 1.5~2.5（~3）cm，宽 1~2 cm，中上部具粗齿，基部具柄，被短柔毛；花萼筒状，长 2~4 cm，先端扩大，径约 10 mm，中、下部径约 5 mm，被短柔毛，裂片披针形，长 10~15 cm，宽 3~5 mm，全缘；花冠白色，裂片倒卵形，长约 20 mm，宽约 18 mm，先端中央具一绿色尖头，两侧具丝状流苏，被柔毛；花药靠合，长约 2 mm，径约 4 mm，花丝分离，粗壮，被长柔毛；雌花单生，花梗长 7.5 cm，被柔毛；花萼筒圆形，长 2.5 cm，径 1.2 cm，裂片和花冠同雄花；子房椭圆形，绿色，长 2 cm，花柱长 2 cm，柱头 3。果实椭圆形，压扁，长 11~16 mm，宽 7~12 mm，淡黄褐色，近边缘处具棱线。花期 5~8 月，果期 8~10 月。

栝楼喜温暖湿润、阳光充足的环境，不耐旱，怕涝洼积水，适宜生长于海拔 200~1800 m 的山坡林下、灌木丛中、草地和村旁田边。年平均气温在 20 ℃ 左右，7 月均温 28 ℃ 以下、1 月 6 ℃ 以上时较利于植株的生长发育。主要分布于华北、中南、华东等，河南是其主产区及适宜区。

【生物学特点】

1. 栽培技术 栝楼对土壤要求不严，但由于植株主根能深入土中 1~1.5 m 之下，故宜选土层深厚、疏松肥沃、排水良好、周围无污染源的沙质壤土平原地或 15°~40° 的向阳山坡地作种植地。于头年封冻前深翻土地，整平耙细，按行距 1.5 m、株距 50 cm，挖种植沟深 80 cm、宽 50 cm，翻出的土要晒干透彻，然后一层一层逐次覆入沟内，使土壤充分风化熟透。结合晒土填土，每亩施入腐熟厩肥、土杂肥、饼肥、过磷酸钙等混合堆沤过的复合肥共 3000 kg 作基肥，施后将面土与肥料拌匀，上面再盖一层薄土以待栽植。

（1）种子繁殖：生产天花粉以繁殖种苗为主。因种子中只有极少数是雌性，若不配栽雄株则不结果，有利于块根的形成与丰产。播种宜在 2 月上、中旬至 3 月上旬进行。下种前将瓜蒌壳剖开取出种子，选取粒大饱满的颗粒放于 40~50 ℃ 的温水中浸泡 24 h，中途换水 2~3 次，然后取出与湿河沙混匀置室内 25~30 ℃ 的条件下催芽，当大部分种子裂口时即可播种，每亩用种 0.5~1 kg。当幼苗长出数片真叶高约 30 cm 左右并能分辨出雌雄株时，再按比例移栽到大田中去。播种时种子裂口向下，覆土 3~5 cm，畦面覆盖地膜以保温保湿，防倒春寒袭。一般经 13~18 d 便出苗。

（2）分根繁殖：在每年冬夏或春季收获天花粉块根时，根据不同的栽培目的要求，选择挖取不同性别的植株块根作种苗。若以收获块根天花粉为目的则全部选用雌株或雄株的块根作繁殖材料。采种时要求选择已生长或结果 3~5 年良种栝楼的健壮植株的块根作种。结合冬季采收天花粉，专门选取径粗 3~5 cm，断面白色无病虫害的新鲜块根留作种，种根可与河沙混合分层置室内储藏，留至翌春大田栽植。至于春季再采挖的原地露天越冬留种田，可在原畦地上培厚土或盖草以防寒冻。

（3）科学栽植：大田定植宜于春季 3~4 月进行。考虑各地气候的差异，南方可在春分至清明，北方可在清明至谷雨种植。栽植密度以 1.5 m×0.5 m 或 1.3 m×0.5 m 为宜，穴径和深各 30 cm，施足基肥，并与穴土混拌均匀，再填细土 8~10 cm 厚，即可栽入已育好的幼苗、留种块根或直播种子。直播种子可经温水浸泡催芽至刚露白时播种，每穴播 4~6 粒，然后覆土 4~5 cm，并适当盖草淋水或地膜保持穴土湿润。块根种植则将室内或原地露天留种的根取出，切成长 5~8 cm 一段，切口蘸上草木灰，摊室内通风干燥处晾至切口干爽愈合后运到种植地下种，每穴平放种根 1~2 段，覆土 8~10 cm，穴上同样盖草或覆地膜，约 20 d 即可出苗。

2. 田间管理

（1）淋水与定苗：大田移栽定植后，遇气候干旱应常淋水，保持穴土湿润，促进幼苗快出土。采用种子和种根直播的待苗高 10 cm 以上时，即进行匀苗间苗，每穴选留壮苗、目的苗 2~3 株，将其余弱小和过多的非目的苗拔除。

（2）中耕追肥，调节根冠比：栝楼生长期通常以勤施薄施人畜粪尿水为主，肥水的比例为 15：100，以后适当增大浓度，因 8 月以前气温偏高，光照良好，栝楼会很快发育得叶肥大、茎秆粗壮，故在立秋前适时追施上述氮肥水，可达到增大"冠"的目的。而 8 月以后的生长中后期阶段，则适度地控制水分，同时改速效氮肥为多施磷、钾肥；又兼此时气温渐低，昼夜温差较大，这时以收获天花粉为主的栝楼"冠"即可得到控制，从而使根系长大发育起来。

引藤打顶，故当春季茎蔓长到 30 cm 时就要搭棚或插杆支架，高 1.5 m 左右，还要人工辅助引藤上架；同时要进行摘芽，每株只选留 2~3 壮芽供作主茎供上棚，其余的芽应及时除去，以控制地上部分过多地消耗根部营养体的养分。待上棚后的主茎长至 2~3 m 时要及时打顶，以促进侧枝生长，使茎（藤）蔓尽早封棚。封棚后也要依据栽培目的及生长状况不断合理地进行打顶、疏枝、摘芽或摘蕾，以利于通风透光、增加光合作用、减少病虫害发生和调控营养体与生殖体的目标分配。以收获块根天花粉为目的者，应于 7~8 月植株现蕾期及时将初期生殖体的小花蕾摘除，以防止或减少生殖体开花期消耗养分，从而促进块根营养体的生长，提高天花粉的产量。

3. 病虫害防治

（1）根结线虫病：前期病株主、侧、须根上全部生有大小不等的根结（虫瘿），主根上最大的直径在 2 cm 以上，剖开根结后可见白色的雌线虫；后期导致根部腐烂，病株矮小，生长发育缓慢，叶片变小退绿发黄，最后全株茎蔓枯死。防治宜用物理和生物综合法：秋季至早春整地时深翻土地，暴晒土壤，杀灭病虫；选择无病块根和种子作种，减少病源的人为传播；雨季加强田间排水，减少土壤湿度，发现病株及时扒土检查，切除病根或拔除病株，在病穴处撒上石灰粉，覆土压实，防止蔓延；必要时可用低毒杀菌剂多抗霉素 100~150 mg/kg 药液在植株发病初期灌根防治。

（2）黄守瓜成虫结群咬食叶片；幼虫半土生，在土中咬食根部，甚至蛀入根内，使植株枯萎而死。防治方法：早晨进行人工捕杀成虫。为了提高捕虫效率，在苗期和非开花坐果期，可利用成虫的假死性，一只手持盛有稀面糊的脸盆接在茎叶下方，另一只手则轻拍棚架或茎叶，成虫便纷纷掉落盆糊内窒息而死。用生物制剂鱼藤精400～600倍稀释液喷杀防治。

【采收加工】 肥力充足地块栽后2年挖出，但以生长4～5年为好，年限过长粉质减少，质量差。采挖雄株天花粉，霜降期前后较好，雌株多在瓜蒌采收后刨挖，将刨出的块根去净泥土及芦头，刮去粗皮，细的切成10～15 cm长的短节，粗的可再对半纵剖，切成2～4瓣，晒干即成，本品粉质多，糖分大，储藏保管期间夏、秋季要经常晾晒，以防虫蛀食及防发霉变质。

【炮制储藏】

1. 炮制 将原药洗净，大小分开放入缸内，大的先下水，小的后下水，春冬用热水浸3～5 h，夏秋季用温水浸1～3 h，捞入筐内，滤干水分，放入缸内上盖湿布闷润，每天翻动润透取出，切成2 cm厚横片，晒干。

2. 储藏 置干燥处，防蛀。

【药材性状】 该品呈不规则圆柱形、纺锤形或瓣块状，长8～16 cm，直径1.5～5.5 cm。表面黄白色或淡棕黄色，有纵皱纹、细根痕及略凹陷的横长皮孔，有的有黄棕色外皮残留。质坚实，断面白色或淡黄色，富粉性，横切面可见黄色木质部，略呈放射状排列，纵剖面可见黄色纵条纹状木质部。气微，味微苦。

【质量检测】

1. 显微鉴别

（1）根横切面：木栓层内侧有断续排列的石细胞环。韧皮部狭窄。木质部甚宽广，导管3～5成群，也有单个散在，次生木质部束常排列为1次二歧状，有的木质部导管附近常有木间韧皮部。薄壁细胞内富含淀粉粒。

（2）粉末：本品粉末类白色。淀粉粒甚多，单粒类球形、半圆形或盔帽形，直径6～48 µm，脐点点状、短缝状或人字状，层纹隐约可见；复粒由2～14分粒组成，常由一个大的分粒与几个小分粒复合。具缘纹孔导管大，多破碎，有的具缘纹孔呈六角形或方形，排列紧密。石细胞黄绿色，长方形、椭圆形、类方形、多角形或纺锤形，直径27～72 µm，壁较厚，纹孔细密。

2. 理化鉴别 取本品粉末2 g，加稀乙醇20 mL，超声处理30 min，滤过，取滤液作为供试品溶液。另取天花粉对照药材2 g，同法制成对照药材溶液。再取瓜氨酸对照品，加稀乙醇制成每1 mL含1 mg的溶液，作为对照品溶液。照《中国药典》薄层色谱法试验，吸取供试品溶液及对照药材溶液各2 µL、对照品溶液1 µL，分别点于同一硅胶G薄层板上，以正丁醇-无水乙醇-冰醋酸-水（8:2:2:3）为展开剂，展开，取出，晾干，喷以茚三酮试液，在105 ℃加热至斑点显色清晰。供试品色谱中，在与对照药材色谱和对照品色谱相应的位置上，显相同颜色的斑点。

3. 含量测定

（1）多糖的含量测定（苯酚-硫酸法）：精密称取干燥至恒重的葡萄糖25.2 mg，

加适量水溶解，转移至 250 mL 容量瓶中，加水至刻度，摇匀，配成浓度为 100.8 μg/mL 标准葡萄糖溶液备用。精密称取天花粉粉末 0.2 g，用 80% 乙醇浸泡过夜，再于 MCL-3 型连续微波反应器中用 80% 乙醇回流 20 min。调整功率 560、500、400、350 W。残渣挥去溶剂后，再放入 MCL-3 型连续微波反应器中，继续以水回流提取 20 min，调整功率 630、600、560、450 W。反复洗至 250 mL 容量瓶中，定容，摇匀成为样品液。测定时，精确吸取样品液 1 mL，按测定标准曲线同样方法测其吸光度。

（2）瓜氨酸的含量测定（薄层色谱扫描法）：硅胶 G 薄层板，正丁醇-无水乙醇-冰醋酸-水（8:2:2:3）为展开剂，上行展开，茚三酮试液为显色剂；扫描波长 $\lambda_S = 510$ nm，$\lambda_R = 700$ nm；反射式锯齿扫描：狭缝 0.4 mm ×0.4 mm；线性参数 $S_x = 3$。精密称取瓜氨酸对照品适量于 50 mL 容量瓶中，加 50% 乙醇溶液溶解并稀释至刻度，制成 0.200 8 mg/mL 的溶液，即得对照品溶液。精密称取天花粉药材粉末（过 60 目筛）约 0.12 g，置于 25 mL 三角烧瓶中，精密加入 50% 乙醇溶液 10 mL，称定重量；超声提取 40 min，放冷，用 50% 乙醇补足减失重量，滤过，取续滤液作为供试品溶液。

（3）γ-氨基丁酸的含量测定（HPLC）：氨基酸分析柱 Venusil-AA（4.6 mm×250 mm，5 μm），梯度洗脱，流动相为 0.05 mol/L 醋酸钠溶液（pH 6.5）（A）、乙腈-水（80:20）（B），流速 1.00 mL/min，柱温 25 ℃，检测波长 248 nm。精密称取 γ-氨基丁酸 0.205 6 g，置 100 mL 量瓶中，加 0.1 mol/L 盐酸溶液适量使溶解后，稀释至刻度，摇匀。精密量取 5 mL，置 100 mL 量瓶中，加上述溶液至刻度，摇匀。作为对照品溶液。取天花粉适量，精密称取 10.866 2 g，置离心管中，加盐酸溶液 40 mL，超声振摇 10 min 后，再以 3000~5000 r/min 离心 15 min，分取上清液置 500 mL 量瓶中。残渣用 0.1 mol/L 盐酸溶液 30、20、10 mL 按上述方法提取后，分取上清液，置上述量瓶中，加盐酸溶液至刻度，摇匀，量取适量（80~400 μL），置 1 mL 量瓶中，加异硫氰酸苯酯-乙腈溶液（25 μL:2 mL）200 μL，加三乙胺-乙腈溶液（1.4:8.6）稀释至刻度，摇匀，放置 1 h，转移至试管中，加正己烷 1 mL，振摇，分取下层液体，滤过，取滤液作为待测溶液。

（4）总三萜皂苷的含量测定（紫外-可见分光光度法）：精密称取熊果酸标准品 8.0 mg，用无水乙醇定容于 100 mL 容量瓶中，摇匀，即得对照品溶液。精密称取天花粉干燥粉 20 g 置 500 mL 三角烧瓶中，在料液比为 1:10 的条件下以 80% 乙醇 80 ℃ 水浴浸提。回收乙醇，得浸膏后用 100 mL 的热水充分溶解。等体积的石油醚萃取 3 次后，将水层溶液用等体积的正丁醇反复萃取直至正丁醇层无色。合并正丁醇提取液，减压干燥后，加无水乙醇溶解天花粉总三萜皂苷粉末置 100 mL 容量瓶中，即得供试品溶液。精密量取 0.5 mL 样品液，水浴蒸干，加 5% 香草醛-冰醋酸 0.5 mL，再加高氯酸 0.8 mL，于 60 ℃ 水浴中加热 10 min，取出置冰水中冷却，加冰醋酸 5 mL 摇匀后，在 550 nm 处测定吸光度。

【商品规格】

（1）一等：长 15 cm 以上，中部直径 3.5 cm 以上。刮去外皮，条均匀。表面白色或黄白色，光洁。质坚实，体重。断面白色，粉性足。无黄筋、粗皮、抽沟。

（2）二等：长 15 cm 以上，中部直径 2.5 cm 以上。刮去外皮，条均匀。表面白色或黄白色，光洁。质坚实，体重断面白色，粉性足。无黄筋、粗皮。抽沟。

（3）三等：中部直径不小于 1 cm，扭曲不直。表面粉白色、蛋黄白色或灰白色、有纵皱纹、断面灰白色，有粉性，少有筋脉。

【性味归经】 甘、微苦，微寒。归肺、胃经。

【功能主治】 清热泻火，生津止渴，消肿排脓。用于热病烦渴，肺热燥咳，内热消渴，疮疡肿毒。

【用法用量】 内服：煎汤，10~15 g。

【注意事项】 孕妇慎用；不宜与川乌、制川乌、草乌、制草乌、附子同用。

【化学成分】 天花粉主要含皂苷、天花粉蛋白、多糖类，其次含有瓜蒌酸、胆碱、甾醇等甾类成分；氨基酸类，如瓜氨酸等，14 种游离氨基酸和少量肽类；酶类，如半乳糖苷酶、甘露糖苷酶。

【药理作用】

1. 致流产、抗早孕 实验用成熟雌兔。以交配日作为妊娠第 1 天。妊娠第 10 天时，在戊巴比妥钠麻醉下，经腹部切口将连有细塑料管的乳胶水囊（容积约 1 mL）置入一侧子宫腔内。次日起在清醒状态下记录手术兔的宫内压变化。所有实验兔在给药前均先记录子宫自发活动，并做催产素试验，即由兔耳缘静脉注射合成催产素0.1 U后，观察子宫反应。给药后 24、48、72 h 重复记录子宫自发活动和催产素试验。实验共分 4 组，每组用兔 4~5 只。对照组：不给任何药物，仅肌内注射生理盐水 0.5 mL/兔；天花粉组：妊娠第 11 天时，肌内注射用天花粉 2 mg/kg；甲地孕酮10 d花粉组：于注射天花粉前 1 h，肌内注射甲地孕酮混悬液 10 mg/kg；吲哚美辛加天花粉组：除肌内注射天花粉（2 mg/kg）外，同时还于妊娠第 11、12、13 天时，肌内注射吲哚美辛（以麻油配制），每日 2 次，每次剂量 5 mg/kg。实验结果表明，早孕兔的子宫处于完全的静息状态，对催产物质的刺激缺乏反应，但注射足够量的天花粉后 24 h 或 48 h，可见子宫自发活动逐渐加强，子宫对催产物质的反应性也明显提高。

天花粉在一定剂量时，可使胚泡坏死、液化，终致完全吸收。天花粉对兔子宫肌的激活作用，虽可被补充外源性孕激素或应用前列腺素合成抑制所防止，但天花粉的抗早孕作用却不被对抗。这一结果提示天花粉终止妊娠的作用，并非继发于激素分泌的抑制，或前列腺素的合成和释放，从而支持天花粉直接作用于胎盘滋养层细胞终止妊娠的结果。

取健康成熟雌兔，体重 2.5 kg 以上，静脉注射人绒毛膜促性腺激素（HCG）500 U以产生假孕，注射当天作为假孕第 1 天，然后将动物分成 2 组，每组 7~8 只，于假孕第 6、7 天给天花粉组每日肌内注射 1 次天花粉注射剂 2 mg/kg。对照组每日注射 1 次生理盐水 0.8 mL/kg，于第 8 天由耳缘静脉取血 2 mL 置于含肝素（约 0.5 mg）的离心管中，离心得血浆供测孕酮用。然后将兔放血处死，立即剖腹取下子宫，剪取一段子宫放入营养液中，供进行离体子宫实验，其余部分用冰生理盐水洗 3 次，剪碎后与缓冲液按1∶3（W/V）比例混合，置于匀浆管中，在低温条件下制成匀浆，供受体测定用。P-R、E-R 的测定和 KA 值采用放射受体测定法，测定子宫胞质液的蛋白含量，二苯胺法测定子宫细胞核的 DNA 含量，胞质液受体以 fmol/mg 蛋白表示，核受体是以 fmol/mg

DNA 表示。做 Scatchardplot 求得孕酮和 P-R 及雌二醇和 E-R 的 KA 值。血浆孕酮浓度测定以 11α-羟孕酮半琥珀酸酯牛血清蛋白为抗原，对家兔进行免疫，抗血清效价 1：2000 以上。实验结果表明，假孕第 8 天子宫胞质液和细胞核的 P-R 含量经 t 测验，说明注射天花粉后，能使假孕兔子宫的 P-R 含量降低。做 Scatchardplot 求得孕酮和胞质液 P-R 的 KA 值：对照组 KA = 1.08×10^9 mol/L，天花粉组 KA = 0.28×10^9 mol/L，说明天花粉使孕酮和 P-R 的亲和力明显下降。假孕第 8 天子宫胞质液和细胞核的 E-R 含量，经 t 测验，雌二醇和 E-R 的 KA 值：对照组 KA = 1.01×10^9 mol/L，天花粉组 KA = 1.1×10^9 mol/L，表明天花粉组对假孕兔子宫 E-R 无明显影响。假孕兔第 8 天血浆孕酮浓度对照组与天花粉组之间无明显差异。

天花粉能使妊娠兔子宫自发收缩活动增加，认为这种作用可能与天花粉损伤胚胎，使体内孕酮水平下降及促使垂体释放前列腺素有关。实验采用假孕兔测得第 8 天的血浆孕酮浓度，同期孕兔血浆孕酮浓度相近，注射天花粉后孕酮浓度并不下降，与对照组相似，但能使子宫自发收缩明显增加，说明天花粉对胚胎和蜕膜的损伤以及继发的孕酮下降。妊娠大鼠在临床前子宫细胞核中 P-R 含量下降，认为临床子宫活动增加是由于子宫内 P-R 含量减少所致。15-甲-$PGF_{2\alpha}$ 对假孕兔有溶黄体作用，血浆孕酮浓度于注射 15-甲-$PGF_{2\alpha}$ 后 24 h 下降到极低水平，此时子宫 P-R 受体含量增加，子宫并无明显自发收缩仍处于静息状态。天花粉不改变假孕兔血浆孕酮浓度，但使子宫 P-R 含量降低并使孕酮与 P-R 的亲和力下降，而同时子宫自发收缩活动明显增加。

取成熟雌、雄小鼠以 2：1 合笼，每日上午检查阴道，以发现阴栓日为妊娠第 1 天。于妊娠第 4、5 天每日皮下注射 1 次天花粉，每 10 g 体重注射 0.1 mL，于妊娠第 8 天解剖，记录妊娠动物数。天花粉剂量为 10、5、2.5、1.25、0.625 mg/kg 时，妊娠抑制率分别为 100%、81.17%、47.16%、47.16% 和 12.69%，用简化概率单位法算得天花粉抗早孕作用半数有效量（ED_{50}）为 1.78 mg/kg±0.28 mg/kg。单独给予天花粉 0.4 mg 肌内注射，对早孕小鼠的抑制效果并不理想。天花粉能终止小鼠早期妊娠，作用随剂量增加而提高，但在采用使妊娠抑制率达到 80% 以上的剂量时，可使小鼠体重明显减轻，对机体产生一定毒性。或于妊娠第 4、5 天每日皮下注射天花粉 10 mg/kg，同时皮下注射甲地孕酮水混悬液 50 mg/kg，或腹腔注射绒毛膜促性腺激素（HCG）10 IU，妊娠第 8 天解剖，记录妊娠动物数。合并注射的两组妊娠抑制率均下降。且胚胎均较对照组为小，其中有的与子宫内膜分离，游离于子宫腔内。或于妊娠第 4、5 天每日皮下注射天花粉 0.625 mg/kg，同时皮下注射 15-甲-$PGF_{2\alpha}$ 0.0125 mg/kg，每日上、下午各 1 次。已知该剂量 15-甲-$PGF_{2\alpha}$ 对早孕小鼠妊娠抑制率为 20%。至妊娠第 8 天解剖，记录妊娠动物数。天花粉与 15-甲-$PGF_{2\alpha}$ 合并用药组，所有 12 只小鼠均不妊娠。二药合用所得的小鼠妊娠抑制率为 100%。这表明 15-甲-$PGF_{2\alpha}$ 0.0125 mg/kg 与天花粉 0.625 mg/kg 合用时，抗早孕作用不是相加，而是增加。

选取 6~8 周体重 20~22 g 健康雌鼠，按雌雄 2：1 合笼，发现阴栓者为妊娠第 1 天。将见栓的雌鼠随机分组，每组 10~15 只。于妊娠第 6 天按下列实验设计组给药：第 1 组结晶天花粉蛋白脂质体（TL），剂量为每只小鼠注射 TL 2 μg、4 μg 与 8 μg，第 2 组每只注射天花粉 40 μg；第 3 组每只注射空白脂质体 0.5 mL；第 4 组每只注射盐水

0.5 mL，作为正常对照。注药后第 5 天解剖小鼠，观察其子宫胚胎发育情况。结果表明，TL 抗早孕剂量为 2 μg/只，而单纯天花粉剂量为 40 μg/只，其抗早孕率各为 66.7% 与 70%，说明小剂量 TL 即有明显的抗早孕活性。TL 体外释放试验证实，6 h 其释放率为 4.6%，72 h 达 68.2%。

取妊娠 6 d 的小鼠腹腔分别注射不同剂量 TL 溶液，注药后第 5 天，眼眶放血，收集血清。以放射免疫测定分析孕酮水平、妊娠鼠 TL 抗早孕的血清孕酮变化。实验结果提示，用药组与对照组比较血清孕酮含量差异显著。TL 和天花粉所得数值比较接近，但空白脂质体在早孕过程中孕酮含量无明显变化。

2. 抗癌 以人结肠癌 SW-1116 细胞体外培养后移植于 Swiss-DF 品系 8 周龄裸鼠双侧肾包膜下，次日以不同剂量天花粉蛋白（TCS）注射入裸鼠腹膜腔内。每日 1 次，连续 5 d，第 8 天解剖裸鼠。天花粉蛋白对移植瘤体内抑制结果显示，TCS 剂量为 0.75 mg/kg 组抑瘤率为 41.2%，优于丝裂霉素组的抑瘤率（31.28%）和 0.5 mg/kg 组的抑瘤率（27.5%）。此用量远小于 TCS 对小鼠的半数致死剂量（LD_{50}）（134 mg/kg）。

选择 18~22 g 健康小白鼠皮下注射瘤细胞悬液（1:1）0.2 mL/只，24 h 后称重随机分组。治疗组皮下注射天花粉 0.2 mL/只（5 mg/kg），间隔 4~6 d 再按原剂量皮下注射天花粉 1 次。对照组小白鼠与治疗组相同时间皮下注射生理盐水 0.2 mL，间隔时间同治疗组。同时对治疗组与对照组分别抽取 1 mL/只腹水进行细胞病理学检查，观察细胞总数和细胞分类。结果表明，天花粉治疗腹水型肝癌，可使腹水量减少，生存期延长。实验按天花粉皮下注射 2 针的方案重复 2 批，生存期延长率达 61%~76%，体重增加比对照组少，说明治疗组腹水量少，生存期平均 29~30 d，最长者达 60 d 还未见腹水生长而处死。生存期比对照组明显延长。治疗组小白鼠大多数未见腹水产生，最后都死于毒性反应，偶见个别小白鼠有少量腹水，病理检查表明腹水中总细胞数少，绝大多数为淋巴细胞，并出现淋巴细胞包围癌细胞的所谓卫星现象，还有中性白细胞和巨噬细胞。对照组最后由于肝癌大量腹水衰竭死亡，腹水中细胞总数多，绝大部分是癌细胞。第 3 批治疗实验，改为癌细胞接种后 24 h 皮下注射天花粉 0.2 mL/只 1 次，不再治疗，实验说明治疗组生存延长率可达 85.6%，但治疗组小白鼠也长腹水，最后都死于肝癌。

选择 18~22 g 小鼠皮下注射瘤细胞悬液（1:1），24 h 称重随机分组，间隔 6 d 腹水已长成，称重后治疗组皮下注射天花粉 0.2 mL/只，间隔 4 d 称重后皮下注射天花粉 0.4 mL/只或 0.2 mL/只，对照组皮下注射生理盐水 0.2 mL/只，间隔时间同治疗组。结果天花粉注射 1 次后腹水量明显减少，腹水抑制率达 73%。天花粉对小白鼠肝癌实体瘤抑制率可达 36%~38.9%，治疗组瘤体明显小于对照组。

Jar 细胞培养于含 10 胎牛血清的 RPMI1640 人工培养液，加有青、链霉素各 100 μg/mL。海拉和 Fib 细胞用 DMEM 培液，其中胎牛血清和青、链霉素含量同前。以上 3 种细胞均呈单层贴壁生长。实验结果表明，结晶天花粉蛋白对 Jar 细胞的增殖有明显的抑制作用，培育 48 h 后的皮内注射量为 3.3 μg/mL，而海拉细胞和正常纤维细胞的皮内注射量分别为 13.0 μg/mL 和 16.0 μg/mL。此外，结晶天花粉蛋白对 Jar 细胞的 HCG 分泌显示更强的抑制作用，培养 48 h 后，抑制 50%，HCG 分泌的结晶天花粉浓度为 1.3 μg/mL。

3. 增强免疫功能 健康昆明种雄性小鼠，2~3 月龄，体重 21.3 g±4.6 g，天花粉组和肿瘤小组小鼠腹腔接种细胞癌细胞悬液，正常组皮下注射等体积生理盐水。天花粉组于接种 24 h 后皮下注射天花粉 0.2 mL，其他组给予等体积生理盐水。各组动物于接种肿瘤后第 11 天分别摘眼球取血，RCIA 红细胞完全结上一个以上酵母细胞为一花结，CIC 以 1∶8 稀释度出现（++）为阳性。天花粉组与正常组小鼠的红细胞 C3b 受体花结（RBC-RR）在同一水平，肿瘤组明显降低，表明荷瘤小鼠红细胞 C3b 受体活性明显受损，经天花粉治疗后，可使其恢复至正常水平；天花粉组小鼠红细胞免疫复合物花结（RBC-ICR）增高，提示天花粉可增强荷瘤小鼠红细胞黏附免疫复合物的能力。

动物为 20 只成年雄性健康 ICR 纯系小鼠，体重 18~22 g，分为 2 组，每组 10 只。第 1 组为天花粉组，每日 1 次，每次 1 g，每次 0.5 mL（浓度 65 mg/mL），共 7 d，药液的制备用常规水提法进行；第 2 组为对照组，每日皮下注射 1 次，每次 0.5 mL 生理盐水。第 8 天，杀死小鼠，取其唾液腺，分别做 HE 和其他染色。结果表明，小鼠下颌下腺内花生凝集素（PNA）、双花扁豆凝集素（PBA）受体显著增加，IgG 明显增多、酸性黏多糖也高于对照组。

4. 抗菌、抗病毒 采用病变抑制法和 ^{125}I 放射免疫法，在 3 种细胞培养系统上测定了天花粉蛋白对 7 种病毒的抑制作用。结果表明，天花粉蛋白浓度在 10 μg/mL 以下时，对细胞无明显的毒性作用，在 0.001~10 μg/mL 时对乙型脑炎、柯萨奇 B2、麻疹、腺病毒 3 型单纯疱疹病毒 I 型、水疱性口炎病毒及乙型肝炎病毒等均有明显的抑制作用，并且这种抑制作用随天花粉蛋白的浓度增大而提高。浓度在 0.01 μg/mL 时可以抑制皮内注射病毒引起细胞病变的 50%。

体外实验表明，天花粉蛋白可抑制艾滋病病毒（HIV）在感染的免疫细胞内的复制，减少免疫细胞中受病毒感染的活细胞数，其有效抑制浓度为 0.05~10 μg/mL。

【毒理研究】 给雌犬肌内注射天花粉，一般呈现精神萎靡、食欲减退以至拒食，剂量 0.2~2 mg/kg，副反应经 3~5 d 恢复，但 3~4 mg/kg 者大多经 1~2 周后死亡；用药犬的白细胞总数升高达 3 万~4 万/mm^3；嗜中性白细胞百分率可增至 90%，一般经 1 周后降至正常；心电图观察，0.2~2 mg/kg 组有暂时性 ST 段降低现象，经 2~3 d 恢复，3~4 mg/kg 组 ST 段随病程逐渐下降，T 波倒置明显，个别出现期前收缩现象；对肝、肾功能影响，给犬 3~4 mg/kg 剂量时，血清丙氨酸转氨酶（ALT）显著升高，非蛋白氮（NPN）高可达 200 mg/kg 左右，同时有血钠、血氯下降，血钾升高，CO$_2$ 结合力降低，呈现代谢性酸中毒；病理检查，0.2~2 mg/kg 组出现全身毛细血管和小静脉扩张、瘀血，肝、肾实质性细胞轻度变性，3~4 mg/kg 者尚出现多种器官出血点及肾脏近曲小管大片坏死，有的出现肝实质细胞小灶坏死；药物抗原性测定，小鼠皮下注射均有不同程度的过敏反应，对人体皮试与血清抗体测定，能引起机体产生特异性抗体，故皮试对预防天花粉过敏反应有一定意义；小鼠皮下注射，观察 10 d，其半数致死剂量（LD$_{50}$）为 0.6 mg/只以上；孕妇引产副反应，一般为发热 38.5 ℃ 左右，并伴有四肢酸痛、咽喉痛、头痛、颈项不利，注射局部痛及胎盘粘连等，体温升高一般认为是机体对天花粉异性蛋白的保护性反应，在流产后即恢复，而胎盘粘连则认为是引起的炎症过重不利的一面，故用药后应密切观察。

成年雌犬肌内注射不同剂量的天花粉蛋白制剂，小剂量组（人引产剂量的3~6倍）可出现精神萎靡、食欲减退以至拒食，经2~5 d逐渐恢复。有暂时性ST段降低。少部分犬肝功能丙氨酸转氨酶轻度升高，并出现全身毛细血管和小静脉扩张瘀血，肝、肾实质细胞轻度变性。大剂量组（人引产剂量的9~12倍），大部分犬在1~2周后严重衰竭而死亡，心电图ST段随病程逐步降低，T波倒置明显，个别出现多发性期前收缩现象。同时出现肝肾实质细胞坏死及呈代谢性酸中毒等天花粉蛋白的毒性程度与纯度有一定的关系。小鼠LD_{50}测定为：天花粉2.26 mg/只，天花粉蛋白制剂0.6 mg/只，透析天花粉蛋白0.29 mg/只，结晶天花粉蛋白0.236 mg/只。

【临床应用】

1. 临床配伍

（1）百合病渴：瓜蒌根、牡蛎（熬）等分。为散，饮服方寸匕。（《永类钤方》）

（2）虚热咳嗽：天花粉一两，人参三钱。为末，每服一钱，米汤下。（《濒湖集简方》）

（3）痈未溃：瓜蒌根、赤小豆等分。为末，醋调涂之。（《证类本草》）

（4）胃及十二指肠溃疡：天花粉三钱，贝母一钱，鸡蛋壳2个。研面，每服二钱，白开水送下。（《辽宁常用中草药手册》）

（5）痈肿：瓜蒌根，苦酒熬燥，捣筛之。苦酒和涂纸上摊贴。（《食疗本草》）

（6）乳头溃疡：天花粉二两，研末，鸡蛋清调敷。（《中草药新医疗法资料选编（内蒙古）》》

（7）天疱疮：天花粉、滑石等分，为末，水调搽。（《普济方》）

（8）杨梅天疱：天花粉、川芎各四两，槐花一两。为末，米糊丸，梧子大。每空心淡姜汤下七八十丸。（《简便单方》）

（9）跌打损伤，胸膛痛疼难忍，咳嗽多年不止：天花粉不拘多少，每服二钱，用石膏豆腐卤调服。（《滇南本草》）

（10）产后吹乳，肿硬疼痛，轻则为妒乳，重则为乳痈：瓜蒌根一两，乳香一钱。为末，温酒调下，每服二钱。（《永类钤方》）

（11）儿童髋关节滑膜炎：白芷3~6 g，赤芍6 g，当归尾6 g，没药6 g，浙贝母3 g，防风3~6 g，陈皮3~6 g，乳香6 g，天花粉3~6 g，金银花3 g，皂角刺3~6 g，穿山甲10 g，甘草3~6 g。每日1剂，水煎取汁200 mL，早、晚分2次温服。[《中医儿科杂志》2019，15（2）：68-70.]

（12）感染后咳嗽，属肺阴亏虚证：北沙参30 g，麦冬15 g，天花粉15 g，玉竹15 g，冬桑叶15 g，生扁豆15 g，苦杏仁15 g，浙贝母15 g，生地黄15 g，百合15 g，甘草6 g。煎成200 mL药液，分装入100 mL真空袋。每次100 mL，每日2次。[《湖南中医杂志》2019，35（1）：48-50.]

（13）膝骨性关节炎：柴胡16 g，黄芩10 g，桂枝12 g，干姜10 g，天花粉15 g，牡蛎30 g，白芍30 g，炙甘草6 g。每日1剂，水煎200 mL，早晚用餐后30 min服用。治疗期间忌生冷辛辣刺激等，禁膝关节受凉、接触凉水，避免重体力劳动。[《河南中医》

2019, 39 (1)：28-31.]

（14）慢性支气管炎：甘草 5 g，天花粉 10 g，沙参 20 g，麦冬 20 g，贝母 20 g，瓜蒌 20 g，玉竹 20 g，扁豆 20 g，栀子 20 g，黄芩 25 g，牡丹皮 25 g，桑叶 25 g，知母 25 g。每日 1 剂，煎取 200 mL 药汁，每次口服 100 mL，每日 2 次，连续口服 10 d。[《世界最新医学信息文摘》2017，17（89）：109.]

2. 现代临床

（1）用于引产：注射前先用生理盐水将天花粉稀释至每 1 mL 含 2 μg 的浓度，取 0.05 mL 注射于前臂屈侧皮内，20 min 后观察皮试结果，如属阴性者可深部肌内注射 0.2 mg 天花粉做试探试验，观察 2 h 如无反应，即可深部肌内注射 5~8 mg。据 2000 例左右中期妊娠、死胎、过期流产的引产观察，成功率达 95% 左右，其中死胎引产效果更为突出。或取天花粉 1 g，猪牙皂粉 0.5 g，加水调成糊状，纱布包扎，放入阴道后穹处，经 24 h 能迫使中期妊娠、死胎、过期流产、葡萄状胎块等自然排出。一般出血不多，痛苦不大，经过顺利。应用 147 例，成功率达 93.2%。或取花粉素 70~80 mg，牙皂素 40 mg 混匀装入胶囊，用时取 1 粒放入阴道后穹，一般经 12~24 h 出现畏寒、发烧、关节疼痛等副作用，持续 2 d 左右。上药后 4 h 测体温、脉搏、血压，如体温超过 38.5 ℃ 或血压低于 90/60 mmHg 时，应即予脱敏、对症处理，以免意外。用药期间宜多饮水。一般在 3~6 d 内可自然分娩。观察 1046 例，1 次成功 973 例，成功率为 93%。但后两种方法副作用严重，现少采用。

（2）葡萄胎：用天花粉蛋白 5 g，肌内注射，治疗葡萄胎 129 例，自然排出 55 例，占 42.6%。

（3）肿瘤：用天皂合剂，阴道塞药，治疗恶性滋养细胞肿瘤 7 例，其中恶性葡萄胎 5 例治愈，绒毛癌 2 例无效。

（4）其他：临床还用天花粉治疗糖尿病、急性支气管炎、肺炎、乳腺炎、流行性腮腺炎等感染性疾病，以及用于中期妊娠引产、抗早孕、过期流产死胎、宫外孕、肠腺化生等。

【不良反应】 天花粉蛋白有较强的抗原性，测定 188 例于 1~6 年内曾用天花粉蛋白流产者的血清抗体，显示其在 6 年内仍继续存在，效价亦未见有逐年降低的趋势。天花粉蛋白常见的副作用有发热、头痛、皮疹、咽喉痛、颈项活动不利等，偶见神经性血管性水肿、血压下降、心率异常、肝脾大、出血等。天花粉蛋白引起过敏性休克数例和肱动脉血栓 1 例，口服天花粉引起颜面四肢起疹作痒 2 例，另有在加工天花粉过程中致过敏反应 2 例，以及中期妊娠引产所致弥漫性血管凝血死亡 1 例。

【综合利用】 天花粉为清热泻火类药物，应用广泛，与其他药物配伍，被制成各种制剂，例如颗粒剂、丸剂、胶囊剂、口服液等，也可作为糖尿病或高血糖患者的煲汤料，起到辅助治疗的作用。

■参考文献

[1] 王莉，鲁建江. 天花粉多糖的微波提取及含量测定 [J]. 药学实践杂志，2001，19（3）：168-169.

[2] 杨玉琴，张丽艳，李健，等. 不同产地天花粉药材中瓜氨酸的含量测定 [J]. 时

珍国医国药，2009，20（6）：1360-1361.

[3] 潘建，陈文秋，余施筱，等. 柱前衍生反相高效液相色谱法测定天花粉中 γ-氨基丁酸含量 [J]. 中国药业，2008，17（2）：37-38.

[4] 陈颖，董孝刚，孟丽，等. 天花粉中总三萜皂苷的含量分析 [J]. 中国野生植物资源，2010，29（4）61-63.

[5] 田维毅，马春玲，白惠卿. 天花粉及其组分对小鼠 NK 细胞杀伤活性的影响 [J]. 贵州医药，2001，25（11）：982-984.

[6] 涂水平，江石湖，乔敏敏，等. 天花粉蛋白诱导胃癌细胞 MKN-45 凋亡的研究 [J]. 癌症，2000，19（12）：1105-1108.

[7] 何贤辉，曾耀英，孙荭，等. 天花粉蛋白诱导人类白血病细胞株 HL-60 细胞凋亡的研究 [J]. 中国病理生理杂志，2001，17（3）：9-12，98.

[8] 龚建锋，俞明义. 天花粉研究进展 [J]. 浙江中西医结合杂志，2008，18（4）：263-264.

[9] 应国红，罗国生. 中草药抑制 HBsAg 的实验研究 [J]. 江西中医学院学报，2002，14（1）：31-32.

[10] 丁媛媛，刘晶星，陈淑云. 天花粉热提取物抗柯萨奇 B 组病毒感染的研究 [J]. 上海第二医科大学学报，2002，22（1）：22-25.

[11] 李振红，陆阳，刘晶星. 天花粉化学成分与药理活性 [J]. 国外医药（植物药分册），2003，18（1）：1-4.

[12] 毛春霞. 天花粉治疗异位妊娠 198 例 [J]. 河南医药信息，2002，10（21）：36.

[13] 姜玉玫，张金凤. 天花粉宫颈注射流产 150 例观察总结 [J]. 现代妇产科进展，1999，8（2）：194.

[14] 王力争，周永安，王红卫，等. 中药"天甘散"抗乙肝病毒治疗观察 [J]. 中西医结合肝病杂志，1998（S1）：312-313.

天 南 星

【道地沿革】　天南星之名始见于《本草拾遗》，云："生安东山谷，叶如荷，独茎，用根最良。"安东即今辽宁丹东。《开宝本草》谓："生平泽，处处有之。叶似蒟叶，根如芋。二月、八月采之。"《本草图经》曰："二月生苗，似荷梗，茎高一尺以来。叶如蒟蒻，两枝相抱。五月开花似蛇头，黄色。七月结子作穗似石榴子，红色。根似芋而圆。"上述本草所载形态特征及《本草图经》"滁州南星"图，与天南星科天南星属植物异叶天南星相符。天南星又称山苞米、一把伞、麻芋子、独足莲、打蛇棒等，主产于河南、河北、山东、安徽等地。

【来源】　本品为天南星科植物天南星 *Arisaema erubescens*（*Wall.*）Schott、异叶天南星 *Arisaema heterophyllum* Bl. 或东北天南星 *Arisaema amurense* Maxim. 的干燥块茎。

【原植物、生态环境、适宜区】 天南星株高 40~90 cm。叶一枚基生，叶片放射状分裂，裂片 7~20，披针形至椭圆形，长 8~24 cm，顶端具线形长尾尖，全缘；叶柄长，圆柱形，肉质，下部成鞘，具白色和散生紫色纹斑。总花梗比叶柄短，佛焰苞绿色和紫色，有时是白色条纹；肉穗花序单性，雌雄异株；雌花序具棒状附属器、下具多数中性花；无花被，子房卵圆形雄花序的附属器下部光滑和有少数中性花；无花被，雄蕊 2~4 枚。浆果红色、球形。

天南星喜阴湿、土壤肥沃的沙质壤土，野生于阴坡、山谷或林下潮湿肥沃的土壤。喜冷凉湿润气候和阴湿环境，怕强光，应适度荫蔽或与高秆作物或林木间作。以选湿润、疏松、肥沃富含腐殖质的壤土或沙质壤土栽培，黏土及洼地不宜种植。山区可在山间沟谷、溪流两岸或疏林下的阴湿地种植。

【生物学特点】

1. 栽培技术 秋天挖取块茎时，大的药用，中、小的可种用，放在室内，上盖湿土，或埋在深 66 cm 的坑内，温度保持在 5 ℃ 左右，第二年的 3~4 月施足基肥，翻耕整地做畦，按行距 16~26 cm、株距 16~20 cm 栽在 3~6 cm 深的沟内，覆土 5 cm，浇水，每公顷大栽 600~675 kg，小栽 375~450 kg。

选新种子，8 月上旬播在备好的畦内，在畦内浇透水，稍干后按行距 16 cm 做浅沟，均匀撒入种子，覆土，6~10 d 即出苗，结冻时用厩肥或马粪盖畦面能安全越冬。第二年 4~5 月苗高 6~10 cm 时，按株行距 13~16 cm 定苗。选阴天每隔一行去一行栽到别处，林下或玉米间作，晴天栽深一些，并浇水。种子繁殖慢，产量低，故多用块茎繁殖。

2. 田间管理 天南星栽后保持土壤湿润，勤浇水，及时松土保墒。忌积水，7 月苗高 16~20 cm 时，追施 500 kg 人粪尿。8 月追施硫酸铵 15 g 或饼肥 50 kg。除作种用的花穗外，其余全部摘掉。

3. 病虫害防治

（1）红蜘蛛：喷洒 200 倍乐果液。

（2）红天蛾：7~8 月吃叶子，幼龄期喷 90% 敌百虫 800 倍液。

【采收加工】 秋季叶黄及时挖取，刨出块茎，去掉泥土、残茎叶、须根，搓洗去皮，洗不掉的用竹刀刮去皮，用水冲洗，用硫黄熏成白色，晒干药用。天南星有毒，收时戴手套或手擦油，如有皮肤红肿，用甘草水洗。

【炮制储藏】

1. 炮制

（1）净制：生天南星除去杂质，洗净，干燥。

（2）制天南星（姜南星）：取净天南星，按大小分别用水浸泡，每日换水 2~3 次，如起白沫时，换水后加白矾（每 100 kg 天南星，加白矾 2 kg），泡 1 d 后，再进行换水，至切开口尝微有麻舌感时取出。将生姜片、白矾置锅内加适量水煮沸后，倒入天南星共煮至无干心时取出，除去姜片，晾至四至六成干，切薄片，干燥。每 100 kg 天南星，用生姜、白矾各 12.5 kg。

2. 储藏 置通风干燥处，防霉、防蛀。

【药材性状】 本品呈扁球形，高 1~2 cm，直径 1.5~6.5 cm。表面类白色或淡棕色，较光滑，顶端有凹陷的茎痕，周围有麻点状根痕，有的块茎周边有小扁球状侧芽。质坚硬，不易破碎，断面不平坦，白色，粉性。气微辛，味麻辣。

【质量检测】

1. 显微鉴别 粉末类白色。淀粉粒以单粒为主，圆球形或长圆形，直径 2~17μm，脐点点状、裂缝状，大粒层纹隐约可见；复粒少数，由 2~12 分粒组成。草酸钙针晶散在或成束存在于黏液细胞中，长 63~131 μm。草酸钙方晶多见于导管旁的薄壁细胞中，直径 3~20 μm。

2. 理化鉴别

（1）化学定性：取本品粉末 2 g，以温水 20 mL 浸泡 4 h 后，滤过。滤液浓缩点样，按纸层析法，以甲醇展开，喷以 0.2%茚三酮醇溶液，80 ℃烘干 10 min，现蓝紫色斑点（检查氨基酸）。

（2）薄层色谱：取本品粉末 5 g，加 60%乙醇 50 mL，超声处理 4 min，滤过，滤液置水浴上挥尽乙醇，加于 AB-8 型大孔吸附树脂柱（内径为 1 cm，柱高为 10 cm）上，以水 50 mL 洗脱，弃去水液，再用 30%乙醇 50 mL 洗脱，收集洗脱液，蒸干，残渣加乙醇 1 mL 使溶解，离心，取上清液作为供试品溶液。另取天南星对照药材 5 g，同法制成对照药材溶液。照《中国药典》薄层色谱法试验，吸取上述两种溶液各 6 μL，分别点于同一硅胶 G 薄层板上，以乙醇-吡啶-浓氨试液-水（8：3：3：2）为展开剂，展开，取出，晾干，喷以 5%氢氧化钾甲醇溶液，分别置日光和紫外光灯（365 nm）下检视。供试品色谱中，在与对照药材色谱相应的位置上，显相同颜色的斑点。

3. 含量测定

（1）β-谷甾醇的含量测定：采用气相色谱法测定天南星中 β-谷甾醇的含量。色谱柱以甲基硅橡胶（SE-30）为固定相，涂布浓度为 5%，柱温为 270 ℃，FID 检测器，结果样品含量为 0.11%~0.25%。

（2）葫芦巴碱的含量测定：采用 HPLC 法测定不同种天南星中葫芦巴碱的含量，甲醇提取，采用 Lum 5 NH2100A（4.6 mm×250 mm）色谱柱，乙腈-水（72：28）为流动相，流速 0.8 mL/min，检测波长 265 nm。结果葫芦巴碱在 0.007 52~0.0752 g 线性关系良好，R=0.999 2，平均加样回收率 101.0%，RSD 为 2.03%。

（3）总有机酸的含量测定：采用酸碱返滴定法，以酚酞为指示剂。结果经方法学考察，方法符合含量测定要求，平均回收率为 100.8%（RSD 为 1.1%，n=6）。应用于测定 17 批次天南星药材，总有机酸以柠檬酸（$C_6H_8O_7$）计，含量为 1.81%~2.97%（RSD 为 0.06%~1.0%，n=3）。

（4）总黄酮含量测定：采用紫外分光光度法，以芹菜素为对照品，测定波长 400 nm。结果芹菜素在 1.2~6.0 μg/mL 浓度范围内与吸光度成良好的线性关系，R=0.999 7，回收率为 99.40%，RSD 为 1.04%（n=6）。

（5）草酸钙针晶的含量测定：采用 HPLC 法，Diamonsil C18 柱（4.6 mm×250 mm，5μm）色谱柱，流动相为 0.5%KH_2PO_4-H_3PO_4 水溶液（pH 2.3），流速 0.7 mL/min，检测波长 210 nm，柱温 28 ℃。结果显示，草酸在 0.06~1.20 μg 线性关系良好（R=

0.999 9）。平均回收率为 100.89%（$n=5$），RSD 为 1.07%。

【性味归经】 苦、辛，温；有毒。归肺、肝、脾经。

【功能主治】 燥湿化痰，祛风止痉，散结消肿。用于顽痰咳嗽，风痰眩晕，中风痰壅，口眼歪斜，半身不遂，癫痫，惊风，破伤风。外用消肿止疼，用于蛇虫咬伤。

【用法用量】 内服：煎汤，一般炮制后用，3~9 g。外用：生品适量，研末以醋或酒调敷患处。

【使用注意】 天南星中毒，可致舌、喉发痒而灼热、肿大，严重的致窒息、呼吸停止。轻者可服稀醋或鞣酸及浓茶、蛋清、甘草水、姜汤等解之。如呼吸困难则给氧气，必要时做气管切开。

【化学成分】

1. 生物碱类 在曲序南星中分离得到胆碱和水苏碱。从天南星中分离到 32 个生物碱结晶，其中 15 个化合物为环二肽类化合物。另外天南星尚含葫芦巴碱、氯化胆碱。

2. 苷类 从东北天南星分离到 9 个二酰基甘油基半乳糖苷类化合物：(2S) -1-O-十六烷基-2-O (9Z，12Z-十八烯基) -3-O-β-D-吡喃半乳糖甘油；1-O- (9Z-十八烷基) -2-O- (9Z，12Z-十八烯基) -3-O-β-D-吡喃半乳糖基甘油；1-O-十六烷基-2-O- (9Z-十八烯基) -3-O-β-D-吡喃半乳糖甘油；1-O-十八烷基-2-O- (9Z，12Z，5Z-十八三烯基) -3-O-β-D-吡喃半乳糖甘油；(2S) -1-O-十八烷基-2-O- (9Z，12Z-十八二烯基) -3-O- [α-D-吡喃半乳糖基- (1″→6′) -O-β-D-吡喃半乳糖基] 甘油；1-O-十六烷基-2-O- (9Z，12Z-十八二烯基) -3-O- [α-D-吡喃半乳糖基- (1″→6′) -O-β-D-吡喃半乳糖基] 甘油；1-O-十六烷基-2-O- (9Z-十八烯基) -3-O- [a-D-吡喃半乳糖基- (1″→6′) -O-β-D-吡喃半乳糖基] 甘油；1-O-十六烷基 - 2 - O - (9Z，12Z，15Z-十八三烯基) -3-O- [α-D-吡喃半乳糖基- (1″→6′) -O-β-D-吡喃半乳糖基] 甘油；1-O- (9Z，12Z-十八二烯基) -2-O- (9Z，12Z-十八二烯基) -3-O-β-D-吡喃半乳糖基甘油。从东北天南星中分离到 5 个脑苷脂类化合物：1-O-β-D-吡喃葡萄糖基- (2S，3R，4E，8Z) - 2- [2 (R) -羟基二十烷基) 酰氨基] -4，8-十八烯-1，3-二醇；1-O-β-D-吡喃葡萄糖基- (2S，3R，4E，8Z) -2- [(2-羟基十八烷基) 酰氨基] -4，8-十八烯-1，3-二醇；1-O-β-D-吡喃葡萄糖基- (2S，3R，4E，8Z) -2- [(2-羟基十六烷基) 酰氨基] -4，8-十八烯-1，3-二醇；1-O-β-D-吡喃葡萄糖基- (2S，3R，4E，8E) -2- [(2-羟基二十烷基) 酰氨基] -4，8-十八烯-1，3-二醇；1-O-β-D-吡喃葡萄糖基- (2S，3R，4E，8E) -2- [(2-羟基十八烷基) 酰氨基] -4，8-十八烯-1，3-二醇。

3. 氨基酸类 氨基酸包括鸟氨酸、精氨酸、γ-氨基酸、瓜氨酸、亮氨酸、异亮氨酸、天冬氨酸、谷氨酸、丝氨酸、甘氨酸、丙氨酸、赖氨酸、缬氨酸、苯丙氨酸、苏氨酸、脯氨酸、甲硫氨酸、组氨酸、色氨酸等 30 多种。

4. 脂肪酸和甾醇类 脂肪酸和甾醇类主要有三十烷酸、没食子酸乙酯、四十烷烃、没食子酸、三十七烷、二十六烷、琥珀酸、苯基葡萄糖脎、内酯、亚油酸、亚麻酸等一系列脂肪酸，还有南星甾醇、植物甾醇、甘露醇、β-谷甾醇、豆甾醇、谷甾醇、苯油醇、胆固醇、α-链醇等。另外还有棕榈酸甘油酯、二十五烷酸和二十六烷酸的混合物。应用气相色谱-质谱法测定天南星中的脂肪酸类成分，所得 27 种脂肪酸中主要为饱和脂肪酸，占脂肪酸总量的 66.45%，其中以软脂酸（36.06%）和油酸（17.32%）为主；不饱和脂肪酸含量较少，占 33.55%，且主要为亚油酸（32.05%）。

5. 黄酮类 黄酮类主要有夏佛托苷、异夏佛托苷、芹菜素-6-C-半乳糖-8-C-阿拉伯糖苷、芹菜素-6-C-半乳糖-8-C-阿拉伯糖苷、芹菜素-6，8-二-C-吡喃葡萄糖苷、芹菜素-6，8-二-C-半乳糖苷，均为首次从本属植物中得到。

6. 挥发油类 挥发油类主要有间位甲酚、芫荽醇、2-糠基-5-甲基呋喃、苯乙烯、2-烯丙基呋喃、2-呋喃甲醇乙酸酯等 52 种挥发油成分。

7. 其他 除上述物质以外还有凝集素类，像血液凝集素、淋巴凝集素、精液凝集素、单核外源凝集素等。也含有镁、铝、锌、铜、硒、钴、钒等 20 多种微量元素。从东北天南星中分离得到 2-甲基-3-（2-丙烯酸甲酯基）-6-亚甲脲基-3-烯-氢化吡喃，为一个新化合物。

【药理作用】

1. 抗惊厥 腹腔注射天南星水煎剂 3 g/kg，可明显对抗士的宁、戊四氮及咖啡因引起的惊厥，但不能对抗电休克的发作，且品种不同其抗惊强度有所差异。天南星不能对抗士的宁所致的惊厥和死亡，但能对抗烟碱所致的惊厥死亡，尚能消除其肌肉震颤症状；对小鼠肌内注射破伤风毒素所致的惊厥，天南星能推迟动物死亡时间。

2. 镇静、镇痛 兔及大鼠腹腔注射天南星煎剂后，均呈活动减少、安静、翻正反射迟钝。并能延长小鼠对成巴比妥钠的睡眠时间，且有明显的镇痛作用。天南星对小鼠有镇静催眠作用，生、制品均能抑制小鼠自主活动。其可明显增加戊巴比妥钠阈下催眠剂量的入睡动物数；能明显延长戊巴比妥钠小鼠睡眠时间。天南星与戊巴比妥钠有协同作用，且生、制品作用无明显差异。

3. 抗炎 采用二甲苯致小鼠耳郭肿胀、棉球诱发小鼠肉芽肿增生及醋酸致小鼠腹腔毛细血管通透性增加等三种模型，测定天南星提取物对二甲苯致小鼠耳郭肿胀的作用情况，各组小鼠均为 10 只；测定小鼠棉球肉芽肿增生，生理盐水组小鼠为 8 只，其余各组均为 10 只；测定小鼠腹腔毛细血管通透性，阿司匹林组和天南星果实石油醚提取物组小鼠为 9 只，其余各组均为 10 只小鼠。观察天南星提取物对不同炎症模型的抗炎作用。结果表明，天南星块茎醇提取物、乙酸乙酯提取物，天南星果实石油醚提取物均能明显抑制二甲苯致小鼠耳郭肿胀度；能减轻小鼠棉球肉芽肿；且能明显降低小鼠毛细血管通透性，而其水提物对小鼠耳郭肿胀、棉球诱发小鼠肉芽肿增生的作用较弱，对小鼠毛细血管通透性的改变无明显影响。

4. 祛痰 采用小鼠酚红排泄法进行实验，表明天南星水剂有祛痰作用，给药组自呼吸道排出酚红量分别为对照组的 150% 及 170%。天南星有明显的祛痰作用，其水剂口服能显著增加家兔呼吸道黏膜分泌，祛痰作用明显。本品含有皂苷，对胃黏膜具有刺激性，因而口服时能反射性地增加气管或支气管的分泌液。天南星的产地加工炮制品祛痰作用最强，生品次之，药典炮制品作用最弱。

5. 抗肿瘤 鲜天南星（未鉴定品种）的水提取液经醇处理的制剂，体外对海拉细胞有抑制作用，对小鼠实验性肿瘤如肉瘤 S180、HCA 实体型及 U14 等均有一定抑制作用，并证实 D-甘露醇可能是抗癌有效成分。天南星凝集素 A 具有抗肿瘤活性。天南星总蛋白对小鼠 S180 癌细胞的生长具有显著抑制作用，其体外抑制小鼠 S180 癌细胞的生长却并非通过促进其细胞凋亡途径实现，而对 S180 荷瘤小鼠体内的肿瘤细胞杀伤作用弱且无明显的免疫激活作用。β-谷甾醇对宫颈癌细胞 SiHa 的活性表现出明显的抑制作用，且具有时间、剂量依赖关系。与对照组比较，20 μmol/L 的 β-谷甾醇使 SiHa 细胞出现 S 期聚集、凋亡和坏死细胞增加，细胞形态和超微结构发生显著变化。以天南星为原料的宫颈癌栓临床用于宫颈癌及宫颈癌前期病变的治疗。天南星的有效提取物半夏蛋白对肝癌 HepG2 细胞有明显的抑制生长作用，同时对各种肝癌细胞作用的程度有一定差别。SKOV3 细胞经天南星蛋白作用后，细胞生长受到明显的抑制，细胞凋亡率随着作用浓度的增加及作用时间的延长而升高。

灌胃给予 S180 荷瘤小鼠模型高、中、低剂量 $[2\ g/(kg \cdot d)、1\ g/(kg \cdot d)$ 和 $0.5\ g/(kg \cdot d)]$ 的天南星多糖，考察其对小鼠移植瘤的抑制效果，应用 ELISA 法检测天南星多糖对荷瘤小鼠血清中肿瘤坏死因子-α（TNF-α）和白细胞介素-2（IL-2）含量的影响。结果表明，各给药组均可抑制小鼠 S180 移植瘤的生长，其中高剂量组抑瘤率为 33.3%；同时，天南星多糖可提高荷瘤小鼠血清中 TNF-α 和 IL-2 水平，随给药剂量的增加，效果明显加强。

采用 MTT 法测定天南星醇提液和天南星水提取液对人肺癌 A549 细胞的增殖抑制率，考察敏感最低药物浓度，并计算半数抑制浓度（IC_{50}）。结果表明，24、48、72 h 的天南星醇提液和水提液对 A549 细胞均有不同程度的增殖抑制作用，且呈现出一定的时间-剂量依赖性。天南星醇提液敏感的最低药物浓度为 3.9 μg/mL，IC_{50} 为 64.46 μg/mL，天南星水提液敏感的最低药物浓度为 15.6 μg/mL，IC_{50} 为 133.5 μg/mL。

6. 抗氧化 天南星具有清除自由基的作用，用氯仿自天南星块茎中分得的 2 种生物碱均能不同程度地清除超氧自由基，抑制肝线粒体脂质过氧化反应和膜 ATP 酶反应，天南星能显著增强小鼠血中谷胱甘肽过氧化物酶（GSH-Px）和过氧化氢酶（CAT）的活性，对亚油酸自动氧化的抑制率（IR）很高，IR 与抗氧化性能成正比。

7. 抗心律失常 天南星的乙醇提取物，能明显拮抗乌头碱诱发的大鼠心律失常，既能延缓心律失常出现的时间，又能缩短心律失常持续时间。天南星中的生物碱 L-缬氨酰-缬氨酸酐 0.1～10 μg 对离体犬的心房和乳头肌收缩力及窦房结频率均有抑制作用。

8. 凝集活性 凝集素是天南星总蛋白的重要组分之一，能专一结合甘露糖，属于单子叶植物甘露糖凝集素家族。天南星凝集素具有显著的凝血活性，其凝集素的凝集活力为三叶半夏凝集素的 4 倍，最低凝集浓度为 25 μg/mL。

9. 抗口腔溃疡 用苯酚溶液灼烧豚鼠左侧颊黏膜，造成口腔溃疡模型，观察大、小剂量不同品种天南星醋糊和酒糊足部外用对豚鼠口腔溃疡模型的溃疡面积、溃疡程度及溃疡组织病理变化的影响。结果表明，给药第 3 天，大剂量（0.30 g/足）天南星醋糊组、东北天南星酒糊组和小剂量（0.18 g/足）异叶天南星酒糊组可显著改善口腔溃疡程度，小剂量（0.18 g/足）天南星醋糊组和大剂量（0.30 g/足）异叶天南星醋糊组、天南星酒糊组、东北天南星酒糊组可显著改善口腔溃疡程度；给药第 5 天，大剂量（0.30 g/足）异叶天南星醋糊组、东北天南星醋糊组可显著改善口腔溃疡程度，大剂量（0.30 g/足）天南星醋糊组、天南星酒糊组、异叶天南星酒糊组、东北天南星酒糊组可明显改善口腔溃疡程度；大、小剂量（0.30 g/足、0.18 g/足）不同品种天南星醋糊和酒糊足部外用，均可显著缩小豚鼠口腔模型溃疡面积、改善口腔溃疡程度及溃疡的病理变化。

【毒理研究】

1. 刺激性 口尝天南星及其炮制品具麻辣味。实验表明，天南星混悬液对家兔眼有明显的刺激性，与天南星中含有生物碱或苷类成分、草酸钙针晶、蛋白酶类物质及植物中黏液细胞相关。天南星（未鉴定品种）根茎生食有强烈的刺激作用，口腔黏膜轻度糜烂，甚至部分坏死脱落，咽喉干燥，并有烧灼感，舌体肿大，口唇水肿，大量流涎，口舌麻木，味觉丧失，声音嘶哑，张口困难。

2. 急性毒性 东北天南星生品混悬液对小鼠灌胃未出现中毒或致死情况，表明东北天南星生品混悬液毒性不明显。天南星生品和制品混悬液对小鼠进行灌胃，除生品组有15%小鼠死亡外，炮制品组小鼠零死亡且毒性反应不明显。天南星生制品水煎剂对小鼠进行灌胃7 d，小鼠体重增加且无异常表现。

【临床应用】

1. 临床配伍

（1）卒中昏不知人，口眼歪斜，半身不遂，咽喉作声，痰气上壅，无问外感风寒，内伤喜怒，或六脉沉伏，或指下浮盛；痰厥气逆，气虚眩晕：南星（生）一两，木香一分，川乌（生，去皮）、附子（生，去皮）各半两。上细切，每服半两，水二大盏，姜十五片，煎至八分，去滓，温服，不拘时候。（《太平惠民和剂局方》三生饮）

（2）风痫：天南星（九蒸九晒）为末，姜汁糊丸，梧子大。煎人参、菖蒲汤或麦门冬汤下二十丸。（《中藏经》）

（3）破伤风：白芷、南星、白附子、天麻、羌活、防风各一两。研末调敷伤处。如破伤风初起，角弓反张，牙关紧急，每用三钱，热童便调服。（《医宗金鉴》玉真散）

（4）半身不遂，手足顽麻，口眼㖞斜，痰涎壅塞及小儿惊风、大人头风、妇人血风：半夏（白好者，水浸洗过，生）七两，天南星（生）三两，白附子（生）二两，川乌头（去皮及脐，生）半两。上捣罗为细末，以生绢袋盛，用井花水摆，未出者，更以手揉令出，如有滓，更研，再入绢袋摆尽为度，放瓷盆中，日晒夜露，至晓弃水，别用井花水搅，又晒，至来日早，再换新水搅，如此春五日、夏三日、秋七日、冬十日，去水，晒干，候如玉片，研细，以糯米粉煎粥清，丸绿豆大。初服五丸，加至十五丸，生姜汤下，不拘时候。如瘫缓风，以温酒下二十丸，日三服。小儿惊风，薄荷汤下二三丸。（《太平惠民和剂局方》青州白丸子）

（5）风痰头痛不可忍：天南星（大者，去皮）、茴香（炒）。上等分，为细末，入盐少许在面内，用淡醋打糊为丸，如梧桐子大，每服三五十丸，食后姜汤下。（《普济方》上清丹）

（6）小儿走马疳，蚀透损骨：天南星大者一枚，雄黄皂子大。上二味，先用天南星当心剜作坑子，次安雄黄一块在内，甩大麦面裹合，炭火内烧令烟尽，取出候冷，入麝香一字同研为细末。先以新绵揾血，然后于疮上掺药。一日三次。（《圣济总录》天南星散）

（7）诸风口噤：天南星（炮，锉）大人三钱、小儿三字，生姜五片，苏叶一钱。水煎减半，入雄猪胆汁少许，温服。（《仁斋直指方》）

（8）风痰壅盛，胸膈不利，攻击头痛：天南星（炮）一两，半夏（浆水浸三日，切作片，焙）一两，白附子（炮）一两，木香一分。上为末，以生姜汁搜和为丸，如绿豆大。每服十丸，食后生姜汤送下。（《圣济总录》天南星丸）

（9）头面及皮肤生瘤，大者如拳，小者如栗，或软或硬，不疼不痒，不可辄用针灸：生天南星一枚（洗，切。如无生者，以干者为末），滴醋研细如膏，将小针刺病处，令气透，将膏摊贴纸上，如瘤大小贴之，觉痒即易，日三五上。（《圣济总录》天南星膏）

（10）下肢闭合性骨折：黄柏、姜黄、黄连、大黄、白芷各25 g，天花粉50 g，厚朴、苍术、陈皮、甘草、天南星各10 g。上药共研粉末，加水和适量蜂蜜充分搅拌均匀后，煮成胶糊状，平铺于油纸上，周围用纱块包围以防药物外漏，包装好后存放于冰箱冷冻，维持4~8 ℃。治疗时将药物直接冷敷于患处表面，用纸胶布固定，一般持续贴敷2 h，2 h后拆除外敷药物，在局部用常温开水抹洗干净，保持创面皮肤干洁。每天外敷2次，疗程为7 d。[《广西中医药》2017，40（4）：53-55.]

（11）四肢创伤早期肿胀疼痛：大黄100 g，关黄柏、紫金皮、栀子、桑白皮、天南星、重楼、红花、柴胡、葛根、玄明粉各20 g。使用煎药机煎药，严格无菌处理后配成中药外敷方，280 mL/袋。夏秋季将药袋垫置于10 ℃左右冰箱中，冬春季室温下常温。使用时拆开袋子，将药液倒在一次性棉垫上放于患者肿胀处。[《浙江中医杂志》2017，52（5）：346.]

（12）产妇混合痔水肿及疼痛：姜黄5 g，大黄5 g，黄柏5 g，苍术2 g，厚朴2 g，陈皮2 g，生天南星2 g，甘草2 g，白芷5 g，天花粉10 g，再加以冰片、紫草各5 g，青黛3 g。和凡士林以1∶4的比例调成糊状，外敷于患处，每日1次。两组患者均连续治疗10 d。[《现代医药卫生》2019，35（5）：674-676.]

（13）痰湿臂痛，右边者：天南星、苍术等分。生姜三片，水煎服之。（《摘元方》）

（14）身面疣子：醋调天南星末涂之。（《简易方论》）

2. 现代临床

（1）肿瘤：

1）宫颈癌。采取阴道局部用药与口服相结合的治疗方法，对于Ⅲ期及少数晚Ⅱ期的患者加用宫旁四野的体外放射治疗。内服药：生天南星煎汤代茶，剂量由每日15 g逐渐增加到75 g，另根据病情、体质，辨证用药。局部用药可采用不同的剂型及用药途径：药包：鲜天南星根部洗净泥沙（不可泡在水中），每9 g加75%乙醇0.5 mL，捣成浆状，用一层纱布包扎成椭圆状，塞在癌灶部位；栓剂：每片含生药60 g，覆盖在宫颈的癌灶上；棒剂：每根含生药10 g，可塞在子宫颈管内；针剂：每支2 mL，含生药

10 g，每日或隔日注入子宫颈及子宫旁组织 4 mL。此外，尚可用天南星提取物行盆腔离子透入法。用上法治疗 105 例，近期治愈 20 例，显效 46 例，有效 16 例，有效率为 78%。对 I 期的疗效较好，II、III 期疗效较差；对于溃疡型、结节型效果最好，糜烂型与菜花型次之，空洞型效果较差。或单用生天南星 15~45 g 煎汤内服，加用生天南星捣碎，纱布包裹塞在癌灶。

2）肺癌。治疗肺癌时，擅长用大剂量生天南星，每剂达 30~60 g，经万余人煎汤服用，疗效显著，均无不良反应。

重用生天南星，每剂 30~100 g，辨证配伍扶正祛邪药，煎汤服用，每日 1 剂，治疗 82 例晚期癌症，全部病例经病理确诊。其中 19 例可观察病灶，17 例为西医治疗后复发或转移者，2 例单纯中药治疗。以病灶的大小作为疗效评价，持续以生天南星为主治疗 60 d 后，癌肿减小 50% 以上有 4 例，明显减小有 2 例，大小稳定的 6 例，继续恶化增大的 7 例。生天南星用于治疗肿瘤，其疗效与剂量、持续时间有关，每剂用量宜大于 60 g，并持续 1~2 个月。若经久煎（持续煎沸超过 2 h），并在餐后服，每剂生天南星用量不超过 100 g，服用是安全的。

（2）癌性疼痛：以环磷酰胺为对照，观察消痰通络凝胶（天南星等组成）外用治疗癌性疼痛的临床疗效。中药组总有效率为 86.37%，西药组总有效率为 95.83%，在起效时间上中药组起效时间较西药组明显缩短；中药组用药后较用药前疼痛评分、KPS 评分、疼痛对患者日常生活的影响评分均下降，疗效基本与西药组相当，同时中药组未发现明显不良反应。

（3）腮腺炎：取生天南星研粉浸于食醋中，5 d 后外涂患处，每日 3~4 次。治疗 6 例，当天即退热，症状减轻，平均 3~4 d 肿胀逐渐消退。

（4）顽固性癫痫：基本方为生南星、生半夏、生铁落、僵蚕、钩藤、石菖蒲、远志、蜈蚣、全蝎。用基本方随症加减，每日 1 剂，水煎服，治疗 35 例顽固性癫痫，痊愈 22 例，有效 9 例，无效 4 例。生南星复方治疗顽固性癫痫 41 例，治愈 24 例，有效 11 例。

（5）内耳性眩晕病：以生天南星汤治疗内耳性眩晕 5 例，均获痊愈。方药组成：生天南星、生半夏各 12 g，茯苓、泽泻、桂枝、猪苓各 20 g，白术 15 g，每日 1 剂，水煎服。患者服药最少者仅 3 剂，最多者 9 剂。全部患者治愈后随访 1 年半至 2 年，均无复发。

（6）冠心病：用生南星、生半夏制水泛丸，每服 3.5 g，每日 3 次，治 50 例冠心病，其中稳定性、劳累性心绞痛 31 例，心律失常 16 例，陈旧性心肌梗死 3 例。中医分型：痰阻型 24 例，气滞血瘀型 16 例，气阴两虚型 4 例，肝阳上亢型 6 例。病程 2~16 年，平均 7.8 年。服药时间 33~74 d，平均 64 d。结果表明，心绞痛显效率 38.7%，总有效率 71%，心电图改善率 30.8%，显效者以痰阻型居多。治疗过程中副作用较明显，主要为胃肠道反应，占全部病例的 92%，大便潜血阳性者 40%。少数病例发现白细胞和血小板下降，但均在治疗结束后恢复。

（7）骨关节疼痛：单药天南星用于治疗骨关节疼痛，可起到通痹止痛的作用。对 230 例软组织损伤、骨关节炎、慢性劳损等骨伤疾病患者予以复方南星止痛膏外敷，患者在治疗后疼痛症状和关节功能有明显改善，有效率在 80% 以上。用 60 g 以上的大剂量天南星治疗湿痰流注关节之着痹，效果显著。

（8）其他：以生天南星入汤剂，治疗阴寒白疽，效果较好。

【不良反应】 天南星对皮肤、黏膜均有刺激性，人口嚼生天南星，可使舌、咽、口腔麻木和肿痛，出现黏膜糜烂、喑哑、张口困难，甚至呼吸缓慢、窒息等。皮肤接触可致过敏瘙痒，尚有报道长期使用天南星可引起智力发育障碍。

■ 参考文献

[1] 刘衡，姚春芬，陈英，等. HPLC 法测定不同种天南星中葫芦巴碱的含量［J］. 中国现代药物应用，2010，4（18）：177-178.

[2] 肖平，罗芬，池玉梅，等. 返滴定法测定天南星药材中总有机酸含量［J］. 南京中医药大学学报，2011，27（6）：575-576.

[3] 贾旋旋，李文，李俊松，等. 紫外分光光度法测定制天南星中总黄酮含量［J］. 南京中医药大学学报，2010，26（3）：228-229.

[4] 汪晓莉，唐力英，王祝举，等. 天南星中草酸钙针晶的含量测定［J］. 中国实验方剂学杂志，2010，16（11）：30-31.

[5] 李绪文，尹建元，范波，等. 东北天南星化学成分的研究［J］. 中国药学杂志，2001，36（2）：17-19.

[6] 杨宗辉，尹建元，魏征人，等. 天南星提取物诱导人肝癌 SMMC-7721 细胞凋亡及其机制的实验研究［J］. 中国老年学杂志，2007，27（1）：142.

[7] 汪晓莉，王祝举，唐力英，等. 天南星中脂肪酸成分研究［J］. 中国实验方剂学杂志，2010，16（7）：33-34.

[8] 徐皓. 天南星的化学成分与药理作用研究进展［J］. 中国药房，2011，22（11）：1046-1048.

[9] 杜树山，徐艳春. 天南星化学成分研究（2）［J］. 中国药学杂志，2005，40（19）：45.

[10] 杨嘉，刘文炜，霍昕，等. 天南星挥发性成分研究［J］. 生物技术，2007，17（5）：52-54.

[11] 詹爱萍，王平，陈科力. 半夏、掌叶半夏和水半夏对小鼠镇静催眠作用的比较研究［J］. 中药材，2006，29（9）：964-965.

[12] 李杨，陆倩，钱金栿. 天南星提取物的抗炎作用及机制研究［J］. 大理学院学报，2013，12（9）：14-16.

[13] 朱黎，范汉东，王雪，等. 掌叶半夏凝集素的分离纯化及其在体内外对小鼠肉瘤 S180 细胞的影响［J］. 武汉大学学报（医学版），2009，30（1）：10-15.

[14] 王莉，杨永杰，归绥琪，等. 掌叶半夏主要成分对子宫颈癌细胞生长的抑制作用［J］. 复旦大学学报（医学版），2009，36（6）：675-680.

[15] 姜英子，宛莹，朴娟玉，等. HPLC 法测定宫颈癌栓中掌叶半夏碱乙的含量［J］. 中国药房，2008，19（27）：2119-2120.

[16] 王桂芳. 掌叶半夏有效提取物单独对体外培养肝癌 HepG-2 细胞的作用［J］. 中

国现代药物应用，2009，3（12）：113-114.

[17] 谷杭芝，郑飞云，周莉，等. 掌叶半夏总蛋白诱导人卵巢癌 SKOV3 细胞凋亡的实验研究［J］. 海峡药学，2009，21（9）：160-162.

[18] 姜爽，李建睿，苑广信，等. 天南星多糖对荷瘤小鼠的抗肿瘤活性［J］. 中国老年学杂志，2014，34（18）：5183-5184.

[19] 张岩，王帅，包永睿，等. 天南星提取液抗肺癌细胞活性研究［J］. 中国当代医药，2013，20（12）：80-81，83.

[20] 梁江丽，陈波，田晓平，等. 三叶半夏和掌叶半夏凝集素原核表达及特性研究［J］. 中国生物工程杂志，2009，29（3）：80-84.

[21] 刘丹丹，郭晓芳，苗明三. 天南星醋糊、酒糊外用对豚鼠口腔溃疡的影响［J］. 中药药理与临床，2012，28（6）：93-96.

[22] 陶荟竹，杨绍杰. 天南星的化学成分与药理作用研究综述［J］. 黑龙江生态工程职业学院学报，2014，27（6）：31-32.

[23] 叶敏，孙大志，秦志丰，等. 消痰通络凝胶外用治疗癌性疼痛临床观察［J］. 中国中医药信息杂志，2010，17（7）：22-24.

[24] 李曙波，李冬，胡汉姣，等. 复方南星止痛膏治疗骨伤科疾病的疗效观察［J］. 临床医药实践，2012，21（8）：578-580.

[25] 杜潇. 天南星药理作用和临床应用研究概况［J］. 医学信息（中旬刊），2011，24（7）：3408.

天　麻

【道地沿革】　天麻又称赤箭、独摇草、合离草、离母、定风草、白龙皮等，始载于《神农本草经》，列为上品。《名医别录》云："生陈仓川谷、雍州及太山少室。"《开宝本草》云："生郓州、利州、太山、崂山诸处。"《本草图经》云："今汴京东西、湖南、淮南州郡皆有之。"《本草品汇精要》云："邵州、郓州者佳。"河南也是其产区之一。

【来源】　本品为兰科植物天麻 *Gastrodia elata* Bl. 的干燥块茎。

【原植物、生态环境、适宜区】　多年生腐生草本，高 60~100 cm，地下块茎横生，肥厚，肉质，长圆形或椭圆形，长约 10 cm，有不明显的环节。茎单一，直立，圆锥形，黄赤色，稍带肉质。叶为退化的膜质鳞片，互生，基部呈鞘状抱茎。总状花序顶生，花冠不整齐，口部倾斜，基部膨大、呈歪壶状。蒴果长圆形至长倒卵形，种子多数而细。花期 6~7 月，果期 7~8 月。

天麻喜凉爽气候、湿润环境。以夏季温度不超过 25 ℃ 的凉爽条件和年降水量 1000~1600 mm、空气相对湿度 80%~90%、土壤含水量 40% 左右的湿润条件，天麻生长良好。土壤湿度过大，块茎易腐烂，土壤湿度过小，蜜环菌生长受到限制，影响天麻生长。天麻根叶退化，不能营光合作用，故天麻块茎生长不需要光照，光照仅起供给热量的作用，但对开花、结果、种子成熟有一定作用。天麻喜生长于疏松的土壤中，需含有较多的腐殖质，透气性良好，具有良好的土壤结构和排水性能。在黏土（如死黄泥）中，生长不良。一般生长在微酸性土壤中，其酸碱度 pH 值 5~6。

天麻在我国西南一带分布于海拔 700~2800 m 范围内，集中分布于 1400~1700 m 海拔之间，野生于高山林间和竹林地中。一般在海拔 600~1800 m 引种栽培，但以海拔 1100~1600 m 地区较为合适。如能控制土壤温度和湿度，低海拔地区也可引种栽培。如海拔 154 m 的桂林和海拔 50 m 的北京郊区都已引种栽培成功。

【生物学特点】

1. 栽培技术

（1）选种：选取当年挖出的天麻，除去商品麻，把所有麻种选出再筛选，拣除烂麻、畸形麻等劣质麻种，最后确定为个头相当、健壮、外观整齐、个头大、成色好、无创伤的天麻作为次年使用的麻种。

（2）拌种：用新高脂膜 10~50 倍液拌种，防止病害侵入。将坑底挖松，整平后铺上一层阔叶树树叶及腐殖土，然后把事先准备好的木材均匀摆在坑底，材间距离 6~8 cm，每窝放 6~8 根木材。栽时把蜜环菌枝紧靠放在木材两侧鱼鳞口处，再把天麻种子放在菌枝和木材处，以便使两者很快建立营养共生关系。之后把剩余的蜜环菌种分成黄豆大小的颗粒，均匀散放在木材中间。之后用腐殖土或细沙填平，轻轻压紧，不留空隙。若种子和菌种、菌枝数量多，可以在第一层上面再栽培一层，方法同上。但注意上、下木材放成"井"字形。最后在上面覆盖细土 15 cm 左右，盖枯枝落叶，成龟背形，略高于地面，以利排水。

（3）冬栽或春栽：冬栽天麻接菌率高，生长快，时间在 11 月。春栽在 3~4 月。栽前要培养好菌床。适宜蜜环菌生长的树种，常用壳斗科的青杠、槲栎、栓皮栎、毛栗等，以树皮厚、木质坚硬、耐腐性强的阔叶树为好。

将选好的木材锯成 40~50 cm 长的木棒，树皮砍成鱼鳞口。在选好的地块，于栽前 2~3 个月，挖深 25~30 cm、宽 60 cm、长度据地形而定的窖。窖底松土整平，铺放一层干树叶或腐殖质土，用处理好的新木棒与带蜜环菌的木材（俗称菌材）间隔摆 1 层，相邻二棒间的距离为 6~7 cm，中间可夹些阔叶树的树枝，用腐殖质土填实空隙，以防杂菌污染，再覆土 3~4 cm。同法摆第二层，上覆土 10 cm。保持窖内湿润，上盖杂草遮阴降温保湿使蜜环菌正常生长，即成菌床。选无病斑、无冻害、不腐烂的块茎做种栽，大小分开，分别栽培。栽植时，把种麻平行摆放在菌棒间的沟内，紧靠菌棒，用腐殖质土填平空隙，再盖上 3 cm，以不见底层菌材为宜。同法栽第二层，最后盖上 10~15 cm，上盖一层树叶杂草，保持土壤湿润，越冬期间加厚覆土层，以防冻害。如采用人工菌床和塑料袋栽培，所用种麻为生长健壮的白麻和米麻，由于采用人工控温，栽培时间从 11 月至翌年 4 月均可进行。

选择重 100 g 以上的天麻，随采随栽，抽穗时要防止阳光照射，开花时要进行人工授粉。授粉时间可选晴天 10 时左右，待药帽盖边缘微现花时进行。授粉后用塑料袋套住果穗，当下部果实有少量种子散出时，由下而上随熟随收。

由于天麻种子寿命短，采下的蒴果应及时播种。播种时，将菌床上层菌材取出，扒出下层菌材上的土，将枯落潮湿的树叶，撒在下层菌材上，稍压平，将种子均匀撒在树叶上，上盖一薄层潮湿落叶，再播第二层种子，覆土3 cm，再盖一层潮湿树叶，放入土层菌材，最后覆土10~15 cm。如每窖10根菌材可播蒴果8~10个，每个蒴果约有3万粒种子，种植得当，第二年秋可收获一部分剑麻、白麻、子麻和大量的米麻，可作为块茎繁殖的种栽。

选择湿润透气和渗水性良好、疏松、腐殖质含量丰富的壤土或砂壤土，挖深35 cm，长、宽各85 cm的坑穴栽培。选地时尤以生荒地为好。土壤pH值5~6为宜。忌黏土和涝洼积水地，忌重茬。此外还可利用防空洞、山洞、地下室等场所种植天麻。

2. 田间管理 天麻栽种后不需要施肥，不用松土除草，保持野生状态。应经常保持土壤含水量在40%左右，地温15~28 ℃。在根茎膨大期喷施药材根大灵溶液于叶面，可促使叶面光合作用产物（营养）向根系输送，提高营养转换率和松土能力，使根茎快速膨大，有效物质含量大大提高。夏季高温季节应用遮阳网或树枝遮光降温，防止人畜踩踏。若遇干旱，可适量浇水。同时在雨季注意防止积水。

越冬前要加厚覆土，并加盖树叶防冻；6~8月高温期，应搭棚或间作高秆作物遮阴，雨季到来之前，清理好排水沟，及时排除积水，以防块茎腐烂。春、秋季节，应接受必要的日光照射，以保持一定的温度。

3. 病虫害防治

（1）根茎腐烂：要严格选择排水良好的砂壤土栽培；培养菌枝、菌种时，菌种一定要纯；加大接菌量，抑制杂菌生长。

（2）乱根病：如因菌致病，则应选用新鲜木材培育菌材，尽可能缩短培养时间。培养土要填实，不留空隙，保持适宜温度、湿度；同时也可加大蜜环菌用量，形成蜜环菌生长优势，抑制杂菌生长。在小畦种植时，有利于蜜环菌和天麻生长，感染霉菌时，损失也较小。如因雨水过多则应选地势较高，不积水，土壤疏松，透气性好的地方种植天麻；加强窖场管理，做好防旱、防涝，保持窖内湿度稳定，提供蜜环菌生长的最佳条件，以抑制杂菌生长。

（3）蛴螬、蝼蛄：每100 m²内用90%敌百虫晶体或50%辛硫磷0.15 kg加少量水稀释，拌细土10~15 kg制成毒土撒施。或设置黑光灯诱杀成虫。

（4）粉蚧：可在天麻收获时进行捕杀，将受害严重的菌材烧毁。

【采收加工】

1. 采收 天麻在休眠期间，体内的养分积储量最为丰富，所以在11月至次年3月采收天麻最为适宜。采收过程中，要精心采挖，保持麻体完整无损。采收后的天麻要进行初步筛选，把种麻和加工麻区分开，有利于下一步工作的顺利进行，无机械损伤，色泽正常，新鲜淡黄色，无病无虫害米麻、白麻留作种麻。有机械损伤，有病虫害的米麻、白麻及剑麻留作加工。

2. 加工 分等，清洗，蒸，熏，烘干。

【炮制储藏】

1. 炮制

（1）天麻：拣去杂质，大小分档，用水浸泡至七成透，捞出，稍晾，再润至内外湿度均匀，切片，晒干。

（2）炒天麻：先用文火将锅烧热，随即将片倒入，炒至微黄色为度。

（3）煨天麻：将天麻片平铺于喷过水的表芯纸上，置锅内，用文火烧至纸色焦黄，不断将药片翻动至两面老黄色为度。

2. 储藏 应放在 0~6 ℃ 的室内或地下室。空气湿度应在 45%~55%。存放方式主要有以下两种。沙混合存放法：用含水量 18% 左右的沙土混合堆积存放，堆积厚度以 30~40 cm 为宜，上覆 10 cm 厚的沙子，上盖草帘或碎草。分层存放法：先在地面铺 10 cm 厚的沙子，再撒一层种子，要撒均匀，不要堆积。上面再撒 2~3 cm 沙土，堆积厚度以 30 cm 为宜，上面覆盖 10 cm 沙土，最外面盖草帘或碎草，在 12 月可以在草帘或碎草上面盖塑料膜保温保湿。这种存放方式在来年春播时，种子完全光滑无损，没有任何斑点。

【药材性状】 呈椭圆形或长条形，略扁，皱缩而稍弯曲，长 3~15 cm，宽 1.5~6 cm，厚 0.5~2 cm。表面黄白色至淡黄棕色，有纵皱纹及由潜伏芽排列而成的横环纹多轮，有时可见棕褐色菌索。顶端有红棕色至深棕色鹦嘴状的芽或残留茎基；另端有圆脐形疤痕。质坚硬，不易折断，断面较平坦，黄白色至淡棕色，角质样。气微，味甘。

【质量检测】

1. 显微鉴别

（1）块茎横切面：表皮有残留，下皮由 2~3 列切向延长的栓化细胞组成。皮层为 10 数列多角形细胞，有的含草酸钙针晶束。较老块茎皮层与下皮相接处有 2~3 列椭圆形厚壁细胞，木化，纹孔明显。中柱大，散列小型周韧维管束，薄壁细胞亦含草酸钙针晶束。髓部细胞类圆形，具纹孔。

（2）粉末：黄白色至黄棕色。厚壁细胞椭圆形或类多角形，直径 70~180 μm，壁厚 3~8 μm，木化，纹孔明显。草酸钙针晶成束或散在，长 25~75（93）μm。用醋酸甘油水装片观察含糊化多糖类物的薄壁细胞无色，有的细胞可见长卵形、长椭圆形或类圆形颗粒，遇碘液显棕色或淡棕紫色。螺纹、网纹及环纹导管直径 8~30 μm。

2. 理化鉴别

（1）化学定性：取本品粉末 1 g，加水 10 mL，浸渍 4 h，随时振摇，滤过。滤液加碘试液 2~4 滴，显紫红色至酒红色。或取粉末，制成 10% 乙醇（45%）浸液，加硝酸汞试液 0.5 mL，加热，溶液显玫瑰红色，并产生黄色沉淀。

（2）薄层色谱：取本品粉末 0.5g，加 70% 甲醇 5 mL，超声处理 30 min，滤过，取滤液作为供试品溶液。另取天麻对照药材 0.5 g，同法制成对照药材溶液。再取天麻素对照品，加甲醇制成每 11 mL 含 1 mg 的溶液，作为对照品溶液。照《中国药典》薄层色谱法试验，吸取供试品溶液 10 μL、对照药材溶液及对照品溶液各 5 μL，分别点于同一硅胶 G 薄层板上，以乙酸乙酯-甲醇-水（9：1：0.2）为展开剂，展开，取出，晾干，喷以 10%磷钼酸乙醇溶液，在 105 ℃ 加热至斑点显色清晰。供试品色谱中，在与对照药材色谱和对照品色谱相应的位置上，显相同颜色的斑点。

3. 含量测定

（1）天麻素的含量测定：用十八烷基硅烷键合硅胶为填充剂。甲醇-磷酸盐溶液（0.1 mol/L 磷酸二氢钾溶液和 0.1 mol/L 磷酸氢二钠溶液等量混合）-水（1.5：3：95.5）为流动相，检测波长为 270 nm。理论板数按天麻素峰计算应不低于 1500。精密称取天麻素对照品（80 ℃干燥 1 h）25 mg，置 25 mL 量瓶中，加甲醇溶解并稀释至刻度，摇匀，即得，（每 1 mL 中含天麻素 1 mg）。精密称取经 80 ℃ 干燥后的本品粉末 0.5 g，置 10 mL 量瓶中，精密加甲醇 5 mL，称定重量，超声处理 30 min，静置 24 h，振摇后再超声处理 15 min，再称定重量，用甲醇补足减失的重量，摇匀，静置。取上清液离心，即得。分别精密吸取对照品溶液 5 μL 与供试品溶液 5～10 μL，注入液相色谱仪，测定，即得。本品按干燥品计，含天麻素（$C_{13}H_{18}O_7$）不得少于 0.20%。

采用 HPLC 测定天麻配方颗粒中天麻素的含量。采用 Shim-paek VP-ODS 色谱柱（4.6 mm×150 mm，5 μm），流动相乙腈-0.1%磷酸溶液（3：97），流速 0.5 mL/min，检测波长 220 nm，柱温 25 ℃，进样量 5 μL。结果天麻素线性范围为 0.102 0～0.612 0 μg，$R=0.999 9$；平均回收率为 100.5%，RSD 为 1.01%（$n=5$）。

（2）天麻苷与天麻苷元的含量测定：采用 ZORBAX Eclipse XDB-C18 色谱柱，流动相 0.1% 磷酸水-甲醇（95：5），检测波长为 220 nm，柱温为 25 ℃，流速为 1 mL/min。结果天麻苷、天麻苷元的进样量与峰面积均呈良好的线性关系，平均回收率分别为 100.78%（$n=6$）和 101.59%（$n=6$）。不同产地、商品规格的药材含量相差较大。

（3）二氧化硫的含量测定：采用盐酸副玫瑰苯胺法对自然干燥的 11 个天麻样品及市售 12 个样品进行二氧化硫残留量测定。结果在所测定的 23 个样品中，自然干燥11个样品，有 3 个检测出有一定的含量，二氧化硫含量最高者为 61.75 μg/g，而市售品中有 3 个为未检出，其余均有不同含量，含量最高者为 2081.35 μg/g。

（4）铜和镉的含量测定：采用火焰原子吸收法测定铜和石墨炉原子吸收法测定镉。铜（Cu）的测定工作条件为：灯电流 9.0 mA，波长 324.8 nm，狭缝 1.3 nm，空气流量 15.0 L/min，乙炔 2.2 L/min。镉（Cd）的测定工作条件为：灯电流 9.0 mA，波长 228.8 nm，干燥温度 80～140 ℃，持续 40 s；灰化温度 300 ℃，持续 20 s；原子化温度 1500 ℃。结果在既定的仪器工作条件下，天麻药材中铜和镉标准曲线的线性关系良好，回收率分别为 98.5%和 99.8%。

【商品规格】

1. 一等 干货。呈长椭圆形。扁缩弯曲，去净粗栓皮，表面黄白色，有横环纹，顶端有残留茎基或红黄色的枯芽。末端有圆盘状的凹脐形疤痕。质坚实、半透明。断面角质，牙白色。味甘微辛。每千克26 支以内，无空心、枯炕、杂质、虫蛀、霉变。

2. 二等 干货。呈长椭圆形。扁缩弯曲，去净栓皮，表面黄白色，有横环纹，顶端有残留茎基或红黄色的枯芽。末端有圆盘状的凹脐形疤痕。质坚实、半透明。断面角质，牙白色。味甘微辛。每千克46 支以内，无空心、枯炕、杂质、虫蛀、霉变。

3. 三等 干货。呈长椭圆形。扁缩弯曲,去净栓皮,表面黄白色,有横环纹,顶端有残留茎基或红黄色的枯芽。末端有圆盘状的凹脐形疤痕。质坚实、半透明。断面角质,牙白色或棕黄色稍有空心。味甘微辛。每千克90支以内,大小均匀。无枯炕、杂质、虫蛀、霉变。

4. 四等 干货。每千克90支以外。凡不合一、二、三等的碎块、空心及未去皮者均属此等。无芦茎、杂质、虫蛀、霉变。

备注:家种或野生天麻,均按此分等。

【性味归经】 甘,平。归肝经。

【功能主治】 息风止痉,平抑肝阳,祛风通络。用于小儿惊风,癫痫抽搐,破伤风,头痛眩晕,手足不遂,肢体麻木,风湿痹痛。

【用法用量】 内服:煎汤,3~10 g。

【使用注意】 气血虚甚者慎服。

【化学成分】 化学成分含有天麻苷(天麻素)、天麻苷元、天麻醚苷、派立辛、香草醇、β-甾醇、对羟基苯甲醛、柠檬酸、琥珀酸等。天麻的主要有效活性成分是天麻素,其含量较高,达到0.33%~0.67%,其化学组成为对-羟甲基苯-β-D-吡喃葡萄糖苷;另含天麻醚苷,其化学组成为双-(4-羟苄基)-醚-单-β-D-吡喃葡萄糖苷。又含对羟基苯甲醇、对羟基苯甲醛、4-羟苄基甲醚、4-(4′-羟苄氧基)苄基甲醚、双(4-羟苄基)醚、三[4-(β-D-吡喃葡萄糖氧基)苄基]柠檬酸酯。

天麻中含有微量元素,其中铁含量较高,铜、锰、锌、碘次之。此外,天麻中有由葡萄糖分子组成的天麻多糖。

【药理作用】

1. 抑制中枢神经系统

(1) 天麻水剂和蜜环菌发酵液对小鼠自主活动的影响:将小鼠分为10组,每组5只,放入光电记录小鼠活动箱内,观察10 min内小鼠活动数,给药组腹腔注射天麻水剂10 g/kg(天麻水剂每1 mL相当生药1 g)。发酵液组腹腔注射不同剂量的发酵液(蜜环菌发酵液分别由葡萄糖、果糖和用蔗糖生产右旋糖酐的副产物3种培养基发酵而得),分别以发酵液Ⅰ、Ⅱ、Ⅲ表示。实验时将发酵液浓缩10倍,给药,pH值5~6。30 min后观察小鼠活动数,并与对照组比较,结果显示天麻水剂和蜜环菌发酵液对小鼠自主活动均有明显抑制作用。

(2) 天麻注射液、去天麻苷部分和天麻苷对小鼠自主活动的影响:实验用每组8只小鼠,分4次记录,给生理盐水或药物30 min后,记录10 min内2只小鼠活动数总和,剂量为天麻注射液(天麻原料经水提醇沉后,上清液浓缩至2.5 g/ mL,下同)10 g/kg,去天麻苷部分(天麻注射液经葡聚糖凝胶方法制备而得,下同)20 g(相当生药)/kg,天麻苷25、50、100 mg/kg,结果天麻注射液10 g/kg和去天麻苷部分20 g/kg可减少小鼠的自主活动。天麻苷3种剂量均无作用。

(3) 天麻水剂和蜜环菌发酵液对戊巴比妥钠作用的影响:给小鼠腹腔注射戊巴比妥钠30 mg/kg,以小鼠翻正反射消失1 min以上为标准,观察10只动物中入睡动物数,给药组先腹腔注射不同剂量天麻水剂和蜜环菌发酵液,结果给药组入睡动物数比对照组明显增多。或每组 10 只小鼠共 15 组，由一侧腹腔注射天麻水剂 10、20 g/kg 或蜜环菌发酵液，30 min 后由另一侧腹腔注射戊巴比妥钠 50 mg/kg。对照组只给戊巴比妥钠，按翻正反射消失作为睡眠的指标。结果给药组睡眠时间明显延长。

（4）天麻注射液、上天麻苷部分和天麻苷对戊巴比妥钠作用的影响：小鼠皮下注射天麻注射液或去天麻苷部分 30 min 后，腹腔注射 26~30 mg/kg 戊巴比妥钠，以翻正反射消失 1 min 以上为入睡指标，观察各组翻正反射消失动物数，长方检验提示给药组与对照组之间差异有显著性。天麻注射液 2 g/kg、去天麻苷部分 5 g/kg 均可明显地使小鼠的翻正反射消失，天麻苷则无此作用。天麻注射液、去天麻苷部分和天麻苷对戊巴比妥钠睡眠时间的影响：皮下注射生理盐水或药物 30 min 后，腹腔注射 45~50 mg/kg 戊巴比妥钠，进行 t 检验。对照组的睡眠时间为 66.6 min±13.7 min，天麻注射液与去天麻苷部分 20 g/kg 组睡眠时间分别比对照组延长 73% 和 27%，而天麻苷组则无影响。

研究证明，天麻素及天麻苷元既不能拮抗士的宁所引起的惊厥，也不能拮抗吗啡所致小鼠的举尾反应。苯妥英钠与天麻素仍然不能拮抗可卡因所致的癫痫样抽搐症状，研究者用猫作为实验对象，结果发现天麻素及其苷元在用药 1~2 h 内引起血压轻度下降。

研究发现，天麻素能够延长癫痫发生的潜伏期、缩短大发作时程以及减轻大发作强度，加快其恢复过程，降低死亡率。当剂量调整为 2 g/kg 或 3 g/kg 时，该药物能较好地对抗癫痫的小发作和大发作的症状，当剂量增加到 6 g/kg 时，并未发生动物中毒和死亡事件。

2. 改善学习记忆 Morris 水迷宫测试结果显示，东莨菪碱记忆损伤模型组（MC）小鼠找到平台的时间显著长于生理盐水组（NC）和阳性对照组（PC）。天麻多糖 3 个剂量组在大多数训练测试中，小鼠找到平台的时间短于 MC 组，且高剂量组与模型组之间的差异达到了显著水平。由多糖对小鼠脑内乙酰胆碱（ACh）含量影响发现，高剂量天麻多糖组小鼠脑内 ACh 含量明显高于生理盐水组和阳性对照组，而中、低剂量组与生理盐水组之间无明显差异。多糖对改善记忆能力有一定的作用。

3. 抗衰老 连续 42 d 给小鼠颈背皮下连续注射 5%D-半乳糖可造成亚急性衰老模型，通过检测模型小鼠血清和细胞中的抗氧化酶活性和脂质过氧化物含量，结果发现，模型小鼠无论血清还是脏器组织，其超氧化物歧化酶（SOD）、过氧化氢酶（CAT）、谷胱甘肽过氧化物酶（GSH-Px）活性均显著下降，而丙二醛（MDA）含量明显上升。而灌服天麻多糖 32 d 后，衰老模型小鼠上述各项指标均有明显改善或接近正常水平。由此可见，天麻多糖可能是通过清除过量的自由基，降低 MDA 的含量，起到延缓细胞衰老的作用。

天麻的抗氧化作用与强抗氧化剂维生素 C 的效果相当。天麻对中枢神经系统的作用还有镇痛作用、抗焦虑作用等。

4. 降血压 研究用天麻复方降压胶囊溶液分别给正常小鼠、应激性高血压小鼠和肝阳上亢高血压小鼠灌胃，观察对小鼠的影响。结果表明，该产品对正常小鼠血压没有显著影响，对应激性高血压小鼠血压没有明显改善，但对肝阳上亢高血压小鼠血压改善明显。另外，该产品在改善高血压小鼠症状方面有明显的疗效。天麻多糖对高血压模型大鼠具有良好的降压作用，其作用机制与促进内源性舒血管物质的生成及抑制内源性缩血管物质的释放，最终恢复二者拮抗效应的平衡有关。

通过采用改良风箱模型的方法，来评估天麻素血管中血流惯性以及动脉血管的顺应性，总结了天麻素对心脑血管系统的影响。结果发现，天麻素具有降低血压和周围血管阻力的作用，能够提高动脉血流的惯性和全身动脉顺应性的作用，因此认为天麻素是一种有效的治疗老年性高血压的药物成分。

5. 降血脂、降血糖 对天麻多糖降血脂的功能进行了动物实验。结果发现，天麻多糖对甘油三酯（TG）影响具有明显的剂量效应关系，剂量越高，TG 降低幅度越大。

采用雄性 SD 大鼠，以高脂饲料喂养建立高血脂和肥胖模型。实验设正常对照组，高脂饲料（HFD）组，HFD+天麻粉 500 mg/kg 和 1000 mg/kg 组，共 4 组，治疗 30 d。试验前后测量动物体重，试验后检测动物空腹血清总胆固醇（TC）、甘油三酯（TG）、高密度脂蛋白胆固醇（HDL-C）和血糖（Glu）水平，处死动物后测定体脂（睾丸及肾周围脂肪垫）重量并计算脂肪系数（体脂重量/终体重）。结果表明，高脂饲料投喂 30 d 后，HFD 组大鼠出现显著高血脂和高血糖，体重、体脂重量和脂肪系数较正常组升高。HFD+天麻粉 500 mg/kg 组与 HFD 组比较，体重、体脂重量和脂肪系数低于 HFD 组；HFD+天麻粉 1000 mg/kg 组体重、体脂重量和脂肪系数较 HFD 组得到明显控制。HFD+天麻粉 500 mg/kg 和 1000 mg/kg 组与 HFD 组比较，TC、TG、Glu 均降低，HDL-C 升高，且与剂量呈相关性。在高脂饲料诱导的大鼠高血脂和肥胖模型中，天麻粉 500 mg/kg 和 1000 mg/kg 具有降血脂和降血糖作用；天麻粉 1000 mg/kg 还具有减肥作用。

6. 抗血凝、抗血栓 观察天麻糖蛋白的抗血凝与抗血栓作用。实验表明，天麻糖蛋白具有显著的抗凝、抗栓作用。

7. 抗缺氧 小鼠给生理盐水或天麻制剂 15~30 min 后放入密封瓶内。结果表明，天麻注射液、去天麻苷部分 2 g/kg 均有抗缺氧作用，天麻苷 25~200 mg/kg 未显示有抗缺氧作用。

8. 增强心肌供血 小鼠给以生理盐水或药物 30 min 后，静脉注射适当浓度 ^{86}Rb 0.1 mL/g，静脉注射速度 5 s。30 s 后处死小鼠，比较给药组与对照组 10 mg 心肌的计数值。天麻注射液和去天麻苷部分 10 g/kg 能明显增加心肌对 ^{86}Rb 的摄取，20 g/kg 作用更强，有明显的量效关系。天麻苷 50~200 mg/kg 无作用。

9. 抗炎 抗巴豆油鼠耳炎症的作用：小鼠给药 30 min 后，一侧鼠耳涂 2%巴豆油 0.05 mL，5 h 后涂巴豆油的耳朵红肿达高峰。以涂巴豆油的红肿耳朵与未涂巴豆油耳朵的重量差表示炎症的程度，实验表明天麻注射液和去天麻苷部分有一定的抗炎作用。

10. 增强免疫功能 天麻多糖具有增强机体非特异性免疫和细胞免疫的作用。取 C57BL 小鼠，雌雄兼用，每批同一性别，14~20 g，每日腹腔注射天麻多糖 125 mg/kg，共 7 d，对照用生理盐水，第 7 天给药后 24 h，处死，称取脾脏与胸腺。结果显示胸腺明显增重。

取雄性 C57BL 和雌性 ICRF 小鼠，雌雄兼用，每批同一性别，每日皮下注射 125 mg/kg 天麻多糖。对照用生理盐水，共给药 7 d，末次给药后 24 h，将 5%鸡红细胞悬液 0.5 mL 分别注入两组小鼠的腹腔，按常规方法处理并观察巨噬细胞的吞噬百分率。用雄性 C57BL 小鼠作为供体鼠（18~22 g）。每日腹腔注射天麻多糖 12.5 mg/kg，对照用生理盐水，连续 9 d。第 9 天后，取天麻多糖组与对照组小鼠脾脏，以无菌生理盐水制成细胞悬液为供体。另以出生 9 d 的雄性 C57BL 和雌性 ICRF 乳鼠为受体鼠，同窝配对。分成 3 组，第一组不注射脾细胞的无移植组。第二组腹腔注射天麻多糖组，小鼠脾细胞悬液 1×10 个亲代脾细胞。第三组腹腔注射生理盐水组，小鼠脾细胞悬液 1×10 个亲代脾细胞。3 组受体鼠均在接受供体脾细胞悬液注射后第 7 天处死。称取脾重，计算脾指数（100×脾重/体重）。按公式计算两组的刺激指数（SI）。实验表明，天麻多糖具有增加小鼠胸腺重量、提高小鼠腹腔巨噬细胞吞噬功能，增强小鼠移植物抗宿主反应的作用。

通过对小鼠灌胃天麻多糖及天麻水提物，测定小鼠血清中免疫球蛋白的含量，称量小鼠的脾和胸腺的重量，并计算出脾指数和胸腺指数。结果表明，天麻多糖及天麻水提物均能显著升高免疫抑制小鼠的免疫球蛋白含量，同时也能升高免疫抑制小鼠的胸腺指数和脾指数，说明天麻多糖具有一定的免疫调节作用。

天麻素能够明显增强小鼠体内巨噬细胞的吞噬功能以及加强血清溶菌酶的活力；当天麻素剂量调整到 25 mg 即可提高小鼠Ⅳ型超敏反应的强度；当天麻素剂量调整到高于或低于 25 mg 时未见明显变化。另外还发现天麻素对小鼠特异性免疫中的细胞免疫以及非特异性免疫均有增强作用。

11. 抗肿瘤 选择不同计量的天麻多糖连续 15 d 为荷瘤小鼠灌胃给药，停药后24 h 处死小鼠，取瘤组织称重及测体积，并将瘤组织做病理观察。结果表明，天麻多糖对肿瘤重量的抑制率为 33.9%~39.7%，对肿瘤体积的抑制率为 34.2%~50.6%，病理切片可见用药组瘤组织有大量炎性坏死。天麻多糖对瘤细胞可形成炎性浸润，破坏肿瘤细胞增殖和提高荷瘤小鼠机体免疫力等，因而具有抑制肿瘤的作用。

12. 抗眩晕 由机械旋转使小鼠产生眩晕后，通过迷宫实验与跳台实验测定各组眩晕小鼠逃避电击所用时间，并观察眩晕小鼠的进食量。结果显示，天麻能显著缩短眩晕小鼠逃避电击所用的时间，增加眩晕后小鼠的进食量。实验表明，天麻对机械旋转所致眩晕症有一定疗效。

13. 保护受损的神经元 分离出新生大鼠大脑皮层，并且对体外神经细胞进行了培植，用谷氨酸建立离体的神经元损害模型。成功后观察天麻素拮抗兴奋性氨基酸神经毒性的药理。结果表明，谷氨酸浓度为 200 μmol/L 时，作用 10 min 后即可引起神经元细胞的大范围死亡。在培养液中发现了乳酸脱氢酶（LDH）的水平明显增高，将天麻素加入该液体中可显著降低神经细胞的死亡数量，减少乳酸脱氢酶的继续漏出。神经元实验提示，中药成分天麻素具有拮抗兴奋性氨基酸神经毒性的药理作用。

研究天麻素对神经细胞膜缺血再灌注损伤的保护作用。实验结果表明，"缺血"或"再灌注"的受损神经细胞一旦经过天麻素孵育后，培养液中 LDH 的漏出及脂质过氧化物（LPO）含量将明显降低，而膜流动性明显较损伤组高，提示天麻素可以保护体外培养的神经细胞避免缺血再灌注损伤。

14. 改善血流动力学 在栽培天麻时施以微量元素锌，并根据天麻含锌量的多少，分别制成天麻 A、B、C 三种注射液。样品经水提醇沉，浓缩成含 20% 天麻生药注射液。A 为一般天麻制剂，含锌量 30 mg/kg。B 为增锌天麻，含锌量<100 mg/kg。C 为高锌天麻，含锌量为 B 的 3 倍。D 为天麻 A 加上适量硫酸锌，使其含锌总量相当于 C 的含锌量。实验用 SD 大鼠 25 只，体重 214.8 g±32.3 g，雌雄兼用。腹腔注射乌拉坦麻醉，分离两侧颈总动脉，左侧插入测血压管，右侧插入心室内压插管，并分别连接传感器，将信号输入动物心功能检测仪，并与微机相连，待稳定后，进行实时记录心率（HR）、收缩压（SBP）、舒张压（DBP）、平均动脉压（MAP）、左室收缩压（LVSP）、左室舒张压（LVDP）、左室舒张末期压（LVEDP）、左室压最大变化速率（±dp/dt_{max}）、等容收缩期左室内压上升的时间常数（t-dp/dt_{max}）、等容舒张期室内压下降的时间常数（T）及 HR×MAP×LVET 等。大鼠随机分成两组，一组按拉丁方设计，分别恒速静脉注射天麻 A、B、C 各 0.4 g/100 g 或硫酸锌（相当 C 的含量）。另一组恒速静脉注射天麻 C 或 D 各 0.4 g/100 g。给药后记录 0、0.5、1、1.5、2、3、5、10、15 和 20 min 各次数值。结果天麻 A 与 D 两组比较，各指标值无明显差异（$P>0.05$）；天麻 C 与 D 比较，差异非常显著；天麻 C 与 A 比较，SBP、DBP、LVSP、+dp/dt_{max}、-dp/dt_{max}、MAP×HR×LVET 等指标的降低幅度，天麻 C 均较 A 大。延长 t-dp/dt_{max} 和 T 值，C 的效应较 A 强。维持时间天麻 C 2 min 左右，较 A（0.5 min 左右）略长。结果表明，对大鼠血流动力学各参数的作用，天麻 C 比 A 强，而 D 与 A 之间无明显差异。天麻 A 与 B 比较，B 各指标参数介于 A 和 C 之间，但经统计学处理，仅 DBP、LVSP 和 MAP×HR×LVET 三项参数有明显差异。天麻 C 与 B 各参数的差异显著。表明三种制剂中 C 的效应最强，B 次之，A 较弱。含锌量与效应呈相关性，提示天麻栽培中结合锌后，使作用增强，但外加等量锌并不能增强作用。

15. 抑菌 抑菌试验表明，天麻多糖 GeB40、GeB80 和天麻乙醇提取物对细菌、真菌均有一定的抑菌效果。GeB40 对大肠杆菌有明显的抑制作用；GeB80 对青霉、根霉等霉菌和金黄色葡萄球菌有较强抑菌效果；天麻乙醇提取物的抑菌活性强于天麻多糖 GeB40 和 GeB80，对金黄色葡萄球菌、大肠杆菌和青霉的抑制作用明显。

【毒理研究】 小鼠腹腔注射天麻浸膏，半数致死剂量（LD$_{50}$）为 51.4~61.4 g/kg，家兔每日注射天麻稀醇浸剂 0.25~1 g/kg，可见软弱少动，食欲大减，体重下降，甚至死亡。如腹腔注射煎剂 12 g/kg，则有疲困、反应迟钝、共济失调、拒食、心率加快。脑电波出现每秒 1~2 次的慢波，1 例心电图有 T 波倒置。12 只兔多数在用药后 48 h 内死亡。香草醛副作用较小，静脉注射 40 mg/kg 或口服 1 g/kg，动物的一般状态和心电图、脑电图都没有特殊变化。小鼠腹腔注射，1 次给药香荚兰醇的 LD$_{50}$ 为 891.3 mg/kg± 31.7 mg/kg。天麻浸膏（每支相当生药 7.14g）雄性小鼠腹腔注射的 LD$_{50}$ 为 0.43 mL/10 g，雌鼠 LD$_{50}$ 为 0.36 mL/10 g，相当生药 0.514 g/10 g。天麻素毒性很小，用 dd 系雄性小鼠静脉注射的 LD$_{50}$ 为 337 mg/kg，灌胃为 LD$_{50}$ 大于 1000 mg/kg，亦有测得灌胃 LD$_{50}$ 大于 5000 mg/kg。动物的亚急性毒性实验表明，天麻素及天麻苷元对血液红细胞及血小板、转氨酶、非蛋白氮、胆固醇等均无影响，心、肝、脾、肺、肾、胃及肠切片未见细胞变性。天麻素及天麻苷元不影响家兔清醒时心律，但心率略减慢。兔腹腔注射天麻水剂 12 g/kg 30 min 后动物反应迟钝，继则出现共济失调和拒食。5 h 后心率增至 300 次以上，多在 48 h 内死亡。天麻注射液 1 g/kg 静脉注射，产生显著的镇静作用，匍匐不动并拒食，但心电和脑电图均无变化。香草醛 40 mg/kg 静脉注射或 1 g/kg 灌胃，动物一般状态良好，心、脑电图无改变。小鼠腹腔注射 946 mg/kg，大鼠灌胃 3000 mg/kg。天麻素或对羟基苯甲醛给大、小鼠灌胃 14～60 d，对血象均无影响，心、肝、肾等重要器官病理学检查，未见异常改变。天麻的衍生物乙酰天麻素对小鼠和大鼠胎仔影响的实验表明，在小鼠和大鼠受胎后第 6～15 天，灌胃 373 mg/（kg·d）乙酰天麻素，对胎盘、胎仔鼠体重、性别、外观、内脏及骨骼发育无明显影响。

【临床应用】

1. 临床配伍

（1）筋风，肝气不足，四肢挛痹：天麻二两，苦参三两，细辛二两，菖蒲二两，牛膝二两半，赤箭二两，黑附子（去皮脐，炮）一两，地榆二两，人参二两，川芎二两，官桂（去皮）一两半，木香一两，陈橘皮（汤浸，去瓤，焙干）一两半，当归二两，赤芍药二两，酸枣仁二两，威灵仙二两，藁本二两，防风一两，独活二两。上为细末，炼蜜为丸，如梧桐子大。每服二十丸，温酒送下，一日二次。（《圣济总录》天麻丸）

（2）心怔烦闷，头晕欲倒，项急，肩背拘倦，神昏多睡，肢节烦痛，皮肤瘙痒，偏正头痛，鼻衄，面目虚浮：天麻半两，川芎一两。为末，炼蜜丸如芡子大。饭后嚼 1 丸。（《普济方》天麻丸）

（3）小儿诸惊：天麻半两，全蝎（去毒，炒）一两，天南星（炮，去皮）半两，白僵蚕（炒，去丝）二钱。共为细末，酒煮面糊为丸，如天麻子大。一岁每服 10～15 丸，荆芥汤下。（《魏氏家藏方》天麻丸）

（4）妇人风痹，手足不遂：天麻（切）、牛膝、附子、杜仲各等量。上药细锉，以生绢袋盛，用好酒适量，浸泡七日，服用。（《十便良方》天麻酒）

（5）原发性高血压：刺蒺藜、川芎、熟地黄、菟丝子各 15 g，樗豆衣、菊花、茯苓、地龙各 10 g，天麻、钩藤、葛根、麦冬各 20 g，枸杞子、生龙牡各 25 g，甘草 5 g。水煎服，每日 1 剂（400 mL），早、晚饭后分服，共 4 周。[《陕西中医》2019，40（3）：311-314.]

（6）急性面神经炎：黄芪 80 g，丹参 60 g，玄参 30 g，龙葵 30 g，冬凌草 30 g，川芎 30 g，赤芍 30 g，当归 30 g，白术 20 g，防风 20 g，秦艽 20 g，红花 20 g，地龙 20 g，钩藤（后下）20 g，天麻 20 g，杜仲 20 g，甘草 15 g，煎药机煎制，每袋 180 mL，每日 3 袋，早、中、晚餐后 30 min 服药。[《世界最新医学信息文摘》2019，19（17）：158，161.]

（7）缺血性中风：鸡血藤 30 g，郁金、丹参、炒白术、石菖蒲各 15 g，川牛膝、地龙各 10 g，胆南星 6 g，三七粉 3 g（另冲服），全蝎 5 g，天麻、法半夏各 12 g。每日 1 剂，水煎服取汁 400 mL，早、晚温服。连续 4 周。[《广西中医药》2019，42（1）：47-48.]

2. 现代临床

（1）偏头痛：采用自拟天麻钩藤四物汤治疗偏头痛 60 例，治疗组用天麻钩藤四物汤加减，天麻 20 g，钩藤 15 g，僵蚕 20 g，当归 15 g，川芎 9 g，白芍 12 g。随症加减：

恶心呕吐加姜半夏、旋覆花，失眠加生龙牡、夜交藤，情志郁闷加柴胡、郁金，疼痛甚者加全蝎、蜈蚣、地龙，肝胆火盛加夏枯草、龙胆草，气虚加黄芪、白术，因寒诱发或加重者加细辛、桂枝。对照组口服正天丸（南方制药厂生产，批号980401），每日3次，每次6g，30d为1个疗程。服药后，治疗组治愈42例（70%），好转16例（26.7%），无效2例（3.3%），总有效率为96.7%；对照组治愈16例（40.0%），好转18例（45.0%），无效6例（15.0%），总有效率为85.0%。

（2）脑梗死及脑外伤性综合征：观察天麻素注射液（给药途径不同）对急性脑梗死的疗效，结果治疗组（静脉滴注）和对照组（肌内注射）的总有效率分别为85.7%和66.7%，神经功能缺损评分从治疗前的（23.4±3.7）分降低到治疗后的（9.1±0.6）分；血流动力学观察表明，治疗组的低切全血黏度、高切全血黏度、血浆比黏度、红细胞聚集指数、血小板聚集率均有明显改善，治疗后异常脑电图转为正常或慢波明显减少。这表明静脉滴注天麻注射液能改善血液微循环障碍，降低血液黏度，减少血小板聚集。天麻素注射液（肌内注射）治疗以头痛、头晕、睡眠障碍为主要症状的脑外伤综合征的有效率为97%。

（3）镇痛及眩晕治疗：天麻素有扩张脑血管、增强血管弹性、增加脑血流量、减少脑血管阻力、增加椎基底动脉供血、改善微循环和提高心脑血管顺应性的作用，有提高组织细胞抗缺氧能力和增强SOD抗氧化能力并缓解脑血管痉挛的作用，可恢复大脑皮层兴奋与抑制过程间的平衡失调和镇痛等中枢抑制作用，常用于治疗神经痛、三叉神经痛、坐骨神经痛、枕骨大神经痛、梅尼埃病、药物性眩晕、外伤性眩晕、前庭神经元炎、椎-基底动脉供血不足等疾病。

将40例血管性头痛患者按随机、双盲原则分为治疗组和对照组，各20例，结果治疗组显效率、有效率均优于对照组，治疗组微循环定性指标优于对照组，提示天麻素注射液可通过改善大脑血液循环状况极大程度地缓解头痛。天麻素注射液作为一种临床上治疗血管性偏头痛的药物，确有疗效。

将240例住院眩晕患者随机分为治疗组和对照组，分别静脉滴注天麻素注射液和盐酸倍他司汀注射液，疗程结束时的眩晕症状临床控制率分别为72.41%和54.70%，有效率分别为91.38%和77.78%；治疗组（$n=53$）与对照组（$n=58$）前庭功能临床控制率分别为62.26%和42.37%，有效率分别为81.13%和76.27%；治疗组（$n=120$）与对照组（$n=120$）的不良反应发生率分别为8.33%和10.83%。这说明天麻注射液用于眩晕治疗时，不良反应发生率低，疗效确切。

对氟桂利嗪（西比灵）、全天麻胶囊联合治疗紧张性头痛的远期疗效研究表明，治疗组（氟桂利嗪+全天麻胶囊）33例，治愈21例，好转8例，无效4例，总有效29例；对照组（贝诺酯）30例，治愈11例，好转9例，无效10例，总有效20例。治疗组治愈率及总有效率均高于对照组，6个月的随访表明，治疗组无明显不良反应。

将天麻素注射液与氟桂利嗪联合使用治疗椎-基底动脉供血不足性眩晕112例，结果治疗组（天麻素颈椎横突孔穴注射+氟桂利嗪口服）痊愈39例，好转12例，无效5例，总有效51例；对照组（丹参粉针静脉滴注）痊愈28例，好转13例，无效15例，总有效41例；治疗组痊愈率为69.64%，总有效率为91.07%；对照组治愈率为

50.00%，总有效率为73.21%。治疗组疗效优于对照组。

采用多中心随机单育对照试验设计的方法，评价天麻素注射液治疗眩晕的疗效及安全性，将240例眩晕住院患者分为治疗组（$n=120$）、对照组（$n=120$），分别给予天麻素注射液600 mg和盐酸倍他司汀注射液30 mg，静脉滴注，每日1次，疗程7 d。结果两组眩晕症状控制率分别为71.19%和54.17%，有效率分别为90.60%和77.50%，前庭功能控制率分别为62.26%和42.37%，有效率分别为81.13%和76.27%。不良反应发生率分别为8.33%和10.83%。天麻素注射液与倍他司汀注射液均为治疗眩晕的有效药物，而且天麻素液治疗眩晕症状有效率和前庭功能下降的临床控制率优于倍他司汀，临床应用不良反应少，患者耐受性好。

（4）阿尔茨海默病及血管性痴呆：用天麻促智颗粒治疗的60例血管性痴呆进行了认知功能、行为能力和血流变指标临床观察，结果高剂量组的总有效率为55%，中剂量组为50%，低剂量组为40%，使用过程中未出现不良反应。

（5）高血压病：用天麻钩藤饮治疗重度高血压30例，结果显效25例（83.33%），有效4例（13.33%），无效1例（3.33%），总有效率为96.66%；用药时间最多者120 d，最少者30 d。

将160例高血压患者随机分为两组，治疗组用天麻钩藤饮加减，对照组用卡托普利+吲达帕胺，结果治疗组100例中显效36例，好转56例，无效8例，有效率为92.0%；对照组60例中显效18例，好转33例，无效9例，有效率为85.0%。

（6）耳聋、耳鸣：随机将150例突发性耳聋患者分为高压氧+天麻素组、单纯高压氧组、单纯天麻素组3组，每组50例。结果治疗的总有效率分别为96.0%、84.0%和62.0%。说明天麻素注射液增强了高压氧改善听力恢复方面的作用。用天麻素注射液治疗神经性耳鸣患者80例，总有效率达到77.5%。

（7）神经衰弱：通过对126例神经衰弱患者随机分为2组，治疗组64例，予天麻素注射液600 mg，1次/d，静脉滴注；对照组62例，予多塞平25 mg、谷维素10 mg口服，3次/d，艾司唑仑1 mg，口服1次/晚。结果显示，天麻素治疗神经衰弱的效果明显优于对照组。

（8）癫痫：选择正在服用抗癫痫西药但发作仍不能控制的患者15例，在不增加原服用药剂量的基础上加用天麻素300 mg/d，结果显示，15例患者中有6例发作次数减少或减轻，占40%；7例患者自评部分有效，6例无效。由此得出结论，天麻素作为治疗癫痫的一种辅助用药，可减轻发作程度和改善临床症状。

（9）中风后遗症：应用天麻素注射液治疗中风患者，对中风认知功能障碍的疗效进行评价，结果天麻素注射液治疗中风认知功能障碍有确切疗效，且优于尼莫地平组。天麻素注射液治疗小脑卒中对缓解头晕、恶心呕吐、眼球震颤有明显的效果。多瘫脑梗死痴呆患者经天麻素高氧液治疗4周后，与对照组比较可显著提高其日常生活能力。

（10）颈椎性眩晕：将颈性眩晕患者76例按其入院顺序分为2组，丹参组38例，予以复方丹参注射液治疗；天麻素组38例，在丹参组治疗基础上予以天麻素注射液治疗。治疗10 d后，对2组疗效进行对比分析。结果表明，天麻素组显效23例，有效13例，无效2例，总有效率为94.7%。丹参组显效15例，有效16例，无效7例，总有效率为 81.6%。天麻素治疗总有效率明显高于丹参组。同时，2 组患者治疗后左椎动脉（L-VA）、右椎动脉（R-VA）、基底动脉（BA）值均较治疗前明显增加，且天麻素组治疗后 L-VA、R-VA、BA 值增幅均大于丹参组。得出结论，天麻素注射液结合复方丹参注射液治疗颈性眩晕症，具有较好的临床治疗效果，且起效快、安全性高。

【不良反应】 《本草纲目》中即有天麻无毒的记载。由于天麻对肝阳上亢、痰湿阻中等头痛及眩晕效果显著，药不对症时，可出现头晕、恶心、胸闷、皮肤丘疹、瘙痒等，个别患者出现面部或全身水肿、脱发等。

【综合利用】 以天麻为主要原料的中成药现已成为许多制药厂的重要产品。另外，还有天麻片、天麻胶囊、天麻酒、天麻定眩宁、天麻蜂王浆、天麻促智冲剂等产品。在食品开发方面，产品有蜜饯、含片、糖果等。

■参考文献

[1] 万军，周霞，陈文文，等 . HPLC 法测定天麻配方颗粒中天麻素的含量 ［J］. 中药新药与临床药理，2005，16（6）：435-437.

[2] 任守利，刘塔斯，林丽美，等 . HPLC 测定不同商品规格天麻中天麻苷与天麻苷元的含量 ［J］. 中国实验方剂学杂志，2011，17（15）：55-58.

[3] 高明菊，张文斌，马妮，等 . 天麻中二氧化硫的含量测定 ［J］. 时珍国医国药，2006，17（5）：722-723.

[4] 饶毅，崔金国，魏惠珍，等 . 天麻药材中铜和镉的含量测定 ［J］. 中国实验方剂学杂志，2007，13（6）：22-23.

[5] 杨超，吕紫媛，伍瑞云 . 天麻的化学成分与药理机制研究进展 ［J］. 中国现代医生，2012，50（17）：27-28，31.

[6] 张姬君 . 天麻的化学成分及临床配伍应用 ［J］. 大家健康（学术版），2014，8（2）：52.

[7] 孔小卫，柳听义，关键 . 天麻多糖对亚急性衰老模型小鼠自由基代谢的影响［J］. 安徽大学学报（自然科学版），2005，29（2）：95-99.

[8] 黄丽亚，崔显念 . 天麻和维生素 C 对氟哌啶醇致衰老大鼠抗氧化酶表达作用的研究 ［J］. 中国老年学杂志，2006，26（10）：1360-1361.

[9] 陈颖，常琪，刘新民 . 天麻对中枢神经系统作用的研究进展 ［J］. 中草药，2007，38（6）：4-6.

[10] 陶云海 . 天麻药理研究新进展 ［J］. 中国中药杂志，2008，33（1）：108-110.

[11] 陈陆 . 天麻复方降压胶囊的制备及其药效研究 ［D］. 重庆：西南交通大学，2008.

[12] 于滨，左增艳，孔维佳 . 天麻粉对高脂饲料喂养大鼠降脂减肥作用的实验研究 ［J］. 中国医药导报，2014，11（30）：8-11.

[13] 丁诚实，沈业寿，李赓 . 天麻糖蛋白的抗凝与抗栓作用 ［J］. 中国中药杂志，2007，32（11）：1060-1064.

[14] 汪植，容辉，段和平 . 天麻多糖对小鼠免疫功能的影响 ［J］. 中国民族民间医药杂志，2007，16（2）：112-114，124.

［15］赵维诚，关紫烽，姜波．天麻多糖对小鼠移植性肿瘤的抑制作用［J］．中央民族大学学报（自然科学版），2008，17（4）：77-80.

［16］虞磊，沈业寿，缪化春．天麻多糖与蜜环菌多糖抗眩晕症作用研究［J］．中国中医药信息杂志，2006，13（8）：29，36.

［17］张梦娟．天麻多糖的提取、纯化及活性研究［D］．西安：西北农林科技大学，2007.

［18］陈汉裕，陈凤丽．探析天麻钩藤药对的古今临床应用［J］．光明中医，2014，29（2）：391-392.

［19］魏文石，常杰．不同给药途径天麻素注射液对急性脑梗死病人的疗效［J］．上海医药，2006，27（11）：515-516.

［20］唐修学，陈彩莲．西比灵、全天麻胶囊联合治疗紧张性头痛远期疗效观察［J］．中国实用神经疾病杂志，2006，9（2）：67-68.

［21］翁志忠，殷民．天麻素注射液联合西比灵治疗椎-基底动脉供血不足性眩晕疗效观察［J］．中国中医急症，2006，15（3）：246-247.

［22］张志民，张靖华，余秀瑾．天麻钩藤饮治疗高血压病100例临床观察［J］．中医药临床杂志，2005，17（5）：465-467.

［23］李宁，李启明．高压氧配合天眩清治疗突发性耳聋疗效观察［J］．重庆医学，2005，34（5）：643-644.

［24］王加强，韩东娜，美碧琰，等．天麻素辅助治疗慢性顽固性癫痫的疗效观察［J］．中国全科医学，2005，7（14）：1181-1182.

［25］王忠良，吴国伟，万红建，等．天麻素针治疗中风认知障碍临床观察［J］．浙江中西医结合杂志，2005，15（11）：18-19.

［26］马黎，鲁国建，金耀卿．天眩清注射液治疗小脑卒中眩晕60例临床观察［J］．浙江中西医结合杂志，2005，15（7）：441.

［27］郭宏伟．天麻素高氧液对多发性脑梗死痴呆病人生活能力的影响［J］．中西医结合心脑血管病杂志，2006，4（9）：828-829.

［28］孟春玲．天麻素注射液治疗颈性眩晕的疗效分析［J］．吉林医学，2014，35（30）：6701-6702.

木 瓜

【道地沿革】 木瓜又称文登阁、文官果、文冠果等，始载于《名医别录》，列为中品。木瓜在我国的栽培和发展过程中逐渐形成了一些具有地方品质特色的道地品种。目前比较有影响的主要包括资木瓜、川木瓜、宣木瓜、淳木瓜等。资木瓜自古就是木瓜道地品种，属皱皮木瓜种，药用正品，质量上乘，历史记载年代最为久远，《神农本草经》之附吴氏本草十二条中记载"木瓜，生夷陵"（夷陵即今湖北宜昌附近），对木瓜的来源沿革做了最早的诠释。川木瓜产地与资木瓜地理上较为接近，同属皱皮木瓜种。与资木瓜齐名的还有宣木瓜和淳木瓜，它们分别产于安徽宣城和浙江淳安，也属皱皮木瓜种，栽培历史也比较悠久。《本草经集注》云："山阴、兰亭尤多，彼人以为良药。"宋代《本草图经》载："今处处有之，而宣城者为佳。……宣人种莳尤谨，遍满山谷。"云木瓜产于云南临沧，种质复杂，种类繁多，既有药用正品皱皮木瓜，亦有毛叶木瓜、光皮木瓜和西藏木瓜等习用品。河南也是木瓜的重要产地。

【来源】 本品为蔷薇科植物贴梗海棠 *Chaenomeles speciosa*（Sweet）Nakai 的干燥近成熟果实。

【原植物、生态环境、适宜区】 皱皮木瓜为落叶灌木，高约 2 m。枝条直立开展，有刺，小枝圆柱形，微屈曲，无毛，紫褐色或黑褐色，有疏生浅褐色皮孔。叶片卵形至椭圆形，稀长椭圆形，长 3~9 cm，宽 1.5~5 cm，基部楔形至宽楔形，边缘有尖锐锯齿，齿尖开展，无毛或下面沿叶脉有短柔毛；叶柄长约 1 cm；托叶大形，草质，肾形或半圆形，边缘有尖锐重锯齿，无毛。花先叶开放，3~5 朵簇生于二年生老枝上；花梗短粗，长约 3 mm 或近于无柄；花直径 3~5 cm；萼筒钟状，外面无毛；萼片直立，先端圆钝，全缘或有波状齿；花瓣倒卵形或近圆形，基部延伸成短爪长 10~15 mm，宽 8~13 mm，猩红色，稀淡红色或白色；雄蕊 45~50，长约花瓣之半；花柱 5，基部合生，无毛或稍有毛，柱头头状，有不明显分裂，约与雄蕊等长。果实球形或卵球形，直径 4~6 cm，黄色或带黄绿色，有稀疏不明显斑点，味芳香；萼片脱落，果梗短或近于无梗。花期 3~5 月，果期 9~10 月。

木瓜喜温暖湿润的气候，要求阳光充足、雨量充沛的环境，自然分布在海拔 250~1600 m，以海拔 800~1200 m 地段生长最好，能耐 38 ℃ 的高温和 −15 ℃ 的低温。土壤以疏松深厚、排水良好的砂壤土为宜。木瓜性耐寒，也较耐旱，喜光，坡向宜朝南（阳坡），不宜在低洼积水、隐蔽处栽培。分布华东、华中及西南各地。主产安徽、浙江、湖北、四川等地。此外，湖南、福建、河南、陕西、江苏亦产。安徽宣城产者，习称宣木瓜，质量较佳。

【生物学特点】

1. 栽培技术 采取种子繁殖或扦插繁殖均可。种子繁殖应选上年新种。一般在春季 3~4 月播种。播种后盖草保墒，40~50 d 出苗。出苗后加强追肥除草管理，在苗圃中培养 2~3 年，待苗高 1 m 以上出圃。扦插繁殖在 2~3 月木瓜枝条萌动前，剪取健壮充实的 1 年生枝条，截成 20 cm 插条，斜插入苗床中，覆盖遮阳网后经常喷水保湿。待长出新根后移至苗圃地中，培养 2 年出圃。

最好在头年秋季打窝，窝距 2 m，窝直径与高度在 80 cm 以上。将窝周围肥沃疏松的熟土拌匀过磷酸钙（每窝 0.5 kg）回填窝内。窝内挖出的生土堆于窝周围，利用冬季冻融交替促其熟化。定植最好在春季枝条萌动时进行，每穴栽苗 1~2 株。苗栽入窝内要求根系舒展，根部用细土盖严，踩实，然后浇足水，待水渗后回填新土封窝。

2. 田间管理 木瓜定植后，最好随即在树盘喷洒封闭型化学除草剂禾耐斯或都尔，然后覆盖地膜保温保墒，可减少除草用工，提高成活率，加快木瓜生长。否则应在春季对树盘进行中耕、除草。木瓜定植头 2 年，冬季可在行间套种矮生豌豆，夏季可套黄豆、绿豆或多年生小药材。木瓜栽后春、秋两季应在树盘追肥或叶面喷肥，促植株生长健壮。定植头 2~3 年，冬前还应结合追施腊肥，培土防寒。

在冬季至早春树木休眠季节进行，主要剪去枯枝、病枝、衰老枝及过密枝，使整个树形内空外圆，以利多开花、多结果。若树龄衰老，需砍去老树，更新复壮。

3. 病虫害防治　木瓜病毒以立枯病为主，7~8 月发病最重。初发病时，在叶片上出现褐斑，后扩大为黑褐色，严重时叶面布满病斑，导致叶片枯死。发生此病，生长期可喷施绿乳铜予以防治，同时搞好冬季清园消毒工作。虫害主要有食心虫、菜青虫、蚜虫等，发生后可喷菊乳油、功夫乳油等杀虫剂予以防治。发现天牛，成虫可人工捕捉，幼虫可用药棉蘸敌敌畏原液塞入蛀孔内，用黄泥封实洞口毒杀幼虫。

【采收加工】

1. 采收　木瓜一般以初熟期采摘为好，即大暑至立秋这段时间。若采摘过早，则有效成分含量低，药用功效差；若采摘过晚，木瓜会自行掉落，有效成分会有所损失，同时还会影响来年挂果。

木瓜树一般只有单一的主干，随树体高度增长，其树芽由低位向高位连续形成，最低下位置的果实龄期最老。果实的采摘通常是根据果实颜色变化而进行。最基本的采摘成熟度为果实从成熟绿色（深绿色）转变为淡绿色，此时整个果实的颜色稍有褪变，并在果顶处呈现出微黄色，作为储藏及长距离运输的果实应在果实开始发生变色或在变色与 1/4 果皮黄色之间采摘。如果采摘太早，果实不能后熟。采收时，若树体不高大，用手够得着果实时，采收者可站在地上采果；如果实着生位置较高时，则应用长柄采收剪摘取。采收最好用锋利的刀刃割断果柄，其效果好于用手扭断果柄。采后果蒂向下放入带有衬垫的盛装容器中，要防止各种机械伤。

2. 加工　果实采后趁鲜纵剖两半，摊晒在竹席或干草上。先肉面朝上晒 2~3 d，再翻面晒，反复翻晒至外皮起皱。为避免雨淋，需搭塑料拱棚。或将鲜果放入沸水中煮 5~10 min，或上笼蒸 10~20 min，取出晒 1~2 d，至外皮出现皱纹时，纵剖 2~4 瓣，再晒 3~5 d，先晒肉面再晒外皮。或将鲜果洗净，按大小分层放入木甑内，大的在上，小的在下。从上汽时算起蒸 1.5 h，使其软化。取出稍凉，趁热切片，晒干或烘干直接制成饮片。

【炮制储藏】

1. 炮制　洗净，润透或蒸透后切薄片，晒干。

2. 储藏　置阴凉干燥处，防潮，防蛀。

【药材性状】　本品长圆形，多纵剖成两半，长 4~9 cm，宽 2~5 cm，厚 1~2.5 cm。外表面紫红色或红棕色，有不规则的深皱纹；剖面边缘向内卷曲，果肉红棕色，中心部分凹陷，棕黄色；种子扁长三角形，多脱落。质坚硬。气微清香，味酸。以质坚实、味酸者为佳。

【质量检测】

1. 显微鉴别

（1）横切面：外果皮细胞多角形，有棕色内含物，中果皮薄壁细胞淡黄色或浅棕色、类圆形，石细胞类圆形或长圆形、三角形，壁厚，纹孔及孔沟明显，直径 20~

82 μm，层纹明显，孔沟细、胞腔含棕色或橙红色物，皱缩，偶含细小草酸钙方晶。

（2）粉末：本品粉末黄棕色至棕红色。石细胞较多，成群或散在，无色、淡黄色或橙黄色，圆形、长圆形或类多角形，直径20~82 μm，层纹明显，孔沟细，胞腔含棕色或橙红色物。外果皮细胞多角形或类多角形，直径10~35 μm，胞腔内含棕色或红棕色物。中果皮薄壁细胞，淡黄色或浅棕色，类圆形，皱缩，偶含细小草酸钙方晶。

2. 理化鉴别

（1）化学定性：取本品粉末1 g，加70%乙醇10 mL，加热回流1 h，滤过，取滤液1 mL，蒸干，残渣加乙酸酐1 mL使溶解，倾入试管中，沿管壁加硫酸1~2滴，两液接界处显紫红色环；上层液显棕黄色或取滤液滴于滤纸上，待干，喷洒三氯化铝试液，干燥后，置紫外光灯（365 nm）下观察，显蓝色荧光。

（2）薄层色谱：取本品粉末1 g，加三氯甲烷10 mL，超声处理30 min，滤过，滤液蒸干，残渣加甲醇-三氯甲烷（1∶3）混合溶液2 mL使溶解，作为供试品溶液。另取木瓜对照药材1 g，同法制成对照药材溶液。再取熊果酸对照品，加甲醇制成每1 mL含0.5 mg的溶液，作为对照品溶液。照《中国药典》薄层色谱法试验，吸取上述三种溶液各1~2 μL，分别点于同一硅胶G薄层板上，以环己烷-乙酸乙酯-丙酮-甲酸（6∶0.5∶1∶0.1）为展开剂，展开，取出，晾干，喷以10%硫酸乙醇溶液，在105 ℃加热至斑点显色清晰，分别置日光和紫外光灯（365 nm）下检视。供试品色谱中，在与对照药材色谱相应的位置上，显相同颜色的斑点和荧光斑点；在与对照品色谱相应的位置上，显相同的紫红色斑点和橙黄色荧光斑点。

3. 含量测定

（1）多糖的含量测定：准确称取中药木瓜粉末0.2 g，用80%乙醇浸泡过夜后再用索氏抽提器回流3 h，挥干乙醇后用蒸馏水抽提2 h后以苯酚-硫酸光度法测定。分别测得中药木瓜中多糖含量为7.03%、10.49%；线性方程为$Y = 0.008\,9X + 0.005\,4$，$R^2 = 0.996\,9$，线性范围为10.08~90.72 μg/mL，平均回收率为98.28%。

（2）芸香苷及总黄酮的含量测定：精确称取木瓜粉末2.0 g，在室温下用甲醇超声提取30 min，滤过，等体积的水饱和正丁醇萃取3次，合并正丁醇萃取液，蒸干，残渣用少量水溶解，过聚丙酰胺柱，用100 mL水洗脱，弃去水液，再用150 mL 70%乙醇洗脱。收集洗脱液并蒸干，用甲醇定容至2 mL，以RP-HPLC测定，芸香苷在0.52~4.24 μg/mL范围内，其含量与峰面积呈良好线性相关（$R = 0.998\,8$），样品中芸香苷含量为0.574%。精密称取样品2 g，加入80%乙醇50 mL，水浴回流2 h，40 mL回流1.5 h，30 mL回流1 h。过滤，滤渣用乙醇洗涤（5 mL×3），挥发去乙醇，得到木瓜总黄酮粗品。用甲醇适量溶解，移至容量瓶中并定容至100 mL。用分光光度法测定木瓜中的总黄酮，芸香苷标准品在100~600 μg/mL范围内$Y = 1.207X + 0.004\,5$，$R = 0.999\,3$，回收率大于95.8%，RSD小于2.46%，测得样品中的总黄酮为0.995%~3.830%。

（3）绿原酸及咖啡酸的含量测定：精密称取药材粉末0.25 g，用50 mL甲醇超声提取45 min，放冷后过滤，取续滤液分析。色谱柱：Kromasil C18（4.6 mm×250 mm，5 μm）；流动相：乙腈（A）、0.05%磷酸（B），梯度洗脱（0~10 min，0%A→15%A，

100%B→85%B；10~40 min，15%A~30%A，85%B→70%B）；流速 0.8 mL/min；检测波长 325 nm。绿原酸的线性范围为 0.0492~0.492 μg，标准曲线为 $Y = 1.566\ 7X - 1.261\ 2$，$R = -0.998\ 7$，平均回收率为 99.965%，RSD 为 0.097%，药材中绿原酸含量为 0.020%~0.260%；咖啡酸的线性范围与绿原酸的线性范围为 0.0212~0.212 μg，标准曲线为 $Y = 20.07X - 2.824\ 2$，$R = 0.999\ 1$，平均回收率为 99.994%，RSD 为 0.065%，咖啡酸含量为 0.021 2%~0.051%。

（4）齐墩果酸、乌索酸及熊果酸的含量测定：精密称定木瓜粉末约 1.0 g，用无水乙醇 20 mL 超声 30 min，放冷，添加少量无水乙醇至刻度，摇匀，滤过，取续滤液，作为供试品溶液。扫描条件：$\lambda_R = 640$ nm，$\lambda_S = 535$ nm，$S_x = 3$；狭缝：1.2 mm×1.2 mm，反射法线性扫描，光源钨灯。回归方程为 $Y = 11\ 519.70X + 7591.21$，$R = 0.997\ 7$，齐墩果酸在 2.272~11.360 μg 与峰面积呈良好线性关系，平均回收率为 98.29%，RSD 为 2.07%（$n = 5$）。精密称取木瓜粉末 4 g，用 95%乙醇 40 mL，超声提取 1.5 h，滤过，滤渣洗涤 2 次，合并滤液至 50 mL 容量瓶中并用乙醇稀释至刻度。色谱柱为 Kromasil C18 柱（4.6 mm×250 mm，5 μm），流动相为甲醇-0.2%磷酸（90：10），流速 0.8 mL/min。检测波长 210 nm，柱温 28 ℃。齐墩果酸在 0.66~5.94 μg（$R = 0.999\ 6$），乌索酸在 0.67~6.03 μg（$R = 0.999\ 6$）范围内具有良好的线性关系。齐墩果酸和乌索酸平均回收率分别为 99.1%和 97.5%，RSD 分别为 1.7%和 2.3%。精密称定木瓜粉末 0.5 g，用甲醇 20 mL 回流提取 1 h，放冷，称重，补足减失重量，滤过，取续滤液分析。固定相为 YMC C18（4.6 mm×250 mm，5 μm）色谱柱，柱温 35 ℃；流动相为乙腈-水（88：12），流速 0.8 mL/min；蒸发光散射检测器检测，漂移管温度 90 ℃，气体（空气）流速 2.30 L/min。齐墩果酸在 0.20~2.01 μg 范围内（$R = 0.999\ 6$）线性关系良好，熊果酸在 0.20~2.05 μg 范围内（$R = 0.999\ 8$）线性关系良好。齐墩果酸和熊果酸的回收率分别为 99.2%和 97.8%，RSD 分别为 2.2%（$n = 5$）和 1.4%（$n = 5$）。

（5）微量元素的含量测定：精密称取 5 g 样品，加水润湿后再加 20 mL 硝酸-高氯酸（4：1）混合液，放置过夜，以电热板消化至白色残渣，取下放冷，加 10 mL 1%硝酸溶解，静置成分析试液，分别以原子吸收法和极谱法测定铜、锌、锰、铅、钴等 14 种微量元素的含量，样品结果为两次测定结果的平均值，两次测定的结果彼此误差小于 15%。各种木瓜中有毒元素铅、砷的含量都小于 0.1%，各种木瓜均含有丰富的钙、铁元素，镁的含量也相当高，超过其他元素。

（6）木犀草素的含量测定：采用 Dikma Diamonsil C18 色谱柱（4.6 mm×250 mm，5 μm），流动相乙腈-0.1%磷酸溶液（26：74），流速 1 mL/min，检测波长 350 nm，柱温室温。结果表明，其线性范围为 0.067 75~2.168 μg（$R = 0.999\ 9$），平均回收率为 99.25%，精密度 RSD 2.22%，重复性 RSD 1.24%，稳定性 RSD 2.58%。

【性味归经】酸，温。归肝、脾经。

【功能主治】舒筋活络，和胃化湿。用于湿痹拘挛，腰膝关节酸重疼痛，暑湿吐泻，转筋挛痛，脚气水肿。

【用法用量】内服：煎汤，6~9 g，或入丸、散。外用：煎水熏洗。

【使用注意】不可多食，损齿及骨（《食疗本草》）。忌铅、铁（《医学入门》）。

下部腰膝无力，由于精血虚、真阴不足者不宜用。伤食脾胃未虚、积滞多者，不宜用（《本草经疏》）。

【化学成分】

1. 黄酮类 木瓜分布广泛且含有较为丰富的黄酮。从木瓜果实的提取物中分离出槲皮素、槲皮素3-半乳糖苷（金丝桃苷）、槲皮素3-鼠李糖苷（槲皮苷）。从木瓜中提取总黄酮，并采用比色法测定其含量，测得木瓜中总黄酮含量的平均值为4.61%。采用微波提取法从宣木瓜中提取总黄酮，并用比色法测定其含量，检测了宣木瓜在不同生长期黄酮的含量。研究表明，宣木瓜在7月下旬黄酮的含量最高，为5.93 g/kg。

2. 有机酸类 木瓜中含有咖啡酸、绿原酸、苹果酸。皱皮木瓜果实中有机酸以苹果酸和柠檬酸为主，除常见的脂肪酸外，木瓜中还含有较多的二元酸、三元酸和少量芳香酸，其他成分还有苯甲酸、琥珀酸、2-酮基戊二酸、苯基乳酸、乌头酸、3-甲氧基苯甲酸等。

3. 三萜类 从木瓜果实的乙醇提取物中分离并鉴定了五环三萜类成分的单体：齐墩果酸、3-O-乙酰熊果酸、桦木酸。

4. 皂苷类 以齐墩果酸为对照品，采用香草醛-高氯酸显色分光光度法，对木瓜总皂苷进行含量测定，得出木瓜总皂苷含量为2.15%。该方法简便、可行，为木瓜药材的质量标准提供依据。

5. 糖类 采用苯酚-浓硫酸法显色，利用紫外分光光度法，测定不同质地木瓜中多糖的含量。结果发现，当年木瓜的多糖含量为5.7%，隔年木瓜的多糖含量为5.0%，陈年木瓜的多糖含量为5.1%。当年木瓜多糖含量稍高于隔年木瓜和陈年木瓜。

6. 鞣质 运用超声技术提取木瓜中的鞣质，用紫外分光光度法测定其含量。木瓜鞣质的平均含量为1.81%。

7. 其他 从木瓜果实中还分离出了对苯二酚、3-羟基丁二酸甲酯、芹菜配基、芹菜配基-7-葡糖苷酸、金合欢素7-葡糖苷酸和β-谷甾醇-β-D-葡萄糖苷。从皱皮木瓜乙醇提取物中分离鉴定出二十九烷-10-醇（Ⅰ）、β-谷甾醇（Ⅱ）、齐墩果酸（Ⅲ）、儿茶素（Ⅳ）、乌苏酸和齐墩果酸混合物（Ⅴ）、β-胡萝卜苷（Ⅵ）、莽草酸（Ⅶ）、奎尼酸（Ⅷ）、绿原酸乙酯、原儿茶酸、没食子酸、曲酸。

【药理作用】

1. 抗肿瘤 木瓜中含有许多抗肿瘤的化学成分。实验证明，齐墩果酸、熊果酸、桦木酸、木瓜蛋白酶、木瓜凝乳蛋白酶均有很好的抑制肿瘤的效果。25%浓度的皱皮木瓜结晶溶液对小白鼠艾氏腹水癌有较高的抑制率，初步证明其有效部位是有机酸，其中苹果酸及其钾盐、反丁烯二酸等均有较高的抑制率。通过给小鼠服用齐墩果酸和熊果酸，证实它们对12-O-十四烷酰佛波醇-13-乙酸酯（TPA）引起的乳头状瘤有明显的抑制作用，从而延缓小鼠乳头状瘤的发生，降低发病率。熊果酸体外抗胃癌细胞SGC7901机制的研究发现，熊果酸对SGC7901细胞具有较强的抗肿瘤活性，推测其机制可能与细胞毒作用、增殖抑制作用以及下调凋亡相关蛋白Bcl-2表达而促进凋亡有关。利用桦木酸及其衍生物23-羟基桦木酸等来抑制人黑色素瘤细胞A375、小鼠黑色素瘤细胞B16生长，取得明显的效果。用分离纯化的木瓜凝乳蛋白酶对鼠肝癌细胞

Hepa-6和人肝癌细胞 Bel-7402 进行体外杀伤实验，证明木瓜凝乳蛋白酶对 Hepa-6 细胞和人肝癌 Bel-7402 细胞具有明显的抑制作用。

2. 保肝 木瓜中含有保肝化学成分齐墩果酸和熊果酸。木瓜中齐墩果酸对乙型肝炎表面抗原（HBsAg）和乙型肝炎 e 抗原（HBeAg）具有一定的抑制作用，对 HBV（乙型肝炎病毒）的抑制率要明显高于对 HBeAg 的抑制率。斑点杂交的结果显示，对于 HBV DNA 的抑制率达到 29.33%，高于对 HBeAg 的抑制率而低于对 HBsAg 的抑制率。这表示它的作用部位可能在病毒转录过程中，HepG2.2.2.15 细胞株可持续表达高水平的 HBsAg、HBeAg。木瓜中所提取的齐墩果酸有一定的抗乙型肝炎病毒（HBV）作用，而且其作用部位可能与核苷类似物不同。具对 CCl_4 引起的慢性肝损伤大鼠模型，灌胃给予不同剂量木瓜乙醇提取物，结果显示治疗组大鼠一般状态显著改善，丙氨酸转氨酶（ALT）、天冬氨酸转氨酶（AST）、谷氨酰转移酶（GGT）、碱性磷酸酶（ALP）指标明显下降。因此木瓜乙醇提取物具有较好的降酶护肝作用，临床用于治疗肝炎，有护肝、降酶、改善肝功能等疗效。

昆明种小鼠 50 只随机分成空白对照组、病理模型组和木瓜多糖（SCP）低（50 mg/kg）、中（100 mg/kg）、高（200 mg/kg）三个剂量保护组，每组各 10 只，灌胃饲养 7 d，对照组腹腔注射调和油溶液，其余各组腹腔注射 0.15% CCl_4 调和油溶液，24 h 眼球取血分离血清，测血清 ALT 活性；处死小鼠制备肝匀浆，测定肝匀浆中丙二醛（MDA）、谷胱甘肽（GSH）、谷胱甘肽过氧化酶（GSH-Px）、超氧化物歧化酶（SOD）和 NO 的含量，同时取肝脏组织进行病理学检查。结果显示，模型组的 ALT（U/L）、MDA（nmol/mg）、SOD（U/mg）、GSH（mg/g）、GSH-Px（U/mg）、NO（mol/g）为 30.02、1.25、154.78、1.30、935.93、2.53；SCP 组（低）的 ALT、MDA、SOD、GSH、GSH-Px、NO 为 130.79、0.83、147.14、1.13、925.07、4.15；SCP 组（中）的 ALT、MDA、SOD、GSH、GSH-Px、NO 为 128.22、0.98、156.23、1.15、936.34、2.94；SCP 组（高）的 ALT、MDA、SOD、GSH、GSH-Px、NO 为 106.02、0.78、166.41、1.28、925.07、2.64。木瓜多糖各剂量保护组均能降低血清 ALT 活性，抑制肝组织 GSH、GSH-Px、SOD 的降低和 MDA、NO 的升高，减轻肝组织的病理损伤。木瓜多糖对 CCl_4 所致小鼠急性肝损伤具有明显保护作用。

3. 抗炎镇痛 木瓜的提取物、木瓜总苷、木瓜苷（GCS）及木瓜籽等均有较好的抗炎镇痛效果。

通过乙酸扭体等反应得出不同剂量的木瓜苷可以抑制小鼠的乙酸扭体反应和甲醛第二相反应；木瓜苷可使佐剂性关节炎大鼠致炎第 28 关节滑膜细胞升高的 PGE_2 和 TNF-α 水平显著降低。木瓜苷镇痛作用机制可能与其抑制外周炎症介质有关，同时它还对胶原性关节炎，角叉菜胶、蛋白所致足肿胀均有明显的抑制作用，能明显对抗乙酸刺激所引起的小鼠腹腔毛细血管通透性增高，抑制大鼠棉球肉芽肿的形成。

采用扭体法、热板法评价资木瓜提取物的镇痛作用。用二甲苯引起小鼠耳肿胀法评价资木瓜提取物的抗炎作用。结果发现，资木瓜提取物对醋酸、温度所致小鼠疼痛有较好的镇痛作用。但对二甲苯所致小鼠耳肿胀消肿作用很弱。表明资木瓜提取物有显著镇痛作用。从木瓜籽中分离得到的多糖、苷类、黄酮类都有抗感染、镇痛作用。

同时，木瓜籽中的多种氨基酸、微量元素又能增加机体自身的免疫力。

木瓜籽提取物对醋酸致小鼠腹腔毛细血管通透性、二甲苯致小鼠耳郭肿胀和大鼠棉球肉芽肿的形成均有显著的抗炎作用，能明显延长小鼠的疼痛阈值，抑制小鼠腹腔毛细血管通透性、二甲苯致小鼠耳郭肿胀和大鼠棉球肉芽肿形成。

采用二甲苯致小鼠耳肿胀法和角叉菜胶致小鼠足肿胀法，并测定小鼠炎足上清液中前列腺素 E_2（PGE_2）、MDA、NO、肿瘤坏死因子 α（TNF-α）以及小鼠血清 SOD 含量。结果显示，二甲苯致炎试验中，生理盐水组耳郭肿胀度为 6.87 mg；高剂量组耳郭肿胀度为 2.01 mg，抑制率为 70.74%；低剂量组耳郭肿胀度为 3.19 mg，抑制率为 53.57%。角叉菜胶致炎试验中，生理盐水组足肿胀度为 42.6 mg；高剂量组足肿胀度为 28.1 mg，抑制率为 34.38%；低剂量组足肿胀度为 33.1 mg，抑制率为 22.30%。番木瓜乙醇浸膏能抑制角叉菜胶所致小鼠耳肿胀和足肿胀，并能降低 PGE_2、MDA、TNF-α 等炎性因子的含量，但不能有效升高血清中 SOD 含量。番木瓜乙醇浸膏具有明显抗炎作用，高剂量抗炎活性明显优于低剂量。

通过乙酸所致小鼠扭体、二甲苯致小鼠耳郭肿胀、醋酸致小鼠腹腔毛细血管通透性增高及大鼠棉球肉芽肿等实验，研究木瓜提取物的抗炎、镇痛作用。结果表明，木瓜提取物能明显减少小鼠的扭体次数，400 mg/kg 木瓜提取物的扭体抑制率为 74.9%，与 100 mg/kg 阿司匹林的抑制作用相近。木瓜提取物低、中、高剂量组均可抑制二甲苯致小鼠耳郭肿胀，降低小鼠腹腔毛细血管通透性及抑制大鼠肉芽肿，并且木瓜提取物的药效作用随剂量的增加作用增强。得到结论，木瓜提取物具有一定的抗炎、镇痛作用。

4. 祛风湿 类风湿关节炎（RA）作为一种自身免疫性疾病，以多个关节的疼痛、肿胀和功能障碍为主要特征，严重影响患者的身体健康和生活质量。Qunchen 等通过研究发现木瓜苷具有抗炎和免疫调节的功能，并且通过 G 蛋白-AC-cAMP 滑膜细胞跨膜信号转导途径对胶原性关节炎大鼠有治疗的作用。这一信号转导在该类疾病的发病机制中发挥着关键性的作用。戴敏等通过研究发现木瓜苷可减轻佐剂性关节炎（从）大鼠关节肿胀、疼痛和多发性关节炎程度，该作用可能与调节 T 淋巴细胞的功能、抑制腹腔巨噬细胞过度分泌炎性细胞因子有关。

5. 抗菌 木瓜中的挥发油成分具有抗菌作用，采用滤纸片琼脂扩散法和微量肉汤稀释法对 10 种微生物的抗菌活性进行了评价。结果发现，挥发油对所有的测试菌株显示了广泛的抗菌活性，对革兰氏阳性菌比革兰氏阴性菌更加敏感。

6. 抗氧化 将 12 月龄雌性 KM 小鼠 40 只随机分成对照组和实验组，另将 20 只 3 月龄雌性 KM 小鼠作为青年组。实验组用木瓜提取液外涂，对照组和青年组用等量生理盐水外涂。6 周后，测定皮肤指数及皮肤组织中的羟脯氨酸（HYP）、SOD、MDA 及脂褐质（LF）的含量。结果提示，与对照组比较，木瓜提取液增加了老年小鼠的皮肤指数及皮肤组织中 HYP 和 LF 的含量，使老年小鼠皮肤组织中 MDA 和 LF 含量下降。

利用乙醇提取木瓜叶多酚，采用 DPPH 法、水杨酸法检测其对 DPPH 自由基和羟自由基的清除作用。结果表明，最佳提取条件为提取温度 70 ℃、乙醇体积分数 70%、提取时间 2.5 h、料液比 1：15（m/V）。在该条件下木瓜叶多酚得率最高，达到 18 mg/g。木瓜叶多酚清除 DPPH 自由基和羟自由基的半抑制质量浓度（EC_{50}）分别为 67 μg/mL 和 0.44 mg/mL。结论为木瓜叶中含有丰富的多酚，并且其具有较强的抗氧化活性。

采用化学发光法测定不同批次西藏木瓜的乙醇提取物对超氧自由基、羟自由基和过氧化氢（H_2O_2）的清除能力；同时，对比研究总酚、总黄酮含量与清除自由基能力的相关性。结果显示，所有西藏木瓜提取物均能有效地清除超氧自由基、羟自由基和 H_2O_2，并且对 3 种自由基的清除效果最好的 IC_{50} 分别为 0.184 1 mg/mL、3.07×10^{-3} mg/mL 和 6.76×10^{-4} mg/mL，大部分的西藏木瓜对羟自由基和 H_2O_2 的清除能力超过维生素 C，具有很强的抗氧化活性。总酚含量与超氧自由基、羟自由基清除能力相关性较高。总黄酮含量与羟自由基清除能力相关性较高，且具有显著性差异。

以皱皮木瓜为原料，采用水煮醇沉法研究了提取温度、提取时间、料液比、醇液比对水溶性木瓜多糖得率的影响，考察了木瓜多糖的抗氧化能力。通过正交实验确定了皱皮木瓜多糖的最佳提取工艺条件：温度 96 ℃、提取时间 3 h、醇液比 3∶1、料液比 1∶40，其中提取温度是影响提取工艺的显著因素，在最佳工艺条件下多糖得率达到 5.0%，多糖含量为 63.29%。皱皮木瓜多糖对超氧自由基具有显著的清除能力。

7. 其他 研究皱皮木瓜粗提物齐墩果酸、熊果酸对小鼠移植性肿瘤 H22 的抑制作用和对小鼠免疫力的促进作用。结果显示，与对照组相比较，环磷酰胺的抑瘤率达到 48.53%。3 种剂量组低、中、高［分别为 75、150、300 mg/（kg·d）］的平均抑瘤率分别为 2.94%、20.59%、26.47%；Ⅳ型超敏反应增强；自然杀伤细胞（NK 细胞）活性不明显；SOD 活性提高。说明了皱皮木瓜提取物在一定剂量下能增强荷瘤小鼠的体液免疫能力。木瓜抗氧化、降血脂，对胃肠平滑肌具有松弛的作用。

【毒理研究】 用体重 18~25 g 小鼠 25 只，每 1 mL 含 0.5 g 生药的木瓜注射液进行尾静脉注射，每次 0.2 mL，分别以 3、8、20 h 进行毒性试验，结果均未见动物死亡。

将 ICR 孕鼠随机分为 5 组：木瓜苷 3 个剂量组（83.1、332.5、1330.0 mg/kg），阴性对照组［0.5% 梭甲基纤维素钠（CMC-Na）］及阳性对照组［20 mg/kg 环磷酰胺（CTX）］。阳性对照组于孕第 10 天一次肌内注射 CTX 0.01 mL/g，其余各组均为孕第 6~15 天（胚胎器官形成期）灌胃给予 0.02 mL/g 木瓜苷或羧甲基纤维素钠（CMC-Na），每组大于 15 只。在妊娠的第 18 天，颈椎脱臼处死，计数黄体数、胚胎着床数、活胎数、死胎数和吸收胎数；观察胎仔外观、性别并称量其体重后，将每窝 1/2 的活胎仔乙醇固定、2% 氢氧化钾软化、茜素红染色、甘油透明后检查骨骼发育情况。另 1/2 活胎仔经 Bouin's 液固定后，检查内脏发育情况。结果在实验剂量范围内，木瓜苷各剂量组孕鼠的生殖能力、胚胎形成和胎仔外观、骨骼及内脏生长发育与阴性对照组相比差异均无统计学意义，但木瓜苷 1330.0 mg/kg 剂量组孕鼠总增重［（4.97±1.53）g］与阴性对照组［（6.59±1.37）g］相比明显降低。得出结论，在本实验条件下木瓜苷对小鼠无胚胎毒性和致畸毒性。

【临床应用】

1. 临床配伍

（1）吐泻转筋：木瓜一枚（大者，四破），陈仓米三钱，以水适量煎煮，去滓，温服之。（《太平圣惠方》木瓜汤）

（2）呕吐：木瓜（末）、麝香、腻粉、木香（末）、槟榔（末）各一字。上同研，面糊丸，如小黄米大，每服一二丸，甘草水下，无时服。（《小儿药证直诀》木瓜丸）

（3）脚气，腿膝疼痛：花木瓜一个（切下顶作盖，去穰），附子一只，炮去皮，晒，为细末。上将附子末安在木瓜内，再以熟艾实之，将顶盖之，用竹签签定，复以麻线缚之。用米醋不拘多少，于瓷器内煮烂，石器中烂研为膏，即用二三只碗，以匙摊于碗内，自看厚薄得所，连碗覆于焙笼上慢火焙，时时以手摸，如不沾手，以匙抄转依前摊开，勿令面上焦干，恐成块子，如此数次，看干湿得所，方可为丸，空心用温酒送下三五十丸。（《魏氏家藏方》木瓜丸）

（4）风湿客搏，手足腰膝不能举动：木瓜一枚，青盐半两。上用木瓜去皮脐，开窍填吴茱萸一两，去枝，将线系定，蒸热细研，入青盐半两，研匀，丸梧桐子大，每服四十丸，茶酒任下，以牛膝浸酒服之尤佳。食前。（《杨氏家藏方》水瓜丸）

（5）脚膝筋急痛：煮木瓜令烂，研作浆粥样，用裹痛处，冷即易，一宿三五度，热裹便差。煮木瓜时，入一半酒同煮之。（《食疗本草》）

（6）筋急项强，不可转侧：木瓜二个（取盖去穰），没药二两（研），乳香一两（研）。上二味纳木瓜中，用盖子合了，竹签定之，饭上蒸三四次，烂研成膏子，每服三五匙，地黄酒化下（生地黄汁半盏，无灰上酝二盏和之，用八分一盏，热暖化膏）。（《普济本事方》木瓜煎）

（7）肝经风冷，转筋入腹，手足逆冷：木瓜（大者）五颗、附子（炮裂，去皮、脐）一两、熟艾（锉，微炒）半两、木香半两、桂心一两、诃黎勒皮（煨）一两、人参（去芦头）半两、肉豆蔻（去壳）半两、厚朴去粗皮，涂生姜汁炙）半两、白术一两、高良姜（锉）半两、盐（湿纸裹，烧令通赤）二两。上药捣罗为末，切木瓜头，去瓤，纳诸药末，即以截下木瓜盖上，以竹钉签定，于甑中蒸令烂热，木臼中入软蒸饼相和捣，可丸即丸，如梧桐子大。每服二十丸，以生姜汤下，不计时候。（《太平圣惠方》木瓜丸）

（8）湿脚气，上攻心胸，壅闷痰逆：木瓜一两（干者）、陈橘皮一两（汤浸，去白瓤，焙）、人参一两（去芦头），桂心半两、丁香半两、槟榔二两。上件药，捣罗为末，炼蜜和捣三二百杵，丸如梧桐子大，每服不计时候，以生姜汤下三十丸。（《太平圣惠方》木瓜丸）

（9）脚气疼痛，不问男女皆可服。如人感风湿流注，脚足痛不可忍，筋脉浮肿，宜服之：槟榔七枚，陈皮（去白）、木瓜各一两，吴茱萸、紫苏叶各三钱，桔梗（去芦）、生姜（和皮）各半两。上细切，只作一遍煎，用水三大碗，慢火煎至一碗半，去渣，再入水二碗煎渣，取一小碗，两次药汁相和，安置床头，次日五更，分作三五服，只是冷服，冬月略温服亦得。（《证治准绳》鸡鸣散）

（10）赤白痢：本瓜、车前子、罂粟壳各等分。上为细末，每服二钱，米饮调下。（《普济方》木瓜散）

（11）泄泻：米豆子二两，木瓜、干姜、甘草各一两。为细末，每服二钱，米饮调。（《鸡峰普济方》木瓜汤）

（12）荨麻疹：木瓜六钱，水煎，分两次服，每日一剂。（《全国中草药新医疗法展

览资料选编》)

（13）湿脚气上攻，心神闷乱，不能下食：槟榔二两、吴茱萸（汤浸七次，焙干，炒）半两、木瓜（大者）一枚、木香一两。切木瓜头作盖，去瓤纳药末盖好，竹签签定，蒸烂，去皮，细研，丸如梧桐子大，每服以温酒下三十丸。（《太平圣惠方》木瓜槟榔丸）

（14）风寒湿痹，经络闭塞，筋骨疼痛，或麻木，或筋抽搐，腰膝疼痛，难以伸屈；及妇人经闭血寒，抽筋麻木，关节作痛：虎骨二两，怀牛膝一两三钱，木瓜一两，蚕沙一两，没药六钱，海藤六钱，桂楠一两三钱，年健八钱，地枫八钱，赤术八钱，西花一两，桂枝六钱，当归八钱，续断六钱，防风七钱，白花蛇一两三钱，鹿胶一两三钱，公藤一两三钱，公丁香七钱，松节四钱，紫蔻一两三钱，草蔻四钱，广木香四钱，良姜七钱，官桂七钱，红参一两三钱。用烧酒三十斤，用罐泡药一天许，再以温火炖数开，澄清去滓用之。每早服三钱。（《全国中药成药处方集》抚顺方：白虎骨酒）

（15）腰膝腿疼，脚膝拘挛，筋骨无力；肝肾双亏，两腿麻木：豹骨四两，木瓜六两，黄芪八两，白芍八两，黄柏八两，当归八两，山药四两，锁阳四两，枸杞子四两，龟板四两，菟丝子四两，补骨脂六两，杜仲六两，五味子六两，川牛膝一斤，熟地黄二斤，上为细末，炼蜜为丸，每服二钱，空心以白开水送下。（《全国中药成药处方集》禹县方：豹骨木瓜丸）

2. 现代临床

（1）颈椎病：将228例神经根型颈椎病按随机的方法分为两组：治疗组162例，口服白芍木瓜灵仙汤（白芍18 g、木瓜18 g、灵仙12 g、葛根12 g、鸡血藤12 g、川芎9 g、丹参12 g、熟地黄10 g、甘草6 g）；对照组66例，口服根痛平冲剂。两组均于治疗1个疗程（2周）后进行疗效评定。结果治疗组总有效率为96.3%，对照组71.2%，经统计学分析，$P<0.01$，两组有明显差异，治疗组的疗效明显优于对照组。以葛根芍甘木瓜汤加减治疗颈椎病3例取得较好疗效，方药组成是葛根30~50 g，白芍、骨碎补各30 g，甘草、木瓜、延胡索各18 g，全蝎10 g，威灵仙（醋炒）24 g。其中木瓜平肝舒筋，可缓解颈肌痉挛疼痛。将328例颈椎病患者随机分为治疗组168例与对照组160例，对照组予常规西医治疗，治疗组在对照组治疗基础上加用止痉散合白芍木瓜汤加减，两组均治疗14 d。结果总有效率治疗组为98.2%，对照组为82.5%，两组比较，差异有统计学意义。止痉散合白芍木瓜汤加减并配合西药治疗颈椎病疗效较好。

（2）骨质增生症：采用白芍木瓜汤（白芍、木瓜、鸡血藤、威灵仙、甘草）加减治疗骨质增生症160例。结果160例中，痊愈109例，显效42例，进步9例。远期疗效160例中得到远期随诊复查结果者共60例，随诊时间最短4个月，最长6年，随访结果：痊愈58例，显效1例，进步1例，治愈率为96.7%。服药剂数：最少3剂，最多100剂（只1例），平均服药21剂。远期疗效治愈率96.7%，总有效率100%。

（3）原发性坐骨神经痛：用木瓜白芍汤治疗原发性坐骨神经痛45例，采用自拟木瓜白芍汤（木瓜、白芍、桑寄生、牛膝、续断、杜仲、威灵仙、全蝎、蜈蚣、三七等）治疗坐骨神经痛45例。结果治疗组45例，治愈9例，好转31例，无效5例，总有效率 88. 89%；对照组 40 例，治愈 3 例，好转 22 例，无效 15 例，总有效率 62.50%。治疗组与对照组相比，差异有统计学意义。

（4）眼睑痉挛症：用木瓜牡蛎汤治疗眼睑痉挛症 1 例，方法是以木瓜 30 g，牡蛎 30 g 加水 500 mL，煎取药汁 350 mL，分 3 次口服，常规服用 1 周，服药期间忌酒辣，怡情志。药用 7 剂，病情遂告痊愈，后随访一直未发。

（5）痛风：应用葛蚕木瓜汤治疗痛风 58 例，治疗方法是自拟葛蚕木瓜汤：葛根 25 g，蚕沙 12 g，木瓜 20 g，薏苡仁、海风藤各 15 g，桂枝、独活、土鳖虫、当归、秦艽各 10 g，牛膝 9 g，三七粉 6 g（冲服）。其中，红肿热痛明显者可加石膏 20 g，知母 12 g；若久病反复发作者，可加党参、黄芪、杜仲各 15 g，续断 12 g；水煎服，每日 1 剂，分早、中、晚各 200 mL 口服。结果总有效率 94.8%。

（6）腰肌劳损：治疗腰肌劳损患者 63 例。方法以白芍木瓜汤治疗，药用：白芍 30~50 g，木瓜 15 g，鸡血藤 30 g，威灵仙 15 g，防风、牛膝各 12 g，杜仲 15 g，狗脊 20 g，甘草、乳香、没药各 10 g。水煎分服，1 剂/d，分早、晚 2 次水煎服，连服 7 d 为 1 个疗程。血瘀（痛处固定，入夜尤甚，舌体暗紫或瘀点，脉沉涩）加苏木、穿山龙、田三七；虚寒（畏寒肢冷，舌淡苔白滑，脉沉迟）加黄芪、桂枝、川草乌；湿热（痛处灼热，口苦，脉数舌红苔黄腻）加黄柏、滑石、山栀。同时配合针灸治疗，取督脉的命门、腰阳关穴，足太阳膀胱经的肾俞穴、委中穴及阿是穴。用 30 号毫针，以舒张进针法进针，施以提插捻转等手法。得气后，接上电针治疗仪，用连续波或疏密波通电刺激 20 min，电流强度以患者能耐受为度。同时，加 TDP 治疗仪。1 次/d，7 d 为 1 个疗程。

（7）椎-基底动脉供血不足性眩晕：观察白芍木瓜汤治疗椎-基底动脉供血不足性眩晕的疗效。设白芍木瓜汤治疗组 30 例和尼莫地平片加曲克芦丁片对照组 26 例，方药：白芍药 20 g，木瓜 10 g，葛根 15 g，丹参 15 g，川芎 8 g，当归 10 g，鸡血藤 20 g，红花 6 g，法半夏 10 g，泽泻 15 g，威灵仙 10 g，粉甘草 6 g。加减：上肢麻木加桂枝 6 g，恶心呕吐加苏梗 6 g，法半夏改为姜半夏 6 g，大便稀薄加炒山药 15 g。每日 1 剂，水煎分 2 次服。疗程均为 1 个月。结果治疗组有效率 90.0%，对照组有效率 76.9%。提示白芍木瓜汤治疗椎-基底动脉供血不足性眩晕疗效显著。

（8）腰椎间盘突出症：治疗组 64 例，采用葛根木瓜芍药汤加理疗治疗。处方：葛根 60 g，木瓜 20 g，白芍 20 g，赤芍 12 g，当归 12 g，血藤 15 g，杜仲 15 g，草薢 15 g，通草 6 g，伸筋 12 g，独活 12 g，路路通 12 g，牛膝 12 g，续断 15 g，黄芪 20 g，甘草 5 g。加减：血压偏高者去黄芪，加车前子 12 g；肝肾不足者加枸杞 15 g，山茱萸 12 g；阴虚阳亢者加旱莲草 15 g，女贞子 12 g，生地黄 12 g，龟板 10 g。每日 1 剂，水煎，分早、晚 2 次内服。腰椎牵引治疗每日 1 次。对照组 64 例，采用酮洛芬胶囊口服、复方丹参注射液滴注加理疗治疗。观察 2 组症状改善情况和症状改善时间。结果 2 组总有效率比较有显著性差异，2 组症状改善时间比较有显著性差异。因此葛根木瓜芍药汤治疗腰椎间盘突（膨）出症疗效确切。

（9）轮状病毒性肠炎：选择 220 例轮状病毒性肠炎患儿，随机分成治疗组（120 例）和对照组（100 例）。对照组予利巴韦林、蒙脱石散、双歧三联活菌片等治疗，治疗组予藿香木瓜散治疗。方药组成：藿香6g，苏叶5g，桔梗3g，木瓜6g，陈皮5g，大腹皮4g，车前子4g，泽泻4g，白术5g，甘草3g。湿热重时加白芍10g，脾虚加附片5g、干姜5g，大便脂肪球多加焦山楂10g，每日1剂，水煎按需服用。观察2组临床疗效并比较。结果治疗组显效51.7%，有效35.0%，无效13.3%，总有效率86.7%；对照组显效23.0%，有效38.0%，无效39.0%，总有效率61.0%；2组比较差异有统计学意义。

（10）不宁腿综合征：用自拟木瓜汤治疗不宁腿综合征32例，疗效显著。治疗方法基本方：木瓜30g，防己15g，牛膝15g，苏木10g。加减：兼阳虚水肿者加黄芪、肉桂；湿重者加苍术、薏苡仁；疼痛明显者加鸡血藤、制乳香、没药。水煎服，每日1剂，早、晚各服1次。10d为1个疗程，连续服用1~2个疗程。结果治愈22例，有效8例，无效2例，临床总有效率93.75%。

【不良反应】　木瓜如长期大量摄食会造成癃闭，也就是小便不通。

【综合利用】　木瓜有丰富的营养价值，对于胃肠道功能不良的人来说，木瓜还有帮助消化的作用。在木瓜中的乳状液汁，含有一种被称为"木瓜酵素"的蛋白质分解酶，能够分解蛋白质，因此能帮助我们消化肉类蛋白质。饭后吃木瓜，可以帮助消化，有辅助治疗肠胃炎、消化不良的效果，木瓜还富含β-胡萝卜素，这是一种天然的抗氧化剂，能有效对抗全身细胞的氧化，破坏使人体加速衰老的氧自由基，因此常吃木瓜还有美容护肤、延缓衰老的功效。除此之外，木瓜还有很多加工品，如木瓜果酒、木瓜果酱、木瓜丝、木瓜脯、木瓜果奶、木瓜果醋等。

■参考文献

[1] 秦岩，董薇，葛欣．木瓜中多糖和微量元素含量分析［J］．光谱实验室，2005，22（2）：287-288.

[2] 汤强，宋社吾，陈宏伟，等．HPLC法测定宣木瓜中芦丁含量［J］．徐州工程学院学报，2007，22（10）：65-67.

[3] 陶君彦，张晓昱，黄志军，等．HPLC法同时测定木瓜中绿原酸、咖啡酸的含量［J］．中国药房，2007，18（12）：912-913.

[4] 李东，何伶．高效液相色谱-蒸发光散射检测法同时测定木瓜中齐墩果酸和熊果酸含量［J］．中国医院药学杂志，2005，25（3）：259-260.

[5] 何前锋，严睿文．ICP-AES法测定中药材宣木瓜中21种元素［J］．安徽大学学报（自然科学版），2008，32（2）：87-88.

[6] 鲍时安，陈永玲．火焰原子吸收法测定木瓜中的铜、锰、钙、镁［J］．广州食品工业科技，2002，18（4）：38-40.

[7] 余良忠，文萍，虞金宝，等．HPLC测定野木瓜中木犀草素的含量［J］．中国实验方剂学杂志，2013，19（9）：111-113.

[8] ZHANG Y Y, DENG T, FLU ZHF, et al. Antitumor mechanisin of ursolic on human gastrie cancer cell lines SGC7901 in vltro ［J］. Chinese Traditional and Herbal Drug, 2006, 37（4）：555-630.

[9] CAI X L, WANG J, GUN Y, et al. Cytotoxicity of chymopapain and 5-Fu or MTX on

human hepatoma coll line 7402 [J]. The Journal of Praetical Medicine, 2004, 20 (1): 6-8.

[10] 王宏贤. 木瓜保肝降酶作用的实验研究 [J]. 世界中西医结合杂志, 2007, 2 (4): 213-214.

[11] 杨娇娇, 熊青明, 张静, 等. 木瓜多糖对 CCl_4 所致小鼠急性肝损伤的保护作用 [J]. 湖北医药学院学报, 2014, 33 (5): 423-425, 429, 410.

[12] KOSTOVA I, IO SSIFOVA T. Chemical components of Fraxinus species [J]. Fitoterapia, 2007, 78 (1): 85-106.

[13] 刘淑霞, 刘淑琴, 王士杰, 等. 木瓜籽提取物抗感染镇痛活性研究 [J]. 中国医药导报, 2008, 5 (2): 13-15.

[14] 郑雪梅, 易兰. 番木瓜抗炎活性研究 [J]. 中国药业, 2014, 23 (16): 27-28.

[15] XIE XIANFEI, CAI XIAOQIANG, ZHU SHUNYING, et al. Chemical composition and antimicmbial activity of essential oils of Chaenomeles speeiosa from China [J]. Food Chemistry, 2007, 100 (4): 1312-1315.

[16] 谭文波, 卢义红, 谭刚. 木瓜黄酮的抗皮肤衰老作用 [J]. 中国老年学杂志, 2012, 32 (23): 5218-5219.

[17] 李南薇, 范媛媛, 莫凡. 木瓜叶多酚的提取及抗氧化活性研究 [J]. 食品工业, 2012, 33 (6): 38-40.

[18] 宋双双, 王晓, 刘峰, 等. 西藏木瓜体外抗氧化活性研究 [J]. 食品科技, 2014, 39 (10): 245-248.

[19] 刘捷, 王文, 卢奎, 等. 皱皮木瓜多糖的提取及其抗氧化活性研究 [J]. 河南工业大学学报 (自然科学版), 2011, 32 (1): 48-52.

[20] 袁志超, 汪芳安, 王慧溪, 等. 皱皮木瓜提取物增强体内免疫活性研究 [J]. 武汉工业学院学报, 2007, 26 (2): 22-25.

[21] 路景涛, 徐德祥, 孙美芳, 等. 木瓜苷的致畸毒性研究 [J]. 癌变・畸变・突变, 2008, 20 (1): 27-29.

[22] 杨洸, 杨耀洲, 赵玛丽, 等. 白芍木瓜灵仙汤治疗神经根型颈椎病疗效观察 [J]. 中医正骨, 2008, 20 (2): 9, 11.

[23] 李成军. 葛根芍甘木瓜汤加减治疗颈椎病验案 3 则 [J]. 新中医, 2008 (6): 116-117.

[24] 郭履成. 止痉散合白芍木瓜汤治疗颈椎病 328 例 [J]. 中医药导报, 2011, 17 (2): 53-54.

[25] 孟振荣. 白芍木瓜汤治疗骨质增生症 160 例 [J]. 陕西中医, 2011, 32 (8): 981-982.

[26] 杨桂莲. 木瓜白芍汤治疗原发性坐骨神经痛 45 例 [J]. 陕西中医, 2009, 30 (8): 1013-1014.

[27] 唐曙. "木瓜牡蛎汤" 治疗眼睑跳动症 [J]. 江苏中医药, 2011, 43 (2): 15.

[28] 辛军善. 自拟葛蚕木瓜汤治疗痛风 58 例 [J]. 陕西中医, 2010, 31 (6): 700-

701.

[29] 匡锦国. 葛根木瓜芍药汤治疗腰椎间盘突出症64例 [J]. 中国中医药现代远程教育, 2012, 10 (7): 28-29.

[30] 刘美玲. 藿香木瓜散治疗轮状病毒性肠炎120例临床分析 [J]. 临床合理用药杂志, 2009, 2 (11): 55-56.

[31] 张化金. 木瓜综合开发利用 [D]. 重庆: 西南大学, 2011.

五 味 子

【道地沿革】 五味子别名山花椒、五梅子等，始载于《神农本草经》，列为上品。五味子因果实具五味得名，《抱朴子·内篇》云："五味者，五行之精，其子有五味。"陶弘景《本草经集注》曰："今第一出高丽，多肉而酸甜，次出青州、冀州，味过酸，其核并似猪肾，又有建平者少肉，核形不相似，味苦，亦良。"青州即今山东，冀州即今河北，建平即今重庆市巫山县。苏敬《新修本草》谓："五味，皮肉甘、酸，核中辛、苦，都有咸味。此者五味具也。"又谓："其叶似杏而大，蔓生木上，子作房如落葵，大如子，出蒲州及蓝田山中。"《本草图经》载："今河东，陕西州郡尤多，而杭越间亦有。春初生苗，引赤蔓于高木，其长六、七尺。叶尖圆似杏叶，三、四月开黄白花，类小莲花。七月成实，如豌豆许大，生青熟红紫……今有数种，大抵相似，而以味甘者为佳。"李时珍谓："五味，今有南北之分，南产者，色红；北产者，色黑，入滋补药必用北产者乃良。"从历代本草所载五味子的产地和植物形态，可见现今朝鲜和我国东北三省、河北、山东、河南一带应是古今一致的商品药材北五味子的产区，原植物为五味子。而陕西、甘肃、浙江等地应是商品药材南五味子的产区，原植物为华中五味子。李时珍根据药材颜色，明确将五味子分成南、北两种。经考证，五味子古今用药基本一致。习惯认为辽宁产者油性大，紫红色，肉厚，气味浓，质量最佳，故有"辽五味"之称。

【来源】 本品为木兰科植物五味子 *Schisandra chinensis* (Turcz.) Baill. 的干燥成熟果实。习称"北五味子"。秋季果实成熟时采摘，晒干或蒸后晒干，除去果梗及杂质。

【原植物、生态环境、适宜区】 多年生落叶木质藤本。茎枝红棕色或灰紫色，具多数圆形皮孔。幼枝上单叶互生，老茎上则丛生于短枝；叶片薄，阔椭圆形、阔倒卵形至卵形，边缘疏生小齿，有腺体，上面亮绿色，下面淡绿色，有时被白霜。花单性，雌雄异株或同株，数朵丛生于叶腋而下垂，直径约 1.5 cm，乳白色至粉红色；花被 6~9；雄花具雄蕊 5，花药无柄，雄蕊柱细长圆筒状；雌花心皮多数，分离，螺旋状排列于花托上，子房倒梨形，受粉后，花托逐渐伸长，结果时成长穗状。肉质浆果球形，直径 5~7 mm，熟时呈深红色，内含种子 1~2，种子肾形，种皮光滑。花期 5~7 月，果期 8~10 月。

五味子野生于针叶混交林中及山沟、溪流两岸的小乔木及灌木丛间，缠绕其他树木或生长在林缘及林中空旷的地方，喜湿润环境，但不耐低洼水浸，耐寒，需适度荫蔽，幼苗期尤忌烈日照射。自然条件下，在肥沃、排水好、湿度均衡适宜的土壤上发育最好，宜在富含腐殖质的沙质壤土上栽培。

五味子分布于辽宁本溪、桓仁、海城、凤城、宽甸、抚顺，吉林桦甸、蛟河、敦化、安图，黑龙江七台河、五常、尚志，山西忻州、晋城、晋中，内蒙古牙克石，河北围场、平泉、宽城等地区。这些地区均适宜其生产，尤以东北大兴安岭、小兴安岭和长白山地区最为适宜。

【生物学特点】

1. 栽培技术 实生苗培育技术五味子是小粒种子，千粒重约 25 g，因种子来源不同有较大不同，天然五味子种子小，千粒重 17~22 g，人工栽培的五味子种子大而整齐，千粒重约 30 g。种子皮橙黄色、致密，透水、透气性差。干燥种子含水率 6%~7%，在密封容器中，可储存 2 年。在育苗作业上，五味子种子属暖湿-冷湿类型。即在种子催芽时先提供暖湿条件，持续一定时间后再提供冷温条件，持续一定时间，方可满足种子萌芽的要求。因为五味子的种子在未成熟时，种子内的胚尚未分化完全，需要在一定生态环境下，继续发育，达到生理成熟。因此，五味子育苗种子催芽处理是育苗成败的关键。无性繁殖：五味子扦插育苗生根率低，成本高，而利用五味子地下匍匐茎作材料进行无性繁殖，效果好，成本低，技术简单易行。

五味子栽植园应选择半阳或半阴向的山坡地、河滩地、老采伐迹地、过伐林地，上层有 0.3~0.4 郁闭度的杂木林，山丁子、山槐、暴马子、春榆、柳、桦都是五味子攀缘的伴生树。土层深厚，质地疏松，富含有机质，土壤肥沃，排水良好，pH 5.5~6.5，是五味子最适生长的土壤。五味子栽植园交通较方便，有利于经营。在定植前，要细微整地，林地上林木密度过大要按设计要求进行疏伐，使五味子栽植成行成带，通常行距 1.5~2 m，株丛距 0.5 m。因此伐开带 1.5 m 即可，保留带的树木尽量保留，作为五味子攀缘木，如立木太稀，中间可绑横干连接，定植穴面 30 cm×30 cm×20 cm，或带状整地，带宽 50 cm。每公顷栽植多少，不受严格限制。做到林果结合，充分利用林地，既有利于上层林生长，又利于五味子丰产。要尽可能使五味子成丛成片，因为五味子是风媒花，密度大的人工园、半人工园坐果可达 65%，比稀疏的天然株丛高 15~20 倍。林区发展五味子应以林间、林缘栽植为主，利用森林环境，建立生态种植园。一是五味子习性就喜欢生于林间，适应深林小气候与土壤。二是充分利用亚乔木、小乔木、灌水攀缘木，不必专门搭架，减少投入。三是可以避免冬季生理干旱而枯梢，可防晚霜为害。四是减少施肥，减少病虫害，少用农药或不用农药，保持绿色食品特征。栽植与抚育栽植时间为 4 月下旬至 5 月上旬，山地栽植宜早，土壤春季解冻时顶浆栽植，可提高成活率。植苗深度以超过根茎以上 2 cm 为宜。植后穴面呈丘形，不积水，不冻拔。

植苗前对苗木进行处理，剪截过长的根须，保留 15 cm 左右，地下走茎过长的也可短截，地上蔓进行必要的短截，保留长度 30~40 cm，侧蔓选芽饱满的留 3~5 条，根系蘸泥浆或用 $100×10^{-6}$ 的二号生根粉溶液蘸根，有利于成活。如在每千克泥浆内加入 2~4 片阿司匹林，对保苗、促成活、快缓苗很有益。栽植后及时抚育，第一年抚育 3 次，保证五味子植株周围无杂草欺压和遮阴，并逐渐扩大穴面，促进植株的根系与地上部分加速生长。

2. 田间管理 当五味子蔓伸长到 1 m 左右时，要及时插架条，引蔓上架，防止爬卧地面，对于附近无树木攀缘的，可以用周边树木为支柱，绑扎横杆与支架，诱导主蔓向上攀缘。对于过于浓密的树冠可适当疏剪，增加通风、透光程度。五味子在 4~5 月内爬满架，互相缠绕，支蔓、侧蔓下重易随风飘摆，要人工绑扶，尤其是在盛果期的 6~8 月，管理工作十分重要。支蔓管理的任务是促使上架，摆布均匀，受光一致，充分利用架面。整形与修剪：五味子从根基发出多条主蔓，因此采用多主蔓肩形整形是符合其生物学习性的，由于它是浇灌性攀缘，比葡萄整形修剪增加了难度。多条主蔓互相缠绕在一起，难以分清从属关系，因此整形困难，生产上也只能大概地控制。主蔓数多少与密度、架式、地理有关，同时主蔓多少直接影响产量与质量。中等密度（0.5 m×1.5 m）栽植，每株可留 5 个主蔓，小密度（0.5 m×2 m）栽植，每株留 6~7 个主蔓。

（1）结果前期的修剪：栽植后 2~4 年，主蔓已形成，主蔓上长出多条侧蔓，营养生长旺盛，为开花结果做好准备。抹除上蔓基部的过多侧蔓，剪除多余的基生蔓。对徒长（2 m 左右）的主蔓及时打尖，或拉大分布角使其水平分布，减弱长势，促进萌发侧蔓，疏去生长势弱的侧蔓。7 月下旬对侧蔓进行一次较全面的掐尖，控制生长，促进木质化。并结合喷施 1~2 次 0.3%的磷酸二氢钾，促进木质化，减少越冬枯梢现象，春季将枯梢及时剪除。

（2）结果初期（5~6 月）修剪：母蔓上的芽 4~7 个为佳，中下部芽多留。芽间距 10~15 cm。有利于结果，一般雌花多分布在结果母蔓的上部，下部则雄芽较多。7 月中旬打尖控制结果蔓延生长，有利于加粗生长和多分化出混合芽。主蔓基部的多余基生蔓继续抹除，使基部疏空。

（3）盛果期（7~9 月）修剪：五味子进入盛果期产量增多，结果面上移，主蔓下部逐渐秃裸。加强肥水管理，维持树势，延缓衰老，剪去枯死蔓、弱小蔓，疏去过多的寄生蔓，培养新的结果母蔓，注意选留主蔓下部长出的新蔓。培养成结果母蔓。剪去上部已老化、秃裸的结果母蔓，回缩结果位置，保证盛果期产量，实现长期高产。其次，从基生蔓中，选留好 3~4 条作为主蔓的后备，以备更新。

（4）衰老期（10 月以上）的更新修剪：盛果期，五味子主蔓秃裸严重，结果力下降。这时更替主蔓，平茬复壮，已培养起的更新蔓取代衰老的主蔓。砍去老蔓，清理架面，让出空间，促使新蔓生长与结果。

（5）施肥：在五味子的新芽形成期（7 月）施肥，增产效果最明显，每株施入10 g 氮磷肥，比对照增产 44.15%。施用有机肥，效果佳，每株施 1~1.5 kg 有机肥，比对照增产 38.38%~41.23%。生态园栽培，可利用枯树落叶和森林腐殖土做肥料，生产纯天然产品。

3. 病虫害防治

（1）白粉病：此病在高温高潮期易发生，尤其是在通风不良的立地更为严重。防治方法是喷洒石灰等量式 200 倍波尔多液预防，于 6 月中旬喷一次，间隔 20 d 于 7 月上旬喷第2次，预防效果很好。如突发白粉病，可喷洒25%粉锈宁1000~1500倍液，每10~15 d一次，连续2~3次。

（2）根茎腐烂病（掐脖子病）：属生理病害，在全光下裸地栽培时，发生严重，可使60%以上五味子植株得病而死亡。尤其是晚秋、早春，地面温度昼夜变化剧烈，处于地表处的根茎部组织柔嫩，抗病性低，因皮层溃烂而脱皮。防治方法可采用秋季培土埋住根茎，可减少伤害。林内生态园因环境优越或枯枝落叶较多，可免除伤害，无此病发生。

【采收与加工】 8月下旬至10月上旬进行采收，随熟随采。加工时可日晒或烘干，室温在60℃当五味子半干时将温度降至40~50℃，到八成干时挪到室外日晒至全干，搓去果柄、挑出黑粒即可入库储藏。

【炮制与储藏】

1. 炮制

（1）五味子：取原药材，除去杂质，用时捣碎。成品为暗红色不规则扁球或扁块。

（2）醋五味子：取净五味子，用米醋拌匀后置适宜容器内，密闭，隔水加热至黑色，取出干燥。五味子每100 kg，用米醋20 kg。成品为黑色微具醋气的不规则扁球体。

（3）酒五味子：取净五味子，加入黄酒，拌匀，置适宜的容器内，密闭，隔水加热至表面呈紫黑色或黑褐色，取出干燥。五味子每100 kg，用黄酒20 kg。成品为黑褐色微具酒气的不规则扁球体。

（4）蜜五味子：取炼蜜用适量开水稀释后，加入净五味子，拌匀，闷透，置锅内文火加热，炒至不粘手为度，取出放凉。五味子每100 kg，用炼蜜10 kg。成品略带光泽。

2. 储藏 置通风干燥处，防霉。

【药材性状】 本品呈不规则的球形或扁球形，直径5~8 mm。表面红色、紫红色或暗红色，皱缩，显油润；有的表面呈黑红色或出现"白霜"。果肉柔软，种子1~2，肾形，表面棕黄色，有光泽，种皮薄而脆。果肉气微，味酸；种子破碎后，有香气，味辛、微苦。

【质量检测】

1. 显微鉴别

（1）横切面：外果皮为1列方形或长方形细胞，壁稍厚，外被角质层，散有油细胞；中果皮薄壁细胞10余列，含淀粉粒，散有小型外韧型维管束；内果皮为1列小方形薄壁细胞。种皮最外层为1列径向延长的石细胞，壁厚，纹孔和孔沟细密；其下为数列类圆形、三角形或多角形石细胞，纹孔较大；石细胞层下为数列薄壁细胞，种脊部位有维管束；油细胞层为1列长方形细胞，含棕黄色油滴；再下为3~5列小形细胞；种皮内表皮为1列小细胞，壁稍厚，胚乳细胞含脂肪油滴及糊粉粒。

（2）粉末：暗紫色。种皮表皮石细胞表面观呈多角形或长多角形，直径18~50 μm，壁厚，孔沟极细密，胞腔内含深棕色物。种皮内层石细胞多角形、类圆形或不规则形，直径约至83 μm，壁稍厚，纹孔较大。果皮表皮细胞表面观类多角形，垂周壁略呈连珠状增厚，表面有角质线纹；表皮中散有油细胞。中果皮细胞皱缩，含暗棕色物，并含淀粉粒。

2. 理化鉴别　取本品粉末 1 g，加三氯甲烷 20 mL，加热回流 30 min，滤过，滤液蒸干，残渣加三氯甲烷 1 mL 使溶解，作为供试品溶液。另取五味子对照药材 1 g，同法制成对照药材溶液。再取五味子甲素对照品，加三氯甲烷制成每 1 mL 含 1 mg 的溶液，作为对照品溶液。按照《中国药典》薄层色谱法试验，吸取上述三种溶液各 2 μL，分别点于同一硅胶 GF$_{254}$ 薄层板上，以石油醚（30~60 ℃）-甲酸乙酯-甲酸（15∶5∶1）的上层溶液为展开剂，展开，取出，晾干，置紫外光灯（254 nm）下检视。供试品色谱中，在与对照药材色谱和对照品色谱相应的位置上，显相同颜色的斑点。

3. 含量测定　五味子醇甲的含量测定：用十八烷基硅烷键合硅胶为填充剂；甲醇-水（65∶35）为流动相；检测波长为 250 nm。理论板数按五味子醇甲峰计算应不低于2000。取五味子醇甲对照品 15 mg，精密称定，置 50 mL 量瓶中，加甲醇制成每 1 mL 含五味子醇甲 0.3 mg 的溶液，即为对照品溶液。取本品粉末（过三号筛）约 0.25 g，精密称定，置 20 mL 量瓶中，加甲醇约 18 mL，超声处理（功率 250 W，频率 20 kHz）20 min，取出，加甲醇至刻度，摇匀，滤过，即得供试品溶液。分别精密吸取对照品溶液与供试溶液各 10 μL，注入液相色谱仪，测定，本品含五味子醇甲（C$_{24}$H$_{32}$O$_7$）不得少于 0.40%。

【商品规格】　五味子分为一等品和二等品。

1. 一等品　干货。呈不规则球形或椭圆形；表面紫红或红褐色，皱缩、肉厚、质柔润；果肉味酸，内有种子 1~2 粒，肾形，种子有香气；味辛微苦。干瘪粒不超过 2%，无枝梗、杂质、虫蛀、霉变。

2. 二等品　表面淡红、暗红或黑红色，皱缩，肉较薄。干瘪粒不超过 20%。

【性味归经】　酸、甘，温。归肺、心、肾经。

【功能主治】　收敛固涩，益气生津，补肾宁心。用于久咳虚喘，梦遗滑精，遗尿尿频，久泻不止，自汗盗汗，津伤口渴，内热消渴，心悸失眠。

【用法用量】　内服：煎汤，2~6 g。

【使用注意】　外有表邪，内有实热，或咳嗽初起、痧疹初发者忌服。

【化学成分】

1. 木脂素类　木脂素是五味子科植物中的主要生物活性成分，主要含有五味子乙素、五味子甲素（去氧五味子素、五味子素 A）、五味子丙素、二鲸愈疮木脂素、五味子酯甲、五味子醇甲、五味子酯戊、五味子酚等。

2. 三萜类　五味子科植物中的三萜结构大多为羊毛甾烷型，根据末端侧链、A 环是否断开以及 A/B 环的类型，将骨架分为 10 种类型，近年有报道称发现了结构新奇的高氧化度且骨架重排的降三萜、二降三萜、三降三萜、五降三萜和八降三萜等多种新的骨架类型。

3. 酚酸类　酚酸类主要有原儿茶酸、奎尼酸、柠檬酸、苹果酸、琥珀酸、酒石酸、莽草酸及其衍生物等。

4. 挥发油　五味子中挥发油主要成分为萜类化合物，主要成分是 β-没药烯、α-花柏烯，另外还含有少量的醇、酯、醛、酮及苯和萘的衍生物等。

5. 多糖及苷类　五味子含多糖及吡喃葡萄糖苷、胡萝卜苷等苷类成分。

6. 其他　在五味子果实中还发现了甾醇、维生素 C、维生素 E、树脂、鞣质及 Fe、Mn、Sn、P 等矿物质。

【药理作用】　五味子主要具有影响中枢神经系统，抗衰老，抗氧化，抗缺氧，耐疲劳，影响心血管系统，影响免疫功能，抗肿瘤、抗突变，保肝，抗矽肺，保护肾脏，降血糖，降血脂等作用。

1. 镇静、催眠　将 60 只小鼠随机分为空白对照组、西药对照组（地西泮组）、中药对照组（参芪五味子片组）和参芪五味子颗粒高、中、低剂量组。西药对照组给予地西泮（3 μg/g），中药对照组给予参芪五味子片（0.75 g/kg），参芪五味子颗粒高、中、低剂量组分别给予 1.44、0.72、0.36 g/kg 剂量的参芪五味子颗粒，空白对照组给予等体积蒸馏水，连续灌胃给药 7 d。通过观察小鼠睡眠时间、睡眠潜伏期，以及阈下剂量戊巴比妥钠诱导小鼠入睡只数，确定参芪五味子颗粒的镇静催眠作用；并检测小鼠脾指数和胸腺指数，考察制剂对小鼠免疫器官指数的影响。结果显示，与空白对照组比较，参芪五味子颗粒高、中剂量能显著增加阈下剂量戊巴比妥钠诱导小鼠入睡只数，参芪五味子颗粒高、中、低剂量均能明显延长小鼠睡眠时间，而参芪五味子颗粒对小鼠的脾指数和胸腺指数均没有显著影响。参芪五味子颗粒高、中、低剂量组协同阈下剂量戊巴比妥钠诱导小鼠入睡只数少于地西泮，但参芪五味子颗粒高、中剂量组对小鼠入睡率的影响较参芪五味子片组明显增加。参芪五味子颗粒高、低剂量组小鼠入睡时间与地西泮组差异无统计学意义，但较参芪五味子片组小鼠的入睡时间显著延长。由此可见，参芪五味子颗粒能协同戊巴比妥钠诱导小鼠睡眠，具有良好的镇静、催眠作用。

2. 改善记忆　将筛选出的符合实验要求的 120 只小鼠进行称重排序，采用随机数字表法将其分为 2 大组，每组再平均分为 5 组，即空白组、模型组、人参组、北五味子组和人参+北五味子（G+S）组，自由饮食饮水。模型制造：将 D-半乳糖用生理盐水配制成 15 mg/mL 的注射液，给予模型组、人参组、北五味子组和 G+S 组颈背部皮下注射，1 次/d，给药剂量为 1.5 mg/10 g；空白组同法给予等剂量生理盐水。以上给药周期均为 6 周。从第 7 周开始，进行口服灌胃给药，人参组给予人参水提液，北五味子组给予北五味子水提液，G+S 组给予人参北五味子共煎剂，灌胃剂量为 7 mg/10 g，1 次/d；空白组和模型组均给予同等剂量的蒸馏水灌胃，连续给药 15 d。给药结束后，60 只小鼠进行时间为 90 s 的定位航行试验和空间探索试验。另 60 只小鼠进行避暗测试和记忆能力试验。试验结束后，小鼠断头处死，取脑后冰浴匀浆、离心，取上清液进行丙二醛（MDA）含量、超氧化物歧化酶（SOD）和乙酰胆碱酯酶（AChE）活性测定。结果显示，人参与北五味子共煎剂能明显提高衰老模型小鼠学习和记忆能力，并且能明显增加脑内的 SOD 含量，降低 MDA 和 AChE 含量。由此可见，人参与北五味子共煎剂具有明显的抗氧化与促智作用，而且要显著强于人参和北五味子单煎水提液。

将 90 只小鼠随机分为 6 组：空白对照组，1 mg/kg 东莨菪碱模型组，3 mg/kg 加兰他敏组，五味子酚 10、30、100 mg/kg 组，除空白对照组外。其余各组均给予等剂量的东莨菪碱。小鼠连续腹腔注射加兰他敏和五味子酚 2 d 后开始水迷宫实验。实验前 1 h

给予治疗药物，实验前 0.5 h 腹腔注射东莨菪碱。每天给药 1 次，直至实验结束。Morris水迷宫测试小鼠学习记忆能力，同时进行脑组织超氧化物歧化酶、丙二醛、谷胱甘肽过氧化物酶及乙酰胆碱酯酶活性检测。结果显示，东莨菪碱注射后，小鼠学习记忆能力明显下降，五味子酚能明显缩短痴呆小鼠找到平台的潜伏期和游泳路程，同时提高痴呆小鼠脑组织超氧化物歧化酶和谷胱甘肽过氧化物酶活性，降低丙二醛含量，抑制乙酰胆碱酯酶活性，降低谷胱甘肽含量。由此可见，五味子酚对东莨菪碱诱导的痴呆小鼠的学习记忆能力具有明显改善作用，其机制可能与改善胆碱能系统功能、抗氧化能力有关。

五味子总木脂素还具有减弱 $A\beta_{1-42}$（可溶性 β-淀粉样蛋白寡聚体 1-42）诱导记忆损伤的作用，可抑制 β-分泌酶的升高、谷胱甘肽的降低和乙酰胆碱酯酶的活性。

3. 脑保护 将 50 只健康 SD 大鼠，随机分成 5 组（按体重），每组 10 只。假手术组、模型组每天给予生理盐水（10 mg/kg）灌胃，北五味子木脂素（SCL）高、中、低剂量组，每天给予 SCL（100、50、25 mg/kg）灌胃。持续 14 d 后，末次给药 2 h 后采用线栓法大鼠大脑中动脉阻断实验（MCAO 模型）建立脑缺血损伤模型，进行神经功能评分，TTC 染色观察大鼠的脑梗死面积，HE 染色观察脑组织的病理形态学改变，免疫组化检测脑组织中 Bcl-2 和 Bax 的表达，Western 印迹法检测脑组织内 p-AKT 和 AKT 蛋白的表达情况。结果显示，与模型组比较，北五味子总木脂素高、中、低剂量组均能不同程度缩小脑梗死面积；改善脑组织的病理形态学改变；促进抗凋亡蛋白 Bcl-2 的表达，抑制促凋亡蛋白 Bax 表达，同时促进 p-AKT 的表达。

4. 抗衰老 实验分为空白对照组、模型组以及 SCL 低、中、高剂量组。小鼠跳台实验检测学习记忆能力，Western 印迹法检测泛素化蛋白（Ub）、葡萄糖调节蛋白 78（GRP78）、蛋白质二硫键异构酶（PDI）、C/EBP 同源蛋白（CHOP）的表达水平以及线粒体凋亡相关蛋白 Bcl-2 和 Bax 表达水平。免疫组化法观察大脑皮质 Bcl-2 和 Bax 蛋白表达情况。结果显示，在学习测试中，模型组小鼠 5 min 内错误次数较空白对照组增多，SCL 低、中、高剂量组小鼠 5 min 内错误次数均较模型组减少。在记忆测试中，模型组小鼠首次跳下平台的潜伏期较空白对照组缩短，5 min 内错误次数增多；与模型组比较，SCL 低、中、高剂量组小鼠首次跳下平台的潜伏期延长，5 min 内错误次数减少。与空白对照组比较，模型组的 Ub、GRP78、PDI、CHOP 和 Bax 蛋白表达水平均增加，Bcl-2 的蛋白表达水平降低，Bcl-2/Bax 值降低。与模型组比较，北五味子木脂素低、中、高剂量组脑组织的 Ub、GRP78、PDI、CHOP 和 Bax 蛋白表达水平均降低，Bcl-2 的蛋白表达水平升高，Bcl-2/Bax 值升高。空白对照组神经细胞形态正常，细胞质内 Bcl-2 蛋白呈阳性表达，Bax 蛋白呈阴性表达；模型组神经细胞变性，细胞质内 Bcl-2 蛋白呈阴性表达，Bax 呈阳性表达；SCL 低、中、高剂量组变性细胞数量均明显减少，细胞质内的 Bcl-2 蛋白呈阳性表达，Bax 蛋白呈阴性表达。由此可见，北五味子木脂素具有抑制 D-半乳糖诱导的小鼠脑组织衰老作用，其作用机制与减轻内质网应激途径凋亡有关。

5. 抗肿瘤、抗突变 利用 ATP 生物荧光药物敏感性检测技术（ATP-TCA），检测五味子木酚素对 50 例乳腺癌的体外杀伤作用，并检测不同浓度五味子木酚素及其代谢物（END、ENL）对于 ER（+）的 MCF-7、T47D 和 ER（-）的 MDA-MB-231、MDA-MB-435 细胞株的杀伤作用。评价五味子的体外作用有效率及其与雌激素受体表型是否相关。结果显示，五味子对乳腺癌患者的乳腺癌细胞具有明显的体外杀伤作用，体外有效率 34.0%（17/50）；五味子木酚素以浓度依赖的方式，显著降低乳腺癌细胞株 MCF-7、T47D、MDA-MB-435、MDA-MB-231 的存活率，且该抑制作用和细胞雌激素受体的关系并不明显，五味子木酚素在较低浓度（0.1~30 μmol/L）下对雌激素受体阳性乳腺癌细胞株 MCF-7、T47D 表现出促进增殖的作用，当浓度提高至 100 μmol/L 后，五味子木酚素对 MCF-7、T47D 增殖表现出显著的抑制作用，并呈剂量-效应关系。木酚素的低浓度促进乳腺癌细胞增殖作用在雌激素受体阴性乳腺癌细胞株 MDA-MB-435、MDA-MB-231 中并不明显，当浓度提高至 100 μmol/L 后，五味子木酚素对 MDA-MB-435、MDA-MB-231 增殖表现出显著的抑制作用，并呈剂量-效应关系。ENL、END（3~1000 μmol/L）在体外对乳腺癌细胞株存在显著抑制作用，并有剂量依赖效应，未发现其与细胞雌激素受体表型有关联。木酚素在较低浓度区间（0.1~30 μmol/L）促进 ER（+）细胞株的增殖，但对 ER（-）细胞株作用不显著。由此可见，五味子对乳腺癌细胞系以及乳腺癌患者细胞均具有较强的杀伤作用。

采用 0、1.0、10.0、20.0、50.0 μmol/L 五味子乙素（Sch B）处理 SKOV 3 细胞，采用四甲基偶氮唑盐（MTT）法检测各浓度处理 24、48、72、96 h 的增殖抑制率，Annexin-FITC/PI 双染法检测不同浓度处理 48 h 后的细胞凋亡情况，流式细胞仪检测各浓度处理 48 h 后的细胞周期分布情况，Western 印迹法检测各浓度处理 48 h 后细胞核 Wnt/β-catenin 信号通路中 β-连接素（β-catenin）及下游靶分子 C-myc、细胞周期素 D1（Cyclin D1）的蛋白水平，同时于各浓度处理 48 h 后检测细胞质和细胞核的糖原合成酶激酶-3β（GSK-3β）活性。结果显示，Sch B 可呈剂量和时间依赖方式增加细胞增殖抑制率，作用 48 h 后可呈剂量依赖方式升高早、晚期凋亡率及细胞质/胞核 GSK-3β 活性，除 1.0 μmol/L 外，其余浓度作用 48 h 的 G_0/G_1 期细胞比例均高于 0 μmol/L，S 期、G_2/M 期细胞比例及 β-catenin、C-myc 和 Cyclin D1 蛋白水平均低于 0 μmol/L，且 10.0、20.0、50.0 μmol/L Sch B 间的差异有统计学意义。由此可见，Sch B 可以抑制 Skov3 细胞株的增殖并促进其凋亡和细胞周期阻滞，以及抑制 Wnt/β-catenin 通路的激活。

将 40 只 Wistar 大鼠随机分为对照组（给予生理盐水）和 100、200、400 mg/kg 刺五加多糖（ASPS）组，每组 10 只，取各组大鼠血清，HT-29 细胞体外培养，以各组大鼠血清进行预处理，采用 MTT 法和 Transwell 小室检测各组 HT-29 细胞的增殖抑制率和侵袭活性抑制率；Western 印迹法检测各组细胞上清液中 Bcl-2、Bax 和 Caspase-3 蛋白表达水平。结果显示，对照组的增殖抑制率为 1.02，侵袭活性抑制率为 1.71，Bcl-2 为 0.94，Bax 为 0.07，Caspase-3 为 0.82；低、中、高剂量组的增殖抑制率为 4.02、10.52、13.57，侵袭活性抑制率为 2.88、44.37、48.47，Bcl-2 为 0.87、0.91、0.287，Bax 为 0.42、0.97、0.94，Caspase-3 为 0.83、0.92、0.98。与对照组和 1000 mg/kg ASPS 组比较，200 和 4000 mg/kg ASPS 组 HT-29 细胞增殖抑制率和侵袭活性抑制率均升高。4000 mg/kg ASPS 组 HT-29 细胞上清液中 Bcl-2 蛋白表达水平低于其他组，Bax

和 Caspase-3 蛋白的表达水平高于对照组。

将人肾皮质近曲小管上皮细胞 HK-2 计数传代至 96 孔板，5% CO_2、37 ℃培养箱中孵育至对数生长期，分设正常细胞对照组、顺铂组和 Sch B 保护组，分别加入不含血清 DMEM/F12 培养基、顺铂 20 μmol/L 和混合药液 20 μmol/L Sch B+20 μmol/L 顺铂各 2 mL，作用 24 h 后于倒置显微镜下观察并拍照。流式细胞仪检测，分析细胞凋亡的情况。并检测细胞乳酸脱氢酶（LDH）、丙二醛（MDA）、脂质过氧化物（LPO）的改变。结果发现，对照组、顺铂组、Sch B 组的 MDA、LPO 和 LDH 的值依次分别为 0.154 3 μmol/L、0.448 7 μmol/L、0.261 5 μmol/L，4.306 4 μmol/L、7.524 1 μmol/L、5.289 0 μmol/L 和 180.381 9 U/L、294.270 7 U/L、226.562 5 U/L。顺铂有抑制 HK-2 生长、诱导其凋亡的作用。IC_{50} 为 18.39 μmol/L，而 20 μmol/L 的 Sch B 能够明显减少顺铂引起的 HK-2 的凋亡，保护作用最强；Sch B 能使顺铂导致的细胞 MDA、LPO、LDH 升高有明显降低。由此可见，五味子乙素能够有效地抑制顺铂引起 HK-2 的凋亡。

卵巢癌 SKOV3 细胞培养于含 10% 胎牛血清、37 ℃、5% CO_2 培养箱内常规传代培养。取处于对数生长期的 SKOV3 细胞，0.25% 胰酶消化后离心，按每孔含 $0.5×10^4$ SK-OV3 细胞加入 96 孔细胞培养板，37 ℃、5% CO_2 培养箱中培养过夜，使 SKOV3 细胞完全贴壁。设立阴性对照组以及不同浓度五味子多糖组，每个五味子多糖浓度 3 个重复孔，实验组加含不同浓度五味子多糖的培养液，显微镜下观察各个浓度细胞的生长状况；MTT 法检测不同浓度五味子多糖对 SKOV3 细胞的生长抑制率。结果可见，与对照组相比，给予不同浓度的五味子多糖导致细胞增殖率明显下降；光镜下观察 SKOV3 细胞经不同浓度的五味子多糖处理后细胞生长明显受到抑制；共聚焦显微镜下观察 SK-OV3 细胞经不同浓度的五味子多糖处理后细胞核碎裂现象明显增多。研究表明，五味子多糖具有抑制卵巢癌细胞增殖的作用。

6. 保肝 将 72 只 ICR 小鼠随机均分为正常对照组（0.9% 生理盐水）、模型组（0.9% 生理盐水）、联苯双酯组（150 mg/kg），以及五味子藤茎木脂素高、中、低剂量组（200、100、50 mg/kg），五味子藤茎多糖高、中、低剂量组（200、100、50 mg/kg），各组小鼠均灌胃给药 7 d。除正常对照组外，其余各组于第 7 天给药结束后腹腔注射 10% CCl_4。6 h 后于眼球取血，离心后取血清，测定 ALT、AST、TG；测定肝匀浆中 SOD、MDA 的含量；同时观察肝组织的病理学变化。结果发现，与模型组的比较，木脂素高、中剂量组小鼠血清中的 ALT、AST 活性及 TG 水平均显著降低；多糖高剂量组的 AST 和 TG 水平也显著降低；木脂素和多糖均能显著升高肝脏中 SOD 的活性，降低肝脏中 MDA 的含量。研究表明，五味子藤茎木脂素和多糖对 CCl_4 诱导的小鼠急性肝损伤均有一定的保护作用。

将 60 只 Wistar 大鼠随机分为对照组、模型组、马洛替酯组以及 100、200 和 400 mg/kg 北五味子提取物（EFSC）组，每组 10 只。皮下注射 CCl_4 花生油溶液 10 周建立大鼠实验性肝纤维化模型。各组大鼠给药 4 周后测定血清丙氨酸转氨酶（ALT）和天冬氨酸转氨酶（AST）活性，白蛋白（ALB）、球蛋白（GLB）、总蛋白（TP）和一氧化氮（NO）水平，检测各组大鼠肝组织中超氧化物歧化酶（SOD）和一氧化氮合酶（NOS）活性，丙二醛（MDA）、谷胱甘肽（GSH）和羟脯氨酸（Hyp）水平。结果可见，模型组的 ALT、AST、ALB、GLB 分别为 92.57 U/L、112.06 U/L、39.58 g/L、14.27 g/L；EFSC 的低、中、高剂量组的 ALT、AST、ALB、GLB 依次分别为 85.29 U/L、68.34 U/L、57.26 U/L、102.81 U/L、85.25 U/L、75.12 U/L、42.45 g/L、46.52 g/L、48.28 g/L、14.65 g/L、11.06 g/L、10.01 g/L。与模型组比较，200 和 400 mg/kg EFSC 组大鼠血清 ALB 水平和 ALB/GLO 显著升高，血清 AST、ALT 活性和 GLB、NO 水平均显著降低；肝组织中 SOD 活性和 GSH 水平显著升高，Hyp 和 MDA 水平显著降低。由此可见，EFSC 可改善肝功能，抑制肝脏胶原纤维的生成，纠正肝纤维化引起的 ALB 水平低下，减轻肝细胞脂质过氧化损伤，从而防止肝纤维化的形成与发展。

7. 抗菌 南五味子乙醇提取物对 8 种受试细菌均有明显的抑制作用，其抑菌圈直径均大于 20 mm。其抑制活性为铜绿假单胞菌>蜡样芽孢杆菌>金黄色葡萄球菌>枯草芽孢杆菌>宋内氏痢疾杆菌>大肠杆菌>变形杆菌>乙型副伤寒沙门氏菌，且南五味子乙醇提取物对革兰氏阳性菌的抑制作用强于革兰氏阴性菌，说明南五味子对受试细菌有广谱抑菌效果。该研究表明南五味子乙醇提取物对以上 8 种受试细菌均有很强的抑菌作用，当提取物质量浓度为 1 g/mL 时，其抑菌圈直径分别是 23.06、27.58、20.88、29.08、27.13、25.38、21.15 和 30.88 mm。南五味子乙醇提取物对受试细菌的最低抑菌浓度（MIC）和最低杀菌浓度（MBC）分别为：金黄色葡萄球菌 3.125、6.25 mg/mL，乙型副伤寒沙门氏菌 12.5、12.5 mg/mL，大肠杆菌 25、25 mg/mL，蜡样芽孢杆菌 1.562、3.125 mg/mL，变形杆菌 12.5、25 mg/mL，枯草芽孢杆菌 12.5、12.5 mg/mL，宋内氏痢疾杆菌 12.5、12.5 mg/mL，铜绿假单胞菌 12.5、12.5 mg/mL。南五味子乙醇提取物对金黄色葡萄球菌的抑菌率随作用时间的延长和提取物浓度的增加而逐渐升高，对蜡样芽孢杆菌抑菌作用大于苯甲酸钠和山梨酸钾，对金黄色葡萄球菌的抑菌作用与苯甲酸钠相同，但略差于山梨酸钾，以上三者对铜绿假单胞菌的抑菌作用相同。

采用水提醇沉法提取五味子活性成分，以大肠埃希氏菌、枯草芽孢杆菌、沙门氏菌、金黄色葡萄球菌 4 种标准菌株和环丙沙星耐药及敏感的大肠杆菌野株为供试菌，以环丙沙星为对照药物，采用牛津杯法测定供试菌分别培养 16、32、48、64 h 后五味子提取液的抑菌圈直径，监测五味子提取液的抑菌活性和抑菌活性的变化趋势，同时采用试管双倍稀释法测定五味子提取液对大肠杆菌耐药株的 MIC 和 MBC。结果可见，五味子提取液对各供试菌的抑菌圈直径在 20.16～30.06 mm，五味子提取液对环丙沙星耐药大肠埃希氏菌的 MIC 为 0.015 63～0.062 5 g/mL，MBC 为 0.312 5～0.062 5 g/mL。五味子提取液对所有供试菌都有明显的抑制作用，与环丙沙星相比，五味子提取液对环丙沙星耐药菌的抑制作用表现出极大的优势。环丙沙星与五味子提取液对供试菌的抑菌活性都呈逐渐下降趋势。由此可见，五味子提取液不仅具有广谱抗菌活性，对环丙沙星耐药菌也具有显著的抑制活性，可开发为新型抗菌剂。

8. 抑制心脏 给家兔静脉注射五味子乙醇提取物 0.4 g/kg，能够减慢心率，降低左心室内压峰值（LVSP），减慢左心室内压最大上升速率（dp/dt_{max}）和左心室内压最大下降速率（dp/dt_{min}），升高左心室舒张末期压（LVEDP），缩小压力-压力变化速率环 IP，提示五味子提取液具有抑制心脏活动的作用。给大鼠舌下静脉注射五味子乙醇提取液 2 g/kg，能够显著改善垂体后叶素（Pt）所致大鼠急性心肌缺血的心电图 T 波变化，降低给药后 30 min 各时段 T 波升高值。10%五味子水提醇沉液对离体及在体蛙心有 β 受体阻滞样作用，使单相动作电位频率减慢、幅度减小、平台期缩短并下降，从而减慢心率，减弱心肌收缩力，心室舒张完全最终减少心肌耗能及耗氧量。五味子酚对大鼠心脏移植供心有保护作用，可促进心脏保存后左心室功能的恢复，改善心肌超微结构，降低心肌酶肌酸磷酸激酶（CPK）、乳酸脱氢酶（LDH）活性和过氧化脂质含量，提高心肌 SOD 活性和线粒体 ATP 水平。

9. 兴奋免疫 给小鼠灌胃 10%五味子水煎剂，每日 1 次，连续 7 d，能明显提高小鼠体内血清抗体效价和抗体含量，具有免疫增强作用。给小鼠灌胃生五味子乙醇提取物 5 g/kg、醋五味子乙醇提取物 5 g/kg、酒五味子乙醇提取物 5 g/kg，每日 1 次，连续 7 d，均明显提高小鼠脾与胸腺重量，促进其单核吞噬细胞系统吞噬功能。给小鼠灌胃五味子多糖 400、200、100 g/kg，每日 1 次，连续 7 d，可显著提高正常小鼠腹腔巨噬细胞吞噬百分率和吞噬指数，促进溶血素及溶血空斑形成，促进淋巴细胞转化。给小鼠灌胃五味子多糖 0.4 g/kg，每日 1 次，连续 7 d，可明显增加正常小鼠免疫器官重量，增强单核吞噬细胞系统对印度墨汁的吞噬能力。分别给小鼠灌胃五味子不脱蛋白粗多糖、脱蛋白粗多糖（0.1、0.3 g/kg），每日 1 次，连续 7 d，均能显著增强环磷酰胺所致免疫功能低下小鼠的腹腔巨噬细胞吞噬功能，显著提高小鼠血清溶血素水平。

10. 其他 抗矽肺作用，大鼠每日灌胃五味子乙素 80 mg/kg，连续 21 d，对二氧化硅所致大鼠肺损伤具有保护作用，能明显改善矽肺病理组织形态变化，降低肺系数和肺组织羟脯氨酸（HYP）含量。保护肾脏作用，给小鼠灌胃五味子乙素 8 mg/kg，每日 1 次，连续 14 d，对氯化镉所致肾氧化损具有保护作用，能明显降低大鼠尿中乳酸脱氢酶（LDH）活力、N-乙酰-β-D-氨基葡萄糖苷酶（NAG）活力、尿蛋白含量和肾皮质中 GSH、MDA 含量，明显升高超氧化物歧化酶（SOD）、谷胱甘肽过氧化物酶（GSH-Px）活力。降血糖作用，给小鼠灌胃五味子油 0.4 mL（每毫升含北五味子油 0.24、0.12 g），每日 1 次，连续 14 d，能明显降低四氧嘧啶所致糖尿病小鼠的血（糖、MDA、胰高血糖素含量，提高 SOD 活性和胰岛素水平，增高肌肉组织）GLUT4mRNA 的表达；病理检测显示，能改善胰岛分泌细胞形态结构，增加分泌细胞数目尤其是 B 细胞数目，细胞排列较规则、整齐，细胞质分布均匀，肿胀细胞减少，空泡变性极少；作用机制可能是减轻和修复 G 细胞损伤，调节胰岛素和胰高血糖素含量。小鼠每日灌胃五味子中提取出的 α-葡萄糖苷酶抑制剂 100 mg/kg，连续 8 d，能明显降低正常及四氧嘧啶糖尿病小鼠的血糖，提高正常小鼠的糖耐量，抑制肾上腺素所致小鼠的血糖升高。降血脂作用，给大鼠饮用五味子水煎液，浓度从 1%开始递增，第 10 天五味子水煎液浓度达到 12%至实验结束，连续 60 d，能够显著降低去卵巢肥胖大鼠的体重和摄食量，降低血浆甘油三酯、总胆固醇和高密度脂蛋白水平。

【毒理研究】

1. 急性毒性 五味子水煎剂灌胃小鼠的 LD_{50} 为 25.0 g 生药/kg。五味子水煎液腹腔注射小鼠 LD_{50} 为 7.42 g/kg±0.65 g/kg。采用霍恩氏法给小鼠灌胃五味子乙醇粗提物，结果表明，2.15 g/kg 剂量组无异常表现。4.64 g/kg 剂量组活动量减少，10.0 g/kg 剂量组出现精神萎靡、活动量减少，行动迟缓，次日全部恢复正常，无死亡现象；21.9、46.4 g/kg 剂量组小鼠死亡；对雌性小鼠和雄性小鼠的 LD_{50} 分别为 19.96、14.67 g/kg。

2. 长期毒性 给大鼠灌胃五味子乙醇提取物 1.25、2.5、5、10 mg/kg，每日 1 次，连续 90 d。结果可见，10 g/kg 组大鼠有轻微拒食，毛发光泽稍差，其进食量、体重、食物利用率均较空白组有所减少，外周血白细胞、红细胞和血红蛋白水平均降低，其余各组大鼠在一般状态、摄食量、体重、血液学和血生化均无明显异常，病理检测显示各剂量组未见有意义的病理改变。

3. 特殊毒性 五味子水煎剂在代谢活化（+S9）/非代谢活化（-S9）条件下均可诱发 L5178Y 细胞 *tk* 位点突变并导致染色体损伤，提示对人体具有潜在的遗传毒性；但对小鼠骨髓细胞染色体无损伤，经体内代谢活化后未显示遗传毒性作用。五味子水煎剂 7.77 mg 生药/mL 能够提高基因突变频率（MF），五味子 0.97、1.94、3.88、7.77 mg生药/mL 对小集落突变百分率（SC%）随浓度增加而升高；+S9（环磷酰胺终浓度 2 μg/mL）条件下，五味子 0.97、1.94、3.88、7.77 mg 生药/mL 对诱发的 MF 存在剂量-反应关系。给小鼠灌胃五味子乙醇粗提物 2.5、5.0、10.0 g/kg，未见小鼠微核率增加；Ames 试验中各剂量组（0.04、0.12、0.58、2.32、11.59、57.97 mg/mL）均未见回变菌落数增加，其中 57.97 mg/mL 剂量组显著减少 TA97、TA98、TA100、TA102 菌株的回变菌落数，五味子乙醇粗提物 113.28、226.56、453.12、906.25 μg/mL无诱导小鼠淋巴瘤细胞 L5178Y 的 *tk* 基因突变的作用，无遗传毒性。

4. 体内过程 五味子乙素 150 mg/kg 灌胃大鼠，其保留时间为 2.96 min，血浆平均最大浓度为 1.01 μg/mL，灌胃后达峰时间为 5.65 h，浓度时间曲线下的平均面积为 15.98 mg/(h·L)，平均清除率为 0.94 μg/h。25 μmol/L 五味子醇甲在雄鼠肝微粒体 1 mg/mL温孵 15 min，在雌性大鼠肝微粒体温孵 60 min，采用 HPLC 法检测五味子醇甲及其代谢产物，结果五味子醇甲在雌性大鼠肝微粒体内代谢反应的最大速率、米氏常数和清除率分别为（0.61±0.07）μmol/(L·min·mg)、（72.64±13.61）μmol/L 和（0.008 4±0.000 8）min/mg；五味子醇甲在雄性大鼠肝微粒体内代谢反应的最大速率、米氏常数和清除率分别为（21.88±2.30）μmol/(L·min·mg)、（389.00±46.26）μmol/L 和（0.056 3±0.000 7）min/mg；五味子醇甲在雌、雄性大鼠肝微粒体内的主要代谢物不同，分别为 7,8-顺二羟基五味子醇甲和 7,8-顺二羟基-2-去甲基五味子醇甲；五味子醇甲在雌、雄性大鼠肝微粒体内代谢受到酮康唑、奎尼丁、奥芬得林不同程度的抑制作用，西咪替丁对其在雄性大鼠肝微粒体内的代谢也有一定的抑制作用。在雌、雄性大鼠肝微粒体中代谢动力学及代谢产物存在明显的性别差异，可能是由于 CYP3A 和 CYP2C11 在雌、雄性大鼠肝微粒体内的性别差异所致。

【临床应用】

1. 临床配伍

（1）肺经感寒，咳嗽不已：白茯苓四两，甘草三两，干姜三两，细辛三两，五味子二两半。上为细末。每服二钱，水一盏，煎至七分，去滓，温服。（《鸡峰普济方》五味细辛汤）

（2）肺虚寒：五味子，方红熟时，采得，蒸烂、研滤汁，去子，熬成稀膏。量酸

甘入蜜，再上火待蜜熟，俟冷，器中贮，做汤，时时服。(《本草衍义》)

（3）咳嗽呕吐：陈橘皮（汤浸，去白，焙）五两，五味子五两，人参五两，紫苏子五两。上为粗末，每服五钱匕，水一盏半，加生姜、大枣（拍碎），煎至一盏，去滓温服。(《圣济总录》橘皮五味子汤)

（4）热伤元气，肢体倦怠，气短懒言，口干作渴，汗出不止；或湿热火行，金为火制，绝寒水生化之源，致肢体痿软，脚欹眼黑：人参五钱，五味子、麦门冬各三钱。水煎服。(《丹溪心法》生脉散)

（5）诸虚劳损，肾气不足：五味子一两、白茯苓一两、车前子一两半、巴戟一两、肉苁蓉（酒浸一宿，刮去皱皮，炙干）二两，菟丝子（酒浸三日，曝干，别捣罗为末）三两。上药捣罗为末，炼蜜和捣三二百杵，丸如梧桐子大，每服三十丸，空腹时用温酒调下。(《太平圣惠方》五味子丸)

（6）白浊：五味子四钱半，续断一钱，山药七钱，人参七钱，菟丝子一钱，白茯苓一钱，山茱萸、柏子仁各两钱，牛膝、远志、龙骨（生）各半两。上为末，炼蜜为丸，如梧桐子大，每服三十丸，盐汤下。(《卫生家宝方》五味子丸)

（7）白浊及肾虚，两腰及背脊穿痛：五味子一两，炒赤为末，用醋糊为丸，醋汤送下三丸。泻，用蕲艾汤吞下。(《普济方》引《经验良方》五味子丸)

（8）肾泄：五味子二钱（拣），吴茱萸半钱（细粒绿色者）。上二味同炒香熟为度，细末。每服二钱，陈米饮下。(《普济本事方》五味子散)

（9）梦遗虚脱：北五味子一斤，洗净，水浸一宿，以手按去核，再用温水将核洗取余味，通用布滤过，置砂锅内，入冬蜜二斤，慢火熬之，除砂锅斤两外，煮至二斤四两成膏为度。待数日后，略去火性，每服一二匙，空心白滚汤调服。(《医学入门》五味子膏)

（10）烂弦风眼：五味子、蔓荆子，煎汤频洗之。(《谈野翁试验方》)

（11）疮疡溃烂，皮肉欲脱者：五味子炒焦，研末，敷之。(《本草新编》)

2. 现代临床

（1）无黄疸型传染性肝炎：据102例观察，有效率为85.3%，其中基本治愈（治愈、显效）率占76.4%。尤其对症状隐匿、肝气郁结及肝脾不和三型效果较好。五味子粉对传染性肝炎有较明显的降低丙氨酸转氨酶（ALT）的作用，且奏效较快，无明显副作用，适用类型较多。低酶型（300 U以下）病例的基本治愈率可达84.2%，平均服药10.1 d即能见效；高酶型（500 U以上）及中酶型（300~500 U）的基本治愈率分别为71.4%和72%，平均服药时间为23.6 d及25.2 d。但ALT恢复正常后，如停药过早常引起反跳现象，因此疗程长短须因病而异，原则上ALT恢复正常后仍宜服药2~4周，以巩固疗效。少数病例服药后，ALT降至一定水平即稳定不动，或治疗效果不明显，可加大剂量，仍可能促使ALT降至正常。用法：将五味子烘干、研末，过80~100目筛。成人每次3 g，日服3次，30 d为1个疗程。亦可制成蜜丸服。

肝损伤：将100例肺结核患者随机分为对照组（50例）和治疗组（50例），对于入选的病例均采用2S（E）HRZ/4HR方案进行治疗。对照组50例不做其他处理。治疗组50例给予单味中药五味子颗粒温开水冲服，每日1次，每次1 g（相当于原药材

6 g），直至整个抗结核疗程结束。观察比较两组治疗前、治疗中、治疗结束后的变化情况：咳嗽咳痰、自汗盗汗症状的改善情况；痰抗菌酸菌涂片的变化；X线检查病灶的变化情况；检验检查的变化，包括血常规、尿常规、肝功能和肾功能。结果可见，治疗6个月后两组症状改善情况基本相似，但痰菌阴转率、病灶愈合情况和肝损害在治疗6个月后，两组比较差异均有统计学意义。研究表明，五味子颗粒对抗结核药物致肝损伤具有明显疗效。

（2）急性肠道感染：取北五味子5 kg，水煎2~4 h，去渣加红糖1.5 kg，浓缩成5000 mL。一般每日服2次，重者3次，每次50 mL，小儿酌减。治疗急性菌痢33例（其中8例静脉滴注1~3次氯霉素，3例用1~2次四环素，1例加用激素，20例配合补液），结果29例痊愈，3例明显有效，1例死亡；中毒性消化不良21例（14例补液，5例加用氯霉素），结果除1例死亡外，均治愈；急性肠炎10例（4例补液），均治愈。服药后91.1%的病例在1~4 d退热；82.7%的患者在1~4 d内大便阴转。五味子对急性肠道感染具有退烧敛汗、生津止泻作用，故能奏效。

（3）神经衰弱：选取慢性失眠患者100例为研究对象，将其随机分为对照组和观察组各50例，对照组患者采用阿普唑仑治疗，观察组患者采用参芪五味子片治疗，应用睡眠日记和匹兹堡睡眠质量指数（PSQI）评估患者的睡眠质量。结果，开始治疗1周内，对照组患者的睡眠情况明显得到改善，而观察组患者睡眠情况没有明显变化；2周后，观察组患者的睡眠质量明显得到改善，两组患者睡眠情况比较有显著差异，但对照组患者的睡眠情况回到治疗前水平；治疗结束到结束后3个月时，观察组患者的睡眠情况依然明显好于对照组患者以及本组治疗前的状况。

将符合诊断标准的140例失眠患者按就诊顺序分为治疗组和对照组，每组70例。对照组给予口服佐匹克隆片，治疗组在对照组基础上加用参芪五味子胶囊，两组疗程均为4周，治疗前和治疗后2、4周末采用匹兹堡睡眠质量指数量表（PSQI）评价疗效，治疗药物副反应量表（TESS）评定药物不良反应。结果为，治疗组痊愈28例，显效24例，有效10例，无效8例，总有效率为88.6%；对照组痊愈16例，显效22例，有效12例，无效20例，总有效率为71.4%，两组均有疗效；治疗组和对照组的PSQI评分治疗前为18.80和18.70，治疗后2周末为8.70和10.94，4周末为5.60和8.12；治疗后两组的PSQI评分均显著降低，4周末治疗组的PSQI评分显著低于对照组；治疗组不良反应发生率显著低于对照组。由此可见，佐匹克隆片联合参芪五味子胶囊治疗失眠症疗效确切。

取五味子40 g，浸入50%乙醇20 mL中，每日振荡一次，10 d后过滤；残渣再加同量乙醇浸泡10 d过滤。两次滤液合并，再加等量蒸馏水即可服用。成人每日3次，每次2.5 mL，1个疗程总量不超过100 mL。亦可将五味子浸泡于烧酒中1个月，制成40%酊剂服用，每次2.5 mL加水7.5 mL，每日2次，连服2周或1个月。据73例观察结果，痊愈43例（68.9%），好转13例（17.81%），治疗中断16例（21.20%），无效1例（1.34%）。由此可见，五味子能使患者失眠、头痛、头晕、眼花，以及心悸、遗精等症状消失或改善，从而恢复健康。

（4）潜在型克山病：40%五味子酊，日服3次，每次30滴或2 mL。10 d为1个疗程，可连用 2~3 个疗程。服药后多饮开水。8 例（其中确诊者 4 例，怀疑为克山病潜在型者 4 例）患者经 1 个疗程观察，心悸、气短、头晕等自觉症状均改善或消失；心律失常均有改善，心尖区杂音半数好转，血压偏低者亦有恢复，而心界与脉搏在治疗后无明显改善；部分病例的心电图变化亦恢复正常。治疗间隔 1 个月后，患者均能参加一般体力劳动，未见病情恶化。

（5）肿瘤：将收治的 72 例乳腺癌患者按住院前后顺序分为对照组和实验组各 36 例。对照组患者采用乳腺癌 CAF 化疗方案，即环磷酰胺 600 mg/m²，第 1、8 天给药；阿霉素 40 mg/m²，第 1 天给药；5-氟尿嘧啶 500 mg/m²，第 1、8 天给药。实验组在对照组治疗的基础上加服五味子颗粒，温开水冲服，10 g/次，3 次/d。两组均 4 周为 1 个疗程，治疗 2 个疗程。观察两组的临床疗效、生存时间、中位缓解期、治疗后副作用及逆转多药耐药相关蛋白（MRP）的有效率。结果显示，对照组和试验组的治疗前、后的 MRP 分别为 58.32、62.74 和 65.26、41.37，对照组和试验组的逆转 MRP 分别为有效 1 例、无效 35 例和有效 12 例、无效 24 例。实验组总有效率为 58.33%，明显优于对照组的 30.56%；实验组中位缓解期为 12.5 个月，明显好于对照组的 7.5 个月；治疗后实验组逆转 MRP 有效率为 33.3%，明显高于对照组的 2.78%。由此可见，五味子颗粒联合 CAF 化疗方案可以有效缓解乳腺癌患者的临床症状，可有效逆转 MRP 介导的肿瘤多耐药性，在肿瘤治疗中发挥一定作用。

（6）其他：此外，曾有报道用五味子酊治疗 1 例铜绿假单胞菌性膀胱炎获得效果，细菌学及临床症状经 12 d 后达到痊愈标准。

【不良反应】 口服生药 13~18 g 以上可有打嗝、反酸、胃烧灼感、肠鸣、困倦等，偶有过敏反应。中毒反应表现为发热、头痛、乏力、口干舌燥、有异味感、恶心、呕吐、荨麻疹等。

【综合利用】 五味子药用历史悠久，功用多样，疗效确切，配伍应用十分广泛。传统名方小青龙汤、生脉饮、麦味地黄丸、都气丸、人参养荣汤、五子衍宗丸、柏子养心丸、天王补心丹等均配伍五味子以取其效。由于五味子功能属性独特，被列入"可用于保健食品的物品名单"，进而为其广泛用于中医临床、中药新药研制和保健食品开发创造了得天独厚的条件。实施保健食品研发，拟开展抗疲劳保健食品、改善睡眠保健食品、调节血糖保健食品、改善记忆保健食品、保肝保健食品、延缓衰老保健食品、清咽润喉保健食品、调节免疫保健食品、辅助抵制肿瘤保健食品、抗氧化保健食品等的研制。围绕辽五味子研制了五味子酒、五味子醋、五味子饮料及五味子调料，这些品种业已上市。

■参考文献

[1] 农业部农民科技教育培训中心. 五味子栽培新技术 [M]. 北京：中国农业大学出版社，2007.

[2] 国家中医药管理局《中华本草》编委会. 中华本草 [M]. 第 6 卷. 上海：上海科学技术出版社，1999.

[3] 南京中医药大学编. 中药大辞典 [M]. 2 版. 上海：上海科学技术出版社，2006.

[4] 秦亚东，王义祁，汪荣斌，等. 不同产地五味子类药材质量特征分析 [J]. 中药

材，2014，37（2）：210-214.

[5] 付善良，陈波，姚守拙．北五味子和南五味子化学成分的比较分析［J］．药物分析杂志，2009，29（4）：524-531.

[6] 史琳，何晓霞，潘英，等．五味子藤茎化学成分的研究［J］．中草药，2009，40（11）：1707-1710.

[7] 徐亚杰，林建阳，孙芩芩，等．五味子不同活性部位化学成分比较研究［J］．中国冶金工业医学杂志，2010，27（2）：230-231.

[8] 胡央杰，陈建真，叶磊．南、北五味子的化学成分和鉴别方法研究进展［J］．现代中药研究与实践，2008（4）：59-62.

[9] 罗艺萍，王素娟，赵静峰，等．异型南五味子的化学成分研究［J］．云南大学学报（自然科学版），2009，31（4）：406-409.

[10] 宗时春，张鞍灵．大花五味子的化学成分［J］．西北农业学报，2013，22（10）：156-161.

[11] 李洪兵．敛肺止汗药五味子的化学成分和药理作用［J］．中国民族民间医药，2012，21（14）：57，59.

[12] 刘汉伟，高锦明．华中五味子的化学成分［C］//中国化学会、国家自然科学基金委员会．中国化学会第9届天然有机化学学术会议论文集，2012.

[13] 曾志兰，周建寅．参芪五味子片治疗慢性失眠症临床观察［J］．亚太传统医药，2014，10（19）：106-107.

[14] 高莹，杨晓松，鲁晶．佐匹克隆联合参芪五味子胶囊治疗失眠的疗效观察［J］．临床军医杂志，2014，42（6）：576-578.

[15] 祝洪艳，王国丽，林海成，等．参芪五味子颗粒协同戊巴比妥钠对小鼠睡眠及免疫器官指数的影响［J］．上海中医药杂志，2014，48（12）：85-87.

[16] 孙靖辉，李贺，贾皓，等．人参与北五味子配伍前后的抗氧化及促智作用［J］．中国老年学杂志，2014，34（17）：4908-4910.

[17] 周世月，邓之荣，谭琳，等．五味子酚对东莨菪碱诱导的痴呆小鼠学习记忆损伤的保护作用［J］．中国药学杂志，2014，49（23）：2088-2091.

[18] JEONG E J, LEE H K, LEE K Y, et al. The effects of lignan-riched extract of Shisandra chinensis on amyloid-β-induced cognitive impairment and neurotoxicity in the cortex and hippocampus of mouse［J］. J Ethnopharmacol, 2013, 146（1）：347-354.

[19] 姜恩平，王帅群，王卓，等．北五味子总木脂素对脑缺血模型大鼠神经细胞凋亡及p-AKT表达的影响［J］．中国中药杂志，2014，39（9）：1680-1684.

[20] 于春艳，于春荣，李贺，等．北五味子总木脂素减轻内质网途径凋亡延缓小鼠脑衰老［J］．中国病理生理杂志，2014，30（11）：1967-1973.

[21] 王兴春．五味子颗粒辅助CAF化疗方案对乳腺癌多药耐药的逆转作用［J］．中国实验方剂学杂志，2014，20（12）：241-243.

[22] 刘珊，韩艳秋．五味子对乳腺癌细胞抑制作用的体外研究［J］．现代肿瘤医学，

2014, 22 (7): 1530-1534.

[23] 曾雯琼, 徐青, 许银燕, 等. 五味子乙素对人卵巢癌 Skov3 细胞株的增殖、凋亡及 Wnt/β-catenin 信号通路的影响 [J]. 临床肿瘤学杂志, 2014, 19 (7): 589-593.

[24] 黄晓东, 路倩, 沈楠, 等. 五味子多糖对人结肠癌 HT-29 细胞体外增殖及侵袭能力的抑制作用 [J]. 吉林大学学报 (医学版), 2015, 41 (2): 287-290.

[25] 王嫣虹, 徐翔. 五味子乙素抗顺铂所致 HK-2 凋亡及其机制的研究 [J]. 中国药理学通报, 2014, 30 (7): 961-964.

[26] 赖一鸣, 许娜, 陈晓杰, 等. 五味子多糖抑制卵巢癌 SKOV3 细胞增殖的研究 [J]. 中华中医药学刊, 2014, 32 (4): 856-858, 968.

[27] 徐俊彦, 王建华, 薛卫. 五味子对抗结核药物致肝损伤疗效的临床分析 [J]. 宜春学院学报, 2014, 36 (6): 65-67.

[28] 丁传波, 刘群, 董岭, 等. 五味子藤茎中木脂素和多糖对小鼠急性肝损伤的保护作用 [J]. 华西药学杂志, 2014, 29 (6): 648-650.

[29] 柴思佳, 邓翀, 董媛媛, 等. 南五味子对 2 型糖尿病大鼠肝脏保护作用的研究 [J]. 中南药学, 2014, 12 (8): 758-761.

[30] 李宜轩, 陈建光, 李凤, 等. 北五味子提取物对实验性肝纤维化大鼠肝损伤的保护作用 [J]. 吉林大学学报, 2014, 40 (2): 285-288.

[31] 吴少辉, 叶伟娟, 赵婷. 南五味子乙醇提取物对食品腐败细菌的抑菌活性研究 [J]. 中国食品学报, 2012, 12 (8): 104-109.

[32] 闫绍悦, 林树乾, 傅剑, 等. 五味子提取液抑菌活性研究 [J]. 中国实验方剂学杂志, 2014, 20 (10): 142-146.

[33] 蒋红, 王占林, 王宏军, 等. 大叶南五味子多溶剂分步提取物的抗菌活性研究 [J]. 中国农学通报, 2012, 28 (26): 55-58.

[34] 何来英, 冯晓莲, 孙明, 等. 五味子的急性毒性和遗传毒性研究 [J]. 实用预防医学, 2004, 11 (4): 645-648.

[35] 闻雷, 孙学志, 肖威. 五味子的药理作用研究 [J]. 齐齐哈尔医学院学报, 2010, 31 (13): 2126-2127.

[36] 王晓明, 刘学敏, 张疑. 五味子的药理作用研究 [J]. 北方药学, 2013, 10 (2): 72.

[37] 齐雁辉, 赵彩玉. 五味子的现代药理作用研究进展 [J]. 中国医药指南, 2011, 9 (26): 43-44.

[38] 高雁, 李廷利. 五味子有效成分的药理作用研究进展 [J]. 中医药学报, 2011, 39 (6): 104-106.

[39] 梁婧, 侯海燕, 兰晓霞, 等. 五味子乙素的药理作用及其分子机制的研究进展 [J]. 中国现代应用药学, 2014, 31 (4): 506-510.

[40] 潘瑶, 林剑霞, 李妍. 五味子乙素的药理作用研究概况 [J]. 吉林医药学院学报, 2015, 36 (1): 60-62.

[41] 周滢，江玉，唐欣，等．试论山药和五味子的临床配伍意义 [J]．中国中医基础医学杂志，2014，20（11）：1554-1555，1590.

[42] 谭圣琰．浅谈五味子的配伍与临床应用 [J]．山西中医，2010，26（10）：52-53.

[43] 刘素兰．五味子配伍与临床应用 [J]．临床合理用药杂志，2012，26（29）：66-67.

[44] 张云凤．五味子的临床应用 [J]．中国社区医师（医学专业），2008，10（21）：18.

[45] 孙世君．五味子的药理学分析以及临床应用 [J]．中国医药指南，2010，8（32）：190-191.

[46] 方雅靖．五味子临床功效探究 [J]．中国民族民间医药，2014，23（21）：78.

[47] 窦迎春．五味子临床应用古今探析 [J]．中国医药指南，2010，8（12）：41-42.

[48] 于继鸿．辽五味子综合开发与利用 [J]．辽宁中医药大学学报，2011，13（8）：190-192.

[49] 刘冰，姜珊，耿丽晶，等．五味子叶保健饮料工艺研究 [J]．食品工业，2015，36（3）：210-213.

车 前 子

【道地沿革】　车前初以种子入药，始载于《神农本草经》，《名医别录》并用叶及根。车前子炮制历史悠久，《神农本草经》已经记载了车前子的性味、功效，但未见炮制内容的记述。汉代《华氏中藏经》首次记载炒法，其后不断出现有关车前子炮制的方法。唐代出现酒浸、酒洗的方法，宋代进一步增多，有酒浸炒、酒浸焙、酒蒸等；明代出现米泔水浸蒸法；清代不仅强调入汤液炒、入丸散酒浸、再蒸熟等，还首次出现了用盐炒的方法。从中可以看出，车前子的炮制方法历来一直注重炒法，多使用酒制，而米泔水、盐为较后期出现的炮制辅料。车前子又名大车前、车前、平车前、海滨车前、长叶车前，药用别称。《本草经集注》云："人家及路边甚多。"《本草图经》云"今江湖、淮甸、近京、北地处处有之。春初生苗，叶布地如匙面，累年者长及尺余，如鼠尾。花甚细，青色微赤。结实如葶苈，赤黑色"，并绘滁州车前子图，据形态确为车前科植物车前。

【来源】　本品为车前科植物车前 *Plantago asiatica* L. 或平车前 *Plantago depressa* Willd. 的干燥成熟种子。夏、秋二季种子成熟时采收果穗，晒干，搓出种子，除去杂质。

【原植物、生态环境、适宜区】　车前属多年生草本，连花茎高达 50 cm，具须根。叶根生，具长柄，几与叶片等长或长于叶片，基部扩大；叶片车前卵形或椭圆形，长

4~12 cm，宽2~7 cm，先端尖或钝，基部狭窄成长柄，全缘或呈不规则波状浅齿，通常有5~7条弧形脉。花茎数个，高12~50 cm，具棱角，有疏毛；穗状花序为花茎的2/5~1/2；花淡绿色，每花有宿存苞片1枚，三角形；花萼4，基部稍合生，椭圆形或卵圆形，宿存；花冠小，胶质，花冠管卵形，先端4裂，裂片三角形，向外反卷；雄蕊4，着生在花冠筒近基部处，与花冠裂片互生，花药长圆形，2室，先端有三角形突出物，花丝线形；雌蕊1，子房上位，卵圆形，2室（假4室），花柱1，线形，有毛。蒴果卵状圆锥形，成熟后约在下方2/5处周裂，下方2/5宿存。种子4~8枚或9枚，近椭圆形，黑褐色。花期6~9月，果期7~10月。

车前喜温暖、阳光充足、湿润的环境，怕涝、怕旱，耐寒，适宜于肥沃的沙质壤土种植，山区平原均可生长，对土壤要求不严。主产于河南、黑龙江、辽宁、河北等地，生于山野、路旁、花圃或菜园、河边湿地，以及海拔1800 m以下，山坡、田埂和河边。

【生物学特点】

1. 栽培技术 车前一般采用种子繁殖。首先选择肥沃疏松地块作苗床，翻种前整好地，种子播完后，盖上约1 cm厚的细土，喷湿后扣上地膜，1周左右可出苗，其次揭去地膜。播种前，将种子掺上细沙轻搓，去掉种子外部的油脂，促使种子发芽。其次选地势高、排水良好、光照充足、土质肥沃的土壤，按株距约20 cm、行距约30 cm进行移栽，栽后浇水，促进成活。再次，栽植成活后，中耕松土及时除草，成长的过程中要追施磷酸二铵，增强其抗病性，在车前抽穗前后，加强调查，发现中心病株，及时拔除、集中烧毁、立即喷药，控制车前白粉病、穗枯病、褐斑病、白绢病等扩张蔓延。最后当车前的穗子变成深褐色即可采收。由于其抽穗期较长，先抽穗的早成熟，所以要分批采收。用刀将成熟的果穗割下，晒干后搓出种子，簸净杂质。种子晒干后再干燥储藏。除了利用种子繁殖外，还可利用现代植物组织培养技术繁殖。

车前对土壤要求不严，在各种土壤中均能生长。以选择背风向阳，土质肥沃、疏松、微酸性的砂壤土做苗床为好。一般每种植1亩地需整理苗床30 m²，播种前每平方米苗床施腐熟优质细碎农家肥10 kg，氮、磷、钾复合肥（15∶15∶15）100 g做基肥，耕翻耙细整平，做成畦面宽100 cm、高15 cm、沟间走道35 cm的苗床。每亩用种量60 g（按每亩大田需苗床地30 m²计算，每平方米苗床播种2 g），由于车前种子细小，播种前可将种子拌入6~10 kg细沙和草灰，充分拌匀后，均匀撒播在畦面，播种后覆盖0.5~1.0 cm厚的过筛细土和草灰，以不见种子露出土面为适度。播种覆土后，立即喷水，盖上稻草和薄膜，保持湿润，以利于发芽。每天傍晚揭膜喷水1次，保持床土湿润，6~7 d即可出苗，出苗后立即揭除稻草和薄膜，以增加光照，防止长成高脚苗。车前草种子细小，出苗后生长缓慢，易被杂草抑制，因此幼苗期应及时除草，一般苗期进行2~3次除草，待苗长出4~5片叶时即可移栽。

大田栽植：选择地势平坦，排灌方便，土质疏松的砂壤土作为栽植田产量较高。每亩施腐熟农家肥1500~2000 kg、25%复合肥（13∶5∶7）40 kg做基肥，耕翻耙细整平做畦，畦面宽120 cm、高15~20 cm、沟间30 cm，便于排灌。在畦面开沟移栽，每畦种植4行，行距30 cm，穴距25 cm，每穴栽1株，定植后立即浇定根水，连浇2~

3 次，促进活棵。

2. 田间管理 车前比较喜肥，肥料充足时，车前叶片多、抽穗多，而且穗长、籽粒多、产量高，所以适时追肥是获得车前草高产的关键。整个生育期要进行 3 次追肥，早期追肥以氮肥为主，中后期除施氮肥外，要增施磷钾肥。第一次在栽植活棵后 10 d 左右，每亩用腐熟沼液 500 kg 对水 1500 kg，或腐熟的清粪水 2000 kg 淋施。第二次在收割第一批果穗之后进行除草，然后追肥，每亩用草木灰 250~300 kg，腐熟沼液 750 kg 对 2 倍的水，或腐熟的清粪水 2000 kg 浇施。第三次在收割第二批果穗之后进行除草，然后追肥，用肥量和肥料种类与第二次追肥相同。每次追肥后均要中耕、松土，促进植株生长健壮，增强抗病性。

3. 病虫害防治 车前草抗病性较强，偶有白粉病和蚜虫发生。白粉病在发病初期用 20% 三唑酮乳油 2000 倍液或 70% 甲基硫菌灵可湿性粉剂 1000 倍液喷雾防治，蚜虫用 10% 吡虫啉可湿性粉剂 1500 倍液喷雾，效果较好。

【采收加工】 夏、秋二季种子成熟时采收果穗，晒干，搓出种子，除去杂质。

【炮制储藏】

1. 炮制

（1）车前子：除去杂质。

（2）盐车前子：取净车前子，照《中国药典》盐水炙法炒至起爆裂声时，喷洒盐水，炒干。

2. 储藏 置通风干燥处，防潮。

【药材性状】 本品呈椭圆形、不规则长圆形或三角状长圆形，略扁，长约 2 mm，宽约 1 mm。表面黄棕色至黑褐色，有细皱纹，一面有灰白色凹点状种脐。质硬。气微，味淡。

【质量检测】

1. 显微鉴别 种子（脐点处）横切面：车前子种皮外表皮细胞壁极薄，为黏液层。其下为色素层，背面细胞呈类三角形或略呈方形，切段长 24~36 μm，径向长 16~36 μm；腹面的细胞呈类方形或稍径向或横向延长，切向长 8~28 μm，径向长 20~32 μm，径向长 20~32 μm。胚乳细胞 4~5 列，壁稍厚，腹背面内侧的多切向延长，左右两侧的呈类圆形，内含脂及油。子叶细胞含糊粉粒及脂、油。

粉末：车前子粉末深黄棕色。种皮外表皮细胞断面观类方形或略切向延长，细胞壁黏液质化。种皮内表皮细胞表面观类长方形，直径 5~19 μm，长约至 83 μm，壁薄，微波状，常作镶嵌状排列。内胚乳细胞壁甚厚，充满细小糊粉粒。平车前种皮内表皮细胞较小，直径 5~15 μm，长 11~45 μm。

2. 理化鉴别

（1）化学定性：取该品 0.1 g，加水 3 mL，振摇，放置 30 min，滤过，滤液中加稀盐酸 3 mL，煮沸 1 min，放冷，用氢氧化试液调节 pH 值至中性，加碱性酒石酸铜试液 1 mL，置水浴中加热，生成红色沉淀。

（2）薄层色谱：取本品粗粉 1 g，加甲醇 10 mL，超声处理 30 min，滤过，滤液蒸干，残渣加甲醇 2 mL 使溶解，作为供试品溶液。另取京尼平苷酸对照品、毛蕊花糖苷对照品，加甲醇分别制成每 1 mL 各含 1 mg 的溶液，作为对照品溶液。照《中国药典》薄层色谱法试验，吸取上述三种溶液各 5 μL，分别点于同一硅胶 GF$_{254}$ 薄层板上，以乙酸乙酯-甲醇-甲酸-水（18∶2∶1.5∶1）为展开剂，展开，取出，晾干，置紫外光灯（254 nm）下检视。供试品色谱中，在与对照品色谱相应的位置上，显相同颜色的斑点；喷以 0.5% 香草醛硫酸溶液，在 105 ℃ 加热至斑点显色清晰，供试品色谱中，在与对照品色谱相应的位置上，显相同颜色的斑点。

3. 含量测定　采用 HPLC 测定京尼平苷酸和毛蕊花糖苷的含量。以十八烷基硅烷键合硅胶为填充剂；以甲醇为流动相 A，以 0.5% 乙酸溶液为流动相 B，进行梯度洗脱。时间（min）：0~1、1~40、40~50，流动相 A（%）：5、5→60、5，流动相 B（%）：95、95→40、95。检测波长为 254 nm。理论板数按京尼平苷酸峰计算应不低于 3000。取京尼平苷酸对照品、毛蕊花糖苷对照品适量，精密称定，置棕色量瓶中，加 60% 甲醇制成每 1 mL 各含 0.1 mg 的混合溶液，即得对照品溶液。取本品粉末（过二号筛）约 1 g，精密称定，置具塞锥形瓶中，精密加入 60% 甲醇 50 mL，称定重量，加热回流 2 h，放冷，再称定重量，用 60% 甲醇补足减失的重量，摇匀，滤过，取续滤液，即得供试品溶液。分别精密吸取对照品溶液与供试品溶液各 10 μL，注入液相色谱仪，测定，即得。本品按干燥品计算，含京尼平苷酸（C$_{12}$H$_{22}$O$_{10}$）不得少于 0.50%，毛蕊花糖苷（C$_{29}$H$_{36}$O$_{15}$）不得少于 0.40%。

【商品规格】　车前子可分为统货和选货装，其中选装货分大粒车前子和小粒车前子两个等级；大粒车前子：长不小于 1.2 mm，宽不小于 0.6 mm，一面有明显灰白色的凹点状种脐，色泽光亮，常用一至二边有截样；小粒车前子：长小于 1.2 mm，宽小于 0.6 mm，呈浅黄棕色至棕褐色，呈椭圆形，边缘无截样。

【性味归经】　甘，寒。归肝、肾、肺、小肠经。

【功能主治】　清热利尿通淋，渗湿止泻，明目，祛痰。用于热淋涩痛，水肿胀满，暑湿泄泻，目赤肿痛，痰热咳嗽。

【用法用量】　内服：煎汤，9~15 g，入煎剂宜包煎。

【使用注意】　凡内伤劳倦、阳气下陷、肾虚精滑及内无湿热者，慎服。

【化学成分】

1. 苯乙醇苷类　苯乙醇苷类化合物是一类含有羟基、甲氧基取代苯乙基和羟基、甲氧基取代肉桂酰基，通常以 β-葡萄糖为母核的含有酯键及氧苷键的天然糖苷，广泛存在于车前属植物中。

2. 环烯醚萜类　环烯醚萜是车前子中大量存在的一类化合物，属于臭蚁二醛的缩醛衍生物，多以苷的形式存在，且多为碳羟基与葡萄糖结合成的单糖苷，苷元多具有 10 个碳原子。车前中含有京尼平苷酸、京尼平苷、桃叶珊瑚苷、栀子苷等。

3. 黄酮类　车前子中的黄酮苷类多为槲皮素或野黄芩素的糖苷，其他黄酮类有芹菜素、木犀草素-7-*O*-β-*D*-葡萄糖、木犀草素-7-*O*-β-*D*-葡萄糖醛酸苷、车前苷（野黄芩素-7-*O*-葡萄糖苷）、高车前苷、槲皮素、山奈酚等。加甲醇回流提取，再用乙醚、脂酸乙酯、正丁醇依次萃取，氯仿：甲醇（7∶3）洗脱的方法可以得到车前子苷。

4. 三萜类　车前子中的三萜类化合物主要有熊果酸、齐墩果酸等。

5. 挥发油 车前子中的挥发油中主要有 2，6-二叔丁基对甲酚和 3-叔丁基-4-羟基茴香醚等。从车前草的挥发油中采用气-质联用仪鉴定了 20 种化合物，其中酮类化合物 7 种，烷烃类化合物 6 种，醇类化合物 4 种，酚类 1 种，醚类 1 种，烯烃 1 种。

6. 多糖类 车前子含大量黏液质——车前子胶，属多糖类成分，其中含有 *L*-阿拉伯糖（20%）、*D*-半乳糖（28%）、*D*-葡萄糖（6%）、*D*-甘露糖（2%）、*L*-鼠李糖（4%）、*D*-葡萄糖酸（31%）及少量 *D*-木糖和炭藻糖，主要以 *p*-1，4 连接为主链，2 和 3 位含侧链。

7. 其他 车前子还含有生物碱、蛋白质、氨基酸、环烯醚苷类化合物如桃叶珊瑚苷、京尼平苷酸、大量脂肪酸类、固醇类及酚酸类、微量元素等。车前子中富含 Mg、Fe、Al、Zn 等元素，尤其是 Mg 含量高。

【药理作用】

1. 降血脂 用车前子对抗高脂血症大鼠脂质过氧化作用，可明显降低高脂血症大鼠血脂，增加机体抗氧化能力。车前子在降低大鼠血清总胆固醇、甘油三酯和脂质过氧化物水平的同时，提高了超氧化物歧化酶活性。在浓度为 15 g/kg 时作用最明显，可减轻脂质代谢紊乱。车前子具有调节血脂和保护高脂血症大鼠血管内皮细胞损伤的功能。

车前子可明显降低大鼠血清胆固醇（TC）、甘油三酯（TG）和脂质过氧化物（LPO）含量，提高高密度脂蛋白胆固醇（HDL-C）及高密度脂蛋白胆固醇/血清总胆固醇（HDL-C/TC）值，并且还能提高超氧化物歧化酶（SOD）、过氧化氢酶（CAT）活性及一氧化氮（NO）含量，从而降低高脂血症大鼠血脂水平，提高抗氧化能力。车前子能明显降低心肌丙二醛（MDA）含量，升高心脏中的谷胱甘肽过氧化物酶（GSH-Px）活性，提示车前子对机体自由基的防御机能可产生一定的影响，对动脉粥样硬化和冠心病具有一定的防治作用。

2. 抗炎 使用 T. Mikami's 方法用角叉菜胶给小鼠造模，应用双抗体夹心 ELISA 法，检测灌洗液中肿瘤坏死因子-α（TNF-α）、白细胞介素-12（IL-12）的含量变化。发现车前子能通过抑制滑膜炎症中 TNF-α、IL-12 的含量进行抗炎。在对小鼠阴道菌群失调的调节研究中，车前子多糖有明显调节作用。

3. 缓泻 研究欧车前亲水类黏胶（康赐尔）对阿托品诱发小鼠小肠运动障碍的作用，发现康赐尔可双向调整排便作用，可治疗便秘。车前子多糖能显著缩短首次排黑便时间、增加 5 h 内排便粒数、提高粪便含水量和小肠墨汁推进率，车前子多糖具有润肠通便的作用。

4. 抗衰老 SOD 催化超氧自由基在体内抗氧化，随着衰老的进程，机体自由基代谢出现紊乱，造成生物细胞形态与功能的改变，使抗氧化酶类的活性降低，LPO 含量增加。车前子能使 SOD 的活性增加、LPO 的生成减少，从而延缓衰老的进程。研究车前子多糖作用 40 h 后，发现其显著促进 CD11c$^+$MHC-Ⅱ$^+$双阳性细胞的比率，经多糖作用后吞噬 FITC-dextran 的能力降低。初步表明车前子多糖可以促进树突状细胞的成熟。

5. 对眼损伤的恢复 研究车前子对实验性晶状体氧化损伤所致晶体上皮细胞（LEC）凋亡及其凋亡小体形成的影响，发现车前子水提液对过氧化氢导致的 LEC 凋亡有着较强的抑制作用。

6. 祛痰、镇咳 车前子苷是从车前子的热水浸出物分离的黄烷酮类糖苷类化合物。采用毛细玻管法和浓氨水喷雾法确定车前子苷的作用。结果显示，车前子苷高低剂量组与空白对照组比较祛痰、镇咳作用均有显著性差异。实验证明，车前子中车前子苷具有祛痰、镇咳作用，是车前子的活性成分。

7. 促进肠蠕动 用炭末推进法观察车前子多糖对灌服阿托品后形成小肠运动障碍的小鼠小肠推进率的影响，发现1%的大车前子多糖可以提高小鼠的小肠推进率，改善小鼠的小肠运动障碍，促进胃肠动力，达到缓泻的目的。

8. 调节菌群失调 向阴道菌群失调模型小鼠阴道内注入车前子多糖液50 μL，连续7 d后，发现乳杆菌数量明显提高，恢复并接近正常对照组水平。与模型组比较，差异有显著意义。说明车前子多糖对阴道菌群失调有调整作用。

9. 抗肿瘤 车前子提取物对艾氏癌及肉瘤-180有较弱的抑制作用。桃叶珊瑚苷苷元有抗肿瘤活性。对车前草热水提取液的体外试验表明，两者具有显著抑制淋巴瘤U937癌（膀胱、骨、子宫颈、肾、肺和胃）细胞的增殖和病毒（HSV-2、ADV-11）感染的活性，具有广谱的抗人类白血病、抗癌和抗病毒活性。

10. 类细胞因子 车前子中的毛蕊花苷或异毛蕊花苷单独使用，均可明显刺激骨骼来源的树突状细胞（BM-DCs）增殖。与细胞因子联用时，均可显著增强细胞因子对BM-DCs的增殖作用，促进树突状细胞的增殖，增强树突状细胞的活力和生命力。

11. 促进胆汁分泌 用大白鼠静脉注射法对一系列的环烯醚萜苷类及其苷元进行了利胆实验，结果表明，苷元具有显著的促进胆汁分泌作用。

12. 促进伤口愈合 车前子药理作用广泛，有研究发现它还具有促进伤口愈合的特性。对新鲜车前子的乙醇提取物进行研究，结果发现其在体外能促进口腔上皮细胞的生长。Michaelse等通过研究车前子中的果胶成分在补体结合过程中的作用，发现车前子中的果胶多糖既是补体经典途径，也是旁路途径的激活剂，从而发挥补体介导的杀菌、溶菌作用，并证明这一现象可能与车前子促进伤口愈合的效应有关。从车前子中鉴定出S100蛋白，发现其可在体外影响人成纤维细胞的增殖，促进伤口瘢痕组织的形成。还发现，车前子叶的提取物有抑制胃酸分泌和保护胃黏膜的作用，对各种类型的胃十二指肠溃疡模型均具有治疗作用。由此可见，车前子具有促进上皮细胞生长及瘢痕形成、溃疡愈合的功效，有望作为伤口愈合药物及抗溃疡药物应用于临床。

13. 其他 采用大鼠毛细玻管法研究车前子对实验大鼠的祛痰作用时，证明较低剂量即可表现出良好的镇咳、祛痰作用。车前子苷增加大鼠气管分泌液的排出而发挥祛痰作用，且大剂量优于小剂量。新疆和田地区采集的车前子，其乙醇提取物对大肠杆菌、金黄色葡萄球菌、绿脓杆菌、沙门氏菌、白色念珠菌有不同程度的抑制作用。观察大叶车前子粗多糖胶囊对小鼠的急性毒性反应，通过灌胃给予小鼠1 d内最大质量浓度及最大体积的药量，观察急性毒性反应1周，发现小鼠最大耐受量为10.98 g/kg，相当于成人推荐剂量343倍，未出现任何毒性反应。车前超微粉对无水乙醇所致的胃溃疡有明显的保护作用，可促进醋酸型胃溃疡的愈合，机制可能与通过增强胃黏膜的防御因素改善局部血液循环、抑制脂质过氧化反应、清除体内过多氧自由基有关。

车前子除具有上述作用外，对糖尿病、痛风的治疗也有一定的帮助。车前子环烯醚萜苷类化合物具有抑制蛋白酪氨酸磷酸酯酶 1B 的作用，为 2 型糖尿病的治疗指出了一条新道路。车前子可降低血尿酸水平，对治疗痛风也有良效。

【毒理研究】 研究尚未发现毒性作用。动物实验表明，车前子能使水分、氯化物、尿素及尿酸排出增多而有利尿作用。

【临床应用】

1. 临床配伍

(1) 石淋，小便涩痛，频下沙石：车前草二两，榆白皮（锉）一两，乱发如鸡子大（烧灰）。上锉细。以水二大盏，煮取一盏半，去滓，入乱发灰，更煎二三沸，食前分为三服。（《普济方》车前子草散）

(2) 小便赤涩，或癃闭不通及热淋血淋：车前子、瞿麦、萹蓄、滑石、山栀子仁、甘草（炙）、木通、大黄（面裹煨，去面，切，焙）各一斤。上为散。每服二钱，水适量煎煮温服，食后临卧。（《太平惠民和剂局方》八正散）

(3) 眼生翳膜，遮障睛瞳：车前子、菊花、蛇蜕（烧灰）、甘草（炙，锉）、京三棱（炮，锉）、石决明（研）、草决明（炒）各一两，井泉石（研）二两，枳实（麸炒）一分。上九味，捣罗为散，每服一钱半匕，食后用熟水调下。（《圣济总录》车前散）

(4) 阴疝肿缩：车前子不拘多少，上为末，汤调，涂肿处。（《圣济总录》车前子涂方）

(5) 小儿伏暑吐泻，烦渴引饮，小便不通：白茯苓（去皮）、木猪苓（去皮）、车前子、人参（去芦头）、香薷各等分。上件为细末，每服一钱，煎灯心汤调下。（《杨氏家藏方》车前子散）

(6) 风热目暗涩痛：车前子、黄连各一钱。为末，食后温酒服一钱，日二服。（《太平圣惠方》）

(7) 久患内障：车前子、干地黄、麦门冬等分。为末，蜜丸如梧桐子大，服之。（《太平圣惠方》）

(8) 肝肾俱虚，眼常昏暗：菟丝子五两（酒浸三日，曝干别捣为末），车前子一两，熟干地黄三两。上药捣罗为末，炼蜜和捣，丸如梧桐子大。每于空心以温酒下三十丸，晚食前再服（驻景丸）。（《太平圣惠方》）

(9) 阴痒痛：车前子以水适量，煮三沸，去滓洗痒痛处。（《外台秘要》）

(10) 难产：车前子一升（以布裹，于水中熟挼，漉出，晒干，又以新布裹，熟揉之，令光滑，不用捣），生地黄汁一升，白蜜一升，好酥五合，上四味相和，微火煎，常令如鱼眼沸起，即泻于瓷器中，每服半匙，以沸汤调，通口服之。（《圣济总录》车前子煎）

2. 现代临床

(1) 慢性肾炎：药用车前子 20 g（包煎），附子 10 g（先煎），肉桂 6 g，熟地黄 30 g，山药 15 g，山茱萸 15 g，泽泻 10 g，茯苓 10 g，牡丹皮 10 g，黄芪 30 g，党参 15 g。每日 1 剂，水煎，分 2 次服。共诊 6 次，加减调治近 2 月，诸症改善。

（2）输尿管结石：药用车前子 30 g（包煎），木通 10 g，金钱草 30 g，瞿麦 15 g，萹蓄 15 g，石苇 30 g，滑石 20 g（包煎），海金沙 15 g（包煎），生甘草 3 g，冬葵子 15 g，川牛膝 15 g，鸡内金 15 g，延胡索 15 g 等。每日 1 剂，水煎，分 2 次服。加减调治 2 个月后病愈。

（3）慢性气管炎：药用车前子 30 g（包煎），鱼腥草 30 g，杏仁 10 g，制麻黄 5 g，黄芩 12 g，制百部 12 g，茯苓 10 g，陈皮 10 g，莱菔子 15 g，炙苏子 10 g，生甘草 10 g，神曲 15 g。每日 1 剂，水煎，分 2 次服。加减调治 1 个月余而愈。

（4）高血压病：用车前子 30 g（包煎），石决明 30 g（先煎），牡蛎 30 g（先煎），钩藤 15 g（后下），菊花 12 g，桑寄生 30 g，牛膝 15 g，杜仲 15 g，丹参 20 g，泽泻 10 g，黄芪 15 g，茯苓皮 15 g 等。每日 1 剂，水煎，分 2 次服。调治月余而血压平稳。车前子治疗老年性高血压病疗效显著。单味车前子 30 g 清水洗净，包煎 30 min，频频代茶饮，15 d 为 1 个疗程，并用此方法治疗老年性高血压病 5 例，皆有较好的效果。

（5）痛风：单味车前子煎煮代茶饮治疗痛风，收效甚佳，其方法为单味车前子 30 g，水煎 30 min 后，频服代茶饮，每日 1 剂。用药期间逐渐停服秋水仙碱等药物。现代药理试验证实，车前子能增加尿量，可促进尿酸的排泄；临床用于治疗痛风，其机制在于促使尿酸排泄。

（6）咳喘：基本方为葛根、车前子各 15 g，甘草、麻黄各 3 g，杏仁、苏子、陈皮、地龙、蝉蜕、藿香、白术、怀山药各 10 g，水煎服。久病体虚，加人参、黄芪等，阳虚加肉桂、附子、干姜等，热盛加黄芩、白芍。用车前子治疗咳喘效佳。

（7）其他：用于湿热下注、小便淋沥涩痛，常与木通、滑石等配伍应用。主要用于实证，如肾虚水肿，可配熟地黄、肉桂、附子、牛膝等同用。治湿热泄泻，症情轻者，可以单味使用，较重者可配茯苓、猪苓、泽泻、薏苡仁等同用。用于目赤肿痛或眼目昏花，肝火上炎所致的目赤肿痛者，可与菊花、决明子、青葙子等同用。如肝肾不足所致的眼目昏花、迎风流泪，可与熟地黄、菟丝子等同用。用于肺热咳嗽较宜，可与杏仁、桔梗、苏子等化痰止咳药同用。车前子对充血性心力衰竭、腹泻、纠正胎儿臀位、颞下颌关节紊乱综合征、婴幼儿急性肠炎等有不同程度的治疗效果，还能用于治疗口唇血管性水肿、小儿颅内高压，善治小儿遗尿等疾病。用法：5~10 g，包煎。

【不良反应】 治疗中除个别病例有胃部不适外，无其他不良反应。

【综合应用】 目前对车前子化学成分的应用还局限于多糖方面。此外，其化学成分的提取方法也是传统提取方法，可以考虑与生物技术有机结合。综上所述，不难发现车前子开发潜力十分巨大，深入研究对我国实施中药现代化战略、提高国际竞争力具有重要意义。用作蔬菜，大车前草幼苗和嫩茎可供食用。在播种后 35~40 d，株高 15~20 cm，叶色黑绿，叶芽幼嫩，未抽生花茎时即可采收。采收时可连根拔起，也可从根茎处割下，用清水洗净后即可加工食用或捆把上市销售。食用方法包括凉拌（须用沸水烫）、泡酸菜、炒、炖等。

■参考文献

[1] 康帅，周超，魏爱华，等. 车前子与其伪品——柴胡果实的生药学鉴别 [J]. 中国实验方剂学杂志，2013，19（18）：161-163.

[2] 张寿文，钟伟光，李凤琴，等．江西道地药材车前子规范化栽培的配方施肥优化 [J]．安徽农业科学，2012，40（21）：10 842-10 844.

[3] 高敏，王晓琴，高荣，等．盐炙车前子炮制工艺优选 [J]．内蒙古医学院学报，2012，34（5）：400-402.

[4] 尹平孙．车前子栽培技术要点 [N]．中国中医药报，2012-09-21.

[5] 黄荐讴．葶苈子与车前子的真伪鉴别与临床应用 [J]．海峡药学，2011，23（7）：52-53.

[6] 刘川玉，唐建红．车前子炮制方法和用法考析 [J]．中国中医药现代远程教育，2010，8（11）：87.

[7] 曾金祥，罗光明，朱玉野，等．车前子化学模式识别及芦丁含量测定研究 [J]．中药材，2010，33（8）：1237-1239.

[8] 盖艳喆．车前子化学成分的研究 [D]．吉林：吉林大学，2014.

[9] 高明哲，袁昌鲁，徐青，等．炮制对车前子中车前子苷含量的影响 [J]．中药材，2003，26（2）：98-99.

[10] 高明哲，张惠，林立，等．车前子苷的提取分离 [J]．辽宁中医学院学报，2003（2）：157.

[11] 付志红，谢明勇，聂少平，等．车前子中多糖含量的测定 [J]．南昌大学学报（理科版），2003（4）：349-352.

[12] 殷军艺．大粒车前子多糖生物活性、结构和构象特征研究及多糖分离纯化新方法初探 [D]．南昌：南昌大学，2012.

[13] 何新荣，古今，刘萍．车前子指纹图谱研究及其2种指标成分的测定 [J]．中草药，2013，44（21）：3053-3056.

[14] 王东，林力，袁昌鲁，等．车前子及其炮制品中多糖含量的分析 [J]．时珍国医国药，2002（4）：197-198.

[15] 王东，袁昌鲁，杨雅宁，等．车前子糖醛酸含量的分析 [J]．辽宁中医杂志，2008（6）：909-910.

[16] 王劭华，罗光明，曾金祥，等．中药车前子的化学成分及药理学研究进展 [J]．亚太传统医药，2008，4（9）：133-135.

[17] 万茵．车前子多糖、黄酮和苯乙醇苷类的纯化、结构解析及其活性功能研究 [D]．南昌：南昌大学，2007.

[18] 龚卉卉，汪娟，孙莉，等．车前子及其易混伪品的扫描电镜鉴别 [J]．中国野生植物资源，2012，31（6）：49-52.

[19] 曹学松，王锦军，黄兆文．车前子中槲皮素、木犀草素、山奈酚、芹菜素的含量测定 [J]．中国药业，2009，18（12）：32-34.

[20] 李丽，时东方，任长忠，等．车前子中苯乙醇苷化合物抗氧化活性研究 [J]．辽宁中医杂志，2009，36（11）：1949-1951.

[21] 胡海涛，王远兴，张娟，等．大粒车前子多糖酸水解产物的分析 [J]．食品科学，2014，35（6）：60-64.

[22] 邵深深，李翠翠，俞路宁，等．车前子不同炮制品多糖含量测定 [J]．长春中医药大学学报，2010，26（3）：433-435．

[23] 曾金祥，毕莹，许兵兵，等．车前子提取物部位群抗痛风的作用 [J]．中国实验方剂学杂志，2015，21（8）：132-135．

[24] 于天蔚．车前子不同炮制方法治疗慢性功能性便秘临床研究 [J]．河南中医，2015，35（5）：1064-1065．

[25] 刘川玉，周劲刚，何洁，等．车前子不同炮制品对慢性功能性便秘的疗效 [J]．中国实验方剂学杂志，2011，17（16）：259-261．

[26] 李芬芬，黄丹菲，江乐明，等．大粒车前子多糖对脂多糖刺激 RAW264.7 巨噬细胞的免疫调节作用 [J]．食品科学，2014，35（23）：249-252．

[27] 王素敏，车文文，张宁，等．车前子多糖对氧化型低密度脂蛋白致人脐静脉内皮细胞损伤的保护作用 [C]//中华中医药学会．现代化中药制剂发展与中药药理学研究交流会论文集，2009．

[28] 周忠光，王振宇，仲丽丽，等．车前子配方颗粒抑制急性痛风性关节炎 IL-12 的实验研究 [C]//中国中西医结合学会．全国第十二届中西医结合风湿病学术会议论文汇编，2014．

[29] 向华，赵晴，马红霞．车前子提取物对大肠杆菌耐药抑制作用初步研究 [J]．中国兽药杂志，2014，48（5）：40-43．

[30] 颜升，曾金祥，毕莹，等．车前子提取物对正常大鼠利尿活性及肾脏水通道蛋白与离子通道的作用 [J]．中国医院药学杂志，2014，34（12）：968-971．

[31] 罗朝湖．淫羊藿配伍车前子治疗 H 型高血压病的临床观察 [D]．广州：广州中医药大学，2014．

[32] 曹阿芳．车前子多糖防治大鼠高脂血症的实验研究 [D]．石家庄：河北医科大学，2014．

[33] 王芳，王敏．车前子的新药理作用及机制的研究进展 [J]．医学综述，2013，19（19）：3562-3564．

[34] 郑秀棉，杨莉，王峥涛．车前子的化学成分与药理活性研究进展 [J]．中药材，2013，36（7）：1190-1196．

[35] 李志鹏，苏云，魏峰明，等．车前子黄芪颗粒剂治疗混合痔术后尿潴留的临床研究 [J]．中国中医急症，2013，22（3）：434-435．

[36] 曾金祥，魏娟，毕莹，等．车前子醇提物降低急性高尿酸血症小鼠血尿酸水平及机制研究 [J]．中国实验方剂学杂志，2013，19（9）：173-177．

[37] 胥莉，李阳，刘学波．车前子总黄酮和总多糖粗提物的体外抗氧化性能及其对脑神经细胞的保护作用 [J]．食品科学，2013，34（11）：142-146．

[38] 杨桂仙．车前子不同炮制品治疗慢性功能性便秘的临床疗效对照 [J]．中国医药指南，2013，11（20）：285-286．

[39] 王毓平，李小林，刘永青，等．车前子提取物抑制大鼠前列腺增生及对 5α-还原酶的影响 [J]．中国老年学杂志，2013，33（15）：3643-3646．

［40］冯娜，刘芳，郭会彩，等．车前子多糖抗炎作用机制的实验研究［J］．天津医药，2012，40（6）：598-601.

［41］唐建红，罗伟生．车前子对慢性功能性便秘的研究现状［J］．华夏医学，2012，25（4）：659-661.

［42］陈珺，刘家剑，卢丽，等．血清药理学研究车前子对成骨细胞功能的影响［J］．中药材，2012，35（11）：1820-1824.

［43］江乐明，黄丹菲，聂少平，等．大粒车前子多糖对树突状细胞分泌不同类型细胞因子的影响［J］．南昌大学学报（工科版），2011，11（4）：343-347.

［44］刘秀娟，欧芹，朱贵明，等．车前子多糖对衰老模型大鼠脑氧化-非酶糖基化影响的实验研究［J］．中国老年学杂志，2009，29（4）：424-426.

［45］邵绍丰，张爱鸣，刘耀，等．单味中药金钱草、石韦、车前子对大鼠肾结石肾保护作用的实验研究［J］．浙江中西医结合杂志，2009，19（6）：342-344.

［46］袁从英，熊晨，郭会彩，等．车前子多糖抗脂质过氧化作用的研究［J］．中国老年学杂志，2009，29（10）：1202-1203.

［47］陈一晴，聂少平，黄丹菲，等．大粒车前子多糖对RAW264.7细胞一氧化氮生成的影响［J］．中国药理学通报，2009，25（8）：1119-1120.

［48］周祖贻．中医降压良药车前子［J］．家庭医学，2013（11）：23.

［49］吴敏．四苓散加车前子治疗小儿秋季腹泻的体会［J］．基层医学论坛，2012，16（7）：912-913.

［50］周萍，周滢．车前子临床常用配伍运用［J］．中国实验方剂学杂志，2011，17（9）：282-283.

［51］何永婷，朱贺年．车前子的研究进展［J］．北方药学，2011，8（1）：55-57.

［52］孙亚锋．车前子在儿科临床的应用［J］．中医儿科杂志，2010，6（5）：40-41.

［53］刘川玉，唐建红，苏涵．车前子在中医"治未病"中的新功用［J］．中国中医药现代远程教育，2009，7（10）：3-4.

牛 蒡 子

【道地沿革】　牛蒡子别名恶实、大力子、蒡蓊菜、鼠粘子、毛锥子、西松等，始载于《名医别录》，列为中品。李时珍曰"其实状恶而多刺钩"，故名。苏颂《本草图经》曰："恶实即牛蒡子也，生鲁山平泽，今处处有之。叶如芋而长。实似葡萄核而褐色，外壳如栗球，小而多刺，鼠过之，则缀惹不可脱，故谓之鼠粘子，亦如羊负来之比。根有极大者，作菜益人。秋后采子，入药用。"《名医别录》中"恶实生鲁山平泽"，其所指鲁山即今河南省鲁山县。《祁州药志》认为牛蒡子原产欧洲。《中国现代研究与应用》称牛蒡子分布全国，主要来自河南、陕西。

【来源】　本品为菊科植物牛蒡 *Arctium lappa* L. 的干燥成熟果实。

【原植物、生态环境、适宜区】 二年生草本，具粗大的肉质直根，长达 15 cm，径可达 2 cm，有分枝支根。茎直立，高达 2 m，粗壮，基部直径达 2 cm，通常带紫红或淡紫红色，有多数高起的条棱，分枝斜升，多数，全部茎枝被稀疏的乳突状短毛及长蛛丝毛并混杂以棕黄色的小腺点。基生叶宽卵形，长达 30 cm，宽达 21 cm，边缘稀疏的浅波状凹齿或齿尖，基部心形，有长达 32 cm 的叶柄，两面异色，上面绿色，有稀疏的短糙毛及黄色小腺点，下面灰白色或淡绿色，被薄绒毛或绒毛稀疏，有黄色小腺点，叶柄灰白色，被稠密的蛛丝状绒毛及黄色小腺点，但中下部常脱毛。茎生叶与基生叶同形或近同形，具等样的及等量的毛被，接花序下部的叶小，基部平截或浅心形。头状花序多数或少数在茎枝顶端排成疏松的伞房花序或圆锥状伞房花序，花序梗粗壮。总苞卵形或卵球形，直径 1.5~2 cm。总苞片多层，多数，外层三角状或披针状钻形，宽约 1 mm，中内层披针状或线状钻形，宽 1.5~3 mm；全部苞近等长，长约 1.5 cm，顶端有软骨质钩刺。小花紫红色，花冠长 1.4 cm，细管部长 8 mm，檐部长 6 mm，外面无腺点，花冠裂片长约 2 mm。瘦果倒长卵形或偏斜倒长卵形，长 5~7 mm，宽 2~3 mm，两侧压扁，浅褐色，有多数细脉纹，有深褐色的色斑或无色斑。冠毛多层，浅褐色；冠毛刚毛糙毛状，不等长，长达 3.8 mm，基部不连合成环，分散脱落。花果期 6~9 月。

牛蒡喜温暖气候条件，既耐热又较耐寒。种子发芽适温 20~25 ℃，植株生长的适温 20~25 ℃，地上部分耐寒力弱，遇 3 ℃ 低温枯死，直根耐寒性强，可耐-20 ℃ 的低温，冬季地上枯死以直根越冬，翌春萌芽生长。牛蒡为长日照植物，要求有较强的光照条件。牛蒡是需水较多的植物。从种子萌芽到幼苗生长，适宜稍高的土壤湿度；生长中后期也要求较湿润的土壤条件，但田间不能积水，夏季若积水 12 h，直根将发生腐烂。作蔬菜栽培时，选择土层深厚、疏松的沙土或壤土，土壤有机质含量丰富，pH 值 6.5~7.5 为宜。分布于河南、山东、江苏、陕西、湖北、安徽、浙江、台湾等地。

【生物学特点】

1. 栽培技术 选择地势向阳、土层深厚、土质肥沃、排水良好的壤土或沙质壤土栽培。忌连作，前茬以禾谷类、油菜、蚕豆等作物为宜。一般亩施优质农家肥 3000~4000 kg、过磷酸钙 50 kg、尿素 5 kg 作基肥，在耕地前将肥料均匀撒施于地表，结合耕地一次翻入土中，耕地深度 30 cm 以上，耙平整细。

主要采用种子繁殖，选择饱满、无病虫斑、无损伤的种子。播前先将种子晒 1~2 d，然后在 40~50 ℃ 的温水中浸泡 1~2 h，捞出晾干即可播种。于 4 月上旬至下旬播种。播种方法有条播和穴播两种。条播可按行距 60 cm 开沟，沟深 2~3 cm，将种子均匀撒播于沟内，覆土 1~2 cm；穴播可按株行距 30 cm×60 cm 开穴播种，每穴播 4~6 粒，覆土 2~3 cm。播后均要稍加镇压，使种子与土壤密切接触，盖草保持土壤湿润。每亩用种量为 0.5~0.75 kg。

2. 田间管理 出苗后，在傍晚或阴天揭除盖草，当幼苗长出 2~3 片真叶时间苗，条播田按株距 4~5 cm 留壮苗 1 株，穴播田每穴留壮苗 2 株，多余的幼苗全部拔除。当幼苗长出 4~5 片真叶时定苗，条播田按株距 25~30 cm 留壮苗 1 株，穴播田每穴留壮苗 1 株。

结合间定苗进行中耕除草，牛蒡植株生长缓慢，苗期最怕"草吃苗"，应及时中耕除草，直到植株封行为止，全生育期耕除 4~5 次，同时进行根部培土，以利透气和保护根。培土时注意生长点不能埋入土壤。

于播种第二年 4 月下旬进行，每亩追施优质农家肥 1000 kg、磷酸二铵 15 kg，均匀撒于地表，结合除草翻入土中。花期每亩叶面喷施磷酸二氢钾 0.2~0.3 kg，以促进开花结果。

3. 病虫害防治 主要病害是叶斑病和白粉病。高温多雨时期易发生，主要为害叶片。防治方法：田间发现病叶及时摘除烧毁或发病初期叶面喷洒 50%托布津或 20%三唑酮或 12%腈菌唑，亩用量 0.1~0.15 kg，7~10 d 一次，连喷 2~3 次。或用 50%抗蚜威可湿性粉剂 2000~3000 倍液或菊酯类农药进行田间喷雾防治，7~10 d 一次，连续 2~3 次。

对于地下害虫，用 50%辛硫磷进行土壤处理或用敌百虫进行毒饵诱杀。

【采收加工】

1. 采收 牛蒡子成熟一般在 7~8 月，但因果实成熟期不一致，所以要随熟随采，以防过于成熟种子自然脱落。当种子黄里透黑时应分期分批将果枝剪下，一般 2~3 次便可采收完。采摘时要戴手套和眼镜，穿较厚的衣服，以防果实刺毛扎伤身体。采摘宜选择晴天，采摘时应将果枝剪下，严防过分振动植株，散落种子。果实采回后，应在太阳下暴晒，待充分干燥后，用木棒反复敲打，脱出种子，然后簸尽杂质，晒干装袋即可。

2. 加工 牛蒡子采收后，应晾晒在通风干燥的地方，以免发霉变质。果枝干燥后可直接用手搓揉或木棒等敲打脱取种子，再用网筛去除枝叶、果柄等杂质。药用牛蒡根采挖后应除去泥土、残枝。

【炮制储藏】

1. 炮制

（1）牛蒡子：除去杂质，洗净，干燥。用时捣碎。

（2）炒牛蒡子：取净牛蒡子，照清炒法炒至略鼓起、微有香气。用时捣碎。

2. 储藏 置通风干燥处。

【药材性状】

本品呈长倒卵形，略扁，微弯曲，长 5~7 mm，宽 2~3 mm。表面灰褐色，带紫黑色斑点，有数条纵棱，通常中间 1~2 条较明显。顶端钝圆，稍宽，顶面有圆环，中间具点状花柱残迹；基部略窄，着生面色较淡。果皮较硬，子叶 2，淡黄白色，富油性。无臭，味苦后微辛而稍麻舌。

【质量检测】

1. 显微鉴别

（1）瘦果横切面：外果皮为 1 列大小不等的类方形薄壁细胞，壁弯曲，多破裂；外被角质层。中果皮厚薄不匀，细胞壁稍厚，棕黄色或暗棕色，微木化；于棱脊处常有小形维管束。内果皮狭窄，为棕黄色的颓废细胞层，细胞界限不清，为 1 列草酸钙方晶所充填。种皮最外为 1 列栅状细胞，多扭曲，排列紧密，长 75~120 μm，直径10~

30 μm，壁甚厚，层纹明显；营养层为数列薄壁细胞，常颓废不清。胚乳细胞数列，内含脂肪油。子叶细胞充满糊粉粒及脂肪油，并含有细小的草酸钙簇晶，偶见小方晶。

（2）粉末：本品粉末灰褐色。内果皮石细胞略扁平，表面观呈尖梭形、长椭圆形或尖卵圆形，镶嵌紧密；侧面观类长方形或长条形，稍偏弯，长 70～224 μm，宽 13～70 μm，壁厚约 20 μm，木化，纹孔横长。中果皮网纹细胞横断面观类多角形，垂周壁具细点状增厚；纵断面观细胞延长，壁具细密交叉的网状纹理。草酸钙方晶直径 3～9 μm，成片存在于黄色中果皮薄壁细胞中，含晶细胞界限不分明。子叶细胞充满糊粉粒，有的糊粉粒中有细小簇晶，并含脂肪油滴。

2. 理化鉴别

（1）化学定性：取脱脂本品粉末 2g，加乙醇 20 mL 温浸 1 h，滤过。滤液做以下试验：取滤液 2 mL，加入 1%三氯化铝的乙醇溶液，则呈蓝绿色；或取滤液 2 mL，加入等体积的 3%碳酸钠水溶液，于水浴上煮沸 3～5 min，放冷，加入重氮化试剂，则溶液呈红色（检查木脂素类）。取本品粗粉 5 g，加稀盐酸水溶液（pH 1.0～2.0）10 mL。浸泡过夜，滤过。取滤液 3 份各 2 mL，置 3 支试管中，分别加碘化汞钾试剂、碘化铋钾试剂、硅钨酸试剂各 1 滴，则分别产生白色、棕红色及白色沉淀（检查生物碱）。

（2）薄层色谱：取本品粉末 0.5 g，加乙醇 20 mL，超声处理 30 min，滤过，滤液蒸干，残渣加乙醇 2 mL 使溶解，作为供试品溶液。另取牛蒡子对照药材 0.5g，同法制成对照药材溶液。再取牛蒡苷对照品，加乙醇制成每 1 mL 含 5 mg 的溶液，作为对照品溶液。照《中国药典》薄层色谱法试验，吸取供试品溶液 3 μL、对照药材溶液 3 μL、对照品溶液 5 μL，分别点于同一硅胶 G 薄层板上，以氯仿-甲醇-水（40：8：1）为展开剂，展开，取出，晾干，喷以 10%硫酸乙醇溶液，在 105 ℃ 加热至斑点显色清晰。供试品色谱中，在与对照药材及对照品色谱相应的位置上，显相同颜色的斑点。

3. 含量测定

（1）绿原酸的含量测定：采用 HPLC 法测定牛蒡子中的绿原酸含量，色谱条件：C18 色谱柱（4.6 mm×250 mm，5 μm），流动相为乙腈-0.4%磷酸（10：90），流速：1.0 mL/min；检测波长：327 nm；柱温：30 ℃。结果表明，绿原酸在 2.82～56.40 μg/mL 范围内与峰面积呈良好线性关系，$R = 0.9999$。平均回收率为 100.2%，RSD 为 0.325%（$n = 6$）。共测定了 3 个产地的牛蒡子样品，绿原酸含量为 0.29%～0.31%。

（2）牛蒡苷和牛蒡苷元的含量测定：对不同产地牛蒡子中所合成分牛蒡苷进行含量测定，色谱柱：Agilent Eclipse XDB C18 柱（4.6 mm×150 mm，5 μm）；流动相：甲醇-水（1：1.5）；流速：1.0 mL/min；检测波长：280 nm；柱温：25 ℃。回归方程为：$Y = 362.56668X - 18.44459$，$R = 0.9998$。结果表明，牛蒡苷在 1.234～6.1701 μg 线性关系良好，平均回收率为 98.81%，RSD 为 1.23%（$n = 5$）。共测定了 20 个产地的牛蒡子样品，牛蒡苷含量为 4.75%～7.33%。测定牛蒡及牛蒡苷元：色谱柱为 Kromasil C18 100A（150 mm×4.6 mm，5 μm）。流动相：甲醇-水（采用梯度洗脱的方式：0～7 min，35%～45%甲醇；7～9 min，45%～48%甲醇；9～15 min，48%～53%甲醇；15～24 min，53%～80%甲醇；24～30 min，80%～100%甲醇）；检测波长为 280 nm。结果：牛蒡苷及

牛蒡苷元的平均回收率分别为 97.7%、96.9%。RSD 分别为 1.3%、0.9%（$n=5$）；线性方程分别为 $Y=782.6X-64.11$（$R=0.9998$），$Y=1220.217X-35.26$（$R=0.9998$）。共测定了 5 个批号的牛蒡子样品，牛蒡苷含量为 409.7~423.6 mg/g，牛蒡苷元的含量为 20.1~23.2 mg/g。

【商品规格】 牛蒡子商品均为统货。

【性味归经】 辛、苦，寒。归肺、胃经。

【功能主治】 疏散风热，宣肺透疹，解毒利咽。用于风热感冒，咳嗽痰多，麻疹，风疹，咽喉肿痛，痄腮，丹毒，痈肿疮毒。

【用法用量】 内服：煎汤，6~12 g。

【使用注意】 《本草经疏》：“痘疮家惟宜于血热便秘之证，若气虚色白大便自利或泄泻者，慎勿服之。痧疹不忌泄泻，故用之无妨。痈疽已溃，非便秘不宜服。”

【化学成分】

1. 木脂素类 牛蒡子中含量最大的是木脂素成分，主要包括拉帕酚 A、C、D、E、F、H，牛蒡苷、牛蒡苷元、罗汉松脂素、新牛蒡苷乙，以及数十种 2，3-二苄基丁内酯木脂素等。其中牛蒡苷的含量远较其他成分为高。牛蒡苷元为牛蒡苷分解后的产物。牛蒡子乙醇提取物中分离得到一种新的木脂素 neoarctin A。牛蒡子的甲醇提取物中分离得到一种新的丁内酯倍半木脂素异拉伯酚。

2. 挥发油成分 牛蒡子中含有多种挥发油成分，应用 GC-MS 对牛蒡子挥发油进行分析，共鉴定了 66 种成分，占挥发油总量的 90.8%，其中 R-和 S-胡薄荷酮的含量分别高达 17.38% 和 7.59%，是主要的化学成分。牛蒡子中还含有约 26.1% 的油脂，其中棕榈酸 6.37%，硬脂酸 1.77%，油酸 18.83%，亚油酸 68.02%，亚麻酸 6.82%，其他 1.81%。主要为亚油酸，其次为油酸和亚麻酸。不饱和脂肪酸占 93.67%，特别是亚油酸含量达 68.02%，亚麻酸 6.82%，可与月见草籽油、核桃油、大豆油的营养价值相媲美。

3. 酚酸衍生物 主要有 1，5-O-二咖啡酰奎尼酸、1，5-O-二咖啡酰基-3-O-酮基戊酸奎尼酸、1，5-O-二咖啡酰基-4-O-O-酮基戊酸奎尼酸、1，5-O-二咖啡酰基-3，4-O-丁二酰基奎尼酸，1，3，5-O-三咖啡酰基-4-O-丁二酰酮基戊酸奎尼酸等。

4. 萜类成分 牛蒡子中还有萜类成分，主要为倍半萜类和三萜类成分，如蜂斗菜酮、蜂斗菜醇酮、蜂斗菜哪螺内酯、蛇麻脂醇、α-香树脂醇、β-谷甾醇、β-胡萝卜苷。

5. 糖类 以水提醇沉、离子交换色谱和凝胶过滤法，从牛蒡根中分离到一种果聚糖，相对分子质量为 2950。

6. 其他 牛蒡子中尚含有少量生物碱、维生素 B_1、蛋白质等。从牛蒡叶中分离出高达 3.1% 绿原酸。

【毒理研究】 采用灌胃和腹腔注射方法确定小鼠的半数致死剂量（LD_{50}）。应用自发活动测试、戊巴比妥钠阈下催眠试验和协同催眠试验观察牛蒡苷对小鼠神经系统的影响。结果显示，小鼠口服牛蒡苷的 LD_{50} 为 7.13 g/kg，相当于人临床剂量的 580 倍；腹腔注射 LD_{50} 为 0.74 g/kg，相当于人日口服剂量的 60 倍。而口服 0.122~0.488 g/kg

剂量的牛蒡苷（相当于临床剂量的 10、20 和 40 倍），对神经系统无明显影响。

【临床应用】

1. 临床配伍

（1）风壅涎唾多，咽膈不利：牛蒡子（微炒）、荆芥穗各一两，甘草（炙）半两。并为末，食后夜卧时服二钱。（《本草衍义》）

（2）喉痹：牛蒡子六分，马蔺子八分。上二味捣为散，每空腹以暖水服方寸匕，渐加至一匕半，日再。（《广济方》）

（3）风热客搏上焦，悬痈肿痛：牛蒡子（炒）、甘草（生）各一两。上为散，每服二钱匕，水一盏，煎六分，旋含之，良久咽下。（《普济方》启关散）

（4）风热成历节，攻手指作赤肿麻木，甚则攻肩背两膝，遇暑热或大便秘即作：牛蒡子（隔纸炒）三两，新豆豉（炒）、羌活（去芦）各一两，干生地黄二两半，黄芪（蜜炙）一两半。上为细末，汤调二钱服，空心食前，日三服。（《本事方》牛蒡子散）

（5）瘄疹不起透：牛蒡子（研细）五钱，桱柳煎汤，调下立透。（《本草汇言》）

（6）痰厥头痛：旋覆花一两，牛蒡子（微炒）一两。上药捣细罗为散，不计时候，以腊面茶清调下一钱。（《太平圣惠方》）

（7）风肿斑毒作痒：牛蒡子、玄参、僵蚕、薄荷各五钱。为末，每服三钱，白汤调下。（《方脉正宗》）

（8）吹乳：牛蒡子加麝、酒吞下。（《袖珍方》）

（9）便痈：牛蒡子（炒）三钱，细末，入蜜一匙，净朴硝一匙，温酒空心服。（《袖珍方》）

（10）风龋牙痛：牛蒡子（炒），煎水含漱吐之。（《延年方》）

（11）风热犯表型瘾疹：金银花、连翘、芦根、生地黄、当归各 15 g，薄荷、淡豆豉、竹叶、苦参、苍术、川芎各 10 g，牛蒡子、荆芥穗、甘草各 5 g。水煎取 300 mL，早、中、晚各 150 mL，口服。[《浙江中医杂志》2018，53（6）：426.]

（12）小儿感冒风热证：石膏 20 g，芦根 20 g，淡豆豉 10 g，金银花 10 g，牛蒡子 10 g，知母 10 g，连翘 10 g，荆芥 6 g，甘草 6 g，淡竹叶 6 g，桔梗 6 g，薄荷 3 g。水煎服，每日 2 次。[《实用妇科内分泌杂志》2018，5（13）：185，187.]

（13）小儿多发性抽动症：代赭石 7~15 g，山药 9~30 g，龙骨、牡蛎各 10~30 g，苏子 5~9 g，牛蒡子 3~9 g，白芍、山萸肉各 9~15 g，芡实、太子参各 6~10 g。煎汤口服，每日 1 剂，分早、晚 2 次服用，8 周为 1 个疗程。[《中国中西医结合儿科学》2018，10（4）：304-307.]

2. 现代临床

（1）预防猩红热：取牛蒡子炒研成粉，过筛储存备用。2~5 岁每次 1 g，5~9 岁每次 1.5 g，10~15 岁每次 2 g，成人每次 3 g，每日 3 次，饭后用温开水送服，共服 2 d。流行期间，除服药预防外，仍应注意控制传染源，切断传播途径等。临床观察 344 例，发病者 7 名；服药后 12 d 内未发病者，计 327 例，占 98%。一般在接触后 3 d 内服药预防效果较佳，6 d 后服药的预防效果不佳。如再次接触需重新再服 1 次。服药中未发现不良反应。

（2）风热感冒：牛蒡子有疏散风热、宣肺利咽之效，用来治风热感冒、咽喉肿痛等症，常与金银花、连翘、薄荷、桔梗、甘草等同用，如牛蒡汤、银翘散。

（3）肺热喘咳、阴虚火旺：牛蒡子能宣肺利膈，祛痰止嗽。常与麻黄、石膏、杏仁、黄芩等辛凉疏泄、清肺平喘药物同用，治疗肺热喘咳；与阿胶、杏仁、陈皮等滋阴润肺、止咳化痰药同用，可治阴虚火旺，咳嗽气喘，痰中带血等症，如补肺阿胶汤。

（4）鼻窍不通：牛蒡子能辛凉解表，疏散风热，解毒利咽消肿，单味重用或配伍可治各类鼻炎、鼻窦炎。

（5）痈肿疮毒、痄腮喉痹：牛蒡子外散其热内泄其毒，有清热解毒、消肿利咽之效兼能通利二便。故可治风热外袭，火毒内结所致痈肿疮毒；兼便秘者，与大黄、芒硝、栀子、连翘等同用，如消毒凉膈散；治肝郁化火，胃热壅络的乳痈，与瓜蒌、连翘、天花粉、青皮等同用，如瓜蒌牛蒡汤；治瘟毒发颐、痄腮喉痹，与玄参、黄芩、黄连、板蓝根等同用，如普济消毒饮；治扁平疣，略炒后研末，每服 3 g，2 次/d，7~10 d 为 1 个疗程，服时可酌加少量白糖。

（6）椎体结核：牛蒡子对金黄色葡萄球菌、肺炎球菌有抑制作用，其解毒排脓、散诸肿疮疡效果较好，有抗结核作用。可治椎体结核，与生地黄、熟地黄、玄参、百合、百部、当归、黄芩、鹿角胶等及抗结核西药同用（重用牛蒡子 25 g）。

（7）神经病变：《珍珠囊》一书中有"利咽膈、去皮肤风"。牛蒡子可使头面部风火热壅得以上宣、下泄、处达，俾火郁得发，气血调畅，邪有出路。用于治疗周围性神经麻痹，与白附子、全蝎、僵蚕、防风、钩藤等同用，如牵正散加味（重用牛蒡子 20 g），用于治疗三叉神经痛，与生石膏、细辛同用，如二辛煎合清胃散加味（重用牛蒡子 25~30 g）。

（8）流涎：医治 2 岁小儿，处方为牛蒡子 10 g、白术 10 g、茯苓 10 g、大枣 10 g，先将牛蒡子炒焦后与诸药共煎代茶饮，两剂痊愈。

（9）小儿积滞：采用单味牛蒡子 10 g，炒至表皮焦黄后加水 300 mL，煎至 150 mL 后吞服前药，其余代茶饮，一天后复诊时腹胀解除。

（10）便秘：牛蒡子能降气下行，润肠通便，治习惯性便秘，单味生牛蒡子 15~30 g 捣碎、水煎代茶饮；治血虚便秘，与当归、熟地黄、何首乌同用；治气滞便秘，与枳实、木香、槟榔、乌药等同用；治咽喉肿痛，痈肿疮疡，风热痒疹诸症而致大便干结，与连翘、浮萍等同用。

（11）糖尿病肾病：选择糖尿病肾病Ⅲ期或Ⅳ期患者共 121 例，随机分为治疗组和对照组，两组均先给予包括糖尿病教育、饮食、运动、降糖、降压、调脂药物的基础治疗。两组均避免选择血管紧张素转换酶抑制剂（ACEI）及血管紧张素受体拮抗剂（ARB）类降压药。治疗组加用牛蒡子粉，每次 1 包，每日 3 次，饭后口服。每包牛蒡子粉相当于生药 20 g。对照组维持基础治疗，观察疗程 8 周，比较治疗前后的中医症候积分、尿蛋白及尿微量清蛋白。结果与对照组比较，治疗组治疗后中医症候积分（3.76±2.77）、尿蛋白（208.65±129.05，单位 mg/24 h）及尿微量清蛋白（92.01±66.43，单位 mg/24 h）均有显著减少。最终得到结论，牛蒡子粉对糖尿病肾病患者具有改善临床症状、减少尿蛋白及微量清蛋白的作用。

【不良反应】 极少数人服用牛蒡子出现头晕气急、瘙痒、皮肤丘疹、呕吐等反应。

【综合利用】 牛蒡除具有较高的药用价值外，还可以其根为原料加工成食品，如固体泡茶、风味饮料、牛蒡罐头、牛蒡果脯等。牛蒡所含脂类主要集中于牛蒡子中，其营养价值可与大豆油和核桃油相媲美，因此可通过提取后制成保健食用油。牛蒡还可制成食品添加剂，如牛蒡根提取菊糖后的残渣中富含优质膳食纤维，经过提取制备获得膳食纤维素制品；利用有机溶剂从牛蒡叶原料中提取水溶性好的食用色素，在热、酸、碱和光照条件下具有良好的适应性和稳定性；通过超声法、聚酰胺柱层析法、CO_2超临界萃取法等从牛蒡根和叶中提纯制取绿原酸，绿原酸作为天然抗氧化剂可在食品中取代或部分取代常用的人工合成抗氧化剂。

■参考文献

[1] 赵英，周凯，张静，等. HPLC 法测定牛蒡子中绿原酸的含量 [J]. 中国民族医药杂志，2012，18（9）：44-46.

[2] 于垚，康廷国，王冰，等. 不同产地牛蒡子中所含成分牛蒡苷含量测定 [J]. 辽宁中医药大学学报，2008，10（4）：148-149.

[3] 鞠玫君，窦德强，康廷国. 牛蒡子提取物中牛蒡苷和牛蒡苷元的含量测定研究 [J]. 中国现代中药，2008，10（2）：14-16.

[4] 戴晓雁，王玉洁，何福江. 牛蒡主要化学成分研究概况及开发前景 [J]. 甘肃医药，2010，29（6）：628-630.

[5] ZHAO F, WANG L, LIU K. In vitro anti-inflammatory effects of arctigenin, a lignan from Arctium lappa L-, through inhibition on iNOS pathway [J]. Ethnopharmacol，2009，122（3）：457-462.

[6] KIM B H, HONG S S, KWON S W, et al. Diarctigenint a lignin constituent from Arctium lappa down-regulated zymosan-induced transcription of inflammatory genes through suppression of DNA binding ability of nuclear factor kappa B in ITmCrophages [J]. J Pharmacol Exp Ther，2008，327（2）：393-401.

[7] 张淑雅，王小萍，陈昕，等. 牛蒡苷抗炎和解热作用研究 [J]. 药物评价研究，2013，36（6）：422-425.

[8] 杨子峰，刘妮，黄碧松，等. 牛蒡子苷元体内抗甲Ⅰ型流感病毒作用的研究 [J]. 中药材，2005，28（11）：1012-1014.

[9] 王雪峰，潘曌曌，闫丽娟，等. 牛蒡子提取物体外抗甲型流感病毒 FM1 株的实验研究 [J]. 中医研究，2007，20（6）：18-21.

[10] 符林春，徐培平，刘妮，等. 牛蒡子苷元复方抗流感病毒的实验研究 [J]. 中药新药与临床药理，2008，19（4）：266-269.

[11] AWALE S, LU J, KALAUNI S K, et al. Identification of arctigenin an antitumor agent having ability to eliminate the tolerance of cancer cells to nutrient starvation [J]. Cancer Res，2006，66（3）：1751-1757.

[12] 张晓娟，张燕丽，左冬冬，等. 牛蒡子的质量控制、药理作用研究进展 [J].

中医药信息，2013，30（6）：125-128.

［13］马洪德，姚彦军．牛蒡子苷元对人食管癌细胞增殖、凋亡的影响［J］．中国临床研究，2012，25（1）：7-9.

［14］何凡，孙小玲，宿亚柳，等．牛蒡子苷元抗肿瘤血管生成作用研究［J］．中药药理与临床，2014，30（4）：19-23.

［15］ISHIHARA K，YAMAGISHI N，SAITO Y，et al. Arctigenin from Fructus Arctii is a novel suppressor of heat shock response in mammalian cells［J］. Cell Stress Chaperones，2006，11（2）：154-161.

［16］XU Z，WANG X，ZHOU M，et al. The antidiabetic activity of total lignan from Fructus Arctii against Auoxan—induced diabetes in mice and rats［J］. Phytother Res，2008，22（1）：97-101.

［17］徐朝晖，李婷，邓毅，等．牛蒡子提取物的降血糖作用［J］．中草药，2005，36（7）：1043-1045.

［18］陈会敏，徐安莉，黄陈伟，等．牛蒡子对实验性高脂血症大鼠降血脂效应及其机理研究［J］．中华中医药学刊，2010，28（3）：626-627.

［19］臧召霞，刘志强，梁庆成．牛蒡子复方制剂对大鼠脑缺血再灌注后Caspase-3表达的影响［J］．黑龙江医药，2010，23（1）：48-50.

［20］张淑雅，颜贝，王小萍，等．牛蒡苷对小鼠急性毒性及神经系统的影响［J］．时珍国医国药，2014，25（6）：1281-1283.

［21］张磊，李蓬秋，张学军，等．牛蒡子粉治疗糖尿病肾病的临床研究［J］．四川医学，2011，32（5）：656-658.

［22］檀子贞．牛蒡的综合开发及展望［J］．安徽农业科学，2006，34（12）：2698，2702.

牛　膝

【道地沿革】　牛膝别称山苋菜、牛草、虎仗草、百倍、牛茎等，始载于《神农本草经》，列为上品。《名医别录》云："生河内及临朐。"《本草经集注》云："今出近道蔡州者，最长大柔润。"宋代《本草图经》云："今江淮、闽、粤、关中亦有之，然不及怀州者为真。"《本草衍义》云："今西京作畦种，有长三尺者最佳。"《本草品汇精要》云："怀州者为佳。"《本草纲目》云："牛膝处处有之，谓之土牛膝，不堪服食。惟北土及川中人家栽莳者为良。"《药物出产辨》云："产河南淮庆府武陟温三县。"怀牛膝是享有盛誉的"四大怀药"之一，从历代本草记载可知，河南早在800多年前就已栽种牛膝。古今牛膝均以河南为道地。

【来源】　本品为苋科植物牛膝 *Achyranthes bidentata* Bl. 的干燥根。

【原植物、生态环境、适宜区】　多年生草本，高70~120 cm；根圆柱形，直径5~10 mm，土黄色；茎有棱角或四方形，绿色或带紫色，有白色贴生或开展柔毛，或近无毛，分枝对生。叶片椭圆形或椭圆披针形，少数倒披针形，长 4.5~12 cm，宽 2~7.5 cm，顶端尾尖，尖长 5~10 mm，基部楔形或宽楔形，两面有贴生或开展柔毛；叶柄长 5~30 mm，有柔毛。穗状花序顶生及腋生，长 3~5 cm，花期后反折；总花梗长 1~2 cm，有白色柔毛；花多数，密生，长 5 mm；苞片宽卵形，长 2~3 mm，顶端长渐尖；小苞片刺状，长 2.5~3 mm，顶端弯曲，基部两侧各有一卵形膜质小裂片，长约 1 mm；花被片披针形，长 3~5 mm，光亮，顶端急尖，有 1 中脉；雄蕊长 2~2.5 mm；退化雄蕊顶端平圆，稍有缺刻状细锯齿。胞果矩圆形，长 2~2.5 mm，黄褐色，光滑。种子矩圆形，长 1 mm，黄褐色。花期 7~9 月，果期 9~10 月。

牛膝是深根系植物，根部最长可达 1 m 以上，适宜于地下水位低的沙质壤土，根部生长期时地表 5~10 cm 土壤含水量为 18% 最为适宜。牛膝喜温暖，光照充足，如气温低于 -17 ℃，便受冻害。据河南武陟县等地调查，种植牛膝地区大部为黄河、沁河冲积平原，地势平坦、地面多覆盖有深厚松散冲积、沉积物，土层深厚、肥沃。牛膝可在偏碱地（pH 7~8）上正常生长。牛膝主产地区属暖温带湿润气候区，光照、热量较好，年日照时数为 2550 h 以上，年均气温 14 ℃左右，无霜期 210 d 以上，年降水量为 680 mm 以上。牛膝生长期为 140 d。在其种植期、幼苗期和地下根生长后期，降水过大或干旱，均影响其正常发育；中期如气温过高，降水过大，则易诱发病虫害发生。

我国种植牛膝的省份有河北、辽宁、山东、河南、陕西、江苏、安徽等地，有产县为 143 个，种植面积达 1.2 万亩，留存面积近 5000 亩，年产量 2.8×10⁶ kg 左右，其中年产量 1.0×10⁵ kg 以上的有河北定州、安国，安徽太和，河南西华、武陟；1.0×10⁴~5.0×10⁴ kg 的有河北魏县、肃宁、易县、顺平、安平、望都、南宫、晋州、深泽，江苏扬州、常熟，安徽涡阳、亳州，河南夏邑，陕西平利、岚皋等。

【生物学特点】

1. 栽培技术 选择土层深厚、富含腐殖质、排水良好、地下水位低、向阳的沙质壤土，可以连作，连作时地上部分长势较差。但地下部分却生长良好，根皮光滑，须根和侧根少。牛膝对前作要求不严格，可选择小麦地、蔬菜地，但不宜选择洼地或盐碱地种植。

牛膝的根可深入土中 60~100 cm，所以一般翻地 100 cm 左右。翻地后需浇大水，使土壤渗透下沉。熟地不用深翻，仅翻 30 cm 左右，但也必须大水灌透。待地稍干后，每亩施厩肥 3000~4000 kg，加入 30~40 kg 过磷酸钙，然后把沟填平整好，浅耕 20 cm 左右，耕后耙细、耕实，使肥料均匀，以利保肥保墒。土地整平后做畦，宽 1 m 左右。

霜降后，在怀牛膝采挖时节，挑选植株高矮适度、枝密叶圆、叶片肥大、根部粗大、表皮光滑、无分叉及须根少的植株，去掉地上部，保留芦头（芽）；取芦头下 20~25 cm 根部即为牛膝薹，在阴凉处挖坑，深 30 cm，垂直放入牛膝薹，填土压实越冬。翌年 3 月下旬或 4 月上旬，按株、行距 80 cm×100 cm 植入牛膝薹，苗高 20~30 cm 时，每株施尿素 150 g，适量浇水。也可在收获时选优良植株的根存在地窖里，翌年解冻后再按上述方法栽培。

播种前要对种子进行处理，将种子在凉水中浸泡 24 h，捞出稍微晾晒后播种。播种期一般在初伏，播种量为 0.3~0.8 kg，也可适当加大播量，以后再间苗、定苗。播种可以采用撒播和条播。撒播是将处理过的种子拌入适量细土，均匀撒入土畦中，轻耙一遍，再用脚轻轻踩一遍。条播的播种深度不能超过 1.5 cm。播种后要保持土壤湿润。播种最好于下午进行，防止夏季高温影响出苗。

2. 田间管理 怀牛膝播种后 1 周即可出苗。当苗高 3 cm 时即可间苗，每隔 3 cm 左右留苗 1 株。苗高 6 cm 时拔除田间杂草，结合拔草定苗，按株距 4~6 cm 定苗。间苗时要把过密、徒长、茎基部颜色不正常的苗和病苗、弱苗拔除，留大小一致的苗。

定苗后要浇水 1 次，使幼苗直立生长。8 月初以后要注意浇水，遇到天旱每 10 d 浇水 1 次，直到霜降前都要保持土壤湿润。怀牛膝怕涝，雨后要及时排除田间积水。

定苗后要浇水 1 次，8 月底苗高不足 20 cm 时，每亩追施尿素 2~5 kg，利于幼苗生长。追肥不能过量，否则易造成旺长，影响产量。苗高 30 cm 时，每亩追施尿素 20~30 kg；苗高 30~35 cm 时，每亩追施尿素 60 kg、过磷酸钙 30 kg、硫酸钾 30 kg。

怀牛膝因播种时期掌握不当或施肥不当会造成旺长，应及时打顶。根据植株情况连续几次适当打顶，使株高保持在 45 cm 左右。但是也不能留枝过短。

3. 病虫害防治

（1）白锈病：主要发生在 8~10 月，为害叶片。防治方法：清除病残体；用 80% 代森锰锌可湿性粉剂 600 倍液喷雾 2 次，间隔期 15 d；或用 58% 甲霜灵锰锌可湿性粉剂 500 倍液喷雾 2 次，间隔期 10 d；90% 疫霜灵可湿性粉剂 500 倍液喷雾 2 次，间隔期 15 d；25% 甲霜灵可湿性粉剂 800 倍液喷雾 3 次，间隔期 10 d。

（2）叶斑病：8~11 月均可发生，为害叶片。防治方法：清除病残体；用 80% 比克可湿性粉剂 600 倍液喷雾 2 次，间隔期 15 d；或用 50% 多菌灵可湿性粉剂 500 倍液喷雾 2 次，间隔期 15 d；70% 甲基托布津可湿性粉剂 800 倍液喷雾，间隔期 35 d。

（3）枯萎病：8~11 月均可发生，主茎基部分枝处发病。防治方法同叶斑病。

（4）甜菜夜蛾：从苗期开始为害，直到 10 月。为害盛期为 8~9 月。为害叶片。防治方法：采用黑光灯诱杀成虫或将杨树枝扎把诱杀成虫；或用高效苏云金杆菌（Bt）可湿性粉剂 1000 倍液喷雾 2 次；使用 10% 除尽喷雾 2 次，间隔 14 d；20% 米满、5% 氟铃脲或 25% 灭幼脲 1000 倍液、5% 卡死克 1500~2000 倍液喷雾，每种药的喷雾间隔时间分别为 10、7、10、10 d。

（5）豆芫菁：为害盛期在 7 月下旬至 8 月，主要为害嫩叶、心叶。防治方法：用 40% 辛硫磷 1000 倍液和 5% 氯氰菊酯 1600 倍液混合喷雾防治。

【采收加工】 牛膝一般在 10 月中旬至 11 月上旬收获。采收前浇一次水，再开始挖掘。先从地的一端开沟，顺次采挖，动作要轻柔，不要损伤根部。

采挖回来的牛膝，去净泥土和杂质，不要洗涤，将地上部分按粗细不同捆成小把挂在室外，根条向下，早上晒、晚上收。晒七成干时，堆放于室内，盖上席，闷两日再晒干。此时的牛膝称为毛牛膝。将毛牛膝打捆投入水中，沾水后立即拿出，放入熏坑中，用席覆盖，熏蒸完毕后取出，将芦头砍去，按长短选出特肥、头肥、二肥、平条等不同的等级。将主根根尖与支根摘去，按等级捆成 3.5~4 kg 的把，沾水后再熏蒸一次，熏后分成 200 g 左右的把，晒干。若遇天气不好时，上炕以小火烘焙干即可。

【炮制储藏】

1. 炮制

（1）切段：除去杂质，洗净，润透，除去残留芦头，切段，晒干。

（2）切片：取原药材，除去杂质，洗净，润透，除去残留芦头，切厚片。

（3）酒制：取牛膝段，加酒拌匀，闷透，置锅内用文火炒干，取出，放凉。每 100 kg 牛膝段，用黄酒 10 kg 或取怀牛膝炒热，喷入黄酒焙干。每 16 kg 怀牛膝，用黄酒 2 kg；或先将怀牛膝切片，拣净杂质，每 100 kg 药片加白酒 3 kg，喷洒均匀盖严浸吸，浸吸 15~30 min 后，晾干，即成。也可原药吸软，切长节片。

（4）盐制：取牛膝片，加盐水拌匀，闷润透，置锅内用文火加热，炒干，取出放凉。每 100 kg 牛膝片，用盐 2 kg，或取怀牛膝净片，用适量食盐拌炒至鼓起，筛去食盐。

（5）麸制：将锅烧热，撒入麦麸，至冒烟时倒入怀牛膝炒至微黄（1~2 min），筛去麦麸即可。

（6）炒制：取牛膝咀置锅内，用文火微炒，取出，放凉。

（7）制炭：取怀牛膝净片，清炒至外焦褐色、内深黄色。

2. 储藏 置阴凉干燥处，防潮。

【药材性状】 本品呈细长圆柱形，稍弯曲，上端稍粗，下端较细，长 15~50（90）cm，直径 0.4~1 cm。表面灰黄色或淡棕色，有略扭曲而细微的纵皱纹、横长皮孔及稀疏的细根痕。质硬而脆，易折断，受潮则变柔软，断面平坦，黄棕色，微呈角质样而油润，中心维管束木质部较大，黄白色，其外围散有多数点状的维管束，排列成 2~4 轮。气微，味微甜而稍苦涩。

【质量检测】

1. 显微鉴别

（1）横切面：木栓层为数列扁平细胞。皮层较窄。维管束断续排列成 2~4 轮；最外轮维管束较小，有时仅 1 至数个导管；束间形成层几连接成环，向内维管束较大；木质部由导管、木纤维及木薄壁细胞组成，中心木质部集成 2~3 群。薄壁细胞含草酸钙砂晶。

（2）粉末：淡黄色。导管及纤维的碎片，导管多为梯网纹，少数为具缘纹孔，管壁木化或轻度木化；纤维有斜形单纹孔，轻度木化。薄壁细胞碎片，数个连在一起或重叠成团块。淡黄色木栓细胞碎片，稀见有细小草酸钙砂晶，散在，或包含于薄壁细胞中。

2. 理化鉴别

（1）化学定性：取本品粉末少量，加 10 倍量水充分振摇，产生大量泡沫，经久不消或取用生理盐水稀释的 1%新鲜兔血 1 mL，沿管壁加入本品的生理盐水浸液（1：10）若干，迅速发生溶血现象（检查皂苷）。

（2）薄层色谱：取本品粉末 4g，加 80 % 甲醇 50 mL，加热回流 3 h，滤过，滤液蒸干，残渣加水 15 mL，微热使溶解，加在 D101 型大孔吸附树脂柱（内径为 1.5 cm，柱高为 15 cm）上，用水 100 mL 洗脱，弃去水液，再用 20%乙醇 100 mL 洗脱，弃去洗脱液，继用80%乙醇100 mL洗脱，收集洗脱液，蒸干，残渣加80%甲醇1 mL使溶解，作为供试品溶液。另取牛膝对照药材4 g，同法制成对照药材溶液。再取β-蜕皮甾酮对照品、人参皂苷 Ro 对照品，加甲醇分别制成每1 mL含1 mg的溶液，作为对照品溶液。照《中国药典》薄层色谱法试验，吸取供试品溶液4~8 μL、对照药材溶液和对照品溶液各4 μL，分别点于同一硅胶 G 薄层板上，以三氯甲烷-甲醇-水-甲酸（7：3：0.5：0.05）为展开剂，展开，取出，晾干，喷以5%香草醛硫酸溶液，在105 ℃加热至斑点显色清晰。供试品色谱中，在与对照药材色谱和对照品色谱相应的位置上，显相同颜色的斑点。

3. 含量测定

（1）腺苷的含量测定：采用 HPLC 测定。色谱柱：Diamonsil TM C18 柱；流动相：甲醇-磷酸盐缓冲溶液（体积比12：88）；流速：1.0 mL/min；检测波长：260 nm；柱温：30 ℃。结果腺苷的平均回收率为99.5%，RSD 为1.69%；方法精密度试验 RSD 为1.15%（$n=6$）。

（2）齐墩果酸的含量测定：采用薄层色谱扫描法对不同产地牛膝中齐墩果酸的含量进行了测定。方法是硅胶 G 薄层板，展开剂：氯仿-乙醚-甲醇-冰醋酸（15：5：1：0.05）；显色剂：10%硫酸乙醇溶液喷雾，105 ℃烘烤约5 min，双波长锯齿扫描，检测波长 $\lambda_S=530$ nm，参比波长 $\lambda_R=700$ nm。结果显示，齐墩果酸在1.245~7.469 μg范围内呈良好线性关系，$R=0.9954$，平均回收率为97.62%（RSD 为1.07%）。利用 RP-HPLC 测定不同炮制方法的牛膝中齐墩果酸的含量，采用美国 Waters 公司 C18 色谱柱（3.9 mm×150 mm，5 μm），甲醇-水（85：15），检测波长为220 nm，流速为1.0 mL/min，柱温为25 ℃。结果显示，齐墩果酸在0.05~2.0 mg/mL 范围内呈良好的线性关系（$R=0.99997$），平均回收率为98.16%。

（3）蜕皮甾酮的含量测定：色谱柱为 Venusil XBP C18 柱，流动相为0.1%甲酸-乙腈（84：16），检测波长为250 nm。在所建立的方法中，β-蜕皮甾酮、R-牛膝甾酮和 S-牛膝甾酮与杂质分离良好，线性范围分别为3.07~1470.00 μg/mL（$R=0.9994$，$n=6$），0.52~246.00 μg/mL（$R=0.9997$，$n=6$），0.47~225.00 μg/mL（$R=0.9998$，$n=6$），平均回收率分别为101.4%、101.1%和101.1%。

【商品规格】 按部颁标准，依大小（长度、直径）分为3个等级。

（1）一等（头肥）：呈长条圆柱形。内外黄白色或浅棕色。中部直径0.6 cm 以上，长50 cm 以上，根条均匀。无冻条、油条、破条、杂质、虫蛀、霉变。

（2）二等（二肥）：中部直径0.4 cm 以上，长35 cm 以上。余同一等。

（3）三等（平条）：中部直径0.4 cm 以下，但大于0.2 cm，长短不分，间有冻条、油条、破条。余同一等。

出口商品：按大小分为特肥、头肥、二肥、平条4个等级。

【性味归经】 苦、甘、酸，平。归肝、肾经。

【功能主治】 逐瘀通经，补肝肾，强筋骨，利尿通淋，引血下行。用于经闭，痛经，腰膝酸痛，筋骨无力，淋证，水肿，头痛，眩晕，牙痛，口疮，吐血，衄血。

【用法用量】 内服：煎汤，5~12 g。

【使用注意】 孕妇慎用。

【化学成分】

1. 糖类

（1）寡糖类：从牛膝中可分离得到一水溶性寡糖，蒸汽压渗透法测定平均分子量为1300~1400。

（2）多糖类：将牛膝根经热水提取后，所得的纯化的牛膝多糖相对分子质量为1.440，纯度98.6%。从牛膝中得到有免疫活性的肽多糖ABAB，分子量为23 000。它是由 D-葡萄糖、D-半乳糖、D-半乳糖酸、L-阿拉伯糖和 L-鼠李糖组成，物质的量比为12：2：3：1：1。ABAB中肽的含量占24.7%，主要由甘氨酸、谷氨酸、门冬氨酸和丝氨酸组成。

2. 皂苷类 牛膝中含有多种皂苷类成分，其中以齐墩果酸型三萜皂苷为主，如竹节参苷V甲酯等。牛膝中的齐墩果酸型三萜皂苷大多是单糖链或双糖链，是有1~4个糖残基LPK连接在C-3或C-28位形成的，糖链主要由1~2个单糖残基组成，主要为鼠李糖、葡萄糖和葡萄糖醛酸等。

3. 植物甾酮类 牛膝中所含甾酮类化学成分多是昆虫变态活性甾酮，已分离到的有蜕皮甾酮、牛膝甾酮、旌节花甾酮、旌节花甾酮D、漏芦甾酮B、水龙骨甾酮B、牛膝甾酮A、紫茎牛膝甾酮等。反复采用大孔树脂、硅胶、反相硅胶、Sephadex LH-20凝胶等色谱法分离化合物，经质谱、核磁等光谱学方法鉴定化合物结构，最终从川牛膝乙醇提取物分离得到杯苋甾酮、24-羟基杯苋甾酮及森告甾酮。甾酮类成分在怀牛膝的根中是众多部位中含量最高的。

4. 黄酮类 用2-D纸色谱方法从牛膝中提取分离得到了5种酚性化合物，其中利用柱层析和制备纸层析方法得到了4种纯净的化合物。通过与标准品比较，在甲醇以及其他诊断试剂中进行紫外光测定，确定的苷类化合物为槲皮素-3-O-芸香苷、槲皮素-3-O-葡萄糖苷（异槲皮素）、山柰酚-3-O-葡萄糖苷。

5. 其他 利用GC-MS联用法首次分析了牛膝干燥根的挥发油的化学成分，共鉴定了5个化合物，即 β-谷甾醇、琥珀酸、正丁基-β-D-吡喃果糖苷、尿囊素和磷酸镁。

【药理作用】

1. 抗骨质疏松 牛膝中三萜皂苷进行抑制破骨细胞形成的实验显示，竹节参苷Ⅳa、竹节参苷Ⅳa丁酯、竹节参苷Ⅳa甲酯、竹节参苷V、木鳖子皂苷Ⅰb有较强的抑制活性，且抑制作用具有可逆性。牛膝醇提液的乙酸乙酯、正丁醇部位具有骨吸收亢进抑制作用，活性成分为三萜皂苷类，并以齐墩果酸的葡萄糖酸苷活性最强；其中正丁醇部位对大鼠双侧卵巢摘除模型的骨密度降低具有明显的防治作用，且未见雌激素样副作用。

2. 抗凝、降脂 牛膝对血液系统的影响表现为具有抗凝血、改善血流动力学、抗动脉粥样硬化以及降血压作用。牛膝多糖能延长小鼠凝血时间（CT）、大鼠血浆凝血酶原时间（PT）、白陶土部分凝血活酶时间（KPTT）。牛膝总苷可显著改善急性血瘀模型大鼠的全血黏度、血浆黏度、纤维蛋白原含量、血细胞比容、血栓长度及重量、血小板黏附率。牛膝能有效降低血清中血清甘油三酯（TG）、总胆固醇（TC）水平，并且能减轻脂质对血管壁内皮细胞的损伤。牛膝中蜕皮甾酮及总皂苷能有效保护实验性内皮细胞的损伤，从而起到抗动脉粥样硬化的作用。

3. 降糖 牛膝水煎液可以降低 2 型糖尿病（DM）大鼠肝胰岛素酶（IDE）基因以及 2 型 DM 大鼠脑组织 p75 基因的表达。其中 IDE 活性升高是胰岛素抵抗的原因之一，而 p75 基因可以独立介导胞内信号传递，诱导细胞凋亡，使胰岛 B 细胞凋亡增加，胰岛 B 细胞功能受损。牛膝中蜕皮甾酮能够增加 HepG2 细胞对葡萄糖的消耗量，且这种作用是非胰岛素依赖性的；在胰岛素抵抗细胞模型中蜕皮甾酮能增加胰岛素的敏感性，改善体内糖代谢。牛膝多糖及其衍生物具有降糖作用，并且以硫酸酯衍生物降糖效果最佳。牛膝多糖通过降低肾转化生长因子-β1（TGF-β1）对糖尿病肾病有一定的防治作用。牛膝多糖可以上调凋亡抑制基团表达，降低 Bax 表达，对糖尿病大鼠视网膜病变具有一定的保护作用。

4. 促进神经生长 牛膝中多肽类物质对神经生长具有保护作用。牛膝多肽（ABPP）对 *N*-甲基-*D*-天冬氨酸（NMDA）诱导的海马神经元细胞凋亡以及受损的小鼠坐骨神经具有保护作用，加快家兔受损的腓总神经的再生。ABPP 可以抑制 NMDA 受体过度刺激所引发的 Bax 蛋白高表达，Caspase-3 活性，细胞内氧自由基种类（ROS）以及线粒体功能障碍从而发挥神经保护作用。牛膝水煎液能增加 2 型糖尿病大鼠神经生长因子基因 mRNA 的表达。高剂量怀牛膝能上调重型颅脑损伤大鼠脑组织 Nestin 的表达，对重型颅脑损伤大鼠神经干细胞的再生有促进作用。

5. 促进蛋白质同化 牛膝所含蜕皮甾酮具有较强的蛋白质合成促进作用。实验给小鼠灌胃或腹腔注射 1 次蜕皮甾酮后 2 h，即可见小鼠肝细胞核、线粒体及微粒体中氨基酸前体掺入增多，4 h 后作用更强。同时在肾也可见蛋白质合成增强现象，但于 4 h 后回复原有水平。蔗糖密度梯度离心分析表明，给药血 RNA 较对照血具有 2 倍的铸型活性，提示蜕皮甾酮的蛋白质合成效果至少伴有促进 mRNA 合成的作用。离乳雄性小鼠连续给予蜕皮甾酮 60 d 时，其体重增长较快，肝肾蛋白质合成水平亦增高，肝组织检查可见肝细胞功能亢进表现。

6. 抗炎、镇痛 取小鼠 30 只，随机分成 3 组，实验组注射牛膝 0.5 mL/20 g，对照组注射生理盐水，结果牛膝对巴豆油性耳肿胀有明显的抑制作用，并且作用随着剂量增加而增加。取健康大鼠 20 只，随机分为 2 组，于左右跖皮下注射 2.5% 甲醛 0.1 mL 致炎，左右足为自身对照。腹腔注射牛膝 16.6 mL/（kg·d），结果实验组与对照组有明显差异。将 48 只新西兰大白兔随机分为 2 组，各 24 只，采用改良 Hulth 模型建造兔膝关节骨性关节炎模型。治疗组予牛膝多糖 2 g/kg 灌胃治疗，对照组予 0.9% 氯化钠注射液 2 mL/kg 灌胃对照。每日 1 次，连续灌胃 3 个月。观察比较 2 组治疗前后膝关节活动度及数字化 X 线摄影（DR）影像学分级。结果表明，对照组治疗前后膝关节活动度无明显差异；治疗组治疗后膝关节活动度与治疗前显著改善，膝关节活动度明显增加；2 组治疗前 DR 影像学分级无明显差异，2 组治疗后 DR 影像学分级显著改善，治疗组能够明显修复膝关节炎性改变。因此，牛膝多糖治疗膝关节骨性关节炎能够改善周围软组织肿胀情况，减少关节间隙的变窄，缩小关节面的变化及减轻骨赘情况的发生，增加膝关节屈伸最大角度，改善膝关节活动度，从而有利于骨性关节炎的修复。

7. 降压 对心脏的影响：牛膝醇提取液对离体蛙心、麻醉猫有一定的抑制作用，水煎剂对麻醉犬心肌的作用更为明显。对动物血压的影响：牛膝煎剂对麻醉猫和犬等均有短暂的降压作用，血压下降时伴有呼吸兴奋，降压作用亦无快速耐受现象。

将卒中型自发性高血压大鼠（SHRsp）随机分为牛膝总皂苷高、中、低剂量组（0.40、0.20、0.10 g/kg），华佗再造丸组（2.5 g/kg）和模型组，正常组为 SD 大鼠，每组 10 只，连续给药 20 d。结果表明，牛膝总皂苷可降低 SHRsp 血压，改善 SHRsp 卒中后的神经症状，延长卒中后存活时间，降低脑系数，降低卒中后大鼠死亡率，保护海马区神经元。由此得出牛膝总皂苷对实验性 SHRsp 脑卒中有一定治疗作用。

牛膝与平肝熄风药配伍用于降压时，可能上调了血管脂联素的表达，对动脉血管重构具有明显的逆转作用。牛膝总皂苷能明显降低 SHRsp 卒中后血压，证明三萜皂苷可能是其降压活性成分。

8. 保肝 探讨牛膝水煎液和牛膝多糖对体外过氧化氢（H_2O_2）损伤大鼠肝细胞的影响，通过原位灌流法分离大鼠肝细胞。设不同浓度牛膝水煎液组（6.4、3.2、1.6、0.8 mg/mL）和牛膝多糖组（200、100、50、25 μg/mL）、H_2O_2 损伤模型组和正常对照组。MTT 法测定不同浓度的牛膝水煎液和牛膝多糖对肝细胞的毒性，建立体外 H_2O_2 损伤大鼠肝细胞模型并检测肝细胞悬液中天冬氨酸转氨酶（AST）和丙氨酸转氨酶（ALT）活性。结果表明，牛膝水煎液和牛膝多糖均能降低 H_2O_2 损伤引起的肝细胞悬液中 AST 和 ALT 活性的升高。

9. 兴奋离体肠管 选用家兔、雌雄兼用，分别选取十二指肠、空肠和回肠，每段3~4 cm，按平滑肌常规实验法进行。用 16 只家兔，56 段肠管，给以醇提取液，可使上述肠段兴奋，紧张性提高，收缩力加强，换液后很快即可恢复。

10. 兴奋子宫 随机选用童贞大鼠（未做性周期涂片检查）28 只，体重 230 g±SD（17.3 g），按常规方法制备离体子宫标本，子宫肌段长 1.5 cm，置于含 DeJaoln 溶液 I 的恒温浴槽内（20 mL），调节基线张力 1.5 g，连续通入 95%O_2+5% CO_2（32 ℃±0.5 ℃，pH=7.4~7.6）平衡 30~60 min 后，开始实验。观察 4 种不同剂量的牛膝总皂苷对未孕离体大鼠子宫的作用，以大鼠子宫收缩面积（UCA）为指标。牛膝总皂苷有明显兴奋大鼠子宫平滑肌的作用，给药后子宫收缩振幅增高，频率加快、张力也增加。主要为规则的节律性收缩，很少出现痉挛性收缩。UCA 较给药前有显著增加。从给药后 10 min 内 UCA 来看，随剂量的增加 UCA 也相应地增加。各组 UCA 的高峰也逐步前移，子宫收缩的潜伏期相应地缩短。从上述实验各剂量组中皆随机选出 10 例标本，光给药 1 次，作用 3 min 后，换液冲洗 3 次，待标本恢复后再给药 1 次，观察重复给药对子宫平滑肌的作用。结果表明，随着给药剂量的增加，重复给药时牛膝总皂苷兴奋子宫平滑肌的作用明显减弱，当剂量增加到 0.5 mg/mL 以上时，再次给药不引起明显的子宫平滑肌兴奋。

选用雌性大鼠 28 只，其中 4 只为幼龄鼠（鼠龄为 7 周以内），体重 104 g±SD（2.8 g），其余为成熟的未孕或已孕大鼠，体重 226.8 g±SD（15.5 g）。未孕成熟大鼠实验前做阴道涂片，确定性周期，按 Turner CD 氏法分性周期，选取动情期、间情期大鼠。已孕大鼠按孕期分为 3 种妊娠状态：在 7 d 以内为早孕，8~14 d 为中孕，15 d 以上为晚孕。另取 4 只大鼠，连续每日皮下注射己烯雌酚 0.1 mg/kg，共 2 d，造成人工动情期以供实验。实验方法同前，各组实验皆用 8~10 例标本，比较研究 0.5 mg/mL 牛膝总皂苷对不同生理状态下子宫平滑肌的作用。结果显示，给药前 10 min 内 UCA 各妊娠组明显高于未妊娠组。各组给药后 UCA 皆增加，其增加值按大小顺序依次排列为：晚孕组>早孕组>间情期组>中孕组、己烯雌酚组、动情期组>幼龄组。其中幼龄组最低，晚孕组最高。

实验共用未孕大鼠子宫颈、子宫角标本各 12 个，标本长度 1~1.5 cm，按上述方法进行实验。给予牛膝总皂苷 4.5 mg/mL，比较药物对子宫颈、子宫角的作用，结果为牛膝总皂苷 4.5 mg/mL 对大鼠子宫颈无明显兴奋作用。给药后大鼠子宫颈除张力有一定增加外，收缩振幅及频率无明显的变化；对大鼠子宫角则有明显作用，使张力增加，收缩振幅增高、频率加快。

选用体重 2~2.51 g 未孕、中孕（孕期 10~20 d）的家兔各 3 只，在戊巴比妥钠 25 mg/kg 静脉注射麻醉下手术，用在位子宫悬垂法记录子宫收缩。将子宫套管下端与腹壁切口扎牢，使子宫浸泡于加温至 38 ℃ 的低钙乐氏液中（1/4 正常钙量）。静止负荷 3~5 g，稳定 30~60 min 后，待所描记的子宫活动恒定时，开始实验。采用局部给药，即先将套管内的液体吸出，再加入 0.5 mg/mL 的牛膝总皂苷（用低钙乐氏液配制），观察记录 30 min。4 例动物（未孕、中孕各半）首次给药后，换液冲洗数次，再重复给药 1 次。结果表明，给药后 1~4 min 内，未孕及中孕家兔在体子宫均可出现强烈的宫缩。表现为张力增加，收缩振幅加大，频率加快，兴奋作用一般持续 25 min 左右逐渐减弱。重复给药仍有兴奋作用，但与首次给药时相比，作用减弱。用吲哚美辛与氯丙嗪等作阻断剂，分析了牛膝总皂苷（ABS）对大鼠离体子宫兴奋作用的机制。结果表明，实验前大鼠用吲哚美辛（75 mg/只灌胃或浴槽内加吲哚美辛 20 μg/mL），均可明显减弱牛膝总皂苷对大鼠离体子宫的兴奋作用。前列腺素 E_2 200 mg/mL 可明显增强牛膝总皂苷兴奋大鼠子宫作用。氯丙嗪 0.5 mg/mL 也可明显减弱牛膝总皂苷对己孕、未孕大鼠子宫的兴奋作用，而阿托品 10 μg/mL 对牛膝总皂苷所致大鼠子宫兴奋无明显作用。

11. 抗生育 选用体重 200~250 g 雌性童贞大鼠 36 只和体重 250 g 以上成熟雄性大鼠 18 只，合笼饲养 2 周以上，将雌鼠随机分成 3 组（每组 12 只）进行实验，给药组分大、小剂量给大鼠灌服牛膝总皂苷 4 d，然后雌、雄大鼠按 2∶1 合笼 14 d，合笼期间继续给药，对照组给蒸馏水。停药后处死雌鼠，剖检子宫，计算各组妊娠百分率，平均活胎、无胎和着床点数。给药组与对照组比较，各项指标无明显差异。堕胎试验取健康雌性大鼠（230~260 g）和雄性大鼠（>750 g），以 2∶1 合笼交配。将孕鼠于妊娠第 10 天在乙醚麻醉下进行部腹检查，观察两侧子宫角的植入点，缝合。第 14~19 天给予牛膝总皂苷水溶液，妊娠第 20 天全部处死动物，剖腹检查，结果给药组与对照组比较，胎仔丧失率无明显影响，仅胎仔平均体重明显低于对照组。

选用健康成年小白鼠，雌鼠体重 26~35 g，雄鼠体重 30~45 g，以 2∶1 比例合笼交配，经阴栓检查，将孕鼠随机分成给药组与对照组。给药组与阴栓出现的第 1~10 天，每日灌胃给牛膝总皂苷 1 次，对照组给蒸馏水。阴栓出现第 13 天时，处死动物，剖检子宫，检查指标同大白鼠抗育实验。结果表明，牛膝总皂苷 250 mg/kg 灌胃 10 d，呈现一定的抗生育作用，该组平均死胎数、活胎数及着床点数均与对照组有明显差异，当剂量增加 500 mg/kg 或以上时，孕鼠率为零，呈现 100% 抗生育作用，按文献方法求出牛膝总皂苷抗生育作用的半数有效浓度为 218 mg/kg±48 mg/kg（$P = 0.95$）。抗着床试验于阴栓出现的第 1~5 天，每日灌胃给药 1 次，停药 6 d 后处死动物，剖检胎仔。结果经牛膝总皂苷 500 mg/kg 灌胃后给药组妊娠小鼠的数目明显少于对照组。

12. 抗肿瘤 应用 MTT 法检测怀牛膝多糖在体外对肺腺癌细胞系（LTEP-a$_2$）增殖的调节，同时采用流式细胞术（FCM）检测其对 LTEP-a$_2$ 细胞周期和凋亡的影响，结果怀牛膝多糖对 LTEP-a$_2$ 的增殖具有抑制作用，并可以诱导其凋亡。

13. 增强免疫 用环磷酰胺造成小鼠免疫抑制模型，测定牛膝生品、酒炙品饮片对小鼠胸腺指数、脾指数、吞噬百分率、吞噬指数、溶血素、溶血斑以及淋巴细胞转化率的影响。结果表明，牛膝生品饮片、酒炙饮片均能提高环磷酰胺造成免疫抑制模型小鼠的胸腺指数、脾指数、吞噬百分率、吞噬指数，促进溶血素、溶血斑形成，提高淋巴细胞转化率。牛膝酒炙后对小鼠的免疫作用稍强于生品。

14. 其他 促蜕皮甾酮能改善肝功能，降低血浆胆固醇作用，牛膝煎液或醇提取液有轻度利尿及缩短桑蚕龄期的作用。

【**毒理研究**】 促蜕皮甾酮小鼠腹腔注射的半数致死剂量（LD$_{50}$）为 6.4 g/kg，牛膝甾酮为 7.8 g/kg，灌胃时二者均大于 9 g/kg。上述样品煎剂按 60 g/kg 每日 1 次，连续 30 d，动物（小鼠）血象、肾功能、主要内脏及体重、活动等与正常对照组比较，均未发生异常。

【**临床应用**】

1. 临床配伍

（1）小便不利，茎中痛，或妇人血结腹坚痛：牛膝一大把并叶，不以多少，酒煮饮之。（《肘后备急方》）

（2）暴症，腹中有物如石，痛如刺，昼夜啼呼：牛膝根二斤，以酒一斗，渍，密封，于热炭火中温令味出，服五合至一升，量力服之。（《外台秘要》）

（3）胞衣不出：牛膝、瞿麦各一两、当归、通草各一两半，滑石二两（一作桂心二两），葵子半升。上六味咀，以水九升，煮取三升，分三服。（《备急千金要方》牛膝汤）

（4）喉痹、乳蛾：新鲜牛膝根一握，艾叶七片。捣，和人乳，取汁灌入鼻内，须臾痰涎从口鼻出。无艾亦可。（《本草纲目》）

（5）口中及舌上生疮，烂：牛膝酒渍含漱之，无酒者空含亦佳。（《肘后备急方》）

（6）风瘙瘾疹、骨疽、癞病：牛膝为末，酒下半钱，一日三次。（《千金要方》）

（7）金疮痛：生牛膝捣敷疮上。（《梅师集验方》）

（8）风湿痹，腰痛少力：牛膝一两（去苗），桂心三分，山茱萸一两。上药捣细罗为散。每于食前，以温酒调下二钱。（《太平圣惠方》）

（9）湿热下流，两脚麻木，或如火烙之热：苍术（米泔浸一二宿，细切焙干）六两，黄柏（切片，酒拌略炒）四钱，川牛膝（去芦）二两。上为细末，面糊为丸，如

梧桐子大，每服五七十丸，空心姜、盐汤下，忌鱼腥、荞麦、热面、煎炒等物。(《医学正传》三妙丸)

(10) 痿痹、除久疟：牛膝煎汁和曲米酿酒，或切碎袋盛浸酒，煮饮之。(《本草纲目》牛膝酒)

(11) 下肢静脉曲张：透骨草 30 g，川牛膝 15 g，怀牛膝 15 g，当归 15 g，苍术 15 g，川芎 10 g，桃仁 10 g，红花 10 g，香附 10 g，地龙 10 g，独活 10 g，五灵脂 10 g，乳香 6 g。水煎 2 次，合并药液，分 2 次服用，每日 1 剂。[《上海中医药报》2019-04-12 (9).]

(12) 骨关节炎慢性疼痛：骨碎补 20 g、鹿衔草 12 g、淫羊藿 12 g、潞党参 15 g、茯苓 20 g、三七 3 g、川牛膝 9 g、当归 9 g、川芎 6 g、女贞子 15 g、枸杞子 9 g、生地黄 15 g、甘草 3 g。制成颗粒剂，于每日上午 9 时和下午 3 时用 150 mL 温开水冲服，服药后 2 h 内禁服浓茶、咖啡，用药期间禁止服用非甾体抗炎药。[《风湿病与关节炎》2019，8 (3)：33-37.]

(13) 骨质疏松症腰背疼痛：肉桂 2 g，细辛、甘草各 3 g，独活、川芎、怀牛膝、防风各 6 g，白芍 10 g，茯苓、当归、秦艽、杜仲、党参各 12 g，熟地黄 15 g、桑寄生 18 g。每日 1 剂，煎煮取汁 500 mL，分 2 次服用。[《中外女性健康研究》2019，(6)：93，184.]

(14) 冠心病心绞痛：甘草 6 g，柴胡 6 g，桔梗 9 g，枳壳 9 g，赤芍 9 g，当归 12 g，川芎 12 g，生地黄 15 g，牛膝 15 g，红花 15 g，桃仁 20 g，每日服用 2 次，每次 1 剂。[《中国农村卫生》2019，11 (5)：78-79.]

(15) 早泄：熟地黄 30 g，制山萸 15 g，炒山药 15 g，制巴戟天 10 g，桂枝 10 g，白芍 10 g，盐杜仲 15 g，怀牛膝 15 g，沙苑子 12 g，金樱子 12 g，鸡内金 10 g。水煎服，每剂两煎，每煎 200 mL，口服，每日两次。[《中西医结合心血管病电子杂志》2019，7 (6)：22.]

(16) 瘰疬积久不断：长生大牛膝一虎口。切，以水六升，煮取二升，分再服，第一服取未发前一食顷服，第二服临发服。(《千金要方》)

(17) 消渴不止，下元虚损：牛膝五两，细锉为末，生地黄汁五升，浸，昼曝夜浸，汁尽为度，蜜丸桐子大，空心温酒下三十丸。(《经验后方》)

(18) 妇女血病(月经淋闭，月经不来，绕脐寒疝痛，产后血气不调，腹中结症瘕不散诸病)：用牛膝在酒中浸一夜，取出焙干；另用干漆炒令烟尽。各一两为末，加生地黄汁一升，慢火上熬成浓糊，团成丸子，如梧子大。每服三丸，空心服，米汤送下。(《本草纲目》万病丸)

(19) 牙齿疼痛：用牛膝研末含漱，也可以用牛膝烧灰敷患处。(《本草纲目》)

2. 现代临床

(1) 人工流产：牛膝原药材消毒后插入子宫颈管，并与导尿管并行扩张子宫颈管作对照观察，牛膝扩张子宫颈管的时间、出血量、扩张度等方面效果有显著差异。取直径 0.2~0.3 cm 的干品切削成 7~9 cm 长的圆形小棒，前端钝圆，洗净，晾干，尾端用丝线扎住，用高压蒸汽消毒后备用。术前准备及手术操作按妇科常规。子宫颈固定后，用探针探察子宫颈的方向及大小，经产妇一般子宫口较松，无须扩张子宫颈管，可直接用阴道长钳夹牛膝前端插入6~8 cm（必须达子宫内口1~2 cm），尾端及丝线外露，然后用无菌纱布填塞阴道。术后可照常活动。经12~24 h后拉出牛膝，行刮宫术。据78例观察，插牛膝后子宫颈管部有充血、软化、松弛等变化，子宫口扩大；部分病例在刮宫时感觉胎盘组织与子宫壁黏着较松，似有剥离现象。对人工早孕流产，过期流产及葡萄胎等以牛膝插入代替金属棒扩张子宫颈管，具有一定的优越性，可以缩短手术时间、减少患者痛苦。

（2）关节炎：采用单味牛膝50 g水煎内服，50 g水煎液冷却后用毛巾敷于患处，这样内服外洗的方法治疗关节炎，疗效显著。牛膝剂量在40 g以上方可奏效。

（3）肿瘤化疗所致的白细胞减少：将牛膝中提取的多糖精制而成牛膝精胶囊，在Ⅱ期临床试验中，对45例恶性肿瘤患者采取双盲随机对照分组，观察牛膝精胶囊预防化疗所致白细胞减少的作用。结果显示，治疗组有效率（60.0%）与对照组有效率（26.7%）比较有显著性差异，表明牛膝精胶囊确能预防化疗所致的白细胞减少。

（4）高血压：以牛膝、钩藤、丹参等组成"活血潜降汤"，用于治疗原发性Ⅱ期高血压，临床观察102例，总有效率90.0%。

（5）痛风性关节炎：利用牛膝活血止痛之效与当归、防风等药组成"消痛饮"，以共奏清热通络、消肿止痛之功，治疗痛风性关节炎18例，显效83.3%。

（6）偏头痛：以"芎牛琥珀汤"（川芎、牛膝、琥珀、蔓荆子、僵蚕、生石决明）治疗血管性偏头痛54例，有效率96.3%。

（7）急性肾衰竭：以牛膝、甘草2味中药治疗119例麻疹合并喉炎患者，治愈率98.3%。将牛膝、大黄、芒硝等药配伍，经提取制成"泻下通瘀口服液"用于治疗急性肾衰竭150例，治愈率达96.0%。

（8）其他：用牛膝配伍治疗骨髓炎。

【不良反应】 未见有关怀牛膝不良反应的报道。

【综合利用】 牛膝具有很高的药用价值，将其制成颗粒剂、丸剂、片剂、口服液、膏方等剂型，与多种药物配伍，治疗多种疾病，为临床常用药。市场上有很多牛膝泡制的药酒，效果极好。

■参考文献

[1] 卢绮雯，李坚，萧鹏，等．HPLC法测定广东土牛膝中腺苷的含量［J］．广东药学院学报，2007，23（2）：131-133.

[2] 张彦功，杨玉琴，李建，等．不同产地牛膝药材中齐墩果酸的含量测定［J］．贵阳中医学院学报，2010，32（1）：20-21.

[3] 李迪，吴宏娟，王文芝．不同炮制方法对牛膝中齐墩果酸含量的影响［J］．中医药学报，2013，41（2）：58-59.

[4] 穆海风，李会军，陈君，等．HPLC法同时测定怀牛膝中3种甾酮类成分［J］．中国药科大学学报，2014，45（2）：210-212.

[5] 田硕，苗明三．牛膝的化学、药理及应用特点探讨［J］．中医学报，2014，29（8）：1186-1188.

[6] 郭良君，谭兴起，郑巍，等．川牛膝化学成分的研究［J］．中南药学，2013，11（7）：495-497．

[7] 李静．怀牛膝的研究进展［J］．中国医药指南，2013，11（10）：462-463．

[8] 沈舒，王琼，李友宾．牛膝的化学成分和药理作用研究进展［J］．海峡药学，2011，23（11）：1-6．

[9] 于大永．吕晓超．史丽颖，等．牛膝中三萜皂苷抑制破骨细胞分化作用的研究［J］．中国中医骨伤科杂志，2011，19（3）：9-10，13．

[10] 李建新，门田重利．牛膝的抗骨吸收活性成分［J］．亚太传统医药，2006，2（1）：77-78．

[11] 司力，黄世福，李涛，等．牛膝总苷对急性血瘀模型大鼠血液流变性指标的影响［J］．中医药临床杂志，2007，19（4）：356-357．

[12] 杨研华，尹莲，朱晓勤，等．牛膝总皂苷的制备及其保护尿酸钠致血管内皮细胞损伤的作用［J］．中医药信息，2010，27（2）：15-18．

[13] 钟广伟，李炜，陈民敬，等．天麻、钩藤、石决明、牡蛎、牛膝混合剂对高血压大鼠血管重构的影响［J］．中华高血压杂志，2008，16（9）：812-816．

[14] 王丽君，朱焰，廖矛川．牛膝总皂苷对卒中型自发性高血压大鼠的影响［J］．中国中药杂志，2011，36（9）：1239-1241．

[15] 包海花，郭新民，聂影．怀牛膝对 2 型糖尿病大鼠肝脏 IDE 基因 mRNA 表达的影响［J］．中国优生与遗传杂志，2005，13（11）：24-25．

[16] 董琦，郭新民，聂影，等．怀牛膝对 2 型糖尿病大鼠脑组织 p75 基因表达的影响［J］．中医药学报，2007，35（6）：20-21．

[17] 陈秋，夏永鹏，邱宗荫．蜕皮甾酮对 HepG2 细胞葡萄糖消耗的影响［J］．中国药理学通报，2005，21（11）：1385-1362．

[18] 陈秋，夏永鹏，邱宗荫．蜕皮甾酮对胰岛素抵抗细胞模型胰岛素敏感性和糖代谢的影响［J］．中国药理学通报，2006，22（4）：460-464．

[19] 薛胜霞，金丽琴，贾东明，等．牛膝多糖衍生物对糖尿病大鼠血糖及血脂的影响［J］．中国药学杂志，2009，44（2）：107-110．

[20] 栾海艳，高艳华，赵晓莲，等．牛膝多糖对糖尿病肾脏保护作用的研究［J］．黑龙江医药科学，2008，31（1）：56．

[21] 杨旭东，张杰，包海花．牛膝多糖对糖尿病大鼠视网膜细胞凋亡的影响［J］．中国中医眼科杂志，2011，21（1）：8-10．

[22] SHEN H M, YUAN Y, DING F, et al. The protective effects of Aehyran thes bidentata polypeptides against NMDA-induced cell apoptosis incultured hiptaxampal neurons through differential modulation of NR2A-and NR2B-contsining NMDA receptors [J]. Brain Research Bulletin, 2008, 77: 274-281.

[23] YUAN Y, SHEN H M, YAO J. The protective effects of Achyramhea bidentata polypeptidce in an experimental model of motlse sciatic nerve crush injury [J]. Brain Research Bulletin, 2010, 81: 25-32.

［24］ DING F, CHENG Q, GU X S. The repair effects of Achyranthes bidentate extract on the crushed common peroneal nerve of rabbits ［J］. Fitoterapia, 2008, 79: 161-167.

［25］ SBEN H M, YUAN Y, DING F, et al. Achyranthes bidentata polypeptides confer neuroprotection through tnhibition of reactive oxygen species production, Bax expression, and mitochondrial dysfunction induced by overstimulation of N-methyl-D-aapartate receptors ［J］. Journal of Neurosciene Research, 2010, 88: 669-679.

［26］ 郭新民. 聂影, 包海花. 怀牛膝对 2 型糖尿病大鼠脑神经生长因子基因表达的影响 ［J］. 中国优生与遗传杂志, 2006, 14 (2): 9-10.

［27］ 韦相兰, 黄李平, 李凯, 等. 怀牛膝对重型颅脑损伤大鼠脑组织 Nestin 表达的影响 ［J］. 四川医药, 2011, 29 (5): 59-61.

［28］ 方芳, 邹来勇, 汤群珍. 牛膝多糖对兔膝关节骨性关节炎修复的影响 ［J］. 河北中医, 2014, 36 (5): 749-750, 755.

［29］ 丁卫民, 陈坤, 李金贵. 牛膝水煎液及多糖对 H_2O_2 损伤大鼠肝细胞的影响 ［J］. 扬州大学学报, 2013, 34 (4): 11-14.

［30］ 杨林松, 李盼盼, 岳婷, 等. 怀牛膝多糖对肺腺癌细胞系凋亡的调节 ［J］. 河南师范大学学报, 2014, 42 (5): 139-142.

［31］ 吴国学, 邰新连, 张振凌. 牛膝酒炙前后增强免疫作用的比较研究 ［J］. 中华中医药杂志, 2012, 27 (1): 117-120.

［32］ 王翠香, 郭蒲霞. 怀牛膝无痛扩宫在钳夹术的应用 ［J］. 长治医学院学报, 1994, 8 (4): 364-365.

［33］ 赵剑光, 李冬冬. 浅议怀牛膝药势 ［J］. 中外健康文摘 (医药月刊), 2007, 4 (5): 195.

［34］ 吴敏田, 马素平, 张传. 牛膝内服外洗治疗膝关节炎 ［J］. 河南中医药学刊, 1995, 10 (4): 60.

［35］ 王为, 秦叔逵, 何泽明, 等. 牛膝精胶囊预防肿瘤化疗所致白细胞减少 Ⅱ 期临床观察 ［J］. 肿瘤防治研究, 1998, 25 (5): 402-403.

丹 参

【道地沿革】 丹参别称红根、雪参根、血参、紫丹参、赤参等, 始载于《神农本草经》, 列为上品, 历代本草均有记载。关于古代丹参药材的生态环境及产地, 《神农本草经》首次记载: "丹参, ……生山谷", 描述得很含糊。《本草图经》云: "丹参, 生桐柏山川谷 (乃淮河源地, 今河南桐柏县境) 及泰山 (郡名, 今山东泰安一带), 今陕西、河东州郡及随州亦有之。" 陶隐居云: "此桐柏山, 是淮水源所出之山, 在义阳, 非江东临海之桐柏也。" 可见陶氏对丹参的产地了解得比较全面。陕西河东州即为现在的商洛，其地处秦岭东南麓，靠桐柏山西北侧。民国曹炳章《增订伪药条辨》载："丹参产安徽古城者，皮色红，肉紫有纹。质燥体松，头大无芦为最佳。滁州、全椒县产，形状同前，亦佳。"陈仁山《药物出产辨》云："丹参产四川龙安府为佳，名川丹参。"龙安府即今四川平武县。

从本草考证看来，丹参主产区和道地产区出现了较大变迁，丹参主要产地或道地产区先后有河南、山东、陕西、山西、湖北、安徽、四川等地。据现代资源调查研究，四川的丹参产量居全国首位，栽培历史近百年，产量大，供出口丹参多出于此，河南、陕西产量也较大，裕丹参已成为丹参的一个重要品种。此外安徽、河北、山西、江西、江苏等地均有野生及栽培丹参。胡世林的《中国道地药材》将丹参列为川产道地药材。在常用中药中，道地产区变迁十分普遍，产生变迁的原因除了自然环境、经济原因之外，与人文背景关系也相当密切，因此对一些产地比较广泛、道地产区记述变迁较大的中药材，其道地药材的确定应当慎重，不能对本草中提及的地区进行简单取舍。丹参使用历史悠久，而本草文献对产地四川的记载尚不足百年，故要确立川产丹参为道地药材，证据尚不够充分。

【来源】 本品为唇形科植物丹参 *Salvia miltiorrhiza* Bge. 的干燥根和根茎。

【原植物、生态环境、适宜区】 多年生草本，高 40~80 cm，全株密被柔毛及腺毛；根肥厚，圆柱形，砖红色；茎直立，多分枝；奇数羽状复叶，叶柄长 1~7 cm，小叶 3~7 个，顶端小叶较大，小叶卵形或椭圆状卵形，长 1.5~8 cm，宽 0.8~5 cm，先端钝，基部宽楔形或斜圆形，边缘具圆锯齿，两面被柔毛；轮伞花序有花 6 朵以上，组成顶生或腋生的总状花序，密被腺毛和长柔毛；小苞片披针形，被腺毛；花萼钟状，长 1~1.3 cm，先端二唇形，萼筒喉部密被白色柔毛；花冠蓝紫色，唇形花冠，长 2~2.7 cm，上唇直立，略成镰刀状，先端微裂，下唇较上唇短，先端 3 裂，中央裂片较两侧裂片长且大，又作浅 2 裂；发育雄蕊 2，伸出花冠管外面盖于上唇之下，药隔长，花丝比药隔短，上臂药室发育，2 下臂的药室不育，顶端联合；子房上位，4 深裂，花柱较雄蕊长，柱头 2 裂。小坚果长圆形，熟时暗棕色或黑色，包于宿萼中。花期 5~6 月，果期 7~8 月。

丹参的生态适应强，丹参在我国分布甚广，南起江西、湖南，北达辽宁，西至四川，广布于海拔 120~1300 m 的山地丘陵、沟边草丛、路旁等阳光充足、空气湿度大、较湿润的地方。丹参性喜湿润，适宜种植在土层较厚、土质肥沃、疏松、日照和通气良好的沙质土中，野生、家种兼有。随着野生资源的减少，20 世纪 70 年代中期丹参已经供不应求，在全国许多地区都开始栽培，目前栽培品已成为丹参主要来源，全国丹参产量大的有河南、山东、四川、山西、陕西、湖北、安徽等省。

丹参在我国分布甚广，四川、山东、山西、河北、江苏、安徽、辽宁、陕西、河南、湖北等省的 500 多个县（市、区）均有分布。以山东平邑、莒县，江苏射阳，河南嵩县、灵宝、卢氏，陕西洛南，河北安国、秦皇岛，浙江绍兴、三门，四川中江、巴中及安徽部分地区产量大。

【生物学特点】

1. 栽培技术 丹参为根类药材，根系发达，应选择地势向阳、土层深厚疏松、土质肥沃、排水良好的砂质壤土栽种，黏土和盐碱地均不宜栽培。忌连作。可与小麦、玉米、葱头、大蒜、薏苡、蓖麻等作物或非根类中药材轮作，或在果园中套种。不适于与豆科或其他根类药材轮作。前茬作物收割后整地，深翻30 cm以上，翻地的同时施足基肥，每亩施农家肥1500~3000 kg。耙细整平后，做成宽80~130 cm的高畦。北方雨水较少的地区可开平畦，并开好排水沟系，利于排水。

丹参的繁殖方法主要有种子繁殖、分根繁殖、扦插繁殖和芦头繁殖等。种子繁殖属于有性繁殖，分根繁殖、扦插繁殖和芦头繁殖属于无性繁殖。种子繁殖，即先育苗，后移栽；分根繁殖：秋季收获丹参时，选择种根用湿沙储藏至翌年春2~3月栽种；还有根茎繁殖、扦插繁殖。种苗移栽分秋栽和春栽，秋栽在10月下旬至11月上旬（寒露至霜降之间），春栽在2月下旬至3月上旬，以秋栽产量高；种根的栽植也分秋栽和春栽，秋栽在10月下旬至11月上旬，春栽在2月下旬至3月上旬进行，春栽用种根宜在春天采挖，随采随栽。可育苗移栽或直播。

（1）种子繁殖：丹参种子于6~7月间成熟，采摘后即可播种。在整理好的畦上按行距25~30 cm开沟，沟深1~2 cm，将种子均匀地播入沟内，覆土，以盖住种子为度，播后浇水盖草保湿。用种量4~5 kg/亩，15 d左右可出苗。当苗高6~10 cm时间苗。一般11月左右，即可定植于大田。北方地区在3月中、下旬按行距30~40 cm开沟条播育苗。因种子细小，盖土宜浅，以见不到种子为宜。播后浇水盖地膜保温，半月后在地膜上打孔出苗。苗高6~10 cm时间苗，5~6月可定植于大田。1亩育苗地种苗可移植10亩大田。一般来说用种子繁殖的生长期为16个月。3月播种，采取条播或穴播。穴播方法是：行距30~40 cm，株距20~30 cm挖穴，穴内播种量5~10粒，覆土2~3 cm。条播方法是：沟深3~4 cm，覆土2~3 cm；沟深1~1.3 cm时，覆土0.7~1 cm，播种量0.5 kg/亩。如果遇干旱，播前浇透水再播种，半月左右即可出苗，苗高7 cm时间苗。

（2）分根繁殖：栽种时间一般在2~3月，也可在11月上旬立冬前栽种。冬栽比春栽产量高，随栽随挖。要选一年生的健壮无病虫的鲜根作种，侧根为好，根粗1~1.5 cm，老根、细根不能作种，老根作种易空心，须根多；细根作种生长不良，根条小，产量低。栽种时按行距30~40 cm，株距20~30 cm开穴，穴深3~5 cm，穴内施入农家肥，每亩1500~2000 kg。将选好的根条切成5~7 cm长的根段，一般取根条中上段萌发能力强的部分和新生根条，边切边栽，大头朝上，直立穴内，不可倒栽，每穴栽1~2段，盖土1.5~2 cm压实。盖土不宜过多，否则妨碍出苗，每亩需种根50~60 kg。栽后60 d出苗。为使丹参提前出苗，延长生长期，可用根段催芽法。方法是于11月底至12月初挖25~27 cm深的沟槽，把剪好根段铺入槽中，约6 cm厚，盖土6 cm，上面再放6 cm厚的根段，再上盖10~12 cm厚的盖土，略高出地面，以防止积水。天旱时浇水，并经常检查根段，以防霉烂。第二年2月底至3月初，根段上部长出白色的芽，即可栽植大田。采用该法栽植，出苗快、齐，不抽薹，叶片肥大，根部充分生长，产量高。

（3）扦插繁殖：南方于4~5月，北方于6~8月，剪取生长健壮的茎枝，截成17~20 cm长的插穗，剪除下部的叶片，上部留2~3片叶。在整好的畦内浇水灌透，按行距20 cm、株距10 cm开沟，将插穗斜插入土1/2~2/3，顺沟培土压实，搭矮棚遮阳，保持土壤湿润。一般 20 d 左右便可生根，成苗率 90% 以上。待根长 3 cm 时，便可定植于大田。

（4）芦头繁殖：3 月上、中旬，选无病虫害的健壮植株，剪去地上部的茎叶，留长 2~2.5 cm 的芦头作种苗，按行距 30~40 cm、株距 25~30 cm，3 cm 深挖穴，每穴 1~2 株，芦头向上，覆土以盖住芦头为度，浇水，40~45 d 即 4 月中下旬芦头即可生根发芽。

丹参花期为 5~8 月，一般顶端花序先开花，种子先成熟，但花序基部及其下面一节的腋芽萌动并不断生出侧枝和新叶，这样不断有新的花序产生，种子的成熟时期也不一致，这就要求采收种子时应分批多次进行，6 月花序变成褐色并开始枯萎，部分种子呈黑褐色时，即可进行采收，采收时将整个花序剪下，置通风阴凉处晾干后，脱粒后即可秋播育苗。供春播用的种子应阴干储藏，防止受潮发霉。

2. 田间管理　采用分根繁殖法种植的，常因盖土太厚，妨碍出苗，因此 3 月至 4 月幼苗出土时要进行查苗。如果发现盖土太厚或表土板结，应将穴土挖开，以利出苗。丹参生育期内须进行 3 次中耕除草：苗高 10~15 cm 时进行第一次，为避免伤根，应浅耕；第二次在 6 月进行；第三次在 7~8 月进行。封垄后停止中耕。育苗地应拔草，以免伤苗。

丹参在移栽时作基肥的氮肥不能施用太多，否则将会影响成活，即使成活，苗期也会出现烧苗症状。从增加产量的角度来说，氮：磷＝1：1 时产量可提高一倍。从提高丹参素及总丹参酮的含量上来说，氮：磷：钾＝1：2.5：2 时，可使丹参素和总丹参酮的含量分别提高 1/4 和 1/5。中期可施用适量的氮肥，以利于茎叶的生长，为后期根系的生长发育提供光合产物。第一次中耕除草结合追肥，雨后进行，一般以施氮肥为主，以后配施磷、钾肥。如使用肥饼、过磷酸钙、硝酸钾等，最后一次要重施，以促进根部生长。第一、二次可施腐熟粪肥 1000~2000 kg/亩、过磷酸钙 10~15 kg/亩或肥饼 50 kg/亩。第三次施肥于收获前 2 个月，应重施磷、钾肥，促进根系生长，每亩施肥饼 50~75 kg、过磷酸钙 40 kg，二者堆沤腐熟后挖窝施，施后覆土。研究表明，微量元素可提高丹参的产量和有效成分含量，施锰肥有利于丹参酮及丹参素的累积。施用硼肥有利于丹参产量的增加。因此，在丹参生长发育旺盛时期可施加适量的微肥。

丹参是一种喜肥的药用植物，试验结果表明，种根拌肥和叶面喷施 2 次硫酸锌增产最多；叶面喷肥 1 次，苗期穴施增产幅度稍小。

丹参系肉质根，怕田间积水，故必须经常疏通排水沟，严防积水成涝，造成烂根。但出苗期和幼苗期需水量较大，要经常保持土壤湿润，遇干旱应及时灌水。

除了留种株外，对丹参抽出的花薹应注意及时摘除，以抑制生殖生长，减少养分消耗，促进根部生长发育。这是丹参增产的重要措施。

3. 病虫害防治

（1）根腐病：病原为木贼镰孢。发病植株根部发黑腐烂，地上部个别茎枝先枯死，严重时全株死亡。防治方法：选择地势高的地块种植；雨季及时排除积水；选用健壮无病种苗；轮作；发病初期用 50% 甲基托布津 800~1000 倍液浇灌；拔除病株并用石灰消毒病穴。

（2）叶斑病：是一种细菌性病害，为害叶片。5月初发生，一直延续到秋末。初期叶片上产生圆形或不规则形深褐色病斑，严重时病斑扩大会合，致使叶片枯死。防治方法：发病前喷（1∶1∶120）～（1∶1∶150）波尔多液，7 d喷1次，连喷2～3次；发病初期用50%多菌灵1000倍液喷雾；加强田间管理，实行轮作；冬季清园，烧毁病残株；注意排水，降低田间湿度，减轻发病。

（3）根结线虫病：由于线虫的寄生，在须根上形成许多瘤状结节，地上部生长瘦弱，严重影响产量和质量。防治方法：选地势高、干燥，无积水的地方种植；与禾本科作物轮作，不重茬；建立无病留种田；拌施辛硫磷粉剂2～3 kg/亩或棉隆2 kg/亩，对根结线虫有明显的防治效果。

（4）菌核病：病原为唐菖蒲核盘菌。发病植株茎基部、芽头及根茎部等部位逐渐腐烂，变成褐色，并在发病部位及附近土面以及茎秆基部的内部，生有黑色鼠粪状的菌核和白色菌丝体，植株枯萎死亡。防治方法：加强田间管理，及时疏沟排水；发病初期及时拔除病株并用50%氯硝胺0.5 kg加石灰10 kg，撒在病株茎基及周围土面，防止蔓延，或用50%速克灵1000倍液浇灌。

（5）蚜虫：主要为害叶及幼芽。防治方法：用50%杀螟松1000～2000倍液或40%乐果1500～2000倍液喷雾，7 d喷1次，连打2～3次。

（6）银纹夜蛾：属于鳞翅目夜蛾科。以幼虫咬食叶片，夏秋季发生。咬食叶片成缺刻，严重时可把叶片吃光。防治方法：冬季清园，烧毁田间枯枝落叶；悬挂黑光灯诱杀成虫；在幼龄期，喷90%敌百虫1000倍液7 d喷1次，连续2～3次；幼虫期可用松毛杆菌防治，制成每毫升水含1亿孢子的菌液喷雾，0.6～0.8 kg/亩。

（7）棉铃虫：属鳞翅目夜蛾科。幼虫为害蕾、花、果，影响种子产量。防治方法：现蕾期喷洒50%辛硫磷乳油1500倍液或50%西维因600倍液防治，也可用天敌胡蜂或姬蜂防治。

（8）蛴螬类、地老虎类：4～6月发生为害，咬食幼苗根部。防治方法：撒毒饵诱杀，在上午10时人工捕捉；或用90%敌百虫1000～1500倍液，浇灌根部。

（9）此外，还有中国菟丝子的发生，生长期应及时铲除病株，清除菟丝子种子。

【采收加工】

1. 采收　春栽于当年10～11月地上部枯萎或次年春萌发前采挖。丹参根入土较深，根系分布广泛，质地脆而易断，应在晴天较干燥时采挖。先将地上茎叶除去，然后在畦一端开一深沟，使参根露出，顺畦向前挖出完整的根条，防止挖断。

2. 产地加工　挖出后，剪去残茎。如需条丹参，可将直径0.8 cm以上的根条在母根处切下，顺条理齐，暴晒，经常翻动，七八成干时，扎成小把，再暴晒至干，装箱即成条丹参。如不分粗细，晒干去杂后装入麻袋者称统丹参，有些产区在加工过程中有堆起"发汗"的习惯，但此法会使有效成分含量降低，故不宜采用。

【炮制储藏】

1. 炮制

（1）丹参：除去杂质和残茎，洗净，润透，切厚片，干燥。

（2）酒丹参：取丹参片，照《中国药典》酒炙法炒干。

2. 储藏　置干燥处。

【药材性状】　本品根茎短粗，顶端有时残留茎基。根数条，长圆柱形，略弯曲，有的分枝并具须状细根，长 10～20 cm，直径 0.3～1 cm。表面棕红色或暗棕红色，粗糙，具纵皱纹。老根外皮疏松，多显紫棕色，常呈鳞片状剥落。质硬而脆，断面疏松，有裂隙或略平整而致密，皮部棕红色，木部灰黄色或紫褐色，导管束黄白色，呈放射状排列。气微，味微苦涩。

栽培品较粗壮，直径 0.5～1.5 cm。表面红棕色，具纵皱纹，外皮紧贴不易剥落。质坚实，断面较平整，略呈角质样。

【质量检测】

1. 显微鉴别

（1）根茎横切面：木栓层 3～7 列，木栓细胞长方形，切向延长，壁非木化或微木化；外侧有时可见落皮层。皮层窄，纤维单个散在或 2～6 个成群，直径 7～32 μm，壁厚 4～13 μm，孔沟放射状，层纹细密。韧皮部较窄，由筛管群和薄壁细胞组成，形成层明显成环。木质部宽广，4～12 束呈放射状排列，有些相邻的束在内侧合并，导管类圆形或多角形，有的略径向延长，直径 15～65 μm，单个散在或 2～12 个成群，径向排列或切向排列；木纤维发达，多成群分布于大导管周围；有的木质部束内 1～2 群木化薄壁细胞；中心可见四原型初生木质部；木射线宽广，射线细胞多木化增厚。

（2）粉末：本品粉末红棕色。石细胞类圆形、类三角形、类长方形或不规则形，也有延长呈纤维状，边缘不平整，直径 14～70 μm，长可达 257 μm，孔沟明显，有的胞腔内含黄棕色物。木纤维多为纤维管胞，长棱形，末端斜尖或钝圆，直径 12～27 μm，具缘纹孔点状，纹孔斜裂缝状或十字形，孔沟稀疏。网纹导管和具缘纹孔导管直径 11～60 μm。

2. 理化鉴别

（1）化学定性：取本品粉末 5 g，加水 50 mL，煎煮 15～20 min，放冷，滤过。滤液置水浴上浓缩至黏稠状，放冷后，加乙醇 3～5 mL 使溶解，滤过，取滤液数滴，点于滤纸条上，干后，置紫外光灯（365 nm）下观察，显亮蓝灰色荧光。将滤纸条悬挂在浓氨溶液瓶中（不接触液面），20 min 后取出，置紫外光灯（365 nm）下观察，显淡亮蓝绿色荧光。取前述滤液 0.5 mL，加三氯化铁试液 1～2 滴，显污绿色。

（2）薄层色谱：取本品粉末 1 g，加乙醇 5 mL，超声处理 15 min，离心，取上清液作为供试品溶液。另取丹参对照药材 1 g，同法制成对照药材溶液。再取丹参酮 II$_A$ 对照品、丹酚酸 B 对照品，加乙醇制成每 1 mL 分别含 0.5 mg 和 1.5 mg 的混合溶液，作为对照品溶液。照《中国药典》薄层色谱法试验，吸取上述三种溶液各 5 μL，分别点于同一硅胶 G 薄层板上，使成条状，以三氯甲烷-甲苯-乙酸乙酯-甲醇-甲酸（6：4：8：1：4）为展开剂，展开，展至约 4 cm，取出，晾干，再以石油醚（60～90 ℃）-乙酸乙酯（4：1）为展开剂，展开，展至约 8 cm，取出，晾干，分别在日光及紫外光灯（365 nm）下检视。供试品色谱中，在与对照药材色谱和对照品色谱相应的位置上，显相同颜色的斑点或荧光斑点。

3. 含量测定

（1）丹酚酸 B 的含量测定：以 HPLC-MS 测定了白花丹参中丹酚酸 B 的含量。色谱柱为 Symmetry field RP C18（150 mm×2.1 mm，3.5 μm），流动相为甲醇-水，流速为 0.2 mL/min，检测波长为 285 nm；质谱为 Waters micromass ZQ4000 质谱仪，离子模式为选择离子（SIR）。结果显示，丹酚酸 B 在 0.05~60 μg/mL 浓度范围内与峰面积积分值呈良好线性关系（$R=0.9998$），平均加样回收率为 99.18%，RSD 为 0.44%（$n=3$）。

（2）隐丹参酮、丹参酮 I、丹参酮 II$_A$ 的含量测定：以 HPLC 法测定宁神补心片中隐丹参酮、丹参酮 I、丹参酮 II$_A$ 的含量。以 Insertsil ODS-SP 柱为色谱柱，流动相为乙腈-水（62：38），流速为 1 mL/min，检测波长为 270 nm。结果显示：3 种丹参酮成分达到基线分离，隐丹参酮、丹参酮 I、丹参酮 II$_A$ 进样量在 0.198~1.98 μg（$R=0.9999$）、0.202~2.02 μg（$R=0.9999$）、0.228~2.28 μg（$R=0.9999$）范围内与峰面积呈良好线性关系，平均加样回收率分别为 98.4%、99.2% 和 99.3%（RSD 为 1.28%、1.49% 和 1.50%，$n=3$）。

（3）丹参素、原儿茶醛的含量测定：采用 RP-HPLC 测定。使用 Kromasil C18 柱，以甲醇-水-冰醋酸（11：89：1）为流动相，检测波长 280 nm。结果丹参素和原儿茶醛质量浓度分别在 15.1~151 mg/L 和 2.72~27.2 mg/L 范围内峰面积线性关系良好（$R≥0.9998$），平均回收率分别为 97.6% 和 100.0%（RSD 小于 3.0%）。

【商品规格】 商品多为统货。亦根据野生和栽培分为山丹参和川丹参两种规格。

1. 山丹参 有时以根的粗细分为 1~5 等。

2. 川丹参

（1）一等：呈圆柱形或长条形，偶有分枝，表面紫红色，有纵皱纹，多为整枝，头尾齐全，主根中上部直径 1 cm 以上。

（2）二等：主根中上部直径 1 cm 以下 4 mm 以上，有单枝及撞断的碎块。余同一等。

【性味归经】 味苦，微寒。归心、肝经。

【功能主治】 活血祛瘀，通经止痛，清心除烦，凉血消痈。用于胸痹心痛，脘腹胁痛，症瘕积聚，热痹疼痛，心烦不眠，月经不调，痛经经闭，疮疡肿痛。外用解毒敛疮。

【用法用量】 内服：煎汤，10~15 g。活血化瘀宜酒炙用。

【使用注意】 不宜与藜芦同用。

【化学成分】

1. 脂溶性的二萜醌类 根据其化合物结构骨架不同，有邻醌型的丹参酮类和对醌型的罗列酮类。

（1）丹参酮类：主要为丹参酮 I、II$_A$、II$_B$、V、VI，隐丹参酮，异丹参酮 I、II、II$_B$，异隐丹参酮 I、II、III，羟基丹参酮、丹参酸甲酸、二氢异丹参酮、新隐丹参酮；羟基丹参酮 II$_A$、异丹参酮、异隐丹参酮；丹参酮 IV、二氢丹参酮、去羟新隐丹参酮、丹参酮 II$_B$、3α-羟基丹参酮 II$_A$、紫丹参甲素；丹参二醇 A、丹参二醇 B、丹参二醇 C；丹参新酮、2-异丙基-8-甲基菲-3，4-二酮、1-氢丹参新酮、1，2，15，16-

四氢丹参酮、丹参酸甲酯；丹参醇Ⅰ、丹参醇Ⅱ、丹参醌酚Ⅱ。

（2）罗列酮类：丹参新醌 A、丹参新醌 B、丹参新醌 C、丹参新醌 D；异丹参酮Ⅱ_A、异丹参酮Ⅱ_B、二氢异丹参酮Ⅰ；异隐丹参酮、7α-乙氧基罗列酮、异二氢异丹参酮。

（3）其他二萜醌类：去甲丹参酮、左旋二氢丹参酮；红根草邻醌、紫丹参甲素、紫丹参丙素、紫丹参己素；丹参醛、丹参醌酚Ⅰ；1-氢丹参酮Ⅱ_A、1-氢代异隐丹参酮、3α-羟基丹参酮Ⅱ_A、1，2-二氢丹参醌、醛基丹参酮、亚甲二氢丹参酮、7β-羟基-8，13-松香二烯-11，12-二酮、1，2，5，6-四氢丹参酮Ⅰ、4-亚甲丹参新酮、次甲基丹参醌、二萜萘嵌苯酮；去氢丹参新酮、1，2-二氢丹参醌、3-羟基亚甲基丹参醌；丹参环庚三烯酚酮、鼠尾酮；3β-羟基丹参酮Ⅱ_A、Δ1-去氢丹参酮。

2. 水溶性酚酸类 咖啡酸，原儿茶醛，迷迭香酸，原儿茶酸，异阿魏酸，迷迭香苷，迷迭香酸甲酯；丹酚酸 A、B、C、D、E、F、G、H、I、J、K，紫草酸单甲酯四甲基丹酚酸 F，紫草酸，紫草酸二甲酯，异欧前胡内酯，紫草酸乙酯等。

3. 其他 除二萜醌类和酚酸类外，丹参中还发现了许多其他结构类型的化合物。丹参内酯类：丹参螺缩酮内酯（别名为丹参隐螺内酯）、新丹参内酯、丹参内酯。丹参其他成分还有鼠尾草酚；乌苏酸、3，4-二亚羟基苯甲醛；维生素 E 和鞣质；黄芩苷、β-谷甾醇；熊果酸；胡萝卜苷；柳杉酚、琥珀酸、替告皂苷元；麻酸、亚油酸、油酸、棕榈酸、豆甾醇、弥罗松酚；降鼠尾草氧化物。丹参中还含有谷氨酸、丙氨酸、天冬氨酸、组氨酸、异亮氨酸、苯丙氨酸、缬氨酸、苏氨酸和精氨酸等 15 种游离氨基酸和水解氨基酸，以及钙、镁、钡、铝、镍、硒、铁、锌、锡等无机元素。

【药理作用】

1. 抑菌消炎 对丹参 10 种成分进行体外抑菌试验，结果显示，隐丹参酮、丹参酮Ⅱ_B、丹参酸甲酯、羟基丹参酮Ⅱ_A 和二氢丹参酮Ⅰ对金黄色葡萄球菌及其耐药菌株有较强抑菌作用；而丹参酮Ⅱ_A，丹参酮Ⅰ，丹参新醌甲、乙、丙无明显的抑制作用。

以丹参酮进行体外及动物体内实验均证明，丹参酮对以金黄色葡萄球菌为主的急性感染，特别是对耐药金黄色葡萄球菌株有显著疗效，并对两种毛发癣菌有抗菌作用。丹参酮及其单体对人型结核杆菌 H37RV、分枝杆菌 607、溃疡分枝杆菌均有不同程度的抑制作用。丹参酮的结构与抑菌活性关系表明：丹参酮的醌式结构是抑菌的必需基团，邻醌的抑菌活性高于对醌的抑菌活性，A 环的羟基化或环内脱氢，或在母核上引入极性基团均会导致抑菌活性下降，另外丹参酮呋喃环的 α-H 的不同取代也可明显影响其抑菌活性。

在体外用脂多糖（LPS）刺激 RAW264.7 细胞，并观察丹参酮对其花生四烯酸代谢的影响。结果发现，TanI 可抑制 LPS 诱导的 RAW 巨噬细胞产生 PGE（IC_{50} 为 38 μmol/L），但对细胞色素氧化酶（COX）的活性及其表达量无明显影响；TanI 同时还是 A 型人重组分泌型磷脂酶和兔重组胞质型磷脂酶的抑制剂（IC_{50} 分别为 11、82 μmol/L）。

脂多糖（LPS）可激活小鼠巨噬细胞产生白介素-12（IL-12），钥孔虫戚血蓝素（KLH）可刺激淋巴细胞产生干扰素-γ（IFN-γ）。丹参酮Ⅰ、二氢丹参酮Ⅰ、隐丹参酮均可剂量依赖性地抑制两者的产生。

2. 气道重塑 中药丹参对支气管哮喘大鼠气道炎症和气道重塑的影响，方法是卵蛋白（OVA）为过敏原致敏和激发，建立大鼠慢性哮喘气道重塑模型，观察不同药物在不同时期的干预效果。将 48 只健康雌性 SD 大鼠随机分为对照组、模型组、早期布地奈德组（雾化吸入 0.02% 布地奈德 5 mL）、早期丹参组［丹参粉 400 mg/（kg·d）灌胃］、晚期布地奈德组（雾化吸入 0.02% 布地奈德 5 mL）、晚期丹参组［丹参粉 400 mg/（kg·d）灌胃］，每组各 8 只。早期布地奈德组和早期丹参组均在 OVA 激发前 2 周开始给药，晚期布地奈德组、晚期丹参组均在激发 5 周后开始给药，造模 12 周时，观察指标有肺泡灌洗液（BALF）细胞计数与分类；肺组织病理学观察，分别测定气道总管壁面积、平滑肌面积及胶原沉积面积作为衡量气道重塑程度的指标。各组 BALF 细胞分析结果显示：与对照组比较，模型组大鼠 BALF 的细胞总数、嗜酸性粒细胞、中性粒细胞、上皮细胞均明显增多；与模型组相比，早期布地奈德组、早期丹参组上述细胞均显著下降，早期布地奈德组、早期丹参组两组间比较无显著差异；而晚期布地奈德组、晚期丹参组两组细胞总数也都有一定下降，但细胞分析特点不同。与对照组比较，模型组总管壁面积、平滑肌面积及胶原沉积面积均显著增加；与模型组相比，早期干预早期布地奈德组、早期丹参组均有显著下降，早期布地奈德组、早期丹参组两组间比较无显著差异；与模型组相比，晚期干预晚期布地奈德组无显著下降，晚期丹参组有显著下降，晚期丹参组优于晚期布地奈德组；同种药物早晚干预比较，早期布地奈德组优于晚期布地奈德组，早期丹参组优于晚期丹参组。结论是使用布地奈德和丹参干预都可以减轻气道炎症细胞浸润，早期干预优于晚期。早期干预两种药物都能显著减轻气道炎症，晚期干预则特点不同，丹参对 PMN 浸润性炎症的抑制较明显。早期干预两种药物都能显著改善气道重塑，晚期干预则仅丹参能改善气道重塑，布地奈德则不能。

3. 清除自由基与抗氧化 丹参具有清除自由基的功效，它对 $Fe^{2+}-H_2O_2$ 系统产生的羟自由基、黄嘌呤-黄嘌呤氧化酶系统产生的超氧自由基以及佛波肉豆蔻乙酸（PMA）刺激白细胞产生的超氧自由基等均具有极为明显的清除作用。丹参酮可以通过清除自由基从而阻断过氧化链式反应，抑制细胞内脂质过氧化产物与 DNA 加合物的形成，从而达到抗氧化、减少细胞毒性的目的。例如丹参酮能清除 Fe^{2+} 启动的心肌线粒体膜脂质过氧化过程中产生的脂类自由基，使线粒体呼吸功能不受影响。

体内外试验证明，丹参有效成分丹酮 II_A、丹参素和丹酚酸均是有效的抗氧化剂，尤以丹酚酸的抗氧化作用最强。丹参水溶性成分能显著抑制动物的心、肝、肾、睾丸的脂质过氧化，故复方丹参具有清除氧自由基、降低血黏度和外周血管阻力、有改善血流变的作用，对微循环障碍性疾病有治疗效果。

采用清除 1, 1-二苯基-2-三硝基苯肼（DPPH）自由基、清除［2, 2'-连氨-（3-乙基苯并噻唑啉-6-磺酸）二铵盐］（ABTS）自由基及铁离子还原/抗氧化能力（FRAP）测定法，以二丁基羟基甲苯（BHT）为阳性对照，对丹参生品及炮制品进行抗氧化活性评价。实验结果表明，丹参生品及其炮制品均有一定的抗氧化活性。其中，丹参炭乙酸乙酯部位清除 DPPH 自由基的能力最强，IC_{50} 值为 13.9 μg/mL；炒丹参乙酸乙酯部位、酒丹参乙酸乙酯部位和丹参炭正丁醇部位清除 ABTS 自由基能力最强，IC_{50} 值均为 2.1 μg/mL；米丹参乙酸乙酯部位的 FRAP 值最高为 1517.81 μmol/g。不同炮制方法对丹参抗氧化活性的能力有所不同，其中，丹参炭的整体抗氧化活性相对较好。

4. 免疫调节　研究丹参多糖（SMPS）对环磷酰胺所致免疫功能低下小鼠免疫功能的调节作用。方法是将 KM 小鼠随机分为空白对照组、模型组、香菇多糖片阳性组（10 mg/kg）、丹参多糖高剂量组（300 mg/kg）、丹参多糖中剂量组（200 mg/kg）和丹参多糖低剂量组（100 mg/kg），在经腹腔注射环磷酰胺（CTX）建立免疫功能抑制模型后，进行碳粒廓清实验，并计算脏器指数、吞噬指数和吞噬系数，观察丹参多糖对 CTX 诱导的免疫低下小鼠相关免疫器官及单核吞噬细胞系统吞噬功能的影响。结果显示，模型组的肝指数、脾指数、胸腺指数、吞噬指数、吞噬系数分别为 577.30 mg/10 g、28.98 mg/10 g、10.89、0.016 5、4.19；丹参多糖低剂量的肝指数、脾指数、胸腺指数、吞噬指数、吞噬系数分别为 508.82 mg/10 g、37.50 mg/10 g、13.63、0.0281、5.55；丹参多糖中剂量的肝指数、脾指数、胸腺指数、吞噬指数、吞噬系数分别为 534.29 mg/10 g、43.99 mg/10 g、14.54、0.0274、5.186；丹参多糖高剂量的肝指数、脾指数、胸腺指数、吞噬指数、吞噬系数分别为 573.37 mg/10 g、42.26 mg/10 g、23.33、0.02、4.43。丹参多糖能显著上调环磷酰胺诱导的免疫低下小鼠的脾指数、胸腺指数、碳粒廓清指数 K 及吞噬指数 α。此研究得出结论，丹参多糖能提高环磷酰胺诱导免疫低下小鼠巨噬细胞的吞噬功能。

5. 抗肿瘤　中药有效成分丹参酮 II$_A$ 明显改变人成骨瘤 MG-63 细胞形态与超微结构恶性特征，使之出现与正常细胞相似的形态与超微结构特征变化，并能上调人成骨肉瘤细胞终末分化标志蛋白 I 型胶原、骨钙蛋白、骨黏素的表达和促进细胞中钙化糖原颗粒与骨结节的形成，因而对人成骨肉瘤 MG-63 细胞的分化具有一定的诱导作用。丹参酮作为丹参抗肿瘤的活性成分，主要通过以下三种途径发挥抗肿瘤作用。

（1）直接杀伤肿瘤细胞：丹参酮类化合物大多具有菲醌或萘醌结构，其中平面的菲环或萘环结构可与 DNA 分子相结合，而呋喃环、醌类结构可产生自由基引起 DNA 损伤，从而抑制肿瘤细胞 DNA 的合成，这是丹参酮具有细胞毒性、发挥抗肿瘤作用的基础。丹参酮对小鼠 Ehrich 腹水癌，对人鼻咽癌细胞株、人宫颈癌细胞株、人结肠癌细胞株和人喉癌细胞株等均有不同程度的杀伤作用，对喜树碱、磷酰胺的抗肿瘤活性有增效作用。用 [125]IUdR（碘脱氧尿苷）掺入法证明丹参可以抑制肉瘤细胞 DNA 合成，这一实验表明丹参酮对肿瘤细胞具有直接的杀伤作用。

（2）诱导肿瘤细胞分化：在体外细胞培养的基础上，观察了丹参酮 II$_A$ 对早幼粒细胞白血病细胞（NB4 细胞株）的诱导分化作用，并以全反式维甲酸（ATRA）作为对照。结果表明，0.5 μg/mL 丹参酮 II$_A$ 可诱导（91.3±2.1）% 的 NB4 细胞向终末细胞分化，其中，中、晚幼粒细胞占 0.26，杆状及分叶核细胞占 0.68；细胞生长明显抑制；硝基蓝四氮唑（NBT）还原能力显著增强；与 ATRA 相比，无显著性差异。流式细胞术分析发现，丹参酮 II$_A$ 处理组细胞被阻滞于 G_0/G_1 期，S 期细胞数明显减少，增殖指数降低，c-myc、Bcl-2 基因蛋白表达降低，c-fos、p53 基因蛋白表达增加。

（3）诱导肿瘤细胞凋亡：用无毒剂量丹参酮 II$_A$ 作用于人肺癌细胞株（SPC-A-1），发现它可以诱导肿瘤细胞凋亡的发生，其作用机制可能是丹参酮 II$_A$ 可以促进凋亡基因 p53、Fas、Bax 表达水平的升高，而使凋亡抑制基因 Bcl-2 的表达水平显著降低。

6. 保护心血管系统

（1）保护心肌的作用：丹参酮是中药丹参的脂溶性活性成分。众多研究表明，丹参酮类化合物在心血管方面具有扩张血管、改善微循环、抑制血小板聚集和抗血栓形成等作用，并可通过清除氧自由基、减轻钙超负荷、改善能量代谢、调整 TXA_2/PGI_2 平衡等途径来保护缺血再灌注心肌。神经递质血管紧张素 II（Ang II）是心血管疾病发生发展过程中重要的致病因子，血管紧张素转换酶抑制剂（ACEI）和 Ang II 受体抑制剂在临床治疗心血管疾病上得到广泛应用。丹参酮 II_A 磺酸钠（STS）是丹参酮 II_A 的衍生物，在体外观察了丹参酮 II_A 磺酸钠（STS）对 Ang II 引起心肌细胞肥大的影响，STS 本身在 $5\sim80$ $\mu mol/L$ 浓度时对心肌细胞的生长无明显影响，但 10 $\mu mol/L$ STS 可明显抑制 Ang II 所诱导的心肌细胞蛋白合成增加、体积增大及 c-jun 基因高表达。进一步研究表明，STS 可显著抑制 Ang II 所致心肌细胞内 Ca^{2+} 浓度增加，这可能是 STS 拮抗 Ang II 作用的深层机制，而 STS 拮抗 Ang II 可能是其发挥心肌保护作用的机制之一。

心肌缺血再灌注过程中产生的氧自由基可激活 SAP 激酶，而 SAP 激酶在损伤心肌的凋亡中发挥着非常重要的作用。利用离体大鼠的心脏缺血再灌注模型研究发现，丹酚酸 B 在 $0.01\sim1$ $\mu g/mL$ 浓度内可剂量依赖性地抑制 SAP 激酶的活性，并能抑制激活的 SAP 激酶转导到细胞核中，减少凋亡细胞的数量，从而在缺血再灌注损伤时发挥心肌保护作用。

观察丹酚酸 A（Sal A）与丹酚酸 B（Sal B）对大鼠心肌缺血的作用。结果显示，丹酚酸 A 的改善大鼠心肌缺血作用明显强于丹酚酸 B。研究结果表明，丹参处理可明显减弱缺氧/复氧对心肌细胞的收缩和细胞内钙参数的作用，减少心肌细胞乳酸脱氢酶（LDH）的释放，提示丹参可对抗缺氧/复氧对心肌细胞的影响和损伤。

（2）抗动脉粥样硬化作用：近年来大量的研究证据表明，血浆中的低密度脂蛋白（LDL）可滞留于血管皮下间隙，发生脂质过氧化后形成氧化修饰的脂蛋白（OX-LDL），而 OX-LDL 对血管内皮有毒性，对动脉粥样硬化（AS）的发生和发展有着明显的促进作用。抗氧化剂能阻止 LDL 的氧化作用从而减轻动脉粥样硬化程度。采用新西兰白兔作为动物模型，一组给予标准饮食，一组给予高胆固醇饮食，还有一组给予含 5% Sal B 的高胆固醇饮食。喂养 12 周后，结果与高胆固醇饮食的一组兔子相比，用 Sal B 喂养的兔子体内的 LDL 更能抵抗 Cu^{2+} 诱导的氧化作用，并且含有更多的维生素 E。在第 6 周测定其内皮损伤程度，发现 Sal B 组损伤细胞减少了 53%，腹主动脉的粥样硬化程度减轻了 56%，胸主动脉的胆固醇沉积减少了 50%。这项研究表明 Sal B 减轻 AS 程度不仅与其降低胆固醇的作用有关，更可能是因为它的抗氧化作用阻止了内皮的损伤和 LDL 的氧化修饰。

（3）抗血小板聚集：丹参水溶性提取物原儿茶醛、原儿茶酸、丹酚酸 A、丹酚酸 B、丹酚酸 C 对胶原诱导的血小板聚集均有不同程度抑制作用，以丹酚酸 A、丹酚酸 B 作用最强；采用比色法测定大鼠血小板悬液加入花生四烯酸后丙二醛（MDA）的含量，发现丹酚酸 A、丹酚酸 B 抑制 MDA 的生成，以丹酚酸 A 腹腔注射作用较强；半合成的乙酰丹酚酸类化合物也有上述作用，其中乙酰丹酚酸 A 可明显抑制 TXB_2 的生成，促进 PGE_2 和 PGE_{2a} 的产生，作用类似 TXA_2 合成酶抑制剂咪唑，故它可能是 TXA_2 合成酶抑制剂。

（4）抗心律失常：丹参能明显减少家兔急性心肌缺血再灌注模型室早、室颤（VF）的发生率。采用雄性大白鼠皮下注射异丙肾上腺素作为实验性心室纤颤动物模型，腹腔注射丹参水提物（SM-H）后可减少 VF 的发生及由于室颤发生的死亡率，VF 发生后立即静脉注射 SM-H，71% 可短暂恢复窦性心律，说明 SM-H 对 VF 有一定的预防和治疗作用。且丹参可减弱异丙肾上腺素对心肌细胞的损伤效应，使动作电位峰值、超射、静息电位增大，复极化峰值电位水平 50% 时所需时间缩短。分离豚鼠心室肌单细胞在高钾溶液中部分除极化使钠通道失活，用细胞内刺激诱发慢反应动作电位，丹参酮 II_A 磺酸钠对此有明显的抑制作用。以上结果提示丹参抗心律失常可能类似钙拮抗剂。

7. 抑制中枢神经系统　丹参对小兔有明显的镇静效果，表现出对中枢神经系统的抑制作用。丹参对大脑皮层的抑制作用，可能是通过抑制环腺苷酸磷酸二酯酶的活力，增加环腺苷酸水平而实现的。

8. 抗肝损伤、肝纤维化　采用 CCl_4 诱导大鼠急性和长期肝损伤，其间给予 Sal A 灌胃治疗，另设秋水仙碱（Col）组、丹参组做对照，分别在 48 h 和 6 周后进行肝组织病理学观察，肝组织羟脯氨酸（Hyp）、丙二醛（MDA）含量及血清丙氨酸转氨酶（ALT）、天冬氨酸转氨酶（AST）活性测定。结果显示，Sal A 在急性和长期肝损伤过程中均能著降低血清 ALT、AST 活性及肝组织 MDA、Hyp 含量，具有较明显的抗肝损伤作用，并可抑制胶原在肝组织中沉积。同时，Sal A 对 CCl_4 熏蒸造成肝细胞体外损伤也具有明显的保护作用。

丹参可促进肝功能的恢复和肝脾大的消退，减轻症状。复方丹参注射液与苦参素联用对慢性乙型肝炎（CHB）的治疗具有协同作用。结果表明，肝功能及血清乙肝病毒标志物（HBVM）变化比较，治疗后两组 ALT 与总胆红素（TBIL）均有明显改善，且治疗组较对照组更明显。丹参酮 II_A 对脂多糖（LPS）和 D-半乳糖胺损伤的肝细胞有修复作用，能有效抑制肝巨噬细胞（KC）释放过量的细胞因子，抑制肝细胞损伤，可用于慢性肝病的治疗。

9. 保护肾　丹参的水提取物、氯仿提取物及 EtOH-CHCl$_3$ 洗脱物，均能显著降低甘油所致急性肾衰竭（ARF）的大鼠的血清尿素氮和肌苷含量，使其 48 h 生存率明显提高，肾损伤程度减轻，表明丹参提取物对 ARF 有很好的防治作用。现在普遍认为丹参改善肾功能是由于其对 NO 产生及释放有强有力的抑制作用。

10. 改善学习记忆　采用跳台和避暗试验法测定小鼠的记忆功能，研究 Sal A 对小鼠脑缺血再灌注所致记忆功能损伤的保护作用，以及 Sal A 的抗氧化活性和它对再灌注引起的脑损伤的保护作用之间的关系。结果显示，静脉注射 Sal A 能改善小鼠损伤的记忆功能。在跳台试验中试验组平均的错误数量显著低于对照组，并且试验组的潜伏期比对照组长。同时，静脉注射 Sal A 能减少脑缺血再灌注小鼠的大脑皮层、海马区和纹状体中的 MDA 的含量。体外试验表明静脉注射 10 mg/kg Sal A 能阻断脑的类脂过氧化作用和清除游离的羟自由基。研究表明，Sal B 也能改善小鼠因短暂脑缺血引起的学习和记忆功能障碍。

11. 抗人类免疫缺陷病毒（HIV） 丹参水溶性提取物在体外表现出较好的抑制 HIV-1 整合酶活性的作用，在体内有抑制 HIV-1 病毒复制的作用。以活性追踪法从丹参水提物中分离纯化得到紫草酸和紫草酸 B，其作用机制研究表明，这两种化合物并不阻止 HIV 进入 H9 细胞，对感染细胞内的逆转录酶活性也没有抑制作用。然而，它们却抑制了 HIV 的复制（IC_{50} 值分别为 2 μmol/L 和 6.9 μmol/L）、HIV-1 整合酶的 3′端加工（IC_{50} 值分别为 0.83 μmol/L 和 0.48 μmol/L）以及 HIV-1 整合酶的链转移（IC_{50} 值分别为 0.48 μmol/L 和 0.37 μmol/L）。

12. 抗过敏 以抗过敏活性追踪为指导，从丹参中分离得到丹参酮Ⅰ、丹参酮Ⅱ$_A$、隐丹参酮和二氢丹参酮Ⅰ，发现其具有干扰 IgE 受体介导的 PLC-γ_2 和 MAPK 酪氨酸磷酸化作用。其中，二氢丹参酮Ⅰ和隐丹参酮活性显著，IC_{50} 分别为 16 μmol/L 和 36 μmol/L。该结果表明二氢呋喃环对其活性可能起重要的作用。

13. 对骨代谢的影响 丹参对骨折愈合的治疗作用贯穿于炎症期、修复期以及改建期三个时期。丹参能增加毛细血管的生成数量，改善和增加骨折局部的血液供应；促进成骨细胞与破骨细胞的修复功能；促使成纤维细胞的蛋白质合成旺盛，胶原纤维增多且密集；加速对基质钙化，更好地满足新骨形成对钙的需要；增加生长因子的含量，促进骨折的愈合。

14. 抗缺血再灌注损伤 将 48 只 Wistar 大鼠随机分为 3 组（$n=16$）。对照组：不进行灌注干预；缺血再灌注组：术前 3 d 至术后 5 d，每日腹腔注射生理盐水 2 mL/kg；丹参组：将生理盐水换为等量的丹参注射液。在大鼠以腹壁浅血管为蒂的岛状皮瓣缺血再灌注模型上，分别测定皮瓣组织中丙二醛、髓过氧化物酶、细胞间黏附分子 1、核因子 κB 含量，并对切片进行图像分析，观察皮瓣成活率。结果表明，缺血再灌注组、丹参组于再灌注后 2、8、24 h，对照组于术后 10、16、32 h，丙二醛、髓过氧化物酶值以及核因子 κB 和细胞间黏附分子 1 的表达，均呈现出缺血再灌注组>丹参组>对照组。皮瓣成活率为缺血再灌注组<丹参组<对照组。

15. 其他 丹参还能降低脊髓损伤后血液和脊髓组织中 NO 异常升高，减少 NO 对细胞脂质膜的损害，从而保护脊髓，在一定程度上阻止继发损伤的进一步发展。此外，丹参还能通过降低 NO 合成酶的活性来降低顺铂引起的耳蜗毒性；丹参提取物具有抗 HIV 活性；丹参能减轻乙醇所引起的肝细胞脂肪变性。

【毒理研究】 丹参煎剂给小鼠腹腔注射 43 g/kg，48 h 1 次腹腔注射内未见动物死亡，而 64 g/kg 组 10 只动物死亡 2 只。丹参水提醇溶部分，小鼠 1 次腹腔注射的 LD_{50} 为（80.5±3.1）g 生药/kg；丹参或复方丹参注射液，小鼠腹腔注射的 LD_{50} 分别为（136.7±3.8）g 生药/kg 和（61.5±5.3）g 生药/kg；家兔每日腹腔注射丹参注射液 2.4 g/kg 或复方丹参注射液 3 g/kg，连续 14 d，未见中毒性反应，动物血象、肝肾功能和体重等均无异常改变，实质性脏器除明显充血外，未见特殊变化。另外，小鼠每日灌胃 2%丹参酮混悬溶液 0.5 mL，连续 14 d，大鼠每日灌胃 2.5 mL，连续 10 d，亦未见毒性。小白鼠腹腔注射 LD_{50}，丹参注射液为（36.7±3.8）g/kg，复方丹参注射液为（61.5±5.26）g/kg；麻醉动物静脉注射此二剂达临床应用量 40~80 倍亦无毒性反应；每天给家兔静脉注射临床用量的 20~30 倍连续 14 d，也未观察到毒性反应，而且对于血象、肝肾功能和体重亦无不良影响，实质性脏器除明显充血外，未见特殊变化。

【临床应用】

1. 临床配伍

（1）妇人经脉不调，产前胎不安，产后恶血不下，兼治冷热劳、腰脊痛、骨节烦疼：丹参（去芦）不拘多少，为末。每服二钱，温酒调下，经脉不调食前，冷热劳无时。（《妇人良方大全》丹参散）

（2）经血涩少，产后瘀血腹痛，闭经腹痛：丹参、益母草、香附各三钱。水煎服。（《陕甘宁青中草药选》）

（3）腹中包块：丹参、三棱、莪术各三钱，皂角刺一钱。水煎服。（《陕甘宁青中草药选》）

（4）急、慢性肝炎，两胁作痛：茵陈五钱，郁金、丹参、板蓝根各三钱。水煎服。（《陕甘宁青中草药选》）

（5）妊娠胎堕，下血不止：丹参五钱，细切，以清酒五升，煮取三升，温服一升，日三。（《千金要方》）

（6）心腹诸痛，属半虚半实者：丹参一两，白檀香、砂仁各一钱半。水煎服。（《时方歌括》丹参饮）

（7）小儿汗出中风，身体拘急，壮热哭啼：丹参半两，鼠粪三至七枚（微炒）。上药捣细罗为散。每服半钱，以浆水调下，量儿大小，加减服之。（《太平圣惠方》丹参散）

（8）妇人乳肿痛：丹参、芍药各二两，白芷一两。上三味，以苦酒渍一夜，猪脂六合，微火煎成膏成，敷之。（《刘涓子鬼遗方》丹参膏）

（9）阴痛或肿胀：丹参一两，槟榔一两，青橘皮（汤浸去白瓤，焙）半两，小茴香半两。上药捣细罗为散。饭前，以温酒调下二钱。（《太平圣惠方》丹参散）

（10）寒疝，小腹及阴中相引痛，自汗出欲死：丹参半两，锉，捣细罗为散。每服以热酒调下二钱。（《太平圣惠方》）

（11）风热，皮肤生瘾疹，苦痒成疥：丹参四两（锉），苦参（锉）四两，蛇床子三合（生用）。上药以水一斗五升，煎至七升，去滓，乘热洗之。（《太平圣惠方》丹参汤）

（12）热油火灼，除痛生肌：丹参八两，锉，以水微调，取羊脂二斤，煎三上三下，以涂疮上。（《本草纲目》）

（13）银屑病血热证：生槐花、水牛角（先煎）、土茯苓、生牡蛎（先煎）各30 g，白花蛇舌草、紫草、鸡血藤各15 g，赤芍、卫矛、生地黄、蜂房、丹参、黄芩各10 g。以水煎服，每日1剂，分2次服。[《广西中医药》2019，42（2）：20-22.]

（14）老年冠心病：黄芪、红花、桃仁各20 g，水蛭10 g，薤白、山楂、白芍、丹参、麦芽各15 g，知母、甘草各6 g，人参5 g，柴胡、桔梗、升麻各3 g。将上述药物于熬药1 h前加水浸泡，第一煎用文火煮40 min，将水熬至150 mL；第二煎煮30 min，将水熬至150 mL；将两碗水合并分两次服用，以20天为1个疗程。[《临床研究》2019，27（5）：15-16.]

（15）2 型糖尿病合并稳定型心绞痛：太子参、黄芪、当归、熟地黄、丹参、卫矛、玄参、牡丹皮、山萸肉、葛根各 10 g，三七粉 5 g。每日 1 剂，水煎后分早、晚温服。两组均连续治疗 3 个月。[《中国卫生工程学》2019，18（2）：306-308.]

2. 现代临床

（1）迁延性、慢性肝炎：取丹参注射液 10 mL（相当于生药 20 g），静脉注射，每日 1 次；另用肝功能恢复液（用狗肝制成）2 mL，肌内注射，每日 2 次。若有出血倾向者加用牛西西（土大黄）或紫珠草注射液 2 mL，肌内注射，每日 2 次；如属慢性肝炎早期肝硬化者可加用胎盘组织液 2 mL，肌内注射，每日 2 次。均以 30 d 为 1 个疗程。经治迁延性肝炎 9 例、慢性肝炎 11 例，结果近期治愈（主要症状、体征消失，肝功能恢复正常）15 例，显效（症状、体征消失，肝功能明显好转或肝功能恢复正常，而脾脏明显缩小，但未完全恢复正常）3 例，无效 2 例。症状的改善以恶心为最好，其次为乏力、食欲减退、腹胀，再次为肝区痛。其中 17 例肝大患者，治后全部回缩至正常；4 例脾大者，治后 3 例回缩至正常。肝功能恢复，以转氨酶、麝浊两项异常或再加麝絮异常者恢复情况较好，转氨酶、麝浊、脑絮有异常者次之，四项均异常者较差。丹参配合茵陈，治疗急性黄疸型传染性肝炎，经 200 例观察，有效率达 98.5%。用法：丹参 100 g，茵陈 50 g，加水煎两次，两次药液混合加糖 25 g 再浓煎至 200 mL，成人 60 mL，儿童 25 mL，均日服 2 次。儿童平均服药 20 d，成人服药 33 d 左右。

（2）血栓闭塞性脉管炎：将白花丹参晒干切碎压为细末，用白酒（55 度）浸泡 15 d，配制成 5%～10% 白花丹参酒。每次服 20～30 mL，日服 3 次；如病情较重，疼痛剧烈，而且会饮酒者，每次可服 50 mL，每日 2～3 次，或顿服药酒以醉为度。试治 34 例，单纯服用药酒者 8 例，其余 26 例以药酒为主，在不同时期配合其他中药。结果临床治愈 15 例，显著好转 9 例，进步 3 例，无效 7 例。多数患者服后有止痛作用，能改善患肢症状，四肢有发热感觉，或有明显发热感向肢体远端冲动，对游走性浅静脉炎也有效果。大多数患者服后无不良反应，个别有皮肤瘙痒；长期服用可发生胃痛、胃纳减退等，应暂停药观察。对肝炎、溃疡病、高血压病、肾炎等忌用。

（3）晚期血吸虫病肝脾大：采集丹参根晒干后切片，水煎 2 次，过滤，滤液合并煎成 30%～50% 煎剂，临用时酌加糖浆。分甲、乙、丙三组共治疗 41 例，分别按每千克体重 0.3～0.5 g、0.6～0.9 g、1.0～1.6 g 给药，分别连服 42、30、30 d 为 1 个疗程。对照组 8 例，每日服酵母片 1.5～2 g。对照结果表明，丹参对肝脾大小及性质的改变有相当效果。27 例肝大患者，治后 12 例缩小，15 例变软，12 例无改变；脾大 41 例，治疗后缩小者 20 例，变软者 22 例，无改变者 19 例。其中以丙组用量大及甲组疗程长者疗效较为显著，一般在治疗 10～15 d 后见效。但所有病例未见肝脾缩小到正常者。本品似对病期较短、病情较轻者易于见效。如配合合理的饮食与休息，必能提高疗效。丹参的毒性极低，曾将剂量提高至每日 45 g，连用 83 d，亦无不良后果。但有 1 例剂量并不大（每日 30 g），用至第 9 天即发生原因不明的上消化道出血，故认为凡有呕吐、便血、咯血、血尿、紫癜等出血倾向者忌用丹参。

（4）冠心病：用丹参制剂治疗冠心病心绞痛、心肌梗死获得良好疗效。丹参注射液（相当于生药 16～32 g）加入 5% 葡萄糖液 500 mL 静脉滴注，每日 1 次，14～30 d 为

1个疗程，治疗冠心病临床症状改善总有效率为88.6%，心电图改善率为66.6%。注射用丹参（冻干）主要含丹参素等成分，其主要药理作用是清除自由基，抑制细胞膜脂质过氧化，防止血栓形成，抗血小板聚集，对离体和在体局部心肌缺血以及肥大心脏局部心肌缺血引起的心功能紊乱均有保护作用，可增强红细胞的变形能力，并降低血液黏度，减少过氧化脂质的产生，提高红细胞SOD的活性。临床用丹参（冻干）0.4～1.2 g，加入生理盐水或5%葡萄糖注射液250 mL中，每分钟30滴静脉滴注，每日1次，14 d为1个疗程，治疗冠心病心绞痛疗效显著。

将480例心绞痛患者，采用分层随机、分段随机的方法进行分组，分别应用注射用丹参多酚酸盐200、400 mg和丹参注射液20 mL静脉滴注。注射用丹参多酚酸盐临床推荐剂量组（200 mg）在心绞痛、心电图疗效、中医症状积分评价及运动耐量试验（自身前后比较）等方面疗效确切，除个别受试者输液中因静脉滴注速度快致轻度头胀痛外，其余均未出现明显不良反应。注射用丹参多酚酸盐临床推荐200 mg剂量组治疗冠心病心绞痛（心血瘀阻证）安全，疗效确切。

（5）高脂血症和动脉粥样硬化：高脂血症能引起动脉粥样硬化及血小板黏附聚集，形成血栓，并可伴有慢性肾功能不全。复方丹参滴丸（CDDP）中的三七皂苷等有效成分有利于改善此类患者的自由基代谢紊乱情况，清除过量的自由基，并保护抗氧化酶的活性，从而提高红细胞膜的流动性。另外大量研究表明，CDDP对动脉粥样硬化有较好的治疗作用。颈动脉硬化表现为动脉内中膜厚度大于1.2 mm，而CDDP能使颈动脉异常增厚消退。CDDP还具有钙拮抗剂作用，可使钙内流减少，从而使氧化低密度脂蛋白（LDL）形成减少，起到消退动脉粥样硬化斑块的作用。

（6）缺血性中风：丹参注射液静脉注射或滴注治疗缺血性中风患者，偏瘫、言语障碍、肌无力、神经症状等基本恢复或好转，部分患者的全血黏度、血浆黏度、红细胞电泳比治疗前均有改善。

（7）消化系统疾病：

1）消化性溃疡。丹参对幽门螺杆菌有较强的抑制作用。丹参所含的丹参素对溃疡部位的坏死组织有较快的清除功能，能活跃巨噬细胞的功能和促进细胞的再生，有促进溃疡愈合的作用。刘士良等采用溃疡局部清创加复方丹参水煎剂喷洒溃疡表面的方法治疗难治性溃疡，治愈率为96.6%，非难治性溃疡治愈率为96.9%，而应用奥美拉唑和西咪替丁治愈率分别为47.7%和66.2%，前者的疗效显著优于后者。以上表明，复方丹参治疗消化性溃疡尤其是难治性溃疡有满意疗效，且丹参药源广，价格低廉，疗效佳，可将其作为治疗消化性溃疡的常规药物。

2）重症胰腺炎。近年来的研究已证实，血流动力学异常是重症胰腺炎的重要发病因素之一，为导致胰腺血运障碍的主要原因。复方丹参具有抑制血小板黏附、聚集和释放的作用，能有效地降低红细胞聚集指数，改善血流动力学特性，调节血液黏稠度，改善胰腺的微循环，提高胰腺组织对缺氧的耐受性，减少氧自由基的产生，减轻胰腺组织的病变程度。此外，丹参所含丹参素对胰腺坏死组织有较快的清除功能，能促进胰腺细胞的再生，扩张胰腺血管，从而促进胰腺炎的恢复。

应用复方丹参注射液12 mL稀释于500 mL液体中静脉滴注，1次/d，7～14 d为1

个疗程，治疗重症胰腺炎术后患者，并与常规西医治疗做对照，结果治疗组的病死率仅为3.6%，对照组的病死率高达30.8%，差异显著；治疗组的血细胞比容从术前的46.1%±5.2%降低到33.2%±3.9%，有显著性差异。由此可见，复方丹参注射液能显著降低重症胰腺炎的病死率。

与常规治疗急性胰腺炎相比较，应用复方丹参注射液配合西药治疗急性胰腺炎，血尿淀粉酶、血细胞、体温恢复时间较短，能显著提高疗效、缩短病程、降低费用。

（8）泌尿系统疾病：

1）急性肾炎。丹参具有抗凝血和调整纤溶活力、改善高凝状态、抑制免疫复合物沉积等作用，可使肾皮质钠钾ATP酶活性下降，改善肾功能，降低氮质血症，对消肿、增加尿量、降低血压和改善消化道症状等方面的作用也较为明显。采用丹参注射液静脉治疗急性肾炎患者，结果水肿患者平均4.5 d水肿消失，少尿患者平均1.9 d出现利尿，合并高血压者平均6.5 d血压恢复正常，蛋白尿转阴率为94.5%，血尿转阴率为93.3%，尿中管型在治疗8.2 d有97.6%的患者完全消失。随访6个月至3年，仅25例复发。

2）肾病综合征（NS）。糖皮质激素对原发性和部分继发性NS有一定的疗效，但对重度者在短期内尚未获得满意的临床效果。用右旋糖酐合复方丹参注射液辅助治疗重度NS，8周后，68例患者中完全缓解42例，基本缓解21例，无效5例。低分子右旋糖酐与复方丹参合用，既能提高血浆胶体渗透压，又能改善血液的高黏高凝状态，改善肾脏微循环，恢复有效循环血容量。但此种药物同瓶静脉滴注可引起休克死亡，故应用此类药物的患者在静脉滴注前应询问有无过敏史，并在滴注过程中控制滴速，始终监护以防不测。

（9）痤疮：丹参酮片（0.25 g/片），每日3次，每次3~5片，一般疗程为10~60 d，可治疗酒渣性及囊肿性痤疮。丹参酮能抑制中性粒细胞的趋化运动，降低血浆中前列腺素E和前列腺素E_{2a}的含量，减轻炎症反应，并且对多种致病菌如葡萄球菌、痤疮丙酸棒状杆菌等均有抑制作用，长期使用不产生耐药性，而且可作用于体内的性腺靶器官，调节其激素分泌，维持体内激素平衡，因而在痤疮致病的3个环节都能发挥作用。

（10）恶性肿瘤：将40例确诊的恶性肿瘤患者，随机分为观察组和对照组，各20例。对照组仅给予化疗药物治疗，观察组在对照组的基础上给予丹参注射液辅助治疗。结果显示，治疗组的治愈率为100%（20/20），对照组为60%（12/20），治疗组显著高于对照组，两组比较，差异具有统计学意义。因此，丹参注射液联合化疗具有协同作用，能提高肿瘤细胞对化疗的敏感性，延迟肿瘤细胞对化疗药物的耐受性，改善患者生活质量。

将102例确诊的恶性肿瘤患者随机分为2组，治疗组在化疗同时给予丹参注射液250 mL静脉滴注，对照组单用化疗。研究结果显示，丹参注射液联合化疗具有协同作用，能提高肿瘤细胞对化疗的敏感性，延迟肿瘤细胞对化疗药物的耐受性；同时可提高正常组织对化疗药物的耐受性，对骨髓、消化道、心脏等重要器官有一定保护作用，能减轻化疗毒副反应，改善患者生活质量，有良好的增效减毒作用。

【不良反应】 丹参对胃肠有刺激作用，如长期服用丹参，可引起不同程度的纳呆、泛酸等症。个别患者对丹参有过敏反应，使用丹参后，可出现恶心、呕吐、口咽干燥，有的表现为皮肤瘙痒、皮疹、荨麻疹等，可立即肌内注射肾上腺素、地塞米松及异丙嗪等抗过敏治疗。

【综合利用】 丹参茎秆、叶、花含有大量丹酚酸B、丹参素、迷迭香酸等有效成分，研究人员开发了丹参茎秆、叶、花综合利用技术，丹参元素畜禽生态养殖技术，丹参元素饲料生产技术，功能性丹参元素禽蛋生产技术等。

■参考文献

[1] 李福荣，史卫锋，夏作理. HPLC-MS法测定白花丹参中丹酚酸B的含量 [J]. 中国药房，2007（21）：1637-1638.

[2] 袁荣高. HPLC法测定宁神补心片中隐丹参酮、丹参酮Ⅰ、丹参酮ⅡА含量 [J]. 江苏中医药，2013，45（8）：59-60.

[3] 陶春梅，于治国，袁璐，等. 丹参药材中丹参素和原儿茶醛含量的HPLC测定法 [J]. 西北药学杂志，2006，21（4）：155-156.

[4] 赵中振，肖培根. 当代药用植物典 [M]. 上海：上海世界图书出版公司，2007.

[5] 赵娜，郭治昕，赵雪，等. 丹参的化学成分与药理作用 [J]. 国外医药（植物药分册），2007，22（4）：155-159.

[6] MA C, WANG W, CHEN Y Y, et al. Neuro protective and antioxidant activity of compounds from the aerial parts of Dioscorea opposite [J]. J Nat Prod, 2005, 68 (8): 1259-1261.

[7] DONM J, SHEN C C, LIN Y L, et al. Nitrogen-containing compounds from Salvia miltiorrhiza [J]. J Nat Prod, 2005, 68 (7): 1066-1070.

[8] RODRIGUEZ J A, THEODULOZ C, YANEZ T, et al. Gastroprotective and ulcerhealing effect of ferruginol inmice and rats: Assessment of its mechanism of action using in vitromodels [J]. Life Sci, 2006, 78 (21): 2503-2509.

[9] 邹传宗. 丹参化学成分研究概况 [J]. 中国保健营养（中旬刊），2012（13）：86.

[10] 罗俊明，况九龙，颜春松，等. 丹参对哮喘大鼠气道重塑的影响 [J]. 中国老年学杂志，2011，31（9）：1587-1590.

[11] 王培卿，孔祥密，康文艺. 丹参生品及炮制品的抗氧化活性研究 [J]. 天然产物研究与开发，2014，26（7）：1132-1135，1042.

[12] 汤伟，彭求贤，蔡红兵，等. 丹参多糖对免疫抑制小鼠单核吞噬细胞吞噬功能的影响 [J]. 时珍国医国药，2011，22（10）：2484-2485.

[13] 石松林，王国红，马宗源，等. 丹参酮ⅡА对人成骨瘤MG-63细胞形态结构和终末分化指标的影响 [J]. 现代生物医学进展，2008，8（5）：801-804，813.

[14] 宋延平，孔令姗，吴静，等. 丹酚酸A与丹酚酸B改善大鼠心肌缺血作用比较 [J]. 中国中医药信息杂志，2007，14（9）：36-38.

[15] 王健，宋杨，柴艳峰，等. 苦参素注射液联合复方丹参注射液治疗慢性乙型肝炎

38 例 [J]．中国药业，2006，15（1）：70.

[16] 胡咏武，王胜春，李哲．丹参酮ⅡA 对 LPS 等诱导的肝细胞损伤及枯否细胞释放细胞因子的作用 [J]．中国药理学通报，2005，21（12）：1482-1486.

[17] 方芳，王平珍．丹参促进骨折愈合的研究进展 [J]．河南中医，2015，35（2）：311-312.

[18] 何志，仇树林．丹参对缺血再灌注损伤皮瓣成活率的影响 [J]．中国组织工程研究与临床康复，2011，15（5）：855-860.

[19] KWON H J, HYUN S H, CHOUNG S Y. Traditional Chinese Medicine improves dysfunction of peroxisome proliferator-activated receptor a and microsomai triglycede transfer protein oil abnormalities in lipid metabolism in ethanol-fed ratsp [J]．Biofactors，2005，23（3）：163-176.

[20] 杨景柳．注射用丹参（冻干）治疗冠心病心绞痛 50 例临床观察 [J]．北京医学，2006，28（11）：696-697.

[21] 苗阳，高铸烨，徐凤芹，等．丹参多酚酸盐治疗冠心病心绞痛（心血瘀阻证）的临床研究 [J]．中药新药与临床药理，2006，17（2）：140-144.

[22] 刘慧，开金龙．丹参的现代研究进展 [J]．甘肃中医，2010，23（2）：70-72.

[23] 冯爱平，龙勇，郑春玲，等．丹参酮胶囊联合三蕊胶囊治疗寻常痤疮临床疗效观察 [J]．医药导报，2006，25（12）：1268-1269.

[24] 辛淑杰．丹参的药理作用及临床应用探讨 [J]．中国民族民间医药，2013，22（5）：26-27.

[25] 张小灵，陈宓．丹参注射液辅助治疗恶性肿瘤 52 例 [J]．中国药业，2006，15（3）：64.

[26] 赵仁霞．丹参的现代药理研究及临床应用 [J]．中国医药指南，2011，9（12）：291-292.

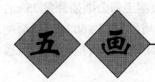

北 沙 参

【道地沿革】　沙参古无南北之分，明以前所用均为桔梗科沙参属植物的根，即今之南沙参，别名海沙参、银条参、莱阳参、辽沙参、野香菜根、真北沙参等。《卫生易简方》始见"真北沙参"之名。《本经逢原》谓："沙参有二种，北者质坚性寒，南者体虚力微。"据本草记载，南北沙参之分始于清代。《增订伪药条辨》载"按北沙参山东日照、故墩、莱阳、海南各县均产"。《药物出产辨》载"产山东莱阳"。山东栽植已有 500 年之久，以莱阳最佳。现主要来自家种，主产于山东莱阳，河北定州、乐亭、安国，以及河南等地。

【来源】　本品为伞形科植物珊瑚菜 *Glehnia littoralis* Fr. Schmidt ex Miq. 的干燥根。

【原植物、生态环境、适宜区】　多年生草本。全株有毛，主根和侧根区分明显，主根圆柱形，细长，长 30~40 cm，直径 0.5~1.5 cm，肉质致密，外皮黄白色，须根细小，着生在主根上，少有侧生根。基生叶卵形或宽三角状卵形，三出式羽状分裂或 2~3 回羽状深裂，具长柄；茎上部叶卵形，边缘具有三角形圆锯齿。复伞形花序顶生，密被灰褐色绒毛；伞辐 10~14，不等长；小总苞片 8~12，线状披针形；花梗约 30；花小，白色。双悬果近球形，密被软毛，棱翅状。花期 5~7 月，果期 6~8 月。

北沙参野生于海边沙滩，多栽培于海滨沙土、细沙土、砂壤土。喜阳光充足、温暖湿润的气候，能耐寒、耐干旱、耐盐碱，忌水涝，忌连作。北沙参在不同的生长发育阶段对气温的要求不同，种子萌发必须通过低温阶段，营养生长期则以温和的气温条件下发育快，气温过高，会使植株出现短期休眠，当高温季节一过，休眠解除；开花结果期则需较高的气温；冬季植株地上部分枯萎，根部能露地越冬。

【生物学特点】

1. 栽培技术　选择比较潮湿、排水良好、含有丰富腐殖质的砂壤土，每公顷施厩肥 60 000 kg、饼肥 750~1500 kg 作基肥，敌百虫 7.5 kg，翻入土中 40~50 cm 深，整细耙平，做平畦或高畦，畦宽 3~6 cm。

北沙参是深根系植物，播种前要深翻地，耙平，下种前接上种子果翅放到 25 ℃ 的温水中浸泡 4 h 捞出稍凉，混拌 2/3 湿沙，放入箱内冷冻，春天解冻后下种，秋播宜在上冻前播种。春播种子不宜沙藏处理，否则当年不能出苗。

秋播按行距 5~6 cm 划半厘米深的浅沟，种子与种子相隔 4~5 cm 覆土浇水，上盖稻草，上冻前再浇一次大水，盖上一层圈肥，而春播在清明至谷雨前后。种子不用低温冷冻处理，种后不出苗，若不处理，最好采下即播种。沙质壤土每公顷播种量75 kg，纯沙地每公顷90～112.5 kg，有灌溉条件的肥沃土壤每公顷可播种52.5～60 kg，播后纯沙地用黄泥或小酥石镇压，避免风吹沙土移动造成损失，涝洼地封冻时应压沙。秋播种子第二年3月出苗。

2. 田间管理 解冻后，地板结要松土，保墒，见草即拔，苗有3片左右真叶，时间苗，采取三角形留苗法，株距0.7 cm左右，不能过稀，否则根分叉，过密不利于生长。春季干旱酌情浇水，保持地面湿润。生长后期地面忌积水，苗期现蕾及时摘除。两年生沙参春天施农家肥，5月结合灌溉追施化肥一次。

3. 病虫害防治

（1）根结线虫病：5月易发生虫侵入根端，吸取汁液形成根瘤，使幼苗发黄死亡。防治方法：忌连作，选用无病地。土壤用滴滴混剂消毒，用量每公顷450～750 kg。方法：播前20 d地温15 ℃以上，将地开宽30 cm左右、深6～7 cm的沟，把药施入沟内后覆土镇压。

（2）锈病：又叫黄疸病，在7月中旬至下旬开始发生，茎叶上产生红褐色病斑，末期病斑表面破裂，植物早期枯死。防治方法：发病后用敌锈钠300倍液（加0.2%洗衣粉），每10 d喷1次。

【采收加工】

1. 采收 北沙参的种植周期可分为1年、2年和3年，采收的具体时间对保证药材质量非常重要，过早、过迟均不宜。1年收者在白露至秋分之间进行，2年或3年收者在夏至前后5 d内进行。此时采收的药材，质坚实，粉性足，质量好，产量高。经初步研究，综合考虑欧前胡素、可溶性糖、粗多糖、总糖、醇浸出物、水浸出物的含量及药材产量，一年生北沙参的最佳采收期为9月中旬至10月中旬，过早各种成分积累不完全，过迟则成分含量降低。

采挖时，于参田一端开挖深沟，使参根部露出，用手提起，去掉地上部及须根，待加工。

2. 加工 将参根洗净泥土，捏住芦头一端，先把参尾放入开水中煮几秒，再将全捆散开放进锅内煮，不断翻动，2～4 min，以能剥下外皮为度，捞出，摊晾，趁湿剥去外皮，晒干或烘干，通称毛参。供出口的净参，是选一级毛参，再放入笼屉内蒸一遍，蒸后趁热把参条搓成圆棍状，搓后用小刀刮去参条上的小疙瘩及不平滑的地方，晒干，用红线捆成小把即成。一般3 kg鲜参加工成1 kg干参。以身干、条细长、质紧、色白味甘者为佳。

【炮制储藏】

1. 炮制

（1）北沙参：取原药材，除去残茎和杂质，略润，切段，干燥。

（2）清炒北沙参：取北沙参段，置热锅中，炒至黄色或焦黄色为度。

（3）米炒北沙参：先将米撒入锅内，待米冒烟时，倒入北沙参咀，用文火炒至黄色为度，取出，筛去米，放凉。每100 kg北沙参咀，用米12 kg。或取沙参段，先将锅内洒上水，再撒米，米借水力粘在锅上，加热烧至有烟冒出时，放入沙参段，轻轻翻动，炒至变黄色，取出晾凉，入库即得。每 100 kg 沙参，用米 10 kg。或取米加水润湿，撒匀于锅底，加热至米冒烟时，投入北沙参段，不断将北沙参翻动，至显黄色，取出，筛去米。每 100 kg 北沙参段，用米 12.5 kg。

（4）蜜炙北沙参：先将蜂蜜置锅内，加热至沸，加入北沙参咀，用文火炒至黄色，不粘手为度，取出，晾凉。每 100 kg 北沙参，用炼蜜 12~18 kg。

2. 储藏 置通风干燥处，防蛀。

【药材性状】 本品呈细长圆柱形，偶有分枝，长 15~45 cm，直径 0.4~1.2 cm。表面淡黄白色，略粗糙，偶有残存外皮，不去外皮的表面黄棕色。全体有细纵皱纹及纵沟，并有棕黄色点状细根痕。顶端常留有黄棕色根茎残基；上端稍细，中部略粗，下部渐细。质脆，易折断，断面皮部浅黄白色，木部黄色。气特异，味微甘。

【质量检测】

1. 显微鉴别

（1）横切面：皮层为数列薄壁细胞，有分泌道散在。不去外皮的可见木栓层。韧皮部宽广，射线明显；外侧筛管群颓废作条状；分泌道散列，直径 20~65 μm，内含黄棕色分泌物，周围分泌细胞 5~8 个。形成层成环。木质部射线宽 2~5 列细胞，导管大多呈 "V" 形排列，薄壁细胞含糊化淀粉粒。

（2）粉末：黄白色。网纹导管直径 17~86 μm，网孔长而宽。分泌道多碎断，分泌细胞含黄色分泌物，有的可见节条状金黄色分泌物，直径约至 69 μm。糊化淀粉粒呈不规则块状，未加工的可见淀粉粒单粒圆形或类圆形，直径 2~22 μm，脐点点状，复粒稀少。此外，有木栓细胞及射线细胞。

2. 理化鉴别

（1）化学定性：取本品粗粉 5 g，加水煮沸，滤过，滤液供试验用。取滤液 1 mL，加 5% 氢氧化钠液 2 滴，再加稀硫酸铜液 2 滴，呈紫蓝色（检查蛋白质）。取滤液 1 mL，加费林试液 1 mL，水浴加热，产生红色沉淀（检查还原糖）。取滤液滴于滤纸上，滴加 1% 茚三酮液 2 滴，加热后立即显紫色（检查氨基酸，另以空白试剂对照为负反应）。

（2）薄层色谱：取粉末各 1 g，加乙醇 10 mL，冷浸 18 h，过滤，浓缩滤液，点于硅胶 G 薄板上。以三氯甲烷-甲醇-水（14:5:1）为展开剂，展距 15 cm。用 10% 磷钼酸的乙醇溶液做显色剂，在 105 ℃加热至斑点显色清晰。结果在 R_f 0.17 处有一个亮蓝色斑点，在 0.41、0.82 处有 2 个浅蓝色斑点。

3. 含量测定

（1）腺苷的含量测定：采用 HPLC 法对北沙参中腺苷的含量进行了测定。色谱条件：Discovery C18 色谱柱（4.6 mm×250 mm，5 μm），流动相为甲醇-水（15:85），柱温为室温，流速 1.0 mL/min，检测波长 260 nm。得到腺苷的线性回归方程为 $Y = 7.595\ 5×10^6 X + 4.399\ 9×10^5$，$R = 0.999\ 9$，线性范围为 0.364~2.184 μg。取北沙参药材粉末 5.0 g，精密称定，加甲醇 50 mL，超声提取 20 min，滤过，滤液以 40 mL 石油醚萃取 1 次，弃去石油醚层，下层甲醇液浓缩至小体积，置 5 mL 量瓶中，甲醇稀释至刻度，定容；经 0.45 μm 微孔滤膜过滤后，制成供试品溶液。供试品溶液，按上述色谱条件进行分析，进样 10.0 μL，通过回归方程计算腺苷的含量。结果表明，共测 5 批北沙参药材的腺苷含量为 0.015~0.083 mg/g。

（2）香豆素的含量测定：北沙参粉碎，过 40 目筛，精密称取 10.0 g，置具塞三角瓶中，加乙醚 100 mL，超声提取 30 min，提取 2 次，回收溶剂，残渣用甲醇溶解并定容于 5 mL 容量瓶中，作为供试样品溶液。补骨脂素、欧前胡素、异欧前胡素为对照品，加甲醇溶解，分别配成 0.086、0.066、0.060 mg/mL 作为对照品溶液。并对不同产地的香豆素含量进行比较，其中山东莱阳胡城含量最高，香豆素含量总量为 0.004 078%、补骨质素为 0.000 884 70%、欧前胡素为 0.001 702%、异欧前胡素为 0.001 491%。

（3）法卡林二醇的含量测定：采用薄层色谱法测定北沙参中法卡林二醇的含量。称取北沙参 5 g，用甲醇 50 mL 超声提取 30 min，过滤，再用 50 mL 甲醇超声提取 30 min，过滤，合并滤液回收甲醇，用水（20 mL）溶解后，用乙酸乙酯（20 mL）萃取 2 次，取乙酸乙酯层，回收乙酸乙酯，残渣用乙酸乙酯溶解，稀释于 5 mL 量瓶中，即得。对照品的制备：法卡林二醇对照品 9 mg 置于 1.5 mL 量瓶中，用三氯甲烷溶解并稀释至刻度，摇匀，即得。用薄层色谱法进行测定，展开剂为三氯甲烷-乙酸乙酯-甲醇（24：2：0.2），显色剂为含 1% 的 $CeSO_4$ 的浓 H_2SO_4 溶液。结果表明其法卡林二醇的含量约在 0.145 8% 以上。

【商品规格】 北沙参分为 3 个等级。

1. 一等 呈细长条圆柱形，去净栓皮。表面黄白色。质坚而脆，断面皮部淡黄白色，有黄色木质心、微有香气，味微甘。条长 34 cm 以上，上中部直径 0.3~0.6 cm。无芦头、细尾须、油条、虫蛀、霉变。

2. 二等 呈细长条圆柱形，去净栓皮。表面黄白色。质坚而脆，断面皮部淡黄白色，有黄色木质心、微有香气，味微甘。条长 23 cm 以上，上中部直径 0.3~0.6 cm。无芦头、细尾须、油条、虫蛀、霉变。

3. 三等 呈细长条圆柱形，去净栓皮。表面黄白色。质坚而脆，断面皮部淡黄白色，有黄色木质心、微有香气，味微甘。条长 22 cm 以下，上粗细不分，间有破碎。无芦头、细尾须、油条、虫蛀、霉变。

【性味归经】 甘、微苦，微寒。归肺、胃经。

【功能主治】 养阴清肺，益胃生津。用于肺热燥咳，劳嗽痰血，胃阴不足，热病津伤，咽干口渴。

【用法用量】 内服：煎汤，5~12 g。

【使用注意】 风寒作嗽及肺胃虚寒者忌服。不宜与藜芦同用。

【化学成分】

1. 香豆素类 香豆素类是北沙参的主要成分，其母核结构为 6、7 位不成环的香豆素及 6、7 位成环的线形香豆素，香豆素苷主要为葡萄糖苷和龙胆二糖苷。目前发现的香豆素主要有补骨脂素、花椒毒素、佛手柑内酯、香柑素、东莨菪素以及欧前胡素、异欧前胡素等成分。香豆素苷主要有（R）-前胡醇 3′-O-β-D-吡喃葡糖苷、（S）-前胡醇 7-O-β-D-吡喃葡糖苷、印度楝梓等。

2. 木脂素类及 8-O-4′ 型异木脂素类 木脂素类包括（−）- secoisolariciresinola

4-O-β-D-glucopyranoside、glehlinoside 4A、glehlinoside 4B、（$-$）-secoisolariciresinol 等。8-O-4′型异木脂素类包括 glehlinoside4C、橙皮素 A（citrusin 4A）等。

3. 苷类 北沙参根中的苷类有芳香苷、烷基化糖苷，以及腺苷、尿苷、胡萝卜苷等。对北沙参果实中的化学成分进行研究，从水层部分得到 77 种单萜或单萜苷、117 种芳香苷、67 种烷基化糖苷类和腺苷等。酚酸类形成的苷有丁香苷、香草酸 4-O-β-D-吡喃糖苷。其他的有正丁醇 α-D-呋喃果糖苷。

4. 黄酮类 从北沙参的正丁醇萃取部分得到了槲皮素、异槲皮素、芸香苷等化合物。

5. 酚酸类 酚酸类主要有香草酸、水杨酸、阿魏酸、咖啡酸、绿原酸。

6. 单萜类 从北沙参的甲醇提取物中分离得到 7 种单萜类化合物，主要有（+）-angelicoidenol〔（$2S$，$5R$）bornane-2，5-diol〕72-O-β-D-glucopy ranoside7、（$-$）-angelicoidenol〔（$2R$，$5S$）bornane-2，5-diol〕2-O-β-D-glcuopyranoside7 等。

7. 聚炔类 聚炔类也是北沙参的主要成分，为一类脂溶性化合物，主要有法卡林二醇、人参醇等。

8. 挥发油 利用 GC-MS、GC、IH-NMR 等技术，对珊瑚菜的地上部分和根中的挥发油进行了研究，从珊瑚菜的根中分析出了 66 种成分，占其精油的 94.19%，其中，单萜类较多，脂肪族化合物占约 70%，但是脂肪酸类和酯类较少。通过水蒸气蒸馏法研究珊瑚菜不同部位挥发油组成，通过 GC-MS 技术发现，珊瑚菜根部挥发油主要为萜类、醛酮类和酸类化合物，且分别占挥发油总量的 36.32%、13.43%、13.85%。对北沙参中挥发油进行分析，结果鉴定出 10 个化合物，主要有醛类、醇类和萜类成分，主要为反，反-2，4-癸二烯醛，其次为反-2-辛烯-4-醇和人参炔醇。

【药理作用】

1. 免疫抑制

（1）对小鼠脾溶血空斑形成细胞（PFC）的抑制作用：BALB/c 小鼠 30 只等分为 5 组，每组腹腔注射 3×10^2 绵羊红细胞（SRBC）致敏。致敏前 2 d，各用药组分别给予北沙参多糖（GLP）5、50、200、800 mg/kg。致敏后第 4 天颈椎脱臼处死小鼠，检测指标。结果以抑制率表示。共进行 2 批实验，4 种剂量北沙参多糖均有抑制脾溶血空斑形成细胞的作用。另取 G57BL 小鼠 30 只，等分为 5 组，用药组分别在致敏前后不同时间不同天数给北沙参多糖，每次剂量均为 800 mg/kg，对照组为生理盐水。于第 4 天测定脾溶血空斑形成细胞。结果表明，北沙参多糖于致敏前给药显著抑制脾溶血空斑形成细胞，致敏后给药脾溶血空斑形成细胞抑制作用减弱。

（2）对小鼠血清凝集素效价的抑制作用：C57BL 小鼠 15 只等分为 5 组，每组腹腔注射绵羊红细胞致敏。用药组分别于第 1 天给北沙参多糖 100、400、800、1000 mg/kg，于第 7 天摘眼球取血，测定血清凝集素效价，以抗体积数表示结果。表明 4 种剂量均有抑制小鼠血清凝集素效价的作用。

（3）对 2，4-二硝基氯苯所致小鼠耳Ⅳ型超敏反应的抑制作用：取昆明种小鼠 39 只等分为 3 组，每鼠背部皮下注射 7% 2，4-二硝基氯苯 0.02 mL 致敏。于第 1 天用药组分别给环磷酰胺（CTX）50 mg/kg 与北沙参多糖 500 mg/kg，于第 3 天每只鼠再次皮下注射7% 2, 4-二硝基氯苯 0.02 mL, 于第 4 天用药组第二次给环磷酰胺 50 mg/kg 与北沙参多糖 500 mg/kg。于第 9 天各鼠左耳涂7% 2, 4-二硝基氯苯 0.02 mL, 第 10 天用圆冲头将每鼠左右耳壳各冲下直径为 9 mm 耳片一块。Ⅳ型超敏反应程度以左耳肿胀度表示。结果表明, 对照组的耳肿胀度为 110.5%±45.8%, 环磷酰胺组为 55.6%±19.5%, 北沙参多糖组为 47.4%±27.1%, 北沙参多糖组类同环磷酰胺可显著地抑制2, 4-二硝基氯苯所致鼠耳Ⅳ型超敏反应。

（4）对正常人血淋巴细胞体外增生的作用：用 3 例正常人肝素抗凝血全血测定北沙参多糖、醋酸氢化可的松（AHC）及人参多糖（GP）对由植物血凝素诱导的淋巴细胞体外增生的作用。实验结果表明, 人参多糖对植物血凝素诱导的血淋巴细胞增生无明显作用, 而醋酸氢化可的松则有显著抑制作用。各种浓度的北沙参多糖, 除 1 例在 400 mg/mL 无明显影响外, 均有抑制作用, 此外, 北沙参多糖 2000 mg/mL 对由植物血凝素（PHA）、刀豆素（ConA）及美洲商陆分裂原（PWM）诱导的人血淋巴细胞增生均有抑制作用。北沙参多糖对细胞免疫功能和 T、B 细胞的增生均有抑制作用。

（5）增强正常小鼠巨噬细胞吞噬功能的作用：100%北沙参水煎剂对正常小鼠巨噬细胞吞噬功能、血清溶菌酶水平和Ⅳ型超敏反应（DTH）有非常显著的提高作用；对血清抗体有增强作用, 但不显著；对脂多糖诱导的 B 细胞增殖有显著促进作用, 对 ConA 诱导的 T 细胞有显著的抑制作用。

北沙参粗多糖可使阴虚小鼠体重明显增加, 亦能显著增加阴虚小鼠脾脏抗体生成细胞（AFC）的数量, 增强 DTH 反应, 而对腹腔巨噬细胞的吞噬百分率和吞噬指数无明显影响。

对 BALB/c 小鼠灌胃给予北沙参 1、2、4 g/kg, 阳性对照为环磷酰胺。给药 10 d 后, 体外分离纯化巨噬细胞, 测定巨噬细胞对中性粒细胞的吞噬能力。结果显示, 北沙参提取物可以增加小鼠胸腺、脾质量, 增强小鼠腹腔巨噬细胞吞噬中性粒细胞的能力, 提高小鼠淋巴细胞的杀瘤率和自然杀伤细胞的杀伤能力。

通过制备北沙参茎叶的不同提取物进行灌胃给药, 北沙参不同提取物分 4.68 g/kg 和 2.34 g/kg 两种剂量, 连续给药 8 d, 制备环磷酰胺致免疫抑制小鼠模型, 末次给药后比较药物对小鼠外周血白细胞吞噬指数、小鼠免疫器官胸腺指数、脾指数的影响。结果表明, 北沙参水提后醇提物高剂量组小鼠胸腺指数和脾指数均明显增高, 证明北沙参茎叶具有抑制环磷酰胺致小鼠外周血白细胞数和胸腺指数降低的作用, 增强免疫低下小鼠单核吞噬细胞系统的吞噬功能。

（6）对 T 细胞亚群的影响：利用环磷酰胺建立小鼠免疫抑制模型, 将造模成功的小鼠分别给予两种剂量北沙参治疗, 连续给药 6 d。第 7 天处死小鼠后, 用流式细胞仪检测小鼠外周血中 CD3+、CD4+、CD8+T 细胞的数量。实验结果表明, 北沙参治疗组小鼠外周血中 T 细胞亚群和 T 细胞的数量都有所提高, Th/Ts 比值明显升高。

利用甲状腺素（150 mg/kg）和利舍平（1 mg/kg）制备阴虚小鼠模型, 灌胃给予北沙参水提粗多糖, 给药剂量分别为 800、600、400 mg/(kg·d), 观察药物对小鼠Ⅳ型超敏反应、脾 B 细胞数量等的影响。实验表明, 600、800 mg/(kg·d) 北沙参粗多糖对迟发型超敏反应、脾 B 细胞的产生均有显著促进作用。

提取 GLP 制备甲亢型阴虚小鼠模型，观察了对小鼠体质量变化、检测脾 NK 细胞杀伤活力、T 淋巴细胞转化功能和小鼠血清抗绵羊油细胞抗体 IgM、IgG 的含量。结果表明，GLP 可使甲亢型阴虚小鼠质量明显增加，显著增强甲亢型阴虚小鼠脾 NK 细胞的杀伤率和 T 细胞转化功能，提高血清 IgM 和 IgG 含量。

2. 解热、镇痛 北沙参根的乙醇提取物能使正常家兔体温轻度下降，对伤寒疫苗引起发热的家兔也有降温作用。另外还有镇痛（兔牙髓电刺激法）。叶的乙醇提取物作用较差，根的挥发油更差。

3. 调节心脏收缩、血压 北沙参水浸液对离体蛙心低浓度加强收缩，高浓度抑制收缩直至心室停搏，但可恢复。对在体蛙心的作用与离体相似。麻醉兔静脉注射水浸液可使血压稍有上升，呼吸加强，切断迷走神经此作用仍存在。

4. 抗促癌、抗突变及抗肿瘤 促癌物佛波酯能够引起放射性无机磷（^{32}Pi）渗入海拉细胞的磷脂中，这一磷脂代谢的改变，是促癌阶段的早期现象之一。北沙参的正己烷、乙醚和乙酸乙酯提取物，均能够抑制佛波酯引起的 ^{32}Pi 渗入海拉细胞的磷脂中，并且证明在体内具有抗癌作用。主要活性成分为呋喃香豆素，其中欧前胡素和异欧前胡素（浓度为 50 pg/mL）抑制活性最强。

北沙参的水提取物能提高人体肺癌细胞增值指数抑制率（PI），且对其细胞周期各时相均有抑制作用，能直接抑制肿瘤细胞的增殖，即祛邪。

北沙参的水或乙醇浸出液对 3 种致突变剂 2-氨基芴、2，7-二氨基芴、叠氮钠诱导的突变株回复突变有良好的抑制效果。

5. 抗菌 采用肉汤稀释法测定北沙参中所含香豆素及聚炔类的最低抗菌浓度（MIC），结果表明，补骨脂素、佛手柑内酯以及花椒毒素等香豆素成分在 400 μg/mL 浓度以下无抑菌活性。聚炔类成分 falcarindiol 具有很强的抗革兰氏阳性菌的活性（MIC，2.5~25.0 μg/mL），而另两种聚炔类成分（9Z）-十七碳-1，9-二烯-4，6-二炔-3，8，11-三醇和（10E）-十七碳-1，10-二烯-4，6-二炔-3，8，9-三醇的抑菌活性很弱（MIC，200~400 μg/mL）。

6. 抑制酪氨酸酶 北沙参的 50% 甲醇提取物对酪氨酸酶的活性有抑制作用。日本产的北沙参抑制活性较强（TD_{50} = 1.2 mg/mL），酪氨酸酶在黑色素的生物合成过程中起着重要作用。该药理活性支持了中医用北沙参治疗黑斑病及雀斑过多症的临床实践。

7. 镇痛、镇静 北沙参的甲醇提取物经口服给药，能够延长戊巴比妥诱导的睡眠时间，醇提取物的乙酸乙酯萃取部分在剂量为 1 g/kg 体重对小鼠有镇静作用。其中的聚炔类成分，如 panaxynol、法卡林二醇、（8E）-heptadeca-1，8-dien-4，6-diyn-3，10-diol，以及香豆素类化合物东莨菪素、欧前胡素、异欧前胡素、花椒毒素、补骨脂素和佛手柑内酯具有显著镇痛作用。

8. 抗氧化 正丁醇提取物对脂质过氧化作用有很强的抑制作用。实验证明，北沙参的水提取物和有机物提取物都有很强的抗氧化作用。

9. 抑制血栓素 A_2、促进前列环素 血栓素 A（TXA）是作用很强的促血小板聚集和收缩血管的物质，对冠心病等动脉硬化性疾病的产生、发展起重要作用。前列环素（PGI_2）作用与其相反。在天然药物中既能抑制 TXA，又能促进 PGI_2 合成的药物是很少的。本实验仅发现北沙参的水提醇制剂在各种剂量下均可抑制 TXB_2（TXA_2 的稳定代谢产物），又可促进 6-酮-$PGF_{1\alpha}$（PGI_2 的稳定代谢产物）的合成。

10. 肺保护 建立放射性肺炎大鼠模型，造模第 2 天开始给予沙参麦冬汤 5.15 mL/kg 灌胃，每日 1 次，持续 6 周，在第 2、4 和 6 周检测大鼠肺组织超氧化物歧化酶（SOD）活性和丙二醛（MDA）含量。结果显示，沙参麦冬汤治疗组大鼠肺组织中 SOD 活性均高于模型组，MDA 含量低于模型组。

在 3 周岁以上儿童肺炎恢复期给予沙参麦冬汤口服，每日 1 剂，疗程 7~14 d。结果证实，加用沙参麦冬汤治疗组患儿的总有效率较常规抗生素治疗有所提高。

对大鼠采用一次性注入平阳霉素（博来霉素）注射液 5 mg/kg 制备大鼠肺纤维化模型，对造模成功大鼠分别给予北沙参 1.5 g/kg 和 3.0 g/kg 灌胃给药，4 周后，检测大鼠血中羟脯氨酸、纤连蛋白及层连蛋白含量。结果显示，北沙参可降低肺纤维化大鼠血清中纤连蛋白和层连蛋白含量，对肺纤维化有治疗作用。此研究还观察了北沙参对肺纤维化大鼠肺组织病理学改变的影响，以及不同时间点的肺质量系数、肺泡炎性程度及肺纤维化程度的改变，同样证实了北沙参对肺纤维化的治疗作用。

11. 肝保护 建立 CCl_4 致急性肝损伤的大鼠模型，灌胃给予北沙参乙醇提取物 EE-AR，7 d 后分别检测肝匀浆 SOD、过氧化氢酶（CAT）和 MDA 活性。结果表明，给予 EEAR 组大鼠肝匀浆中 SOD 和 CAT 活性显著增加，MDA 含量降低，提示 EEAR 对 CCl_4 所致的大鼠急性肝损伤具有一定的保护作用。

在观察何首乌、北沙参、紫丹参 3 味中药对衰老大鼠肝细胞影响的电镜结果中发现，北沙参可以补充衰老细胞的染色质 DNA，延缓细胞凋亡；北沙参还可明显升高大鼠血清中 IL-2 水平，并且使肝细胞体积恢复正常，线粒体和粗面内质网的数量、形态均恢复正常。

通过微波技术和水提醇沉法提取北沙参多糖，并研究发现，北沙参多糖可直接清除羟自由基和超氧自由基等，提示北沙参多糖可以保护细胞不受自由基的破坏，有抗衰老作用。

12. 抗肿瘤作用 北沙参中香豆素类的主要化合物欧前胡素和异欧前胡素有较高的生物学活性，研究表明，两者有镇痛、抗炎、抗肿瘤及舒张血管等药理活性。其中异欧前胡素在体外抗肿瘤实验中，对人中枢神经系统肿瘤细胞株 XF498、人卵巢癌细胞 SK-OV-3 和人肺癌细胞株 A549 等都有明显的抑制作用。

从带皮北沙参中分离出佛手柑内酯，观察其体外抗肿瘤活性。实验结果显示，佛手柑内酯对肝癌细胞株抑制作用明显，而对人胃癌细胞株在浓度为 100 mg/L 下有明显的抑制作用，其他浓度下没有抑制作用。

采用 MTr 法观察北沙参水提法乙醇处理后不同提取物对肺癌细胞株 A549、胃癌细胞株 SGC 和肝癌细胞株 HEP 的体外药理作用。结果发现，北沙参 3 种提取物对肺癌细胞株 A549 和肝癌细胞株 HEP 在体外均有一定的抑制作用，但对胃癌细胞株 SGC 没有抑制作用。

【临床应用】

1. 临床配伍

(1) 中晚期非小细胞肺癌：党参 15 g，白术 10 g，黄芪 15 g，麦冬 15 g，北沙参 20 g，甘草 6 g，茯苓 20 g，薏苡仁 20 g，川石斛 15 g，天花粉 15 g，玉竹 10 g，白扁豆 6 g，桑叶 10 g，陈皮 6 g。每日 1 剂，水煎，去渣取汁，早、晚分服。[《环球中医药》2018，（1）：123-125.]

(2) 骨髓增生异常综合征：姜黄、北沙参、麦冬、太子参、当归、柴胡、黄芪各 15 g，生地黄、党参、郁金、陈皮、山药、桂枝各 12 g，南沙参、甘草、连翘、玉竹、薄荷、五味子、党参、茯苓各 6 g。每日 1 剂，水煎服。[《四川中医》2016，34（9）：80-82.]

(3) 脾胃气虚证之消化功能不良、痞满：北沙参 30 g，炒白术 10 g，茯苓 10 g，甘草 5 g。[《亚太传统医药》2015，11（1）：115-117.]

(4) 中气下陷证之胃下垂、肛门脱垂、气短：北沙参 30 g，黄芪 30 g，升麻 6 g，柴胡 6 g。[《亚太传统医药》2015，11（1）：115-117.]

(5) 心脾气虚之不寐、健忘、多梦、月经不调：黄芪 30 g，北沙参 30 g，白术 10 g，茯苓 10 g，甘草 5 g，木香 10 g，远志 5 g，当归 10 g，龙眼肉 10 g，酸枣仁 30 g。[《亚太传统医药》2015，11（1）：115-117.]

(6) 气阴两虚证之心悸、胸痹、肺痿、燥咳：北沙参 30 g，麦冬 15 g，五味子 10 g。[《亚太传统医药》2015，11（1）：115-117.]

2. 现代临床

(1) 顽固性头痛：《串雅内外编》治头痛汤配方为川芎、沙参各 30 g，蔓荆子 6 g，细辛 1.5 g，黄酒半碗为引。随症加减。治疗顽固性头痛 67 例，56 例治愈，8 例显效，3 例有效。

(2) 慢性咽炎及喉源性咳嗽：沙参麦冬汤配方为沙参、麦冬、玉竹、元参、黄连、黄柏、知母、花粉、桔梗各 10 g，甘草 6 g，辨证加减。治疗慢性咽炎 80 例，显效 46 例，有效 34 例，总有效率达 100%。用沙参麦冬汤辨证加减，治疗喉源性咳嗽 30 例，显效 17 例，有效 12 例，无效 1 例，总有效率达 96.7%。

(3) 肺部疾病：

1）蒙药四味沙参汤。北沙参 25 g，甘草 15 g，拳参 10 g，紫草茸 10 g，治疗小儿迁延性肺炎 24 例，全部痊愈。自拟竺黄沙参山药合剂：天竺黄 4~6 g，北沙参 10~15 g，淮山药 10~15 g，枇杷叶 5~10 g，治疗少儿迁延性肺炎 30 例，治愈 23 例，好转 6 例，无效 1 例，总有效率为 96.6%。

2）新加沙参麦冬汤。南北沙参、天冬、麦冬、甘杞子、石斛、山豆根、白英、杏仁、全瓜蒌、半枝莲、仙鹤草，辨证加减，治疗原发性肺癌 66 例，完全缓解 11 例，部分缓解 13 例，稳定 26 例，恶化 19 例，总有效率 36.38%。本方对细胞质成分诱导的染色体畸变抑制率达 53.33%。

3）在配合西医抗结核治疗的同时，加服沙参麦冬汤：沙参 10 g，麦冬 10 g，玉竹 10 g，桔梗 10 g，五味子 10 g，郁金 10 g，随症加减，治疗肺结核中毒症状 36 例，全部有效。

（4）食管炎：沙参白及汤。配方为北沙参 15 g，白及 15 g，麦冬 10 g，玉竹 15 g，白芍 30 g，制乳没（各）5 g，蒲公英 30 g，桔梗 5 g，甘草 10 g。治疗阴虚火旺型食管炎 50 例，痊愈 34 例，有效 13 例，无效 3 例，总有效率 94%。

（5）胃部疾病：①沙参麦冬汤。配方为沙参、麦冬、玉竹、天花粉各 15 g，生扁豆、冬桑叶各 10 g，生甘草 6 g。辨证加减，治疗慢性萎缩性胃炎 64 例，近期治愈 12 例，好转 49 例，无效 3 例，总有效率达 95.3%。②益胃汤：北沙参 30 g，麦冬 15 g，玉竹 10 g，生地黄 20 g，白芍 30 g，乌梅 10 g，白术 15 g，陈皮 10 g，甘草 6 g。加减治疗慢性浅表性胃炎胃阴虚证，结果发现，益胃汤加减治疗慢性浅表性胃炎胃阴虚证疗效显著。③自拟养阴益胃汤治疗慢性萎缩性胃炎，结果发现，自拟养阴益胃汤中西医结合治疗慢性萎缩性胃炎能明显提高临床疗效。

（6）糖尿病：沙参 30 g，玄参 15 g，生石膏 20 g，知母 15 g，丹参 15 g，枸杞 15 g，麦冬 10 g，花粉 10 g，山楂 15 g，治疗糖尿病 50 例，显效 18 例，好转 20 例，无效 12 例，总有效率 76%。

（7）术后阴虚发热：自拟沙参三鲜汤，配方为北沙参、鲜石斛、鲜地黄各 15~30 g，鲜芦根、天花粉各 30 g，麦冬 10~20 g，玉竹 20 g。随症加减。治疗术后阴虚发热 40 例，全部治愈。

（8）心血管疾病：沙参与黄芪、麦冬、丹参等配伍，配合静脉滴注，治疗病毒性心肌炎，显示了很好的协同作用，提高了临床治疗的有效率。将北沙参与附子、桂枝、当归等同用，治疗缓慢性心律失常。北沙参与黄芪、水蛭、三七等同用，益气活血，用于治疗中风病。

（9）肝部疾病：北沙参配伍生地黄、枸杞子治疗肝肾阴虚、肝气不舒症。临床上将其应用于治疗肝脏疾病均获得很好效果。以上基本方治疗肝肾阴虚型慢性乙型肝炎总有效率 87.5%。用一贯煎化裁治疗肝硬化腹水患者疗效明显，治愈率极高。一贯煎可在体外诱导 Caspase 介导的 Bel-7402 人肝癌细胞失巢凋亡，并可能与下调 p38MAPK 有关。

【不良反应】 在北沙参加工过程中，因参与煮制、扒皮后，一家四人同时患过敏性皮炎，予以抗过敏治疗后痊愈。

【综合利用】 北沙参是药食同源之品，其制剂形式主要包括液体制剂、颗粒剂、片剂等，例如蜜炼川贝枇杷膏、乙肝养阴活血颗粒、八味清心沉香散、复方珍珠暗疮片等剂型，广泛应用于临床。在食用方面，拌食或炒食、做汤均可。沙参可做成沙参玉竹鸭煲、百合参耳汤等菜肴，不仅食之味美，而且具有极高的保健作用。但是，应注意用量，减少不良反应的发生。

■参考文献

[1] 原忠，董焱，朱静娟. HPLC 测定北沙参中腺苷的含量 [J]. 中国中药杂志，2005，30（17）：1391-1392.

[2] 李宝国，石俊英. HPLC 法同时测定北沙参不同部位中 3 种香豆素的含量 [J]. 山东中医药大学学报，2005，29（5）：383-384，409.

［3］平晓秋．北沙参中法卡林二醇的含量测定［J］．辽宁中医杂志，30（7）：579-580．

［4］于燕莉，梁爱君，黄贤荣．北沙参产地加工方法与活性成分研究进展［J］．实用医药杂志，2013，30（3）：267-269．

［5］李建平，原忠．北沙参的脯氨酰寡肽酶抑制活性及阿魏酸酯类成分的分离与鉴定［J］．中药材，2005，28（7）：553-555．

［6］刘伟，李中燕，田艳，等．北沙参的化学成分及药理作用研究进展［J］．国际药学研究杂志，2013，40（3）：291-294．

［7］崔海燕，胡晶红，张永清．珊瑚菜植株不同器官挥发油成分分析［J］．山东中医药大学学报，2013，37（1）：61-64．

［8］王红娟，王亮，苏本正，等．北沙参挥发性成分的GC-MS分析［J］．齐鲁药事，2010，29（2）：80-81．

［9］刘咏梅，刘波，王金凤，等．北沙参粗多糖的提取及对阴虚小鼠的免疫调节作用［J］．中国生化药物杂志，2005，26（4）：224-225．

［10］李建业，刘运周，张薇，等．北沙参对小鼠免疫功能的影响研究［J］．中国实验诊断学，2012，16（9）：1599-1601．

［11］吕方军，叶国华，许一平，等．北沙参茎叶提取液对免疫抑制小鼠免疫功能的影响［J］．时珍国医国药，2012，23（4）：936-937．

［12］杨宪勇．北沙参对免疫抑制C57BL/6J小鼠T淋巴细胞亚群影响的实验研究［J］．泰山医学院学报，2012，33（4）：247-249．

［13］张样柏．北沙参药材的质量控制及评价技术研究［D］．青岛：中国海洋大学，2007．

［14］荣立新，鲁爽，刘咏梅．北沙参多糖对甲亢型阴虚小鼠的免疫调节作用［J］．中国中医基础医学杂志，2013，19（6）：640-641．

［15］崔海燕，许一平．北沙参的化学成分及药理作用研究综述［J］．中国科技信息，2009（19）：203-204．

［16］Ng T B，Liu F，Wang H X. The antioxidant effects of aqueous and organic extracts of Panax quinquefolium, Panax notoginseng, Codonopsis pilosula, Pseudostellaria heterophylle and Glehnia littoralis［J］. Journal of Ethnopharmacology，2004，93（2）：285-288．

［17］周燕萍．沙参麦冬汤对大鼠放射性肺炎的防治作用及机制研究［D］．武汉：湖北中医药大学，2011．

［18］韩彦华．沙参麦冬汤在小儿肺炎恢复期中的应用［J］．临床合理用药杂志，2009，2（24）：49．

［19］姚岚，盛丽，王莉，等．沙参对博来霉素大鼠实验性肺纤维化的病理形态学影响［J］．中国工业医学杂志，2007，20（3）：184-186．

［20］金香男，郑明昱．北沙参乙醇提取物对四氯化碳诱导急性肝损伤的保护作用［J］．长春中医药大学学报，2010，26（6）：828-829．

[21] 白榆，周忠友，张玉玲，等．中药对衰老大鼠免疫功能的影响及肝细胞的电镜观察 [J]．新中医，2007，39（11）：104-106，7．

[22] 李建刚，李庆典．沙参多糖对自由基的清除作用 [J]．中国酿造，2011，30（3）：66-68．

[23] 杨小花，胡晓．欧前胡素与异欧前胡素的药理学研究进展 [J]．南昌大学学报（医学版），2012，52（3）：95-97，100．

[24] KENNEY D M, GESEHWINDT R D, KARY M R, et al. Detection of newly diagnosed bladder cancer, bladder cancer recurrence and bladder cancer in patients hematuria using quantitative RT-PCR of urinary survivin [J]. Tumour Biol, 2007, 28 (2): 57-62.

[25] 董芳，刘汉柱，孙阳，等．北沙参中佛手柑内酯的分离鉴定及体外抗肿瘤活性的初步测定 [J]．植物资源与环境学报，2010，19（1）：95-96．

[26] 刘西岭，辛华，谭玲玲．北沙参水提法不同提取物体外抗肿瘤的研究 [J]．安徽农业科学，2009，37（20）：9481-9482，9490．

[27] 孙艳菲，张学顺．北沙参药理作用及临床应用研究进展 [J]．辽宁中医药大学学报，2015，17（3）：191-193．

[28] 朱耿民．自拟养阴益胃汤治疗慢性萎缩性胃炎48例 [J]．实用临床医学，2012，13（11）：25-26．

[29] 袁兵．中西医结合治疗病毒性心肌炎38例疗效观察 [J]．四川中医，2006，24（4）：54．

[30] 刘宗莲，徐淑文．陈鼎祺辨治心律失常经验 [J]．中国中医基础医学杂志，2007，13（6）：467-468．

[31] 钱荣江．中风病临证浅识 [J]．实用中医内科杂志，2007，21（8）：60-61．

[32] 宁冰冰，边艳琴，张文萌，等．一贯煎保肝作用研究 [J]．长春中医药大学学报，2012，28（3）：546-548．

[33] 马蒲梅．一贯煎治疗乙型肝炎56例 [J]．光明中医，2008，23（3）：327-328．

[34] 魏运红．一贯煎化裁治疗血吸虫病肝硬化腹水55例 [J]．中国中医药杂志，2006，4（4）：106．

[35] HU B, AN H M, SHEN K P. Modified Yi Guan Jian, a Chinese herbal formula, induces anoikis in Bel-7402 human hepatocarcinoma cells invitro [J]. Oncology Reports, 2011 (8): 56-60.

白　术

【道地沿革】　白术又称于术、冬术、浙术、种术等，《本草图经》记载杭州产白术，于术之名始见于明万历年间，《杭州府志》载："白术以产于潜者佳，称于术。"于术为于潜白术的简称。于潜，今属浙江省临安市，古时归杭州领辖。清《本草从新》将于术列为野白术，清《本草纲目拾遗》载："即野术之产于潜者……今难得，价论八换。"至此，于术仍指野生而言。清同治、光绪年间，野生于术数量极少，提供的全是人工栽培品。

自19世纪初，因野生资源的匮乏，白术广为栽培，河南、安徽、江苏、浙江、福建、江西、湖南、湖北、四川、贵州等地均有栽培，而以浙江栽培的数量最大。浙江杭州临安区於潜镇所产品质最佳，特称为于术。

【来源】 本品为菊科植物白术 Atractylodes macrocephala Koidz. 的干燥根茎。霜降至立冬采挖，除去茎叶和泥土，烘干或晒干，再除去须根即可。烘干者称"烘术"；晒干者称"生晒术"，亦称"冬术"。

【原植物、生态环境、适宜区】 多年生草本，高30~80 cm。根茎粗大，略呈拳状。茎直立，上部分枝，基部木质化，具不明显纵槽。单叶互生；茎下部叶有长柄，叶片3深裂，偶为5深裂，中间裂片较大，椭圆形或卵状披针形，两侧裂片较小，通常为卵状披针形，基部不对称；茎上部叶的叶柄较短，叶片不分裂，椭圆形至卵状披针形，长4~10 cm，宽1.5~4 cm，先端渐尖，基部渐狭下延呈柄状，叶缘均有刺状齿，上面绿色，下面淡绿色，叶脉凸起显著。头状花序顶生，直径2~4 cm；总苞钟状，总苞片7~8列，膜质，覆瓦状排列；基部叶状苞1轮，羽状深裂，包围总苞；花多数，着生于平坦的花托上；花冠管状，下部细，淡黄色，上部稍膨大，紫色，先端5裂，裂片披针形，外展或反卷；雄蕊5，花药线形，花丝离生；雌蕊1，子房下位，密被淡褐色绒毛，花柱细长，柱头头状，顶端中央有一浅裂缝。瘦果长圆状椭圆形，微扁，长约8 mm，径约2.5 mm，被黄白色绒毛，顶端有冠毛残留的圆形痕迹。花期9~10月，果期10~11月。

白术喜凉爽气候，怕高温多湿，原野生于山区、丘陵地带，野生种产地已绝迹。现各地多有栽培，以浙江栽培的数量最大。

【生物学特点】

1. 栽培技术 育苗地宜选择肥力一般、排水良好、高燥、通风凉爽的砂壤土，施农家肥30 t/hm² 作基肥，深翻20 cm，耙平整细，做成1~1.2 m宽的畦。大田宜选择肥沃、通风、凉爽、排水良好的砂壤土，忌连作。前作收获后，施农家肥60 t/hm²，配施750 kg/hm² 过磷酸钙作基肥，深翻20 cm，做成宽1~1.5 m的畦。用种子繁殖、育苗移栽法。育苗于3月下旬至4上旬适宜，过早易遇晚霜为害；过迟幼苗生长不良。播种前选用种子饱满、色泽新鲜、子叶完整、无病虫害的作种。播前用50%甲基托布津1000倍液浸种3~5 min，取出晾干后播种；亦可用25~30 ℃温水浸泡24 h，捞出种子，用湿布或麻袋装好，置25~30 ℃室内，早、晚各淋水1次，经4~5 d，种子萌动露白后播种。条播按行距20 cm开条沟，沟深5 cm，将种子均匀播入，覆土2 cm，上盖稻草一层，浇水保湿。每1 hm² 用种量75~105 kg。约经15 d左右出苗。出苗后要进行间苗，拔除杂草，遇时时则早、晚浇水。发现抽薹应及早摘除。

10月上、中旬至11月上旬挖起根茎，除去茎叶、须根，先置室内通风处摊放3~

5 d，待外皮发白，置干燥处储藏。先在平地铺 3 cm 厚河沙，上放根茎一层 5 cm，再铺河沙一层，再放根茎，高度不超过 40 cm，最后铺一层稻草，上面盖 6~7 cm 厚的河沙。移栽于 12 月下旬至翌年 1 月上旬，栽种时选取芽头饱满，先端细长，尾圆大而且密生柔软细根和主根细短的作种。按根大小开穴，穴深 6 cm，芽头向上，覆土压紧。

2. 田间管理　出苗后要进行间苗，并结合中耕除草。施足基肥，早施苗肥，重施摘蕾肥，增施磷、钾肥。苗高 15 cm 追施人粪尿或复合肥，摘蕾后 5~7 d 施腐熟饼肥、人畜粪肥，再可喷 0.1%磷酸二氢钾或 2%过磷酸钙浸出液。除去萌蘖，仅留一个主茎。幼苗出土至 5 月间，田间杂草众多，中耕除草要勤，头几次中耕可深些，以后应浅锄。5 月中旬后，植株进入生长旺期，一般不再中耕，株间如有杂草，可用手拔除。6 月中旬植株开始现蕾，一般 7 月上、中旬在现蕾后至开花前分批将蕾摘除。切忌损伤大叶，不能动摇植株。摘蕾有利于提高白术根茎的产量和质量。白术生长时期，需充足的水分，尤其是根茎膨大期更需水分。若遇干旱应及时浇水灌溉，如雨后积水应及时排水。现蕾前后，可追肥 1 次，于行间沟施尿素 300 kg/hm² 和复合肥 450 kg/hm²，施后覆土、浇水。摘蕾后 1 周，可再追肥 1 次。应该注意的是，除草、松土、施肥、摘蕾等田间操作均应在露水干后进行。

3. 病虫害防治

（1）白绢病：又称根茎腐烂病。于 4 月始发，6~8 月尤重，为害根茎。防治方法：用 50%退菌特 1000 倍液浸种后栽种，并在植株四周撒石灰消毒；或用 50%甲基托布津1000 倍液浇灌病区。

（2）立枯病：低温高湿地易发，多发生于术栽地，为害根茎。防治方法：可用50%多菌灵 1000 倍液浇灌。

（3）铁叶病：又称叶枯病。于 4 月始发，6~8 月尤重，为害叶片。防治方法：6~8 月发病，喷 1∶1∶100 波尔多液或 50%甲基托布津或多菌灵 1000 倍液。

（4）锈病：又称黄斑病，叶上长病斑，梭形或近圆形，褐色，有黄绿色晕圈。叶背病斑处生黄色颗粒状物，破裂后期出黄色粉末。防治方法：可喷 25%粉锈宁 1000 倍液。

（5）根腐病：又称烂根病。病原是真菌中一种半知菌，伤害根茎，使根茎干腐，维管束系统呈褐病变，湿度大时尤重，为害根部。防治方法：选育抗病品种；与禾本科作物轮作，或水旱轮作；栽种前用 50%多菌灵 1000 倍液浸种 5~10 min；发病期用50%多菌灵 500 倍液和 50%甲基托布津 100 倍液或 50%退菌特 800 倍液喷射。

（6）菟丝子，又叫金丝藤，是一种寄生性种子植物，发生的原因是其混杂在白术种子里。7~8 月发病严重。防治方法：水旱轮作；去掉混进白术种子里边的菟丝种子；发现后早期除掉；施用鲁保一号防治，土制粉剂每公顷 22.5~37.5 kg 喷粉，或喷洒菌液，土制品每公顷 11.25~15 kg 或工业品每公顷 3.75~6 kg 加水 1500 kg 喷雾。

（7）白术白绢病：白术根结线虫病、白术花叶病毒病等，虫害有红花指管蚜、大青叶蝉、桃蛀螟、白术长管蚜及红蜘蛛、金龟子、地老虎等为害。

【采收加工】

1. 采收　一般在 10 月下旬或 11 月中旬术株茎叶转枯褐色时即可收获，收获时选晴天将植株挖取，敲去泥土，剪去茎秆，留下根茎加工。

2. 加工　加工方法有晒干和烘干两种。晒干的白术称生晒术，烘干的白术称烘术。

烘术：将净制的白术烘制、修术、发汗、炕干即成。

生晒术：将运回的白术抖净泥沙，剪去术秆，日晒至充分干燥为止。在晒制时要注意逐步搓擦去除须根。如遇阴雨天气，应注意薄摊通风，切忌堆积淋雨。

【炮制储藏】

1. 炮制

（1）生术片：除去杂质，洗净，润透，切厚片，干燥。

（2）焦白术：取净白术片放入锅内，用大火加热炒至表面焦黑，内部焦黄色，具焦香气即可，如有火星时可喷洒适量清水。

（3）炒白术：先将锅用火加热，均匀撒入定量的麦麸皮，待麦麸皮焦化起浓烟时，倒入生白术片，急速翻炒至药物表面老黄色内部黄棕色，有香气时即取出。

（4）土炒白术：将陈壁土置于锅内，用中火炒至灵活状态，随即加入白术片，急速翻炒至挂土色，有土香气时取出。

（5）米泔水漂白术：取净白术片用清水浸泡2 d，去掉酱油色的水，再用米泔水浸泡1 d至白色，取出晒干即得。

（6）白术炭：取干净白术片置炒药锅中，用武火加热，急速翻炒至外部黑色、内部老黄色为度。有火星时喷淋适量清水，取出摊晾。

（7）蒸白术：取净白术于蒸锅内，白术上加适量米，加盖，用文火蒸8 h至白术外呈黑色，内棕色，米熟透即取出摊晾。

2. 储藏　白术含挥发油，在高温高湿条件下易泛油、虫蛀、霉变，含水量过高易生霉，故宜置于阴凉干燥处，防蛀。适宜温度30 ℃以下，相对湿度70%～75%，安全水分13%～16%。白术不宜多年久储，否则易走油或变黑。

【药材性状】　本品为不规则的肥厚团块，长3～13 cm，直径1.5～7 cm。表面灰黄色或灰棕色，有瘤状突起及断续的纵皱和沟纹，并有须根痕，顶端有残留茎基和芽痕。质坚硬不易折断，断面不平坦，黄白色至淡棕色，有棕黄色的点状油室散在；烘干者断面角质样，色较深或有裂隙。气清香，味甘、微辛，嚼之略带黏性。

【质量检测】

1. 显微鉴别

（1）根茎横切面：木栓层为1～5列木栓细胞，其间夹有1～2列断续的石细胞带。皮层、韧皮部及射线中散在油室，长径180～370 μm，短径135～200 μm。形成层环明显。木质部外侧的导管1～3列径向排列，基旁无木纤维束，内侧的导管周围有较发达的木纤维束。薄壁细胞中含草酸钙结晶和菊糖。

（2）粉末鉴别：本品粉末淡黄棕色。草酸钙针晶细小，长10～32 μm，不规则地聚集于薄壁细胞中，少数针晶直径至4 μm。纤维黄色，大多成束，长梭形，直径约至40 μm，壁甚厚，木化，孔沟明显。石细胞淡黄色，类圆形、多角形、长方形或少数纺锤形，直径37～64 μm。薄壁细胞含菊糖，表面显放射状纹理。导管分子短小，为网纹导管及具缘纹孔导管，直径至48 μm。

2. 理化鉴别

（1）化学定性：取本品粉末 2g，置具塞锥形瓶中，加乙醚 20 mL，振摇 10 min，滤过。取滤液 10 mL 挥干，加 10% 香草醛硫酸溶液，显紫色（三萜类）；另取滤液 1 滴，点于滤纸上，挥干，喷洒 1% 香草醛硫酸溶液，显桃红色（苍术酮）。

（2）薄层色谱：取本品粉末 0.5 g，加正己烷 2 mL，超声处理 15 min，滤过，滤液作为供试品溶液。另取白术对照药材 0.5 g，同法制成对照药材溶液。照《中国药典》薄层色谱法试验，吸取上述新制备的两种溶液各 10 μL，分别点于同一硅胶 G 薄层板上，以石油醚（60~90 ℃）-乙酸乙酯（50：1）为展开剂，展开，取出，晾干，喷以 5% 香草醛硫酸溶液，加热至斑点显色清晰。供试品色谱中，在与对照品色谱相应的位置上，显相同颜色的斑点，并应显有一桃红色主斑点（苍术酮）。

3. 含量测定

（1）毛细管电泳紫外检测法同时测定白术中白术内酯 II 和白术内酯 III 含量：紫外检测波长 254 nm，缓冲液硼酸-硼砂体积比为 5：1，分离电压 15 kV，柱温 20 ℃，电动进样 10 s。在最优条件下，白术内酯 II、III 完全分离；在线性范围内与峰面积线性关系良好，白术内酯 II 线性方程为 $Y = 2724.5X - 54.078$（$R = 0.995\,8$），白术内酯 III 的线性方程为 $Y = 244.65X + 201.8$（$R = 0.999\,5$），检测限（$S/N = 3$）为 0.2 μg/mL 和 1.0 μg/mL。

（2）HPLC 法测定白术内酯 I、II、III：HPLC 法测定白术不同炮制品中白术内酯 I、II、III：色谱柱为 Dikma Kromasil C18（4.6 mm×250 mm，5 μm），以乙腈-水为流动相梯度洗脱；体积流量为 1.0 mL/min，柱温为 25 ℃，检测波长为 220 nm（白术内酯 I、II）、276 nm（白术内酯 III），进样量 10 μL。白术内酯 I、II、III 分别在 1.14~114、0.776~77.6、3.21~321 μg/mL 与峰面积呈良好的线性关系。回归方程分别为：$Y = 4350.8X + 7.715$、$Y = 2878.3X + 5.228$、$Y = 8038.7X + 14.949$，R 均为 0.999 9，回收率分别为 97.92%、103.15%、100.78%，RSD 分别为 0.67%、0.68%、4.64%。

（3）HPLC 法测定白术内酯 II 和白术内酯 III：SunFire ODS C18 色谱柱（4.6 mm × 250 mm，5 μm），流动相为乙腈-水（45：55），流速 1.0 mL/min，检测波长 335 nm。白术内酯 II 和白术内酯 III 在 2.0~20.0 mL 范围内，均呈良好线性关系，相关系数分别为 0.999 6、0.999 7，白术内酯 II 平均回收率 98.96%、RSD = 1.35%，白术内酯 III 为 100.62%、RSD = 1.26%。

【商品规格】

1. 一等 呈不规格团块状，体形完整。表面灰棕色或黄褐色。断面黄白色或灰白色。味甘、微辛苦。每千克 40 只以内（最小个体不低于 25 g）。无焦枯、泛油、坑泡、杂质、虫蛀、霉变。

2. 二等 呈不规格团块状，体形完整。表面灰棕色或黄褐色。断面黄白色或灰白色。味甘、微辛苦。每千克 100 只以内（最小个体不低于 10 g）。无焦枯、泛油、坑泡、杂质、虫蛀、霉变。

3. 三等 呈不规格团块状，体形完整。表面灰棕色或黄褐色。断面黄白色或灰白色。味甘、微辛苦。每千克 200 只以内（最小个体不低于 5 g）。无焦枯、泛油、坑泡、杂质、虫蛀、霉变。

4. 四等 体形不计，但需全体是肉（包括武子、花子）。每千克 200 只以内（最小个体不低于 2 g）。间有程度不严重的碎块、泛油、焦枯、坑泡、无杂质、虫蛀。

【性味归经】 苦、甘，温。归脾、胃经。

【功能主治】 健脾益气、燥湿利水、止汗、安胎。用于脾虚食少、腹胀泄泻、痰饮眩悸、水肿、自汗、胎动不安。

【用法用量】 内服：煎汤，6~12 g；或熬膏，或入丸、散。

【使用注意】 阴虚燥渴，气滞胀闷者忌服。

【化学成分】

1. 挥发性成分 白术中挥发性成分较多，主要是萜类成分（包括内酯衍生物），其中以倍半萜类为主，有桉叶烷型、榄香烷型、蛇床烷型、吉马烷型等。另外还有苯酚等芳香族化合物，正十三烷等脂肪族化合物，咖啡酸等有机酸类化合物。

挥发油中的白术内酯类成分是白术中比较有特征的成分，也是重要的活性成分，已发现的白术内酯和相关成分有白术内酯 I、苍术酮、3β-乙酰氧基苍术酮、脱水苍术内酯、异苍术内酯 A、白术内酰胺等。

2. 多糖类 从白术中得到的多糖主要是由半乳糖、鼠李糖、阿拉伯糖、甘露糖组成的白术多糖 PSAM-1 和由木糖、阿拉伯糖、半乳糖组成的白术多糖 PSAM-2。从白术中分离纯化出由葡萄糖、半乳糖、鼠李糖、甘露糖组成的水溶性多糖 AMP。

3. 苷类 白术中的苷类成分主要是倍半萜糖苷和黄酮苷。目前已发现的苷类成分有从白术甲醇提取物的水溶性部位分离得到 9 个苷类化合物：苍术苷 A、10-表苍术苷 A、苍术苷 B、淫羊藿次苷 F2、淫羊藿次苷 D1、紫丁香苷、二氢紫丁香苷、（2E）-癸烯-4，6-二炔-1，8-二醇-8-*O*-β-*D*-呋喃芹糖基-（1→6）-β-*D*-吡喃葡糖苷和莨菪亭-β-*D* 吡喃木糖基-（1→6）-β-*D* 吡喃葡糖苷。

4. 其他 白术还含有莨菪亭、瑞香素、滨蒿素、奥索内酯 4 种香豆素类化合物，伊谷甾醇等植物甾醇类化合物，蒲公英萜醇乙酸酯、β-香树脂醇乙酸酯、角鲨烯 3 种三萜类成分。白术中也含有多种氨基酸和微量元素，迄今为止，从白术中测定出了天冬氨酸等 17 种氨基酸，其中有 7 种是人体必需氨基酸，还含有丰富的微量元素 Ca、Mg、Mn、Fe 等。

【药理作用】

1. 调节胃肠道平滑肌蠕动 白术水煎液能促进鸡离体空肠平滑肌收缩运动，剂量越大作用越强；但对盲肠的自律性收缩活动有显著的抑制作用，加大剂量其抑制效果亦随之加强。白术具有促进肠道菌群中的有益菌双歧杆菌和乳酸菌的增殖、改善肠道内菌群状况的功能。白术内酯类物质有抑制大鼠胃肠运动的作用，对乙酰胆碱（ACh）引起的肠痉挛、子宫收缩及心脏抑制有显著的拮抗作用，非竞争性拮抗组胺所致大鼠回肠痉挛。

给大鼠灌服白术煎液后，胃窦、空肠肌间神经丛中的乙酰胆碱酯酶（AChE）阳性神经纤维、神经元显著增多，染色加深，从而可以推测白术促胃肠动力效应的重要机制之一可能是通过增加胃肠肌间神经丛胆碱能神经的分布促进 ACh 的释放来实现的，起到长时作用。给大鼠灌服白术煎液后胃窦肌间神经丛和空肠黏膜下神经丛、肌间神经丛中的 SP（P 物质）免疫反应阳性产物含量明显增加，而胃窦、空肠黏膜中的 SP 免疫反应阳性产物无明显变化。

2. 增强免疫 白术水煎液及白术多糖有好的免疫兴奋作用，可促进小鼠腹腔巨噬细胞吞噬功能，促进溶血素形成和溶血空斑形成，促进淋巴细胞转化。口服白术水提液能使注射口蹄疫病毒（FMDV）疫苗小鼠的血清 FMDV 特异性 IgG 浓度和 IgG 亚类反应显著加强，提高 FMDV 疫苗免疫反应。白术能刺激 Th1 型淋巴细胞增殖，产生抗体，调节免疫反应。白术多糖能够刺激小鼠免疫系统，对免疫功能调节作用，可激活库普弗细胞免疫功能，增强机体抵抗能力。

3. 抗炎、抗肿瘤 白术中的芹烷二烯酮、苍术酮和白术内酯 I、II、III 均具有一定的抗炎活性。研究发现，白术石油醚部位以及白术内酯 I 等为其抗炎有效部位和活性成分。白术能有效抑制肿瘤细胞的生长，其中的白术内酯和挥发油是抗肿瘤的活性成分。白术中的苍术酮、白术内酯 I 和白术内酯 III 可诱导 HL-60 和 P-388 肿瘤细胞凋亡发挥细胞毒作用。白术甲醇提取物能够诱导人 T 淋巴瘤 Jurkat 细胞、U937 和 HL-60 白血病细胞凋亡，而达到抗肿瘤的作用。研究发现，白术内酯 I 和白术内酯 III 对脂多糖诱导的肿瘤坏死因子-α（TNF-α）和 NO 产生的巨噬细胞具有抑制作用，能减少肿瘤细胞的坏死，效果与使用剂量有关。

4. 抗氧化 观察白术多糖不同给药剂量对 H22 肝癌小鼠模型血清中血管内皮生长因子（VEGF）、白介素-2（IL-2）含量和瘤组织中 p21 和 Bcl-2 表达变化的影响，并计算抑瘤率。白术多糖对 H22 肝癌小鼠肿瘤抑制效果以中剂量为佳，可减少血清中血管内皮生长因子（VEGF）含量，增加 IL-2 含量，同时下调 Bcl-2 基因表达，而上调 p21 基因表达。表明白术多糖对 H22 肝癌小鼠的肿瘤有较明显的抑制作用。

白术有抗氧化作用，能有效抑制脂质过氧化作用，降低组织脂质过氧化物的含量，避免有害物质对组织细胞结构和功能的破坏。白术多糖能使衰老大鼠大脑皮质超氧化物歧化酶（SOD）、谷胱甘肽过氧化物酶（GSH-Px）活力增强，降低自由基代谢产物的含量，减少 DNA 的损伤，具有一定的抗衰老作用。

5. 利尿 白术有利尿作用，其主要活性成分为苍术酮，它可强烈抑制钠钾 ATP 酶的活性，从而降低该输送功能提供细胞内 Na^+、K^+ 的交流。白术水煎液单次给药对正常小鼠不表现出利尿作用，但中、高剂量白术水煎液灌胃却表现出一定的抗利尿作用。

6. 其他 白术挥发油能够通过降低重复性刺激引起的乙酰胆碱的再生释放对抗新斯的明诱导的神经肌肉障碍，研究表明与 β-桉油醇有关。

降血糖：白术甲醇提取物具有抑制老鼠肠道内 α-葡萄糖苷酶的活性。白术糖复合物 AMP-B 能显著降低四氧嘧啶糖尿病大鼠血糖水平，减少糖尿病大鼠的饮水量和耗食量。

白术可以维持妊娠期间子宫平滑肌细胞的静息状态以治疗早产，白术还有抗凝血、镇静等作用。白术也有一定的减肥作用。

【毒理研究】

1. 急性毒性 为测定白术提取液对小鼠腹腔注射和肌内注射的急性毒性，评价其安全性，为临床安全用药提供依据。王东升等采用最大给药量法，将 60 只小鼠随机分为 3 组，每组 20 只，分为白术提取液 100 g/kg 腹腔注射组、20 g/kg 肌内注射组和生理盐水 100 mL/kg 腹腔注射组，注射给药后连续观察 7 d，测定其 1 d 最大给药量，确定白术提取液的急性毒性。结果表明，小鼠腹腔注射和肌内注射的 1 d 最大给药量依次为 100 g/kg 和 20 g/kg，分别相当于临床犬日用量的 400 和 80 倍。说明白术提取液较为安全，可在临床研究试用。

2. 亚急性毒性试验 短期（1 周）试验的动物为 5 周龄 ddY 系雄性小鼠，亚急性毒性试验的动物为 5 周龄 ICR 系雄性小鼠。将白术粉末以 3% 和 4.5% 的比例掺入饲料中，观察小鼠体重、摄食量及饮水量的变化。第 1 周取附睾周围的脂肪组织称重，并且检测血浆甘油三酯（TG）及总胆固醇（TC）。给药后第 2 天及第 7 天在关灯的条件下检测自发运动量。给予白术粉末 1 周后，小鼠食欲降低，体重、摄食量均显著减少，并伴有胃内容物潴留。附睾周围的脂肪组织及血浆 TG 均减少。给药期间未见急性毒性症状，自发运动量与对照组间无差异。给予白术粉末 1 个月内进行血液学、血液生化以及病理组织学检查，未见白术引起的异常，确认其安全有效。

3. 遗传毒性 急性经口毒性评价采用最大耐受量法，细胞毒性评价采用噻唑蓝（MTT 法）、中性红吸收法（NPI 法）和集落形成法，遗传毒性评价采用小鼠骨髓嗜多染红细胞微核试验、Ames 试验、小鼠淋巴细胞杀伤细胞（TK）基因突变试验和彗星试验。结果显示，白术提取液急性经口毒性评价属实际无毒级物质；MTT 法和中性红吸收法在受试剂量范围内未观察到对细胞的损伤作用，集落形成法在 2.5～10.0 g/L 剂量范围内表现出剂量依赖性的细胞毒性；4 种遗传毒性试验均为阴性结果，即无遗传毒性。

【临床应用】

1. 配伍应用

（1）心下坚，大如盘，边如旋盘，水饮所作：枳实七枚、白术二两。上二味，以水五升，煮取三升，分温三服。（《金匮要略》枳术汤）

（2）脾虚胀满：白术二两，橘皮四两。为末，酒糊丸，梧子大。每食前木香汤送下三十丸。（《全生指迷方》宽中丸）

（3）自汗不止：白术末饮服方寸匕，日二服。（《千金要方》）

（4）肘臂痛：白术（炒）二两，片子姜黄四两，羌活一两，甘草一两。上为粗末。每服三钱，水一盏半，煎至七分，食后服。（《澹寮方》白术姜黄汤）

（5）思虑过度，劳伤心脾，怔忪健忘，惊悸盗汗，发热体倦，食少不眠，或妇人脾虚气弱，崩中漏下：白术、龙眼肉、黄芪（去芦）、茯神（去木）、酸枣仁（炒去壳）各十钱，人参、木香（不见火）各五钱，甘草（炙）二钱半，当归、远志各一钱。每用四钱，水适量，生姜五片，枣一枚，煎煮，去渣，温服，不拘时候。（《济生方》归脾汤）

（6）呕吐酸水，结气筑心：白术、茯苓、厚朴（炙）各八分，吴茱萸、荜茇各四分，橘皮、人参各六分，槟榔、大黄各十分。上九味，捣筛为散。每服方寸匕，空腹煮姜、枣汤下，日二服，渐加至二匕半。（《外台秘要》白术散）

（7）虚弱枯瘦，食而不化：菟丝子（酒煮吐丝，晒干）、白术（酒浸，九蒸九晒）各一斤。共为末，蜜丸，梧子大。每服二三钱。（《纲目拾遗》）

（8）脾胃虚弱，食少不化，脘腹痞满：枳实（炒）250 g，白术（麸炒）500 g。上二味，粉碎成细粉，过筛，混匀。另取荷叶 75 g，加水适量煎煮，滤过得煎液。取上述粉末，用煎液泛丸。一次 6 g，每日 2 次。（《中国药典》枳术丸）

2. 现代临床

（1）消化系统疾病：

1）白术配方改善肿瘤患者胃肠功能。胃癌术后化疗配合参苓白术散治疗可明显减轻化疗药物的副作用，改善患者的生活质量；并且与止呕剂格雷司琼联合治疗，可明显提高抑制呕吐的效果。通过观察参苓白术汤对中晚期肿瘤患者食欲及营养状况的影响发现，治疗组食欲及生存质量都得到了较好的改善，说明参苓白术汤可显著增加中晚期肿瘤患者的食欲，改善营养状况，提高患者的生活质量。此外，对于化疗引起的白细胞（WBC）下降，参苓白术散加减也具有良好的疗效，通过增加患者 WBC 数量，使患者免疫系统功能增强，提高患者生活质量。

2）便秘。急、慢性便秘用单味生白术 60 g 为一剂，急性便秘只投 1 剂，慢性便秘每日或隔日投 1 剂，连用 3 剂，每剂煎煮两次，取汁 1 次服，重用白术可以治疗便秘。

3）胃柿石合并胃翻转。用健脾理气润肠法成功治愈患者。用法：生白术 60 g、枳实 15 g、川朴 12 g、郁金 12 g、香附 10 g、苏梗 10 g、当归 15 g、火麻仁 15 g，1 剂水煎服，禁食，配合支持疗法。方中大剂量白术补中益气，活血化瘀，使胃气鼓舞，血液畅通，胃功能加强。

4）肝硬化腹水。白术 60~90 g，茯苓、泽泻、防己、牛膝各 5~20 g，大腹皮、车前子各 20~30 g，赤芍 40~50 g，椒目、二丑（研末冲服）各 6~9 g，黑大豆 30 g；同时服用虫草花积散（冬虫草、穿山甲各 90 g，三七、桃仁各 60 g，莪术 120 g，丹参 150 g，水牛角 40 g 研为细末），每服 9 g，每日 3 次。腹水消退 10 d 后，改为生白术 60 g、黑大豆 30 g、赤芍 30 g，每日 1 剂，水煎服。

（2）疼痛症：

1）头痛。为缓解三叉神经痛经乙状窦后径路血管减压+神经梳理术后出现的头部疼痛等症状时，应用生白术配伍安神类中药，能收到与西药止痛或安定类药物相当的临床效果，起效快，且具有疗效稳定而持久、副作用小等优势，更易被患者接受。

2）腰痛。重用，每剂 50~60 g，阴虚内热忌用。临床上用该药治疗肾虚夹瘀腰痛，脾经湿热下注腰痛，寒湿入侵经络腰痛，肝经湿热下注腰痛有特效。在使用常规药物治疗腰痛无效时，可试用白术。报道有一肾阳虚衰，寒湿下注，瘀血阻络所致腰痛患者，用生白术 60 g，桑寄生 30 g，茯苓 30 g，杜仲 15 g，干姜 15 g，怀牛膝 15 g，制附片 10 g，炙甘草 6 g，水煎服，3 剂后腰痛锐减。再服 5 剂病告瘥。治疗 102 例痛经患者（均由妇科或肛查排除子宫器质性病变，有 1 年以上病史，用方治疗：白术 9 g，炒白芍 30 g，陈皮 12 g，防风 9 g。临证加减，结果痊愈 53 例，占 51%；好转 38 例，占 38%；无效 11 例，占 11%。

3）腹痛、腹水。大剂量用白术可补中气，活血化瘀，治疗积聚、关格等以疼痛为主要特征的急腹症（如胃石证合并胃翻转）。白术有软坚散结之功，重用能消症积化瘀滞而止痛，可用于治疗肝硬化、肝癌。如予复肝丸加枳壳 10 g、生白术 90 g 治一确诊为肝癌患者，连服 5 剂，脘胁胀痛等全身症状大减。治疗腹泻排除慢性肠炎、慢性菌痢等的腹泻患者，采用白术芍药散合四神汤为基本方治疗，每晚 1 剂，10 d 为 1 个疗程。

（3）妇科疾病：

1）痛经。用白术 9 g、炒白芍 30 g、陈皮 12 g、防风 9 g。腹冷痛，喜暖，经色暗淡、夹块，舌淡苔白者，加肉桂、艾叶。每日 1 剂，水煎 2 次温服，每次经前 5 d 开始服用，至经期过停服。连服 3 个月经周期。经行不畅，色紫夹块者，加五灵脂 10 g，蒲黄 10 g；经红量多，烦热口干，舌红苔黄脉数者，加牡丹皮、栀子。

2）带下病。用白术 20 g、茜草 15 g、乌贼骨 15 g，三味均制成药粉，均分 6 份，每日 3 次，每次 1 份，开水冲服，伴腰困重腰痛，用杜仲 15 g，川续断 30 g。水煎冲服药粉。

3）妇女血虚肌热或脾虚蒸热，或内热寒热。用术苓汤，白术、白茯苓、白芍（炒）各 3 g，甘草（炒）2 g，姜、枣水煎，加红糖 20 g，温服。

4）胎动不安。用白术酒，白术 60 g，研为细末，每次用 6 g，与黄酒 50 mL 同煮数沸。温服，每日早、中、晚各 1 次。芪术黄芩饮，用炒白术 10 g、苏梗 9 g、竹茹 6 g、黄芩 9 g、川续断 10 g。五味共煎水，水沸 50 min 后，取汤加红糖，温服。

5）滑胎。用白术南瓜粥，白术 9 g，南瓜适量，加饴糖一匙，随量食用。芪术红枣糯米粥，用黄芪 30 g、白术 15 g、党参 10 g、红枣 15 g、糯米 50 g。先将中药煎熬，去渣取汁，煮糯米粥，待粥熟时，下药汁同煮 3~5 min 即成。早、晚各 1 次。

6）妊娠水肿。白术陈皮饮，用白术 100 g、陈皮 10 g。将白术、陈皮洗净放入砂锅内，加水适量煎煮，水沸后加入白糖适量，每日饮服 3 次。香橼白术汤，白术 100 g，香橼皮 10 g，白糖适量。将香橼皮、白术洗净，放入锅内加水适量煎煮，沸后去渣取汁，加入白糖适量，小火再煮沸即成。

7）产后呕逆不食。用白术 25 g、生姜 30 g，水煎加红糖 20 g，徐徐温服。

（4）儿科疾患：

1）小儿虚汗。用玉屏风散合牡蛎散。以黄芪配白术健脾益气而固表，表固则汗止，佐防风走表，助芪、术御风，为补中寓散之义；用牡蛎、浮小麦均能收敛止汗。若气阴两虚，以盗汗为主伴自汗，则加生脉散益气养阴。若兼营卫不和之症可加桂枝、芍药调和营卫；若气阴两虚，以盗汗为主伴自汗，则加生脉散益气养阴。

2）小儿厌食症。枳实 10 g、白术 15 g、荷叶 10 g、焦山楂 10 g、半夏曲 6 g、胡黄连 6 g、姜黄 6 g、砂仁 6 g、鸡内金 10 g、炙甘草 4 g。小儿厌食属脾胃气虚者均用参苓白术散治之，小儿厌食因脾运失健用曲麦枳术丸，更以白术为主药。

3）小儿呕吐、泄泻。以党参、白术扶脾益气为君，配炒三仙消食导滞，枳实、陈皮理气消胀。小儿风寒泄泻用藿香正气散亦用白术；胃寒者用丁萸理中汤温中散寒，以党参、白术、甘草扶脾益胃，配干姜、丁香、吴茱萸温中散寒、降逆止吐。凡小儿病属脾虚失运等，均可用白术。

4）小儿咳嗽、哮喘病。小儿痰湿咳嗽常用二陈汤化痰燥湿，可加白术健脾以增化痰之功；小儿常见的以发作性哮鸣气喘的哮喘病，多因素体肺、脾、肾三脏不足，痰饮留伏为主要内在因素，故常用白术。

5）小儿肾炎水肿。常以五苓散为主方，方中用白术健脾以利水，慢性肾炎水肿则按肾阴虚、肾阳虚的不同情况，亦可用五苓散加服六味地黄丸或八味地黄丸治疗。急性期风水相搏者加用麻黄连翘赤小豆汤，湿热内侵者加用三妙丸。

6）小儿外感症。小儿感冒兼夹食滞，常用藿香、神曲、枳壳、麦芽、山楂之类消食导滞，或兼服保和丸，加用白术健脾，以增强效导之功。

【不良反应】　有报道 1 例 46 岁女性患者，因头晕再发加重给予半夏白术天麻汤加减治疗，水煎取汁 300 mL，100 mL/次，3 次/d，空腹温服。服用 1 d 后头晕稍好转，但出现胃脘不适，继而出现腹泻。

【综合利用】　白术的制剂形式主要包括液体制剂、颗粒剂、片剂、冲剂、软胶丸、软胶囊、滴丸剂或气雾剂等，如香砂养胃胶囊、枳术冲剂、白带片、逍遥颗粒，广泛应用于中医方药及其制剂中。中药复方煎剂和散剂、丸剂，是临床常用中药，用量极大。白术及其制剂也广泛应用于胃肠疾病、小儿消化不良、妇产科等多发疾病当中。

部分研究表明，中草药饲料添加剂具有促进畜禽生长、保健作用，并因其无毒、无害、无残留、无耐药性的独特优势愈来愈被我国畜牧工作者重视。复方中草药（党参、白术、黄芩、诃子、板蓝根、蒲公英）能有效杀灭沙门氏菌、巴氏杆菌和大肠杆菌。复方中草药（苍术、厚朴、白术等）对沙门氏菌、大肠杆菌有较好的抑菌作用，治疗雏鸡腹泻总有效率达 95%，其效果优于氯霉素和诺氟沙星。并结合现代生产技术，可将其开发成为一种具有广泛应用前景的绿色植物饲料添加剂。

《药性论》曰："主面光悦，驻颜去斑。"例如，用白术蘸酒（或醋）如研墨之状，均匀涂于脸上，可治雀斑，李时珍称此方治雀斑"极致"；唐代《新修本草》称，白术用"苦酒浸之，用拭面黑干黯，极效"。《医学入门》记载，白术可以补气益血、美白润肤，适于气血虚寒导致的皮肤粗糙、萎黄、黄褐斑、色素沉着等。

李杲《食物本草》记载白术"作煎饵，久服轻身，延年不饥……利腰脐间血，益津液，暖胃消谷嗜食"。白术有健脾益胃、增强免疫力、抗衰老等功效，目前已有一些相关保健品问世，如排毒养颜胶囊、黄芪白术西洋参口服液、消食健胃茶等产品，临床上也常用一些含白术的减肥方剂。

明代高濂《遵生八笺》中亦有多种有关白术的食疗保健方和养生服食方，如"白术酒：白术二十五斤，切片。以东流水二石五斗浸缸中二十日，去渣，取清服。除病延年，变发坚齿，面有光泽。久服长年"。李时珍《本草纲目》也有"其苗可作饮，甚香美"。益脾饼（白术 30 g，干姜 6 g，红枣 250 g，鸡内金 15 g，面粉 500 g，菜、油、盐适量）有开胃健脾的功效。我国民间还有不少以其泡酒喝、代茶饮及做佳肴的保健食方；四君子粥（党参 9 g、白术 9 g、茯苓 9 g、甘草 4.5 g、红枣 12 粒）有增强免疫力、强身健体的作用。

■参考文献

[1] 国家药典委员会．中华人民共和国药典［M］．2015 年版．第一增补本．北京：中

国医药科技出版社，2015.

[2] 石冬琴，王荣，田薇，等．毛细管电泳紫外检测法同时测定白术中白术内酯Ⅱ和白术内酯Ⅲ含量［J］．解放军医药杂志，2013，25（4）：65-67，70.

[3] 段启，许冬谨，谢晨．HPLC法测定白术不同炮制品中白术内酯Ⅰ、Ⅱ、Ⅲ［J］．中草药，2008，39（9）：1343-1345.

[4] 许舒颜．不同地区白术饮片中白术内酯的含量测定［J］．江西中医药，2015，46（5）：56-57.

[5] 佘金明，蒯碧华，熊峻，等．GC-MS和化学计量学解析法分析白术中挥发油成分［J］．中国现代应用药学，2010，27（10）：928-931.

[6] 彭伟，韩婷，刘青春，等．白术地上部分化学成分研究［J］．中国中药杂志，2011，36（5）：578-581.

[7] 凌宗全．白术化学成分及药理作用研究进展［J］．内蒙古中医药，2013，32（35）：105-106.

[8] JIANG HAI, SHI JING, LI YUAN-YUAN. Screening for compounds with aromatase inhibiting activities from Atractylodes macrocephata Koidz［J］. Molecules, 2011, 16 (4): 3146-3151.

[9] 程会昌，霍军，高春生．白术对鸡离体肠管运动张力的影响［J］．中国农学通报，2008，24（9）：1-3.

[10] 鄢伟伦，王帅帅，任霞．白术对小鼠肠道菌群调节作用的实验研究［J］．山东中医杂志，2011，30（6）：417-419.

[11] WANG CHANG-HE, DUAN HAI-JIE. Inhibitory effete of atractylenolide I on angiogenesis in chronic inflammation in vivo and in vitro［J］. Eur J Pharmacol, 2009, 612 (1): 143-152.

[12] 孙文平，李发胜，陈晨，等．白术多糖对小鼠免疫功能调节的研究［J］．中国微生态学杂志，2011，23（10）：881-882，886.

[13] 焦艳，唐娜，王嫦鹤．白术多糖对小鼠Kupffer细胞免疫功能的激活作用［J］．西北药学杂志，2013，28（6）：607-610.

[14] 施文荣，刘艳．陈玲，等．白术燥湿利水作用的研究［J］．福建中医学院学报，2007，17（3）：29-31.

[15] 周剑，苏德春，宋国权．白术多糖对H22肝癌小鼠抗肿瘤作用实验研究［J］．亚太传统医药，2015，11（17）：9-10.

[16] 王东升，李锦宇，罗超应，等．白术提取液急性毒性试验［J］．西北农业学报，2011，20（5）：40-43.

[17] 赵安莎，孙于兰，张立实．白术提取液安全性评价［J］．中国公共卫生，2006，22（1）：43-45.

[18] 费燕华，王南瑶．参苓白术散对胃癌术后患者化疗药物副作用和生活质量的影响［J］．浙江中医杂志，2009，44（3）：208.

[19] 余胜珠，杨光华，陈连生，等．参苓白术汤对中晚期肿瘤患者厌食及营养状况影

响的临床研究［J］．重庆医学，2008，37（8）：871-872.

［20］刘嘉宁．参苓白术散加减治疗化疗后白细胞下降42例临床研究［J］．中医杂志，2012，53（12）：1038-1041.

［21］梁辉，李艳青，李明．小议白术在疼痛证中的应用［J］．中医药信息，2010，27（4）：37-38.

［22］白明学．白术的现代药理研究与临床新用［J］．中国中医药现代远程教育，2008，6（6）：609-610.

白　芍

【道地沿革】　白芍别名花子、白花芍药，始载于《神农本草经》，列为中品。《本草经集注》云："今出白山、蒋山、茅山最好。"《本草品汇精要》首次将赤白芍分为专条记述，并以泽州、白山、蒋山、茅山、淮南、海盐、杭越为首地。《药物出产辨》云："产浙江杭州为杭芍。"与现代白芍道地产区相同。主产于浙江、四川、河南等省。

【来源】　本品为毛茛科植物芍药 *Paeonia lactiflora* Pall. 的干燥根。

【原植物、生态环境、适宜区】　多年生草本，高50~80 cm。根肥大，通常呈圆柱形或略呈纺锤形。茎直立，光滑无毛。叶互生；具长柄；2回3出复叶，小叶片椭圆形至披针形，长8~12 cm，宽2~4 cm，先端渐尖或锐尖，基部楔形，全缘，叶缘具极细乳突，上面深绿色，下面淡绿色，叶脉在下面隆起，叶基部常带红色。花甚大，单生于花茎的分枝顶端，每花茎有2~5朵花，花茎长9~11 cm；萼片3，叶状；花瓣10片左右或更多，倒卵形，白色、粉红色或红色；雄蕊多数，花药黄色；心皮3~5枚，分离。蓇葖果3~5枚，卵形，先端钩状向外弯。花期5~7月，果期6~7月。

芍药适宜温暖湿润气候条件，性喜阳光、喜温、喜肥和一定的耐寒特性。在年均温14.5℃，7月均温27.8℃，极端最高温42.1℃的条件下生长良好。生于山坡、山谷的灌木丛或草丛中，平原地带多有种芍药。分布于四川、安徽、黑龙江、吉林、辽宁、河北、河南、山东、山西、陕西、内蒙古等地。全国各地均有栽培。

【生物学特点】

1. 栽培技术　一般多选择排水良好，通风向阳，土层深厚、肥沃的土壤。栽前应精耕细作，深耕30~40 cm，耕翻1~2次。结合耕翻每亩施厩肥或堆肥2500~4000 g作基肥，耙平，做成宽1.3~2.3 m的高畦，如雨水过多，排水不良，畦宽可减至1 m左右，畦间排水沟20~30 cm，畦长可视地形而定。芍药忌连作。

分根繁殖是芍药生产上常用方法，生产周期短。收获时，将芍药芽头从根部割下，选健壮芽头，切成小块，每块芽2~4个，芍芽下留2 cm长的头，以利生长，随切随栽或暂时沙藏、窖藏后再栽，芍药8~10月种植，按行株距50 cm×30 cm，穴栽，穴深10 cm左右，每穴放芽头1~2个，芽苞向上，放平，然后覆土5 cm左右，盖实。每亩栽2500株左右。

种子繁殖：单瓣芍药结实多。8月上中旬种子成熟，随采随播，或用湿沙混拌储藏至9月中下旬播种。苗株生长2~3年后进行定植。

2. 田间管理 早春松土保墒，出苗后每年中耕除草4次，结合锄草在根部培土，10月下旬，地冻前在离地面7~10 cm处剪去枝叶，根际培土约15 cm，以利越冬。第二年起每年追施肥3次，分别在3月下旬~4月上旬，施稀人粪尿；第二次在4月下旬，每亩施人粪尿500 kg；第三次在10~11月间，以圈肥为主，每亩1500~2000 kg。第四年收获前追肥2次，追肥时宜于两侧开穴施下。芍药一般不需灌溉，严重干旱时，宜在傍晚灌1次透水，多雨季节，应及时排灌，每年春季现蕾时要及时将花蕾摘掉。

3. 病虫害防治

（1）灰霉病、锈病：可清除被害枝叶并烧毁；雨后要及时排水，保持田间通风透光；发病初期喷1：1：100波尔多液，10 d喷1次，连喷3次。锈病，在发病初期用97%敌锈钠400倍液喷雾防治。虫害有蛴螬咬食根茎，可用90%敌百虫拌饵料诱杀。

（2）白芍叶霉病：主要为害白芍叶片。初生圆形褐色病斑，初生圆形紫褐色病斑，大小6~15 mm，后微具浅褐色轮纹，四周暗紫褐色，叶背常生墨绿色绒霉层，后期病斑融合引起叶枯。茎染病生长条形紫褐色病斑。叶柄染病叶柄基部分叉处易折断。萼片、花瓣染病初生紫红色小点，后边缘焦枯。传播途径和发病条件以菌丝和分生孢子在病残体上越冬，翌年3月中、下旬，条件适宜时，产生的分生孢子先侵害寄主的下部叶片，后逐渐向上扩展，7~8月雨季该病发生较重。防治方法：合理密植，株间要通风透光；增施磷钾肥，增强植株抗病力；发病初期喷50%多菌灵800~1000倍液，或40%乙磷铝250倍液。

【采收加工】

1. 采收 芍药于栽种后3~4年采收。采收季节，浙江于6月下旬至7月上旬，安徽、四川等地于8月间，山东于9月间。过迟根内淀粉转化，干燥后质不坚实，质地轻泡。选择晴天，割去茎叶，挖出全根。除留芽头作种外，切下芍根，加工药用。

2. 加工 将芍根按大小分开，在沸水中烫泡5~15 min，烫时勤翻动，待芍根表皮发白，无生心，有香气时，迅速捞起放入冷水里浸泡，随即取出刮去外皮，切齐两端，依粗细分别晒干。也可先刮去外皮后煮，晒干。晒芍是加工的重要环节，如果晒得太猛，则外干内湿表层干裂，易发霉变质，一般早上出晒，中午阴干3 h，下午3时后再出晒，晚上收进堆起并用麻袋或草席覆盖，使芍根内部潮气渗出，次日再出晒，如此反复，直至内外干透为止，即可作为商品出售。

【炮制储藏】

1. 炮制

（1）生白芍：秋末冬初采挖，洗净灰尘，用水浸2~4 h，捞起滤干水分，放缸内，加盖湿布，每天翻动，润透取出，切片或刨1 cm厚横片晒干或阴干即成备用。

（2）酒炒白芍：每500 g药片用酒100 mL，洒入药内拌匀，稍润片刻，将锅烧热，撒入麦麸，冒烟时投入药片，拌炒至深黄色取出，筛去麦麸即成。

（3）醋炒白芍：每500 g药片用醋100 mL，洒入药内拌匀，稍润片刻，将锅烧热，撒入麦麸，冒烟时投下药片，拌炒至黄色为度。

（4）土炒白芍：每500 g药片用黄土1 kg，撒入药内拌匀，将锅烧热，投下药片，拌炒至黄色为度。气微，味微苦、酸。

2. 储藏 麻袋包装，每件50 kg左右，置阴凉通风干燥处储藏；适宜温度30 ℃以下，相对湿度70%~75%，安全水分11%~13%；富含淀粉，易生霉、虫蛀、变色；为害仓虫有褐粉蠹、磷毛粉蠹、竹蠹等10多种；应定期检查，或密封保藏。条件好的地方可将商品密封抽氧充氮养护或磷化铝、溴甲烷熏蒸预防害虫。

【**药材性状**】 本品呈圆柱形，平直或稍弯曲，两端平截，长5~18 cm，直径1~2.5 cm。表面类白色或淡红棕色，光洁或有纵皱纹及细根痕，偶有残存的棕褐色外皮。质坚实，不易折断，断面较平坦，类白色或微带棕红色，形成层环明显，射线放射状。

【**质量检测**】

1. 显微鉴别

（1）根茎横切面：芍药根木栓层多已除去。皮层为10余列薄壁细胞，外侧的细胞角隅处增厚，有的可见大型纹孔，有的有分隔形成母子细胞。韧皮部筛管群于近形成层处较明显，有的筛管群与其相对应的形成层内侧无导管。形成层明显，呈微波状环。本质部约占根直径的7/10；木射线宽7~49列细胞；导管成群或与木纤维切向交互排列。薄壁细胞内淀粉粒多已糊化；有的含草酸钙簇晶。

（2）粉末：本品粉末黄白色。糊化淀粉粒团块甚多。草酸钙簇晶直径11~35 μm，存在于薄壁细胞中，常排列成行，或一个细胞中含数个簇晶。具缘纹孔导管和网纹导管直径20~65 μm。纤维长梭形，直径15~40 μm，壁厚，微木化，具大的圆形纹孔。

2. 理化鉴别

（1）化学定性：取本品粉末5 g，加乙醚50 mL，加热回流10 min，滤过。取滤液10 mL，蒸干，加乙酸酐1 mL与硫酸4~5滴，先显黄色，渐变成红色、紫色，最后呈绿色。

（2）薄层色谱：取本品粉末0.5 g，加乙醇10 mL，振摇5 min，滤过，滤液蒸干，残渣加乙醇1 mL使溶解，作为供试品溶液。另取芍药苷对照品，加乙醇制成每1 mL含1 mg溶液，作为对照品溶液。照《中国药典》薄层色谱法试验，吸取上述两种溶液各10 μL，分别点于同一硅胶G薄层板上，以三氯甲烷-乙酸乙酯-甲醇-甲酸（40：5：10：0.2）为展开剂，展开，取出，晾干，喷以5%香草醛硫酸溶液，加热至斑点显色清晰。供试品色谱中，在与对照品色谱相应的位置上，显相同的蓝紫色斑点。

3. 含量测定

（1）芍药苷及总苷的含量测定：采用HPLC测定芍药苷的含量，以乙腈-0.05%磷酸（14：86）为流动相，检测波长为230 nm；采用碱水解-HPLC法，以甲醇-0.05 mol/L磷酸-异丙醇-冰乙酸（85：155：4：6）为流动相，检测波长为230 nm，测定苯甲酸含量，计算出白芍总苷的含量。芍药苷在进样量0.1~2 μg（$R = 1.000\,0$）范围内呈良好的线性关系，平均加样回收率为99.86%，RSD为2.49%；苯甲酸在进样量0.2~4.0 μg（$R = 0.999\,9$）范围内呈良好的线性关系，平均加样回收率为98.03%，RSD为1.23%。因此得到结论，白芍提取物中芍药苷的含量均大于15%，总苷的含量均大于60%。

采用 HPLC，色谱条件：Lichro CART RP-C18（4 mm×250 mm，5 μm）色谱柱，流动相为乙腈-0.1%磷酸溶液（14：86），流速 1 mL/min，检测波长 230 nm，柱温 30 ℃，进样量 10 μL。得回归方程 $Y = 13\ 512X - 34\ 591$，$R^2 = 0.999\ 8$（$n = 6$），在 12.1 ~ 121.0 μg/mL 线性良好。结果平均回收率为 98.92%，RSD 为 1.01%（$n = 5$）。结果提示白芍不同种质芍药苷含量存在较大差异，白芍地下各部分芍药苷的含量差异呈现根茎（芍头）>须根>主根。

（2）白芍中重金属的含量测定：采用石墨炉原子吸收光度法测定白芍中铅、镉的含量，采用原子荧光法测定白芍中砷、汞的含量，采用电感耦合等离子体原子发射光谱法测定白芍中铜的含量。实验采用微波消解法进行样品的消解处理。铅、镉的仪器工作条件：岛津 AA-6300 原子吸收分光光度计，波长分别是 283.3、228.8 nm，狭缝均为 0.2 ~ 1.0 nm，灯电流分别是 5 ~ 7、8 ~ 10 mA，干燥温度均为 100 ℃持续 10 s，灰化温度分别是 500 ℃持续 20 s、250 ℃持续 20 s，原子化温度分别是 2300 ℃持续 3 s、2000 ℃持续 3 s，测得铅平均回收率 93.59%，RSD 为 1.59%（$n = 6$），镉平均回收率 96.38%，RSD 为 0.78%（$n = 6$）；砷、汞的仪器工作条件：北京吉天 AFS-930 原子荧光光度计，光电倍增管高压均为 270 V，阴极灯电流分别是 60、30 mA，原子化器高度均为 8.0 mm，氩气流速均为 400 mL/min，屏蔽气流量均为 800 mL/min，读数延迟时间均为 0.5 s，读数时间均为 7 s，测得砷平均回收率 99.04%，RSD 为 0.97%（$n = 6$），汞平均回收率 100.26%，RSD 为 1.03%（$n = 6$）；铜的仪器工作条件：美国 PE Optima8000 电感耦合等离子体原子发射光谱仪，射频功率为 950 W，辅气流量为 0.5 L/min，雾化器压力 179.7 kPa，蠕动泵速 100 r/min，测定波长 224.7 nm，铜平均回收率 95.36%，RSD 为 0.86%（$n = 6$）。

【商品规格】

1. 白芍 分 1 ~ 4 等。

（1）一等：干货，圆柱形，直或稍弯，去净栓皮，两端整齐。表面类白色或淡红棕，质坚实体重，断面类白色或白色。长 8 cm 以上：中部直径 1.7 cm 以上。味微苦酸。无芦头、花麻点、破口、裂口、夹生。

（2）二等：长 6 cm 以上，中部直径 1.3 cm 以上，间有花麻点。其余同一等。

（3）三等：长 4 cm 以上，中部直径 0.8 cm 以上，间有花麻点。其余同一等。

（4）四等：表面类白色或淡红棕色。断面类白色或白色。长短粗细不分，兼有夹生、裂条、花麻点、碎节或未去净栓皮者。

2. 杭白芍 分 1 ~ 7 等。

（1）一等：干货。圆柱形，条直，两端切平。表面棕红色或灰棕色。质坚体重。断面微黄色或灰白色。味微苦酸，长 8 cm 以上，中部直径 2.2 cm 以上。无枯芍、芦头、栓皮、空心。

（2）二等：长 8 cm 以上，中部直径 1.8 cm 以上，其余同一等。

（3）三等：断面米黄色。长 8 cm 以上，中部直径 1.5 cm 以上。余同一等。

（4）四等：长 7 cm 以上，中部直径 1.2 cm 以上。其余同一等。

（5）五等：长 7 cm 以上，中部直径 0.9 cm 以上。其余同一等。

(6) 六等：长短不分，中部直径 0.8 cm 以上。其余同一等。

(7) 七等：长短不分，中部直径 0.5 cm 以上，兼有夹生、伤疤。余同一等。

【性味归经】 苦、酸，微寒。归肝、脾经。

【功能主治】 养血调经，敛阴止汗，柔肝止痛，平抑肝阳。用于血虚萎黄，月经不调，自汗，盗汗，胁痛，腹痛，四肢挛痛，头痛眩晕。

【用法用量】 内服：煎汤，6~15 g。

【使用注意】 不宜与藜芦同用。

【化学成分】

1. 单萜及其苷类 芍药苷、苯甲酰羟基芍药苷、芍药苷元酮、氧化芍药苷、羟基芍药苷、苯甲酰芍药苷、β-10-蒎烯基-β-巢菜苷、芍药新苷、芍药内酯、芍药二酮、羟基苯甲酰芍药苷、白芍苷 R1 及乙酰芍药苷。另外白芍中见报道的单萜及苷类化合物还有没食子酰基芍药苷、芍药苷亚硫酸酯、白芍新苷和 4-O-乙基芍药苷等。

2. 三萜类 齐墩果酸、常春藤皂苷元、白桦酸、23-羟基白桦酸等。

3. 其他 白芍中还有挥发油、鞣质、多糖、软脂酸、d-儿茶素、邻苯三酚、酶抑制剂，黄铜及其苷类，金属元素锰、铁、铜、镉、铅及 17 种氨基酸等成分。

【药理作用】

1. 解痉 白芍或芍药苷对平滑肌有抑制或解痉作用，能抑制豚鼠离体小肠的自发性收缩，使其张力降低，并能对抗氯化钡引起的豚鼠和兔离体小肠的收缩，对乙酰胆碱所致离体小肠收缩无明显影响，但加用甘草后有显著抑制作用。白芍的水煎醇沉液 2 g（生药）/kg 静脉注射对胃肠生物电有明显抑制作用，使麻醉猫的胃电和肠电慢波幅度减小，周期延长。白芍煎剂使离体兔肠自发性收缩的振幅加大，并有剂量相关性。此外，白芍或芍药苷对支气管和子宫平滑肌也有一定抑制作用，并能对抗催产素所致子宫收缩。白芍提取物对小鼠离体子宫低浓度兴奋，高浓度抑制。

2. 抗炎、抗溃疡 白芍或芍药苷有较弱的抗炎作用，对酵母性、角叉菜胶性和右旋糖酐性足跖肿胀有不同程度的抑制作用，与甘草成分 FM100 合用有协同作用，对腹腔毛细血管通透性也有较弱抑制作用。

慢性非细菌性前列腺炎（CAP）大鼠的前列腺组织呈明显炎症状态，此时 CD4$^+$T 淋巴细胞呈强阳性表达。白芍总苷抑制 CD4$^+$T 淋巴细胞等炎症细胞的浸润，降低干扰素-γ（IFN-γ）、肿瘤坏死因子-α（TNF-α）、白细胞介素-6（IL-6）和 IL-10 等促炎细胞因子的高表达，从而改善 CAP 的炎症反应。

白芍总苷能明显降低慢性皮炎-湿疹小鼠血清中 IL-4 和升高 IL-2 水平，调节 Th1 和 Th2 之间的平衡。白芍总苷也能明显下调接触性皮炎小鼠 TNF-α 的水平以及皮损组织中 NF-κB p65 和 CDla 因子的表达。

白芍总苷可减轻以三硝基苯磺酸诱导的大鼠实验性结肠炎的症状和结肠炎性损伤，抑制炎症细胞的黏附、聚集以及炎症级联反应的进一步放大。减少黏膜破坏，同时上调白细胞介素-10（IL-10）的表达以抑制促炎介质释放，从而改善免疫调节紊乱及抑制肠道局部炎症，促进溃疡愈合。在炎症时期，炎性刺激和 TNF-α 等细胞因子可激活 p38 丝裂原活化蛋白激酶（p38MARK）细胞内信号转导通路，加剧炎症。经白芍总苷干预后，p38MARK 表达呈剂量依赖性下降，因而抑制炎症反应的放大和迁延。

将 SD 大鼠随机分为假手术组（对照组）、脓毒症模型组（模型组）、白芍总苷干预组（干预组），每组各 40 只。以盲肠结扎手术法制作脓毒症 SD 大鼠模型，干预组为在脓毒症模型基础上，予白芍总苷灌胃。48 h 后分别检测 3 组大鼠白细胞、C-反应蛋白（CRP），采用 ELISA 法检测各组血清 IL-1、IL-6 及 TNF-α 水平，同时比较 3 组大鼠湿/干肺比值。结果显示，术后 48 h 对照组、模型组、干预组大鼠存活率则分别为 92.5%、50.0%、67.5%，模型组及干预组的大鼠存活率明显低于对照组，干预组大鼠存活率则高于模型组。

在大鼠足底部注射伤寒杆菌内毒素 200 μg 以复制大鼠葡萄膜炎模型。32 只 SD 大鼠随机均分为正常对照组、模型组、白芍总苷（4.8 g/kg，每隔 6 h 给药 1 次，共 3 次）组、醋酸泼尼松（0.05 g/kg，给药 1 次）组，复制模型前 1 h 开始灌胃给药。用裂隙灯显微镜观察大鼠临床改变，通过病理学检查观察大鼠眼部组织学改变。结果提示正常对照组未见炎症发生；与正常对照组比较，模型组炎症临床评分升高，大鼠虹膜、睫状体、视网膜与玻璃体腔炎症细胞浸润程度明显加剧；与模型组比较，白芍总苷组炎症临床评分降低，大鼠虹膜、睫状体、视网膜与玻璃体腔炎症细胞浸润程度明显改善。

以 1 mg/mL 鸡胶原 II 型的乳剂用于建立关节炎大鼠模型，以 25、50、100 mg/mL 白芍总苷（TGP）灌胃治疗，以 2 mg/mL 地塞米松作为阳性对照药。研究发现，TGP 通过下调受损局部组织基质金属蛋白酶 9（MMP-9），降低大鼠关节浸液中增高的 NO 和前列腺素 E_2（PGE_2）水平，改善大鼠足爪肿胀和多发性关节炎的症状。50 mg/mL 和 100 mg/mL 的 TGP 均可有效促进关节炎大鼠模型体质量的恢复。

用鸡胶原 II 型诱导关节炎大鼠模型，12.5、62.5 μg/mL 的芍药苷对重组人白介素 1α（rIL-1α）诱导的滑膜细胞、胸腺细胞和脾细胞异常增殖有较好的抑制作用。rIL-1α 对 PGE_2 的表达有明显促进作用，且呈现时间和浓度依赖性，而 12.5 μg/ mL 和 62.5 μg/mL 白芍苷可抑制 PGE_2 的过度表达。白芍水提醇沉提取物主要含有没食子酸、芍药苷亚硫酸酯、芍药内酯苷、芍药苷和苯甲酸 5 种化学成分，其抗炎作用强度主要取决于没食子酸的含量及其对 cAMP-磷酸二酯酶（cAMP-PDE）活性的抑制作用。白芍提取物能显著抑制 cAMP-PDE 活性，对中性粒细胞呼吸爆发的抑制作用具有剂量依赖性。白芍提取物在低浓度时抑制、高浓度时促进弹性蛋白酶的释放，并对关节炎大鼠模型局部炎症有显著的抑制作用。

用鸡胶原 II 型诱导 RA 大鼠模型，研究白芍总苷对模型大鼠足爪组织中核转录因子 NF-κB/p65 蛋白表达及血清中细胞因子 IL-1β、TNF-α 和 IL-10 含量的影响。白芍总苷高、中、低剂量组每只大鼠分别灌胃给予 100、50、25 mg/kg。研究发现，模型对照组大鼠足爪组织中的 NF-κB/p65 蛋白表达量极高，高、中剂量的白芍总苷能显著抑制该蛋白的表达，并显著降低大鼠血清中 IL-1β、TNF-α 的含量，对 IL-10 含量无显著影响。白芍总苷低剂量组的上述指标与模型对照组无显著差异。

3. 调节机体免疫功能 观察 TGP 对慢性非细菌性前列腺炎（CAP）大鼠 IFN-γ、TNF-α 和 IL-10 表达的影响，将 40 只老龄 SD 大鼠分为正常对照组，CAP 模型组，

TGP50、150 mg/kg 治疗组，每组 10 只。研究表明，TGP 能下调 IFN-γ、TNF-α 和 IL-10 的过度表达，并调节 Th1/ Th2 细胞的平衡。

采用三硝基苯磺酸灌肠法制备溃疡性结肠炎（UC）大鼠模型，观察 25、50、100 mg/kg 三个剂量的 TGP 对 UC 大鼠细胞因子的影响，以 400 mg/kg 柳氮磺吡啶作阳性对照药。结果表明，TGP 有治疗 UC 的前景，50 和 100 mg/kg 的 TGP 可显著降低 UC 大鼠血清中 TNF-α、IL-6 和 IL-8 的含量，升高 IL-10 的含量，且 TGP 高剂量治疗组的各项指标与柳氮磺吡啶组接近。

4. 扩展血管、增加器官血流量、抗血栓形成　白芍和芍药苷有扩张血管，增加器官血流量的作用：白芍煎剂能扩张蟾蜍内脏和离体兔耳血管。白芍注射液 2 g（生药）/kg 静脉注射立即使麻醉猫内脏血流量大幅度增加，并对心脏活动略有加强。芍药苷能扩张犬冠状血管和肢体血管，对豚鼠有剂量相关性降血压作用。白芍总苷能显著提高动物的耐缺氧能力，5~40 mg/kg 腹腔注射，能剂量依赖性地延长小鼠常压缺氧存活时间，20 mg/kg 可延长减压缺氧存活时间；2.5~5 mg/kg 侧脑室注射可明显延长常压缺氧存活时间，表明与中枢有关；40 mg/kg 能降低小鼠氰化钾中毒性缺氧的死亡率，表明能直接改善细胞呼吸；H_1 受体阻滞药氯苯那敏能显著拮抗侧脑室注射白芍总苷的耐缺氧作用，表明与 H_1 受体有关；此外耐缺氧作用也可能与白芍的降温作用有关。

抗凝血、抗血栓形成，抗动脉粥样硬化：白芍总苷具有抑制兔和静脉血栓模型大鼠血小板聚集和血栓形成的作用。巨噬细胞对氧化型低密度脂蛋白等病理性脂质吞噬的同时激活了淋巴细胞，促进了血管壁内的动脉粥样硬化的炎症反应。白芍总苷能够促进巨噬细胞内胆固醇外流，有潜在的抗动脉粥样硬化作用。

对抗心肌缺血再灌注损伤：在缺血再灌注大鼠实验，白芍总苷能进行性升高相对应时间点左心室压力变化最大速率（$\pm dp/dt_{max}$）、左心室收缩峰压（LVSP），促进心肌 GRP78 蛋白的表达。

保护心肌：白芍总苷含药血清能提高柯萨奇（Coxsachie virus，CV）B3 病毒攻击的乳鼠心肌细胞存活率，降低心肌肌钙蛋白、肌酸磷酸激酶和乳酸脱氢酶含量，对 CVB3 攻击的心肌细胞起保护作用。

抗心肌重构：白芍总苷和卡托普利能降低不完全结扎腹主动脉造成压力超负荷型心肌重构模型大鼠左心室指数、全心指数和颈总动脉插管收缩压、平均压，抑制心肌重构。另外，白芍总苷和美托洛尔均能对抗异丙肾上腺素（ISO）及左甲状腺素诱导小鼠心肌重构，可使左心室指数、全心指数明显降低，降低血浆 cAMP 水平，以及减慢 ISO 诱导心肌重构病鼠心率。

5. 中枢抑制、抗抑郁　抗脑缺血/再灌注损伤：白芍总苷能改善血管阻断诱导全脑缺血再灌注损伤模型大鼠大脑皮层、海马、纹状体等脑组织损伤的病理组织学改变，升高超氧化物歧化酶（SOD）活性，降低丙二醛（MDA）含量，提示白芍总苷抗脑缺血/再灌注损伤作用，与抗氧化作用有关。

抗抑郁：白芍总苷增加大鼠脑组织中脑源性神经营养因子和神经生长因子的表达。白芍总苷还能降低单胺氧化酶的活性，并减少其在脑中的浓度。白芍总苷对受皮质酮中毒的嗜铬细胞瘤（PC_{12}）细胞有保护的作用。

中枢抑制：白芍有明显镇痛作用，芍药水煎剂 0.4 g（生药）/10 g 灌胃能显著抑制小鼠醋酸扭体反应。白芍总苷 5~40 mg/kg，肌内或腹腔注射，呈剂量依赖性地抑制小鼠扭体、嘶叫和热板反应，并在 50~125 mg/kg 腹腔注射时抑制大鼠热板反应。小鼠扭体法的半数有效量（ED_{50}）为 27 mg/kg，热板法的 ED_{50} 为 21 mg/kg。作用高峰在给药后的 0.5~1 h。此外尚可分别加强吗啡、可乐定抑制小鼠扭体反应的作用。总苷的镇痛作用可能有高级中枢参与，但不受纳洛酮的影响。白芍有镇静作用，1 g/kg 腹腔注射能抑制小鼠自发活动，增强环己巴比妥钠的催眠作用，芍药注射液皮下注射也能延长戊巴比妥钠的催眠时间。芍药苷 1 mg/只，脑室内注入，使大鼠镇静，5~10 mg 引起睡眠和肌肉松弛。芍药苷单用镇静作用较弱，与甘草成分 FM100 合用有协同作用。白芍有较弱的抗戊四氮惊厥作用，芍药浸膏能对抗士的宁惊厥。芍药苷对小鼠正常体温和人工发热动物有较弱的降温和解热作用。

6. 抑制血小板聚集 芍药提取物 5 mg/kg 和 25 mg/kg 腹腔注射，使大鼠血清尿素氮（BUN）显著降低，其有效成分 1，2，3，4，6-*O*-五没食子酰葡萄糖（PGG）1 mg/只、2.5 mg/只或 5 mg/只有显著作用。白芍提取物凝聚素能改善急性失血所致家兔贫血，醋酸泼尼松龙可拮抗此作用。芍药苷在体外或静脉注射，对 ADP 诱导的大鼠血小板聚集有抑制作用，苯甲酰芍药苷也有抑制血小板聚集的作用。

7. 补血 白芍水煎液可改善和促进环磷酰胺致血虚小鼠的造血功能，表明白芍具有一定的补血作用。白芍水煎液可升高环磷酰胺致血虚小鼠白细胞数和骨髓细胞数，可提高环磷酰胺减少的小鼠脾指数。白芍补血作用的药理研究，验证了白芍的养血敛阴功效特点。

8. 抑菌 白芍的抗菌作用较强，抗菌谱较广。在试管内对金黄色葡萄球菌、溶血性链球菌、草绿色链球菌、肺炎链球菌、伤寒杆菌、乙型副伤寒杆菌、痢疾杆菌、大肠杆菌、铜绿假单胞菌、变形杆菌、百日咳杆菌、霍乱弧菌等有不同程度的抑制作用。白芍在体外对堇色毛癣菌、同心性毛癣菌、许兰黄癣菌、奥杜盎小芽孢癣菌、铁锈色小芽孢癣菌、羊毛状小芽孢癣菌、腹股沟表皮癣菌、红色表皮癣菌和星形诺卡菌等皮肤真菌也有不同程度的抑制作用。此外，芍药煎剂 1:40 在试管内对京科 68-1 病毒和疱疹病毒有抑制作用。芍药中所含 PGG 有抗病毒活性。

9. 保肝、解毒 白芍提取物对 *D*-半乳糖胺和黄曲霉毒素 B1 所致大鼠肝损伤与丙氨酸转氨酶（ALT）升高，对后者所致乳酸脱氢酶（LDH）及其同工酶的总活性升高，均有明显抑制作用。用鸭雏黄曲霉毒素 B1 解毒试验表明，白芍提取物在一定时限内有破坏黄曲霉毒素的作用。白芍乙醇提取液在体外对黄曲霉毒素 B1 有一定降解作用。白芍提取物 250 mg/kg 灌胃，对小鼠 T-2 毒素中毒有明显解毒作用。

白芍总苷降低肝损伤小鼠 ALT、天冬氨酸氨基转移酶（AST）活性和肝匀浆中丙二醛（MDA）的含量，升高超氧化物歧化酶（SOD）活力，保护急性肝损伤，其机制与白芍总苷抵抗自由基、提高抗氧化物酶的活性等有关。肝纤维化的大鼠模型中，核转录因子-κB（NF-κB）介导转化生长因子 β1（TGF-β1）的产生或活化在肝纤维化的进程中可能发挥着重要作用，而白芍总苷能抑制 NF-κB 和 TGF-β1 的表达，并降低肝星状细胞（HSC）分泌透明质酸（HA）和Ⅲ型前胶原（PCⅢ）、促进 HSC 凋亡，从而阻止肝纤维化的进程。

白芍总苷可抑制脂多糖（LPS）诱导的巨噬细胞 NF-κB 的活化。其机制与白芍总苷抑制蛋白 IκBα 的降解，阻遏 NF-κB p65 蛋白的核转移和抑制 NF-κB 与 DNA 的结合，以及与降低巨噬细胞 iNOS 的表达、减少 NO 产生密切相关。白芍总苷降低血清 TNF-α、IL-6，提高血清 IL-10 发挥抗肝纤维化作用，且量效关系明显。

10. 抗诱变、抗肿瘤　白芍提取物能干扰 S9 混合液的酶活性，并能使苯并（a）芘（BaP）的代谢物失活而抑制 BaP 的诱变作用。没食子酸（GA）和 PGG 能使 BaP 的代谢物失活，PGG 能抑制 S9 混合液的酶活性。以小鼠 P-388 白血病细胞实验表明，白芍提取物能增强丝裂霉素 C 的抗肿瘤作用，此外尚能抑制丝裂霉素 C 所致的白细胞减少。

采用 MTT 法、荧光显微镜和流式细胞术等手段，观察到白芍总苷在体外能抑制人肝癌细胞 HepG2 的增殖，并诱导细胞凋亡。

采用小鼠路易斯肺癌足趾皮下接种和 S180 肉瘤腋皮下接种造模，以白芍多糖样品分别为 200、100 mg/kg 剂量腹腔注射，连续 10 d 为治疗方案，结果对小鼠体内路易斯肺癌足趾接种模型的肿瘤抑制率分别为 54.58% 和 43.33%，对小鼠 S180 肉瘤皮下接种模型的肿瘤抑制率分别为 47.08% 和 38.98%。

11. 肾保护　白芍总苷能下调病鼠肾组织 ICAM-1、IL-1、TNF-α、TGF-β1、1a（Ⅳ）型胶原蛋白和 3-NT 以及肾病蛋白（nephrin）的表达；抑制 p38MAPK、NF-κB p65、JAK/STAT 信号转导通路；提高 T-AOC、SOD 水平及 CAT 活性，降低 MDA 水平；减少 24 h 尿白蛋白排泄率，改善早期肾损伤；白芍总苷对糖尿病大鼠肾小管-间质损伤有明显保护作用，这可能与抑制糖尿病肾小管-间质过高的肾小管-间质骨桥蛋白（OPN）及 α-平滑肌肌动蛋白（α-SMA）表达有关。白芍总苷上述肾保护作用与降血糖作用无关。白芍总苷对经雷公藤多苷治疗的狼疮性肾炎的肾脏病理改变有改善，降低血尿素氮（BUN）、血清肌酐（SCr）和 ALT、AST、MDA 的含量，同时升高了 SOD 和 GSH 的含量，有减毒增效的作用。

将 50 只大鼠随机分为对照组、模型组和白芍总苷 3 个给药组。用链脲佐菌素（STZ）诱导大鼠制备糖尿病模型，8 周后留取适量肾组织用免疫组织化学法检测葡萄糖调节蛋白 78（GRP78）、磷酸化的蛋白激酶样内质网激酶（p-PERK）及磷酸化的真核细胞翻译起始因子 2α（p-eIF2α）蛋白的表达。结果各白芍总苷给药组大鼠尿白蛋白排泄率（UAER）较模型组明显减少，模型组大鼠 UAER 水平明显高于对照组。与对照组相比，模型组大鼠 p-PERK 在肾小管-间质中的表达以及 GRP78、p-eIF2α 在肾小球、肾小管-间质中的表达均显著增加。与模型组相比，白芍总苷各给药组大鼠 GRP78、p-PERK 在肾小管-间质中的表达以及 p-eIF2α 在肾小球、肾小管-间质中的表达明显降低。

12. 降血糖、降血脂　白芍总苷通过提高胰岛素敏感性、改善胰岛素抵抗-高血压大鼠脂质代谢紊乱、降低血脂，增强抗氧化能力和抑制脂质过氧化，并拮抗 ET-1、肾素-血管紧张素系统功能，提高 NO 和 NOS 功能，从而降低病鼠血压。白芍总苷能不同程度地拮抗脂肪肝大鼠的高胰岛素血症和胰岛素抵抗，降低 FFA、TG、TC、LDL-C 和 MDA 水平，以及提高 HDL-C 含量和 SOD 活性，降低 AST、ALT 和胆碱酯酶活性。

13. 骨骼病变 采用 MTT 法检测乳鼠四肢股骨、胫骨成骨细胞、破骨细胞活力。金氏法测定成骨细胞培养上清碱性磷酸酶（ALP）含量。白芍总苷可促进成骨细胞存活、增强成骨细胞的 AKP 活性，还具有抑制破骨细胞存活的作用。白芍总苷可能通过直接促进成骨细胞活性，抑制破骨细胞存活，从而调节骨吸收—骨重建动态平衡来防治 RA 骨质破坏。

14. 抗氧化 白芍的提取物可抑制苯酚诱导的 pUC18DNA 的分裂，清除过氧化物和羟自由基，并能通过叔丁基对苯二酚（TBHQ）抑制氧化 DNA 分裂。通过测定丙二醛（MDA）生成，表明芍药根醇提物及其有效成分没食子酸、没食子酸甲酯具有清除 DPPH 自由基的作用，抑制脂质过氧化活性。白芍提取物不具有促氧化剂活性。单细胞凝胶电泳表明两者可显著地抑制过氧化氢诱导的 NIH/3T3 成纤维细胞的 DNA 损伤。而且，小鼠口服 50% 白芍醇提物，没食子酸和没食子酸甲酯能够有效地抑制外周血中由 $KBrO_3$ 诱导的微核网状细胞（MNRET）形成。所以，芍药根提取物及其有效成分没食子酸和没食子酸甲酯具有清除自由基、抑制脂质过氧化、保护氧化 DNA 免于损伤而不具有促氧化剂活性。

通过 Fenton 反应生成羟自由基，采用 DPPH 自由基，观察不同质量浓度的白芍总苷溶液对化学体系自由基的清除作用。利用邻二氮菲-Fe^{2+}-H_2O_2 产生的羟自由基造成红细胞膜破裂，以及肝、脑细胞脂质的过氧化，同时观察不同质量浓度的白芍总苷溶液对生物体系自由基的清除作用。结果表明，白芍总苷对羟自由基有一定的清除作用，其 IC_{50} 为 0.62 g/L。白芍总苷对 DPPH 自由基有较强的清除作用，IC_{50} 为 6.6 mg/L；对羟自由基引发的红细胞膜破裂有一定的抑制作用，其 IC_{50} 为 30.17 mg/L，对肝、脑匀浆脂质过氧化有一定的抑制作用，其 IC_{50} 分别为 6.9、16.3 mg/L。

15. 改善睡眠 Wistar 大鼠随机分为正常对照、芍药苷 12 mg/kg，给药组灌胃给药，每天 1 次，连续 7 d，于末次给药后 5 h 制备血清或抽取脑脊液，用 HPLC 测定血清和脑脊液中四逆散移行成分；或者连续灌胃给药 7 d 后，腹腔注射给予戊巴比妥钠 50 mg/kg，用翻正反射法测定小鼠睡眠时间。采用 HPLC 方法，梯度洗脱，色谱条件为：Hypersil C18 柱（4.6 mm × 250 mm，5 μm），流速 0.8 mL/min，柱温 25 ℃，流动相 A 为乙腈，流动相 B 为磷酸水（pH 3），流动相 A 梯度洗脱（5% → 95% 乙腈），分析时间为 140 min。结果显示，12 mg/kg 芍药苷可以使脑脊液中内源性物质峰面积高于空白脑脊液峰面积，从峰面积比值来看芍药苷能使脑脊液中内源性物质面积约是空白脑脊液峰面积的 10.2 倍。白芍冻干粉的睡眠时间为 218.64 min，芍药苷的睡眠时间为 216.06 min，五味子冻干粉的睡眠时间为 121.18 min，均较空白组的睡眠时间 108.32 min 长，有改善睡眠的作用。

16. 内皮细胞保护 采用胶原酶灌注法原代分离人脐静脉内皮细胞（HUVEC），以免疫荧光法鉴定分离得到的细胞，并用缺氧装置系统建立缺氧模型。体外检测到芍药苷能抑制缺氧损伤造成的 HUVEC 的减少，升高缺氧损伤的 HUVEC 中超氧化物歧化酶（SOD）活性而降低丙二醛（MDA）含量，从而降低细胞培养液中的乳酸脱氢酶（LDH）活性，保护 HUVEC。分别利用硝酸还原酶法、免疫细胞化学法和 ELISA 法揭示芍药苷可能通过增加缺氧损伤的 HUVEC 内皮一氧化氮合酶（eNOS）的活性，进而增加 NO 的产生，对缺氧损伤的 HUVEC 起保护作用；通过减少核转录因子 NF-κB 的活性，从而减少细胞间黏附分子-1（ICAM-1）和血管细胞间黏附分子-1（VCAM-1）的表达，通过抗炎机制改善缺氧诱导的细胞损伤。

0.625 mg/mL 的芍药苷能通过抑制脂多糖诱导的脐静脉内皮细胞（ECV304）高迁移率族蛋白 1 的释放，以及下调细胞间黏附分子-1 的表达等途径保护内皮细胞。

对雄性 SD 大鼠皮下注射盐酸肾上腺素及冰水浴复制血瘀证大鼠模型，观察了白芍（栽培白芍 5.0 g/kg，野生白芍 2.0 g/kg）对内皮细胞功能的作用。结果发现，栽培白芍和野生白芍均能降低血清中内皮素-1 的含量并增加 NO，改善血管内皮功能的异常。

17. 其他　白芍成分芍药苷元酮 0.04% 对小鼠膈神经膈肌的神经肌肉接头有去极化型抑制作用。芍药在体外对大鼠眼球晶体的醛糖还原酶（RLAR）活性有抑制作用。白芍水提取物 64 mg/mL 对大鼠胰淀粉酶活力有显著抑制作用，浓度为 ≤16 mg/mL 时不影响酶活力，却可使八肽胆囊收缩素诱导的大鼠离体胰腺腺泡分泌淀粉酶的效价降低 10 倍，但不影响促胰液素刺激的酶分泌，表明白芍可拮抗胰腺腺泡细胞膜上的胆囊收缩素受体。白芍提取物对脑啡肽受体、α-肾上腺素受体，血管紧张素 Ⅱ 受体，β-羟基-β-甲基戊二酸辅酶 A、补体系统、胆囊收缩素和嘌呤系统转化酶等有不同程度的抑制作用。芍药提取物 25 mg/mL 对化合物 48/80 诱导的肥大细胞组胺释放有明显抑制作用。

【毒理研究】

1. 急性毒性　芍药的甲醇提取物 6 g/kg 腹腔注射，大鼠和小鼠自发运动抑制、竖毛、下痢、呼吸抑制后大鼠半数死亡，小鼠在 2 d 内全部死亡。灌胃给药未见异常。芍药苷小鼠静脉注射的 LD_{50} 为 3.53 g/kg，腹腔注射为 9.53 g/kg，灌胃不死。白芍总苷小鼠和大鼠腹腔注射的 LD_{50} 分别为 125 mg/kg 和 301 mg/kg。另报道小鼠静脉和腹腔注射的 LD_{50} 分别为 159 mg/kg 和 230 mg/kg，灌胃 >2500 mg/kg，无明显中毒症状，也无死亡。亚急性毒性：给大鼠灌胃芍药甲醇提取物每日 1.5 g/kg 和 3.0 g/kg，连续 21 d。低剂量组可见尿蛋白升高。高剂量组体重明显减轻，血液中红细胞、血红蛋白、血细胞比容均显著下降，平均红细胞体积和红细胞分布幅有显著增加，可见脾窦扩张和充血。肺重量也显著增加。

2. 长期毒性　白芍总苷 50、1000、2000 mg/kg 给大鼠灌胃，每日 1 次，连续 90 d，除血小板数升高外，未见明显异常。致突变试验：经鼠伤寒沙门氏菌 Ames 试验，中国仓鼠肺细胞染色体畸变试验和 ICR 小鼠骨髓微核试验表明白芍总苷无致突变活性。

【临床应用】

1. 临床配伍

（1）妇人胁痛：香附子四两（黄子醋二碗，盐一两，煮干为度），肉桂、延胡索（炒）、白芍药各等分。为细末，每服二钱，沸汤调，无时服。（《朱氏集验医方》芍药汤）

（2）下痢脓血，里急后重：芍药一两，当归半两，黄连半两，槟榔、木香二钱，甘草（炒）二钱，大黄三钱，黄芩半两，官桂二钱半。上细切，每服半两，水二盏，煎至一盏，食后温服。（《素问病机气宜保命集》芍药汤）

（3）妇人怀妊，腹中疼痛：当归三两，芍药一斤，茯苓四两，白术四两，泽泻半斤，川芎半斤（一作三两）。上六味，杵为散，取方寸匕，酒和，日三服。（《金匮要略》当归芍药散）

（4）中风半身不遂：芍药、防风（去叉）、麻黄（去根节，先煎，掠去沫，焙干）各三分，葛根（锉）一两，黄芩（去黑心）、川芎、竹沥（旋入）、升麻、防己、桂（去粗皮）、白术、人参、独活（去芦头）、牛膝（去苗，锉，微炒）、石膏（碎）、陈橘皮（汤浸去白，焙）、羚羊角（镑屑）、五加皮（炙）各半两，干姜（炮裂）一两。上除竹沥外，如麻豆大。每用药一十二钱匕，以水四盏，煎取二盏，去滓，加竹沥一合，更煎三沸，分三次温服，空心、午时、夜卧各一服。（《圣济总录》芍药汤）

（5）产后血气攻心腹痛：芍药二两，桂（去粗皮）、甘草（炙）各一两。上三味，粗捣筛，每服三钱匕，水一盏，煎七分，去滓，温服，不拘时候。（《圣济总录》芍药汤）

（6）妇女赤白下：白芍药三大两，干姜半大两。细锉，熬令黄，捣下筛。空肚，和饮汁服二钱匕，日再。（《贞元集要广利方》）

（7）金创血不止，痛：白芍药一两，熬令黄，杵令细为散。酒或米饮下。一日三次，逐渐加量。（《贞元集要广利方》）

（8）脚气肿痛：白芍药六钱，甘草一钱。为末，白汤点服。（《岁时广记》）

（9）单纯性糖尿病性视网膜病变：熟地黄、当归各15 g，白芍10 g，川芎8 g，桃仁9 g，红花6 g。每日1剂，水煎分服。4周为1个疗程。[《浙江中医杂志》2019，54（3）：199.]

（10）肥胖2型糖尿病：北柴胡10 g，黄芩15 g，枳实15 g，生大黄8 g，黄连15 g，白芍15 g，知母15 g，干姜3 g。水煎服，每日1剂，早、晚饭前服用。[《中国中医药现代远程教育》2018，16（24）：43-45.]

2. 现代临床

（1）过敏性紫癜：对白芍总苷治疗过敏性紫癜的疗效进行了临床观察，A、B、C三组均为30人，A组患者口服白芍总苷胶囊治疗；B组给予常规治疗（抗组胺药、芸香苷、葡萄糖酸钙、维生素C口服）；C组给予白芍总苷胶囊联合常规治疗。疗程均为2周。1周后，A组患者基本痊愈4例，显效5例，有效11例，无效10例，有效率为30.0%；B组患者基本痊愈13例，显效9例，有效5例，无效3例，有效率为73.3%；C组患者基本痊愈10例，显效13例，有效4例，无效3例，有效率为76.7%；2周后，A组患者基本痊愈11例，显效6例，有效11例，无效2例，有效率为56.7%；B组患者基本痊愈18例，显效6例，有效4例，无效2例，有效率为80.0%；C组患者基本痊愈19例，显效7例，有效3例，无效1例，有效率为86.7%。过敏性紫癜患者随访结果显示，A组、B组、C组在半年内的复发次数分别为1.40、2.60、1.14。

（2）类风湿性关节炎：将62例类风湿性关节炎（RA）患者随机分为对照组和治疗组，对照组口服甲氨蝶呤，每次15 mg，每周1次；美洛昔康，每日10 mg。治疗组口服白芍总苷胶囊（帕夫林胶囊），每次600 mg，每日2次。共治疗12周，观察两组治疗前后临床、实验室指标及血清肿瘤坏死因子-α（TNF-α）和白细胞介素-6（IL-

6) 的变化。结果显示，对照组与治疗组在治疗前后的晨僵时间、关节肿胀指数和关节压痛指数均降低。对照组与治疗组均为 31 例，对照组显效 4 例，有效 18 例，无效 9 例；治疗组显效 10 例，有效 17 例，无效 4 例。治疗组临床疗效优于对照组。

（3）系统性红斑狼疮（SLE）：分析 29 例连续服用白芍总苷 5 年以上的 SLE 患者（TGP1 组）及 47 例连续或间断服用白药总苷 1~5 年的 SLE 患者（TGP2 组）的临床资料。选择年龄、患病时间、尿蛋白及 SLE 活动性指数（SLEDAI）与 TGP1 组及 TGP2 组匹配的 SLE 患者 20 例作为对照组。比较 TGP1 组、TGP2 组及对照组治疗 5 年后 3 组间的日平均泼尼松用量、环磷酰胺（CTX）总量、尿蛋白、SLEDAI 评分、复发例数及感染事件。结果 TGP1 组日平均泼尼松用量、CTX 总量及 SLEDAI 评分明显小于对照组；日平均泼尼松用量、CTX 总量及 SLEDAI 评分明显小于 TGP2 组。TGP2 组日平均泼尼松用量和 CTX 总量与对照组比较，也明显减少。3 组间尿蛋白差异较少。5 年中复发情况，TGP1 组有 1 例，TGP2 组有 9 例，对照组有 7 例。5 年中 TGP1 组发生感染事件 3 例，GTP2 组 17 例，对照组 18 例。3 组间均未发现与 TGP 相关的不良反应。

系统性红斑狼疮患者 96 例，对照组患者给予口服醋酸泼尼松片及注射用环磷酰胺，治疗组在对照组基础上加用白芍总苷。连续治疗 3 个月后，评价 2 组治疗效果、C3、IgG、24 h-UTP 及 SIEDAI 积分。结果治疗组临床总有效率明显优于对照组；2 组实验室疗效指标均有不同程度改善，治疗组较对照组改善更加明显；2 组治疗后 SIE-DAI 积分均较同组治疗前明显降低，但治疗前后组间比较无显著差异。

（4）干燥综合征：观察白芍总苷治疗干燥综合征的临床疗效，所有病例随机分为 2 组，观察期为 24 周。治疗组：26 例，白芍总苷 600 mg，2 次/d，口服，12 周后联合应用硫酸羟基氯喹 200 mg/d，口服。对照组：26 例，环戊硫酮 25 mg，3 次/d，口服，12 周后联合应用硫酸羟基氯喹 200 mg，2 次/d，口服。观察服药前、服药后 12、24 周分别检测所有患者血沉（ESR）、免疫球蛋白（IgG、IgM、IgA）及血常规、尿常规、肝功能、肾功能指标；记录患者对主观症状（口干、眼干）的评价，有症状即记录为"有"，完全无症状记录为"无"；进行 Schirmer 试验，以 5 min 内滤纸湿润长度≤5 mm 为异常。结果显示，治疗前 ESR、IgG、IgM、IgA 的值均减少，且 24 周的疗效优于 12 周的。对照组治疗前的 ESR、IgM 降低，12 周的 IgG 值升高，24 周的显著降低；12 周的 IgA 较治疗前降低，24 周的较治疗前升高。

（5）寻常型银屑病：将 90 例患者随机分为 3 组，治疗组 30 例及对照组 60 例，分别使用白芍总苷 1.8 g/d 加 5%松馏油软膏（A 组）、5%松馏油软膏加海棠合剂（B 组）及单用 5%松馏油软膏（C 组）。疗程均为 6 周。治疗前、后检查 3 组患者的血、尿、粪常规及肝、肾功能，同时观察患者的不良反应。结果 A 组治愈 8 例，显效 17 例，有效 4 例，无效 1 例，有效率为 83.3%；B 组治愈 9 例，显效 17 例，有效 3 例，无效 1 例，有效率为 86.7%；C 组治愈 2 例，显效 12 例，有效 13 例，无效 3 例，有效率为 46.7%。A 组和 B 组有效率差异较小，而 A、B 组分别与 C 组比较有效率差异较大。3 组的不良反应均较少。

【不良反应】 服用白芍总苷有患者可出现腹部不适及大便次数增多，但都程度较轻，可耐受能自行缓解。

【综合利用】 白芍流传比较广泛的中医美容方法，可能要数明代（16世纪）医学著作《医学入门》记载的三白汤，"白芍、白术、白茯苓各5g，甘草2.5g，水煎，温服"。治疗伤寒虚烦，以补气益血、美白润肤，适于气血虚寒导致的皮肤粗糙、萎黄、黄褐斑、色素沉着等。该方剂从调和气血、调理五脏的功能入手，从而实现美白祛斑。白芍、白术和白茯苓与甘草一起还可以延缓衰老。芍药花朵艳丽，可作为观赏植物。在药用方面，白芍与其他药物配伍，可制成颗粒剂、片剂、丸剂、胶囊剂等，治疗多种疾病，用途广泛。

■参考文献

[1] 浦锦宝，郑军献，梁卫青，等．白芍提取物中芍药苷及总皂苷的含量测定 [J]．中国中医药科技，2011，18（4）：326-327.

[2] 周学刚，张丽萍，王艳芳，等．白芍不同种质芍药苷的含量测定 [J]．现代中药研究与实践，2010，24（4）：75-78.

[3] 权春梅，曹帅，张霄翔．白芍中重金属含量的测定 [J]．长春工业大学学报（自然科学版），2014，35（3）：251-254.

[4] 高小荣，田庚元．白芍化学成分研究进展 [J]．中国新药杂志，2006，15（6）：416-418.

[5] 梁志，秦海林，尉芹，等．白芍中两个单萜苷的结构鉴定 [J]．西北林学院学报，2006，21（6）：177-179，199.

[6] 吴芳，杜伟锋，徐姗姗，等．白芍化学成分及质量评价方法研究进展 [J]．浙江中医药大学学报，2012，36（5）：613-615.

[7] 谭菁菁，赵庆春，杨琳．白芍化学成分研究 [J]．中草药，2010，41（8）：1245-1248.

[8] 刘朝东，王洪志，韦超．白芍总苷对慢性非细菌性前列腺炎大鼠 CD4$^+$T 淋巴细胞及 IL-6 的影响研究 [J]．中国药房，2009，20（12）：891-893.

[9] 王洪志，刘朝东，韦起．白芍总苷对慢性非细菌性前列腺炎大鼠 IFN-γ、TNF-a 和 IL-10 表达影响的实验研究 [J]．重庆医科大学学报，2010，35（2）：231-234.

[10] 李传应，王春，魏伟．白芍总苷对小鼠慢性皮炎-湿疹的治疗作用及其部分机制 [J]．中国药理学通报，2008，24（10）：1366-1369.

[11] 陈菲菲，朱晓芳，高慧，等．白芍总苷对接触性皮炎小鼠核因子-κB、CD1a 因子、肿瘤坏死因子的影响 [J]．实用临床医药杂志，2010，14（11）：5-7，16.

[12] 周进，吴正祥．杨九华，等．白芍总苷对 TNBS 诱导的大鼠实验性结肠炎的影响 [J]．胃肠病学，2009，14（3）：154-158.

[13] 昊慧丽，李慧．白芍总苷对溃疡性结肠炎大鼠细胞因子影响的研究 [J]．中南药学，2010，8（2）：128-131.

[14] 谢长江，谢富华，张珊珊，等．白芍总苷对脓毒症大鼠模型的抗炎作用研究 [J]．新医学，2012，43（8）：576-578.

[15] 吴伟，何梅凤，郭泽莉，等．白芍总苷对葡萄膜炎模型大鼠的保护作用 [J]．

中国药房，2014，25（11）：994-996.

[16] 李文艳，黄山君，王瑞．中药白芍的药理作用和质量控制研究进展［J］．药学服务与研究，2012，12（2）：118-122.

[17] 杨煜，吕文伟，宋瑛士，等．白芍总苷抗血栓形成作用［J］．中草药，2006，37（7）：1066-1068.

[18] 魏毅，张贵平．黄芪多糖与白芍总苷对 THP-1 巨噬细胞源性泡沫细胞内脂质的影响［J］．中药新药与临床药理，2007，18（3）：189-191.

[19] 郭道华，韦颖梅，王小静，等．白芍总苷对大鼠心肌缺血再灌注损伤保护作用及对 GRP78 表达的影响［J］．中西医结合心脑血管病杂志，2010，8（5）：556-558.

[20] 李全礼，都鹏飞，王明丽．白芍总苷对柯萨奇 B3 病毒感染大鼠原代心肌细胞的血清药理学干预［J］．安徽医科大学学报，2007，42（3）：283-285.

[21] 韩蕾，周晓辉，王维伟，等．白芍总苷对腹主动脉结扎所致大鼠心肌重构的影响［J］．中华中医药学刊，2011，29（2）：330-334.

[22] MAO Q Q, IP S P, KO K M, et al. Effects of peony glycosides on mice exposed to chronic unpredictable stress: further evidence for antidepressant—like activity［J］. J Ethnophar maeoi, 2009, 124（2）: 316-320.

[23] MAO Q Q, XIAN Y F, IP SP, et al. Protective effects of peony glycosides against corticostemne-induced cell death inPCI2 cells through antioxidant action［J］. J Ethnopharmacol, 2011, 133（3）: 1121-1125.

[24] 何晓燕，李真贞．白芍对血虚小鼠补血作用的研究［J］．时珍国医国药，2009，20（4）：999-1000.

[25] 王红英，周楠，侯静静，等．白芍水提物及芍药苷改善环磷酰胺致白细胞减少的对比研究［J］．西北药学杂志，2012，27（5）：447-449.

[26] 张建军，李伟，王丽丽，等．赤芍和白芍品种、功效及临床应用述评［J］．中国中药杂志，2013，38（20）：3595-3601.

[27] 周艳丽，张磊，刘维．白芍总苷对雷公藤多苷片所致小鼠急性肝损伤保护作用的实验研究［J］．天津中医药，2007，24（1）：61-62.

[28] 詹可顺，王华，魏伟．白芍总苷对小鼠化学性肝损伤的保护作用及机制［J］．安徽医科大学学报，2006，41（6）：664-666.

[29] 路景涛，孙妩弋，刘浩，等．白芍总苷对免疫性肝纤维化大鼠肝组织 NF-κB 和 TGF-β1 蛋白表达的影响［J］．中国药理学通报，2008，24（5）：588-592.

[30] 李瑞麟，马勇，魏伟．等．白芍总苷治疗四氯化碳致大鼠肝纤维化的作用与其影响肝星状细胞功能的关系［J］．中国新药杂志，2007，16（9）：685-689.

[31] 陈刚，邓小红，郭莉霞，等．白芍总苷对巨噬细胞核转录因子-κB 活化的影响及其机制研究［J］．中国中药杂志，2008，33（6）：669-671.

[32] 赵建学，郭海燕，陆玮婷，等．芍药苷对肝纤维化模型大鼠血清 TNF-α、IL-6 与 IL-10 的影响［J］．医药导报，2010，29（2）：168-170.

[33] 王世宏，魏伟，许杜娟，等．白芍总苷对 HepG2 细胞增殖的抑制作用 [J]．安徽医科大学学报，2006，41（5）：547-549.

[34] 汪芸，陶移文，田庚元．白芍多糖的制备、理化性质及抗肿瘤活性研究 [J]．中国现代中药，2013，15（8）：645-648.

[35] SU J，ZHANG P，ZHANG J J，et al. Effects of total glucosides of paeony on oxidative stress in the kidney from diabetic rats [J]．Phytomedieine，2010，17（3-4）：254-260.

[36] ZHANG P，ZHANG J J，SU J，et al. Effect of total glucosides of paeony on the expression of nephrin in the kidneys from diabetic rats [J]．Am J Chin Med，2009，37（2）：295-307.

[37] WU Y，BEN L，LIANG C，et al. Renoproteetive effect of total glueesides of paeony fign and its mechanism in experimentaldiabetes [J]．J Pharnmcol Sci，2009，109（1）：78-87.

[38] 李振彬，王志强，宫彩霞，等．白芍总苷对雷公藤多苷治疗狼疮性肾炎减毒增效作用的实验研究 [J]．中药新药与临床药理，2009，20（6）：513-516.

[39] 武晓旭，章超群，许坤，等．白芍总苷对糖尿病大鼠肾组织中内质网应激的影响 [J]．安徽医科大学学报，2014，49（6）：768-772.

[40] 冯瑞儿，郑琳颖，吕俊华，等．白芍总苷对代谢综合征-高血压大鼠改善胰岛素敏感性、降压和抗氧化作用 [J]．中国临床药理学与治疗学，2010，15（2）：154-159.

[41] 贾敏，张寒．白芍总苷对体外培养的成骨细胞和破骨细胞的影响 [J]．西北药学杂志，2010，25（5）：357-359.

[42] 巩向丹，张叶，刘宏明．白芍的研究概况 [J]．药学研究，2014，33（9）：531-534.

[43] 刘芬，詹文红．白芍总苷体外抗氧化活性研究 [J]．现代药物与临床，2015，30（2）：132-135.

[44] 李越峰，张泽国，徐福菊，等．白芍改善睡眠作用的药效物质基础研究 [J]．中国实验方剂学杂志，2014，20（15）：127-130.

[45] 傅保娣．芍药苷对缺氧损伤人脐静脉内皮细胞的影响 [D]．济南：山东大学，2007.

[46] 常蕴青，赵中夫，杨柳絮，等．芍药苷对 LPS 诱导的脐静脉内皮细胞 HMGB1 及 ICAM-1 表达的影响 [J]．长治医学院学报，2009，23（1）：4-7.

[47] 王飞，伍文彬，徐世军，等．赤、白芍对血瘀证动物模型内皮功能及血液流变学的影响 [J]．中药药理与临床，2009，25（4）：40-41.

[48] 焦晓燕，郭在培，陈涛，等．白芍总苷治疗过敏性紫癜的临床疗效观察 [J]．临床皮肤科杂志，2013，42（8）：500-502.

[49] 万琦兵，杨惠琴．白芍总苷治疗类风湿关节炎 31 例 [J]．安徽中医学院学报，2012，31（6）：25-27.

[50] 张洪峰，肖卫国，侯平．白芍总苷治疗系统性红斑狼疮的临床研究［J］．中国中西医结合杂志，2011，31（4）：476-479.

[51] 孙晓玮．白芍总苷联合小剂量激素治疗系统性红斑狼疮 96 例疗效评价［J］．实用临床医药杂志，2013，17（13）：124-125.

[52] 章懿婷，陈志伟，武剑，等．白芍总苷治疗干燥综合征 26 例［J］．世界中医药，2012，7（2）：124-125.

[53] 张宇虹，郭在培，焦晓燕，等．白芍总苷治疗寻常性银屑病的临床疗效观察［J］．临床皮肤科杂志，2011，40（7）：433-435.

白　芷

【道地沿革】　白芷始载于《神农本草经》，别名薛、芳香、苻蓠、泽芬、白茝、香白芷、芷、芳香、晼。《本草图经》载：白芷，根长尺余，白色，粗细不等；枝干去地五寸以上；春生，叶相对婆娑，紫色，阔三指许；花白，微黄；入伏后结子，立秋后苗枯。二月、八月采根，曝干。以黄泽者为佳。《植物名实图考》载：白芷，滇南生者，肥茎绿缕，颇似茴香，抱茎生枝，长尺有咫，对叶密挤，锯齿槎枒，龈齶翅起，涩纹深刻，梢开五瓣白花，黄蕊外涌，千百为簇，间以绿苞，根肥白如大拇指，香味尤窜。《本草图经》："今所在有之，吴地尤多。"《药物出产辨》："产四川为正。"白芷古代用野生，后经河南、浙江、四川栽培，道地产区较多，主产于浙江杭州、永康等地的称"杭白芷"。

【来源】　本品为伞形科植物白芷 Angelica dahurica（Fisch. ex Hoffm.）Benth. et Hook. f. 或杭白芷 Angelica dahurica（Fisch. ex Hoffm.）Benth. et Hook. f. var. formosana（Boiss.）Shan et Yuan 的干燥根。

【原植物、生态环境、适宜区】　多年生高大草本，高 1~2.5 m。根圆柱形，有分枝，径 3~5 cm，外表皮黄褐色至褐色，有浓烈气味。茎基部径 2~5 cm，有时可达 7~8 cm，通常带紫色，中空，有纵长沟纹。基生叶一回羽状分裂，有长柄，叶柄下部有管状抱茎边缘膜质的叶鞘；茎上部叶二至三回羽状分裂，叶片轮廓为卵形至三角形，长 15~30 cm，宽 10~25 cm，叶柄长至 15 cm，下部为囊状膨大的膜质叶鞘，无毛或稀有毛，常带紫色；末回裂片长圆形，卵形或线状披针形，多无柄，长 2.5~7 cm，宽 1~2.5 cm，急尖，边缘有不规则的白色软骨质粗锯齿，具短尖头，基部两侧常不等大，沿叶轴下延成翅状；花序下方的叶简化成无叶的、显著膨大的囊状叶鞘，外面无毛。复伞形花序顶生或侧生，直径 10~30 cm，花序梗长 5~20 cm，花序梗、伞辐和花柄均有短糙毛；伞辐 18~40，中央主伞有时伞辐多至 70；总苞片通常缺或有 1~2，成长卵形膨大的鞘；小总苞片 5~10 余，线状披针形，膜质，花白色；无萼齿；花瓣倒卵形，顶端内曲成凹头状；子房无毛或有短毛；花柱比短圆锥状的花柱基长 2 倍。果实长圆形至卵圆形，黄棕色，有时带紫色，长 4~7 mm，宽 4~6 mm，无毛，背棱扁，厚而钝圆，近海绵质，远较棱槽为宽，侧棱翅状，较果体狭；棱槽中有油管 1，合生面油管 2。花期 7~8 月，果期 8~9 月。

白芷在国内北方各省多栽培供药用。白芷喜温和湿润的气候及阳光充足的环境，能耐寒；分布在我国东北及华北等地，生长于海拔 200~1500 m 的地区，一般生于林下、林缘、溪旁、灌丛和山谷草地。

【生物学特点】

1. 栽培技术　用种子繁殖，一般采用直播，不宜移栽。过早播种，冬前幼苗生长过旺，第二年部分植株会提前抽薹开花，根部木质化或腐烂，不能做药用，影响产量；过迟因气温下降，影响发芽出苗，幼苗易受冻害，幼苗生长差，产量低。隔年种子发芽率低，新鲜种子发芽率高，生产上选用当年收获的新鲜种子播种，一般以秋播为主，春播产量低，质量差。适宜的播种期因气候和土壤肥力而异。气温高迟播，气温低早播，土壤肥沃可适当迟播，相反则宜稍早。

秋播一般于 9~10 月播种，条播按行距 35 cm 开浅沟播种；穴播按穴距（15~20）cm×30 cm 播种，播后盖薄土，压实，播后 15~20 d 出苗。每亩用种量条播约 1.5 kg，穴播约 1 kg。播种前用 2% 磷酸二氢钾水溶液喷洒在种子上，搅拌，闷润 8 h 左右，再播种，能提早出苗，大大提高出苗率。

2. 田间管理　于土壤冻结前浇一次封冻水。次春返青后，浅锄一次。半年后再锄一次，此次目的是锄断支根，使主根直伸向下，减少分叉。之后要再锄 4~5 遍，保持土壤疏松，无杂草。白芷播种当年不间苗，翌春返青苗高 7~10 cm 时，按株距 20 cm 左右定苗。秋播后，当年不必追肥。只在入冬封冻前，结合灌封冻水，在畦面上盖以马粪或土杂肥，既为小苗越冬防止了冻害，又可作翌春的第一次追肥。翌年返青后，可结合中耕松土，追施饼肥、化肥或圈肥。原地留种：在收获时隔留下一部分根不收挖，使株距达 60 cm 左右，原地越冬。随收获随移栽：收获时，选主根无分叉、拇指粗细健壮的根作种根，按株行距 60 cm×60 cm 栽植于已准备好的种子田，栽时挖 30 cm 深的穴，施穴肥后将种根栽于穴内，填土踏实、浇水。窖藏越冬：北方温度很低的地方，将选好的种根置于地窖沙藏越冬，翌春栽于种子田，方法同随收随栽。留种白芷 6~7 月抽薹开花、结籽，8 月种子陆续成熟。因主茎顶端种子形成的植株易提前开花，其根常不能入药，而主茎花序下部以及二、三级花序枝结的种子一般不饱满。因此采种时，应当选采主茎花序中部一级枝上结的种子。生长较好的母株，选有关部位上的种子，播后出苗率高，成活率也最高，种后抽薹率低，因此尽量选采生长较好的母株上主茎花序中部一级枝上结的种子。每亩种子田可收获种子 120~150 kg，7~8 株所产的种子即可供 1 亩地播种之用。

3. 病虫害防治

（1）斑枯病：又名白斑病，是真菌中一种半知菌，常在生长后期发生，主要为害叶片，可使叶片全部枯死。病斑为多角形，初期暗绿色，后变为灰白，上面生有黑色小点。防治方法：及时清除病叶并集中烧毁；发病前或初期用 1∶1∶100 的波尔多液或 65% 代森锌可湿性粉剂 400~500 倍液喷雾，每 7~10 d 喷 1 次，连续 2~3 次。

（2）虫害：有黄凤蝶幼虫、红蜘蛛及蚜虫等，可用杀虫剂杀灭。

【采收加工】

1. 采收　春播白芷当年采收，秋播白芷第二年采收，一般以地上部茎叶变黄枯萎为标志。一般按各地的习惯，春播的，如河北在当年白露后，河南在霜降前后收获；秋播的，一般7~9月收获，如四川在次年的小暑至大暑之间，浙江在大暑至立秋，河南在大暑至白露，河北在处暑前后收获。宜选择晴天进行，一般割去地上茎叶，然后将根刨出，抖落泥土，或在畦旁挖约30 cm深的沟，由侧面取根，则不致损伤根部。去除多数须根和根头残留的茎叶。

2. 加工　新采收的白芷可平铺于席上置阳光下暴晒1~2 d（也可选泥地，但不宜在水泥地上晒），再按大、中、小分级晾晒，晒时要勤翻，切忌雨淋，遭雨则易霉烂或黑心，降低产量。每晚要收回摊放，以防露水打湿。白芷含淀粉多，不易干燥，如遇连续阴雨，不能及时干燥，会引起腐烂。四川南川药物种植研究所为防止白芷腐烂，采用熏硫方法，收后遇阴雨，去泥即熏；晒软后遇阴雨或被雨淋湿，应立即熏；大白芷应熏透后再晒。通常用烘炕熏，入熏室时，大根装中间，中根置周围，鲜根放底层，已晒软的放上层，并用草席或麻袋盖严。每1000 kg鲜白芷，用硫黄10 kg左右。熏时，要不断加入硫黄，不能熄火断烟，并要少跑烟，熏透为止。一般小根熏一昼夜，大根3 d即可熏透。通常取样检查，可用小刀顺切成两块，并在切口断面涂碘酊，凡呈蓝色并很快消失的，表示硫已熏透，可熄火停熏。然后，立即暴晒至干。如遇雨天，可摊晾通风干燥处，待晴天晒干或用无烟煤炕干。小量烘炕时，大根放中央，小根放四周，头部向下，尾部向上（不能横放），火力适中，半小时翻动1次，将较湿的放中央，较干的放周围，炕干为止。大量烘炕可用炕房，大根放下层，中根放中层，小根放上层，支根放顶层，每层厚5~6 cm。烘烤温度控制在60 ℃左右；要防止炕焦、炕枯。每天翻动1次，6~7 d全干。一般每亩地可收干货300~400 kg，高产的可达500 kg左右。

【炮制储藏】

1. 炮制　除去杂质，大小分开，略浸，润透，切厚片，干燥。

2. 储藏　置阴凉干燥处，防蛀。

【药材性状】　本品呈长圆锥形，长10~25 cm，直径1.5~2.5 cm。表面灰棕色或黄棕色，根头部钝四棱形或近圆形，具纵皱纹、支根痕及皮孔样的横向突起，有的排列成四纵行。顶端有凹陷的茎痕。质坚实，断面白色或灰白色，粉性，形成层环棕色，近方形或近圆形，皮部散有多数棕色油点。气芳香，味辛，微苦。

【质量检测】

1. 显微鉴别

（1）根横切面：杭白芷木栓层为10余列木栓细胞。皮层中有油管分布。韧皮部宽广，筛管群略呈径向排列；油管较多。形成层略呈方形。木质部占根的1/2，导管稀疏散列。本品薄壁细胞含淀粉粒，有的含草酸钙簇晶。祁白芷形成层呈圆环状；木质部占根的1/3，导管呈放射状排列。

（2）粉末：本品粉末黄白色。淀粉粒甚多，单粒圆球形、多角形、椭圆形或盔帽形，直径3~25 μm，脐点点状、裂缝状、十字状、三叉状、星状或人字状；复粒多由2~12分粒组成。网纹导管、螺纹导管直径10~85 μm。木栓细胞多角形或类长方形，淡黄棕色。油管多已破碎，含淡黄棕色分泌物。

2. 理化鉴别

（1）化学定性：鉴定白芷中香豆素化学成分。取本品粉末 0.5 g，加乙醚 3 mL，振摇 5 min 后，静置 20 min，分取上清液 1 mL，加 7%盐酸羟胺甲醇溶液与 20%氢氧化钾甲醇溶液各 2~3 滴，摇匀，置水浴上微热，冷却后，加稀盐酸调节 pH 值至 3~4，再加 1%三氯化铁乙醇溶液 1~2 滴，显紫红色。

（2）薄层色谱：取本品粉末 0.5 g，加乙醚 10 mL，浸泡 1 h，时时振摇，滤过，滤液挥干乙醚，残渣加乙酸乙酯 1 mL 使溶解，作为供试品溶液；另取欧前胡素、异欧前胡素对照品，加乙酸乙酯制成每 1 mL 各含 1 mg 的混合溶液，作为对照品溶液。照《中国药典》薄层色谱法试验，吸取上述两种溶液各 4 μL，分别点于同一以羧甲基纤维素钠为黏合剂的硅胶 G 薄层板上，以石油醚（30~60 ℃）-乙醚（3：2）为展开剂，在 25 ℃以下展开，取出，晾干，置紫外光灯（365 nm）下检视。供试品色谱中，在与对照品色谱相应的位置上，显相同颜色的荧光斑点。

3. 含量测定

（1）HPLC 法测定欧前胡素与异欧前胡素的含量：色谱柱 Agilent Zorbax SB-C_{18}（4.6 mm×250 mm，5 μm），以甲醇-水（70：30）为流动相，检测波长 254 nm，流速 1.0 mL/min。结果是欧前胡素在 0.094 8~0.853 2 μg/mL 具有良好的线性关系（$R=$ 0.999 8），异欧前胡素在 0.150 0~1.350 0 μg/mL 内具有良好的线性关系（$R=1.000\ 0$）。欧前胡素的平均回收率为 98.0%，RSD 为 0.7%；异欧前胡素的平均回收率为 99.0%，RSD 为 1.1%。以超临界 CO_2 提取白芷有效成分，并采用 HPLC 法对本品有效成分欧前胡素进行含量测定，欧洲前胡素在 0.12~1.23 μg 范围内呈线性关系（$R=0.\ 999\ 9$），平均回收率为 98.5%，RSD 为 1.14%。

（2）RRLC-UV 法测定香豆素类成分的含量：以 RRLC-UV 法测定白芷中 6 种香豆素类成分，采用 Agilent Zorbax SB-C_{18}（4.6 mm×100 mm，1.8 μm）色谱柱；以甲醇-水为流动相梯度洗脱，流速 1.0 mL/min，检测波长 310 nm。结果显示，六种香豆素类成分水合氧化前胡素、佛手柑内酯、氧化前胡素、欧前胡素、cnidilin 和异欧前胡素在测定浓度范围内与色谱峰面积线性关系良好（$R \geqslant 0.999\ 8$），方法的回收率在 99.42%~101.44%，RSD 小于 2.4%。

【商品规格】

1. 白芷等级 白芷按条粗细、体重、质地等因素分为三等。

（1）一等：呈圆柱形，表面灰黄色或黄棕色，体坚，断面白色或灰白色，具粉性，有香气，味辛、微苦，每千克 36 支以内，无空心、黑心、芦头、油条。

（2）二等：每千克 60 支以内，无空心、黑心、芦头、油条。

（3）三等：每千克 60 支以上，顶端直径不得小于 0.7 cm，间有空心、黑心、芦头、油条，但总数不能超过 20%。

2. 出口商品等级 出口商品以个头长短和粗细分为两等。

（1）一等：长 14 cm 以上，头围粗约 10 cm。

（2）二等：长 10 cm 以上，头围粗约 8 cm。

【性味归经】 辛，温。归胃、大肠、肺经。

【功能主治】 解表散寒，祛风止痛，宣通鼻窍，燥湿止带，消肿排脓。用于感冒头痛，眉棱骨痛，鼻塞流涕，鼻鼽，鼻渊，牙痛，带下，疮疡肿痛。

【用法用量】 内服：煎汤，3~10 g。

【使用注意】 阴虚血热者忌服。

【化学成分】

1. 挥发油类 白芷的挥发油类成分有樟脑、α-甲基芷香酮、1，7，7-三甲基双环庚-2-醇乙酸酯、2-甲基巴豆醛、正十二醇、正十四醇、萜品-4-醇、乙酸正十二酯、1-十四碳烯、壬基环丙烷、α-蒎烯、1-十四烷醇，主要成分为甲基环癸烷、1-十二烷醇、十三烷醇、环十二烷、土青土香烯酮、11，14-二十碳二烯酸甲酯、十四醇乙酸酯、十六碳酸乙酯、香芹酚、丁香酚等。在药材的加工和存放过程中，挥发油易挥发和氧化。

2. 香豆素类 香豆素类化合物，总含量为 0.211%~1.221%，其中主要有氧化前胡素 0.06%~0.43%，欧前胡素 0.1%~0.83%，异欧前胡素 0.05%~0.15%。其他香豆素类成分有简单香豆素、白当归脑、比克白芷素、仲-O-乙酰基白当归素、异白当归脑、新白当归脑、脱水白当归素、叔-O-乙酰基白当归素、水合白当归素、别欧前胡素、别异欧前胡素、异氧化前胡素、水化氧化前胡素、珊瑚菜素、佛手柑内酯、异佛手柑内酯、5-去甲基香柑内酯、花椒毒素、花椒毒酚、异紫花前胡内酯、东莨菪素、茴芹香豆素、异茴芹香豆素、牛防风素、蛇床子素、栓翅芹烯醇、马栗树皮素二甲醚、潘当归素、白芷灵、川白芷素、白芷毒素、5-（2-羟基-3-甲氧基-3-甲基丁氧基）补骨脂素、5-甲氧基-8-（2-羟基-3-甲氧基-3-甲基丁氧基）补骨脂素、5-甲氧基-8-（2-乙酰基-3-羟基-3-甲氧基丁氧基）补骨脂素、5，8-（2，3-二羟基-3-甲基）二丁氧基补骨脂素、8-（2，3-二羟基-3-甲基）二丁氧基补骨脂素、7-甲基栓花椒素、6-甲氧基-7-异戊酰香豆素、洋椿素、7-去甲基软木花椒素、补骨脂素、5-甲氧基-8-羟基补骨脂素、8-甲氧基-4-氧-（3-甲基-2-丁烯基）补骨脂素、甲氧基欧芹酚、8-羟基-7-异戊-2-烯基香豆精、叔-O-甲基白当归素等。

3. 苷类 花椒毒酚-8-O-$β$-D-吡喃葡萄糖苷、花椒毒酚-叔-O-$β$-D-吡喃葡萄糖苷、异紫花前胡苷、紫花前胡苷、腺苷、白当归素-叔-$β$-D-吡喃葡萄糖苷、白当归素-仲-O-$β$-D-吡喃葡萄糖苷、胡萝卜苷。

4. 其他 菌芋碱、谷甾醇、胡萝卜甾醇、腺嘌呤、腺苷、D-葡萄糖、蔗糖、硬脂酸、丁二酸、棕榈酸、阿魏酸、葡萄糖、蔗糖。

【药理作用】

1. 解热、镇痛、抗炎 白芷煎液 15 g/kg 灌胃对皮下注射蛋白胨所致小鼠高热模型有明显解热镇痛作用，其效优于 0.1 g/kg 的阿司匹林。白芷对小鼠醋酸扭体反应有抑制作用，但对夹尾和热致痛无明显的镇痛效果。白芷煎液 8 g 生药/kg 灌胃，对小鼠醋酸扭体反应的抑制率为 69.6%，其作用与氨基比林 8 mg/kg 类似。小鼠热板法试验表明，给药后 60 min，能使痛阈值明显提高。白芷煎液 4 g/kg 灌胃，对二甲苯所致小鼠耳部炎症也有显著抑制作用。研究延胡索、白芷和安乃近对电针镇痛作用的影响，同时用荧光染料 Fura-2 和 AR-CM 阳离子测定系统测定了小鼠下丘脑（HT）及导水管周围灰质区（PAG）细胞内的游离钙浓度。当白芷与电针同用时对小鼠下丘脑区的 Ca^{2+} 浓度没有显著的影响，而延胡索与电针同用使小鼠下丘脑区的 Ca^{2+} 浓度明显下降。

2. 抗病原微生物 白芷对大肠杆菌、宋内氏痢疾杆菌、福氏痢疾杆菌、变形杆菌、伤寒杆菌、副伤寒杆菌、铜绿假单胞菌、霍乱弧菌、革兰氏阳性菌及人型结核杆菌等有不同程度的抑制作用；对结核杆菌作用较弱或无效；试管内对絮状表皮癣菌、石膏样小芽孢癣菌、堇色毛癣菌、絮状表皮癣菌等均有不同程度抑制作用；白芷对接种新城疫苗的鸡胚延长生命 6 h，对甲型流感病毒 PR8 株无抑制作用。应用微量稀释法测定了 156 种中草药对 14 株解脲支原体国际标准株的体外抑制效应，结果表明，解脲支原体对黄柏、白芷、地肤子和大黄等有较高的敏感性，其 $MIC_{90} < 7.81$ mg 生药/ mL。由异噻唑啉酮、镁盐和白芷等中药提取物组成新型防霉剂，对其抗菌效力、作用机制及其性能进行了研究。结果表明，该品能破坏菌体的细胞结构，对许多霉菌具高效杀抑作用，且性能稳定，低毒，优于其他防霉剂。

3. 改善皮肤功能 白芷酊外用加小剂量长波紫外线（UVA）照射，对豚鼠 2，4-二硝基氯苯（DNCB）变应性接触性皮炎有明显抑制作用，使照射部位的激发反应（包括皮肤反应强度及组织学炎症变化）显著弱于对照组，表明白芷可降低皮肤对 UVA 的敏感性。口服白芷 3 号 15 mg（相当于生药 2.3 g/kg）加体外黑光照射，对人淋巴细胞的 DNA 合成有显著抑制作用。白芷中所含欧前胡素和异欧前胡素等呋喃香豆精类物质，在黑光照射下能与细胞内的 DNA 结合，抑制 DNA 的复制。在受试的 13 种呋喃香豆素中，欧前胡素的光毒活性最强，花椒毒酚、异欧前胡素、珊瑚菜素次之，别欧前胡素、氧化前胡素、异氧化前胡素最弱，而水合氧化前胡素、比克白芷素、5-甲氧基-8-羟基补骨脂素和 pabalenol 无光毒活性。

4. 调节血管收缩、降压、止血 比克白芷素对冠状血管有扩张作用，白芷和杭白芷的醚溶性成分对离体兔耳血管有显著扩张作用，而白芷的水溶性成分有血管收缩作用，毛细管法试验表明白芷的水溶性成分有明显止血作用，动物的出血时间、出血量、凝血时间及凝血酶原形成时间都有明显的缩短，从其中分离得到的补骨脂素对子宫、鼻和牙龈止血作用良好。白芷无抗凝作用。

白芷中香豆素类化合物具有显著的扩张血管、改善血液循环的作用，可用于防治高血压疾病，其中白当归素对冠状血管有扩张作用。白芷煎液 50 mg/kg 降低动脉压 50%，作用维持时间为 1.5 h，异欧前胡素与 N-乙烯吡咯烷酮的共聚物可使猫动脉压降低的时间延长 5~10 倍，香柑内酯、氧化前胡素也有降血压作用。

5. 肝保护 甲醇提取物对肝有保护作用，对 HepG2（肝癌细胞）的 EC_{50} 为 284 μg/mL。从甲醇提取物中分离得到的欧前胡素、白当归脑、氧化前胡素、白当归素对 HepG2 的 EC_{50} 分别为 36.6、112.7、286.7 和 47.9 μmol/L，对照药水飞蓟宾的 EC_{50} 为 69.0 μmol/L。

6. 舒张平滑肌 白芷及其多种有效成分具有解痉作用，对东莨菪素、雌激素或氯化钠所致在体或离体大鼠子宫痉挛有解痉作用。白芷和杭白芷的醚溶性成分均能抑制家兔离体小肠自发性运动，醚溶性成分尚能对抗毒扁豆碱，水溶性成分也能对抗氯化钡所致强直性收缩。

7. 促进脂肪代谢 白芷所含呋喃香豆素类成分（如花椒毒素、欧前胡素、水合氧化前胡素等）与小鼠离体脂肪细胞共孵，对脂肪代谢无明显影响。但能增强肾上腺素和 ACTH 所诱导的脂肪分解作用，抑制胰岛素诱导的由葡萄糖合成甘油三酯的作用，而间接发挥促进脂肪分解和抑制脂肪合成的作用。因此，白芷香豆精能够增加交感神经递质的活性，具有拮抗副交感神经的作用。

8. 抗肿瘤 白芷及其有效成分欧前胡素均可抑制毒激素-L 诱导的脂肪分解反应，从而阻遏肿瘤恶病质的发生发展。东莨菪素也具有抗肿瘤活性，体内对小鼠淋巴白血病有活性，体外对鼻渊癌细胞株 KB 的生长有一定抑制作用。补骨脂素能与白血病 L1210 细胞结合，显示一定的抗癌作用，可治疗皮肤癌。花椒毒素对艾氏瘤和不能手术的乳腺癌有疗效，花椒毒素稀释至 1∶1000，还可抑制肿瘤生长 50%，使细胞分裂终止于中期。花椒毒素、欧前胡素、佛手柑内酯、氧化前胡素对艾氏癌，肉瘤 37、180、45，黑色素瘤，瓦克氏肉瘤-256 有抑制作用，对艾氏瘤和肉瘤 45 的抑制作用最大。白芷可诱导成纤维细胞的改变，具有抑制诱变和抗肿瘤的活性，抑制多种癌细胞的增生，诱导人类前髓细胞（HL-60）单倍体的变异，使其自然死亡，是治疗白血病的药物，在微摩尔就可起效且无毒。

9. 兴奋中枢 白芷有中枢兴奋作用，白芷毒素在小量时能兴奋延脑呼吸中枢、血管运动中枢、迷走中枢和脊髓，使呼吸兴奋，血压升高，心率减慢，并引起流涎，大量时可致间歇性惊厥，继而导致麻痹。

10. 光敏 白芷中富含香豆素等成分，其中线型呋喃香豆素具光敏作用。实验证明，欧前胡素、花椒毒酚、异欧前胡素、珊瑚菜内酯、别欧前胡素、氧化前胡内酯、异氧化前胡内酯等 7 种呋喃香豆素具有光毒活性，以欧前胡素的活性较强；花椒毒酚、异欧前胡素、珊瑚菜素次之；别欧前胡素、氧化前胡内酯、异氧化前胡内酯最弱，其他 4 种成分没有光毒活性。其中的花椒毒酚、珊瑚菜素、氧化前胡内酯、异氧化前胡内酯 4 种是新发现的光毒活性成分。研究人员对局部外用 50% 白芷酊剂加长波紫外线（PUVA）照射对豚鼠 2，4-二硝基氯苯（DNCB）接触过敏（或）激发是否影响，以及与表皮朗格汉斯细胞（LC，为表皮的免疫细胞）有无关联进行了实验。结果提示：50% 白芷酊剂可提高皮肤对 PUVA 的敏感性，加强紫外线的作用；50% 白芷酊剂外用加小剂量 PUVA 照射能影响 LC 及体内的细胞免疫反应；处理侧皮肤反应强度及组织学炎症变化显著弱于对照侧，表明 50% 白芷酊剂加 PUVA 对豚鼠 DNCB 接触过敏传出支的抑制作用是对受处理皮肤的本身的局部效应。这种抑制作用可能与表皮 LC 数量减少及功能改变，效应淋巴细胞的活性及功能改变，以及真皮微血管或其他皮肤成分对炎症介质的反应能力改变等有关。白芷酊剂-PUVA 处理后 ATP 酶阳性细胞的数目显著降低，且处理部位残留可见的 LC 显示形态学变化。致敏前于诱导部位外用白芷酊剂加亚红斑量 PUVA 照射，对非照射部位激发反应无明显影响（与对照相比）。对正常皮肤进行诱导，在致敏后至激发期间给予白芷酊剂-PUVA 处理，则暴露部位的激发反应显著弱于对照侧。单独白芷酊剂或单独 PUVA 对变应性接触皮炎（ACD）的表达均无抑制作用。

11. 其他 白芷强烈抑制 12-O-四癸酰基佛波醇-13-乙酰酯（TPA）促进^{32}Pi 掺入培养细胞磷脂中的作用，其中有效成分含量欧前胡素和异欧前胡素在 50 μg/mL 时即有明显作用。此外对动物放射性皮肤损害有保护作用，白芷提取物对钙通道阻滞剂受体和 β-羟基-β-甲基戊二酸辅酶 A 及肝药物代谢酶有抑制作用。

【毒理研究】

1. 急性毒性

（1）白芷药材的急性毒性：对白芷挥发油及其水煎液进行了急性毒性的研究实验得出，白芷挥发油（EOAD）的 LD_{50} 为 5.86 kg 生药/kg，白芷水煎液的最大耐受量为人用剂量的 1600 倍。EOAD 的毒性低，安全范围广。

（2）白芷所含成分的急性毒性：白芷醚提物灌胃小鼠的 LD_{50} 为 53.82 g/kg；大鼠肌内注射花椒毒素的 LD_{50} 为 160 mg/kg、欧前胡素为 335 mg/kg、香柑内酯为 945 mg/kg。

（3）含白芷制剂的急性毒性：对自行开发研究的新药调免脱敏胶囊的安全性进行了急性毒性实验，实验组小鼠在给药后 24 h 内及 1 周内一般状况未见任何异常，也无死亡。主要脏器外观形态无异常。经最大耐受量测定表明动物接受剂量相当于临床用药剂量的 467 倍。

2. 慢性毒性 复方白芷胶囊是用细胞膜色谱技术从白芷、川芎等中药中筛选出来的降压新药。实验结果表明，复方白芷胶囊对自发性高血压大鼠和肾性高血压大鼠有明显的急慢性降压作用，对血瘀大鼠有活血化瘀作用，复方白芷胶囊长期使用对大鼠无明显毒性，预计在临床剂量下是安全的，为临床试验提供了依据。

【临床应用】

1. 临床配伍

（1）诸风眩晕，妇人产前产后乍伤风邪，头目昏重及血风头痛，暴寒乍暖，神思不清，伤寒头目昏晕等：白芷（用沸汤泡洗四五遍）为末，炼蜜和丸如弹子大。每服一丸，多用荆芥点腊茶细嚼下。（《百一选方》都梁丸）

（2）半边头痛：白芷、细辛、石膏、乳香（去油）、没药（去油）。上各味等分，为细末，吹入鼻中，左痛右吹，右痛左吹。（《种福堂公选良方》白芷细辛吹鼻散）

（3）眉框痛，属风热与痰：黄芩（酒浸炒），白芷。上为末，茶清调二钱。（《丹溪心法》）

（4）鼻渊：辛夷、防风、白芷各八分，苍耳子一钱二分，川芎五分，北细辛七分，甘草三分。白水煎，连服四剂。忌牛肉。（《疡医大全》）

（5）大便风秘：白芷炒为末，每服二钱，米饮入蜜少许，连进二服。（《十便良方》）

（6）痔疮肿痛：先以皂角烟熏之，后以鹅胆汁调白芷末涂之。（《医方摘要》）

（7）带下，肠有败脓，淋露不已，腥秽殊甚，脐腹冷痛：白芷一两，单叶红蜀葵根二两，芍药根（白者）、白矾各半两（矾烧枯，别研）。为末，同以醋丸如梧子大。空肚及饭前，米饮下十丸或十五丸。候脓尽，仍别以他药补之。（《本草衍义》）

（8）刀剑伤疮：香白芷嚼烂涂之。（《濒湖集简方》）

（9）全身痛疗：金银花 30 g，天花粉 10 g，当归 12 g，皂角刺 12 g，防风 12 g，白芷 12 g，川贝母 6 g，乳香 3 g，没药 3 g，紫花地丁 12 g，连翘 12 g，七叶一枝花 12 g，蒲公英 30 g。每日 1 剂，分 3 次服用。[《中华中医药杂志》2013，28（12）：3592-3594.]

（10）类风湿关节炎：白芷研细用 52%乙醇调成糊状，外敷于受累关节处，用绷带轻轻缠绕固定，每日贴 4 h。7 d 为 1 个疗程。[《北方药学》2018，15（8）：38-39.]

（11）痤疮：柴胡 15 g，葛根 30 g，黄芩 15 g，羌活 10 g，白芷 30 g，赤芍 15 g，桔梗 15 g，生石膏 30 g，生甘草 10 g，生姜片 10 g，大枣 10 g，麻黄 10 g，桑白皮 15 g，牡丹皮 10 g。水煎服，每日 1 剂，分两次温服。[《中医药临床杂志》2018，30（1）：47-50.]

2. 现代临床

（1）头痛及其他疼痛：白芷在各类型疼痛症状的治疗中出现频率相当高，尤其在头面部疼痛及疮疡肿痛方面，如在治疗三叉神经痛的许多复方药物中均含有白芷，这也是其历来应用最广的一种功效。白芷经适当配伍，可广泛应用于全身各部位的疼痛病症。如以白芷 30 g/d 水煎后 2 次口服，观察疼痛患者 73 例，治愈 69 例，好转 3 例，无效 1 例；白芷、冰片粉置鼻前庭或复方白芷注射液（白芷、细辛、防风）肌内注射，治疗头痛、牙痛和三叉神经痛共 78 例，均可迅速缓解疼痛；白芷、菊花各 9 g 水煎服，可治疗感冒及副鼻窦炎引起的头痛。白芷还是治疗胃痛的主药，方法为：取白芷、黄芪、白及、甘草各等份，研细末，8 g/次，2 次/d，加蜂蜜 2 匙冲服。此外，白芷对偏头痛和眉棱骨痛均有较好疗效，还可广泛应用于软组织挫伤、骨质增生、肌肉劳损、风湿性肌炎、骨折、肋软骨炎、肩周炎、肋间神经痛等疾病的疼痛治疗。

取白芷 100 g、冰片 0.6 g，共研成末，以少许置于患者鼻前庭，嘱均匀吸入。治疗牙痛 20 例、三叉神经痛 2 例，显效时间最短 1 min，最长 10 min；治疗头痛 21 例，有效 20 例；神经衰弱头痛 17 例，有效 14 例，在 2~7 min 内显效。或以白芷 60 g，防风 26 g，细辛 5 g，加工制成注射液 80 mL，分装灭菌后供肌内注射，每次 2 mL。治疗 20 多例，亦有效。另外，本品和紫草、白蜡、忍冬藤、冰片及香油（麻油）配制成白芷油，可治烧伤。

（2）皮肤病：

1）银屑病。口服白芷制剂加黑光照射治疗银屑病，临床治愈近半数，总有效率在 90%以上。白芷内服外加黑光照射两种因素在一起才能抑制 DNA 合成，二者缺一则无抑制作用。白芷治疗银屑病的有效成分主要为欧前胡素，其次为异欧前胡素，其在黑光照射下能与细胞内的 DNA 结合而抑制 DNA 复制。不良反应有轻微头晕、恶心、上腹不适及皮肤瘙痒等；有 5.3%的患者转氨酶轻度升高；此外，治疗后的姐妹染色单体互换率（SCE）明显高于治疗前，提示此法可能有潜在致癌危险。

2）白癜风。以白芷提取物治疗白癜风患者 15 例，显效率为 13.3%，其中 4 例有一过性丙氨酸转氨酶（ALT）升高。杭白芷酊剂或软膏外用，每日中午于患处涂药后立即或隔 10~20 min 加日光照射 5~30 min，治疗白癜风患者 321 例，总有效率 61.05%。照射时间不可过长，否则会引起局部红斑、水肿、丘疹、水疱或糜烂、渗液，并伴痛、痒。

3）面部色斑、痤疮。黄褐斑患者皮损部位黑色素细胞活性增强，黑素和黑素小体均增加，进而表现为色斑。黑素体内黑色素的生成是以酪氨酸为基质，通过含铜的氧化酪氨酸酶的作用而形成的。因此，阻止酪氨酸酶的生成可有效地治疗黄褐斑。白芷对酪氨酸酶活性的抑制率为 35.14%。以中药白及、白芷进行面部皮肤按摩和石膏倒模治疗痤疮患者 50 例，总有效率 98%。中药面膜（白芷、当归等）治疗痤疮患者 154 例、黄褐斑患者 97 例、手足皲裂患者 69 例，有效率分别为 86.36%、90.92%、95.6%。此外，白芷的祛斑、止痒、除臭等作用可使其用于多种皮肤病症，如癣症、湿疹、口疮、外伤皮损、乳头皲裂、烧烫伤及蛇虫咬、蜇伤等的治疗。白芷配伍冰片、滑石粉研成细末涂撒于腋窝，对腋臭有效。白芷能健美肌肤，使皮肤润泽，配蒲公英对黑头粉刺有松动作用，对角质层有软化作用。白芷配伍王不留行还可治头皮屑过多。

（3）各种炎症：

1）鼻炎、鼻息肉。以白芷为主制鼻炎粉外用，治疗急、慢性鼻窦炎患者数十例，取得了很好的疗效；以白芷、黄芩各 30~60 g，根据症状不同配以其他中药（如鼻塞流涕，加苍耳子 9~12 g），水煎服，治疗额窦炎患者 72 例，治愈 62 例；辛防白滴鼻液（辛夷、防风、白芷、苍耳子）分别治疗急性、过敏性鼻炎患者 63 例和 32 例，有效率分别为 93.7% 和 84.5%。用白芷配伍苍术、乌梅、五味子熏鼻，可治疗鼻息肉。

2）溃疡病及结肠炎。白芷配伍冬青叶、川楝子治疗溃疡病患者 70 例，治愈 62 例，好转 6 例，总有效率 97%，其中有龛影者 62 例治疗后有 58 例消失，占 93.3%；用白芷、广木香、白术等 10 味中药治疗慢性结肠炎患者 64 例，总有效率 91%。近年来，临床中应用白芷治疗其他病症也取得了很好的效果。如用白芷、大黄治疗肝炎，患者用药后对降低转氨酶、消除肋痛、增进食欲等疗效明显；白芷对关节囊积水、带状疱疹、偏瘫、高血压病、麻痹性肠梗阻等症也有很好的疗效。

【不良反应】 有报道白芷致全身过敏反应 1 例，患者因晾晒中草药白芷（被硫黄熏过）后，出现全身皮肤散在圆形红斑，伴瘙痒，双上肢及全胸、后背红斑融合成片，部分红斑出现渗出性水疱，伴有糜烂、破溃、颜面红肿、口腔大面积溃疡，通过抗过敏、抗感染等相关治疗 13 d 后痊愈。

【综合利用】 白芷除具有较高的药用价值外，还具有美白、祛斑、减肥的美容美体功能；白芷含挥发油成分，香气浓郁，可用作香料、工业原料、提取芳香油、调味品等；白芷具有杀虫、抗菌消毒等作用，我国民间有在端午节用白芷等烟熏以辟邪气的习俗；白芷秸秆营养丰富，且含有大量的纤维素，利用这种废弃物作原料可以栽培平菇；糯米粉、合成食用胶、白芷、冰片、食用色素和食用香精加工而成的糯米粉保健牙签，对牙龈出血、牙痛等疾病有很好的治疗保健作用。

■参考文献

[1] 王云龙，杨立志，姜雪敏，等. HPLC 测定白芷药材中欧前胡素与异欧前胡素的含量 [J]. 中国医药导报，2011，8（18）：74-75.

[2] 冯毅凡，钟若梅，郭晓玲，等. 白芷超临界 CO_2 提取物的鉴别与含量测定 [J]. 广东药学院学报，2005，21（6）：674-675.

[3] 邓瑞，张静，罗维早，等．RRLC-UV 同时测定川白芷中 6 种香豆素类成分的含量 [J]．中国中药杂志，2010，35（23）：3184-3187.

[4] 赵兴增，冯煦，董云发．白芷的化学成分和药理作用研究进展 [C] //中国植物学会药用植物及植物药专业委员会．药用植物研究与中药现代化：第四届全国药用植物学与植物药学术研讨会论文集，2004.

[5] 何开家，张涵庆．白芷化学成分及其药理研究进展 [J]．现代中药研究与实践，2008，22（3）：59-62.

[6] 吴媛媛，蒋桂华，马逾英，等．白芷的药理作用研究进展 [J]．时珍国医国药，2009，20（3）：625-627

[7] 聂红，沈映君，吴俊梅，等．白芷挥发油镇痛、镇静作用和身体依赖性研究 [J]．中药新药与临床药理，2002，13（4）：221-223，269.

[8] 李艳莉，钟理，梁丽红．6 种中药抑制酪氨酸酶活性的实验研究 [J]．时珍国医国药，2002，13（3）：129-131.

[9] 陈淑侠．白芷致全身过敏反应 1 例临床护理 [J]．齐鲁护理杂志，2008，14（17）：36.

[10] 蒋桂华，张绿明，马逾英，等．白芷综合开发利用研究进展及展望 [J]．时珍国医国药，2008，19（11）：2718-2720.

白 芥 子

【道地沿革】 白芥子别名辣菜子、苦芥子、白芥、蜀芥、胡芥、芥子等，《名医别录》载有芥，陶弘景亦说："似菘而有毛，味辣，好作菹，亦生食。其子可藏冬瓜。又有莨，以作菹，甚辣快。"此为十字花科芸薹属植物。汉《急就篇》有"芸蒜荠芥茱萸香"之句，颜师古注谓芥有两种，《新修本草》则说有三种："叶大粗者，叶堪食，子入药用，熨恶疰至良；叶小子细者，叶不堪食，其子但堪为齑尔；又有白芥子，粗大白色，如白粱米，甚辛美，从戎中来。"其文中大芥当为 B. juncea，小芥或为 B. cemua。以上植物皆含芥子油苷类，具一定的辛辣味和刺激性。其种子稍小，微黄色，亦作白芥子入药，一般称为黄芥子。而《新修本草》提到的白芥，当是同科白芥子属植物（Sinapis alba），其种子含有白芥子苷，刺激性更大。因白芥与食用芥菜有别，故《开宝本草》乃将白芥单独列为一条。

《新修本草》说白芥（Sinapis alba）"从戎中来"，意即是外来植物。《本草拾遗》谓之"生太原"，说明内地已有。《蜀本草图经》称："一种叶大，子白且粗，名曰胡芥。"也似白芥，则五代四川亦有栽种。晚近白芥子主要出产于北方地区，《药物出产辨》云："白芥子产中国张家口及绛镇等处。"1940 年陕西西京市（今西安市）国药商业同业公会《药材行规》白芥子产地条则有"山东，今处处均能产"。现河南、辽宁、山西、山东、安徽、新疆、四川等省区均有栽培。

【来源】 本品为十字花科植物白芥 *Sinapis alba* L. 的干燥成熟种子，习称"白芥子"。

【原植物、生态环境、适宜区】 白芥为一年或二年生草本，高 50~120 cm。茎直立，有分枝，全株散生白色硬毛。单叶互生，下部叶大头羽裂，长 5~15 cm，宽 2~6 cm，有 2~3 对裂片，顶裂片宽卵形，常 3 裂，侧裂片与顶裂片顶端均为圆钝或急尖，基部与叶轴会合，边缘有不规则粗锯齿，两面粗糙，叶柄长 1~1.5 cm；上部叶卵形或长圆卵形，边缘有缺刻状裂齿，叶柄长 3~10 mm。总状花序顶生或腋生，有多花，花色淡黄色；萼片 4，绿色，直立，长圆形或长圆状卵形，内萼片基部不成囊状，具白色膜质边缘；花冠十字形，花瓣倒卵形，基部具短爪；雄蕊 6，4 长 2 短；子房长柱形。长角果近圆柱形，长 2~4 cm，宽 3~4 mm，具糙硬毛，先端具扁平剑形的喙；果瓣在种子间缢缩成念珠状，具 3~7 脉；种子近球状，直径约 2 mm，黄棕色，有细窝穴。花果期 6~8 月。

白芥主要分布在温暖湿润的地区。原产欧洲，我国辽宁、山西、山东、新疆、安徽、四川等省区均有引种栽培；安徽阜阳、涡阳，河南许昌、商丘，山东济宁、菏泽，重庆万州，四川中江、南充，河北承德、保定、张家口，陕西石泉、汉中，浙江嘉兴，湖北恩施、宜昌等地，均适宜其生产，以安徽阜阳最为适宜。

【生物学特点】

1. 栽培技术 白芥喜温暖湿润的气候，具有耐旱的特性。对土壤要求不高，但一般在湿润肥沃的沙质土壤中生长较好。白芥忌涝，不应在低洼处种植。白芥采用种子进行繁殖。在早春播种前，选取饱满、无虫蛀、无病害的种子，在 30 ℃左右的温水中浸泡 3~4 h（也有的用 15% 的盐水浸泡 20 min），浸后取出晾干，为防止菌核病的发生，一般在浸完种子后可用草木灰拌种，整好地后播种即可。

2. 田间管理 选光照和排灌条件好的平地或坡地，应以沙质土壤为宜，忌选低洼地或盐碱地。整地时，施以足量的农家肥和磷、钾肥，翻耕耙细，做成宽畦。早春可视田地的情况进行一次灌水。过 3~5 d 畦面不粘脚时，即可进行播种。通常采用的条播方式，按行距 30 cm 左右开浅沟，将种子均匀播入沟内，覆以 1 cm 厚的细土即可。7 d 可出苗。苗高 10 cm 左右时开始间苗，除去病弱苗和过密苗。当苗高 15 cm 左右时按株距 15 cm 进行定苗。在施足基肥的前提下，应视田地的肥沃情况进行追肥。在芥子的整个生长期都应保持田地的湿润，做到天旱时及时浇水，雨季及时排水防涝。每次施肥后，应及时进行灌溉。

3. 病虫害防治

（1）菌核病：主要表现为染病后茎秆逐渐长出黑色的菌核和白色的菌丝，植株生长也会变慢，结果率会随之下降，严重时植株死亡。可在播种前用食盐水进行浸种，或是在病害发生后用 65% 的代森锌 600 倍液或 1∶1∶300 的波尔多液喷洒。

（2）白锈病：主要病症有发病初期叶背出现白色泡斑，破裂时成粉状。花梗感染后，花梗卷曲成叶片状。可用 65% 的代森锌 600 倍液或 1∶1∶200 的波尔多液喷洒，同时发现发病植株后要及时烧毁。

（3）毒素病：主要病症为初期叶片的叶脉变黄，后期严重时叶落甚至植株死亡。

可用 40% 的乐果乳剂 1000 倍液喷洒。

（4）虫害：白芥的虫害较少，主要是蚜虫及菜白蝶幼虫为害叶片及嫩梢。可用 40% 的乐果乳剂 1000 倍液或 90% 的美曲膦酯 800~1000 倍液喷洒治疗。

【采收加工】 果荚大部分变为黄绿色时收割，然后待其后熟几天，选晴天时抖出种子，筛去果壳、杂质，晒干即可。

【炮制储藏】

1. 炮制 除去杂质，用时捣碎。

2. 储藏 置通风干燥处，防潮。

【药材性状】 白芥子呈球形，直径 1.5~2.5 mm。表面灰白色至淡黄色，具细微的网纹，有明显的点状种脐。种皮薄而脆，破开后内有白色折叠子叶，有油性。气微，味辛辣。以种粒大、饱满、色黄白、纯净者为佳。

【质量检测】

1. 显微鉴别 横切面：白芥子种皮表皮为黏液细胞，有黏液质纹理；下皮为 2 列厚角细胞；栅状细胞 1 列，内壁及侧壁增厚，外壁菲薄。内胚乳为 1 列类方形细胞，含糊粉粒。子叶和胚根薄壁细胞含脂肪油滴和糊粉粒。

2. 理化鉴别 取本品粉末 1 g，加甲醇 50 mL，超声处理 1 h，滤过，滤液蒸干，残渣加甲醇 5 mL 使溶解，作为供试品溶液。另取芥子碱硫氰酸盐对照品，加甲醇制成每 1 mL 含 1 mg 的溶液，作为对照品溶液。吸取上述溶液各 5~10 μL，分别点于同一硅胶 G 薄层板上，以乙酸乙酯-丙酮-甲酸-水（3.5:5:1:0.5）为展开剂，展开，取出，晾干，喷以稀碘化铋钾试液。供试品色谱中，在与对照品色谱相应的位置上，显相同颜色的斑点。

3. 含量测定 采用 HPLC 测定芥子碱的含量。色谱条件：填充剂为十八烷基硅烷键合硅胶，流动相为乙腈-0.08 mol/L 磷酸二氢钾溶液（10:90），检测波长 326 nm。理论板数按芥子碱峰计算应不低于 3000。对照品溶液的制备：取芥子碱硫氰酸盐对照品适量，精密称定，加流动相制成每 1 mL 含 0.2 mg 的溶液，即得。供试品溶液的制备：取本品细粉约 1 g，精密称定，置具塞锥形瓶中，加甲醇 50 mL，超声处理 20 min（功率 250 W，频率 20 kHz），滤过。滤渣再用甲醇同法提取三次，滤液合并。减压回收溶剂至干，残渣加流动相溶解并转移至 50 mL 容量瓶中，用流动相稀释至刻度，摇匀，滤过，取续滤液，即得。分别精密吸取对照品溶液与供试品溶液各 10 μL，注入液相色谱仪，测定，即得。本品按干燥品计算，含芥子碱以芥子碱硫氰酸盐（$C_{16}H_{24}NO_5 \cdot SCN$）计，不得少于 0.50%。

【商品规格】 白芥子不分等级，均为统货。

【性味归经】 辛，温。归肺经。

【功能主治】 温肺豁痰利气，散结通络止痛。用于寒痰咳嗽，胸胁胀痛，痰滞经络，关节麻木、疼痛，痰湿流注，阴疽肿毒。

【用法用量】 内服：煎汤，3~9 g。外用适量。

【使用注意】 本品对黏膜和皮肤有刺激性，消化道溃疡、出血者和皮肤过敏者忌用。

【化学成分】 白芥子的主要成分有：苷类，如白芥子苷、胡萝卜苷等，芥子碱、芥子碱硫氰酸盐、芥子酶；脂肪酸，如月桂酸、豆蔻酸、十五烷酸、棕榈油酸、棕榈酸、亚油酸、硬脂酸、α-亚麻酸、油酸、十九烷酸、花生酸、芥酸等；挥发油，如烯丙基异硫氰酸酯、4-异硫氰基-1-丁烯等；此外还含有黄酮、糖类、蛋白质及黏液质等。

【药理作用】

1. 祛痰、镇咳、平喘 分别以白芥子水提物（0.686、0.343 g/kg）和炒白芥子水提物（0.611、0.305 g/kg），白芥子醇提物（0.324、0.164 g/kg）和炒白芥子醇提物（0.322、0.161 g/kg），白芥子醚提物（1.56、0.78 g/kg）和炒白芥子醚提物（2.20、1.10 g/kg）灌胃，对氨水引咳小鼠均有明显镇咳作用，以炒白芥子醇提物小剂量组镇咳作用尤为显著，使小鼠咳嗽次数明显减少的同时能明显延长咳嗽潜伏期；毛细玻管法试验表明，白芥子和炒白芥子水提物以及炒白芥子醚提物各剂量组均有明显祛痰作用；仅炒白芥子醚提物小剂量组对乙酰胆碱诱发豚鼠哮喘有明显预防作用。

2. 抗炎、镇痛 采用白芥子乙醇回流提取物、乙醇渗漉提取物和水煎液20 g/kg灌胃，每日1次，连续5 d，各提取物均能显著抑制醋酸致小鼠的扭体反应次数及潜伏期，显著抑制二甲苯致小鼠耳郭肿胀度，抗炎作用以水煎液为最强。

白芥子醇提物（600、300 mg/kg）灌胃，连续5 d，能显著抑制醋酸诱发小鼠腹腔毛细血管通透性的增加，显著对抗二甲苯引起的小鼠耳郭肿胀；呈剂量依赖性地降低醋酸致疼痛小鼠扭体次数，延长热刺激疼痛小鼠的疼痛反应时间，能有效对抗化学物质和热损伤所致的疼痛。

白芥子中提取的白芥子苷（16.0、8.0 mg/kg）和β-谷甾醇（16.0、8.0 mg/kg）灌胃小鼠，连续5 d，仅β-谷甾醇能明显抑制组胺诱发小鼠皮肤毛细血管通透性的增加；以相同剂量灌胃埋入氯霉素药敏试纸大鼠，连续7 d，仅白芥子苷高剂量组能明显抑制慢性肉芽肿，抑制率为24.2%，其余各组无明显影响。白芥子中提取的芥子碱皮下注射（20、40 mg/kg）或灌胃（300、600 mg/kg），均呈剂量依赖性抑制二甲苯引起的小鼠耳郭肿胀；皮下注射能明显抑制组胺诱发大鼠皮肤毛细血管通透性的增加。

3. 抗雄激素 白芥子乙醇回流提取物、乙醇渗漉提取物和水煎液灌胃20 g（生药）/kg，每日1次，连续15 d，能明显抑制丙酸睾酮诱发的去势小鼠前列腺增生，降低小鼠血清酸性磷酸酶活力，且回流提取物作用强于渗漉提取物，而水煎液无抑制前列腺增生活性。白芥子乙醇回流及依次用无水乙醚、无水乙醇、水回流提取制得白芥子总提取物和白芥子提取物Ⅰ、Ⅱ、Ⅲ，各提取物（20、10 g/kg）分别灌胃小鼠，连续15 d，各提取物对去势小鼠精囊腺湿重指数均无明显影响；而总提取物和提取物Ⅰ的各剂量组、提取物Ⅱ大剂量组均能显著降低去势小鼠前列腺湿重指数，提取物Ⅲ却无此活性；总提取物各剂量组、提取物Ⅰ与Ⅱ大剂量组均能显著降低去势小鼠包皮腺湿重；总提取物各剂量组和提取物Ⅰ、Ⅱ、Ⅲ大剂量组均能显著降低小鼠血清酸性磷酸酶活性，具有抗雄激素样活性。

白芥子提取物中分离纯化的白芥子苷（16.0、8.0 mg/kg）和β-谷甾醇（16.0、8.0 mg/kg）灌胃小鼠，连续15 d，均能降低丙酸睾酮诱发的去势小鼠前列腺、包皮腺湿重；大剂量白芥子苷亦能显著降低小鼠精囊腺湿重，抑制前列腺增生 β-谷甾醇大小剂量组和白芥子苷大剂量组均能明显降低血清酸性磷酸酶活力。芥子碱（16、8 mg/kg）灌胃小鼠，连续 15 d，均能显著降低丙酸睾酮诱发的去势雄性小鼠前列腺湿重和包皮腺湿重，大剂量组能显著降低小鼠精囊腺湿重和血清酸性磷酸酶活力，具有抗雄激素活性的作用。

4. 降血压 芥子碱硫酸氢盐（0.375、0.750 g/kg）灌胃，每日 1 次，连续 14 d。高剂量组在第 5~14 天及停药后 4 d（第 15~18 天），低剂量组在第 7~14 天及停药后 2 d（第 15~16 天）均能明显降低自发性高血压大鼠的血压，呈现一定量效关系。

5. 抑制血管生成 白芥子中提取的芥子碱（5.0、10.0 g/L）能明显抑制鸡胚绒毛尿囊膜（CAM）实验作用部位的血管生成，使其周围血管网模糊，密度减小，抑制率分别为 54.24% 和 71.62%；而低剂量（2.5 g/L）对 CAM 血管生成无明显影响。聚乙烯醇海绵盘加入芥子碱（5.0、7.5、10.0 mg/mL）后植入健康小鼠皮下，构建盘状血管生成模型，术后 12 d，高、中剂量组海绵盘的湿重、可溶性蛋白含量和组织生长面积都明显减少，说明芥子碱具有一定抑制血管生成的作用，且呈现一定的量效关系。

6. 抗氧化 芥子碱（3、6、9 mmol/L）37 ℃ 作用 2 h，能明显减少活性氧和羟自由基对小牛胸腺 DNA 的损伤，其中 3 mmol/L 芥子碱对碱基损伤和链断裂数量较空白对照组分别减少 39.15% 和 31.83%。5 mg/L 和 330 mg/L 芥子碱对超氧自由基和羟自由基的清除率均为 50%，40 mg/L 芥子碱对超氧自由基的清除率可达 89.7%。

7. 抗衰老 含有芥子碱（10、50 mg/L）的培养基饲喂果蝇，对果蝇的最高寿命、平均寿命和半数寿命均有一定的延长作用，且以低剂量组的效果好，其中 10 mg/L 芥子碱可明显延长雄性果蝇的最高寿命（11.90%）、平均寿命（11.24%）及半数寿命（17.21%）。此外，芥子碱对果蝇的延寿作用有一定的性别差异，对雄蝇的效果好于雌蝇。

8. 抗辐射 分别在辐照前 24 h 灌胃芥子碱溶液（12 mg/kg）和辐照前 24 h 灌胃芥子碱水溶液（12 mg/kg），辐照后连续 30 d 自由摄取低浓度芥子碱溶液（5 mg/mL），两组均能显著缓解辐射照射小鼠外周血中血小板和白细胞水平的急剧下降，但对血红蛋白水平无明显影响，且辐照前、后同时给药组在 21 d 时血小板恢复到正常水平，明显优于辐照前单独给药组。

10 mg/mL 芥子碱水溶液饲喂雄果蝇，24 h 后再用 40 Gy 辐照果蝇，能明显对抗辐射诱发的果蝇突变，使果蝇突变率恢复到正常范围。芥子碱（3、1、0.3 mmol/L）能明显减轻 X 光电离辐射对 DNA 的损伤，既能显著减少 DNA 链断裂，又有较大的抗碱基损伤作用。

9. 其他 白芥子中提取的芥子碱（300、600 mg/kg）灌胃能明显减少蓖麻油引起的小鼠腹泻次数和发生率，其中大剂量抗腹泻作用可持续 6 h；仅高剂量组能明显减少番泻叶诱发的小鼠腹泻次数；小肠推进试验表明，芥子碱抑制小鼠胃肠推进运动的作用较弱。芥子碱体外能明显抑制大鼠大脑匀浆乙酰胆碱酯酶（AChE）的活力，而对血清 AChE 活性的抑制相对较弱，对脑匀浆和血清 AChE 的抑制 IC_{50} 分别为 3.66 μmol/L 和 22.1 μmol/L，血清 IC_{50} 是脑 IC_{50} 的 6.042 倍，说明芥子碱能显著抑制脑组织 AChE

活性。芥子碱（0.1、1、10 µmol/L）体外能显著提高硫代硫酸钠诱导 PC12 细胞缺氧损伤后细胞的存活率，降低细胞内乳酸脱氢酶（LDH）漏出，使细胞内丙二醛（MDA）减少，降低细胞凋亡率，并提高线粒体膜的稳定性。

【毒理研究】

1. 急性毒性 芥子碱灌胃 10 只小鼠，观察 7 d，仅 1 只小鼠死亡，芥子碱小鼠灌胃的最小致死量为 3 g/kg；腹腔注射小鼠，观察 7 d，寇氏法测得芥子碱 LD_{50} 及 95% 可信限为（184±14）mg/kg。10 mg/mL 芥子碱一次性饲喂果蝇，果蝇吸食后每 3 d 更换 1 次新鲜培养基，观察 14 d，未见明显毒性作用。小鼠口服芥子碱，最大耐受量（MLD）大于 10 g/kg。

2. 长期毒性 芥子碱灌胃，每日 1 次，连续 6 d，累积量为 9.6 g/kg，小鼠未见明显毒性反应。

3. 特殊毒性 实验表明，10 mg/mL 芥子碱对果蝇生殖能力无明显影响。

【临床应用】

1. 临床配伍

（1）强直性脊柱炎（AS）：活动期，治以清热解毒，活血止痛。四妙汤加减，药用炒苍术 15 g、炒黄柏 12 g、炒薏苡仁 30 g、川牛膝 10 g、忍冬藤 20 g、络石藤 20 g、青风藤 20 g、虎杖 15 g、土茯苓 30 g、丹参 20 g、当归 15 g、鸡血藤 15 g。稳定期，治以补肾通督，化痰逐瘀。龟鹿二仙汤加减，药用鹿角胶 15 g、龟板胶 15 g、狗脊 15 g、熟地黄 15 g、黄芪 30 g、当归 20 g、枸杞子 20 g、怀牛膝 15 g、露蜂房 15 g、白芥子 10 g、穿山甲 10 g。每日 1 剂，水煎，分早、晚 2 次温服，2 个月为 1 个疗程。[《中医正骨》2008，20（10）：37.]

（2）反复咳嗽、痰黄稠：西洋参 70 g、茯苓 20 g、白术 12 g、甘草 12 g、半夏 10 g、陈皮 12 g、杏仁 10 g、大贝 12 g、款冬花 12 g、桑叶 12 g、牛蒡子 10 g、瓜蒌 30 g、白前 10 g、前胡 10 g、马兜铃 2 g、荆芥 12 g、桔梗 12 g、百部 12 g、紫菀 12 g、沉香 12 g、旋覆花 12 g（包煎）、代赭石 30 g（先煎）、苏子 12 g、白芥子 12 g、芦根 15 g、薏苡仁 20 g、冬瓜子 12 g、枇杷叶 12 g、桑白皮 12 g、干姜 10 g、麦芽 12 g、五味子 5 g、大枣 20 g、细辛 3 g、胆南星 12 g、石膏 40 g。每日 1 剂，水煎服。[《内蒙古中医药》2017，36（13）：150.]

（3）肺心病：大枣 5 枚、白芥子 10 g、车前子 20 g、葶苈子 20 g、桂枝 20 g、紫苏子 10 g、莱菔子 20 g。每日 1 剂，水煎服。[《中西医结合心血管病电子杂志》2019，7（17）：147-148.]

（4）风湿涎痰，结成痞块：外用白芥子为末，醋调敷患上。内用白芥子为末，神曲打糊丸梧子大。每服三钱，清晨参枣汤下。（《方脉正宗》）

（5）翻胃，吐食上气，羸弱不欲动：白芥子，晒干，为末，酒服方寸匕。（《普济方》）

（6）伤寒后，肺中风冷，失音不语：白芥子五合（研碎）。用酒煮令半熟，带热包裹熨项颈周延，冷则易之。（《圣济总录》芥子酒熨方）

（7）臂痛牵引背胛，或辍或作，或似瘫痪，由荣卫循行失度，痰滞经络：真白芥

子、木鳖子各（麸炒）二两，没药（另研）、桂心、木香各半两。上为末，每服一钱，温酒下。（《妇人大全良方》白芥子散）

（8）风湿脚气肿疼无力：白芥子、芸薹子、蓖麻子、木鳖子（去壳）、白胶香各一两，胡桃五枚（去壳）。上六味，一处捣三千杵，成膏。每用皂子大，摩疼处。（《圣济总录》芥子膏）

（9）肿毒初起：白芥子末醋调涂之。（《濒湖集简方》）

（10）小儿乳癖：白芥子研末水调，摊膏贴之，以平为期。（《本草权度》）

（11）牙痛：白芥子、舶上莎罗、芸薹子各一两。捣细罗为散。每用一字，如患左边疼，即吹右鼻中，如患右边，即吹左鼻中，仍先净洗鼻中，吹药。（《太平圣惠方》白芥子吹鼻散）

2. 现代临床

（1）支气管哮喘：治疗小儿支气管哮喘500例。取2份白芥子、2份延胡索、1份甘遂、1份细辛、鲜生姜汁做成饼，贴于背部双肺俞、双心俞、双膈俞6个穴位，从初伏第1天贴，每次2~4 h，每隔10 d治疗1次，3次为1个疗程，病程长者连贴3年。结果痊愈160例，显效280例，无效60例，总有效率为88%。

白芥子散（白芥子100 g、甘遂50 g、细辛50 g、延胡索50 g、凡士林膏50 g、洋金花50 g，研末过筛，以50 g鲜姜汁白酒调成泥膏）先后贴敷于脐部、定喘、肺俞、肾俞、脾俞，每日1次，5 d为1个疗程，治疗支气管哮喘59例。结果有效30例，好转25例，无效4例，总有效率93.2%。

（2）慢性支气管炎：用白芥子饼治疗慢性支气管炎4000例。取2份白芥子、2份延胡索、1份细辛、1份甘遂、鲜生姜汁制成饼，于背部双肺俞、双心俞、双膈俞6个穴位，从初伏第1天贴，每次约2 h，如皮肤灼痛难以忍受者0.5 h，每隔10 d贴1次，3次为1个疗程，病程长者连贴3年。结果痊愈1340例，显效2140例，无效520例，总有效率为87%。

（3）小儿肺炎：白芥子饼治疗小儿肺炎120例。取黄柏、苍术、白芥子等份研末过筛，水调匀，制成硬币大小薄厚之药饼，分别置于左右两侧背部湿啰音密集处贴紧，每日换药1次，辅以对症药物。结果肺部湿啰音消失时间为（4.80±1.77）d，总疗程为（6.14±2.25）d。

（4）膝关节骨性关节炎：用白芥子散治疗膝关节骨性关节炎90例。取白芥子90 g、穿山甲45 g、土鳖虫60 g、红花45 g，研末过筛，制成散剂，每次3 g，每日3次，饭后服用，1个月为1个疗程，治疗2~3个疗程。结果治愈50例，好转28例，无效12例，总有效率为86.7%。

（5）神经根型颈椎病：白芥子散（白芥子90 g、穿山甲45 g、土鳖虫60 g、红花45 g，烘干，研末过筛）20 g，加醋20 mL，调制成糊状，粘在颈部，每日2次，30 d为1个疗程，2个疗程治疗神经根型颈椎病80例。结果痊愈21例，显效34例，有效16例，无效9例，总有效率为88.8%。

（6）白癜风：白芥子捣烂外涂病灶，每日3次，病灶皮肤充血潮红并出现水疱后改为每日2次，连续3 d，辅以日光照射，10 d为1个疗程，共2个疗程，治疗白癜风

50 例。结果痊愈 8 例，显效 31 例，有效 6 例，无效 5 例，总有效率 90%。

（7）更年期综合征：白芥子研成细泥状，以 75%乙醇调捏成黄豆大药丸，敷贴穴位 2~4 h，隔日 1 次，10 次为 1 个疗程，治疗妇女更年期综合征 40 例。结果痊愈 6 例，显效 12 例，有效 17 例，无效 5 例，总有效率为 87.5%。

（8）失眠：白芥子耳穴贴压，每次只贴一侧耳穴，两耳交替进行，10 次为 1 个疗程，共 2 个疗程，治疗失眠症 38 例。结果显效 19 例，有效 16 例，无效 3 例，总有效率为 92.1%。

（9）面瘫：白芥子 100 g 捣碎，开水调匀，药温接近体温时敷于面颊部，绷带固定，保温贴敷 2 h，一次性治疗面瘫 58 例。结果治愈 57 例，有效 1 例。

（10）青少年近视：白芥子贴压于方形小麝香膏后，紧贴压双侧耳穴，辅以按摩，每周 5 次，休息 2 d，再行下次贴压，4 周为 1 个疗程，治疗青少年近视 50 例共 93 只眼。结果近期痊愈 12 只眼，显效 18 只眼，进步 56 只眼，无效 7 只眼，总有效率为 92.5%。

（11）前列腺疾病：用白芥子复方治疗老年前列腺肥大，每日 1 剂，20 d 为 1 个疗程，3 个疗程为限，45 例中痊愈 19 例，显效 13 例，有效 10 例，总有效率 93.3%。将白芥子与其他中药配伍制成水煎剂，用于治疗前列腺增生引起的尿道梗阻，治疗 34 例，有效率达 100%。前列腺炎多属湿热下注、气滞痰凝而成。急性期湿热重者用白芥子配萆薢、山药、车前子、王不留行、黄柏等。慢性期肾阴亏虚者，用白芥子 30 g、萆薢 50 g，煎汤送服知柏地黄丸；肾阳虚者，用白芥子 15 g、车前子 30 g，煎汤送服附桂八味丸。

【综合利用】 白芥子除作药用外，其提取物在食品、化妆品方面大有开发价值和市场前景。如芥末精油可作香辛料；白芥子提取物具有抑菌作用，可作为防腐剂而应用于食品添加剂；白芥子提取物用于防晒护肤品，有保健、美容护肤的作用。

■参考文献

[1] 欧敏锐，吴国欣，林跃鑫．中药白芥子研究概述［J］．海峡药学，2001，13（2）：8-11.

[2] 冯宝民，余正江，李帆，等．白芥子化学成分的研究［J］．大连大学学报，2004，25（6）：43-44，55.

[3] 吴国欣，欧敏锐，林跃鑫，等．白芥子脂肪酸成分的研究［J］．海峡药学，2004，14（3）：37-40.

[4] 陈密玉，林燕妮，吴国欣，等．提取方法对芥子挥发油化学成分的影响［J］．海峡药学，2005，17（5）：71-74.

[5] 刘丽芳，王宇新，刘雪芳，等．HPLC 法测定白芥子药材中芥子碱硫氰酸盐的含量［J］．中国野生植物资源，2001，20（5）：49-50，28.

[6] 张学梅，刘凡亮，梁文波，等．白芥子提取物的镇咳、祛痰及平喘作用研究［J］．中草药，2003，34（7）：635-637.

[7] 刘明，张永萍，罗春丽．白芥子不同提取物对前列腺增生的作用［J］．贵阳中医学院学报，2008，30（2）：15-17.

[8] 李小莉, 张迎庆, 黄通华. 白芥子提取物的抗炎镇痛作用研究 [J]. 现代中药研究与实践, 2007, 21 (6): 28-30.

[9] 吴国欣, 林跃鑫, 欧敏锐, 等. 白芥子提取物抑制前列腺增生的实验研究 (Ⅱ) [J]. 中国中药杂志, 2003, 28 (7): 643-646.

[10] 张明发, 沈雅琴. 芥子碱的抗炎和抗腹泻作用 [J]. 中药药理与临床, 1996, 12 (1): 29-31.

[11] 吴国欣, 林跃鑫, 欧敏锐, 等. 芥子碱的抗雄激素作用 [J]. 中国医药学报, 2003, 18 (3): 142-144, 192.

[12] 李晶, 石卓, 赵丽娟, 等. 芥子碱硫酸氢盐对自发性高血压大鼠血压和心率的影响 [J]. 吉林中医药, 2002, 22 (6): 55-56.

[13] 柯木根, 陈密玉, 吴国欣, 等. 芥子碱对鸡胚绒毛尿囊膜血管生成的影响 [J]. 中华中医药杂志, 2008, 23 (1): 36-39.

[14] 杨家荣. 漫谈白芥子的现代临床应用 [J]. 天津中医学院学报, 2002, 21 (2): 47-48.

白花蛇舌草

【道地沿革】 白花蛇舌草始载于《广西中药志》, 别名白花十字草、蛇舌草、蛇舌癀、蛇针草、蛇总管、龙舌草、鹤舌草、矮脚白花蛇利草、尖刀草、珠仔草、羊须草等, 主产于我国东南沿海、四川南部、贵州、浙江等地, 多为野生, 河南等地也有大量栽培。

【来源】 本品为茜草科耳草属植物白花蛇舌草 *Hedyotis diffusa* Willd. [*Oldenlandia diffusa* (Willd.) Roxb.] 的全草。

【原植物、生态环境、适宜区】 白花蛇舌草一年生草本, 高 15~50 cm。茎纤弱, 略带方形或圆柱形, 秃净无毛。叶对生, 具短柄或无柄; 叶片线形至线状披针形, 长 1~3.5 cm, 宽 1~3 mm, 革质; 托叶膜质, 基部合生成鞘状, 长 1~2 mm, 顶端有细齿。花单生或 2 朵生于叶腋, 无柄或近于无柄; 花萼筒状, 4 裂, 裂片边缘具短刺毛; 花冠漏斗形, 长约 3 mm。纯白色, 先端 4 深裂, 秃净; 雄蕊 4; 子房 2 室, 柱头 2 浅裂呈半球状。蒴果, 扁球形, 直径 2~3 mm, 室背开裂, 花萼宿存。种子棕黄色, 极细小。花期 7~9 月, 果期 8~10 月。

白花蛇舌草喜温暖湿润环境, 不耐干旱和积水, 对土壤要求不严, 但以肥沃的沙质壤土或腐殖质壤土生长较好。生于潮湿的田边、沟边、路旁和草地。分布于我国东南、西南、中原等各地。

【生物学特点】

1. 栽培技术 白花蛇舌草应选择地势偏低、光照充足、排灌方便、疏松肥沃的壤土种植。基肥每亩施各种腐熟的农家肥 500 kg, 或复合肥 50 kg 和磷肥 50 kg, 将基肥均匀撒入土内，浅耕细耙，开沟作畦，畦宽 1 m，畦沟深 25 cm，畦面呈龟背形，以便排灌。

白花蛇舌草播种时间可分为春播和秋播，春播作商品，秋播既可作商品又可留种，春播在南方水稻栽培地区，以 3 月下旬至 5 月上旬为佳，春播收获后可在原地连播，也可留根发芽栽培。秋播于 8 月中下旬进行。每亩地需要种子 1 kg。由于白花蛇舌草种子细小，又包含在果实中，为了提高出苗率，播种前应进行种子处理，具体方法为：将白花蛇舌草的果实放在水泥地上，用橡胶或布包的木棒轻轻摩擦，脱去果皮及种子外的蜡质，然后将细小的种子拌细土数倍，便于播种均匀。白花蛇舌草播种分为条播和撒播两种。条播行距为 30 cm；撒播将带细土的种子均匀播在畦面上，稍压或用竹扫帚轻拍，在播种后用稻草薄薄盖一层，白天遮阴，晚上揭开，直至出苗后长出 4 片叶子为止，或播种后采用猪栏肥薄薄盖在畦面并留有空间，既遮阴，又使土壤疏松，有利于出苗，早、晚各喷浇一次水，保持畦面湿润，但不要积水。秋播畦面要用稻草覆盖，防止暴晒，影响出苗，待苗出 4 片叶子时，揭去遮盖稻草，秋季如留根繁殖，不需要遮阴，畦沟里应灌满水，以畦面湿润不积水为佳。

2. 田间管理 幼苗出土后应结合松土除草，并进行间苗，在苗高 8~10 cm 时按株距 10 cm 左右定苗，植株尚未封行之前应勤除杂草，并追浇 1 次稀薄人畜粪水，待植株长大封行后就不再除草，以免锄伤植株。

播种后应保持土壤湿润，但忌畦面积水，雨后有积水要及时排除；高温期间应在沟内灌水，起到降温和防止植株烧伤作用，在植物生长期间，水的管理是关键，既要防旱又要防涝，果期可停止灌溉。

白花蛇舌草生长期较短，需要重施基肥，以农家肥为主。实践证明，人畜粪既能疏松土壤，又能促进植物生长，因此在苗高 10 cm 左右时，每亩用人畜粪 500 kg，加入 5 倍水泼浇，中期按植株长势可不定期追施人畜粪水，因白花蛇舌草苗嫩，追肥时要掌握浓度，以防烧灼。另外，如果收获 2 次，在第一次收割后，每亩追施二次稀薄人畜粪或尿素 15 kg，待苗高 10 cm 左右再适量施人畜粪水，如果在植株刚开花时长势不好，可增施 1 次粪肥。

【采收加工】 白花蛇舌草根据播种时间一年可收割 2 次，春播收获期在 8 月中下旬，秋播收获期在 11 月上中旬。在果实成熟时，齐地面割取地上部分，除去杂质和泥土，晒干即为商品，一般每亩地可收干品 300~350 kg。

【炮制储藏】

1. 炮制 取原药材，除去杂质，用清水喷洒均匀，闷润 4~8 h，待润软一致时，切中段，干燥，过筛。

2. 储藏 置干燥处。

【药材性状】 全体扭缠成团状，灰绿色至灰棕色。主根细长，粗约 2 mm，须根纤细，淡灰棕色。茎细，卷曲，质脆，易折断，中心髓部白色。叶多皱缩，破碎，易脱落；托叶长 1~2 mm。花、果单生或成对生于叶腋，花常具短而略粗的花梗。蒴果扁球形，直径 2~2.5 mm，室背开裂，宿萼顶端 4 裂，边缘具短刺毛。气微，味淡。

【质量检测】

1. 显微鉴别

(1) 茎横切面：表皮细胞 1 列，类方形或卵圆形，常有单个细胞向外突起，形成非腺毛，外被角质层。皮层窄，细胞呈类圆形；内皮层细胞 1 列。韧皮部较窄。木质部导管 2~7 个相连成单个径向排列成行；木纤维壁较厚，木质化；射线窄，常 1~2 列细胞，壁薄，木化。髓部宽广，细胞较大，内含淀粉粒，髓部通常中空。皮层及髓部薄壁细胞中偶见草酸钙针晶。

(2) 粉末：灰黄色。叶表皮细胞多角形，垂周壁平直；气孔轴式，长圆形。茎表皮细胞长条形，有气孔。导管主要为环纹或螺纹，直径 15~30 μm。草酸钙簇晶存在于叶肉组织中。草酸钙针晶多见，成束或散在，长 75~135 μm。淀粉粒众多，单粒类圆形，复粒由 2~3 分粒组成。

2. 理化鉴别 薄层色谱：取本品粉末 1 g，加乙醇 10 mL，加热回流 30 min，趁热滤过，滤液蒸干，残渣加乙醇 1 mL 溶解作为供试品溶液。另取齐墩果酸对照品，加乙醇制成每 1 mL 含 1 mg 的溶液，作为对照溶液。吸取上述两种溶液各 5 mL，点于同一硅胶 G 薄层板上，以石油醚-苯-乙酸乙酯-冰乙酸（20：41：14：1）为展开剂，展开，取出，晾干，置碘缸中显色。供试品色谱在与对照品色相应位置上，显相同颜色的斑点。

3. 含量测定

(1) 熊果酸和齐墩果酸的含量测定：以 HPLC 法测定不同产地及不同采收时间白花蛇舌草中熊果酸和齐墩果酸含量。采用：Lichrospher C18 色谱柱（4.6 mm×250 mm，5 μm），流动相为甲醇-2%冰乙酸水溶液（88：12），检测波长 210 nm，柱温 30 ℃，流速 1.0 mL/min，进样量 10 μL。结果熊果酸的线性范围为 0.126 ~ 4.030 μg，$R=0.99993$，平均回收率为 97.45%，RSD 为 1.74%；齐墩果酸的线性范围为 0.026 ~ 0.820 μg，$R=0.99991$，平均回收率为 97.10%，RSD 为 1.30%。

(2) 多糖的含量测定：采用热水浸提法提取白花蛇舌草水溶性多糖，薄层层析法鉴定其多糖的单糖组成，并通过正交实验优选浸提显色条件，以苯酚-硫酸法制得有色糖醛衍生物，用分光光度法在 490 nm 波长处测定吸光度，其曲线方程为 $Y=0.01361X-0.08161$，相关系数 $R=0.9997$。结果表明，白花蛇舌草多糖由鼠李糖、葡萄糖、半乳糖及甘露糖等组成，含量为 15.10%，回收率达 95.68%。

(3) R-谷甾醇含量测定：采用薄层扫描法对 6 个不同批次白花蛇舌草中 R-谷甾醇的含量进行测定。结果 R-谷甾醇含量为 0.09% ~ 0.21%，平均加样回收率为 97.1%，RSD 为 1.28%。

(4) 槲皮素的含量测定：以 HPLC 测定白花蛇舌草中槲皮素含量。方法采用 Hypersil BDS C18 色谱柱（4.6 mm×200 mm，5 μm），流动相为甲醇-水-磷酸（体积比 50：50：0.2），检测波长为 370 nm。结果槲皮素在 0.08 ~ 0.32 μg 的范围内与峰面积呈良好线性关系（$R=0.9996$），平均加样回收率为 101.5%，RSD 为 0.8%（$n=6$）。

【性味归经】 甘、淡，凉。入胃、大肠、小肠经。

【功能主治】 清热解毒，利尿消肿，活血止痛。用于肠痈（阑尾炎），疮疖肿毒，湿热黄疸，小便不利等症；外用治疮疖痈肿，毒蛇咬伤。

【用法用量】 内服：煎汤，15~60 g。外用：适量，捣烂敷患处。

【使用注意】 孕妇慎用。

【化学成分】

1. 蒽醌类 2-羟基-1-甲氧基-3-甲基蒽醌、2-羟基-3-甲基蒽醌、2，6-二羟基-1-甲氧基-3-甲基蒽醌、2-甲基-3-羟基蒽醌、2-甲基-3-甲氧基蒽醌、2，3-二甲氧基-6-甲基蒽醌、2-甲基-3-羟基-4-甲氧基蒽醌、2-羟基-1-甲氧基蒽醌、2-羟基-1，3-二甲氧基蒽醌、2-羟基-3-甲基-1-甲氧基蒽醌、2-羟基-7-甲基-3-甲氧基蒽醌、2，6-二羟基-3-甲基-4-甲氧基蒽醌等醌类化合物。

2. 甾醇及其苷类 豆甾醇、β-谷甾醇、β-谷甾醇-β-D-葡萄糖苷。白花蛇舌草的 CH_3OH：H_2O（9：1）部位有一定的细胞毒活性，并从该部位分离得到了豆甾醇-5，22-二烯-3β-7α-二醇、豆甾醇-5，22-二烯-3β-7β-二醇。

3. 黄酮类 山奈酚、山奈酚-3-O-β-D-吡喃葡萄糖苷、山奈酚-3-O-β-D-吡喃半乳糖苷、槲皮素、槲皮素-3-O-β-D-吡喃葡萄糖苷、槲皮素-3-O-β-D-吡喃半乳糖苷、槲皮素-3-O-槐糖苷、3-甲氧基-5，7-二羟基-黄酮醇、5，7，4-三羟基-黄酮醇。

4. 苯丙素和香豆素类 该类成分有反式对羟基桂皮酸十八酯、7-羟基-6-甲氧基香豆素、东莨菪内酯、对香豆酸甲酯。

5. 挥发油类 白花蛇舌草中含有己醛、2-戊基-呋喃、柠檬烯、冰片、长叶薄荷酮、p-薄荷-1-烯-8-醇、十六烷醛、肉豆蔻酸、二十一烷等 29 种挥发性成分。

6. 多糖类 测定了不同产地的白花蛇舌草中的多糖含量，其含量基本一致为 10% 左右。白花蛇舌草多糖由鼠李糖、葡萄糖、半乳糖、阿拉伯糖及甘露糖组成的杂多糖，其中葡萄糖含量最多。

7. 含酸化合物 白花蛇舌草主要含有对香豆酸、车叶苷酸、乙酰车叶苷酸、土当归酸、京尼平苷酸、都槲子酸、4，4′-二甲氧基-古柯间二酸、4，4′-二羟基- 2-古柯间二酸、咖啡酸、3，4-二羟基苯甲酸，其中咖啡酸、3，4-二羟基苯甲酸为首次从该植物中分离得到。另外，白花蛇舌草还含有 p-香豆酸、阿魏酸等。

【药理作用】

1. 抗肿瘤 白花蛇舌草的多种化学成分具有抗肿瘤活性，体内外药理实验显示，其抗肿瘤作用明显。体外（相当生药 6 g/mL）对急性淋巴细胞型、粒细胞型、单核细胞型以及慢性粒细胞型的肿瘤细胞有较强抑制作用（亚甲基蓝试管法）；用瓦氏呼吸器测定，对前二者的抑制作用亦较强。用浸膏于小鼠 S-180 和艾氏腹水癌，以及大鼠吉田肉瘤的实验性治疗，皆有明显抗癌作用；体外 0.5~1 g 生药/mL 对吉田肉瘤和艾氏腹水癌有抑制作用（亚甲基蓝试管法）。白花蛇舌草在临床上已广泛应用于抗肿瘤治疗，对消化、呼吸、血液等系统的恶性肿瘤取得了较好的疗效。

探讨白花蛇舌草水提部位（HD-1）体内外抗肿瘤活性，体外实验检测 HD-1 对人肝癌细胞 HepG2、人直结肠癌细胞株 HCT-116 的生长抑制作用；体内实验采用 S180 实体瘤小鼠动物模型评价 HD-1 不同剂量（100、50 mg/kg）对 S180 肉瘤的生长抑制作用及对荷瘤小鼠体重、抑瘤率、胸腺指数、脾指数等的影响。结果 HD-1 在体外可显著抑制 HepG2、HCT-116 肿瘤细胞的增殖，体内能抑制荷瘤小鼠 S180 肉瘤生长。

体外培养鼻咽癌细胞株 CNE1，分别用不同浓度的白花蛇舌草水溶性提取物、脂溶性提取物和多糖提取物作用 24、48 h，通过 CCK-8 法检测细胞存活率。结果 3 种白花蛇舌草提取物对鼻咽癌细胞株 CNE1 均有增殖抑制的作用。3 种提取物中，脂溶性提取物对鼻咽癌细胞株 CNE1 毒性最大，水溶性提取物次之。

构建 32 只 BALB/c 小鼠皮下 CT26 结肠癌动物模型，随机分为 4 组，每组 8 只小鼠。Ⅰ组：对照组生理盐水 0.1 mL/（10 g·d）；Ⅱ组：白花蛇舌草乙醇提取物 90 mg/（kg·d）；Ⅲ组：白花蛇舌草乙醇提取物 180 mg/（kg·d）；Ⅳ组：白花蛇舌草乙醇提取物 360 mg/（kg·d）。各组小鼠在接种 CT-26 结肠癌细胞后的第 10 天开始测量肿瘤的长径（mm）和短径（mm）；接种后第 12 天开始采用灌胃给药法给药，连续给药 10 d 后停止给药，继续喂养观察至第 32 天后处死小鼠，取肿瘤组织用免疫组化法检测微血管密度。结果表明，Ⅱ组、Ⅲ组和Ⅳ组小鼠的肿瘤体积明显小于Ⅰ组；Ⅰ组、Ⅱ组、Ⅲ组和Ⅳ组的肿瘤组织微血管密度分别为 7.83±2.87、5.32±1.27、1.77±0.70、1.87±0.68；Ⅱ组、Ⅲ组和Ⅳ组肿瘤组织血管数量明显少于Ⅰ组。因此，在一定剂量范围内，白花蛇舌草乙醇提取物对小鼠 CT-26 结肠癌有明显的抑瘤作用。

2. 抗菌、消炎

（1）抗菌：建立炎症动物模型，观察白花蛇舌草的抗炎抗菌作用。结果显示，白花蛇舌草总黄酮对球菌和杆菌均具有不同程度的抑菌和杀菌作用，且对球菌的作用优于杆菌。采用试管连续稀释法进行体外抗菌研究，观察白花蛇舌草提取物的抗菌实验结果。结果表明，白花蛇舌草对金黄色葡萄球菌、大肠杆菌、绿脓杆菌、白色念珠菌均有抑杀作用，具有较强的抗菌作用，而黄酮类则是其抑杀菌的有效成分，同时还可能存在其他抑杀细菌的因素。

（2）抗炎免疫：煎剂 4 g/kg 1 d 内灌服 4 次，对正常兔及人工狭窄阑尾所致的实验性阑尾炎兔均有刺激网状内皮系统增生，增加吞噬细胞的吞噬能力，并使嗜银物质倾向致密化，增强机体的防御能力而达到抗炎的作用。煎剂 300 mg/只灌胃对初次免疫小鼠脾脏抗原结合细胞有抑制增生作用。水提物 2 mg/只腹腔注射，对小鼠可增强异型小鼠脾细胞诱导的Ⅳ型超敏反应；100 mg/kg 腹腔注射，可增加小鼠脾抗体分泌细胞数（PFC）；30~240 μg/mL 可增强小鼠脾细胞对丝裂原 ConA 及脂多糖对小鼠脾细胞的增殖反应；30 μg/mL 可增强细胞毒性 T 淋巴细胞对 MX-87 靶细胞的杀伤率。

3. 免疫调节 白花蛇舌草中多糖成分和总黄酮成分都有增强机体免疫功能的作用，其中多糖可显著促进溶血素形成，使脾脏以及胸腺增重并且能有效提高吞噬能力。采用自制白花蛇舌草黄酮注射液测定小鼠脾淋巴细胞的增殖情况，结果显示，白花蛇舌草黄酮注射液在适当的浓度范围内能促进小鼠脾淋巴细胞增殖，促进 CD_8^+T 细胞活化以及细胞因子白细胞介素（IL）-2、IL-12、IFN-1 的分泌。

4. 抗氧化 白花蛇舌草含有的多酚、黄酮、有机酸类等成分有改变氧化态或烯醇式与酮式官能团互变异构的化学特征，可清除细胞内过多的氧自由基，并增强其他抗氧化酶活性。对白花蛇舌草-半枝莲对提取物抗氧化及清除自由基活性进行了研究，结果提示，黄酮类物质可能是其发挥抗氧化活性的物质基础。

将白花蛇舌草多糖溶液 3 个剂量（0.5、1.0、2.0 g/kg）给小鼠灌胃，连续 10 d。末次给药 1 h 后，除空白对照组外，其他组小鼠负重游泳，记录小鼠力竭游泳时间，取血分离血清，取肝和肌肉制备组织匀浆。采用硫代巴比妥酸法测定血清丙二醛（MDA）含量，采用黄嘌呤氧化酶法测定血清超氧化物歧化酶（SOD）含量，采用蒽酮-硫酸法测定糖原含量。实验还采用邻苯三酚自氧化法观察白花蛇舌草多糖的清除氧自由基能力，采用 Fenton 反应法测定清除羟自由基能力。结果表明，白花蛇舌草多糖能显著延长游泳小鼠的力竭游泳时间，提高肝糖原和肌糖原储备，降低血清 MDA 水平，提高血清 SOD 水平。白花蛇舌草多糖还在体外具有良好的清除氧自由基和羟自由基活性。

5. 肝保护 正常组小鼠以腹腔注射生理盐水；低、高剂量组实验动物分别以 30、60 g 生药/kg 两个剂量的提取物灌胃，1 次/d，连续 7 d。联苯双酯组以 2.5 mg/mL 的联苯双酯混悬液灌胃，每组均按 10 mL/kg 给药，1 次/d，模型组则按每 2 mL/100 g 给予普通饮用水。于末次灌胃后 8 h，模型组和各实验组每鼠按 10 mL/kg 腹腔注射 0.1% 四氯化碳（CCl_4）花生油溶液。染毒 16 h 后，所有小鼠摘取眼球取血，测定丙氨酸转氨酶（ALT）和总胆红素（TBIL）含量；取小鼠肝脏称重并进行病理组织学检查。结果表明，低、高剂量组能明显抑制肝损伤小鼠血清 ALT 活性和 TBIL 的升高，降低肝指数，其中乙酸乙酯萃取物效果最好，能明显改善肝组织的病理变化。因此，白花蛇舌草各种提取物对 CCl_4 引起的小鼠急性肝损伤都具有一定保护作用，乙酸乙酯萃取物效果最好。

6. 抗化学诱变 白花蛇舌草具有一定的抗化学诱变的作用，可以抑制某些化学制剂对染色体的诱导突变。采用埃姆斯试验研究了白花蛇舌草对苯并（a）芘（BaP）和 4-（甲基亚硝胺基）-1-（3-吡啶基）-1-丁酮（NNK）的抗化学诱变作用，结果发现，白花蛇舌草具有明显的抑制 BaP 和 NNK 导致的化学诱变作用。

【毒理研究】 浸膏半数致死剂量，小鼠腹腔注射为 104 g 生药/kg。

【临床应用】

1. 临床配伍

（1）痢疾、尿道炎：白花蛇舌草一两。水煎服。（《福建中草药》）

（2）小儿惊热，不能入睡：鲜白花蛇舌草打汁一汤匙服。（《闽南民间草药》）

（3）疮肿热痛：鲜白花蛇舌草洗净，捣烂敷之，干即更换。（《闽南民间草药》）

（4）毒蛇咬伤：鲜白花蛇舌草一至二两。捣烂绞汁或水煎服，渣敷伤口。（《福建中草药》）

（5）癌性发热：太子参 30 g，麦冬 30 g，五味子 10 g，生黄芪 15 g，生牡蛎（先煎）30 g，生龙骨（先煎）30 g，龙胆草 20 g，地骨皮、白薇各 15 g，白茅根、白花蛇舌草、山豆根、鱼腥草、败酱草各 30 g，虎杖、青黛各 15 g，大青叶 20 g。每日 1 剂，水煎，分 2 次口服。[《湖南中医杂志》2019，35（1）：75-76.]

（6）恶性淋巴瘤：黄芪 30 g，党参、白花蛇舌草、夜交藤各 15 g，白术、熟地黄、半枝莲、半边莲各 12 g，川芎 10 g，当归、白芍、茯苓、蒲公英、酸枣仁各 9 g，炙甘草 6 g。7 剂，每日 1 剂，水煎，早、晚分服。[《浙江中医杂志》2018，53（1）：10-11.]

（7）胰腺癌：木香 6 g、草豆蔻 6 g、半夏 6 g、陈皮 6 g、党参 10 g、茯苓 12 g、甘草 6 g、焦白术 10 g、炒山药 10 g、茵陈 20 g、山栀子 15 g、炮附子 6 g、干姜 6 g、蒲公英 15 g、败酱草 15 g、白花蛇舌草 15 g、半枝莲 15 g、龙葵 15 g。水煎服，每日 1 剂。〔《亚太传统医药》2016，12（19）：87-88.〕

2. 现代临床

（1）消化系统疾病：

1）慢性胃炎。以白花蛇舌草、半枝莲两味药组方治疗慢性胃炎 87 例，并与西药对照组 60 例对比观察，结果有效率分别为 81.30% 和 79.1%，提示本方有抗菌消炎、保护胃黏膜功能的作用。采用白花蛇舌草、党参、黄芪、法半夏等药味组成的消胀冲剂治疗慢性活动性胃炎 70 例，并与西药对照组 50 例对比观察，结果有效率分别为 94.28% 和 80.0%，提示本方具有抗菌消炎、制酸止痛、保护胃黏膜、调节胃肠运动功能作用。用蛇草延胡汤治疗慢性浅表性胃炎 82 例，其中男 53 例，女 29 例，年龄最小者 16 岁，最大者 56 岁，平均为 36 岁；病程最短者 6 个月，最长者 10 年；有嗜烟酒史，男患者占 96%，女患者占 4%。结果痊愈 65 例，好转 14 例，无效 3 例，有效率达 96.3%。

2）萎缩性胃炎。采用疏肝清热化瘀法（基本方：白花蛇舌草、半枝莲、沙参、麦冬、当归、地黄）加减治疗萎缩性胃炎伴肠上皮化生或异常增生 56 例，总有效率 96.5%。根据胃炎类型采用补脾理气或疏肝和胃或清热祛湿或滋养胃阴法，方中加减白花蛇舌草、天龙、僵蚕、九香虫等药味治疗萎缩性胃炎 61 例，1 年后胃镜活检复查，结果显示治疗组显效 80.0%，有效 20.0%；对照组显效 70.0%，有效 23.0%，无效 7.0%。采用自拟益气化瘀汤（基本方：黄芪、党参、丹参、莪术、白花蛇舌草等）治疗萎缩性胃炎 46 例，随症加减，每日 1 剂水煎服。用 3 个月，结果显效 16 例，好转 23 例，无效 7 例，总有效率为 84.8%。

3）糜烂性胃炎。采用白花蛇舌草、白术、苍术、黄芪组方，并重用白花蛇舌草，用于治疗糜烂性胃炎 40 例，结果显效 82.1%，有效 17.9%。

4）胆汁反流性胃炎。采用左金加味方（白花蛇舌草、白芍、半夏等）治疗胆汁反流性胃炎 39 例，结果显效 84.0%，有效 16.0%。采用益胆健胃汤治疗胆汁反流性胃炎 150 例（基本方为柴胡、生白芍、白术、白花蛇舌草等），随症加减治疗，30 d 为 1 个疗程，结果显效 60 例，好转 80 例，无效 10 例，总有效率为 93.3%。

5）幽门螺杆菌感染。采用"胃健"煎剂（白花蛇舌草 30 g、丹参 10 g、党参 15 g、黄芩 15 g、泽兰 10 g、白术 10 g、茯苓 10 g、白芍 10 g）治疗幽门螺杆菌（HP）感染 126 例，每日 1 剂，加水煎服，早、晚 2 次分服，30 d 为 1 个疗程，结果经治 1 个月，126 例患者中有 112 例 HP 阴转，清除率为 88.9%；停药 4 周后复查 54 例患者，HP 阴转者 41 例，根治率为 75.9%。在 38 例消化性溃疡中，愈合者 28 例，愈合率 73.37%。

6）胃癌。采用肿瘤和方（白花蛇舌草、半枝莲、半边莲、山药等）加减治疗胃癌康复期 20 例，结果显效 10 例，有效 8 例，无效 2 例，总有效率为 90.0%。采用东南 1 号（白花蛇舌草、绞股蓝、茜草、仙鹤草等制成的冲剂）治疗上消化道肿瘤 62 例，3 次/d，1 包/次，连服 30 d 为 1 个疗程，结果显示 1 个疗程后，胃癌的主要症状（癌性疼痛、食欲减退）明显好转，客观抽查肿块缩小或控制稳定，部分患者转移淋巴结消失，控制肿瘤的稳定率为 85.0%。采用扶正化毒汤（白花蛇舌草、半枝莲、黄芪、枸杞子、当归、白术）治疗胃癌术后 50 例，存活 3 年以上 47.7%，5 年以上 31.8%。以白花蛇舌草为主，临床辨证加减治疗慢性萎缩性胃炎癌前病变 86 例，结果治愈 17 例，显效 25 例，有效 31 例，无效 13 例，总有效率为 85.88%。采用益气解毒活血方（黄芪、党参、薏苡仁、白花蛇舌草等）合 ELF 化疗方案治疗胃腺癌 32 例，与单用 ELF 方案化疗组比较，结果益气活血解毒方对 ELF 治疗胃癌具有增强疗效和减轻毒性的作用，治疗组总有效率为 53.2%，单纯化疗组为 40.9%，治疗组远期中位生存期为 21 个月，对照组为 16 个月。

（2）小儿肺炎：用白花蛇舌草注射剂，每次肌内注射 2 mL（含 4 g 生药的有效成分），婴儿减半，每日 2 次，疗程 5~7 d。治疗 112 例，痊愈 52 例，近愈 25 例，好转 17 例，无效 12 例，死亡 6 例，平均住院 7.98 d。

（3）阑尾炎：取鲜白花蛇舌草 50 g（干品 15 g），水煎服，每日 2 次。小儿酌减。症状较重者可增至 100~150 g。个别腹胀严重者加用水针或新针治疗，中毒症状较重者兼用补液并禁食。治疗 19 例均愈，其中急性阑尾炎 12 例和阑尾脓肿 3 例，服药 8~9 d，平均于 1.9 d 和 3.3 d 退热。3.2 d 和 6 d 症状体征消失。1 例治愈 4 个月后复发，仍以同样方法治愈。有报告用鲜全草 20 g（干品 50~100 g），每日 1~2 剂煎服；或制成100% 的针剂行肌内注射，每次 2 mL，每日 2 次，重症 6 h 1 次。治疗各种类型阑尾炎（包括急性、亚急性及阑尾穿孔并发腹膜炎）50 余例，一般服药 2~3 d 临床症状消失，1 周痊愈出院。其中以急性阑尾炎的疗效最好。煎剂疗效优于针剂。又有报告以煎剂内服治疗急慢性阑尾炎 30 例，对单纯性、症状较轻、发病 1~2 d 入院的单用白花蛇舌草；对症状较重，有明显全身和局部症状者，配用海金砂、野菊花全草或桉叶。除 2 例慢性阑尾炎重新入院行手术治疗外，均获痊愈，平均住院 4.2 d。

（4）输精管结扎术后附睾郁积症。在常用的精索封闭及中西药物治疗的基础上，加用白花蛇舌草（每日 50 g 煎服，一般 3~4 周为 1 个疗程，最长者服 10 周以上），可提高疗效；特别对单纯性附睾郁积症效果更为明显。初步观察 19 例，均曾经多种治疗，如精索封闭、理疗、糜蛋白酶肌注、止痛剂、新针、中药及抗生素、激素等，其中 6 例曾做过输精管吻合术，1 例曾做一侧附睾切除，2 例曾做过痛性结节切除，效果都不理想。经加用白花蛇舌草后，10 例单纯性郁积症中有 3 例主要症状基本消失，附睾变软，触痛减轻或消失；7 例症状好转，附睾触痛减轻；9 例合并有精索、附睾炎症者，其中 6 例好转，3 例无效。因此认为白花蛇舌草有抑制生精作用，能减轻附睾郁积，又能消除炎症。但对精索粘连及附睾有肉芽肿形成等病例，疗效不佳。

（5）毒蛇咬伤：取本品 15 g，以白酒 250 mL 煮沸 3~5 min，去渣，以 2/3 口服（1日分 2~3 次服完），1/3 外敷伤口。敷药时先吸出伤口毒血，清洗消毒后用消毒棉垫覆盖包扎，然后将药酒浇湿敷料（以保持湿润为度）。若不能饮酒者，可用清水煎煮，煮沸后再加入适量白酒，但一般仍以白酒煮为佳。对水肿顽固不退、病情严重及伤口感染者，适当加用其他中草药及抗生素；对于轻型或中型病例，单用本法治疗即可。据19 例观察，一般用药 3~6 剂即获痊愈。

（6）盆腔炎、附件炎：用白花蛇舌草75 g，配以入地金牛（两面针）9 g，或再加穿破石9 g，水煎服，每日1剂。77例患者治疗后，4例无效，余均痊愈。用100%白花蛇舌草针剂肌内注射，每次2 mL，每日3次，治疗宫颈癌、胃癌、肝癌各1例，症情均有不同程度的改善。曾用白花蛇舌草、茵陈、金钱草各50 g制成利胆合剂，治疗胆石症等胆道疾患共10例，其中9例腹痛、黄疸、发热等症状平均2.2 d获得缓解；3例胆总管造瘘术后的患者，服药后胆汁量成倍增加，胆汁沉渣排出很多，黄疸指数逐渐下降，提示利胆合剂具有明显的利胆与排石作用。

（7）痤疮：以白花蛇舌草治疗痤疮取得了较好的疗效。患者，女，24岁，颜面部反复出现丘疹一年余。就诊时症见：颜面部散在红色丘疹，伴疼痛、瘙痒，口干，乏力，心烦，食欲减退，大便秘结，小便黄。舌暗红，苔腻略黄，脉弦滑。中医辨证：脾虚湿阻、瘀热蕴结。治以清热解毒、行气化湿、活血散结。处方：白花蛇舌草30 g、皂刺6 g、当归15 g、白芷10 g、连翘10 g、茯苓15 g、生薏苡仁30 g、生白术30 g、夏枯草15 g、柴胡10 g、丹参15 g、甘草10 g。予以患者服用5剂后颜面丘疹明显减少，疼痛减轻，瘙痒未减，上方减白花蛇舌草用量至15 g，再予蝉蜕10 g，再服10剂，服药期间未出现新皮疹，随访1年未复发，食欲及大便明显好转。

【不良反应】 长期服用的话，太过偏凉，有伤身体阳气，女性更应留意，有可能导致经期紊乱，内分泌失调。个别病例连续服药后有口干现象；其注射液大剂量静脉注射，可使白细胞数轻度下降，停药后可恢复正常。偶见红色丘疹和呼吸困难等过敏反应，停药后缓解。

【综合利用】 白花蛇舌草的制剂形式主要包括液体制剂、颗粒剂、片剂等，如乙肝宁颗粒、花红片、花红胶囊、金蒲胶囊等，广泛应用于中医方药及其制剂中，中药复方煎剂和散剂、丸剂。白花蛇舌草还可用来煮粥、煲汤等，不仅食之味美，而且具有极高的保健作用。

■参考文献

［1］张瑜，谈献和，崔小兵，等.HPLC法测定不同产地白花蛇舌草中熊果酸和齐墩果酸的含量［J］.北京中医药大学学报，2010，33（4）：274-276.

［2］凌育赵.白花蛇舌草多糖的分离提取及含量测定［J］.生物技术，2005，15（4）：48-50.

［3］孙也之，王琳，刘振，等.高效液相色谱法测定白花蛇舌草中槲皮素的含量［J］.广东药学院学报，2007，23（1）：5-6.

［4］周应军，吴孔松，曾光尧，等.白花蛇舌草化学成分的研究［J］.中国中药杂志，2007，32（7）：590-593.

［5］吴孔松，张坤，谭桂山，等.白花蛇舌草化学成分的研究［J］.中国药学杂志，2005，40（11）：817-819.

［6］康兴东，李铣，毛羽，等.白花蛇舌草的化学成分［J］.沈阳药科大学学报，2007，24（8）：479-481.

［7］宋凤艳，李克.白花蛇舌草的化学成分及功效研究综述［J］.亚太传统医药，2012，8（4）：198-200.

［8］ 纪宝玉，范崇庆，裴莉昕，等．白花蛇舌草的化学成分及药理作用研究进展［J］．中国实验方剂学杂志，2014，20（19）：235-240.

［9］ 刘志刚，颜仁梁，罗佳波．不同产地白花蛇舌草中多糖含量比较［J］．中国中医药信息杂志，2008，15（7）：45-46.

［10］ 宝炉丹，徐国防，马郑，等．柱前衍生化 HPLC 分析白花蛇舌草多糖中单糖的组成［J］．中成药，2008，30（3）：406-408.

［11］ 芦柏震，周俐斐，侯桂兰，等．白花蛇舌草抗肿瘤作用研究进展［J］．医药导报，2009，28（3）：344-346.

［12］ 曾永长，梁少瑜，罗佳波，等．白花蛇舌草水提部位体内外抗肿瘤实验研究［J］．中药新药与临床药理，2011，22（5）：521-524.

［13］ 刘汝青，邓雪清，肖勇梅，等．白花蛇舌草提取物对鼻咽癌细胞株 CNE1 的毒性及其机制［J］．新医学，2011，42（8）：510-512.

［14］ 肖云，伍治平，金从国，等．白花蛇舌草提取物抗小鼠结直肠癌血管生成的实验研究［J］．昆明医科大学学报，2013，34（10）：53-57.

［15］ 王宇翎，张艳，方明，等．白花蛇舌草总黄酮的抗炎及抗菌作用［J］．中国药理学通报，2005，21（3）：348-350.

［16］ 边才苗．白花蛇舌草提取物的抑菌作用研究［J］．时珍国医国药，2005，16（10）：991-992.

［17］ 陈浩，许军，严明，等．白花蛇舌草中多糖与总黄酮的免疫调节作用［J］．中兽医学杂志，2008（2）：4-6.

［18］ 辛欢欢，李春玲，王贵平．白花蛇舌草黄酮注射液对小鼠脾淋巴细胞的免疫增强作用［J］．中国兽医科学，2010，40（7）：752-757.

［19］ 石贤枝，曹树稳，余燕影．白花蛇舌草-半枝莲药对提取物抗氧化及清除自由基活性研究［J］．中草药，2009，40（9）：1434-1438.

［20］ 李明．白花蛇舌草多糖的抗疲劳抗氧化作用研究［J］．食品科技，2014，39（7）：190-193.

［21］ 何小女，易辉亮．白花蛇舌草提取物对肝组织的保护作用［J］．医学信息（中旬刊），2011，24（9）：4527-4528.

［22］ 王淑杰，高魁林．白花蛇舌草的临床应用体会［J］．北方药学，2014，11（9）：63-64.

白　附　子

【道地沿革】　白附子，别名独角莲疗毒豆、禹白附、雷震子等。白附子之名首见于《名医别录》，并云："生蜀郡。三月采。"因缺乏形态描述，原植物难以肯定。陶弘景云："此物乃言出芮芮，久绝，世无复真者，今人乃作之献用。"芮芮亦称"蠕蠕""柔然"，《南齐书》称"塞外杂胡"。《新修本草》云："此物本出高丽，今出凉州已西，形似天雄。《神农本草经》出蜀郡，今不复有。凉州者生沙中，独茎似鼠尾草，叶生穗间。"《海药本草》引《南州记》云："生东海，又新罗国。苗与附子相似。"《本草纲目》描述其形态特征为："根正如草乌头之小者，长寸许，干者皱纹有节。"毛茛科植物黄花乌头 Aconitum carmichaelii Debx.，习称关白附，与今用之天南星科植物独角莲 Typhonium giganteum Engl. 完全不同。

检索明以前文献，白附子提到之处甚多，如《契丹国志》《宣和奉使高丽图经》《诸蕃志》等，从产地分析，似乎都是黄花乌头，这或许是白附子的主流品种。至于有文献认为独角莲从明代中期（以《本草蒙筌》为分界）开始成为白附子的主流品种，证据不够充分。一者，清代关外是满族龙兴之地，所产药材，不仅如人参、鹿茸等继续保持道地优势，甚至原来的地方习用品种，也渐渐在全国形成主流，如关防风、关黄桑之类。如白附子这类，唐代已经以关外为道地的药物，清代几乎不可能失去道地优势。二者，不仅明代的《明一统志》，乃至清代编修的《大清一统志》卷42记奉天府（今辽宁沈阳）物产，均有白附子，并有注释说："《金史·地理志》东京路产白附子。"《盛京通志》卷107亦云："白附子，一名节附，俗呼两头尖，母为乌头。产辽地者，通行远省。《金史·地理志》东京路辽阳府产白附子。《明一统志》都司出。"此显然指黄花乌头而言。

今用之天南星科独角莲用作白附子，可信的文献，只能追溯到《药物出产辨》，有云："白附子，产河南禹州。近日多由牛庄帮运来，用姜煲过，乃能用之。"其后《中国药典》1963年版乃以"禹白附"称呼本品，而将黄花乌头称为"关白附"；至《中国药典》1977年版将独角莲作为"白附子"的唯一来源；《中国药典》1985年版删去关白附。至此，天南星科独角莲乃称为白附子唯一正品来源。

今用白附子以河南禹县产者为道地，而此前有关白附子的产地记载，多指毛茛科黄花乌头而言，与天南星科独角莲不同。

【来源】　本品为天南星科植物独角莲 Typhonium giganteum Engl. 的干燥块茎。

【原植物、生态环境、适宜区】　独角莲的块茎倒卵形、卵球形或卵状椭圆形，大小不等，直径2~4 cm，外被暗褐色小鳞片，有7~8条环状节，颈部周围生多条须根。通常1~2年生的只有1叶，3~4年生的有3~4叶。叶与花序同时抽出。叶柄圆柱形，长约60 cm，密生紫色斑点，中部以下具膜质叶鞘；叶片幼时内卷如角状（因名），后即展开，箭形，长15~45 cm，宽9~25 cm，先端渐尖，基部箭状，后裂片叉开成70°的锐角，钝；中肋背面隆起，Ⅰ级侧脉7~8对，最下部的两条基部重叠，集合脉与边缘相距 5~6 mm。花序柄长 15 cm。佛焰苞紫色，管部圆筒形或长圆状卵形，长约 6 cm，粗 3 cm；檐部卵形，展开，长达 15 cm，先端渐尖常弯曲。肉穗花序几无梗，长达 14 cm，雌花序圆柱形，长约 3 cm，粗 1.5 cm；中性花序长 3 cm，粗约 5 mm；雄花序长 2 cm，粗 8 mm；附属器紫色，长 2~6 cm，粗 5 mm，圆柱形，直立，基部无柄，先端钝。雄花无柄，药室卵圆形，顶孔开裂。雌花：子房圆柱形，顶部截平，胚珠 2；柱头无柄，圆形。花期 6~8 月，果期 7~9 月。

独角莲生于荒地、山坡、水沟旁，海拔通常在 1500 m 以下。喜凉爽和较阴湿的环境，以肥沃、湿润的夹沙土栽培较好。主要分布在河南、河北、山东、山西、陕西、甘肃、江西、福建等地，最适宜区为河南禹州。

【生物学特点】

1. 栽培技术

（1）种子繁殖：当浆果呈红色时采集，南方一般于 6~8 月，北方一般于 9~10 月。将所采集种子浸水搓揉，洗去果肉，捞出沉底种子洗净，及时播种。也可阴干后，放入牛皮纸袋储于室温条件下，一般 1 年多便无发芽能力；或用稍湿润的细沙混合储藏，于翌年 3~4 月筛出沙后播种，此法储藏 1 年多后仍有较强的发芽能力。白附子种子不休眠，萌发需要较低温度，发芽适宜温度为 15 ℃。

（2）块茎繁殖：在冬季收获时，选留小块茎作种。

1）选种。9~10 月收获白附子块茎后，选择生长健壮、无损、无病虫害的中、小块茎，晾干后置地窖内储藏作种茎。挖深 1.5 m 左右的窖，大小视种茎多少而定，窖内温度保持 5 ℃为宜。低于 5 ℃，种茎易受冻害；高于 10 ℃，则容易提早发芽。

2）催芽。播种前 15~20 d，应把种块茎从窖内取出对种块茎进行筛选。挑选具有本品种特征、表皮新鲜、没有龟裂、没有病斑的块茎作为种块茎用。然后置于温暖处催芽，催芽的方法有多种，一般以在较低的温度为好。催芽的第一步是在温度为 15~18 ℃、空气相对湿度 60%~70% 的暗室中持续 7~10 d 促芽萌发。芽萌发后，维持 12~15 ℃温度和 70%~80% 的相对湿度，同时给予充足的日照，经 15~20 d 后，形成长 0.5~1.5 cm 的绿色粗壮的阳生芽。在芽茎部密集发生根及匍匐茎的原始体，即可播种，播种 3~5 d 后，能长出强大的根系，15~20 d 即可全苗，比未经催芽的早出土 15~20 d。经催芽处理的白附子能提早出苗，可相对地缩短白附子的生长期。也可以在栽植地内越冬储存种块茎。在收获白附子时，其块茎上常有数个鲜嫩小块茎，用这种小块茎作种块茎，可随刨随栽。经地内越冬后，春季即可萌发出苗，其成活率高。也可当年不采收这些留种的小块茎，到翌年随刨随栽，这种方法既可提高种茎的产量和质量，又可减少窖内储藏的麻烦。此法关键是要做好越冬期管理工作。

3）切块。切块是将种茎切成 2 块或数块，是播前重要技术措施，不仅能增加种块茎量，节约用种，而且可以使种茎大小比较均匀，使出苗均匀一致。栽植前 1~2 d 切块，大块茎做种栽，可以纵切 2 块或数块，只要每块有 1 个健壮的芽头，都能作种栽用。但切后要及时将伤口抹以草木灰，避免腐烂。最后按大小分开进行点种，小块茎覆土要浅，大块茎覆土宜深。

2. 田间管理 宜选背阴湿润、土质肥沃、保水保肥力较强、结构疏松、排灌良好、呈弱酸性反应的沙质壤土或壤地种植，亦可选择半阴半阳的缓坡山地。可与玉米、油菜、小麦、果树或林木进行间作套种。与小麦、玉米间作的具体方法：头年播种小麦时，将麦垄加宽至 30 cm，预留白附子播种行，翌年春分，在预留播种行中，开深 8~9 cm 的沟（太深出苗迟，影响产量；浅则易旱死），以 2~3 cm 的株距，撒播白附子种茎。小麦收获后及时点播玉米，同时在白附子苗垄中撒 3~5 cm 厚麦糠并浇水，保湿降温，防止白附子倒苗，秋季玉米收获后，如此操作，第三年或第四年白露至秋分收获白附子。

地选好后，于 10~11 月深翻土地，除去石砾及杂草，使土壤风化熟化。土地要经多次翻耕细耙，在翻耕前每亩施入厩肥或堆肥 2000 kg、过磷酸钙 50 kg，翻入土中做基肥。播前再耕翻 1 次，然后整细耙平，起宽 1.3 m 的高畦，畦沟宽 40 cm。或浅耕后做成 0.8~1.2 m 的平畦，畦埂宽 30 cm、高 15 cm。畦埂要踏实整平，以便进行套播种植和苗期地膜覆盖。催芽栽种并加盖地膜不仅可使白附子早出苗，相对增加了 20 余天的生长期，而且还能保持土壤整地时的疏松状态，保墒蓄水，提高地温，促进根系生长，使白附子的根茎粗壮，根系发达，增强抗旱能力。同时可以防除田间杂草。为防治病虫害发生，可结合耕翻对土壤进行药剂处理。方法：每亩用 2.5 kg 林丹粉或 0.5 kg 90%美曲膦酯晶体拌细土 10 kg 撒施，可有效防治地下害虫；用 50%多菌灵可湿性粉剂 2 kg 掺细土 15~20 kg 撒施，可消毒灭菌，预防锈病、白粉病等病害发生。

整地要结合施基肥，尤其要施足农家肥，以加速土壤熟化，增加土壤有机质，提高土壤肥力，改良土壤理化性状。同时还要结合施农药进行土壤消毒。整地后，要根据白附子的特性做畦或做垄，一般畦宽 0.7~1.3 m，垄宽 30 cm，高 15 cm。

3. 病虫害防治 白附子在生长期间，主要病虫害有病毒病、叶斑病、根腐病、红天蛾、蝼蛄等，要及时做好田间调查和防治工作。在具体方法上，应将化学防治、物理防治和生物防治等有机结合起来，实行综合防治，才能达到良好效果。

【采收加工】

1. 采收 于每年 9 月上旬至 10 月上旬采收。收前要浇一次水，过 2~3 d 割去地上茎叶，再刨根，刨时要在地的一边顺畦深刨到底，防止刨断块茎和须根，挖起块茎，小的作种，大的加工作药用。

2. 加工 将块茎堆积发酵，使外皮皱缩易脱，装箩筐中，穿雨鞋流水里踩去粗皮，晒干或炕干即成。也可不去粗皮切成 2~3 mm 厚的薄片，晒干或炕干即成。

【炮制储藏】

1. 炮制

（1）生白附子：除去杂质，大小分开，洗净，略浸、润透，切厚片，干燥。

（2）制白附子：取净白附子，分开大小个，浸泡，每日换水 2~3 次，数日后如起黏沫，换水后加白矾（每 100 kg 白附子，用白矾 2 kg），泡 1 d 后再进行换水，至口尝微有麻舌感为度，取出。将生姜片、白矾粉置锅内加适量水，煮沸后，倒入白附子共煮至无干心，捞出，除去生姜片，晾至六七成干，切厚片，干燥。每 100 kg 白附子，用生姜、白矾各 12.5 kg。

2. 储藏 置通风干燥处，防蛀。

【药材性状】 块茎卵圆形或椭圆形，长2~5 cm，直径1~3 cm，顶端残留茎痕或芽痕。表面白色或淡黄色略平滑，有环纹及须根痕。质坚硬，断面白色粉质。无臭味淡，麻辣刺舌。以个大、质坚实、色白、粉性足者为佳。

【质量检测】

1. 显微鉴别

（1）块茎横切面：木栓细胞有时残存。基本组动外侧有大型黏液腔及黏液细胞，内含草酸钙针晶束，长28~84 μm；维管束散列，以外韧型为多见，偶有周木型。薄壁细胞含有众多淀粉粒。

（2）粉末：类白色。淀粉粒单粗球形或类球形，直径4~29 μm，脐点点状、裂缝状、人字状、十字状、三叉状或星状，大粒层纹隐约可见；复粒由2~12个分粒组成，有的1个较大分粒与2~4个小分粒复合。草酸钙针晶散在或成束存在于类圆形或长圆形黏液细胞中，针晶束长约116 μm。螺纹及环纹导管，直径9~46 μm。

2. 理化鉴别 取本品粉末10 g，置索氏提取器中，加三氯甲烷-甲醇（3∶1）溶液，100 mL，加热回流2 h，提取液蒸干，残渣加丙酮2 mL使溶解。作为供试品溶液。另取白附子对照药材10 g，同法制成对照药材溶液。再取β-谷甾醇对照品，加丙酮制成每1 mL含1 mg的溶液，作为对照品溶液。吸取上述三种溶液2~3 mL，分别点于同一硅胶GF_{254}薄层板上，以三氯甲烷-丙酮（25∶1）为展开剂，展开，取出，晾干，喷以10%硫酸乙醇溶液，加热至斑点显色清晰，分别置日光及紫外光灯（365 nm）下检视。供试品色谱中，在与对照药材和对照品色谱相应的位置上，显相同颜色的斑点。

3. 草酸钙针晶含量的测定 采用高锰酸钾滴定法测量。供试品溶液的制备：称取样品40目粉末各0.5 g，精密称定。加入3 mL蒸馏水混匀，振荡5 min，然后置60 ℃水浴加热并搅拌10 min，3000 r/min，离心5 min，上清液弃去，残渣以热纯水洗涤2次，每次2 mL，混匀离心，取药材残渣，加1 mL HCl（1∶1）溶液，15 mL纯水混匀，置70 ℃水浴，边搅拌边加热10 min，离心（3000 r/min）5 min，分离沉淀与上清液，沉淀用0.1 mol/L的HCl混匀，边搅拌边加热10 min，离心，条件同上，分离沉淀与上清液，重复2次，合并上清液，即得。取供试液适量加2 mL 25% $CaCl_2$溶液，置70~80 ℃水浴加热，加甲基橙指示剂1滴，氨水数滴至溶液出现浑浊，搅拌加热，继续加氨水至溶液变为黄色，再加热5~10 min，取出放置过夜。将溶液离心，弃去上清液，沉淀以10 mL纯水洗涤后，加入10 mL（2 mol/L H_2SO_4）溶液混匀，沸水浴加热5 min，离心，条件同上，取上清液，残渣继续加1 mol/L H_2SO_4溶液，加热并离心，合并上清液，水浴加热至60~70 ℃，加10% $MnSO_4$，趁热以0.01 mol/L $KMnO_4$滴定液滴定到溶液呈玫瑰色并在6 s内不变化。

【商品规格】 商品不分等级，均为统货。

【性味归经】 味辛、甘，性温，有毒。归胃、肝经。

【功能主治】 燥湿化痰，祛风止痉，解毒散结止痛。用于风痰所致中风口眼喎斜，惊风癫痫，破伤风，偏头痛，瘰疬痰核、痈疽肿毒及毒蛇咬伤。

【用法用量】 内服：煎汤，3~6 g；研末服，0.5~1 g。内服宜炮制后用。外用：生品适量，捣烂外敷。

【注意事项】　阴虚血虚动风或血热盛动风者，以及孕妇均慎用。

【化学成分】　白附子主要有β-谷甾醇、β-谷甾醇-D-葡萄糖苷、皂苷、肌醇、蛋白质、黏液质、草酸钙、蔗糖、胆碱、尿嘧啶、酪氨酸、缬氨酸、琥珀酸、棕榈酸、亚油酸及相应的甘油酯。

【药理作用】

1. 镇静　生白附子或制白附子给小鼠腹腔注射，与戊巴比妥钠有协同作用，制白附子较生白附子作用强。白附子溶液给小鼠腹腔注射对硝酸士的宁和戊四唑引起的惊厥有对抗作用。白附子有一定的镇静作用，制白附子比生白附子的镇静作用强，但两者皆无抗惊厥作用。

2. 抗炎　白附子粉混悬液或煎剂给大鼠腹腔注射，结果显示，两种制剂均能显著降低蛋清所致炎症的肿胀度；两种制剂给小鼠腹腔注射，亦能显著降低小鼠棉球肉芽肿的重量。白附子粉混悬液给大鼠腹腔注射，尚能显著降低酵母性关节炎的肿胀度。

3. 祛痰　生白附子或制白附子提取物给小鼠腹腔注射，均有显著祛痰作用。

4. 抗破伤风　白附子蛋白预防和治疗用药，对小鼠肌内注射破伤风毒素引起的破伤风均有对抗作用，能使动物存活率显著增加。小鼠静脉注射破伤风毒素后，再肌内注射白附子温浸剂、水提液、醇提液及腹腔注射水提液，结果显示其对破伤风均有效，效果与氯丙嗪相近。

【毒理研究】

1. 急性毒性　白附子不同炮制品提取物、不同给药途径的急性毒性存在差异。白附子生品及炮制品混悬液按每日 60 g/kg 于 24 h 内分 4 次灌胃小鼠，每次间隔 4 h，结果 7 d 内小鼠无死亡，其最大耐受量（MTD）大于 60 g/kg；白附子生品、制品冷浸液以 15、20 g/kg 一次性腹腔注射，72 h 内生品组死亡率为 70%，炮制品不高于 40%；白附子生品、炮制品水浸剂 40 g/kg 一次性腹腔注射小鼠，24 h 内传统炮制品组死亡 10%，而生品及炮制品组无死亡。白附子提取物 0.2 mL/10 g 静脉注射小鼠的 LD_{50} 为：制白附子（29.57±2.7）g/kg、生白附子（32.58±2.65）g/kg，动物多在注射药物后 20 min 内死亡，死前表现呼吸变慢，倦卧不动，个别有短时惊厥现象；生白附子、制白附子温浸剂按 180 g/kg 分 3 次灌胃或煎剂按 120 g/kg 分 4 次灌胃小鼠、煎剂 40 g/kg 分 2 次或冷浸剂 15 g/kg 分 3 次灌胃兔，生白附子组均未出现明显毒性，制白附子温浸剂可引起小鼠竖毛、安静，煎剂可引起小鼠死亡，对家兔无明显毒性。

2. 长期毒性　白附子生品、制品冷浸液以 6 g/kg（相当成人用量 100 倍）每日分 2 次灌胃，连续给药 21 d，无明显长期毒性。禹白附混悬液 5、10、15 g/kg 每日分 2 次灌胃小鼠，连续 28 d，未观察到明显毒性反应，对血细胞无明显影响。

3. 刺激性　白附子生品、炮制品混悬液 0.04、0.2 g/只滴定家兔眼结膜，1 h 后，生品 0.04、0.2 g/只引起眼结膜水肿反应分别为 50%、100%，炮制品仅高剂量组引起 10% 肿胀率；6 g/kg 灌胃家鸽，3 h 内生品致吐率 50%，炮制品未引起呕吐反应；各冷浸液按 1∶1.7 浓度涂抹小鼠耳郭 0.05 mL/只，1 h 后生品中小鼠耳郭肿胀度为（60.5±0.75）mg，相比于两种炮制品耳郭肿胀度明显升高。

【临床应用】

1. 临床配伍

(1) 腰腿痛，关节痛：白附子 45 g，鸡血藤 12 g，牛膝 9 g，独活 9 g，五加皮 12 g。水煎服。(《山东中草药手册》)

(2) 跌打损伤，金疮出血，破伤风：

1) 生白附子 706 g，防风 58.8 g，白芷 58.8 g，生天南星 58.8 g，天麻 58.8 g，羌活 58.8 g。以上六味，共研细粉，过筛，混匀。外用取适量敷患处；口服每次 1～1.5 g，或遵医嘱。孕妇禁用。(《中国药典》玉真散)

2) 白附子全草适量，同酒酿糟或烧酒杵烂，敷伤处，一日换一次。(《江西民间草药》)

(3) 毒蛇咬伤：

1) 白附子根二两，雄黄一两。共研细末，用水或烧酒调涂伤处。(《江西民间草药》)

2) 白附子根、生天南星等分。研末，水酒调涂。或黄独一两，白附子根五钱，杜衡五钱，粉防己一两，青木香一两，八角莲一两，万年青一两。白酒三斤浸泡一周。每次服五钱，一日四至六次。(《中草药学》)

(4) 打扑内损及坠马伤：白附子(炮)一两，续断一两，防风(去叉)一两。上为散，每服二钱匕，童便和热酒一盏调下，并三服，不拘时候。(《圣济总录》白附子散)

(5) 男子、妇人肝肾风毒上攻，眼赤痒痛，不时羞明多泪：黄芪、川羌活、蒺藜、沙苑、白附子各等分，生用，以为细末，每服二钱，薄荷酒调下。(《太平惠民和剂局方》四生散)

(6) 伤寒头痛，三日以里：乌头(去皮脐)、附子(去皮脐)、白附子、天南星、天麻、麻黄(去根节)、甘草(并生用)各等分。上为末，水浸宿炊饼为丸，如樱桃大，火煅寒水石粉为衣，每服一丸，热酒或葱茶嚼下。良久以热粥投之。(《圣济总录》白雪丸)

2. 现代临床

(1) 三叉神经痛：用牵正散加味加减治疗原发性三叉神经痛 52 例。组成：白附子 15～30 g(先煎)，全蝎、僵蚕、当归、蝉衣、地龙、乌梢蛇各 10 g，川芎 20 g，蜈蚣 3 条。每日 1 剂，分 3 次服，15 剂为 1 个疗程。结果显效 32 例，有效 17 例，无效 3 例，总有效率 94.2%。

(2) 面神经炎：用蚣防牵正汤治疗面神经炎 39 例。组成：蜈蚣 1 条，防风 12 g，白附子、全蝎各 3 g，僵蚕、白芷、赤芍各 10 g，川芎 6 g。每日 1 剂，水煎服，小儿剂量酌减。结果 39 例全部治愈，其中治疗时间最短者 9 d，最长者 28 d，平均 16.5 d。

(3) 面瘫：用三白膏药贴敷下关穴治疗周围性面瘫 100 例。组成：白花蛇 10 条，白芷 100 g，白附子 40 g，冰片 5 g。每张药膏约含上述药粉 1 g，每 4 d 更换 1 张。结果痊愈 85 例，显效 12 例，无效 3 例，治愈率 85%，总有效率 97%。

(4) 颈淋巴结核：鲜白附子内服与外敷结合治疗颈淋巴结核 45 例。外敷时取鲜白附子 20~60 g 洗净后，于瓷器内捣成泥，据疮口大小均匀敷于患处，每日换药 2 次；内服为鲜白附子 10~30 g 水煎服，每日 1 剂，5 d 为 1 个疗程。结果治愈 39 例，好转 4 例，无效 2 例。治愈时间外敷最短 1 个疗程，最长 3 个疗程；内服最短 3 个疗程，最长 6 个疗程。

（5）痤疮：用双白散（白芷、白附子比例为 6∶4）外用治疗痤疮 100 例。7 d 为 1 个疗程，治疗 2 个疗程。结果治愈 71 例，有效 19 例，无效 10 例，治愈率 71%。

此外，有报道该药还用于治疗眼外肌麻痹、坐骨神经痛、脑胶质瘤、震颤麻痹、眼睑下垂症、舌咽神经痛、癌性疼痛、癫痫等疾病。

【不良反应】 服用白附子汤剂 20、40 g，均出现中毒反应。中毒表现为口舌麻辣、咽喉灼热有梗塞感、舌体僵硬、语言不清，继则四肢发麻、头晕眼花、恶心呕吐、流涎、面色苍白、神志呆滞、唇舌肿胀、口腔黏膜及咽部红肿，严重者可致死亡。

1 例患者每天煎服单味白附子 6.0 g（每天煎煮约 5 min），连续 3 d 致恶性心律失常、心搏骤停。另 1 例误服中药白附子煎剂 50 g 致严重心律失常。

【综合利用】 白附子具有悠久的民间用药历史，具有祛风化痰、散结的功效。现在常将其与槐花、白芷、蒲公英等配伍制成各种化妆品和护肤产品。如槐花蜜香可以治疗痤疮，改善局部皮肤血液循环，解毒消肿，消肿生肌。对黄褐斑也十分有效。从白附子中提取的生物碱抑螨素，能有效清除螨虫，预防螨虫的交叉感染，重建皮肤健康生态环境，修复损伤肌肤组织，彻底解决上述由螨虫引发的各种皮肤疾患，广泛用于治疗恶疮、无名肿毒等症，疗效显著。现阶段，有关白附子化学成分的提取、分离鉴定及药理作用的研究颇多，但对其药效、药理作用和毒性与化学成分关系，以及炮制后药理作用与成分变化的关系尚不明确。此外，白附子的药理作用研究仅限于水提物或醇提物，故有必要采用活性、毒性跟踪的技术手段，结合现代分离分析技术确定白附子的活性、毒性物质基础，由此建立有效剂量、有毒剂量等质量控制标准，为白附子的临床应用提供指导。

■**参考文献**

[1] 熊成成，蔡婉萍，林嘉娜，等. 白附子不同炮制品药理作用评价研究 [J]. 中药材，2016，39（8）：1763-1766.

[2] 余悦. 白附子及其炮制品的质效评价研究 [D]. 广州：广东药学院，2015.

[3] 徐平基. 双白散治疗痤疮 100 例 [J]. 中医外治杂志，1995（6）：32.

[4] 程如海，李敢. 蚣防牵正汤治疗面神经炎 39 例 [J]. 四川中医，1998（8）：21.

[5] 王彩霞，巨祥. 鲜白附子治疗颈淋巴结核 45 例 [J]. 河北中医，1990（2）：5.

[6] 金绪美. 牵正散加味治疗原发性三叉神经痛 52 例 [J]. 四川中医，1998（2）：25.

[7] 谢晓芳，彭成，易进海，等. 附子不同炮制品提取物急性毒性的比较研究 [J]. 中药与临床，2012，3（3）：29-33，51.

[8] 石延榜，张振凌. 白附子化学成分及药理作用研究进展 [J]. 中国实用医药，2008（9）：130-131.

[9] 艾凤伟，张嵩，李艳凤，等. 白附子的化学成分研究 [J]. 中草药，2010，41

（2）：201-203.

[10] 黄金钰，戴忠，马双成. 白附子的研究进展 [J]. 中草药，2015，46（18）：2816-2822.

[11] 谢华，刘博，胡银燕，等. 白附子趁鲜加工炮制饮片中草酸钙针晶含量变化的研究 [J]. 光明中医，2008，23（12）：1902-1903.

白 茅 根

【道地沿革】 白茅根始载于《神农本草经》。《本草图经》载：茅根，今处处有之。春生芽，布地如针，俗间谓之茅针，亦可啖，甚益小儿。夏生白花，茸茸然，至秋而枯，其根至洁白，亦甚甘美，六月采根用。《本草纲目》载：茅有数种，夏花者为茅，秋花者为菅，二物功用相近，而名谓不同。《诗经》云，白华菅兮，白茅束兮，是也。《名医别录》不分茅、菅乃二种，谓茅根一名地菅，一名地筋，而有名未用，又出地筋，一名菅根。盖二物之根状皆如筋。白茅根别名茅根、兰根、茹根、地菅、地筋、兼杜、白茅菅、白花茅根、丝茅、万根草等。分布于东北及河南、陕西、甘肃等地。

【来源】 本品为禾本科植物白茅 *Imperata cylindrica* Beauv. var. *major*（Nees）C. E. Hubb. 的干燥根茎。

【原植物、生态环境、适宜区】 多年生草本。根茎密生鳞片。秆丛生，直立，高30~90 cm，具2~3节，节上有长4~10 mm的柔毛。叶多丛集基部；叶鞘无毛，或上部及边缘和鞘口具纤毛，老时基部或破碎呈纤维状；叶舌干膜质，钝头，长约1 mm；叶片线形或线状披针形，先端渐尖，基部渐狭，根生叶长，几与植株相等，茎生叶较短。圆锥花序柱状，长5~20 cm，宽1.5~3 cm，分枝短缩密集；小穗披针形或长圆形，长3~4 mm，基部密生长10~15 mm的丝状柔毛，具长短不等的小穗柄；两颖相等或第一颖稍短，除背面下部略呈草质外，余均膜质，边缘具纤毛，背面疏生丝状柔毛，第一颖较狭，具3~4脉，第二颖较宽，具4~6脉；第一外稃卵状长圆形，长约1.5 mm，先端钝，内稃缺如；第二外稃披针形，长1.2 mm，先端尖，两侧略呈细齿状；内稃长约1.2 mm，宽约1.5 mm，先端截平，具尖钝大小不同的数齿；雄蕊2，花药黄色，长约3 mm；柱头2枚，深紫色。颖果。花期夏、秋季。

白茅根适应性强，耐阴、耐瘠薄和干旱，喜湿润疏松土壤，在适宜的条件下，根状茎可长达2~3 m以上，能穿透树根，断节再生能力强。主产于东北、华北、西北等北方地区，生于低山带平原河岸草地、沙质草甸、荒漠与海滨，也分布于非洲北部、土耳其、伊拉克、伊朗、中亚、高加索及地中海区域。

【生物学特点】 喜温暖湿润气候，喜阳耐旱，宜选一般坡地或平地栽培。用根茎繁殖。春季，挖取白茅地下根茎，按行株距30 cm×30 cm栽种。

【采收加工】 春、秋季采挖，除去地上部分和鳞片状的叶鞘，洗净，鲜用或扎把晒干。

【炮制储藏】

1. 炮制

（1）干茅根：拣净杂质，洗净，微润，切段，晒干，簸净碎屑。

（2）茅根炭：取茅根段，置锅内用武火炒至黑色，喷洒清水，取出，晒干。

2. 储藏 置干燥通风处。

【药材性状】 本品呈长圆柱形，长 30~60 cm，直径 0.2~0.4 cm。表面黄白色或淡黄色，微有光泽，具纵皱纹，节明显，稍突起，节间长短不等，通常长 1.5~3 cm。体轻，质略脆，断面皮部白色，多有裂隙，放射状排列，中柱淡黄色，易与皮部剥离。气微，味微甜。

【质量检测】

1. 显微鉴别

（1）根茎横切面：表皮细胞 1 列，类方形，形小，有的含硅质块。下皮纤维 1~3 列，壁厚，木化。皮层较宽广，有 10 余个叶迹维管束，有限外韧型，其旁常有裂隙；内皮层细胞内壁增厚，有的含硅质块。中柱内散有多数有限外韧型维管束，维管束鞘纤维环列，木化，外侧的维管束与纤维连接成环。中央常成空洞。

（2）粉末：粉末黄白色。表皮细胞平行排列，每纵行常由 1 个长细胞和 2 个短细胞相间排列，长细胞壁波状弯曲。内皮层细胞长方形，一侧壁增厚，层纹和壁孔明显，壁上有硅质块。下皮纤维壁厚，木化，常具横隔。

2. 理化鉴别

（1）化学定性：取本品粗粉 5 g，加苯 30 mL，加热回流 1 h，滤过。取滤液 1 mL 蒸干，残渣加乙酸酐 1 mL 溶解，再加浓硫酸 1~2 滴，显红色，渐变成紫色、蓝紫色，最后呈污绿色。取本品粗粉 1 g，加水 10 mL 煮沸 5~10 min，滤过。滤液浓缩成 1 mL，加新制的斐林试液 1 mL，置水浴中加热，发生棕红色沉淀。

（2）薄层色谱：取本品粉末 1 g，加乙醚 20 mL，超声处理 10 min，滤过，滤液蒸干，残渣加乙醚 1 mL 使溶解，作为供试品溶液。另取白茅根对照药材 1 g，同法制成对照药材溶液。照《中国药典》薄层色谱法试验，吸取上述两种溶液各 10 μL，分别点于同一硅胶 G 薄层板上，以二氯甲烷为展开剂，展开，取出，晾干，喷以 10% 硫酸乙醇溶液，在 105 ℃加热至斑点显色清晰。供试品色谱中，在与对照药材色谱相应的位置上，显相同颜色的斑点。

3. 含量测定

（1）siderin 含量测定：采用 RP-HPLC 法测定白茅根中 siderin（4，7- 二甲氧基-5-甲基-香豆素）的含量。色谱柱为 Kromasil ODS 柱，流动相为甲醇-水（体积比为 45∶55），流速为 0.8 mL/min，检测波长为 323 nm，柱温为 30 ℃，进样量为 20 μL。结果同时测定了湖北恩施、黄石，湖南浏阳，山西运城、榆次，河北保定，河南南阳、郑州，内蒙古呼伦贝尔，甘肃兰州 10 个不同产地白茅根中 siderin 的含量，平均加样回收率为 99.58%，RSD 为 2.18%（$n=6$）。10 个不同产地白茅根中 siderin 的含量为 8.00~52.8 μg/g。

（2）多糖的含量测定：采用苯酚-浓硫酸法测定白茅根中的多糖含量。精密量取葡萄糖标准溶液 2.0 mL 到 4 个 25 mL 比色管中，再分别加入 2.0、4.0、6.0、8.0 mL 5% 苯酚溶液，然后加浓硫酸 10.0 mL，振荡混匀后加至刻度线位置，置 50 ℃ 水浴恒温 40 min，取出置冷水中冷却，以水为空白，于紫外可见分光光度计上在 400~600 nm 范围内扫描，并找到最大吸收波长。结果，加苯酚溶液 4 mL 时吸光度值最大，而且 487 nm 处有最大吸光度且稳定。标准曲线的绘制，准确移取葡萄糖标准溶液 0.5、1.0、1.5、2.0、2.5、3.0、3.5 mL 置于比色管中，分别加入之前苯酚溶液的加入量，摇匀，然后加浓硫酸 10.0 mL 至刻度线，充分摇匀，50 ℃ 水浴恒温放置 30 min。同时以水做空白，于最大吸收波长处测定吸光度值，得回归方程为：$Y = 5.6893X + 0.0683$，$R = 0.9996$。再称取精多糖 10.0 mg，并定容于 10 mL 容量瓶中，得多糖储备液 1.0 mg/mL。移取多糖储备液 1.0 mL，按照上述标准曲线绘制中溶液的操作步骤进行，并测定吸光度值，计算得多糖含量。结果平均回收率为 97.33%，RSD 为 2.86%。

（3）绿原酸的含量测定：通过 3 水平、4 因素正交实验方法确定白茅根中绿原酸提取的最佳条件，采用高效液相法测定其含量。结果提取最佳条件为：提取次数为 2 次，料液比为 1:30，90 ℃ 甲醇做溶剂，超声时间为 40 min。HPLC 含量测定方法的最佳条件为：以乙腈-0.4% 磷酸（13:87）为流动相，流速 1.0 mL/min，检测波长 328 nm，其中绿原酸在 0.2~3.2 μg 范围内呈线性关系，线性方程 $Y = 2 \times 10^6 X - 59372$，$R = 0.9998$，精密度、重复性、回收率试验结果均比较理想，RSD 分别为 0.95%、1.83%、4.73%。

【商品规格】 白茅根商品均为统货，不分等级。

【性味归经】 甘，寒。归肺、胃、膀胱经。

【功能主治】 凉血止血，清热利尿。用于血热吐血，衄血，尿血，热病烦渴，黄疸，水肿，热淋涩痛。

【用法用量】 内服：煎汤，9~30 g，鲜品 30~60 g。

【使用注意】 脾胃虚寒，溲多不渴者忌服。

【化学成分】

1. 三萜类 三萜类以芦竹素和白茅素等羊齿烷和乔木萜烷型三萜类化合物为主，包括羊齿烯醇、西米杜鹃醇、乔木萜醇、异乔木萜醇、乔木萜醇甲醚、乔木萜酮以及木栓酮。

2. 黄酮及色原酮类 黄酮类有 5-甲氧基黄酮等。色原酮类有 flidersiachromone、5-羟基-2-苯乙烯基色原酮，以及具有抗谷氨酸盐诱导新生鼠皮层细胞的神经毒活性物质 5-羟基-2-苯乙基色原酮和 5-2-［2-（2-羟基苯基）乙基］色原酮。

3. 苯丙素类 分离鉴定出苯丙素类成分有 1-（3，4，5-三甲氧基苯基）-1，2，3-丙三醇、1-O-对香豆酰基甘油酯、4-甲氧基-5-甲基香豆素-7-O-β-D-吡喃葡萄糖苷。

4. 木脂素类 木脂素类有 graminones A 以及具有抑制兔主动脉收缩的活性物质 graminones B。

5. 内酯类 内酯类有 4，7-二甲氧基-5-甲基香豆素、白头翁素和薏苡素等。

6. 糖类 糖类是白茅根的主要化学成分，主要为多糖、葡萄糖、果糖、蔗糖、木糖等,通过对不同产地白茅根多糖含量的比较,各产地白茅根多糖含量差异性比较显著,以福建邵武的白茅根多糖含量为最高(711.45 mg/g)。

7. 有机酸、甾体类 白茅根中含有大量的有机酸,如草酸、苹果酸、柠檬酸、酒石酸、对羟基桂皮酸、棕榈酸,以及大量的有机酸钾盐和钙盐,也含有部分甾体类成分,如谷甾醇、油菜甾醇、豆甾醇、胡萝卜苷,以及具有细胞毒活性的 β-谷甾醇-3-O-D-吡喃葡萄糖苷-6-豆蔻酸盐等。

8. 微量元素 采用火焰原子吸收分光光度法测定了白茅根初级形态中钙、铬、铁、锰、镁、锌的含量,发现白茅根中钙含量最高,其次为铬、铁、镁、锰、锌,钙、镁的溶出率最高。

9. 其他 分离得到具有抑制脂肪氧化酶活性的成分 cylindol A 和 cylindol B,能显著降低血清丙氨酸转氨酶的 α-联苯双酯;新的抑制血管收缩成分 cylindrene 和抑制血小板聚集成分 imperanene,以及木犀草啶和3-羟基-4甲氧基苯甲醛、水杨苷。

【**药理作用**】

1. 利尿、降压 白茅根煎剂和水浸剂灌服,对正常家兔有利尿作用,给药5~10 d,利尿作用最为明显,20 d 左右即不明显。经动物实验证明,白茅根水煎剂具有显著的降压和利尿作用。临床用于治疗急性肾炎效果较好,对慢性肾炎亦有较好疗效。其作用主要在于缓解肾小球血管痉挛,从而使肾血流量及肾滤过率增加而产生利尿效果,同时改善肾缺血,减少肾素产生,使血压恢复正常。

2. 止血 体外凝血实验表明,白茅根对凝血第二阶段(凝血酶生成)有促进作用,可以抑制肝病出血倾向并治疗先天性 I、V、Ⅶ、X 因子缺乏性疾病。白茅根的生品和炭品均能明显地缩短小鼠的出血时间、凝血时间和血浆的复钙时间,炒炭后止血作用提高且炭品的血浆复钙时间显著缩短,5-羟甲基糠醛也显著增加。茅根炭主要是通过影响大鼠的凝血系统和血小板聚集而达到增强止血作用的效果,白茅根具有抑制 NO 生成的作用。

3. 抗菌 白茅根煎剂在试管内对福氏及宋内氏痢疾杆菌有明显的抑制作用,但对志贺氏及鲍氏痢疾杆菌却无作用。白茅根乙酸乙酯提取物对假丝酵母,水煮提取物对大肠杆菌,丙酮提取物对金黄色葡萄球菌,50% 乙醇提取物对产气肠杆菌,水煮提取物对枯草芽孢杆菌都有较好的抑菌效果。

4. 增强免疫功能 白茅根对小鼠腹腔巨噬细胞的吞噬功能有加强效应,可增强机体的非特异性免疫作用,提高小鼠 Th 细胞数及促进 IL-2 的产生,从而增强整体免疫功能。对正常及免疫功能低下小鼠能明显提高外周血 ANAE 阳性细胞百分率和外周血 CD_4^+ T 淋巴细胞百分率、降低 CD_8^+ T 淋巴细胞百分率,并调整 CD_4^+/CD_8^+ 比值趋向正常。白茅根多糖对正常人 T 淋巴细胞有免疫调节作用,其结果与实验动物研究的结论类似。

5. 镇痛 将昆明鼠随机分组,灌服不同剂量的白茅根煎剂,对照组灌服盐水,每日1次,连续灌服 7 d,末次给药后 1 h 腹腔注射 1.0% 醋酸 0.2 mL/只,观察小鼠 20 min 内扭体次数。结果表明:白茅根煎剂能抑制醋酸引起的扭体反应,说明该药具有镇痛作用。

6. 抗炎 将 NIH 小鼠、SD 大鼠、昆明种小鼠、SD 大鼠、昆明种小鼠分别灌胃不同浓度的白茅根水煎液并以生理盐水为对照，灌胃给药后分别用二甲苯致小鼠耳郭肿胀，冰醋酸致小鼠腹腔毛细血管通透性增加，酵母多糖 A、角叉菜胶、制霉菌素致大鼠或小鼠足趾肿胀，观察白茅根的抗炎作用。结果白茅根水煎液能减轻二甲苯所致小鼠耳郭肿胀，能减轻角叉菜胶所致大鼠后足跖的肿胀，能明显抑制冰醋酸所致小鼠腹腔毛细血管通透性的增加，能有效对抗酵母多糖 A 所致大鼠足趾肿胀，对制霉菌素所致的小鼠足肠炎症模型无明显作用。因此白茅根具有一定的抗炎作用，其机制涉及对多种炎症介质的抑制。

7. 抗肿瘤 白茅根水提物能有效抑制 SMMC-7721 细胞增殖，抑制 G_2/M 期细胞比例，将细胞周期阻滞在 S 期，具有明显的促进 SMMC-7721 细胞凋亡的作用。

8. 降血糖血脂 白茅根多糖可有效改善糖尿病小鼠的血糖调节能力，对血糖代谢紊乱引发的血脂代谢异常有一定的改善作用。首先采用腹腔注射链脲佐菌素（STZ）的方法构建小鼠糖尿病模型，以盐酸二甲双胍为对照，观察连续灌胃 21 d 不同剂量白茅根多糖对糖尿病小鼠体质量、葡萄糖耐受量、糖化血清蛋白（GSP）含量、肝糖原含量和血脂代谢的影响。可显著降低糖尿病小鼠体内的 GSP、甘油三酯（TG）、总胆固醇（TC）、低密度脂蛋白（LDL-C），升高糖尿病小鼠的肝糖原和高密度脂蛋白（HDL-C）水平。

9. 抗氧化 采用白酒灌胃建立小鼠乙醇中毒模型，经过白茅根治疗后，模型小鼠肝及脑组织中超氧化物歧化酶活力显著升高，丙二醛含量和氧自由基的含量均明显降低，说明白茅根具有降低氧自由基及抗氧化作用。

10. 改善肾功能 白茅根及其复方水煎剂对 IgA 肾病模型大鼠均可减少尿红细胞和尿蛋白，改善肾功能，能有效抑制系膜细胞增生与基质增多，改善肾脏病理学变化，并以茅根复方汤为优。

11. 保肝 观察白茅根煎剂联合聚乙二醇干扰素和利巴韦林治疗慢性丙型肝炎的抗病毒疗效，发现其在提高持续病毒学应答率、护肝降酶、减轻不良反应方面较单纯应用聚乙二醇干扰素和利巴韦林治疗具有更好的疗效。

12. 其他 白茅根所含的薏苡素对骨骼肌的收缩及代谢有抑制作用。白茅根水醇综合提取物腹腔注射可使小鼠心肌对 ^{86}Rb 的摄取量增加。

【**毒理研究**】 家兔灌服煎剂 25 g/kg，36 h 后活动受抑制，运动迟缓，呼吸增快，但很快恢复。静脉注射 10~15 g/kg，则出现呼吸增快，运动受抑制。1 h 后逐渐恢复，剂量增加至 25 g/kg，6 h 后死亡。

【**临床应用**】

1. 临床配伍

（1）吐血不止：白茅根一握。水煎服之。（《千金翼方》）

（2）血热鼻衄：白茅根汁适量。饮之。（《妇人大全良方》）若鼻衄不止，茅根为末，米泔水服二钱。（《太平圣惠方》）

（3）肺热气喘：白茅根一握（生用旋采），桑白皮等分。水二盏，煎至一盏，去滓温服，饭后服用。（《太平圣惠方》如神汤）

（4）小便热淋：白茅根四升。水一斗五升，煮取五升，适冷暖饮之，一日三次。

（《肘后备急方》）

（5）反胃，食即吐出：芦根、白茅根各二两。细切，以水四升，煎取两升，顿服。（《千金要方》）

（6）阳虚不能化阴，小便不利，或有湿热壅滞，以致小便不利，积成水肿：白茅根一斤。用水四大碗，煮一沸，移其锅置炉旁，候十数分钟，视白茅根若不沉水底，再煮一沸，移其锅置炉旁，直至根皆沉入水底，其汤即成，去渣温服，多半杯，一日服用五六次，夜服两三次。（《医学衷中参西录》白茅根汤）

（7）黄疸、谷疸、酒疸、女疸、劳疸、黄汗：生白茅根一把。细切，以猪肉一斤，合作羹食用。（《补缺肘后方》）

（8）血热经枯而闭：白茅根、牛膝、生地黄、童便。煎服。（《本草经疏》）

（9）肾炎：白茅根 30 g，一枝黄花 30 g，葫芦壳 15 g，白酒药 3 g。水煎，每日 1 剂，分 2 次服，忌盐。（《单方验方调查资料选编》）

（10）肾源性血尿：熟地黄、黄芪、白茅根、白鸡冠花各 30 g，苍术、五味子、炮姜、白及、三七、大蓟、地榆炭、茅蜡、茜草各 10 g，蒲公英、败酱草、半枝莲、夏枯草各 15 g，甘草 5 g。每日 1 剂，水煎取 600 mL，分 3 次温服，小儿随体重不同而调整剂量。禁吸烟、饮酒，以及忌辛辣刺激性食物，宜清淡饮食。[《现代中医药》2018，38（4）：40-41.]

（11）乳糜尿：鲜白茅根半斤。加水 2000 mL 煎成约 1200 mL，加糖适量。每日分 3 次内服，或代茶饮，连服 5~15 d 为 1 个疗程。（《江苏省中草药新医疗法展览资料选编》）

（12）肝脾血瘀型肝硬化腹水：生黄芪 60 g，生牡蛎 30 g，生白术 30 g，炙鸡内金 10 g，茯苓 20 g，桂枝 10 g，泽泻 20 g，大黄 6 g，泽兰 30 g，马鞭草 20 g，猪苓 20 g，王不留行 10 g，车前子 15 g，大腹皮 15 g，白茅根 15 g，葶苈子 10 g。水煎服，每日 1 剂，早、晚温服，7 d 为 1 个疗程。[《现代医学与健康研究电子杂志》2018，2（4）：190.]

（13）寻常型银屑病：生槐花、白茅根、生地黄、土茯苓各 30 g，紫草、赤芍、白鲜皮各 10 g，金银花 15 g，草河车 9 g。每日 1 剂，水煎取药汁 200 mL，分早、晚 2 次服用，每次 100 mL。[《心理月刊》，2018（8）：219.]

（14）曼陀罗中毒：白茅根 30 g，甘蔗 500 g。捣烂，榨汁，加椰子水煎煮，服用。（《南方主要有毒植物》）

2. 现代临床

（1）急性肾炎：据数十例的观察，服药后通常在 1~5 d 内小便即显著增多，每日为 1500~3000 mL。随之水肿即渐消失，高血压及尿检变化亦渐好转而趋正常。据部分病例统计，水肿消失时间为 4~5 d 或 1 周左右；血压恢复正常时间在 5~20 d，一般在 7~9 d；尿检变化平均消失时间 11~26.4 d 不等。用于慢性肾炎亦有利尿消肿及一定的降压作用，但对肝脏病引起的腹水及心力衰竭所致的水肿，则无利尿消肿作用或作用不显著。服药期间除个别有轻微头晕或恶心外，未见不良反应。用法：一般以白茅根（干品）250 g，洗净切碎，水煎，每日 2~3 次分服，连服 1~2 周或至痊愈。亦有配合大蓟、小蓟、生地黄或麻黄组成复方治疗。服药同时，须注意卧床休息，限制水、盐的摄入，保暖。必要时可适当加用其他药物控制并发症及感染病灶等。应用白茅根汤（白茅根 800 g，白糖 20 g，加水煎汁 1000 mL）治疗急性肾炎 40 例，1 年后治愈 32 例（80%），显效 5 例（12.5%），好转 2 例（5%），无效 1 例（2.5%），总有效率为 97.5%。

用茅根 50 g、益母草 25 g、半边莲 25 g、泽泻 25 g、车前子 20 g、猪苓 20 g、大腹皮 15 g 水煎服治疗急性肾炎，治愈有效率达 97% 以上。自拟白茅根汤为主，配合青霉素 80 万 U 肌内注射治疗急性肾炎 63 例，经治 1 个疗程，痊愈 37 例，有效 26 例，无效 0 例，有效率 100%；26 例有效者经第 2 个疗程治疗亦获痊愈。

（2）急性传染性肝炎：用白茅根（干品）100 g，水煎，每日两次分服。治疗 28 例，结果临床治愈（45 d 内主要症状、体征消失，肝功能恢复正常）21 例，好转（临床症状好转，45 d 内各项肝功能的数值下降超过半数，或 45 d 后完全恢复正常）7 例。治疗后，主要症状大多在 10 d 内消失，肝脾大在 20 d 左右消失；丙氨酸转氨酶经 45 d 后有 80% 的患者降至正常，黄疸指数平均 20.15 d 全转正常。未见副作用。选用茅根 50 g、茵陈 30 g、黄柏 12 g 水煎服治疗黄疸型肝炎，4~10 d 黄疸消退。用单味鲜茅根 60~120 g 水煎加白糖代茶饮，治疗小儿急性黄疸型肝炎，半月痊愈。用白茅根汤［白茅根、丹参各 20~30 g，柴胡、薏苡仁各 10~15 g，杏仁 6 g，郁金、赤芍（炒）、枳壳、大黄炭各 10 g，车前子 12 g］治疗甲型肝炎 200 例，治愈率达 94%。应用三根汤（白茅根、山檀根各 30 g，六月雪根 60 g）治疗急性黄疸型肝炎 31 例，连续服药 10 d 为 1 个疗程，结果服药后患者黄疸均有显著消退，食欲渐增，肝区压痛、畏寒消失，总有效率为 100%。

（3）肿瘤：白茅根多用于治疗消化道肿瘤，如食管癌、胃癌、直肠癌，亦可用治肺、膀胱、鼻咽部肿瘤。如治食管癌选用白茅根、白花蛇舌草、半枝莲、苏铁叶、棉花根各 60g 水煎服，每日 1 剂，验之临床有一定疗效。

（4）淋症及血尿：用尿感汤（白茅根 20 g，苦参巧 g，石韦 30 g，车前草 20 g，木通 6 g，瞿麦 15 g，萹蓄 15 g，栀子 10 g，蒲公英 30 g，柴胡 10 g，六一散 30 g，黄柏 9 g，白花蛇舌草 30 g），治疗 126 例淋症患者，结果痊愈 82 例，好转 38 例，无效 6 例，总有效率为 95.2%。用白茅根（取白茅根 45 g，加水 600 mL，水煎 45 min，煎至 400 mL，分 2 次服用。昏迷者给予鼻饲，每次 100 mL，每日 4 次）治疗甘露醇所致的血尿 16 例，结果有效率为 100%。

（5）其他：白茅根可用于治疗小儿外感发热不退或退而复发者；用于过敏性紫癜的治疗；在眼科热病中的应用，如巩膜炎；用于麻疹的治疗；还可用于治疗口腔炎、红肿关节炎、乳糜尿等。

【不良反应】 服药期间除个别有轻微头晕或恶心外，未见不良反应。

【综合利用】 白茅根味甘价廉，食用安全，在保健品开发应用具有广阔前景，如已开发的专利产品有白茅根饮料、白茅根茶、白茅根保健面条、白茅根保健粉丝、香草兰白茅根茶。

对白茅根浸膏进行了卷烟加料试验，评吸结果表明，在烟丝中添加 0.015%~

0.02%的白茅根浸膏可改善卷烟香气，减轻杂气，改善余味。

■参考文献

[1] 刘荣华，付丽娜，陈兰英，等．白茅根化学成分与药理研究进展 [J]．江西中医学院学报，2010，22（4）：80-83．

[2] 刘金荣．白茅根的化学成分、药理作用及临床应用 [J]．山东中医杂志，2014，33（12）：1021-1024．

[3] GanmL A Mohamed，Ahmed Abdel-Latefl，Mostafa A，Fouad，et al. Chemical composition and hepato-protective activity of imperata cylindriea beauv [J]．Pharmacognosy Magazine，2009，4（17）：28-36．

[4] Yoon J S，Lee M K，Sung S H，et al. Neuroprotective2-（2-phenyethyl）chromones of imperata cylindrica [J]．J Nat Prod，2006，69（2）：290-291．

[5] 付丽娜，陈兰英，刘荣华，等．白茅根的化学成分及其抗补体活性 [J]．中药材，2010，33（12）：1871-1874．

[6] 刘轩，张彬锋，俞桂新，等．白茅根的化学成分研究 [J]．中国中药杂志，2012，37（15）：2296-2300．

[7] 王海侠，吴云，时维静，等．白茅根多糖的提取与含量测定 [J]．中国中医药信息杂志，2010，17（2）：55-57．

[8] 刘荣华，马志林，段锋，等．不同产地白茅根多糖成分的含量比较 [J]．时珍国医国药，2012，23（2）：257-258．

[9] 王伟，郭庆梅，周凤琴．白茅根的药效考证与现代研究比较 [J]．中国海洋药物，2014，33（5）：92-96．

[10] 时银英，白玉昊，兰志琼．白茅根降压茶治疗原发性高血压的实验研究 [J]．陕西中医学院学报，2008，31（6）：57-58．

[11] 焦坤，陈佩东，和颖颖，等．白茅根研究概况 [J]．江苏中医药，2008，40（1）：91-93．

[12] 曹雨诞，和颖颖，张丽，等．白茅根炒炭前后5-羟甲基糠醛的变化研究 [J]．中草药，2010，41（9）：1475-1477．

[13] 徐丹洋，马长振，陈佩东，等．茅根炭止血机理的实验研究 [J]．中成药，2010，32（12）：2114-2117．

[14] 李昌灵，张建华．白茅根提取物的抑菌效果研究 [J]．怀化学院学报，2012，31（11）：34-37．

[15] 付嘉，熊斌，白丰沛，等．白茅根对小鼠细胞免疫功能影响 [J]．黑龙江医药科学，2004，23（2）：17．

[16] 吕世静，黄槐莲，袁汉尧，等．白茅根多糖对人T淋巴细胞免疫调节效应的研究 [J]．中国新药杂志，2004，13（9）：834-835．

[17] 岳兴如，侯宗霞，刘萍，等．白茅根抗炎的药理作用 [J]．中国临床康复，2006，10（43）：85-87．

[18] 包永睿，王帅，孟宪生，等．白茅根水提物对人肝癌细胞株 SMMC-7721 细胞周

期及细胞凋亡的影响 [J].时珍国医国药,2013,24(7):1584-1586.

[19] 崔珏,李超,尤健,等.白茅根多糖改善糖尿病小鼠糖脂代谢作用的研究 [J].食品科学,2012,33(19):302-305.

[20] 蓝贤俊,邓彩霞,陈永兰,等.白茅根对酒精中毒小鼠肝及脑损伤的保护作用研究 [J].医学理论与实践,2012,25(2):125-126,128.

[21] 尹友生,欧俊,韦家智,等.白茅根及其复方汤对大鼠 IgA 肾病模型的干预作用 [J].时珍国医国药,2011,22(11):2659-2662.

[22] 邱荣仙,王晓东,何雄志,等.白茅根煎剂联合干扰素和利巴韦林治疗慢性丙型肝炎的临床研究 [J].中医临床研究,2012,4(21):5-8.

[23] 韩素琴.巧用茅根治肾炎 [J].药膳食疗,2005(9):20.

[24] 李言庆,姜海.小儿退热良药——白茅根 [J].社区医学杂志,2006,4(12):51.

[25] 范世忠.几种用白茅根治病的民间验方 [J].求医问药,2006(2):35.

[26] 白玉昊,时银英,段玉通.白茅根降压茶治疗原发性高血压 98 例疗效观察 [J].中国现代药物应用,2007,1(6):63.

[27] 黄美娥,高中松,张羽,等.白茅根-甘蔗饮料的研制 [J].食品与发酵工业,2006,32(2):141-143.

[28] 张爱忠.白茅根浸膏的制备及加料试验 [J].烟草科技,2004(1):8-9.

白 扁 豆

【道地沿革】 白扁豆又称茶豆、沿篱豆、火镰扁豆、鹊豆、峨眉豆、眉豆、膨皮豆等,最早见于南朝齐梁间陶弘景著的《名医别录》。《本草纲目》载:"硬壳白扁豆,其子充实,白而微黄,其气腥香,其性温平,得乎中和,脾之谷也。入太阴气分,通利三焦,能化清降浊,故专治中宫之病,消暑除湿而解毒也。其软壳及黑鹊色者,其性微凉,但可供食,亦调脾胃。"白扁豆一身是宝,它的果实(白扁豆)、果皮(扁豆衣)、花、叶均可入药。其性味甘微湿,入脾胃二经,有补脾胃、和中化湿、消暑解毒的功效,主治脾胃虚弱、泄泻、呕吐、暑湿内蕴、脘腹胀痛、赤白带下等病,又能解酒毒。

全国各地均有栽培,主要分布于河南、辽宁、河北、山西、陕西、山东、江苏、安徽、浙江、江西、福建、台湾、湖北、湖南、广东、海南、广西、四川、贵州、云南等地。

【来源】 本品为豆科植物扁豆 *Dolichos lablab* L. 的干燥成熟种子。秋、冬二季采收成熟果实,晒干,取出种子,再晒干。

【原植物、生态环境、适宜区】 扁豆,一年生缠绕草质藤本。茎光滑。羽状三出复叶,小叶 3,顶生小叶宽三角状,侧生小叶斜卵形,托叶小,披针形。总状花序腋生，直立，花序轴粗壮；花 2 至多朵；小苞片 2，脱落；萼阔钟状，萼齿 5，不等；花冠蝶形，白色或紫红色，长约 2 cm，旗瓣基部具耳。荚果倒卵状长椭圆形，微弯，扁平，长 5~7 cm；种子 2~5，白色或紫黑色，长约 8 mm。成熟后呈扁椭圆形或扁卵圆形，长 0.8~1.2 cm，宽 0.6~0.9 cm，厚 0.4~0.7 cm。表面黄白色，平滑而光泽，一侧边缘有半月形白色突起的种阜，占周径的 1/3~1/2，剥去后可见凹陷的种脐，紧接种阜一端有一珠孔，另端有短的种脊。质坚硬。种皮薄脆，内有子叶 2 枚，肥厚，黄白色，角质。嚼之有豆腥气。花期 7~9 月，果期 9~11 月。

扁豆喜温暖湿润气候，怕寒霜，受霜害后，轻者影响生长，重者死亡。苗期需潮湿，应注意浇水。花期要求干旱，空气和土壤湿度大，容易落花。喜欢肥沃、排水良好的沙质土壤，全国各地均适宜生长。

【生物学特点】

1. 栽培技术 用种子繁殖。春播，由于种子顶土能力弱，故播种前应先浇水，待可耕时立即下种，穴播，每穴放种子 2~3 粒，覆土 0.6~1 cm，略镇压。行株距（30~60）cm×45 cm。

北方地区以春播为主，4 月中旬后，先将垄面耙平后，刨坑，穴距 30~35 cm、穴深 8~10 cm，施足底肥，底肥用厩肥、生物肥或有机肥均可，将种子播入，每穴 3~4 粒，覆土 4~5 cm，镇压。根据土壤墒情决定是否对种子进行催芽处理。

2. 田间管理 以砂壤土、富含腐殖土的耕地、园内地为佳，翻耕 15~20 cm，除净石块等杂物，做成高 15~20 cm、底宽 40 cm 的垄。在温、湿度正常的条件下，播种后 15 d 左右陆续出苗。出苗后应立即间苗，每穴留 2 株，结合除草适当松土，当株高 30 cm 以上时培土、支架。支架要牢固，要有一定的高度，注意透光性能。当株高达 1 m 时打尖，以促进分枝，增加结实量。雨季要注意排水防涝，以防止和减少落花及病害的发生概率。

3. 病虫害防治 根腐病多发生于梅雨季节。主要病因为田间积水时间过长，使土壤的通透性能变差，为病菌的大量繁殖提供了有利条件，使根系受到危害而死亡。症状表现在植株萎蔫、根系腐烂。防治措施：雨季及时排涝，雨后及时松土。播种时先将种子用 0.5% 的多菌灵药液浸泡 4~6 h。发现个别病株及早拔除，用 50% 的多菌灵 800~1000 倍液浇灌根穴及周边土壤，防止病菌扩散、蔓延，病株集中销毁。

虫害常见黑色蚜虫吮食嫩茎梢和花序。防治方法：平时多注意观察，做到早发现、早防治，选用高效、低毒、低残留的传统杀虫剂喷杀，如 25% 乐果 800~1000 倍液，或新型杀虫剂（按说明使用），一般 1 次即可见效，如需 2 次喷杀，应间隔 7~10 d。

【采收加工】 当果实由绿色变成白色或黄白色且种子与果皮已经分离时即可采收，人工或机械脱粒均可，除净果皮及小瘪粒，晒至完全干燥，即可入药。还可以将扁豆置于沸水中煮至皮软后，在冷水中稍泡，取出，搓开种皮与仁，干燥，取其皮入药，即扁豆衣（仁也药用）。外观性状以籽粒饱满、粒度均匀、色泽（黄白）一致、无虫口、嚼之有豆腥气为佳。

【炮制储藏】

1. 炮制

（1）白扁豆：除去杂质。用时捣碎。

（2）炒白扁豆：取净白扁豆，炒至微黄色，用时捣碎。

（3）扁豆仁：取净白扁豆，置沸水中煮至皮微鼓起和松软，捞出，倒入凉水，搓去皮，晒干，捣碎用；或炒黄用。（皮晒干即为扁豆皮）

2. 储藏 置干燥处，防蛀。

【药材性状】 种子扁椭圆形或扁卵圆形，长 8～13 mm，宽 6～9 mm，厚约 7 mm。表面淡黄白色或淡黄色，平滑，稍有光泽，有的可见棕褐色斑点，一侧边缘有隆起的白色半月形种阜。长 7～10 mm，剥去后可见凹陷的种脐，紧接种阜的一端有珠孔，另端有种脊。质坚硬，种皮薄而脆，子叶 2 片，肥厚，黄白色。气微，味淡，嚼之有豆腥气。以粒大、饱满、色白者为佳。

【质量检测】

1. 显微鉴别 种子横切面：表皮为 1 列栅状细胞，种脐处 2 列，光辉带明显。支持细胞 1 列，呈哑铃状，种脐部位为 3～5 列。其下为 10 列薄壁细胞，内侧细胞呈颓废状。子叶细胞含众多淀粉粒。种脐部位栅状细胞的外侧有种阜，内侧有管胞岛，椭圆形，细胞壁网状增厚，其两侧为星状组织，细胞星芒状，有大型的细胞间隙，有的胞腔含棕色物。

2. 理化鉴别 取本品粉末 1 g，加 70% 乙醇 10 mL 回流提取，滤过，取滤液蒸干，滴加乙酸酐 2～3 滴和硫酸 1～2 滴，显黄色，变为红色、紫红色、污绿色（检查甾类）。

【性味归经】 甘，微温。归脾、胃经。

【功能主治】 健脾化湿，和中消暑。用于脾胃虚弱，食欲减退，大便溏泄，白带过多，暑湿吐泻，胸闷腹胀。炒白扁豆健脾化湿。用于脾虚泄泻，白带过多。

【用法用量】 内服：煎汤，9～15 g；或生品捣研水绞汁，或入丸、散。外用：适量，捣敷。

【注意事项】 患寒热病者，不可食白扁豆。

【化学成分】

1. 蛋白质类 白扁豆种子中含蛋白质 2.27%，主要为胰蛋白酶抑制剂、淀粉酶抑制物、酪氨酸酶、豆甾醇、血凝素等生物活性物质。

2. 糖类 淀粉是白扁豆的主要成分，含量为 47.86%～57.29%。此外，白扁豆还含有棉子糖、水苏糖、果糖等。

3. 甾体、苷类 白扁豆中含有淀粉氰苷等苷类成分，还含有豆甾醇等甾体类成分。

4. 维生素、矿物质类 白扁豆含有维生素 A、B、C，此外还含钙 0.046%、磷 0.052%、植酸钙镁 0.247% 等。

【药理作用】

1. 增强免疫功能 研究白扁豆多糖对正常小鼠腹腔巨噬细胞吞噬功能的影响。取体重 18～22 g 的昆明种小鼠 50 只，雌雄各半，随机均匀分为 5 组，每组 10 只。分别为其灌服高、中、低剂量的白扁豆多糖水溶液（1.2、0.8、0.4 g/kg）、香菇多糖液（0.2

g/kg）和生理盐水。每日灌胃给药 1 次（0.2 mL/10 g），连续给药 14 d。于第 14 天早上各组小鼠均腹腔注射5%鸡红细胞生理盐水混悬液 0.5 mL，于灌胃给药后 2 h，给鸡红细胞后 4 h，麻醉后脱颈椎处死小鼠。腹腔注入汉氏液 2.5 mL，轻揉小鼠腹部，然后剪开小鼠腹部皮肤，在腹膜上剪一小孔，用吸管吸取腹腔液 2 mL 置于试管中，混匀，吸取少许腹腔液滴于载玻片上，37 ℃ 孵育 30 min，生理盐水冲去附着的细胞，瑞氏染液染色，显微镜下观察小鼠腹腔巨噬细胞的吞噬情况，并计算吞噬百分率和吞噬指数。结果表明，空白对照组吞噬百分率为 0.223 1%，吞噬指数为 0.260 0%；香菇多糖组吞噬百分率为 0.363 9%，吞噬指数为 0.486 9；白扁豆多糖的吞噬百分率高、中、低剂量组分别为 0.493 8%、0.502 5%、0.554 7%，吞噬指数分别为 0.750 6%、0.760 8%、0.891 7%。白扁豆多糖可显著提高腹腔巨噬细胞的吞噬指数和吞噬百分率，具有较好的增强免疫作用。

2. 抗氧化 对白扁豆等四种中药多糖的体外抗氧化活性进行研究，结果表明，白扁豆的多糖对超氧自由基和羟自由基有不同程度的清除作用，且随着多糖浓度的增大，羟自由基清除率增大，超氧自由基清除率也增大。

取体重 18~22 g 的昆明种小鼠 40 只，雌雄各半，适应性饲养 1 周后，随机分成 4 组，每组 10 只。分别灌服高、中、低剂量的白扁豆多糖水溶液（0.4、0.3、0.2 g/kg）以及生理盐水。每日灌胃给药 1 次（0.2 mL/10 g），连续给药 15 d。末次给药后 24 h，眼球取血，离心得小鼠血清，按照 SOD、GSH-Px 试剂盒的操作过程，测定结果。结果表明，白扁豆多糖可使 SOD、GSH-Px 活力提高，提高小鼠抗氧化能力，且与剂量呈正相关。

3. 抗缺氧 对神经细胞缺氧性凋亡的保护作用机制进行研究，结果表明，白扁豆多糖可通过减少 Bax、Caspase-3 的表达，相对提高 Bcl-2 的表达及 Bcl-2/Bax 比例，从而阻断由缺氧诱导的神经细胞凋亡和保护神经细胞。对胚鼠大脑皮质神经细胞缺氧性坏死及凋亡进行研究，发现白扁豆多糖具有促进胚鼠神经细胞生长，阻断由缺氧引起的神经细胞生长抑制，以及显著地抵抗神经细胞缺氧性凋亡功效。

4. 抗肿瘤 在白扁豆中可分出 2 种不同的植物凝集素（甲及乙）。凝集素甲不溶于水，有抗胰蛋白酶活性，可抑制实验动物生长，属于有毒成分；凝集素乙可溶于水，有非竞争性抑制胰蛋白酶活性，加热可降低其活性。通过体外试验证明，白扁豆所含的植物凝集素具有使恶性肿瘤细胞发生凝集，肿瘤细胞表面结构发生变化的作用；另外，植物凝集素可促进淋巴细胞的转化，从而增强对肿瘤的免疫能力。

5. 抗菌、抗病毒 100%白扁豆煎剂用平板纸片法，对痢疾杆菌有抑制作用，对食物中毒引起的呕吐、急性胃肠炎等有解毒作用。白扁豆水提物对小鼠 Columbia SK 病毒有抑制作用。

【**毒理研究**】 白扁豆中含有对人的红细胞非特异性植物凝集素，不溶于水，有抗胰蛋白酶活性，可抑制实验动物生长，故属毒性成分。另含一种酶，有非竞争性抑制胰蛋白酶的活性，加热亦降低其活性，于 10 mg/kg 浓度时，由于抑制了凝血酶，可使柠檬酸血浆的凝固时间由 20 s 延长至 60 s。

【临床应用】

1. 临床配伍

(1) 霍乱：白扁豆一升，香薷一升。上二味，以水六升，煮取二升，分服。单用亦得。（《千金要方》）

(2) 厌食症：薏苡仁、白扁豆、焦三仙各 10 g，银柴胡、胡黄连、白豆蔻各 7 g，砂仁、川楝子、雷丸各 6 g，赤小豆、槟榔各 4 g。每日 1 剂，水煎服。[《中国民间疗法》2018，26（13）：24-25.]

(3) 大疱性表皮松解症：太子参 6 g，茯苓 12 g，炒白术 4 g，甘草 4 g，山药 10 g，莲子肉 10 g，炒薏苡仁 10 g，白扁豆 6 g，砂仁 4 g，桔梗 4 g，苍术 4 g，杏仁 6 g，泽泻 4 g，秦皮 6 g，白及 4 g。将参苓白术散做成丸剂，续服 3 个月。[《内蒙古中医药》2018，37（2）：43-44.]

(4) 慢性肾炎、贫血：扁豆 30 g，红枣 20 枚。每日 1 剂，水煎分 2 次温服。（《福建药物志》）

(5) 疖肿：鲜扁豆适量，加冬蜜少许，同捣烂敷患处。（《福建药物志》）

(6) 特发性黄斑前膜伴黄斑水肿：党参 15 g，茯苓 10 g，白术 10 g，莲子 10 g，薏苡仁 15 g，砂仁 10 g，白扁豆 10 g，桔梗 10 g，淮山药 10 g，甘草 5 g。湿重纳呆加陈皮 10 g，有热象加黄连 5 g，气虚加黄芪 10 g，气滞加柴胡 10 g，肾精亏虚加女贞子、桑寄生各 10 g，肾阳亏虚加熟附子、肉桂各 5 g。每日 1 剂，水煎分 2 次温服。4 周为 1 个疗程，治疗 2 个疗程。[《江苏中医药》2012，44（4）：27-28.]

2. 现代临床

(1) 癌症肿瘤：百来幸口服液通过效应细胞的被激活，选择性抑制肿瘤病毒，缓解癌症疼痛等症状及提高机体对肿瘤的防御能力，可作为抗肿瘤辅助药物。用肠癌方（炙黄芪、炒白术、白扁豆等）治疗晚期大肠癌，结果发现肠癌方较单纯化疗毒副反应轻微，且具有改善临床症状、提高生活质量等作用。用健脾益气化瘀方（白扁豆、茯苓等），配合西医治疗，结果发现可明显提高胃癌患者术后存活率。

(2) 腹泻、呕吐等脾胃、肠道疾病：

1) 细菌性痢疾。用白扁豆 50 g 加白砂糖及水煮服，治白痢，用红扁豆 50 g 加红糖及水共煮服，治赤痢，疗效显著。

2) 呕吐腹泻。用豆车散治疗小儿慢性腹泻 10 例，效果显著。临床用白扁豆 30～60 g，煮沸熟透，饮汁吃豆，治疗脾虚所致慢性泄泻，急性胃肠炎呕吐腹泻有效。用白扁豆、白糖、葡萄干、山楂糕、糖桂花，制成膏状服用，治疗脾胃虚弱导致的腹泻、呕吐、食欲减退等症状有效。运用参苓四神汤（党参、茯苓、白扁豆等）治疗慢性腹泻 60 例，总有效率为 96.67%。用参苓白术散（人参、茯苓、白扁豆、白术等）治疗慢性肠炎 82 例，取得较好的疗效。

3) 肠胃炎。加味香薷散（香薷、白扁豆、厚朴等）治疗急性胃肠炎，效果满意。

4) 解暑，清热，治感冒。用白扁豆、冰糖、鲜荷叶、大米，加水三碗煮熟服用，可清暑解热，和胃厚肠，止泄泻。用香薷散加味（香薷、炒白扁豆、金银花等）治疗夏季流行性感冒，效果显著。

（3）黑斑、褐斑：用血竭白扁豆汤治疗眶周褐青色母斑 18 例，黛黑斑 15 例，效果明显。运用黄褐斑（柴胡、黄芩、白扁豆等）膏方，再辅以另外一些对症药，治疗黄褐斑，疗效较好。

（4）其他：白扁豆还用于治疗慢性肾炎、妇女带下，以及固胎、止咳、解酒、避孕等。

【综合利用】 白扁豆，营养价值较高，矿物质和维生素含量比大部分根茎菜和瓜菜都高，味亦鲜嫩可口。据中国科学院卫生研究所编的食物成分表：每百克白扁豆含蛋白质 2.8 g，脂肪 0.2 g，糖 5.4 g，粗纤维 1.4 g，钙 116 mg，铁 1.5 mg，胡萝卜素 0.32 mg，维生素 B_2 0.05 mg，维生素 B_2 0.07 mg，烟酸 0.7 mg，抗坏血酸 13 mg。白扁豆既是滋补佳品，夏暑又可制作清凉饮料。

■参考文献

[1] 郑家龙. 扁豆的药理作用与临床应用 [J]. 时珍国药研究，1997，8（4）：45-46.

[2] 李安智，傅翠真. 食用豆类标准物质的研制及优质源标准的制定 [J]. 中国粮油学报，1992，7（1）：16-18.

[3] 卢金清，蔡君龙，戴艺，等. 白扁豆的研究进展 [J]. 湖北中医杂志，2013，35（12）：77-79.

[4] 弓建红，许小华，王俊敏，等. 白扁豆多糖对正常小鼠体内抗氧化和免疫实验研究 [J]. 食品工业科技，2010，31（9）：337-338.

[5] 刘富岗，弓建红，杨云，等. 白扁豆等 4 种中药多糖的体外抗氧化活性研究 [J]. 河南科学，2009，27（10）：1212-1215.

[6] 胡国柱，姚于飞，文珠，等. 白扁豆多糖对神经细胞缺氧性凋亡的保护 [J]. 中药药理与临床，2012，28（1）：91-94.

[7] 姚于飞，胡国柱，高幼奇，等. 白扁豆多糖抗神经细胞缺氧性坏死与凋亡 [J]. 中药药理与临床，2012，28（3）：58-62.

[8] 张蝶婉. 百来幸口服液的制备及临床应用 73 例分析 [J]. 临床药学，1995，4（1）：14-16.

[9] 窦国祥. 化清降浊话扁豆 [J]. 中医杂志，1994，35（12）：755-756.

[10] 徐汉卿，梁存让，冯捷，等. 血竭白扁豆汤治疗眶周褐青色母斑和黧黑斑的探讨 [J]. 中医杂志，1982（3）：30-31.

[11] 石红乔. 黄褐斑膏方调治体会 [J]. 中医杂志，2011，52（11）：972-973.

瓜 蒌

【道地沿革】 瓜蒌又称栝楼、瓜楼、药瓜、肚瓜、大肚瓜、鸭屎瓜等，为常用中药，其根、果实皆可入药。《神农本草经》列为上品，名栝楼根。《尔雅正义》描述其形态："栝楼四月生苗，引藤蔓生，及秋而华，秋末成实，下垂如拳，或长而锐，或小而圆。"《本草图经》说："根亦名白药，皮黄肉白；三四月内生苗，引藤蔓，叶如甜瓜叶作义，有细毛；七月开花，似葫芦花，浅黄色；实在花下，大如拳，生青，至九月熟，赤黄色。"

《神农本草经》云："生川谷及山阴。"弘农为今之河南灵宝。《新修本草》云："今出陕州者，白实最佳。"唐代以陕州（今河南三门峡市陕州区）出者较优，《通典》载："陕郡贡柏子仁、栝楼根各三十斤。"明代《本草汇言》也说："苏氏曰栝楼出弘农。山谷者最胜。今河南、江北、江南、浙江、山野僻地间亦有。"瓜蒌历来以河南所出为佳。

【来源】　本品为葫芦科植物栝楼 *Trichosanthes kirilowii* Maxim. 或双边栝楼 *Trichosanthes rosthornii* Harms 的干燥成熟果实。秋季果实成熟时，连果梗剪下，置通风处阴干。

【原植物、生态环境、适宜区】　具体内容同"天花粉"部分。

【生物学特点】　具体内容同"天花粉"部分。

【炮制储藏】

1. 炮制　压扁，切丝或切块。本品呈不规则的丝或块状。外表面橙红色或橙黄色，皱缩或较光滑；内表面黄白色，有红黄色丝络，果瓤橙黄色，与多数种子黏结成团。具焦糖气，味微酸、甜。

2. 储藏　置阴凉干燥处，防霉，防蛀。

【药材性状】　干燥果实呈长椭圆形或卵圆形，长约 9 cm，直径约 6 cm。果皮橙黄色或土黄色，微有光泽，皱缩，顶端有圆形的花柱残存，基部略尖，有果柄的残余，果柄部周围的果皮上有放射状纵沟。质重，剖开后内表面黄白色，并有纤维，肉质胎座多已缩成黏丝状，种子集结成团。气如焦糖，味略甜。以个大、不破、色橙黄、糖味浓者为佳。

【质量检测】

1. 显微鉴别

（1）种子横切面：种皮表皮细胞 1 列，长方形，长 36～55 μm，直径 10～22 μm，壁具条状增厚纹理，在棱线处表皮细胞延长呈栅状；外被角质层。厚壁细胞 6～15 列，壁木化；外侧细胞较小，向内细胞大小不一，排列不规则；最内 1～2 列为石细胞，石细胞类方形或多角形，壁厚 10～15 μm。排列紧密。腔隙薄壁组织为 4～6 列星状细胞，壁微木化。色素层细胞挤压皱缩，界线不清楚。种脊维管束位于腔隙薄壁组织的两端。外胚乳外层细胞的外侧壁角质化，其余细胞皱缩，内胚乳细胞 1 列，类长方形，内含脂肪油滴及糊粉粒。子叶细胞充满糊粉粒及脂肪油滴。

（2）果皮横切面：外果皮细胞 1 列，为近方形角质化厚壁细胞，外壁及侧壁均增厚，内为数层色素细胞，其下为石细胞环带，环的内侧有宽广的薄壁组织，其中有多数双韧型维管束，木质部多向外弯曲。本品薄壁细胞含少量草酸钙结晶。

2. 理化鉴别　取本品粉末 2 g，加甲醇 20 mL，超声处理 20 min，滤过，滤液挥干，残渣加水 5 mL 使溶解，用水饱和的正丁醇振摇提取 4 次，每次 5 mL，合并正丁醇液，蒸干，残渣加甲醇 2 mL 使溶解，作为供试品溶液。另取瓜蒌对照药材 2 g，同法制成对照药材溶液。吸取上述两种溶液各 4 μL，分别点于同一硅胶 G 薄层板上，以乙酸乙酯-甲醇-甲酸-水（12∶1∶0.1∶0.1）为展开剂，展开，取出，晾干。喷以 10% 硫酸乙醇溶液，在 105 ℃ 加热至斑点显色清晰。分别置日光及紫外光灯（365 nm）下检视。供试品色谱中，在与对照药材色谱相应的位置上，显相同颜色的斑点或荧光斑点。

3. 含量测定 采用气相色谱法测脂肪酸。色谱柱：石英毛细管柱 HP-1（30 m×0.22 mm×0.33 μm）。升温程序：柱初始温度 120 ℃，保持 3 min，以 10 ℃/min 升温至 230 ℃，保持 20 min；载气：N_2；流速：25 mL/min；柱头压 0.12 MPa。进样口温度：250 ℃；检测器温度：250 ℃；进样量：1.0 μL。供试品溶液的制备：称取 100 g 瓜蒌子分两次进行索氏提取，提取时间 18 h，溶剂为环己烷，经回收溶剂和用无水硫酸钠干燥，将处理后的油称取 20 g 按上述条件进行酯交换反应，反应完毕后经甲醇回收，静置分层，取上层脂肪酸甲酯水洗、脱水、无水硫酸钠干燥至恒重。取产物脂肪酸甲酯 100 mg 置于 25 mL 量瓶中并加入 1 mL 的内标溶液。然后用正己烷稀释至刻度，摇匀备用。其中十一酸甲酯浓度为 1.015 6 mg/L，脂肪酸甲酯浓度为 4 mg/L。

【商品规格】 药品不分等级，均为统货。

【性味归经】 甘、微苦，寒。归肺、胃、大肠经。

【功能主治】 清热涤痰，宽胸散结，润燥滑肠。用于肺热咳嗽，痰浊黄稠，胸痹心痛，结胸痞满，乳痈，肺痈，肠痈，大便秘结。

【用法用量】 内服：煎汤，9~12 g；或捣汁，或入丸、散。外用：捣敷。

【注意事项】 脾胃虚寒，大便不实，有寒痰、湿痰者不宜。

【化学成分】 瓜蒌含有十多种黄酮及其苷类化合物，以山柰酚类和木犀草素类为主，包括山柰酚-3，7-二-O-β-葡萄糖苷、山柰酚-3-O-β-葡萄糖苷-7-O-α-鼠李糖苷、山柰酚-3-O-β-槐糖苷、山柰酚-3-O-β-芸香糖苷、槲皮素-3-O-β-芸香糖苷、木犀草素-7-O-β-葡萄糖苷、木犀草素-3′-O-β-葡萄糖苷、木犀草素-4′-O-β-葡萄糖苷、芹黄素-7-O-β-葡萄糖苷、芹黄素-6，8-二-C-β-葡萄糖苷，此外还含有小麦素、香叶木素-7-O-β-D-葡萄糖苷等。脂肪油含量为 26%，其中饱和脂肪酸占 30%，不饱和脂肪酸占 66.5%，以栝楼酸为主。此外，种子油中尚含有安石榴酸，可能为栝楼属种子油中的特有成分。种子油中含有多种甾醇成分，如菜油甾醇、豆甾醇、7-菜油甾烯醇、谷甾醇、7，22-豆甾二烯-3-醇、7，25-豆甾二烯-3-醇、7，24-豆甾二烯-3-醇、7，22，25-豆甾三烯-3-醇、7，25-豆甾二烯醇、7，24-胆甾双烯醇、7，25-胆甾双烯醇、7，22，25-胆甾三烯醇等。从种子中分离得到 2 种有抗血栓形成作用的甘油酯：1-栝楼酸亚油酸棕榈酸甘油酯及 1，3-二栝楼酸亚油酸甘油酯。种子中含三萜类成分，如栝楼萜二醇、栝楼萜二醇-3-苯甲酸酯、7-氧代二氢栝楼萜二醇、5-去氢栝楼萜二醇；又含多种氨基酸，以谷氨酸、精氨酸、天冬氨酸和亮氨酸含量较高；还含一种能使核糖体失去活性的栝楼子糖蛋白。

瓜蒌子含皂苷、有机酸及其盐类、树脂、脂肪油、色素、糖类，还含有精氨酸、赖氨酸、丙氨盐、缬氨酸、异亮氨酸、亮氨酸、甘氨酸及类生物碱物质。果皮含棕榈酸、木蜡酸、蜡酸、蒙坦尼酸、蜂蜜酸、L-（-）-α-棕榈酸甘油酯、Δ^7-豆甾烯醇、

Δ^7-豆甾烯酮-3 和 Δ^7-豆甾烯醇-3-β-D-吡喃葡萄糖，并含钾、钠、钙、镁、铜、锌、铁、钼、铬等金属元素。瓜蒌所含的蛋白质与其块根天花粉所含的蛋白质不同。

瓜蒌皮中的月桂酸和肉豆蔻酸的含量大大高于中华栝楼皮中的含量，而瓜蒌皮中的硬脂酸的含量又大大低于中华栝楼皮中的含量。瓜蒌皮中含有 7-豆甾烯醇，7-豆甾烯醇-β-D-葡萄糖苷，β-菠菜甾醇，一组以二十二烷醇与二十四烷醇为主的饱和脂肪醇混合物和一组以桂冠桐酸，硬脂酸和二十二烷酸为主的饱和脂肪酸混合物；还含苏氨酸、丝氨酸、甘氨酸、丙氨酸、半胱氨酸、缬氨酸、甲硫氨酸、异亮氨酸、亮氨酸、酪氨酸、苯丙氨酸、赖氨酸、组氨酸、精氨酸等 17 种氨基酸，以及钾、钠、钙、镁、铜、锌、铁、锰、钴、镍、锶等 11 种无机元素。

【药理作用】

1. 祛痰、止咳 瓜蒌中分离得到的氨基酸有较好的祛痰作用。半胱氨酸能裂解痰液黏蛋白，使痰液黏度下降而易于咳出，天冬氨酸可促进骨髓 T 淋巴细胞前体转化为成熟的 T 淋巴细胞，有利于减少炎性分泌物；甲硫氨酸可变为半胱氨酸及胱氨酸起到协同的作用。且研究已证实瓜蒌水煎剂有较显著的祛痰作用，可有效抑制氨水引起的咳嗽。

2. 增强免疫 采用含药血清体外培养巨噬细胞实验，多角度研究瓜蒌皮对单核巨噬细胞的活性及其吞噬能力的影响。研究结果表明，瓜蒌皮能显著提高巨噬细胞活性及淋巴细胞的转化，还可显著提高小鼠碳粒廓清水平，促进免疫，抑制小鼠血清溶血素的生成。

3. 耐缺氧 对异丙肾上腺素所致小鼠低压缺氧情况下按 40 g/kg 和 50 g/kg 剂量给药，小鼠成活率分别为 30% 和 80%。实验结果证明，瓜蒌注射液对小鼠无论是常压、低压还是异丙肾上腺素所致低压缺氧都能明显增加其耐受力，延长其生存时间，提高其生存率。对预先皮下注射给予异丙肾上腺素的小鼠，在低压缺氧情况下也能提高存活率，但并不延长司可巴比妥钠对小鼠的睡眠时间，提示其提高耐缺氧能力的作用与中枢神经系统无关。

4. 抗肿瘤 瓜蒌煎剂体外可直接抑制人宫颈癌海拉细胞，而对巨噬细胞有促进和损伤的双向作用。研究还认为，栝楼属块根提取物对海拉细胞的细胞毒活性及其细胞增殖有抑制作用，效果优于天花粉蛋白。在无细胞体系中，栝楼素对完整细胞毒性很低，而对蛋白质生物合成有明显的抑制作用，与单克隆抗体缀合制备而成的免疫毒素，对肿瘤有辅助治疗作用。其醚浸出液中得到的类白色非晶体性粉末也有一定抗癌的作用。栝楼根入药称天花粉，其主要成分天花粉蛋白还可诱导小鼠前列腺癌细胞的凋亡，其中 Bax 基因在细胞凋亡的过程中起到重要的调控作用。

5. 抑菌 瓜蒌水提液有较好的抑菌作用，研究报道瓜蒌水浸剂可抑制奥杜盎小孢子菌与星形诺卡菌，促进光合细菌的生长，在低浓度下即可发挥作用。研究表明，瓜蒌煎剂体外对大肠杆菌、霍乱杆菌、痢疾杆菌、伤寒杆菌、副伤寒杆菌、铜绿假单胞菌及溶血性链球菌、肺炎球菌、白喉杆菌、金黄色葡萄球菌、流感杆菌等均有抑制作用。

6. 扩冠、抗心肌缺血 瓜蒌皮水煎醇沉浓缩剂，以及瓜蒌皮浸膏经阳离子树脂交换所得的部分制成的注射液（简称瓜蒌注射液），均对豚鼠离体心脏有扩张冠脉的作用，而以后者更为显著。每 1 mL 灌注液中含生药量为 2.5 或 5 mg 时，可使冠脉流量分别增加 55% 或 71%。在离体兔心试验中亦有类似结果。瓜蒌注射液对垂体叶时素引起的大鼠急性心肌缺血有明显的保护作用。瓜蒌不同部位的扩冠作用强度为：瓜蒌皮>瓜蒌霜>瓜蒌子>瓜蒌仁>瓜蒌子壳。实验中还发现，瓜蒌提取物乙醇溶解成分具有很强的扩张血管作用，水溶性成分则有抑制血管扩张作用。

7. 抗溃疡 瓜蒌醇提物可降低大鼠胃酸分泌和胃酸浓度，对结扎幽门引起的溃疡、5-羟色胺及水浸压法诱发的胃损伤均有显著的抑制作用。其中 1000 mg/kg 瓜蒌醇提物对结扎幽门引起的溃疡效果最为明显，抑制率高达 84.1%。预防性给药剂量下，瓜蒌醇提物可治愈乙酸导致的胃溃疡，对盐酸乙醇液诱发的胃黏膜损伤有抑制作用，也可缓解一定浓度下 NaOH 导致的胃黏膜损伤。此外，瓜蒌醇提物对乙酰胆碱引起的小鼠回肠收缩具有明显的松弛作用。

8. 延缓衰老 观察 2.5% 瓜蒌酸醇提成分对果蝇生殖力的影响，在 10~15 d 子代果蝇数目对照组为（65.8±13.0）只，而瓜蒌组为（130.2±12.6）只；40~45 d 时，对照组的子代果蝇数目为（4.9±1.6）只，而瓜蒌组为（25.5±1.8）只。说明瓜蒌可明显增强果蝇生殖力，延缓其随龄退化。

9. 其他 瓜蒌皮注射液与西医联合用药治疗老年人高血压，解除或减轻胸闷、便秘、失眠等临床症候，改善患者生活质量等方面都有明显作用。瓜蒌还有祛除皱纹、悦泽肌肤、瘦身美容等作用。

【毒理研究】 瓜蒌注射液小鼠一次腹腔注射或静脉注射的 LD_{50} 分别为（363±33）g/kg 和（306±22）g/kg。麻醉犬一次静脉滴注 100 g/kg（相当临床用量的 100 倍），除在给药时血压有一过性的下降外，未见其他明显毒性反应。犬亚急性毒性试验，每日 30 g/kg，静脉注射 21 d，除个别犬在给药第 3 周胃纳较差和部分犬给药后出现肝细胞局部轻度浊肿外，未见其他明显毒性反应。

【临床应用】

1. 临床配伍

（1）小结胸病，正在心下，按之则痛，脉浮滑者：黄连一两，半夏（洗）半升，瓜蒌实大者一枚。上三味，以水六升，先煮瓜蒌，取三升，去滓，纳诸药，煮取二升，去滓，分温三服。（《伤寒论》小陷胸汤）

（2）胸痹，喘息咳唾，胸背痛，短气，寸口脉沉而迟，关上小紧数：瓜蒌实一枚（捣），薤白半斤，白酒七升。上三味，同煮，取二升，分温再服。（《金匮要略》瓜蒌薤白白酒汤）

（3）胸痹不得卧，心痛彻背：瓜蒌实一枚（捣），薤白三两，半夏半斤，白酒一斗。上四味，同煮，取四升，温服一升，日三服。（《金匮要略》瓜蒌薤白半夏汤）

（4）肺痿咳血不止：瓜蒌五十个（连瓤，瓦焙），乌梅肉五十个（焙），杏仁（去皮、尖，炒）二十一个。为末。每服一捻，以猪肺一片切薄，掺末入内，炙热，冷嚼咽之，日二服。（《圣济总录》）

（5）吐血：瓜蒌取端正者，纸筋和泥通裹，于顶间留一眼子，煅存性，地坑内合

一宿，去泥捣罗为散。每服三钱匕，糯米饮调下。（《圣济总录》黑神散）

（6）消渴热或心神烦乱：黄肥瓜蒌一颗，以酒一中盏洗，取瓤，去皮、子，煎成膏，入白矾末一两，和丸如梧桐子大。每服不计时候，以粥饮下十丸。（《太平圣惠方》）

（7）酒癖，痰吐不止，两胁胀痛，气喘上奔，不下食饮：瓜蒌瓤一两，神曲末半两（微炒）。上药捣细罗为散。每服，以葱白酒调下二钱。（《太平圣惠方》）

（8）肠风下血：瓜蒌（烧为灰）一个，赤小豆半两。上二味，杵罗为末。空心酒调下一钱匕。（《圣济总录》）

（9）热游丹赤肿：瓜蒌末二大两，酽醋调敷之。（《产乳集验方》）

（10）便毒初发：黄瓜蒌一个，黄连五钱。水煎连服。（《永类钤方》）

（11）乳痈：瓜蒌一两，乳香一钱。上为细末。每服一钱，温酒调下。（《卫济宝书》瓜蒌散）

（12）产后乳无汁：瓜蒌末，井花水服方寸匕，日二服。（《经效产宝》）

（13）干咳无痰：熟瓜蒌捣烂绞汁，入蜜等分，加白矾一钱，熬膏，频含咽汁。（《简便单方》）

2. 现代临床

（1）冠心病：每日用瓜蒌15 g，薤白12 g，制成片剂，3次分服。治疗25例，观察2~8周，22例有不同程度症状改善。16例心电图复查，14例示V_5 T被改善，2例恶化；12例服药前示ST段压低者，10例改善，1例不变，1例恶化；服药前平均V_5T波振幅为0.96 mm，服药后平均T波振幅增至2.7 mm；服药前平均ST段下降0.84 mm，服药后ST段平均下降0.27 mm。改变最明显1例在服药前2月发现有陈旧性前壁心肌梗死，心电图V_2~V_4 QS波，T波倒置，服药后11个月患者症状明显改善，V_2~V_4 Q波消失，V_5T波向上；另1例原有心绞痛及窦性静止，V_5T波平坦，服药4个月后T波回至正常，窦性静止消失。服药后少数病例感胃部不适，经服氢氧化铝后好转。观察中曾将瓜蒌与薤白分开服用，结果患者均反映瓜蒌片疗效较薤白片为佳。此片对冠状动脉供血作用，可能与通过放松动脉紧张度、减少心脏负荷有关。

（2）无症状心肌缺血：用瓜蒌薤白半夏汤治疗无症状心肌缺血60例。组成：瓜蒌12 g，薤白、半夏、枳壳、白术各10 g，黄芪、丹参、葛根各15 g，水蛭粉3 g。每日1剂，水煎，分两次服，病情稳定2周后做成散剂，每次9 g冲服，每日3次。结果：治疗后2周显效10例，4周显效11例，6周显效11例，共显效32例，有效23例；总有效率91.6%。

（3）高脂血症：用瓜蒌贝母散治疗高脂血症50例。组成：贝母9 g，瓜蒌、花粉、茯苓、橘红、桔梗各6 g。水煎服。每日3次，2个月为1个疗程。结果：治疗1个疗程后血清总胆固醇（TC）、甘油三酯（TG）均下降，ApoAⅠ值升高，且与治疗前相比有显著差异，对降低胆固醇有效48例，无效2例。

（4）喘息型气管炎和肺心病哮喘：对35例喘息型气管炎和肺心病哮喘患者，静脉注射瓜蒌注射液12 mL/d，12 d为1个疗程。结果：显效15例，好转15例。

（5）小儿支原体肺炎：黄芩贝母瓜蒌汤治疗小儿支原体肺炎60例。组成：黄芩

10 g, 贝母 9 g, 瓜蒌、射干、地龙、鱼腥草、金银花、桔梗各 10 g, 随症加减。将上药浓缩成颗粒, 每日 1 剂, 热水冲服, 每日 3 次, 7 d 为 1 个疗程, 连服 2~3 个疗程。结果: 痊愈 52 例, 好转 6 例, 无效 2 例; 总有效率 96.60%。

(6) 乳腺小叶增生症: 用瓜蒌 25 个、全蝎 160 g, 治疗乳腺小叶增生 243 例。将瓜蒌开孔, 分别装入全蝎, 放瓦上焙存性, 研细末。每次服 3 g, 每日 3 次, 温开水送下, 连服 1 个月, 均治愈。

(7) 手足皲裂: 瓜蒌瓤 2500 g, 加软皂 500 g, 制成洗手皂, 每份约 50 g。洗手时先以温水浸泡皲裂的手足, 再用瓜蒌皂少许揉搓, 用水冲净, 擦干, 每日 2~3 次。治疗掌指皲裂患者 200 例。疗效显著, 7 d 后基本治愈。

(8) 新生儿病理性黄疸: 在西医治疗的基础上, 加用茵栀丹芍瓜蒌汤治疗新生儿病理性黄疸 46 例。组成: 茵陈 15 g, 赤芍 10 g, 山栀、丹参、瓜蒌各 5 g, 甘草 3 g, 随症加减。每日 1 剂, 疗程为 7~14 d。结果: 治愈 41 例, 好转 5 例, 总有效率 100%。

【综合利用】 瓜蒌俗称"吊瓜", 是一种药食兼用品种, 是我国治疗重要疾病的植物药源之一, 其液芳香扑鼻, 其种子是瓜子系列的极品, 深受人们的青睐。据报道, 食用瓜蒌可以治疗气管炎, 且有治愈的先例。内含人体必需的多种微量元素, 常食能治多种疾病, 并具有抗癌作用。以瓜蒌为主要成分加入适量防腐剂制成纯栝楼洗涤护肤品, 属于植物型洗涤护肤品, 与表面活性剂复配, 起洗涤护肤作用。瓜蒌作为主要成分、添加成分制成的浴液、洗发香波、洗面液、洗手液等, 具有清除细胞废物、滋养润滑皮肤、防止皮肤皲裂和抗菌的功效。

■参考文献

[1] 时岩鹏, 姚庆强, 刘拥军, 等. 栝楼化学成分的研究及其 α-菠菜甾醇的含量测定 [J]. 中草药, 2002, 33 (1): 16-18.

[2] 刘岱琳, 曲戈霞, 王乃利, 等. 瓜蒌的抗血小板聚集活性成分研究 [J]. 中草药, 2004, 35 (12): 17-19.

[3] 蔡光先. 湖南药物志 (卷五) [M]. 长沙: 湖南科学技术出版社, 2004: 3424.

[4] 汪玲, 杜卫甫, 程晓煜. 栝楼皮注射液改善老年高血压患者生活质量和血压的观察 [J]. 中国中西医结合急救杂志, 2006, 13 (5): 301-302.

[5] 高培培, 章艺, 刘鹏, 等. 药用植物栝楼的研究进展 [J]. 贵州农业科学, 2011, 39 (6): 77-79.

冬 凌 草

【道地沿革】 冬凌草历代本草未见收载, 自古以来在太行山区的民间常年被当作茶叶引用。1972 年从河南林县民间草药发掘出来, 被用于临床, 已收载于《中国药典》1977 版一部中。《中国土特产》将其列为王屋山唯一特产, 别名冰凌花、冰凌草、六月令、山荏、破血丹、明镜草、彩花草、山香草、雪花草等。

【来源】　本品为唇形科香茶菜属植物碎米桠 *Rabdosia rubescens*（Hamst.）C. Y. Wu et Hsuan，以全株入药。

【原植物、生态环境、适宜区】　碎米桠，小灌木，高 0.5~1 m。根茎木质，有长纤维状须根。茎直立，基部近圆柱形，皮层纵向剥落，茎上部及分枝均四棱形，具条纹，褐色或带紫红色，密被小疏柔毛，幼枝极密被绒毛，带紫红色。叶对生；叶柄连具翅假柄在内长 1~1.3 cm，向上渐变短；叶片卵圆形或菱状卵圆形，长 2~6 cm，宽 1.3~3 cm，先端锐尖或渐尖，后一情况先端一齿较长，基部宽楔形，骤然渐狭下延成假翅，边缘具粗圆齿状锯齿，齿尖具胼胝体，上面疏被小疏柔毛及腺点，下面密被灰白色短绒毛至近无毛，脉纹常带紫红色。聚伞花序 3~5 花，在茎及分枝顶上排列成狭圆锥花序，总梗与长 2~5 mm 的花梗及序轴密被微柔毛，但常带紫红色；苞叶菱形或菱状卵圆形至披针形，向上渐变小，在圆锥花序下部者超出于聚伞花序；小苞片钻状线形或线形，被微柔毛；花萼钟形，长 2.5~3 mm，外密被灰色微毛及腺点，明显带紫红色，10 脉，萼齿 5，微呈 3/2 式二唇形，齿均卵圆状三角形，近钝尖，约占花萼长之半，上唇 3 齿，中齿略小，下唇 2 稍大而平伸，果时花萼增大；花冠长约 7 mm，但也有雄蕊退化的花冠变小，外疏被微柔毛及腺点，冠筒长 3.5~5 mm，基部上方浅囊状突起，至喉部直径 2~2.5 mm，冠檐二唇形，上唇外反，先端具 4 圆齿，下唇宽卵形内凹；雄蕊 4，略伸出，或有时雄蕊退化而内藏花丝扁平，中部以下具髯毛；花柱丝状，伸出，先端相等 2 浅裂；花盘环状。小坚果倒卵状三棱形。花期 8~10 月，果期 9~11月。

碎米桠分布于河南、河北、山西、陕西、甘肃、安徽、浙江、江西、湖北、湖南、广西、四川、贵州等地。河南是主产区。

【生物学特点】

1. 栽培技术　2 月，选 2 年生（野生的一般为多年生）以上、无病虫害的健壮冬凌草植株的根部，切成 6~10 cm 长的小段，开沟，埋入整好的苗圃畦中，压实后浇水。2 月，将冬棱草整丛挖出，然后分根，每株带 2~3 个根芽，栽入苗床、覆土、压实、灌水。栽后只要注意浇水、保墒，就可以保证成活。

种苗地的选择和平整同育苗地的选择，移栽种苗地应选择土层深厚、水土条件好的向阳地带。水土条件较差的山地阴坡优于阳坡。种植地附近要无污染源，交通方便。整地时要根据地块的具体情况采取不同的开垦方式；坡度在 15°以下的生荒地要全垦，农耕地要穴垦，坡度超过 15°的可进行带状垦，要注意避免水土流失。开垦时先将杂草埋入土中，以提高土壤肥力；同时平整地面，清除石块；秋、冬季土壤封冻前深耕 40 cm。种植前进一步整地、做畦、施肥、浇水、镇压保墒，随即挖栽植穴或沟，宽、深 20~30 cm，沟长度视地形而定。

2. 田间管理　冬凌草属阳性耐阴植物，略喜阴；抗寒性强，既能耐-20℃的低温，又能耐 50℃的高温，适宜温度为 25~30℃，10~40℃适合生长。温度低于 5℃基本停止生长。萌蘖力强，耐干旱、瘠薄，即使夏季土壤含水量低于 4%，冬凌草仍能够生长，适应性强，对土壤要求不严；土层深厚、土壤肥沃、沙质壤土、pH 6.5~8.0，冬凌草生长最佳。花期 8~10 月，盛花期 9 月，开花适宜温度为 18~26℃，相对湿度为

60%～80%。

冬凌草适应性强，对土壤要求不严，选择在干燥、不易积水的沙性或轻黏质土种植。种植时间在春秋为宜，亩种4000株左右。冬凌草主要管理是中耕除草，防积水。

3. 病虫害防治 冬凌草一般不会有严重的病虫害，但长期干旱之后，叶上蚜虫较多，从而影响叶的产量和质量。

【采收加工】 秋季采收，洗净，晒干。

【炮制储藏】

1. 炮制 除去杂质，切段，干燥。

2. 储藏 置干燥处。

【药材性状】 茎基部近圆形，上部方柱形，长30～70 cm。下部表面灰棕色或灰褐色，外皮纵向剥落；上部表皮红紫色，有柔毛，质硬脆，断面淡黄色。叶对生，叶片皱缩，展平后呈卵形或菱状卵形，长2～6 cm，宽1.5～3 cm，先端锐尖或渐尖，基部宽楔形，并骤然渐狭下延成假翅，边缘具粗锯齿，齿尖具胼胝体，上面棕绿色，有腺点，下面淡绿色，沿脉有疏柔毛；具叶柄。聚伞状圆锥花序顶生，总梗与小花梗及花序轴密被柔毛；花小；花萼钟形，萼齿5，二唇形，花冠二唇形，雄蕊4。小坚果倒卵状三棱形，淡褐色，无毛。气微香，味苦、甘。以叶多、色绿者为佳。

【质量检测】

1. 显微鉴别 叶表面观：上表皮细胞垂周壁波状弯曲；腺鳞、腺毛较多，腺鳞头部扁球形，4细胞，柄短，单细胞；腺毛头部1～2细胞，直径16～24 μm，柄单细胞；非腺毛较少，1～3细胞，类圆锥形，长32～120 μm，基部直径32 μm；叶缘及脉上非腺毛较多，2细胞，呈弯钩状。下表皮与上表皮相似，有直轴式气孔。

2. 理化鉴别 薄层色谱：取本品粉末1 g，加甲醇30 mL，超声处理30 min，滤过，滤液浓缩至1 mL，作为供试品溶液。另取冬凌草对照药材1 g，同法制成对照药材溶液。再取冬凌草甲素对照品，加甲醇制成每1 mL含1 mg的溶液，作为对照品溶液。照《中国药典》薄层色谱法试验，吸取上述三种溶液各5 μg，分别点于同一GF$_{254}$薄层板上，使成条带状，以二氯甲烷-乙醇-丙酮（36∶3∶1）为展开剂，展开，取出，晾干，喷以30%硫酸乙醇溶液，在105 ℃加热约5 min，分别置日光和紫外光灯（254 nm）下检视。供试品色谱中，在与对照药材色谱相应的位置上，显相同颜色的斑点；紫外光灯（254 nm）下，供试品色谱中，在与对照药材色谱和对照品色谱相应的位置上，显相同颜色的斑点。

3. 含量测定 采用HPLC同时测定冬凌草中冬凌草甲素、乙素的含量。色谱柱为C18-ODS柱（日本岛津），流动相为甲醇-水（60∶40），流速0.8 mL/min，检测波长为242 nm，柱温室温，记录纸速0.25 cm/min，灵敏度0.000 5AUFS，柱压69 MPa。外标法定量分析程序由C-R7Ae plus积分仪提供。精密称取干燥恒重的冬凌草甲素对照品2.45 mg、冬凌草乙素对照品2.14 mg，分别置25 mL量瓶中，加甲醇溶解并稀释至刻度，分别为0.098 0 mg/mL及0.085 6 mg/mL，配成标准液。

精密称取干燥恒重且过60目筛的冬凌草叶及全草各两份，每份10 g，分别加入乙醚、甲醇两种不同的溶剂各250 mL置索氏提取器中提取至近无色（6 h），将乙醚提取液浓缩至干，残渣再用适量甲醇溶解。将各提取液每次加 2% 活性炭煮沸脱色 1 h，共脱色两次。抽滤，除去活性炭后将滤液减压浓缩至适量，分别转移至 250 mL 量瓶中用甲醇定容至刻度，测定前吸取 10 mL 用甲醇稀释定容至 50 mL 量瓶中，配成样品溶液。吸取上述对照品混合溶液 2.0、4.0、6.0、8.0、10.0 μL 分别进样分析，以对照品进样的微升数为横坐标，以峰面积积分值为纵坐标绘图，分别得到通过原点的直线，求算回归方程。结果表明，当冬凌草甲素浓度在 0.196~0.980 mg/mL 之间、冬凌草乙素浓度在 0.171 2~0.856 0 mg/mL 之间时，呈良好的线性关系，其回归方程为：冬凌草甲素 $Y = 996\ 831.632\ 7X - 6940.399\ 8$，$R = 0.999\ 9$；冬凌草乙素 $Y = 633\ 176.401\ 9X + 635.999\ 9$，$R = 0.999\ 9$。分别精密吸取对照品混合溶液与样品溶液各 6 μL，注入液相色谱仪，按上述色谱条件测定，用外标法计算出样品中冬凌草甲素和冬凌草乙素的含量。

【商品规格】　统货，不分等级。

【性味归经】　味苦、甘，微寒。归肺、胃、肝经。

【功能主治】　清热解毒，活血止痛，用于咽喉肿痛，症瘕痞块，蛇虫咬伤。

【用法用量】　内服：煎汤，30~60 g。外用适量。

【使用注意】　腹痛腹泻的不可用，受风寒感冒的不可用，身体虚寒的人不要用。

【化学成分】　冬凌草含有从单萜、倍半萜到二萜、三萜等一系列该类物。从冬凌草叶的乙醚提取物中分离出 5 种二萜类成分，即冬凌草甲、乙、丙、丁及戊系。从冬凌草叶及精油中已鉴定出 9 种成分。

冬凌草茎叶含挥发油 0.05%，主要为 α-蒎烯、β-蒎烯、柠檬烯、7, 8-棕叶素、对-聚伞花素、壬醛、癸醛、β-榄香烯、棕榈酸等。冬凌草叶含冬凌草甲素、冬凌草乙素、α-香树脂醇。另含熊果酸，冬凌草丙、丁素，迷迭香酸，β-谷甾醇，β-谷甾醇-D-葡萄糖苷等。

【药理作用】

1. 抗菌、消炎　冬凌草醇提物在试管法体外实验表明，它对金黄色葡萄球菌及甲型链球菌有明显的抗菌作用，对白色葡萄球菌、乙型链球菌、伤寒杆菌、痢疾杆菌、变形杆菌有较强的抗菌作用，对大肠杆菌的作用较弱。其鲜叶的水提物具有广谱抗菌活性，对革兰氏阳性菌、革兰氏阴性菌均有抑制作用，其中对革兰氏阳性菌的抗菌活性高于革兰氏阴性菌，对枯草芽孢杆菌和铜绿假单胞菌具有杀灭作用。

2. 抑制食管平滑肌收缩　观察冬凌草醇提物及冬凌草煎剂对家兔食管的蠕动和张力的影响，结果发现，加入冬凌草醇提物及冬凌草煎剂 1∶100 浓度时，食管张力有轻度抑制，蠕动则无明显影响；在乙酰胆碱引起食管痉挛的情况下，它有明显的解痉作用，对食管正常蠕动无影响。

3. 中枢抑制　冬凌草醇提物腹腔注射或灌胃，冬凌草煎剂灌胃时，虽有一定的提高痛阈作用，但不明显；冬凌草醇提物与小剂量哌替啶（10 mg/kg，腹腔注射）合用时，痛阈提高作用有所增强。冬凌草煎剂及醇提物注射或灌胃应用时，均明显提高戊巴比妥钠的催眠作用，表现为入睡动物数增加，平均入睡时间延长。

4. 抗突变　冬凌草甲素对三种诱变剂诱导的 4 个鼠伤寒沙门氏菌株回复突变均有

不同程度的抑制作用，尤其对 TA98 和 TA100 最高抑制率分别达 89.1%和 80.2%，而对本身正常的细胞不产生任何生物学效应。在机体整体水平，冬凌草甲素同样很明显地抑制了由 CP 诱导的哺乳动物细胞遗传学损伤，在剂量为 10 mg/mL 时该抑制作用最强。

5. β 受体阻断 冬凌草甲素是一种较弱的 β 受体拮抗剂，可以阻断心肌的 β 受体，表现出负性肌力和负性频率作用。

6. 抗肿瘤、免疫增强 体内实验证明，冬凌草甲素腹腔注射 10 mg/kg，对艾氏腹水癌、肝癌及肉瘤 S180 腹水型等均有明显抗肿瘤作用，使动物平均存活期在 100%以上；对体外培养的艾氏腹水癌细胞具有较明显的细胞毒作用。冬凌草甲素小鼠给药后胸腺嘧啶核苷掺入肿瘤细胞的酸不溶部分（DNA）减少，而酸溶部分游离的胸腺嘧啶核苷增多，其中以胸腺嘧啶核苷三磷酸增加明显，提示冬凌草甲素可能阻断了脱氧甘酸底物聚合形成 DNA 过程，而不影响胸腺嘧啶核苷的磷酸化。冬凌草甲素与博来霉素 A5 合用对小鼠体内外 P388 白血病、艾氏腹水癌细胞大分子合成有明显抑制 DNA 合成的作用，对肿瘤 DNA 合成的抑制作用强于对骨髓细胞。若用冬凌草素、博来霉素 A5 和硝卡芥组合运用，对移植瘤小鼠的生命延长率，体内肉瘤 180 细胞增殖抑制作用和体外艾氏腹水癌细胞杀伤作用最佳。本品煎剂、醇剂及所含冬凌草甲素、乙素对动物艾氏腹水癌、肉瘤 180 等多种肿瘤有抑制作用，冬凌草制剂对海拉细胞、食管癌细胞 CaEs-17 均有明显细胞毒作用。冬凌草甲素对肿瘤细胞的脱氧核糖核酸和蛋白质的合成均有抑制作用。

取接种后第 7 天的荷 EAC 小鼠腹水细胞混悬于 10%小牛血清的 RPMI-1640 培养液中，瘤细胞浓度为 2.5×10^8/L（经取样台盼蓝染色，均为活细胞），置于培养瓶中，然后依次加入不同浓度的冬凌草多糖（RRP），置 37 ℃ 含 5%CO_2 培养箱内，分别培养 24 h、48 h 后取出，以 5%台盼蓝液染色，显微镜下计数，统计蓝染率，每次 3 个平行管，取均数。观察不同时间 RRP 药液对肿瘤细胞的抑制率。结果显示，体外 RRP 低浓度组（10^{-2}g/L）24 h、48 h 对小鼠 EAC 肿瘤细胞无抑制作用；中浓度组（10^{-1}g/L）24 h、48 h 对 EAC 肿瘤细胞有一定抑制作用；高浓度组（1 g/L）24 h、48 h 对 EAC 肿瘤细胞的抑制率明显高于中浓度组（10^{-1}g/L）和低浓度组（10^{-2}g/L）。

无菌条件下抽取荷瘤小鼠腹水，显微镜下计数，用无菌生理盐水调整肿瘤细胞至 2.5×10^{10}/L，混匀后，每鼠右腋皮下分别注射 S180A 0.2 mL（细胞数 5×10^6）。实验前配成 20、10、5 g/L 3 种浓度的 RRP 药液备用。小鼠接种后，随机分为 4 组，即 A、B、C 3 组 [其用药 RRP 剂量分别为 50、100、200 mg/（kg·d）] 及生理盐水对照组，每组 10 只。动物接种后第 2 天后开始用药观察。每日给 S180A 组小鼠分别腹腔注射 RRP 200、100、50 mg/kg，用等量生理盐水做对照，连续 7 d，第 8 天采用颈椎脱臼法处死。处死动物后，取瘤组织称重，计算肿瘤抑制率（IR）。结果显示，体内 RRP 小剂量 A 组（每日 50 mg/kg）与对照组平均瘤重（单位为 g，下同）分别为 1.37±0.63、1.70±0.23，二者相比无显著差异，肿瘤抑制率 21%；RRP 中剂量 B 组（每日 100 mg/kg）与对照组平均瘤重分别为 1.02±0.46、1.70±0.23，二者相比有显著差异，肿瘤抑制率 31%；大剂量 C 组（每日 200 mg/kg）与对照组平均瘤重分别为 0.97±0.53、1.70±0.23，二者相比亦有显著差异，肿瘤抑制率 35%，其抑瘤率与中剂量组无明显差异。

取雄性 C57BL/6 小鼠，拉脱颈椎处死，取脾，用完全培养液制备成浓度为 4×10^{10}/L的脾细胞悬液。实验用 8×12 孔微孔培养板，各孔加入 ConA 或脂多糖（LPS）溶液各50 μL，各用药组分别加入不同浓度的药液 100 μL，对照组加入 100 μL 完全培养液，所有各孔均加入 4×10^{10}/L 的脾细胞悬液 50 μL，混匀。ConA 和 LPS 的终孔浓度分别为7.5 mg/L 和 7.8 mg/L。培养板置于 5%CO_2 培养箱中，37 ℃饱和湿度条件下培养。48 h 后取出离心 1500 r/min，5 min，轻轻吸弃上清液 100 μL，分别加入新配制的 MTT 液20 μL/孔（5 μg/孔），在上述条件下再培养 4 h，取出，各孔加入 80 μL 二甲基亚砜，充分混匀，静置。以 200 μL/孔的蒸馏水调零点，用酶标光度计测吸光度值。检测波长为 570 nm，参考波长为 630 nm。

RRP 在 0.50 g/L 以上浓度时对 ConA 诱导的 T 淋巴细胞增殖反应和 LPS 诱导的 B 淋巴细胞增殖反应有显著增强作用；黄芪注射液（阳性对照）高浓度组（5 g/L）对 ConA 诱导的 T 淋巴细胞增殖反应有增强作用，但对 LPS 诱导的 B 淋巴细胞增殖反应没有影响。

冬凌草甲素对雄性小鼠有轻度抑制作用，但在雌鼠中未见抑制作用。冬凌草甲素对细胞免疫无明显抑制作用。

7. 缓解急性肝损伤 将 60 只小鼠随机分成 6 组，每组 10 只，分别为空白对照组、模型对照组（均灌胃生理氯化钠溶液）、甘草酸二铵胶囊组［30 mg/（kg·d）］、冬凌草提取物低、中、高（2、4、8 g/kg）剂量组（根据冬凌草片得到临床用量折合成冬凌草原药材为 0.54 g/kg，相当于冬凌草片临床剂量的 4.26、8.33、16.66 倍）。连续给药15 d，末次给药 2 h 后，除空白对照组外，各组均按照 0.1 mL/10 g 腹腔注射 0.2%四氯化碳（CCl_4）花生油溶液，禁食不禁水 16 h 后，摘取眼球取血，分离血清，测定血清丙氨酸转氨酶（ALT）和天冬氨酸转氨酶（AST）活性，以及超氧化物歧化酶（SOD）活性和丙二醛（MDA）含量。

与空白组比较，模型组小鼠血清 ALT 为 288.20 U/L，AST 为 266.82 U/L，水平均显著升高，甘草酸二铵组小鼠血清 ALT、AST 分别为 30.97 U/L、36.67 U/L，冬凌草低、中、高剂量组能够显著地抑制模型小鼠血清，ALT 和 AST 分别为 189.37 U/L 和118.77 U/L，83.98 U/L 和 90.32 U/L，32.09 U/L 和 40.90 U/L，其水平升高。在抑制ALT 方面，甘草酸二铵与冬凌草提取物中、高剂量组间均无显著性差异，却优于冬凌草提取物低剂量组。在抑制 AST 水平方面，甘草酸二铵与冬凌草提取物的低、中、高剂量组无显著性差异。

CCl_4 造成肝损伤时，小鼠血清中 SOD 的活性降低，甘草酸二铵组和冬凌草各剂量组均能不同程度提高 SOD 的活性，与模型组及空白组比较均有显著性差异。甘草酸二铵组与冬凌草低、中、高剂量组没有明显差别。小鼠造成肝损伤后，与空白组相比，模型组小鼠血清中 MDA 的含量显著升高，甘草酸二铵及冬凌草各剂量组能显著降低血清中 MDA 的含量，与模型组比较有显著性差异，表明甘草酸二铵和冬凌草各剂量组能显著降低血清中脂质过氧化物丙二醛的含量。

【**毒理研究**】 毒性试验发现，冬凌草甲素对大白鼠或犬的骨髓抑制和免疫抑制作用很小，冬凌草乙素对骨髓无明显影响，但有轻度的免疫兴奋作用，两药对肝、肾均无明显影响。冬凌草及其茶剂的动物试验研究表明，在大于人日用量 2600 倍剂量的条件下，无明显毒副作用。

【临床应用】

1. 临床配伍

（1）感冒头痛：冬凌草 30 g，煨水服。（《贵州草药》）

（2）胆汁反流性胃炎：蒲公英 20 g，黄连 6 g，连翘 12 g，冬凌草 10 g，柴胡 12 g，黄芩 6 g，八月札 20 g，枳实 12 g，三七粉 2 g，延胡索 20 g，白芍 20 g，半夏 9 g。每次 1 袋，每袋 9 g，饭前 30 min 服用，每日 3 次。[《辽宁中医药大学学报》2007，9（3）：9-10.]

（3）风湿筋骨痛：冬凌草 90 g，泡酒 500 mL。早、晚各服 30 mL。（《贵州草药》）

（4）关节痛：冬凌草 250 g，煨水洗患处。（《贵州草药》）

（5）胃脘胀痛或灼痛或隐痛，或胀闷不舒：冬凌草 10 g，藤梨根 15 g，紫豆蔻 6 g，黄连 6 g，清半夏 6 g，瓜蒌 15 g，当归 12 g，白芍 15 g，川芎 9 g，茯苓 15 g，白术 10 g，泽泻 6 g。将上述药物加水煎汁 300 mL，分早、晚 2 次饭后 2 h 温服，疗程为 3 个月。[《中医杂志》2019，60（4）：116.]

（6）食管癌：石见穿 30 g，冬凌草 30 g，壁虎 6 g，威灵仙 12 g，北沙参 12 g，麦冬 12 g，白芍 6 g，肉苁蓉 15 g，当归 12 g，栀子 10 g，生姜 6 g，枇杷叶 12 g，降香 12 g，赭石 20 g，瓜蒌 12 g，竹茹 12 g。每日 1 剂，水煎 400 mL，分 2 次温服，连服 8 周。[《光明中医》2019，34（1）：76-78.]

2. 现代临床　与化疗合用治疗食管癌：448 例患者，均经病理细胞学和 X 线检查确诊为食管癌。其中早期癌 76 例，均采用冬凌草单药治疗；晚期癌 372 例，167 例采用冬凌草单药治疗，205 例采用冬凌草与化疗合用。结果显示，用冬凌草单药治疗早期食管癌患者 3、5、10、13 年的生存率明显高于未治（98.68% vs 51.52%，84.02% vs 28.62%，63.49% vs 11.45%，50.13% vs 8.59%）。对于晚期食管癌，冬凌草联合化疗应用，其总有效率明显高于以博来霉素（BLM）为基础的单一化疗（66.82% vs 42.85%）。冬凌草与化疗合用组与单一化疗对照组相比副作用基本相同。结论：对于早期食管癌患者，冬凌草能控制疾病发展、延长生存时间；对于晚期食管癌患者，冬凌草能增强化疗的作用。

【不良反应】　少数患者于服药后有轻度腹胀、腹泻及大便次数增加，一般不需处理，减少用量即可自行消失。冬凌草甲素缓慢静脉滴注无明显毒副反应，但用量过大（每次 100 mg 以上）或输入速度太快，半数以上患者有口唇麻木、牙痛、流泪、头晕、心烦、恶心呕吐等反应，减慢速度或停止输入后 15~30 min 即可消失。连续滴入后可引起静脉炎。

【综合利用】　冬凌草每到冬季自然温度在 0 ℃以下时，它的全株结满银白色冰片，风吹不落，随风摇曳，日出后闪闪发光，展现出神奇的自然景观，具有独到的观赏作用，如果与常绿植物和冬季花卉做板块种植，五颜六色的视觉效果十分完美。冬凌草原产地气候比较恶劣，耐寒、耐干旱、病虫害少，管理容易，它可在绿化荒山、防风固沙、水土保持中有良好的利用价值。同时它花期长、花量大，是很好的蜜源植物。

经动物实验证实，冬凌草对多种肿瘤疾病有效，对肺鳞癌、食管癌、艾氏腹水癌、肝癌等多种常见肿瘤的抑瘤率高达41%，大大高于其他植物抗癌药，尤其对我国北方地区发病率较高的食管癌与胃腺癌最为敏感。冬凌草与多种常用化疗药如平阳霉素、博来霉素、顺铂和氮芥等均能配伍使用且显示出良好协同作用。药理研究表明，冬凌草制剂口服后不会对骨髓产生抑制作用，也不会影响 RNA 与蛋白质的合成，在这一点上它与紫杉醇有些相似。

冬凌草作为治疗食管癌与贲门癌的特效中草药已被国内中医学界所认可，冬凌草及其制剂在治疗上述消化道肿瘤时的疗效甚至优于常规化疗药。冬凌草与化疗、其他抗癌药物配合治疗癌症有明显的增效作用，这是一般抗癌药物所不及的。

■参考文献

[1] 河南省医学科学研究所药理药化组，等. 一种新的抗肿瘤物质——冬凌草素 [J]. 科学通报，1978，23（1）：53-56.

[2] 杨胜利，韩绍印，张巧，等. 冬凌草甲素抗突变性研究 [J]. 癌变·畸变·突变，2001，13（1）：8-10.

[3] 袁珂，吴崇珍，张晓明，等. 高效液相色谱法同时测定冬凌草中冬凌草甲、乙素的含量 [J]. 中国现代应用药学，2004，21（3）：213-215.

[4] 樊青霞，王瑞，王瑞林. 冬凌草单药及与化疗合用治疗食管癌205例 [J]. 世界华人消化杂志，2007，15（23）：2534-2537.

[5] 王一飞，江金花，王庆端，等. 冬凌草多糖的抗肿瘤及其免疫增强作用 [J]. 中国病理生理杂志，2002，18（11）：1341-1343.

[6] 姚会枝，李吉学，郑海娜. 冬凌草提取物对 CCl_4 诱导的小鼠急性肝损伤的影响 [J]. 解放军药学学报，2009，25（5）：377-379.

玄 参

【道地沿革】　玄参始载于《神农本草经》，列为中品。别名鬼藏、正马、鹿肠、玄台、黑参、元参等。《名医别录》云："生河间及宛朐。"《本草品汇精要》云：道地江州、衡州、邢州。《药物出产辨》云："产浙江杭州府。"现今主产浙江磐安、东阳，称浙玄参。河南、湖北、湖南、广东、四川等地均有栽培。

【来源】　本品为玄参科植物玄参 *Scrophularia ningpoensis* Hemsl. 的干燥根。

【原植物、生态环境、适宜区】　多年生草本，高 60~120 cm。根数条，圆柱形或纺锤形，长 5~12 cm，直径 1.5~3 cm，下部常分叉，外皮灰黄褐色。茎直立，四棱形，光滑或有腺状柔毛。叶对生，叶片卵状椭圆形，先端渐尖，基部圆形或近截形，边缘具钝锯齿，齿缘反卷；叶背有稀疏散生的细毛。聚伞花序疏散开展，呈圆锥状；花梗长 1~3 cm，萼片 5 裂、卵圆形，先端钝；花冠暗紫色，长约 8 mm，5 裂；雄蕊 4，2

强，另有 1 枚退化的雄蕊，呈鳞片状，贴生在花冠管上；花盘明显；子房上位，2 室，花柱细长。蒴果卵圆形，先端短尖。种子多数，卵圆形，黑褐色或暗灰色。

玄参野生于海拔 1700 m 以下的山坡，山脚路边或山谷阴湿的草丛或溪沟边、丛林下。玄参多栽培于向阳的低坡地，土壤多为疏松肥沃的沙质壤土。

玄参喜温暖湿润，雨量充沛，日照时数短的气候条件，能耐寒，忌高温、干旱。生育期当气温在 30 ℃ 以下，植株生长随温度升高而加快，气温升至 30 ℃ 以上，生长受到抑制；地下块根生长的适宜温度为 20~25 ℃。5~7 月地上部生长旺盛，7 月开始抽薹开花，8~9 月为块根膨大期，11 月地上植株枯萎，生育期约 300 d。

【生物学特点】

1. 栽培技术 玄参不宜连作，可选前茬作物为禾本科或豆科，排水良好，土层深厚，腐殖质多的沙质壤土种植。地势以向阳、背风、低坡地为宜。土质黏重、易积水地不宜栽种。深翻平地时要清除残株落叶，拣去石块，使土壤疏松。每亩施厩肥或堆肥 1500~2500 kg 做底肥。细耙整平后作畦，畦宽 1.3 m 左右，高 20~25 cm，沟宽 40 cm。山坡地要横山做畦，以防水土流失，同时注意开好四周排水沟。

选种和储藏：秋末冬初玄参收获时，选择无病害，粗壮，侧芽少，长 3~4 cm 的白色不定芽，从芦头上瓣下留作繁殖材料。芽头呈红紫色，青色，或开花芽（芽鳞开裂），细芽及带病子芽，均不宜留作用。收后的种芽在室内摊放 1~2 d，以免入坑后发热腐烂。选择高燥、排水良好的地方挖土坑储藏，坑深 30~40 cm，长宽不宜过大，将种芽放入坑中，厚约 33 cm，堆成馒头形，盖土 7~10 cm，以后视气温下降情况，逐步加土或覆盖稻草，防止种芽受冻。一般每坑放种芽 100 kg 左右。坑的四周要开好排水沟。在种芽储藏期间要及时检查，发现霉烂、发芽、发根情况应及时翻坑。开春前，随天气变暖需逐渐去掉盖土，以防种芽伸长。也可用室内地窖储藏，储藏期保持温度在 5 ℃ 以下，并注意勿使温度过高引起种芽伸长或干枯。

下种时间和方法：一般在 12 月至翌年 3 月，以早种为好。浙江一般在 12 月下旬至 1 月中旬栽种。在准备好的畦面上，按行株距 35 cm×35 cm 开穴，每穴放种芽 1~2 个，芽头向上，盖焦泥灰一把，覆土厚约 5 cm。每亩用种 40~80 kg。下种后要浇水以保持土壤湿润。江苏南通是在收获玄参时直接取下种芽，随即下种。

北方在早春 3 月用阳畦育苗，先在做好的苗床上浇透水，待水渗下后，将种子均匀撒播或条播，筛些细土，将种子盖严，畦面覆盖一层稻草，保温保湿，出苗时撤掉覆草。间苗 2~3 次，如幼苗瘦弱，可追施少量肥料。5 月上中旬，苗高 5~7 cm 时，即可定植，株行距及田间管理同无性繁殖。在南方，种子繁殖多采用秋播育苗，植株生长较快，产量和品质亦较春播好。

2. 田间管理 生长期一般追肥 3 次。齐苗后施第一次肥，每亩施入粪尿 500~1000 kg，促使幼苗生长。当苗高 35 cm 左右，玄参生长即将转入旺盛时期时进行第二次追肥，每苗施入粪尿 1000~1500 kg，厩肥 1500 kg，促使地上植株旺长。此时气温较高，在行间应铺一层树叶或嫩草，以降低地温，保持土壤湿度。7 月上中旬玄参开花初期，进行第三次追肥，以施磷钾肥为主，每亩沟施过磷酸钙 50 kg，草木灰 300 kg，施后盖土，以促使玄参块根膨大。

幼苗出土后及时中耕除草，第一次在 4 月中旬苗出齐以后，第二次在 5 月中旬，第三次在 6 月中旬。中耕除草不宜太深，以锄松表土、不损伤块根为度。培土一般在第三次施肥后进行，将畦沟底部泥土培在株旁，以保护根茎部生长，使白色种芽增多。玄参较耐旱，一般不需灌溉。如遇长期干旱，可在太阳未出前浇水。雨季开沟排水，防止积水引起块根腐烂。

植株上部形成花蕾至初花期，及时将花梗摘除，减少养分的消耗，以促进地下块根膨大，提高产量和质量。

3. 病虫害防治

（1）斑枯病：是由真菌中的一种半知菌引起的，高温多湿时容易发病，6~8 月发生较重，一直可延续至 10 月。发病严重时，整株植株变褐枯死。防治方法：玄参收获后，及时清除田间残株病叶，集中烧毁；选择禾本科作物轮作，尽量避免与白术、番薯、花生、地黄、白芍等作物轮作；有机肥经腐熟后施用，勤中耕除草，促使植株生长健壮，增强抗病能力；注意开沟排水，降低田间湿度，增加通风透光；发病初期及时摘除病叶。每隔 7~10 d 喷施 1∶1∶100 波尔多液进行保护，连续喷 3~4 次。5 月中旬开始可喷施 500~800 倍代森铵液，每隔 10~14 d 喷 1 次，连续 4~5 次。

（2）叶斑病：该病为害叶片，于 4 月中旬开始发生，6 月前发病较重，7 月后逐渐减轻。防治方法可参照斑枯病。

（3）白绢病：主要为害根及根茎，南方发生较多。于 4 月中旬开始发生，6 月下旬至 8 月上旬高温潮湿季节为发病盛期，可延续至 9 月。土壤排水不良及施用未经腐熟的有机肥料，均能使发病加重。被害玄参根部腐烂，病株迅速萎蔫、枯死。防治方法：与禾本科作物轮作，忌连作，不与易染病的地黄、附子、白芍、太子参及花生等作物轮作；整地时每亩用 1.5 kg 的 30% 菲醌或石灰 50 kg 翻入土中进行土壤消毒；种栽用 50% 甲基托布津（或用 50% 退菌特）1000 倍液浸种 5 min 后晾干种栽；加强田间管理，注意开沟排水和透光，多雨地区应采用高畦种植；发现病株，及时拔除，移出烧毁，去除病穴土壤，并在病穴及四周撒石灰粉消毒。

（4）棉叶螨：为害叶片，先为害下部叶片，随后向上蔓延，最后叶色变褐，干枯脱落。防治方法：早春和晚秋清除杂草，消灭越冬棉叶螨；7~8 月棉叶螨发生期，在傍晚或清晨喷洒 0.2~0.3°Bé 的石硫合剂或 20% 三氯杀螨砜 500~800 倍液（两种药剂混合使用效果更好），每隔 5~7 d 喷 1 次，连喷 2~3 次。

（5）蜗牛：以成贝或幼贝在枯枝落叶或浅土裂缝里越冬。翌年 3 月中下旬开始为害玄参幼苗，4~5 月为害最重，5~6 月产卵孵化为幼贝继续为害玄参及其他作物，7 月以后在玄参上的危害逐渐减少。防治方法：在清晨日出前人工捕捉；清除玄参地内杂草或堆草，诱杀或撒大麦芒，可减轻危害；5 月间蜗牛产卵盛期及时中耕除草，消灭大批卵粒；喷洒 1% 石灰水和每亩用茶籽饼粉 4~5 kg 撒施。

（6）地老虎：以幼虫为害。幼虫多在夜间活动，常于玄参苗期咬食幼芽，造成断茎缺苗。防治方法：清晨人工捕捉地老虎幼虫；毒饵诱杀，田间发生期可用 90% 敌百虫 1000 倍液，或 75% 辛硫磷 800~1000 倍液根际浇灌；用糖醋液诱杀成虫，效果较好。

【采收加工】

1. 采收　立冬前后玄参地上部茎叶已见枯萎时采收最为适宜。收获时，择晴天掘起根部，勿使挖断，剪去茎叶残枝，抖掉须根泥沙，掰下子芽供留种用，切下块根进行加工。

2. 加工　采收后将玄参块根摊放在晒场上暴晒 4~6 d，经常翻动，使上下块根受热均匀。每天晚上堆积起来，盖上稻草或其他防冻物，否则会使块根内心空泡。待晒至半干时，修去芦头和须根（如鲜时剪芦头，易使剪口内陷；干后剪芦头则因坚硬较费力），堆积 4~5 d，使块根内部逐渐变黑，水分外渗，然后再晒，经 25~30 d 至八成干。如块根内部还有白色，需继续堆积，直至发黑。一般堆晒至足干需 40~50 d。如遇连续阴雨天，用火烘加工，将鲜块根放在炕具内，用文火烘烤，烘 2 天、堆放 3~4 d，使内部水分渗出，反复几次，以烘干为度。一般鲜干玄参折率为 5∶1。

【炮制储藏】

1. 炮制　除去残留根茎和杂质，洗净，润透，切薄片，干燥；或微泡，蒸透，稍晾，切薄片，干燥。

2. 储藏　玄参一般用麻袋包装，每件 50 kg 左右。储于仓库干燥处，温度 30 ℃以下，相对湿度 70%~75%。商品安全水分 12%~15%。

本品易虫蛀，受潮后生霉。初霉品表面可见白色菌丝，渐转为绿色霉斑。为害的仓虫有锯谷盗、药材甲、烟草甲、玉米象、咖啡豆象、印度谷螟、小斑螟等。储藏期间，应保持通风干燥，忌与藜芦混存。定期检查，发现轻度霉变、虫蛀，及时晾晒或翻垛；虫情严重时，用磷化铝等药物熏杀。

【药材性状】　本品呈类圆柱形，中间略粗或上粗下细，有的微弯曲，长 6~20 cm，直径 1~3 cm。表面灰黄色或灰褐色，有不规则的纵沟、横长皮孔样突起和稀疏的横裂纹和须根痕。质坚实，不易折断，断面黑色，微有光泽。气味特异似焦糖，味甘，微苦。

【质量检测】

1. 显微鉴别

（1）横切面：皮层较宽，石细胞单个散在或 2~5 个成群，多角形、类圆形或类方形，壁较厚，层纹明显；韧皮射线多裂隙。形成层成环。木质部射线宽广，亦多裂隙；导管少数，类多角形，直径约至 113 μm，伴有木纤维。薄壁细胞含核状物。

（2）粉末：粉末灰棕色。石细胞大多散在或 2~5 成群，长方形、类方形、类圆形、三角形、梭形或不规则形，直径 22~94 μm（~128 μm），壁厚 5~26 μm，有的孔沟分叉，胞腔较大。薄壁组织碎片甚多，细胞内含核状物。木纤维细长，壁微木化。可见网纹与孔纹导管。

2. 理化鉴别

（1）化学定性：取本品粉末 50 g（40 目），用甲醇在索氏提取器中回流 3 h，回收甲醇，残留提取物加蒸馏水 100 mL 溶解，用正丁醇提取 3 次，每次 50 mL，减压回收正丁醇，提取物用乙醚洗涤 3 次，每次 5 mL，残留物用丙酮溶解，通过活性炭柱层析，用丙酮洗脱，洗脱液加 Godin 试剂（1% 香草醛的乙醇溶液和 3% 高氯酸水溶液，临用时等量混合）呈红紫色。或取间苯三酚试剂和盐酸各 1 滴，置反应皿中，加上述丙酮溶液 1 滴，呈蓝绿色（检查环烯醚萜苷）。

（2）薄层色谱：取本品粉末 2 g，加甲醇 25 mL，浸泡 1 h，超声处理 30 min，滤过，滤液蒸干，残渣加水 25 mL 使溶解，用水饱和的正丁醇振摇提取 2 次，每次30 mL，合并正丁醇液，蒸干，残渣加甲醇 5 mL 使溶解，作为供试品溶液。另取玄参对照药材 2 g，同法制成对照药材溶液。再取哈巴俄苷对照品，加甲醇制成每 1 mL 含 1 mg 的溶液，作为对照品溶液。照《中国药典》薄层色谱法试验，吸取上述三种溶液各4 μL，分别点于同一硅胶 G 薄层板上，以三氯甲烷-甲醇-水（12：4：1）的下层溶液为展开剂，置用展开剂预饱和 15 min 的展开缸内，展开，取出，晾干，喷以 5%香草醛硫酸溶液，热风吹至斑点显色清晰。供试品色谱中，在与对照药材色谱和对照品色谱相应的位置上，显相同颜色的斑点。

3. 含量测定

（1）肉桂酸的含量测定：采用 HPLC 对 4 个不同产地的玄参的有效成分肉桂酸进行含量测定，色谱柱为 Kromasil ODS-1（4.6 mm×250 mm），流动相为乙腈-水（20：80）。检测波长 272 mm，柱温 30 ℃。结果 4 个不同产地的玄参中肉桂酸含量差异不显著。

（2）哈巴苷和哈巴俄苷的含量：采用 Thenorn C18 色谱柱（4.6 mm×250 mm，5 μm）；流动相为乙腈-0.03%H_3PO_4 水溶液，梯度洗脱，检测波长为 210 nm、276 nm，柱温 30 ℃，流速 1.0 mL/min。结果各产地玄参微波真空干燥品哈巴苷和哈巴俄苷的总量范围为 1.98%~3.78%。

【商品规格】 以浙江产者为优，有细皮玄参和粗皮玄参两种，各分为三个等级。

1. 一等 每千克 36 支以内，支头均匀，无芦头、空泡。

2. 二等 每千克 72 支以内，余同一等。

3. 三等 每千克 72 支以外，个头最小在 5 g 以上，间有破块。

【性味归经】 甘、苦、咸，微寒。归肺、胃、肾经。

【功能主治】 清热凉血，滋阴降火，解毒散结。用于热入营血，温毒发斑，热病伤阴，舌绛烦渴，津伤便秘，骨蒸劳嗽，目赤，咽痛，白喉，瘰疬，痈肿疮毒。

【用法用量】 内服：煎汤，9~15 g。

【使用注意】 不宜与藜芦同用。

【化学成分】

1. 环烯醚萜类 玄参属环烯醚萜类成分共发现了 27 个化合物，主要为九碳骨架（包括环戊烷型、7，8-环戊烯型、7，8-环氧环戊烷型）和变异环烯醚萜。在玄参根中分离得到总共 25 个环烯醚萜类化合物，分别含水溶性成分哈巴俄苷、爪钩草酯苷（哈巴苷）、6″-O-β-D-吡喃半乳糖基哈巴俄苷、8-O-阿魏酰基哈巴苷、8-O-（2-羟基肉桂酰基）哈巴苷，其中以哈巴俄苷的含量最高，达到 0.37%。另外还含有 6′-O-乙酰基哈巴苷、1-脱羟基-3，4-二氢桃叶珊瑚苷元、6-O-甲基梓醇、玄参环醚（7-羟基-9-羟甲基-3-氧-双环［4.3.0］-8-壬烯）、玄参三酯苷（4′-乙酰基-3′-肉桂酰基-2′-对甲氧基肉桂酰基-6-O-鼠李糖基梓醇）、士可玄参苷 A 等。用乙醇对玄参根部进行生物提取时发现了三个新环烯醚萜类化合物。

2. 苯丙素苷类 从玄参中分离出 11 个苯丙素苷类化合物，即毛蕊花糖苷、赛斯坦苷 F、斩龙剑苷 A、安格洛苷 C、去咖啡酰毛蕊花糖苷、赛斯坦苷 D、3-O-乙酰基-2-O-对甲氧基肉桂酰基-α-L-鼠李糖、3-O-乙酰基-2-O-对羟基肉桂酰基-α-L-鼠李糖、3-O-乙酰基-2-O-阿魏酰基-α-L-鼠李糖、4-O-乙酰基-2-O-阿魏酰基-α-L-鼠李糖和 4-O-（对甲氧基肉桂酰基）-α-L-鼠李糖。正丁醇部位共分得 4 个苯丙素苷，经理化常数、波谱数据解析，分别鉴定为 angroside C、cistanoside D、acteoside 和 decaffeoyl-lacteoside。

3. 甾醇类 玄参含有甾醇及其苷类如 β-谷甾醇、胡萝卜苷等。

4. 芳香糖苷类 在玄参根的乙醇提取物中发现了 5 个芳香糖苷类新物质。

5. 其他 玄参中还含有有机酸如 4-羟基-3-甲氧基苯甲酸、阿魏酸、对甲氧基肉桂酸、琥珀酸，以及 5-羟甲基糠醛、二萜类柳杉醇、三萜类熊果酸、果糖、蔗糖、葡萄糖、三萜皂苷、黄酮苷元、生物碱及挥发油等。

【药理作用】

1. 扩张冠状动脉、降血压

（1）扩张冠状动脉：玄参对垂体后叶素所致家兔实验性心肌缺血有保护作用，乙醇提取物能明显增加离体家兔心冠脉流量，增加小鼠心肌铷摄取量。玄参流浸膏微量对蟾蜍有轻微强心作用，剂量稍大则使心脏呈中毒现象。对蟾蜍下肢血管有扩张作用，且不受剂量大小的影响。

（2）降血压：玄参水浸液、醇提液和煎剂均有降血压作用。玄参醇提液静脉注射可使麻醉猫的血压随即下降，血压平均下降 40.5%；煎剂对肾性高血压犬的降压作用更明显。

（3）抗血小板聚集、促进纤溶、改善血流动力性：苯丙素苷能抑制血小板聚集和大鼠中性白细胞花生四烯酸（AA）代谢物白三烯（LTB4）的生成。苯丙素苷 C 使 cAMP 含量有显著升高，且两者呈现正的量效关系，可以使血浆血栓素 B_2（TXB_2）和 6-酮-前列腺素 $F_{1\alpha}$（6-keto-$PGF_{1\alpha}$）均有所下降，但 TXB_2 下降更为明显。同时发现玄参醚、醇、水提取物有显著抑制血小板聚集性、降低纤溶酶原激活物抑制剂-1（PAI-1）的作用，说明玄参醚、醇、水提取物有抗血小板聚集、增强纤维蛋白溶解活性作用。

（4）促纤溶：玄参水、石油醚、醇提取物有明显降低 PAI-1 的作用，其中石油醚提取物的作用最强，与阿司匹林组比较有显著差异，与生理盐水对照组、相同剂量的丹参水提取液对照组比较也均有显著差异。

（5）改善血流动力性：玄参醚、醇、水提液对大鼠全血黏度、全血还原黏度、血浆黏度、血细胞比容均无显著影响，但玄参提取液可明显改善缺血 2 h 后大脑皮层脑血流量，其中 5 mg/kg 剂量组对于缺血各时间点的血流改善均有显著作用。

2. 抗脑缺血损伤 玄参提取物可以提高脑血流量，尾静脉注射玄参提取物可明显减少缺血 24 h 后大鼠的脑梗死体积，有保护大鼠脑缺血的作用，明显改善神经功能。玄参提取物（SnPs）对局灶性缺血后脑组织的保护作用及对脑血流量的影响，脑缺血

24 h 后，药物治疗组与模型对照组相比，脑梗死体积明显减少，神经功能均明显改善，说明玄参对脑缺血损伤具有一定保护作用。

3. 改善高尿酸血症 从玄参根中分离提取苯丙素苷成分，采用次黄嘌呤造成小鼠高尿酸血症，观察苯丙素苷成分对小鼠高尿酸血症的影响，并进一步从体外观察苯丙素苷成分对黄嘌呤氧化酶的抑制作用。结果表明，苯丙素苷成分能显著降低高尿酸血症小鼠体内的尿酸水平，体外实验显示其对黄嘌呤氧化酶有明显的抑制作用，IC_{50} 为 12.25 μg/mL。表明玄参中苯丙素苷成分在小鼠高尿酸血症中的降尿酸作用可能与其抑制黄嘌呤氧化酶的作用有关。

4. 抗疲劳 玄参多糖抗疲劳实验表明，玄参多糖具有降低运动后小鼠血乳酸含量、增加小鼠肝糖原、降低运动后小鼠血清尿氮素含量、延长小鼠游泳时间的作用；玄参多糖延缓 D-半乳糖致衰小鼠衰老实验表明，玄参多糖有提高衰老小鼠体内超氧化物歧化酶（SOD）、谷胱甘肽过氧化物酶（GSH-Px）的活力的作用和降低衰老小鼠体内丙二醛（MDA）的量的作用，从而起到延缓衰老的作用。

5. 抗炎、镇痛 玄参有抗炎作用，玄参对巴豆油致炎引起小鼠耳壳肿胀，蛋清、角叉菜胶和眼镜蛇毒诱导引起大鼠足趾肿胀，小鼠肉芽肿的形成均有明显的抑制作用。给药 1 h 后对醋酸所致小鼠扭体反应有明显的抑制作用，且作用与剂量有一定的依赖关系。

6. 兴奋免疫 玄参能升高在生理条件及环磷酰胺所致免疫功能抑制条件下的白细胞数和胸腺指数。哈巴俄苷皮下注射能使阴虚小鼠抑制的免疫功能恢复，发现哈巴俄苷和哈巴苷都能促进阴虚小鼠体外脾淋巴细胞增殖。

7. 保肝 玄参中苯丙素苷有保肝作用。苯丙素苷在体外能提高肝原代培养细胞的存活率，降低 LDH 水平，在体内能降低肝衰竭大鼠 ALT 和 AST 水平，从而进一步说明苯丙素苷对 D-半乳糖胺造成肝细胞损伤具有明显的保护作用。玄参中苯丙素苷能明显抑制模型肝细胞凋亡，上调 Bcl-2 蛋白表达，下调 Fas/FasL 的表达，具有抗肝损伤作用。

采用四氯化碳（CCl_4）腹腔注射构建小鼠急性肝损伤模型；利用生物活性跟踪法，以小鼠血清中丙氨酸转氨酶（ALT）活性和天冬氨酸转氨酶（AST）活性为检测指标，从玄参根提取物筛选保肝活性的物质。结果表明，乙酸乙酯萃取部位保肝效果最好，能够显著降低血清 ALT 和 AST 活性，其次为正丁醇相。然后，对活性较好的乙酸乙酯部位进一步通过硅胶柱层析分离，结果表明，段 F02 和段 F03 能显著降低血清 ALT 和 AST 活性，降低肝脏 MDA 含量，增强肝脏 SOD 活力。

采用 Folin-Ciocalteu 方法测定玄参不同提取物的总多酚含量，并通过 DPPH 抗氧化活性体外评价体系测定玄参不同提取物的抗氧化活性、清除自由基的能力。结果表明，40%乙醇提取物的总多酚含量最高，而 20%乙醇提取物具有最好的清除 DPPH 自由基的能力。证明玄参中多酚类化合物具有较好的体外抗氧化活性。

将小鼠随机分为 4 组：对照组、SP1 低剂量 100 mg/(kg·d) 组、SP2 中剂量 200 mg/(kg·d)组、SP3 高剂量400 mg/(kg·d)组，每组 20 只，各剂量组每天运动前2 h 灌服相应剂量的玄参多糖水溶液，对照组灌服等体积生理盐水。各加药组在水池中进行游泳训练，共游泳训练3周，第1周每天游泳30 min（不负重），以后每周递增10 min（负重）。力竭判断的标准为：小鼠游泳动作明显失调；不能再坚持；小鼠沉入水中超过8 s，且放在平面时无法完成翻正反射。小鼠力竭后断髓处死后取出心、肝、脾和股四头肌，测定 SOD、GSH-Px、过氧化氢酶（CAT）活性和 MDA 含量。结果显示，各组织的 SOD 活性均无显著性变化；SP1 组小鼠脾的 GSH-Px 活性升高，中剂量组小鼠肝、脾和股四头肌的 GSH-Px 活性升高，高剂量组小鼠心肌、肝、脾脏和股四头肌的 GSH-Px 活性显著升高；只有肝组织的 CAT 活性有显著性的升高，其他组织的 CAT 活性无显著变化；SP2、SP3 剂量组小鼠心肌和骨骼肌的 MDA 含量有显著性的降低；玄参多糖的3种剂量对小鼠肝组织的 MDA 含量有显著性的降低。证明玄参多糖对疲劳运动小鼠的部分组织的抗氧化酶活性有增强作用，在一定程度上抑制组织发生脂质过氧化的损害。

玄参总三萜提取物对羟自由基的清除率50%时对应的总三萜质量浓度为38 mg/L，当在40 ℃ 烘箱中强化放置360 min 后，总三萜质量浓度为12 mg/L 的提取物对植物油的保护率为20.5%，对动物油的保护率为29.0%，相同条件下玄参总三萜提取物对动物油的抗氧化效果强于没食子酸和维生素 C，对植物油的抗氧化效果与没食子酸和维生素 C 相当。

8. 改善烧伤后微循环障碍　将 SD 大鼠30 只随机分为对照组、模型组和玄参提取物组。模型组和玄参提取物组用3%凝固汽油烧伤处理造成大鼠体表面积（BSA）深Ⅱ度烧伤模型，玄参提取物组大鼠给予玄参提取物治疗。观察各组大鼠烧伤后10、15、20 和25 min 时肠系膜微动脉血管口径和血流速度的变化。结果表明，玄参提取物组肠系膜微动脉血管口径比模型组明显减少，血液流速明显增快。

9. 抗菌　玄参根和叶的杀菌作用比较弱，其最低杀菌浓度均需每1 mL 含药量在50 mg 以上。玄参叶的抑菌效力较根强，尤对金黄色葡萄球菌有效，对白喉、伤寒杆菌次之，对乙型链球菌等作用差，但弱于黄连。

【毒理研究】　玄参叶较玄参根毒性小。玄参叶 LD_{50} 的95%可信限为19.35～24.63 g/kg体重，最小致死量为15.4 g/kg；玄参 LD_{50} 的95%可信限为15.99～19.81 g/kg体重，最小致死量为10.8 g/kg。两者均无明显的蓄积作用。小白鼠中毒表现为安静、消瘦、反应迟钝、腹泻、黑稀便，尸检未发现对肝、脾、心、肺和肾等器官造成病理改变。

【临床应用】

1. 临床配伍

（1）伤寒发汗吐下后，毒气不散，表虚里实，热发于外，故身斑如锦文，甚则烦躁谵语，兼治喉闭肿痛：玄参、升麻、甘草（炙）各五钱。上锉如麻豆大，每服五钱，以水适量煎煮去滓服用。（《类证活人书》玄参升麻汤）

（2）三焦积热：玄参、黄连、大黄各十钱。为末，炼蜜丸梧子大。每服三四十丸，白汤下。小儿丸粟米大。（《丹溪心法》）

（3）阳明温病，无上焦证，数日不大便，或其阴虚，不可行承气：玄参一两，麦冬（连心）八钱。水八杯，煮取三杯，口干则与饮令尽。不便，再作服。（《温病条辨》增液汤）

（4）眼风赤痛，生障翳：玄参、麦门冬（去心）、防风（去芦头）、地骨皮、远志（去心）、川大黄（锉碎，微炒）、车前子、茺蔚子、决明子、蔓荆子、细辛、黄芩、黄连（去须）、犀角屑、甘草（炙微赤，锉）各一两。上为散。每服三钱，以水一中盏，煎至六分，去滓，每于食后温服。（《太平圣惠方》玄参散）

（5）急喉痹风：玄参、牛蒡子（半生半炒）各一两。为末，水冲服。（《太平圣惠方》）

（6）瘰疬初起：玄参（蒸）、牡蛎（醋煅，研）、贝母（去心，蒸）各四两。共为末，炼蜜为丸。每服三钱，开水下，日二服。（《医学心悟》消瘰丸）

（7）诸热，疮毒：玄参、生地黄各一两，大黄（煨）五钱。上为末，炼蜜丸，灯心、淡竹叶汤下，或入砂糖少许亦可。（《补要袖珍小儿方论》）

（8）赤脉贯瞳：玄参为末，以米泔煮猪肝，日日蘸食之。（《济急仙方》）

（9）轻度Ⅱ型便秘：玄参60 g，苦参60 g，升麻20 g，地榆20 g，山药15 g，苍术30 g，隔山撬15 g，葛根15 g。每日1剂，水煎服，早、中、晚餐后30 min温服。[《中西医结合心血管病电子杂志》2019，7（4）：147-148.]

（10）肛门坠胀：玄参100 g，苦参60 g，升麻15 g，地榆30 g，山药15 g，苍术30 g，隔山撬15 g，葛根15 g，米糠30 g。隔日1剂，水煎3次，取汁混合，分6次三餐后30~60 min温服。[《河南中医》2013，33（11）：2025-2026.]

（11）急性放射性食管炎：玄参6 g，桔梗3 g，麦冬6 g，甘草2 g。每日1剂，泡饮。[《中医学报》2017，32（10）：1864-1866.]

2. 现代临床

（1）老年便秘：玄参15 g，桃仁8 g，麻仁8 g，生地黄10 g，当归10 g，枳壳10 g，水煎服，每日1剂，治疗老年便秘1例，效果明显。

（2）急性血栓性静脉炎：以四妙勇安汤为基本方，重用玄参，辨证论治，自2000年6月至2010年6月治疗急性血栓性静脉炎，疗效显著。

（3）慢性干燥性鼻炎：临床治疗慢性干燥性鼻炎时，在常规使用宣通鼻窍药物时重用玄参，获得了较好的疗效。

（4）声带息肉：重用玄参治疗声带息肉，方剂为玄参12 g、生地黄10 g、熟地黄6 g、生百合10 g、浙贝6 g、桔梗6 g、沙参10 g、麦冬6 g、天冬6 g、海浮石10 g、牡蛎10 g、煅瓦楞10 g、生甘草4 g，治疗效果较为满意。

（5）糖尿病足溃疡：方剂为玄参50 g，银花30 g，当归15 g，牡丹皮12 g，赤芍12 g，牛膝10 g，地龙10 g，甘草6 g。每日1剂，水煎分3次服用。治疗糖尿病足溃疡，取得较好疗效。

（6）小儿呼吸道感染：在辨证用药基础上重用玄参，治疗小儿呼吸道感染，如急性上呼吸道感染、急性支气管炎、支气管肺炎等病，取得良好效果。

（7）颜面部疔疮：重用玄参配以其他药物治疗颜面部疔疮，疗效满意，治疗方法：玄参30 g、紫花地丁30 g、银花30 g、桔梗9 g、知母3 g、生甘草6 g，水煎服，连服3剂。同时以玄参100 g研末，调水敷于患处，每日3次。

（8）原发性功能性发热：以玄参为主组方治疗属阴虚型的原发性功能性发热，获得较好疗效，滋阴降火，凉血清热。药用：玄参20 g，生地黄15 g，牡丹皮12 g，地骨皮15 g，青蒿15 g，银柴胡15 g，生龙骨15 g（先煎），生牡蛎15 g（先煎）。3 剂，每日1剂，分3次水煎服。

（9）心悸不寐：以玄参治疗心悸、心烦不寐2例，疗效较好。一例患者就诊时诉心悸、烦躁不安、头晕目眩，腰酸健忘，白天神倦乏力，舌质红、苔微黄，脉细数。诊为不寐，证属阴虚火旺，拟滋阴清热除烦。用玄参20 g、淡竹叶3 g，水煎服，每日1剂，用药5剂，失眠、心烦明显好转。原方续服3剂，每晚睡眠可达5 h以上，头晕目眩、心悸、烦躁不安、健忘消失。追访2个月，夜间睡眠时间可维持在6 h左右，可正常工作。另一例患者自述有阵发性室上性心动过速2年，经常心悸、胸闷、心烦不寐。心悸每日发作数次，服用普罗帕酮片有效，用玄参20 g加大枣5枚，煎汤服5剂，心悸不寐消失。续服5剂巩固疗效。

（10）咽炎：用玄参为主治疗咽炎1例收到良好疗效。患者咽部常年疼痛不适，近期加重，声音嘶哑，曾服抗生素出现过敏反应，要求服中药治疗。咽部检查暗红色，稍有水肿，舌苔微黄，脉缓。处方：玄参60 g，青果50 g，胖大海50 g。每次玄参6 g、青果2枚、胖大海2枚，开水冲泡后多次饮用。1周后患者症状消失。

（11）慢性再生障碍性贫血：以玄参为主治疗肾阴虚型慢性再生障碍性贫血，收到较好疗效。患者面色萎黄，周身乏力，头晕耳鸣，手足心热，夜间盗汗，咽干尿黄，舌淡边尖红、苔薄，脉细数。查血常规：白细胞（WBC）22×10^9/L，血红蛋白（Hb）39 g/L，血小板（PLT）9×10^9/L，网织红细胞（RET）0.3%，经骨髓穿刺诊断为再生障碍性贫血。中医诊断：虚劳，辨证为肾阴虚型，法以滋阴补肾、益气养血。处方：人参5 g，生地黄12 g，牡丹皮10 g，当归10 g，补骨脂10 g，黄芪30 g，玄参20 g，麦冬15 g，山茱萸12 g，葛根10 g，红花10 g，紫草15 g，生龙骨、生牡蛎各20 g，阿胶10 g（烊化），白芍15 g，鸡血藤15 g，水煎服。每日1剂。服药15剂后，诸症状明显改善，但仍乏力，效不更方，以此方为主加减，每方必用玄参20 g，每日1剂，水煎服，连续服用8个月，后复查血常规：WBC 35×10^9/L，Hb 129 g/L，PLT 65×10^9/L。

【不良反应】　玄参毒性极低，未见有中毒、过敏报道，是一味使用安全的中药。

【综合利用】　玄参为咸寒之品，质润多液，在医疗上应用广泛，被制成多种剂型如颗粒剂、片剂、胶囊剂、丸剂等，有二母安嗽丸、三宝胶囊、万通炎康片、口炎清颗粒等，供患者使用。因其无毒副作用，常被用于泡茶饮、养生粥、菜品等。

■参考文献

[1] 肖冰梅，裴刚，曾夷. HPLC法测定不同产地玄参的肉桂酸含量 [J]. 中华中医药学刊，2008，26（1）：117-118.

[2] 梁晨，徐思思，聂诗明. HPLC法测定不同产地微波真空干燥玄参中哈巴苷和哈巴俄苷的含量 [J]. 数理医药学杂志，2012，25（6）：688-690.

[3] 季金玉，张云，丛晓东，等. 玄参的化学成分及质量控制研究进展 [J]. 中华中医药学刊，2010，28（12）：2507-2510.

[4] 张召强，李明. 玄参的化学成分及药理作用的研究进展 [J]. 中国医药指南，2013，11（26）：49-51.

[5] 黄才国，李医明，贺祥，等．玄参中苯丙素苷 XS-8 对兔血小板 cAMP 和兔血浆中 PGI$_2$/TXA$_2$ 的影响 [J]．第二军医大学学报，2004，25（8）：920-921.

[6] 倪正，蔡雪珠，黄一平，等．玄参提取物对大鼠血液流变性、凝固性和纤溶活性的影响 [J]．中国微循环，2004，8（3）：152-153.

[7] 尚雁君，李医明，蒋山好，等．玄参中苯丙素苷 Acteoside 对小鼠高尿酸血症的影响 [J]．解放军药学学报，2006，22（1）：30-32.

[8] 徐晓玉．中药药理学 [M]．北京：人民卫生出版社，2012.

[9] 黄才国，李医明，贺祥，等．玄参中苯丙素苷对大鼠肝损伤细胞凋亡的影响[J]．中西医结合肝病杂志，2004，14（3）：160-161.

[10] 吴亚辉，陈志鹍，杨玲玲，等．玄参提取物对小鼠急性化学性肝损伤保护作用的研究 [J]．四川动物，2014，33（3）：386-389.

[11] 刘质净，李丽，王晶，等．玄参中多酚类化合物的抗氧化活性研究 [J]．时珍国医国药，2010，21（4）：796-798.

[12] 王震，宋健．玄参多糖对运动小鼠组织抗氧化能力的影响 [J]．食品科学，2010，31（17）：385-387.

[13] 陈莉华，吴玲，李林芝，等．玄参总三萜提取物制备及其抗氧化生物活性研究 [J]．林产化学与工业，2013，33（6）：85-90.

[14] 谭刚，谭志鑫，袁德培．玄参提取物对烧伤大鼠微血管反应性的影响 [J]．湖北民族学院学报（医学版），2013，30（4）：1-3.

[15] 白德臣．玄参治疗老年便秘 [J]．长春中医药大学学报，2010，26（5）：724.

[16] 沈大友，石秀全，沈显峰．重用玄参治疗急性血栓性静脉炎之体会 [J]．光明中医，2010，25（12）：2294-2295.

[17] 白伟．重用玄参治疗慢性干燥性鼻炎疗效 [J]．医学理论与实践，2011，24（19）：2344.

[18] 贤清惠．重用玄参治疗声带息肉 1 例 [J]．医学理论与实践，2012，25（4）：414.

[19] 孙文亮．重用玄参治疗糖尿病足溃疡的体会 [J]．中医临床研究，2012，4（5）：110.

[20] 李金全．重用玄参治疗小儿呼吸道感染验案 3 则 [J]．山西中医，2009，25（3）：18.

[21] 刘继志，周剑莉．重用玄参治疗颜面部疔疮 29 例体会 [J]．山东医学高等专科学校学报，2011，33（6）：473.

[22] 田林忠，陈永敏．玄参为主治疗原发性功能性发热 [J]．中医杂志，2010，51（4）：344.

[23] 范新发，刘彩霞．玄参治疗心悸不寐 [J]．中医杂志，2010，51（4）：344.

[24] 朱衡社．以玄参为主治疗咽炎 [J]．中医杂志，2010，51（2）：151.

[25] 徐文江，李青，乔子剑，等．玄参为主治疗慢性再生障碍性贫血 [J]．中医杂志，2010，51（2）：151.

半 枝 莲

【道地沿革】 半枝莲出自《江苏植药志》，别名狭叶韩信草、通经草、紫连草、溪边黄芩、金挖耳、野夏枯草、言草儿、半向花、偏头草、四方草、耳挖草、小号向天盏、狭叶向天盏等。《校正本草纲目》记载"此草开紫白色花，草紫红色，对结对叶，七八月采用"。《百草镜》载"各种半支有七十二种"。《本草纲目拾遗》中收载有鼠牙半支、狗牙半支及虎牙半支等。河南、江苏、广西、广东、四川、河北等全国大部分地区均产。

【来源】 本品为唇形科植物半枝莲 *Scutellaria barbata* D. Don 的干燥全草。

【原植物、生态环境、适宜区】 多年生草本，根茎短粗，生出簇生的须状根。茎直立，高 12~35（55）cm，四棱形，基部组 1~2 mm，无毛或在序轴上部疏被紧贴的小毛，不分枝或具或多或少的分枝。叶具短柄或近无柄，柄长 1~3 mm，腹凹背凸，疏被小毛；叶片三角状卵圆形或卵圆状披针形，有时卵圆形，长 1.3~3.2 cm，宽 0.5~1（1.4）cm，先端急尖，基部宽楔形或近截形，边缘生有疏而钝的浅牙齿，上面橄榄绿色，下面淡绿有时带紫色，两面沿脉上疏被紧贴的小毛或几无毛，侧脉 2~3 对，与中脉在上面凹陷下面凸起。花单生于茎或分枝上部叶腋内，具花的茎部长 4~11 cm；苞叶下部者似叶，但较小，长达 8 mm，上部者更变小，长 2~4.5 mm，椭圆形至长椭圆形，全缘，上面散布下面沿脉疏被小毛；花梗长 1~2 mm，被微柔毛，中部有一对长约 0.5 mm 具纤毛的针状小苞片。花萼开花时长约 2 mm，外面沿脉被微柔毛，边缘具短缘毛，盾片高约 1 mm，果时花萼长 4.5 mm，盾片高 2 mm。花冠紫蓝色，长 9~13 mm，外被短柔毛，内在喉部疏被疏柔毛；冠筒基部囊大，宽 1.5 mm，向上渐宽，至喉部宽达 3.5 mm；冠檐 2 唇形，上唇盔状，半圆形，长 1.5 mm，先端圆，下唇中裂片梯形，全缘，长 2.5 mm，宽 4 mm，2 侧裂片三角状卵圆形，宽 1.5 mm，先端急尖。雄蕊 4，前对较长，微露出，具能育半药，退化半药不明显，后对较短，内藏，具全药，药室裂口具髯毛；花丝扁平，前对内侧后对两侧下部被小疏柔毛。花柱细长，先端锐尖，微裂。花盘盘状，前方隆起，后方延伸成短子房柄。子房 4 裂，裂片等大。小坚果褐色，扁球形，径约 1 mm，具小疣状突起。花果期 4~7 月。

半枝莲生于水田边、溪边或湿润草地上，海拔 2000 m 以下，喜温暖气候和湿润、半阴的环境。对土壤要求不严，栽培以土层深厚、疏松、肥沃、排水良好的沙质壤土或腐殖质壤土为好。土壤黏重和低洼易积水的地块不宜种。其常野生于丘陵和平坦地区的田边或溪沟旁。喜比较湿润的环境，过于干燥的地区生长不良。分布于我国河北、山东、陕西、河南、江苏、浙江、台湾、福建、江西、湖北、湖南、广东、广西、四川、贵州、云南等省区，以及印度、尼泊尔、缅甸、老挝、泰国、越南、日本、朝鲜等国。

【生物学特点】

1. 栽培技术 半枝莲适应性强，各地均可播种。播种前将土地耕翻一次，施足基肥，农家腐熟肥 15 000 kg/hm²，复合肥或饼肥 375 kg/hm²。开畦 120 cm 宽，耙平，整细，喷洒一次除草剂，备种植。

半枝莲用种子繁殖，在春、夏、秋三季均可播种。一般在 3 月下旬至 7 月上旬播种。播种量 3.25~45 kg/hm²。播种分育苗移栽和大田直播两种方法。准备的苗床宽 120 cm，施足底肥，整细搂平。播种量 0.0125 kg/m²。播种前，每 0.025 kg 可拌 2.5 kg 细湿土，反复拌匀，再均匀地播入苗床，勿覆土，然后覆盖草或薄膜，每天或隔天烧水一次，保持土壤湿润，7~14 d 即可出苗。如见大部分出苗，就要揭去覆盖物，并应继续喷水，待苗出齐为止。小苗长到 5 cm 高时，即可向大田移栽，每穴 1 株，株、行距各 20 cm。栽后需多次浇水保墒。在整好的大田里，实行条播，行距 30 cm。播种时把种子均匀地撒播条穴内，微盖疏松的细肥土或草木炭，厚度不得超过 0.5 cm。播种下去的种子，在半个月内要绝对保持土壤湿润。为了保证大田直播的种子全部萌发，一般宜在阴雨连绵的温暖天气播种。

2. 田间管理　直播的在苗高 5~8 cm 时，进行匀苗、补苗。无论穴播或条播均将弱苗和过密的幼苗拔除掉；发现有缺苗的，要随即进行补苗，宜带土移栽。采用种子繁殖的，在间苗后进行第一次中耕除草和追肥，每公顷用清淡人畜粪水 15 000 kg。第二年起，相继进行 3~4 次，于 3 月上旬分枝期与 5、7、9 月收获后各进行一次，中耕以后每次每公顷施人畜粪水 22 500~30 000 kg，尚可适当施些硫酸铵。一般连续栽培 3~4 年后，由于根蔸老化，萌发力减弱，须进行根蔸更新或重新播种。

3. 病虫害防治

（1）锈病：主要为害叶片，受害植株叶背面呈黄褐色斑点，严重时叶片变黄，翻卷脱落。防治方法：发病初期可用 97% 敌锈钠 300~400 倍（加少量洗衣粉），或用 0.2~0.3°Bé 石硫合剂每隔 7~10 d 喷 1 次，连续 2~3 次。

（2）疫病：在高温多雨季节易发生，叶片上呈现水渍状暗斑，随后萎蔫下垂。防治方法：用 1:1:120 波尔多液或敌克松 800 倍液于傍晚时进行喷洒防治。

在第二花期易发生蚜虫和菜黑虫。对于蚜虫，可用乐果药剂 300 倍，加 1 倍食用醋来防治；对于菜黑虫，可喷洒稀释 1000 倍的 50% 敌敌畏进行防治。

【采收加工】　夏、秋二季茎叶茂盛时采挖，洗净，晒干。

【炮制储藏】

1. 炮制　除去杂质，洗净，切段，干燥。

2. 储藏　置干燥处。

【药材性状】　半枝莲长 15~55 cm，无毛或者花轴上有稀疏的被毛；根较为纤细；茎细丛生，呈方柱形；表面暗紫色或棕绿色；叶对生，有短柄；叶片多皱缩，展平后呈三角状卵形或披针形，长 1.5~3 cm，宽 0.5~1 cm；先端钝，基部宽楔形，全缘或有少数不明显的钝齿；上表面暗绿色，下表面灰绿色。花单生于茎枝上部叶腋，花萼裂片钝或较圆；花冠二唇形，棕黄色或浅蓝紫色，长约 1.2 cm，被毛。果实扁球形，浅棕色。气微，味微苦。

【质量检测】

1. 显微鉴别　叶表面观表皮细胞长角形，垂周壁波状弯曲，上表皮细胞较大，有的细胞含橙皮苷结晶，以气孔周围为多见；气孔直轴式。非腺毛1~4细胞，壁具疣状突起，基部细胞有入射状纹理。腺鳞较多，头部类圆形，4~10细胞，直径25~47 μm，形大者类圆形或椭圆形，有的边缘凹凸，由数十个细胞组成，直径140~266 μm。另有小腺毛，头部类圆形，1~2细胞，直径约28 μm，柄短，单细胞。

2. 理化鉴别 取本品粉末10 g，加80%乙醇50 mL，置水浴上回流0.5 h，趁热滤过。取滤液1 mL，加镁粉少许及浓盐酸数滴，渐显绯红色（检查黄酮类）；取滤液1 mL，加1%三氯化铁试液1~2滴，溶液显墨绿色（检查酚类）；取滤液4 mL，置水浴上蒸干，残液加5%盐酸5 mL，搅拌溶解，滤过。滤液分置3支试管内分别加碘化铋钾试液、碘化汞钾试液、硅钨酸试液各1~2滴，各试管均产生沉淀（检查生物碱）。

3. 含量测定

（1）总黄酮的含量测定：精密称取在105 ℃干燥至恒重的野黄芩苷对照品10 mg，置50 mL量瓶中，加甲醇至刻度，摇匀，即得对照品溶液（每1 mL中含野黄芩苷0.2 mg）。精密量取对照品溶液0.4、0.8、1.2、1.6、2.0 mL，分别置25 mL量瓶中，加甲醇至刻度，摇匀。以甲醇为空白，照分光光度法，在335 nm的波长处分别测定吸收度。精密量取下文中"野黄芩苷"中经索氏提取并稀释至100 mL的甲醇溶液1 mL，置50 mL量瓶中，加甲醇至刻度，照上述方法，自"以甲醇为空白"起，依法测定吸收度，从标准曲线上读出供试品溶液中野黄芩苷的重量（mg）。该品按干燥品计算，含总黄酮以野黄芩苷（$C_{21}H_{18}O_{12}$）计，不得少于1.50%。

（2）野黄芩苷的含量测定：采用HPLC测定。色谱条件与系统适用性试验：用十八烷基硅烷键合硅胶为填充剂；以甲醇-水-醋酸（35:61:4）为流动相，检测波长为335 nm。理论板数按野黄芩苷峰计算应不低于1500。精密称取野黄芩苷对照品8 mg，置100 mL量瓶中，加流动相至刻度，摇匀，即得对照品溶液（每1 mL中含野黄芩苷80 μg）。取该品粉末（过三号筛）约1 g，精密称定，置索氏提取器中，加石油醚（60~90 ℃）提取至无色，弃去醚液，药渣挥去石油醚，加甲醇继续提取至无色，转移至100 mL量瓶中，加甲醇至刻度，摇匀，精密量取25 mL，蒸干，残渣用20%甲醇溶解，并转移至25 mL量瓶中，稀释至刻度，摇匀，滤过，取续滤液，用微孔滤膜（0.5 μm）滤过，即得供试品溶液。分别精密吸取对照品溶液与供试品溶液各10 μL，注入液相色谱仪，测定，即得。该品按干燥品计算，含野黄芩苷（$C_{21}H_{18}O_{12}$）不得少于0.20%。

（3）多糖含量测定：提取了半枝莲多糖，并对其总糖含量进行了测定。以干燥至恒重的葡萄糖为标准品。用TU-1800双光束紫外可见分光光度计于490 nm处测定吸收度，建立回归方程：$Y = 0.077\,14 + 0.011\,4X$。取干燥至恒重的半枝莲粗多糖约25 mg（5份），精密称定，溶解后转入500 mL容量瓶中，加蒸馏水稀释至一定刻度，摇匀，使其浓度相当于50 μg/mL的样品液供分析用。精密吸取样品液1 mL，按上述方法测定吸收度，根据回归方程，求得半枝莲粗多糖中总糖平均含量60.95%。

（4）原儿茶酸的含量测定：对半枝莲药材中原儿茶酸的含量进行了测定，样品用30%的乙醇回流提取，提取液滤过，以RP-HPLC测定。用Diamonsil™ C18色谱柱（4.6 mm×250 mm，5 μm），以甲醇-0.05%磷酸为流动相，流速为1.0 mL/min，检测波长为258 nm。结果原儿茶酸的保留时间约为7 min，且与其他峰的分离度大于1.5。原儿茶酸的线性范围 0.018~0.184 μg（$R = 0.998$），最低检出限为 3 μg，平均回收率和 RSD 分别为 99.7% 和 0.27%。

【性味归经】 辛、苦，寒。归肺、肝、肾经。

【功能主治】 清热解毒，化瘀利尿。用于疔疮肿毒，咽喉肿痛，毒蛇咬伤，跌扑伤痛，水肿，黄疸。

【用法用量】 内服：煎汤，15~30 g，鲜品 30~60 g。外用：鲜品适量，捣敷患处。

【使用注意】 血虚者不宜，孕妇慎服。

【化学成分】

1. 黄酮及其苷类

（1）黄酮：5-羟基-7, 8-二甲氧基黄酮、5, 2′-二羟基-7, 8, 6′-三甲氧基黄酮、5, 7-二羟基-8-甲氧基黄酮、5, 7, 2′-三羟基-8-甲氧基黄酮、5, 7, 4′-三羟基-8-甲氧基黄酮、野黄芩素、5, 7-二羟基-8, 2-二甲氧基黄酮、7-羟基-5, 8-二甲氧基黄酮、5, 6, 7-三羟基黄酮、7, 2′-二羟基-5, 8-二甲氧基黄酮、5, 6, 2′-三羟基-7, 8-二甲氧基黄酮、粗毛豚草素、木犀草素、芹菜素、5-羟基-7, 4′-二甲氧基黄酮、5-羟基-7, 8, 4′- 三甲氧基黄酮、5-羟基-5, 7, 3′, 4′, 5-′五甲氧基黄酮、5, 7, 3, 4, 5′-五甲氧基黄酮、三裂鼠尾草素、2′, 3′, 5, 7-四羟基黄酮、4′ -羟基汉黄芩素、5, 4′-二羟基-6, 7, 3′, 5′-四甲氧基黄酮。

（2）二氢黄酮：红花素、异红花素、圣草醇、5, 7-二羟基-6-甲氧基二氢黄酮。

（3）黄烷酮：5, 7, 4′-三羟基-8-甲氧基黄烷酮、5, 7, 4′-三羟基-6-甲氧基黄烷酮、5, 7, 4′-三羟基黄烷酮、6-甲氧基柚皮素。

（4）黄酮苷：7-羟基-5, 8-二甲氧基黄酮-7-O-α-D-葡萄糖苷、5, 7, 8, 2′四羟基黄酮-7-O-α-D-葡萄糖苷、5, 2′-二羟基-7, 8, 6′-三甲氧基黄酮-2′-O-α-D-葡萄糖苷、5, 2′, 6′-三羟基-7, 8-二甲氧基黄酮-2′-O-α-D-葡萄糖苷、芹菜素-5-O-β-D- 葡萄糖苷、芹菜素-7-O-β-D-葡萄糖醛酸苷、芹菜素-7-O-葡萄糖醛酸甲酯、山奈酚-3-O-β-D-芦丁糖苷、5, 5-羟基-4′-甲氧基黄酮-7-O-α-L-鼠李糖基（1, 6）-β-D-吡喃葡萄糖苷、大波斯菊苷、芹菜素-7-O-β-葡糖苷、芹菜素-7-O-葡萄糖醛酸乙酯、芹菜素-7-O-新陈皮糖苷、野黄芩苷、槲皮素。

2. 萜类

（1）二萜类化合物：13 个二萜均为新克罗烷型。

（2）三萜类化合物：熊果酸、β-胡萝卜苷、9, 19-环羊毛甾-24-烯-3-醇、半枝莲酸。

3. 甾体类 甾醇-α-D-葡萄糖苷混合物（菜油甾醇，豆甾醇，谷甾醇）、豆甾-5, 22-二烯-3-O-β-D- 吡喃葡萄糖苷、β-谷甾醇、胡萝卜苷、豆甾-4-烯-3-酮、菜油甾醇、豆甾-5, 22-二烯-3-醇、4, 4-二甲基胆甾-6, 22, 24-三烯、麦角甾烷-4, 6, 22-三烯-32-醇、豆甾-3, 5, 22-三烯、豆甾-5, 22-二烯-3-醇乙酸酯、麦角甾烷-4, 6, 22-三烯-3α-醇等。

4. 生物碱类 半枝莲碱 A。

5. 芳香醛、酮、酸类化合物 对羟基苯甲醛、对羟基乙酮、对香豆酸、原儿茶酸、

2-羟基-3-甲基蒽、反-3-（4′-羟基苯基）丙烯酰乙酯、对羟基苯甲酰乙酯、3，4-二羟基苯甲酸、苯甲酸、顺-1-（4′-羟基苯基）-2-丁烯-3-酮、羟基氢醌。

6. 挥发油类 挥发油类主要包括薄荷醇、芳樟醇、α-萜品醇、麝香草酚等4种化合物。采用超临界 CO_2 萃取技术对半枝莲中的挥发油成分进行了研究，发现半枝莲中除含高级脂肪酸及其酯类。

7. 糖类 鼠李糖、阿拉伯糖、木糖、甘露糖、半乳糖、葡萄糖。

8. 脂肪酸类及其他 棕榈酸、油酸、亚油酸、硬脂酸、棕榈酸乙酯、硬脂酸乙酯、花生酸乙酯、二十二酸乙酯、6，10，14-三甲基-2-十五烷酮、2，6，10，15，19，23-六甲基-2，6，10，14，18，22-二十四烷六烯、新植二烯、3，7，11，15-四甲基-2-十六烯-1-醇、1-辛烯-3-醇。

半枝莲中含有丰富的人体必需的微量元素铁、铜、锌、锰、镁等，其中镁的含量最高，铁、铜较高，其次是锌、锰等。

【药理作用】

1. 抗病原微生物 半枝莲的水提取物可体外抑制乙型肝炎病毒生长，其所含 4′-羟基汉黄芩素在体内、外均有明显的抗病毒作用，对流感病毒 A/PP/8/34 有强烈的抑制作用。半枝莲中提取的两类黄酮类化合物木犀草素和芹菜素对青霉素耐药的金黄色葡萄球菌有杀伤作用。半枝莲中的挥发油对金黄色葡萄球菌有杀伤作用，而且革兰阳性菌比革兰阴性菌对半枝莲的挥发性成分更敏感。半枝莲总黄酮提取物具有很强的抗流感病毒活性，并且能有效减少流感病毒感染后的肺病变面积。

利用铜绿假单胞菌 QS 系统相关基因 lasI、lasR、rhlI 和 rhlR 的启动子与报道子荧光素酶（Luciferase）基因 luxCDABE 的融合子为筛选系统，通过检测化学发光反应不同中药对群体感应系统基因表达的影响，最终得到结论，中药半枝莲不影响铜绿假单胞菌生长的条件下，可抑制 PA 中 QS 系统基因 lasI、lasR、rhlI 和 rhlR 的表达，并可抑制铜绿假单胞菌的运动性，对铜绿假单胞菌群体感应系统有抑制作用，结果有助于新型抗生素的研究。半枝莲50%煎剂用平板挖沟法，对福氏痢疾杆菌、伤寒杆菌、大肠杆菌有抑制作用。

2. 解痉、祛痰 半枝莲中含有的红花素有较强的对抗由组胺引起的平滑肌收缩作用，同时还有较好的祛痰作用，是治疗慢性支气管炎的有效成分。

3. 解热 半枝莲水煎剂对皮下注射10%干酵母混悬液引起的大鼠发热有较明显的解热作用，且有明显的量效关系，但对正常体温无影响。与阿司匹林相比，药后 1~2 h，半枝莲 10 g/kg 的降温作用与阿司匹林 100 mg/kg 的作用相当，经实验证实野黄芩苷是半枝莲解热作用的主要成分，其解热时间可持续 4 h，作用明显强于阿司匹林。

4. 抗肿瘤 由半枝莲、黄芩、女贞子和黄蜂等组成的复方半枝莲乙醇提取液对人肝癌 SMMC-7721 细胞有明显的抑制作用，且随着作用剂量增高和作用时间延长，抑制率明显提高。用半枝莲、黄芩、川芎三味中药组成的复方半枝莲合剂喂服大鼠，采用常规染色及免疫组化技术，以增殖细胞核抗原（PCNA）为检测指标，对复方半枝莲抑制实验性大鼠舌黏膜癌前病变的作用进行组织学观察，结果显示能有效抑制上皮异常增生，降低 PCNA 阳性率，对癌前病变细胞异常增殖有抑制作用。

从半枝莲中分离得到的反式-1-（4'-羟基苯基）-丁-1-烯-3-酮对人白血病 K562 细胞显示有很强的细胞毒性，其半数抑制浓度（IC_{50}）为（11±2）μg/mL。半枝莲醇提取物可激活 FNFR 超家族、Bcl 抑癌基因家族，诱导细胞凋亡从而抑制人肝癌细胞 HepG2、QGY-7701 的增殖。半枝莲可阻滞细胞周期中 S 期向 G_2/M 期的转变过程，从而抑制人大肠癌细胞增殖，诱导 HT-29 细胞凋亡。半枝莲黄酮类化合物 A06（50 mg/L 和 100 mg/L）能有效抑制人脐静脉内皮细胞的迁移，减少小管样结构形成，并降低 24 h 后人宫颈癌海拉细胞血管内皮细胞生长因子和一氧化氮的表达，抑制体外肿瘤血管生成来防止癌细胞转移。此外半枝莲对肝癌细胞 Bel-7402 增殖的抑制作用，随着浓度增加抑制作用增强，具有明显的量效关系，在 100 mg/mL 的浓度下，其抑制效果与 100 μg/mL 的 5-FU 相近。

用 WST-8 证实从半枝莲中分离出的 10 个黄酮化合物有肿瘤细胞毒性作用，能抑制人早幼粒白血病 HL-60 细胞增殖，其中 2′，3′，5，7-四羟基黄酮、芹菜素、汉黄芩素、木犀草素均比黄芩素显示出更强活性。半枝莲的乙醇提取物能明显抑制人类慢性髓性白血病 K562 细胞增殖，使 K562 细胞出现凋亡所具有的形态学及生物化学特征，同时对 K562 细胞的增殖抑制和诱导凋亡作用具有一定的浓度依赖性关系。半枝莲的乙醇提取物通过诱导细胞凋亡和产生细胞毒性作用抑制人肺癌细胞 A549 的生长。

半枝莲的 4 个极性部位提取物分别对人结肠癌 SW620 和 HT-29 细胞进行药物干预 24 h，并用 MTT 法测定 4 个极性部位对细胞活力的影响，并且在倒置显微镜下观察细胞的形态。结果发现，半枝莲三氯甲烷、正丁醇、乙酸乙酯及石油醚提取物干预后，氯仿提取物使结肠癌细胞 SW620 和 HT-29 的细胞密度明显减少，细胞变小，且对两株细胞的细胞活力也有显著的抑制作用，并呈现明显的剂量依赖性；其他各极性部位的作用不明显，作用由强到弱依次为三氯甲烷提取物＞正丁醇提取物＞乙酸乙酯提取物＞石油醚提取物；其中三氯甲烷提取物抗 SW620 和 HT-29 的 IC_{50} 分别为 65、130 μg/mL，半枝莲三氯甲烷提取物是半枝莲治疗人结肠癌细胞的最有效部位。

半枝莲黄酮类化合物 A06 对内皮细胞小管形成和内皮细胞迁移的影响，以及对 HeLa 细胞血管内皮生长因子（VEGF）和 NO 表达的影响结果表明，半枝莲黄酮类化合物 A06 能抑制内皮细胞小管样结构形成和肿瘤细胞培养液刺激下的内皮细胞迁移。

采用移植性 H_{22} 肝癌小鼠，随机分为阴性对照组、半枝莲多糖组、猪苓多糖组。连续给药 10 d 后，测定其抑瘤率、胸腺指数和脾指数，ELISA 法测定小鼠血清白细胞介素-2（IL-2）的含量；小鼠碳粒廓清法测定单核吞噬细胞功能，进行组间比较。结果表明，半枝莲多糖可明显抑制小鼠 HepA 瘤，抑瘤率可达 34.35%，并且能够提高荷瘤小鼠免疫器官重量、血清 IL-2 的活性及增强单核吞噬细胞功能。结论是半枝莲多糖有明显抗肿瘤作用。

健康雄性小鼠 48 只，按体重随机分为正常对照组、模型对照组、黄芪多糖对照组（100 mg/kg），以及半枝莲多糖低、中、高剂量组（50、100、200 mg/kg）。用荧光分光光度计检测荷瘤小鼠红细胞膜流动性；用紫外分光光度计检测红细胞膜钙 ATP 酶活力、唾液酸（SA）含量、抗氧化酶系的活力。结果显示，与模型对照组比较，半枝莲多糖各剂量组可明显提高 S180 荷瘤小鼠红细胞膜流动性，可明显提高红细胞膜钙酶活力及抗氧化酶系的活力，低、中剂量组可增加红细胞膜表面唾液酸含量。

5. 保肝 昆明种小鼠分为正常组、模型组和不同浓度的半枝莲多糖保护组，饲养 7 d，正常组腹腔注射调和油溶液，其余各组腹腔注射 0.15% CCl_4 调和油溶液（10 mL/kg），24 h 后眼球取血分离血清，测定 ALT 和 AST 活性。制备 10% 的肝匀浆，测定 MDA、NOS 和 NO 的含量。结果显示，不同浓度的半枝莲多糖可降低 CCl_4 肝损伤小鼠血清 ALT 和 AST 活性，降低 MDA 的含量和肝体指数，增加肝组织 NO 和 NOS 活性。

6. 免疫调节 通过动物移植性肿瘤试验，观察半枝莲多糖对小鼠体内肿瘤细胞生长和免疫器官胸腺、脾指数的影响，结果表明，半枝莲多糖在体内对 S180 肉瘤的生长有一定的抑制作用，能够增强免疫器官的质量和 S180 荷瘤小鼠 T 淋巴细胞百分数，认为半枝莲多糖通过增强荷瘤小鼠的免疫功能而达到抗肿瘤的效果。

通过观察荷瘤小鼠瘤质量、体质量、胸腺指数和脾指数，并检测各组淋巴细胞增殖活性、NK 细胞活性及脾细胞 IL-2 分泌量，研究半枝莲提取物对小鼠 H22 移植瘤的影响。发现半枝莲提取物可明显抑制 H22 移植瘤的生长，改善荷瘤小鼠的免疫功能。

7. 抗氧化 通过测定半枝莲中黄酮类化合物提取液对羟自由基的清除率，研究半枝莲黄酮提取液的抗氧化活性。研究结果表明，半枝莲中黄酮类化合物具有较好的清除羟自由基的能力，其还原能力可与人工合成抗氧化剂 2，6-二叔丁基对甲酚（BHT）相媲美。以 3 种自由基生成体系诱导的红细胞膜脂质过氧化为模型，测定半枝莲总黄酮对脂质过氧化的抑制作用。结果表明，半枝莲总黄酮对黄嘌呤-黄嘌呤氧化酶系统、过氧化氢（H_2O_2）及 UV 照射 3 种方法引起的细胞膜脂质过氧化均有抑制作用，其作用呈剂量依赖性。经测定，半枝莲酸性多糖 SBPs 清除超氧自由基和羟自由基作用明显，IC_{50} 分别为 800.00、90.42 μg/mL。

超氧自由基由邻苯三酚自氧化法产生，羟自由基采用 Fenton 体系产生，研究半枝莲多糖对超氧自由基和羟自由基的清除作用；硫代巴比妥酸（TBA）法测定 Fe^{2+}-H_2O_2 系统诱导的健康小鼠及四氯化碳（CCl_4）肝损伤小鼠肝匀浆脂质过氧化产物丙二醛（MDA），研究半枝莲多糖抗脂质过氧化的作用。结果表明，半枝莲多糖可有效清除超氧自由基和羟自由基，且呈浓度依赖关系，可抑制健康小鼠肝匀浆的自氧化及 Fe^{2+}-H_2O_2 诱导的脂质过氧化；半枝莲多糖不同剂量保护组 CCl_4 肝损伤小鼠肝匀浆体外诱导脂质过氧化有显著的抑制作用，且能明显降低其肝脏内 MDA 的水平。

8. 抗致突变 半枝莲的水提物可明显抑制黄曲霉素 B1 等引起的突变，显示出较强的抗突变作用，利用人外周血淋巴细胞的非程序性 DNA 合成实验，对半枝莲与几种中草药抗香烟焦油的致突变作用进行研究，结果表明，半枝莲可明显对抗香烟焦油凝聚物对淋巴细胞 DNA 的损伤，保护淋巴细胞的 DNA。半枝莲的水溶性提取物可以对抗 4-甲基亚硝胺基-1-（3-吡啶基）-1-丁酮的致突变性，也可明显抑制苯并芘诱发的 TA98 和 TA100 回复突变的作用。

9. 神经保护 培养第 3 代的大鼠星形胶质细胞随机分为空白对照组、模型组和 3 个剂量药物组，药物组细胞分别加入 17.5、35 和 70 mg/L 半枝莲黄酮作用 24 h，模型组和 3 个剂量药物组均加入 $Aβ_{25-35}$100 μmol/L 作用 24 h，免疫组化法测定星形胶质细胞中内皮型一氧化氮合酶（eNOS）、诱导型一氧化氮合酶（iNOS）和神经元型一氧化氮合酶（nNOS）蛋白的表达；Western 印迹法检测星形胶质细胞中热休克蛋白 70（HSP70）的表达；RT-PCR 测定细胞中 ApoE mRNA 的表达。结果表明，与空白组相比，模型组 eNOS 蛋白含量降低 60.83%，iNOS 蛋白含量增加 215.03%，HSP70 蛋白含量增加 166.67%，ApoE mRNA 含量增加 150.00%；半枝莲黄酮 17.535 和 70 mg/L 能不同程度地提高 eNOS 蛋白含量 73.66% ~ 137.77%，降低 iNOS 蛋白含量 19.40% ~ 44.50%，降低 HSP70 蛋白含量 18.52% ~ 49.38%，降低 ApoE mRNA 的含量 14.17% ~ 41.67%。得出结论，半枝莲黄酮对 $A\beta_{25-35}$ 引起的大鼠皮层星形胶质细胞的损伤具有抑制作用，半枝莲黄酮可能通过影响星形胶质细胞发挥对阿尔茨海默病的治疗作用。

10. 改善记忆 3 月龄雌性大鼠摘除卵巢 10 个月，通过去卵巢大鼠的学习记忆能力、体重及输卵管/子宫、脾和胸腺指数和血清中雌二醇（E_2）含量的检测，评价半枝莲黄酮对去卵巢大鼠记忆障碍的影响。结果表明，与假手术组相比，摘除卵巢使大鼠的学习记忆能力降低、体重明显增加、输卵管/子宫、脾和胸腺指数皆显著降低，血清中雌二醇的含量下降。而半枝莲黄酮 17.5、35 和 70 mg/kg 对去卵巢大鼠上述异常变化均有不同程度的改善。得到结论，半枝莲黄酮能够降低去卵巢大鼠的学习记忆障碍，改善免疫、内分泌异常变化。

11. 调血脂 通过摘除雌性大鼠双侧卵巢模拟妇女绝经后体内血清雌激素水平降低和一系列代谢物质异常改变，观察半枝莲黄酮对血清中甘油三酯（TG）、总胆固醇（TC）、高密度脂蛋白胆固醇（HDL-C）、低密度脂蛋白胆固醇（LDL-C）、动脉粥样硬化指数（AI=LDL-C/HDL-C）和冠心指数（R-CHD=TC/HDL-C）的影响；结合雌激素为阳性对照药。结果表明，与假手术组相比，去卵巢可使大鼠的血脂代谢紊乱，且血清中 TG、LDL-C 水平和心血管疾病危险因子 AI 和 R-CHD 皆显著增加，HDL-C 含量显著降低，总胆固醇虽有升高。半枝莲黄酮可使去卵巢大鼠血脂代谢紊乱得到不同程度的改善，17.5、35、70 mg/（kg·d）治疗 5 周可使血清中 TG 水平显著降低、HDL-C 水平显著增加和 AI、R-CHD 显著降低；对血清 TC 和 LDL-C 具有不同的调节作用。阳性对照药结合雌激素对所有检测指标都有正向调节作用。

【毒理研究】 半边莲煎剂小鼠静脉注射的 LD_{50} 为 （6.10±0.26）g 生药/kg。浸剂大鼠灌服的 LD_{50} 为 （75.1±13.1）g 生药/kg。大鼠每日腹腔注射 0.1、0.3 和 1.0 g 生药/kg，连续 3 个月，体重、尿沉渣及尿蛋白检查均无异常发现。病理检查，除部分大鼠肾脏有轻度浊肿外，未见显著器质性变化。黄芩素苷小鼠口服最大耐受量为 10 g/kg，静脉注射的 LD_{50} 为 1314 mg/kg。

【临床应用】

1. 临床配伍

（1）吐血、咯血：鲜半枝莲一至二两，捣烂绞汁，调蜜少许，炖热温服，日二次。（《泉州本草》）

（2）尿道炎，小便尿血疼痛：鲜半枝莲一两，洗净，煎汤，调冰糖服，日二次。（《泉州本草》）

（3）毒蛇咬伤：

1）鲜半枝莲，洗净捣烂，绞汁，调黄酒少许温服，渣敷患处。（《泉州本草》）

2）鲜半枝莲、观音草各一至二两，鲜半边莲、鲜一包针（鬼针草）各四至八两。水煎服。另取上述鲜草洗净后加食盐少许，捣烂取汁外敷。（《浙江民间常用草药》）

（4）肝炎：鲜半枝莲五钱，红枣五枚。水煎服。（《浙江民间常用草药》）

（5）胃气痛：干半枝莲一两，和猪肚或鸡一只（去头及脚尖，内脏），水、酒各半炖热，分二三次服。（《泉州本草》）

（6）痢疾：鲜半枝莲三至五两，捣烂绞汁服；或干全草一两，水煎服。（《福建中草药》）

（7）咽喉肿痛：鲜半枝莲八钱，鲜马鞭草八钱，食盐少许。水煎服。（《福建中草药》）

（8）肺脓疡：半枝莲、鱼腥草各一两。水煎服。（《浙江民间常用草药》）

（9）淋巴结核：半枝莲二两，水煎服。或半枝莲、水龙骨各一两，加瘦猪肉适量，煮熟，吃肉和汤。（《浙江民间常用草药》）

（10）背痈：鲜半枝莲根捣烂外敷。要留出白头，一天敷二次。另取全草一两，水煎服，服四五次即可排脓。排脓后，用根捣汁滴入孔内，并用纱布包扎，一天换二次。（《浙江民间常用草药》）

（11）蛇头疔、淋巴腺炎：鲜半枝莲一至二两，调食盐少许，捣烂外敷。（《福建中草药》）

（12）癌症：半枝莲、蛇葡萄根各一两，藤梨根四两，水杨梅根二两，白茅根、凤尾草、半边莲各五钱。水煎服。（《浙江民间常用草药》）

（13）跌打损伤：半枝莲捣烂，同酒糟煮热敷。（《广西药植图志》）

（14）扁平疣：板蓝根 30 g，薏苡仁 30 g，半枝莲 30 g，贯众 30 g。加水 1000 mL 适量煎服，每日 1 剂，早、晚分服，9 d 为 1 个疗程。[《湖北中医药大学学报》2015，17（6）：76-77.]

（15）小儿单纯性消化不良：猪苓 10 g，茯苓 10 g，白术 10 g，半枝莲 20 g。水煎服，每日 1 剂。1 岁内小儿用量酌减。[《陕西中医》1981，(6)：11.]

（16）银屑病血热证：半枝莲 12 g，紫草 20 g，蒲公英 20 g，野菊花 20 g，紫花地丁 20 g，萆薢 12 g，荆芥 10 g，防风 10 g，蝉蜕 10 g，蛇床子 12 g，白鲜皮 12 g，地肤子 15 g。每日 1 剂，水煎 400 mL，分 2 次口服。[《中医药导报》2018，24（2）：81-83.]

2. 现代临床

（1）肿瘤：重用半枝莲治疗癌性腹水 29 例，其中腹水完全消失者 11 例，腹水与临床症状均有不同程度减轻者 14 例，无明显改善者 4 例。用白花蛇舌草、半枝莲等中药自拟肿瘤处方加减治疗胃癌康复期 20 例，取得较好疗效，显效 10 例，有效 8 例，无效 2 例，总有效率 90%。由半枝莲、金银花、黄芩等中药制成的金甲胶囊治疗中晚期肺癌患者 314 例，有效率达 66.6%。用半枝莲、人参、冬虫夏草等制成的华奇胶囊治疗接受化疗的 129 例各种恶性肿瘤患者，在避免放化疗所致白细胞、红细胞、血小板下降的同时，可明显改善头晕、乏力、恶心等常见的毒副反应症状。取半枝莲 50 g，水煎两次，上、下午分服，或代茶。据36例食管癌、肺癌患者的观察，用药后部分患者有近期症状的改善，但尚未见有根治疗效。另有用半枝莲、白英各50 g，水煎服，每日1剂。用于肺癌，对改善症状亦有一定效果。

（2）肝病：用半枝莲、茵陈等制成茵莲清肝口服液治疗慢性活动性乙型肝炎早期纤维化患者34例，显效15例，有效18例，无效1例，总有效率97%。用半枝莲、白花蛇舌草等随症加减用药，治疗丙肝患者13例，有加速肝细胞恢复的作用，并能使丙型肝炎病毒（HCV）抗原转阴。

（3）肾病：以半枝莲、金钱草、蒲公英等组成金莲茅公饮，随症加减治疗急性肾小球肾炎患者50例，治愈34例，显效8例，好转6例，无效2例，有效率达96%。自拟方半枝莲汤治疗尿血65例，35例临床治愈，17例显效，10例有效，3例无效，总有效率95.4%。

（4）前列腺疾病：以半枝莲、熟地黄、肉桂等自拟启癃汤并随症加减，治疗老年前列腺肥大患者55例，痊愈45例，好转8例，无效2例，总有率93.36%。又用半枝莲、白茅根、蒲公英等自拟复方半枝莲汤并随症加减治疗慢性前列腺炎患者60例，痊愈38例，好转18例，无效4例，总有效率93.3%。

（5）胃病：用半枝莲、白花蛇舌草配伍其他中药治疗慢性胃炎患者87例，治愈率89.7%，有效率达100%。

（6）其他：

1）丹毒。用半枝莲粉治疗丹毒共34例，方法是将半枝莲于铁锅内文火焙干，研细过100目筛，用时与食醋调成糊状，敷于患部包扎，经换药1~5次，治愈率100%。

2）慢性盆腔炎。用半枝莲、红藤、败酱草、赤芍、牡丹皮、桃仁、莪术、熟地黄、皂角刺煎成浓汁保留灌肠治疗慢性盆腔炎136例，结果痊愈82例，显效29例，有效18例，无效7例，总有效率为94.8%。

3）炎性僵块。以半枝莲、玄参为主药，合皂角刺、当归、炙山甲等药拟半皂汤内服，随症加减治疗炎性僵块50例，痊愈32例，有效12例，好转5例，无效1例，总有效率98%。

4）病毒性角膜炎。以半枝莲、蒲公英、萆薢、知母、黄柏为主药，随症加减治疗泌尿系感染患者多例，收效良好。将半枝莲合同其他中药制成滴眼液治疗病毒性角膜炎，疗效理想。

【不良反应】 临床处方半枝莲剂量达120 g时对肝肾功能、血常规、免疫球蛋白、血浆蛋白、碱性磷酸酶均不产生明显影响。半枝莲性凉味苦，脾胃虚寒的患者应慎用。有文献报道，有1例患者服用半枝莲后出现了过敏现象，全身燥热难熬，乏力。头面、胸背、四肢出现皮疹，上、下眼睑均红肿。

【综合利用】 半枝莲的制剂形式主要包括液体制剂、颗粒剂、片剂等，如抗骨髓炎片、金蒲胶囊、茵山莲颗粒、热炎宁合剂等，广泛应用于中医方药及其制剂中，中药复方煎剂和散剂、丸剂。癌症患者可将其作为茶饮，以控制病情。

■参考文献

[1] 邢文善，纪耀华，张彦彤，等 . 半枝莲粗多糖的提取及总糖的含量测定 [J] . 吉

林中医药, 2005, 25 (7): 56.

[2] 陈香爱, 袁志芳, 田亚平, 等. 反相高效液相色谱法测定半枝莲中原儿茶酸的含量 [J]. 时珍国医国药, 2007, 18 (6): 1405-1406.

[3] 蒋小岗, 顾振纶. 半枝莲的化学成分和药理作用 [J]. 中国野生植物资源, 2004, 23 (1): 3-5.

[4] 余群英, 张德武, 戴胜军. 半枝莲化学成分的分离与鉴定 [J]. 中国现代中药, 2011, 13 (2): 25-28.

[5] 邱佳, 秦民坚, 唐楠. 半枝莲地上部分的化学成分 [J]. 植物资源与环境学报, 2009, 18 (1): 91-93.

[6] 何枢衡, 张祎, 葛丹丹, 等. 中药半枝莲黄酮类成分的分离与结构鉴定 [J]. 沈阳药科大学学报, 2011, 28 (3): 182-185.

[7] 肖海涛, 李铣. 半枝莲的化学成分 [J]. 沈阳药科大学学报, 2006, 23 (10): 637-640.

[8] 王哲. 半枝莲的化学成分 [J]. 中国实验方剂学杂志, 2014, 20 (21): 84-86.

[9] 李萍, 张国刚, 左甜甜, 等. 半枝莲的化学成分 [J]. 沈阳药科大学学报, 2008, 25 (7): 549-552.

[10] 陈艳, 张国刚, 毛德双, 等. 半枝莲的化学成分研究（Ⅰ）[J]. 中国药物化学杂志, 2008, 18 (1): 48-50.

[11] 仲浩, 薛晓霞, 姚庆强. 半枝莲化学成分的研究 [J]. 中草药, 2008, 39 (1): 21-23.

[12] 陶曙红, 吴凤锷. 半枝莲化学成分的研究 [J]. 时珍国医国药, 2005, 16 (7): 620-621.

[13] 李萍, 左甜甜, 王晓秋, 等. 半枝莲的化学成分研究（Ⅱ）[J]. 中国药物化学杂志, 2008, 18 (5): 374-376.

[14] 郑永红, 韦晓瑜, 龙继红. 半枝莲的研究进展 [J]. 中草药, 2010, 41 (8): 1406-1408.

[15] 肖骏, 沈立新, 赵琳, 等. 半枝莲对铜绿假单胞菌群体感应系统的抑制作用 [J]. 中国抗生素杂志, 2014, 39 (12): 885-890.

[16] 林敬明, 刘煜, 罗荣城. 半枝莲抑制人肝癌 QGY-7701 细胞增殖研究 [J]. 南方医科大学学报, 2006, 26 (5): 591-593.

[17] 宋寄春, 谭诗云, 陈明锴. 半枝莲对人大肠癌细胞增殖抑制及诱导凋亡的作用 [J]. 咸宁学院学报 (医学版), 2007, 21 (2): 106-108.

[18] 徐敏, 卜平, 李瑶瑶. 半枝莲黄酮类化合物对体外肿瘤血管生成的影响 [J]. 世界华人消化杂志, 2007, 15 (20): 2215-2219.

[19] 胡旭东, 吴小江, 邱宏, 等. 六种常用抗癌中药对肝癌细胞株 BEL-7402 的作用 [J]. 江西中医学院学报, 2005, 17 (4): 47-48.

[20] 张铃, 林久茂, 蔡巧燕, 等. 半枝莲不同极性部位提取物体外抗结肠癌活性研究 [J]. 福建中医药, 2012, 43 (6): 54-56.

［21］ 宋高臣，于英君，王喜军．半枝莲多糖的抗肿瘤作用及其调节免疫的实验研究［J］．世界科学技术-中医药现代化，2011，13（4）：641-643．

［22］ 张晶，赵伟杰．半枝莲多糖对 S180 荷瘤小鼠红细胞功能的影响［J］．中国实验方剂学杂志，2013，19（22）：265-268．

［23］ 赵杰，孙设宗，官守涛，等．半枝莲多糖对四氯化碳致小鼠肝损伤保护作用的研究［J］．中国中医药科技，2012，19（1）：39-40．

［24］ 张秀娟，杨姗姗．半枝莲多糖体内抗肿瘤及其免疫调节作用的实验研究［J］．亚太传统医药，2008，4（2）：54-56．

［25］ 代志军，刘小旭，汤薇，等．半枝莲提取物对 H22 荷瘤小鼠免疫功能的影响及其抑瘤作用［J］．南方医科大学学报，2008，28（10）：1835-1837．

［26］ 杨容，王志，习洋，等．中药半枝莲中黄酮类化合物的抗氧化活性［J］．河北大学学报（自然科学版），2007，27（5）：489-492．

［27］ 余建清，柳惠彬，廖志雄，等．半枝莲总黄酮对红细胞膜脂质过氧化损伤的保护作用［J］．中国药师，2005，8（11）：897-899．

［28］ 赵杰，官守涛，孙设宗，等．半枝莲多糖清除氧自由基及抗脂质过氧化作用［J］．中成药，2012，34（7）：1361-1364．

［29］ 范悦，吴晓光，赵泓翔，等．半枝莲黄酮对 $A\beta_{25-35}$ 引起的大鼠皮层星形胶质细胞 NOS、HSP70 及 ApoE 异常表达的影响［J］．中国病理生理杂志，2014，30（2）：359-363，379．

［30］ 郗玉玲，刘敏华，张晓峰，等．半枝莲黄酮对去卵巢大鼠记忆障碍的改善作用［J］．中国老年学杂志，2011，31（2）：242-245．

［31］ 董永彩，董雅洁，龚玉芳，等．半枝莲黄酮对去卵巢大鼠血脂水平的影响［J］．中国医院药学杂志，2010，30（15）：1260-1263．

［32］ 罗开云．白花蛇舌草、半枝莲治疗慢性胃炎 87 例［J］．中国中西医结合脾胃杂志，2000，8（2）：116．

［33］ 白宝均．金莲茅公饮治疗急性肾小球肾炎 50 例［J］．陕西中医，1988，9（1）：19-20．

［34］ 张庆好，张更生．启癃汤治疗老年前列腺肥大 55 例［J］．新中医，1995，27（2）：23-24．

［35］ 程跃群，杨熙平，陈天明，等．金甲胶囊治疗中晚期肺癌 314 例疗效观察［J］．中国中西医结合外科杂志，1997，3（4）：274-276．

［36］ 费福林．扶正化毒汤治疗胃癌术后 50 例［J］．陕西中医，1997，18（7）：301．

［37］ 张益民．中药保留灌肠治疗直肠癌 26 例［J］．中医外治杂志，1997，6（2）：32．

［38］ 林时永．灵仙二草汤治疗食道癌 18 例疗效观察［J］．新中医，1997，29（7）：39-40．

［39］ 张经中，刘书臣，张颖．半枝莲治疗丹毒 34 例［J］．前卫医药杂志，1994，11（3）：177．

［40］张理梅．半皂汤合清凉膏治疗炎性僵块 50 例［J］．四川中医，1997，15（6）：40-41.

［41］朱文仙．清热祛瘀汤保留灌肠治疗慢性盆腔炎 136 例［J］．实用中医药杂志，1997，13（3）：10.

半　夏

　　【道地沿革】　半夏又称水玉、三步跳、麻芋头、地文等。《神农本草经》首次记载的"半夏，生微丘或生野中"，描述很含糊，无植物产地及形态描述。《名医别录》记载半夏产地"生槐里川谷"，陶弘景曰：槐里属扶风，今第一出青州，吴中亦有，以肉白者为佳，不厌陈久。槐里，即今陕西省兴平市东南，扶风即扶风郡，三国魏改右扶风置，治槐里县，属雍州，辖境约今陕西省永寿、礼县、户县以西、秦岭以北地区。青州为上古九州之一，在山东省中部，大体指泰山以东至渤海的一片区域。吴中，泛指春秋时吴地，即今江苏、上海大部及安徽和浙江部分地区。可知半夏的主产地在陕西、山东一带，江苏、安徽等地亦产，然而质量最好的是山东中部，半夏以肉白者为佳。

　　唐《千金翼方·药出州土》记载半夏者产河南道谷州、江南东道润州、江南西道宣州三处。谷州为今河南省新安县、洛宁县西北、宜阳县、光山县西一带。润州辖境约为今江苏省南京、镇江、常州等地。唐代宣州辖境相当于今安徽长江以南，黄山、九华山以北地区及江苏溧阳等地。该书指出半夏的产地主要分布在河南、江苏、安徽一带。

　　宋《本草图经》曰："今在处有之，以齐州者为佳。"《证类本草》附齐州半夏图。同时代的寇宗奭在《本草衍义》指出："凡用药必须择州土所宜者，则药力具，用之有据，……不可与他土者更为一物。盖特以其地之所宜立名也。"故其将齐州半夏与华州细辛、上党人参、川蜀当归并称。齐州辖境约为当今山东济南、禹城、齐河、临邑等市县。可知宋代半夏以山东济南一带最为地道。

　　明清半夏多以山东齐州出者为上，见《本草品汇精要》《本草纲目》等，《药物出产辨》则认为"产湖北荆州为最"；郑肖岩《伪药条辨》只说半夏"青齐江浙随处有之"，而曹炳章增订本则主张杭州富阳出者最佳，卫州、严州出者亦佳，而四川、荆州出者较次。

　　民国陈仁山《药物出产辨》载半夏"产湖北荆州为最"，荆州辖今江陵、京山、钟祥、天门、潜江等地，该书明确指出半夏的产地在湖北。魏晋时半夏的主产地在陕西、山东一带，以山东中部半夏质量最好，此外江苏、安徽等地亦产。唐代半夏的产地主要分布在河南、江苏、安徽一带。自宋、明、清来，半夏以山东济南一带所产者为最上，此外安徽半夏质量也较好。

　　【来源】　本品为天南星科植物半夏 *Pinellia ternata*（Thunb.）Breit. 的干燥块茎。

　　【原植物、生态环境、适宜区】　为多年生草本植物，高 15～30 cm。块茎近球形，叶出自块茎顶端。叶柄长 6～23 cm。在叶柄下部内侧生一白色珠芽。一年生的叶为单叶，呈心形，两年后为 3 小叶的复叶，小叶呈椭圆形至披针形，中间小叶较大，叶子两面光滑无毛。花期 5~7 月，果期 8~9 月，浆果成熟时呈红色，果内有 1 粒种子。半夏每年出苗和倒苗两次，3 月上旬地温渐高，从母块茎顶部生出叶子，即为第一次出苗，6~8 月倒苗。第二次在 9 月出苗，10~11 月倒苗。半夏的种子、珠芽和块茎只要条件适宜均可萌发。

半夏喜温和湿润的环境，怕高温、干旱和强光照射，一般野生于河边、沟边、灌木丛中和山坡下。半夏块茎的耐寒能力很强，0 ℃以下能在地里正常越冬。半夏是耐阴而不是喜阴植物，在适度遮光条件下，能生长繁茂，在半阴条件下生长最为适宜。

【生物学特点】

1. 栽培技术　半夏根较短，喜水、肥，以选富含腐殖质的沙质壤土为宜。整地前，每亩施腐熟的圈肥或土杂肥 2500~4000 kg、过磷酸钙 15~25 kg，混合堆沤后做基肥，深翻 20 cm 深，耙细整平，做 1.2 m 宽的高畦或平畦。前茬可选豆科作物，也可和玉米、油菜、果、林等进行套种，在半阴半阳的缓坡山地也可种植。

2 年或 3 年生的半夏萌出的小块茎，可做繁殖材料。在半夏收获时选取直径 0.7~1 cm 的小块茎做种，并稍带些湿润的沙土，储藏于阴凉处，以待播种。春季日平均气温在 10 ℃左右即可下种。在整好的畦内进行双行条播。其行距 20 cm，株距 3 cm，沟深 4~5 cm，每畦开四沟将种茎交叉放入沟内，每沟放两行，顶芽向上，覆土搂平，稍加镇压，每亩用种 110~125 kg。也可在 9 月下旬进行秋播，方法与春播相同。

母块茎抽出叶后，每一叶柄下部或叶片基部可长出 1 个珠芽，直径 0.3~1 cm，两端尖、中间大。5~6 月选叶柄下成熟的珠芽，在整好的畦内按行距 15 cm、株距 3 cm，栽到 3 cm 深的沟内，栽后覆土。当年可长出 1~2 片叶子，块茎直径 1 cm 左右，翌年秋天可加工入药，小的可继续做种用。夏秋季节半夏种子成熟时，随收随种。也可将种子储存于湿润的细沙土中，到翌年春季，按行距 15 cm 开 2 cm 深的沟，将种子撒入沟内，搂平保湿，当温度上升到 14 ℃时即可出苗。利用种子繁殖的方法较少采用，但在繁殖材料缺乏及引种时可采用此法。6 月中旬播种新鲜的半夏种子，10~25 d 出苗，出苗率 80%左右，种子发芽适温 22~24 ℃。

2. 田间管理　半夏行间的杂草用特制小锄勤锄，深度不超过 3 cm，以免伤根；株间杂草用手拔除。除施足基肥外，生长期要追肥 4 次。第一次于 4 月上旬齐苗后，每亩施入 1:3 的人畜粪水 1000 kg。第二次在 5 月下旬珠芽形成期，每亩施入 1:3 的人畜粪水 2000 kg。第三次于 8 月倒苗后，当子半夏露出新芽，母半夏脱壳重新长出新根时，每 15 d 用 1:10 人畜粪水浇 1 次，直至出苗。第四次于 9 月上旬，每亩施入过磷酸钙 20 kg、尿素 10 kg，以利于半夏生长。6 月 1 日以后，由于半夏叶柄上的珠芽逐渐成熟落地，种子陆续成熟并随佛焰苞的枯萎而倒伏，所以 6 月初和 7 月要各培土 1 次。取畦边细土，撒于畦面，厚 1.5~2 cm，以盖住珠芽和种子为宜，稍加镇压。半夏喜湿润，怕干旱，如遇干旱，应及时浇水。夏至前后，气温升高，天气干旱时 7~10 d 浇 1次水；处暑后，气温渐低，减少浇水量，要保持土壤湿润和阴凉，可延长半夏生长期，推迟倒苗时间，增加产量。若雨水过多，造成土壤中氧分缺乏，应及时排水。除收留种子外，为使半夏养分集中于地下块茎生长，一般应于 5 月抽花葶时分批摘除花蕾。

为了使半夏早出苗，延长其生长周期，提高地温，增加产量，早春可采取地膜覆盖等措施进行处理。种子播种时也可采用覆盖麦草及作物秸秆等方法来保持畦间水分，以利于出苗。地膜覆盖在苗高 2～3 cm、种子 70% 以上出苗时可揭去地膜或除去覆盖物，以防止因膜内温度过高而烤伤小苗。采用地膜覆盖的方法可使半夏提早 15 d 左右出苗，也可促进其根系生长，防止土壤板结，提高产量。半夏在生长期间可和玉米、小麦、油菜、果、林等进行套种。

3. 病虫害防治

（1）叶斑病：该病于初夏发生，发病时叶片有紫褐色病斑，然后植株渐渐枯萎，多发于高温、多雨季节。其防治方法为：发病初期喷 1∶1∶120 波尔多液，或 65% 代森锌 500 倍液，或 50% 多菌灵 800～1000 倍液，或托布津 1000 倍液。每 7～10 d 喷 1 次，连喷 2～3 次。也可用大蒜 1 kg 加水 20～25 kg 喷洒。

（2）病毒病：多在夏季发生，为全株性病害，发病时叶片上产生黄色不规则的斑，使叶变为花叶状，叶片皱缩，卷曲，直至死亡，且地下块茎畸形瘦小，质地变劣。防治选无病植株留种，并进行轮作。施足有机肥料，增施磷、钾肥，以增强抗病力。防治蚜虫等传毒昆虫，用 40% 乐果 2000 倍液或 80% 敌敌畏 1500 倍液喷 2～3 次。发现病株及时拔除，集中烧毁，病穴要用 5% 石灰乳浇灌，以防其蔓延。

【采收加工】

1. 采收　半夏的最佳刨收期应在秋天温度降低于 13 ℃ 以下，叶子开始变黄绿时刨收为宜；黄淮地区气温 13 ℃ 正为"秋分"前后；长江流域要根据气温差别适当向后推迟；按气温状况、最佳刨收期在秋天气温 20～25 ℃ 之间。东北各地气温偏低，要适当提前刨收。在收获时，如土壤湿度过大，可把块茎和土壤一齐先刨松一下，让土壤中水分尽快蒸发，使土壤尽快变干，以便于刨收。刨收时，从畦一头顺行用爪钩或铁镐将半夏整棵带叶翻在一边，细心拣出块茎。倒苗后的植株掉落在地上的珠芽应刨收前拣出。刨收后地中遗留的枯叶和残枝应捡出烧掉，以减轻翌年病虫害的发生。

2. 加工

（1）发酵：将收获的鲜半夏块茎堆放室内，厚度 50 cm，堆放 15～20 d，检查发现半夏外皮稍腐，用手轻搓至外皮易掉即可。也可将收获的鲜半夏拌入少量的生石灰中堆厚 15～20 cm 使其发酵，2～4 d 即可完成发酵过程。

（2）去皮：将发酵后的半夏块茎用筛分出大、中、小三级。根据数量多少可分人工去皮和机械脱皮两种。数量少的可采用人工去皮，半夏数量多可采用机械脱皮，刨收时间适宜又及时脱皮的半夏，一次脱皮时间约用 30 min 左右。

（3）干燥：脱皮后的半夏需要马上晾晒，在阳光下暴晒最好，并不断翻动，晚上收回平摊于室内晾干，次日再取出晒至全干，即成商品。去皮后如遇阴雨天不能晾晒，可先浸泡在饱和的明矾水中，隔 1～2 d 换一次水，可防腐烂，天晴再晒。没晒干受潮或干品存放时间较长变色的半夏块茎，可用水洗后放袋中搓白，继续晒干。如半夏数量较大，最好建有烘房，边脱皮，边烘干，不受天气影响，加工的半夏商品质量较好。

【炮制储藏】

1. 炮制　生半夏用时捣碎。取净半夏，大小分开，用清水浸泡 7～10 d，每日换水

2~3 次，取出备用。

（1）清半夏：将备用半夏置锅内，加入白矾水煮，并不断搅拌 2~3 h，至切开内无白心时，捞出，晾至六成干，切薄片，干燥即得清半夏。

（2）姜半夏：按每 100 kg 半夏加生姜 25 kg、白矾 12.5 kg 的比例，取生姜片煎汤，然后加入白矾，再浸入上述备用半夏共煮，至切开内无白心时，取出，晾至六成干，切薄片，干燥即得姜半夏。

（3）法半夏：按每 100 kg 半夏加甘草 16 kg、生石灰 20 kg 的比例，取甘草煎汤，再将生石灰投入汤中搅拌，略沉淀，取上清液，将上述备用半夏投入其中，浸泡 4~5 d，至药材变黄，切开内无白心时，捞出，冲洗干净，阴干即得法半夏。

2. 储藏　置通风干燥处，防蛀。

【药材性状】　呈类球形，有的稍偏斜，直径 1~1.5 cm。表面白色或浅黄色，顶端有凹陷的茎痕，周围密布麻点状根痕；下面钝圆，较光滑。质坚实，断面洁白，富粉性。无臭，味辛辣、麻舌而刺喉。

【质量检测】

1. 显微鉴别

（1）块茎（直径 1 cm）的横切面：靠外的基本组织细胞含淀粉粒较少，渐次向内含淀粉粒渐多，黏液细胞椭圆形，内含草酸钙针晶束，针晶长 16~90 μm。维管束外韧型或内韧型，纵横散布，导管直径 4~40 μm，常数个成群排列。淀粉粒甚多，单粒类圆形、半圆形或钝多角形，直径 4~30 μm。脐点裂缝状、点状或星状；复粒以 2~4 分粒的为多见，偶有至 8 分粒的。

（2）粉末：粉末类白色。淀粉粒甚多，单粒类圆形、半圆形或圆多角形，直径 2~20 μm，脐点裂缝状、人字状或星状；复粒由 2~6 分粒组成。草酸钙针晶束存在于椭圆形黏液细胞中，或随处散在，针晶长 20~110 μm。螺纹导管直径 10~24 μm。

2. 理化鉴别

（1）化学定性：取本品粉末的温水浸液，点样，按圆形滤纸层析法，以甲醇展开，喷以 0.2% 茚三酮溶液，在 80 ℃烘干 10 min，现蓝紫色色斑。（检查氨基酸）

（2）薄层色谱：取本品粉末 1 g，加甲醇 10 mL，加热回流 30 min，滤过，滤液挥发至约 0.5 mL，作为供试品溶液。另取精氨酸、丙氨酸、缬氨酸、亮氨酸对照品，加 70% 甲醇制成每 1 mL 各含 1 mg 的混合溶液，作为对照品溶液。照《中国药典》薄层色谱法试验，吸取供试品溶液 5 μL、对照品溶液 1 μL，分别点于同一以羧甲基纤维素钠为黏合剂的硅胶 G 薄层板上，以正丁醇-冰醋酸-水（8：3：1）为展开剂，展开，取出，晾干，喷以茚三酮试液，在 105 ℃加热至斑点显色清晰。供试品色谱中，在与对照品色谱相应的位置上，显相同颜色的斑点。

3. 含量测定

（1）琥珀酸的含量测定：取本品粉末（过四号筛）约 5 g，精密称定，置锥形瓶中，加乙醇 50 mL，加热回流 1 h，同上操作，再重复提取 2 次，放冷，滤过，合并滤液，蒸干，残渣精密加入氢氧化钠滴定液（0.1 mol/L）10 mL，超声处理（功率 500 W，频率 40 kHz）30 min，转移至 50 mL 量瓶中，加新沸过的冷水至刻度，摇匀，精密量取 25 mL，照电位滴定法测定，用盐酸滴定液（0.1 mol/L）滴定，并将滴定的结果用空白实验校正。每 1 mL 氢氧化钠滴定液（0.1 mol/L）相当于 5.904 mg 的琥珀酸（$C_4H_6O_4$）。本品按干燥品计算，含总酸以琥珀酸（$C_4H_6O_4$）计，不得少于 0.25%。

（2）HPLC 测定法测定半夏中琥珀酸含量，用 Inertsil C_{18} 色谱柱（4.6 mm × 250 mm，4 μm），以磷酸盐缓冲液（pH 2.5）为流动相，检测波长为 210 nm，柱温为 40 ℃，流速为 1.0 mL/min。结果琥珀酸在样品中的平均回收率为 98.67%，RSD 为 1.8%。半夏样品中的琥珀酸含量，以干燥品计为 0.003 8%~0.030 4%，掌叶半夏中为 0.011 0%~0.055 9%。

（3）生物碱含量测定：采用酸性染料比色法测定。取已干燥至恒重的半夏饮片，粉碎过 60 目筛，精密称取 3 份约 1.15 g，分别加浓氨水 0.5 mL，氯仿 10 mL，冷浸 72 h，过滤，残渣以 10 mL 氯仿分 3 次洗涤，合并滤液，80 ℃回收氯仿至干，用氯仿溶解并定容于 25 mL 容量瓶中，精密取 2.5 mL 置于分液漏斗中，补加氯仿至 10.0 mL，依次加入柠檬酸–柠檬酸钠缓冲液（pH = 5.40）10 mL，0.1%溴麝香草酚蓝溶液 1 mL，振摇，静置 1 h，取氯仿层，作为样品供试液。以盐酸麻黄碱为对照品，求得回归方程为 $Y = 0.171\,335X + 0.109\,707$，$R = 0.999\,311$（$n = 5$），结果测得生物碱含量为 0.028 3%（$n = 3$）；将样品液在 411 nm 处并在室温下 5 h 内连续测定 5 次，结果表明待测样品液在 5 h 内稳定，其 RSD 为 0.34%（$n = 5$）；精密度实验测定结果，其 RSD 为 0.076%（$n = 5$），表明本实验使用的测定仪器精确；其加样平均回收率为 101.56%，RSD 为 2.35%（$n = 5$），该实验方法可行。

（4）总蛋白的含量测定：采用紫外吸收法测定不同产地半夏中总蛋白的含量。方法是称取各样品 1.0 g 置研钵中，加石英砂 0.02 g 和 2.0 mL 30% NaOH，研磨 2 min，再加 60%碱性乙醇，研磨 5 min。然后用 60%碱性乙醇将研磨好的样品无损地洗入 25 mL容量瓶中，定容摇匀后静置片刻，取部分浸提液离心 10 min（3500 r/min）。吸取上清液 1 mL 于 25 mL 容量瓶中，用 60%碱性乙醇稀释并定容，摇匀后即可比色。在做样品的同时，做空白对照，比色时以空白调零，于 280 nm 和 260 nm 波长下分别测定吸收度，记录其吸收度，计算总蛋白含量。半夏（江西庐山）总蛋白 1.421%，半夏（武汉蛇山）2.800%，半夏（湖北钟祥）1.633%，掌叶半夏（湖北中医药大学药园栽培）1.732%，掌叶半夏（湖北钟祥）2.318%，滴水珠（湖北英山）1.405%，水半夏（广东湛江）3.721%。

（5）多糖的含量测定：采用苯酚–硫酸法于波长 487 nm 处测定半夏多糖的含量。在该实验条件下，半夏多糖的含量为 3.149 mg/g（$n = 3$），平均加样回收率为 99.16%，RSD 小于 2%。

【商品规格】

1. 规格等级　一般按大小分为三等及统货。

（1）一等：干货。呈圆球形、半圆球形或偏斜不等，去净外皮。表面白色或浅黄白色，上端圆平，中心凹陷（茎痕），周围有棕色点状根痕，下面钝圆，较平滑。质坚实，断面洁白或白色，粉质细腻。气微，味辛、麻舌而刺喉。每千克 800 粒以内。无包壳、杂质、虫蛀、霉变。

（2）二等：每千克 1200 粒以内。余同一等。

（3）三等：每千克 3000 粒以内。余同一等。

（4）统货。干货。略呈椭圆形、圆锥形或半圆形，大小不分，去净外皮。表面类白色或淡黄色，略有皱纹，并有多数隐约可见的细小根痕。上端有突起的叶痕或芽痕。有的下端略尖。质坚实。断面白色。粉性。气微，味辛辣、麻舌而刺喉。颗粒直径不得小于 0.5 cm。

2. 出口半夏等级 出口半夏以颗粒大小分五级。

（1）特级：每千克 800 粒以下。

（2）甲级：每千克 900~1000 粒。

（3）乙级：每千克 1700~1800 粒。

（4）丙级：每千克 2300~2800 粒。

（5）珍珠级：每千克 3000 粒以上。

【性味归经】 辛，温；有毒。归脾、胃、肺经。

【功能主治】 燥湿化痰，降逆止呕，消痞散结。用于痰多咳喘，痰饮眩悸，风痰眩晕，痰厥头痛，呕吐反胃，胸脘痞闷，梅核气；生用外治痈肿痰核，止痛。姜半夏多用于降逆止呕。

【用法用量】 内服：煎汤，3~9 g，一般炮制后使用。外用：适量，磨汁涂或研末以酒调敷患处。

【使用注意】 不宜与乌头类药材同用。

【化学成分】

1. 多糖类 半夏多糖分子量约为 85 000，由岩藻糖、葡萄糖、半乳糖、鼠李糖、核糖和阿拉伯糖组成，物质的量比为 0.12∶0.1∶0.09∶0.05∶0.05∶1；杂多糖；酸性多糖 PA。

2. 生物碱类 生物碱含量的高低直接影响药材的质量和疗效，采用酸性染料比色法测定半夏多糖中生物碱含量，生物碱的主要成分有 1-麻黄碱、胆碱、鸟苷、胸苷、肌苷。

3. 挥发油类 挥发油的主要成分有 3-乙酰氨基-5-甲基异唑、丁基乙烯基醚、3-甲基-二十烷、十六碳烯二酸、茴香脑等。

4. 氨基酸类 半夏药材中含的氨基酸主要有天冬氨酸、苏氨酸、丝氨酸、谷氨酸、甘氨酸、丙氨酸、缬氨酸、甲硫氨酸、异亮氨酸、亮氨酸、酪氨酸、苯丙氨酸、赖氨酸、组氨酸、精氨酸、脯氨酸。

5. 有机酸类 采用直接电位滴定法测定不同产区半夏药材中的总有机酸含量，以安徽产半夏中的有机酸含量最高，采用气质联用测定半夏中脂肪酸成分，发现半夏中含有大量的不饱和脂肪酸，其中亚油酸占 36.0%。有机酸主要有琥珀酸、棕榈酸、尿黑酸、原儿茶醛、对羟基桂皮酸、阿魏酸、咖啡酸、香草酸等多种有机酸。

6. 其他 半夏凝集素（PTL）具有特异的糖结合专一性（专一于甘露聚糖），对酸、碱、盐和热均表现出不稳定性。从半夏鲜汁中分离出的半夏蛋白的结晶，相对分子质量为 4400 的半夏蛋白，可凝集红细胞和其他类型的细胞。

半夏甾醇类的主要成分有 β-谷甾醇、胡萝卜苷，脂肪酸及酯类的主要成分有棕榈酸、硬脂酸、油酸、亚油酸、α-亚麻酸、β-亚麻酸等。

【药理作用】

1. 镇咳、祛痰　用小鼠氨水熏蒸比较半夏炮制前后的止咳作用，结果显示，半夏生品、半夏酸法以及药典法半夏均有不同程度的止咳作用。采用小鼠氨水致咳法和气管酚红排泌法，比较生半夏和清半夏、法半夏、姜半夏、干姜半夏、生水半夏以及姜半夏不同极性提取物的镇咳祛痰作用。结果表明，半夏不同炮制品中以姜半夏镇咳祛痰作用最为显著，生水半夏也有显著的镇咳祛痰作用；姜半夏不同极性提取物中，正丁醇提取物和水层物可明显延长小鼠咳嗽潜伏期和减少小鼠咳嗽次数，正丁醇提取物还可明显增加小鼠气管酚红排泌量。

测定生半夏及其炮制品中 3 种主要成分（生物碱、多糖、有机酸）的含量，运用小鼠镇咳祛痰药理模型来评价半夏不同炮制品的药效，采用灰色关联法将两者数据进行关联，评价半夏镇咳祛痰的成分与效应之间的关系。结果表明，与半夏镇咳祛痰作用关联的成分关联度大小排序依次为：生物碱>多糖>有机酸。

此外，半夏能延长硫酸铜致犬呕吐的潜伏期或不发生呕吐，能拮抗皮下注射盐酸阿扑吗啡导致犬的呕吐，此作用不受川乌的影响。

2. 抑制腺体分泌　半夏制剂腹腔注射，对毛果芸香碱引起的唾液分泌有显著的抑制作用，煎剂口服时，唾液分泌先增加，后减少。

3. 止呕、镇吐　半夏炮制品被认为是止呕的圣药，在《伤寒论》中就有治疗"气逆欲呕"之说。半夏的止呕作用与中枢抑制有关，在水貂止呕实验模型中，姜半夏醇提物对顺铂、阿扑吗啡等因中枢作用致水貂呕吐均有抑制作用，对硫酸铜刺激胃黏膜及运动等致水貂呕吐无效。半夏对于化疗引起的消化道副作用也应有一定缓解作用，临床试验显示，半夏泻心汤、小半夏汤等可以有效防治顺铂化疗方案引起的急性呕吐和迟发性呕吐。也可将化疗药物与健脾解毒方（由党参、半夏、黄芪、黄精、白术等组成）合用，可有效缓解 CPA 联合化疗导致的恶心、呕吐、进食量下降等化疗症候。半夏加热炮制或加明矾、姜汁炮制的各种制剂，对阿扑吗啡、洋地黄、硫酸铜引起的呕吐，都有一定的镇吐作用。

4. 抗肿瘤　取生半夏、水半夏及掌叶半夏，分别得到其乙酸乙酯提取物及总有机酸提取物，三种半夏都有诱导海拉细胞凋亡的活性，其中，掌叶半夏诱导细胞凋亡的作用较强，其抗海拉肿瘤细胞的活性部位主要集中在总有机酸部位或乙酸乙酯提取部位。在对活性相对较强的掌叶半夏提取物进一步进行了细胞周期分析和免疫组化实验后，证明它的抗海拉细胞作用与抑制 S 期细胞增殖和激活 Caspase 家族诱导细胞凋亡有很大的关系。

半夏醇提取物抑制 HepG2 细胞生长具有剂量依赖性，并且能抑制 HepG2 细胞进入 S 期，同时使 β-链蛋白（β-catenin）表达显著减少，并使 β-catenin 靶基因产物 cyclin D1 和 c-myc 蛋白表达水平相应明显下降。半夏醇提物对体外培养的宫颈癌海拉细胞株、CaSki 细胞株的生长有明显的抑制增殖及促凋亡作用，同时可以使细胞株中 Bcl-2 基因的表达明显减少，Bax 基因的表达显著增加，Bcl-2/Bax 比例下降。

应用 MTT 法观察并比较半夏蛋白对体外培养人肝癌 Bel-7402 细胞生长的抑制作用，半夏蛋白对 Bel-7402 细胞有一定的抑制作用，经层析之后的半夏蛋白对体外培养肝癌细胞增殖有较好的抑制作用，并呈现显著的量效关系。采用 MTT 比色法以及集落形成率来测定半夏生物碱对人肝癌细胞 Bel-7402 生长抑制作用，结果表明，半夏生物碱对人肝癌细胞 Bel-7402 有明显的抑制作用，且随着半夏生物碱浓度的不断增加，抑制作用逐渐增强，同时半夏生物碱还可抑制人肝癌 Bel-7402 集落形成，抑制作用呈剂量-效应关系。

半夏多糖能够抑制 2，4-二硝基氯苯诱发的Ⅳ型超敏反应，高剂量时能够促进体内单核巨噬细胞的吞噬功能，说明半夏多糖具有增强小鼠免疫功能的作用。采用核染色（Hoechst 染色）、MTT 法、细胞计数法、DNA 琼脂糖凝胶电泳图谱，观察半夏多糖对人神经母瘤细胞（SH-SY5Y）、鼠肾上腺嗜铬细胞（PCI2）的细胞凋亡及增殖的影响。半夏多糖对 S180、H22、EAC 有抑制作用；半夏多糖可以诱导 SH-SY5Y、PCI2 细胞的凋亡，对 PCI2 有抑制生长及增殖的作用。

观察半夏多糖对希罗达干预下小鼠结肠腺癌的生长状况，应用流式细胞术分析瘤细胞表面 MHC-Ⅱ 的表达，研究结果表明半夏多糖可提高希罗达的抑瘤作用。

5. 抗生育　半夏蛋白 1.25 mg/mL（在 0.9%NaCl 中）皮下注射 0.2 mL 对早孕小鼠的抑孕率为 50%。结晶半夏蛋白经 6 mol/L 盐酸胍变性后，用分步透析法（即用缓冲液等体积递减稀释变性剂），最终恢复半夏蛋白在生理盐水中平衡，去除变性剂后可以重新天然化，并恢复其原有活力。不同逆转条件的恢复半夏蛋白，对小鼠抗早孕的抑孕率在 69%~88% 之间，仅一种逆转条件为 5~8 ℃者，抑孕率仅 36%。直接将半夏蛋白注入小鼠子宫腔内也表明有抗早孕作用。半夏蛋白有很强的抗兔胚泡着床作用，子宫内注射 500 μg，抗着床率达 100%。经半夏蛋白作用后的子宫内膜能使被移植的正常胚泡不着床。在子宫内经半夏蛋白孵育的胚泡移植到同步的假孕子宫，着床率随孵育时间延长而降低。

6. 抑制胰蛋白酶　半夏胰蛋白酶抑制剂只抑制胰蛋白酶对酰胺、酯、血红蛋白和酪蛋白的水解，不能抑制胰凝乳蛋白酶、舒缓激肽释放酶、枯草杆菌蛋白酶和木瓜蛋白酶对各自底物的水解。抑制剂对猪胰蛋白酶水解酰胺、酯、血红蛋白和酪蛋白的重量抑制比值分别为 1:0.71、1:0.88、1:0.71 和 1:0.71。

7. 抑制胃液分泌、抗消化道溃疡　半夏制剂对毛果芸香碱引起的唾液分泌、胃液分泌有显著抑制作用。半夏水煎醇沉液具有抗大鼠幽门结扎性溃疡、消炎痛性溃疡及应激性溃疡的作用。半夏泻心汤可使溃疡性结肠炎模型组 CD4 T 淋巴细胞升高，CD8 T 淋巴细胞降低，CD4/CD8 较正常对照组显著升高，高剂量组有显著性意义；CD4/CD8 治疗各组均有显著性意义。

8. 抗心律失常、抗血栓形成　半夏有较明显的抗心律失常作用。犬静脉注射半夏浸剂后，使氯化钡所致的室性期前收缩迅速消失且不复发，有效率占 97.5%。对肾上腺素所致的室性心动过速，可使其迅速转为窦性节律，有效率占 96.0%。半夏浸膏对离体蛙心和兔心呈抑制作用。静脉注射对犬、猫和兔有短暂的降压作用，具有快速耐受性；煎剂灌胃时小鼠肾上腺皮质功能有轻度刺激作用。若持续给药，能引起功能抑制。半夏静脉注入大鼠时，呈一过性降压作用，如反复给药则产生快速耐受性。灌服清半夏 750 g/L 乙醇提取物能显著延长大鼠实验性体内血栓形成时间，并具有延长凝血时间的倾向。以腺苷二磷酸（ADP）、胶原为诱导剂时，清半夏对血小板的聚集具有延迟作用。半夏具有降低全血黏度，明显抑制红细胞的聚集和提高红细胞的变形能力的作用。

9. 抗炎、镇痛　观察半夏酒糊外用对小鼠耳郭二甲苯致肿胀的影响，对热板法致小鼠疼痛的影响，对甲醛致小鼠疼痛模型的影响，对大鼠蛋清性足跖肿胀的影响，结果表明，半夏酒糊能够显著抑制大鼠蛋清性足跖肿胀和二甲苯所致小鼠耳郭肿胀，显著提高小鼠痛阈，明显延长甲醛法致小鼠足跖疼痛的潜伏期，显著减少 5 min 和 10 min 内小鼠舔咬右后足跖的次数。

10. 其他

（1）凝血：半夏蛋白也是一种植物凝集素，它与兔红细胞有专一的血凝活力，浓度低至每 2 μg/mL 仍有凝集作用。除兔红细胞外，对羊、狗、猫、豚鼠、大鼠、小鼠和鸽的红细胞亦有凝集作用，但不凝集人、猴、猪和鸡、鸭、鹅、龟、蟾蜍、鳝的红细胞。除红细胞外半夏蛋白亦凝集其他细胞，对小鼠脾细胞、人肝癌细胞（QGY7703-3 和 7402）、艾氏腹水癌和腹水型肝癌细胞均能被半夏蛋白凝集，但它不凝集大鼠附睾和猪大网膜脂肪细胞，虽然它能和这两种细胞结合。

（2）促细胞分裂：半夏蛋白的促细胞分裂作用亦有动物种属专一性，它促使兔外周血淋巴细胞转化，但不促使人外周血淋巴细胞分裂。

（3）抗真菌：5% 的半夏水浸液有抗皮肤真菌的作用。

（4）半夏可阻止或延缓食饵性高脂血症的形成，并对高脂血症有一定的治疗作用，临床可用于降血脂。半夏在防治农业害虫方面也有应用。有研究表明，半夏的石油醚、乙酸乙酯、乙醇等提取物对棉蚜虫均具有较强的拒食和毒杀作用，对线虫、松木虫等的毒性作用也很强。与化学农药相比，中草药源农药对人和动物毒性低，对生态环境影响小，属环保型农药。

【**毒理研究**】　半夏对局部黏膜有强烈刺激作用，通过家兔眼结膜致炎反应实验，发现生半夏混悬液点眼有不同程度的眼结膜水肿、水疱、眼睑轻度外翻；给小鼠服用后均有失音，解剖后喉部有明显水肿和充血。但炮制后半夏的刺激性大大降低。有实验表明，刺激性大小为生半夏>清半夏>姜半夏>法半夏。天南星属（Arisaema）植物还可通过影响细胞内谷胱甘肽（GSH）量对人胚肾细胞（HEK293）造成毒性，影响肾功能，产生肾毒性。对胚胎的毒性可能致畸，并有一定致突变效应。半夏经炮制或煎煮后，确实能降低毒性，但用药时仍需考虑其安全性，尤其是儿童、孕妇的用药安全性。

1. 急性毒性　浸膏给小鼠腹腔注射半数致死剂量（LD_{50}）为 13.142 g/kg。每只家兔灌服 0.5 g/d，连服 40 d，一般情况良好，体重增加；剂量加倍，多数兔有腹泻，半数兔于 20 d 内死亡。小鼠口服各种制剂的混悬液，以死亡为指标，则生半夏毒性最大，次为漂半夏，再次为生姜浸半夏和蒸半夏，白矾半夏最小。前四种给鸽灌胃均能引起呕吐，喂给豚鼠能使其声音嘶哑或失声，白矾半夏则无此副作用。经白矾处理似能解除半夏的毒性。半夏催吐成分不溶或难溶于水，加热可破坏。半夏水溶成分内加入醋酸铅后沉淀的物质中，含有引起蛙及小鼠骨骼肌痉挛的物质，用碱性醋酸铅生成的沉淀中，含有使蛙瞳孔散大的物质，滤液中则含有使蛙产生中枢性及箭毒样肌麻痹的物质。

半夏蛋白质皮下注射对小鼠的 LD_{50} 为 175 mg/kg。生半夏及漂、姜浸和蒸半夏混悬剂及生半夏煎剂无上述反应；对小鼠急性毒性以生半夏混悬剂毒性最大，漂、姜浸及蒸制毒性依次降低，矾浸及煎剂毒性最低，因此，半夏的止吐、镇咳成分可溶于热水，而刺激咽喉失音及呕吐等毒性成分难以溶于水，不能因蒸、漂或姜浸破坏，但可被矾浸解除其毒性。生半夏粉（混悬液）0.5 g/kg 灌胃，连续 3 d，可促进小鼠胃肠运动，抑制大鼠胃 PGE_2 的分泌，抑制胃蛋白质酶活性，对胃黏膜损伤较大，而姜矾半夏和姜煮半夏抑制小鼠胃肠运动，对大鼠胃液 PGE_2 的含量及胃蛋白酶活性无明显影响，说明两种姜制半夏的方法可消除生半夏对胃肠黏膜的损伤作用。生半夏、姜半夏、法半夏 10 g/kg 腹腔注射，连续 10 d，对小鼠胚胎有毒性，并有致畸作用。

生半夏浸膏小鼠 1 次腹腔注射的 LD_{50} 为 325 mg（生药）/kg。生半夏混悬液灌服给药的 LD_{50} 为 42.7 g/kg±1.27 g/kg。灌胃给药，每 3 h 给药 1 次，共 5 次。总剂量 80 g/kg，观察 1 周，对小鼠未见任何毒性反应。与同剂量的生半夏组比较，说明炮制用的白矾对生半夏有解毒作用。生半夏汤剂和制半夏汤剂灌服给予小鼠，每次 0.8 mL/只，每隔 3 h 给药 1 次，连续给药 5 次。总剂量为 100 g/kg。观察 1 周，未见任何毒性反应，表明生半夏制成汤剂后比生半夏混悬液的毒性已大大降低。亚急性毒性和蓄积毒性试验：小鼠 100 只，均分 5 组。对照组灌服常水。生半夏 9 g/kg（1/5LD_{50}）组：灌服 30%生半夏混悬液。生半夏 4.5 g/kg（1/10LD_{50}）组：灌服 15%生半夏混悬液。生半夏 2.25 g/kg（1/20LD_{50}）：灌服 7.5%生半夏混悬液。制半夏 9 g/kg 组：灌服 30%制半夏混悬液。每天给药 1 次，连续 3 周。结果：制半夏对小鼠体重无影响；而生半夏各组均有显著地抑制小鼠体重增长的作用，随时间和剂量的增加而作用更为显著。制半夏组未见毒性反应，而生半夏各组均有死亡。肝、肾功能虽然与对照组无明显差异，但肾指数（肾重/体重）显然地高于对照组。提示生半夏较长时间给药后引起肾代偿性的增大。生半夏长时间给药所引起的中毒靶器官主要是肝和肾。病理检查，各给药组和对照组比较，均未见明显的病理形态学的改变。

2. 生殖毒性 半夏对大白鼠妊娠和胚胎的毒性试验表明：生半夏粉 9 g/kg 灌服，对妊娠母鼠和胚胎均有非常显著的毒性，而相同剂量的制半夏粉与对照组无显著的差异，但制半夏汤剂 30 g/kg（相当于临床常用量的 150 倍）能引起孕鼠阴道出血，胚胎早期死亡数增加，胎儿体重显著降低。生半夏汤剂 30 g/kg 对大鼠妊娠和胚胎的毒性与制半夏汤剂无差异，说明对妊娠和胚胎产生毒性的成分不因炮制而降低。姜半夏 30 g/kg 剂量，可诱发孕小鼠骨髓细胞姐妹染色体交换（SCE）轻微升高，15 g/kg 和 9 g/kg 剂量无影响，说明高剂量（相当临床剂量 100 倍）对 DNA 可能有一定损伤作用。而 3 个剂量对胎鼠肝细胞的 SCE 率均无影响。

3. 刺激性 半夏毒针晶的致炎效应与巨噬细胞的相关性研究：采用小鼠腹腔巨噬细胞体外培养模型，以培养上清液中肿瘤坏死因子-α（TNF-α）、白介素-1β（IL-1β）和 IL-6 为指标，研究半夏毒针晶致炎的量-毒及时-毒曲线，并采用扫描电镜法观察经半夏毒针晶刺激后巨噬细胞表面形态学的改变，使用巨噬细胞-中性粒细胞共培养迁移模型，从而考察半夏毒针晶刺激巨噬细胞对中性粒细胞迁移的影响。结果提示半夏毒针晶刺激巨噬细胞，可引起 TNF-α、IL-1β 和 IL-6 含量显著升高，且具有剂量和时间依赖性；扫描电镜显示，半夏毒针晶可被巨噬细胞吞噬，细胞膜表面皱褶明显，伪足数量增多，细胞膜完整性下降，并能显著诱导中性粒细胞迁移。因此得到结论，半夏毒针晶的毒性机制是毒针晶刺入组织，激活组织中的驻留巨噬细胞，引起吞噬、促炎细胞因子释放，中性粒细胞大量迁移，最终导致强烈的急性炎症反应。

【临床应用】

1. 临床配伍

（1）湿痰，咳嗽脉缓，面黄，肢体沉重，嗜卧不收，腹胀而食不消化：南星、半夏（俱汤洗）各一两，白术一两半。上为细末，糊为丸，如桐子大。每服五七十丸，生姜汤下。（《素问病机保命集》白术丸）

（2）湿痰喘急，心痛：半夏不拘多少，香油炒，为末，粥丸梧子大。每服三五十丸，姜汤下。（《丹溪心法》）

（3）呕而肠鸣，心下痞者：半夏半升（洗），黄芩三两，干姜三两，人参三两，黄连一两，枣十二枚，甘草三两（炙）。上七味药，水煎服。（《伤寒论》半夏泻心汤）

（4）心下有支饮（呕家本渴，渴者为欲解，今反不渴）：半夏一升，生姜半斤。上二味，以水七升，煮取一升半，分温再服。（《金匮要略》小半夏汤）

（5）肺胃虚弱，好食酸冷，寒痰停积，呕逆恶心，涎唾稠黏，或积吐，粥药不下，手足逆冷，目眩身重；又伤寒时气，欲吐不吐，欲呕不呕，昏聩闷乱，或饮酒过多，中寒停饮，喉中涎声，干哕不止：陈皮（去白）、半夏（煮）各七两。上二件，锉为粗散，每服三钱，生姜十片，水二盏，煎至一中盏，去滓温服，不拘时候。（《太平惠民和剂局方》橘皮半夏汤）

（6）胃反呕吐者：半夏二升（洗完用），人参三两，白蜜一升。上三味，以水一斗二升，和蜜扬之二百四十遍，煮取二升半，温服一升，余分再服。（《金匮要略》大半夏汤）

（7）妊娠呕吐不止：干姜、人参各一两，半夏二两。上三味，末之，以生姜汁糊为丸，如梧子大，饮服十丸，日三服。（《金匮要略》干姜人参半夏丸）

（8）蛇伤：鲜半夏、鸭食菜（苦麻菜）、香薷尖各等量，混合捣碎成膏状，敷于伤处。（《中草药新医疗法资料选编（辽宁省）》）

（9）霍乱心腹胀痛，烦满短气，未得吐下：肉桂、半夏等分。末，方寸匕，水一升，和服之。（《补缺肘后方》）

（10）心腹一切疾癖冷气及年高风秘、冷秘或泄泻：半夏（汤浸七次，焙干，为细末）、硫黄（明净好者，研令极细）。上等分，以生姜自然汁同熬，入臼内杵数百下，丸如梧桐子大。每服空心温酒或生姜汤下十五丸至二十丸，妇人醋汤下。（《太平惠民和剂局方》半硫丸）

（11）痰厥：半夏一两，防风四两，甘草二两。同为细末，用适量煎煮，加姜一片，去滓温服。（《卫生家宝方》省风汤）

（12）目不瞑，不卧：以流水千里以外者八升，扬之万遍，取其清五升煮之，炊苇薪火，沸，置秫米一升，治半夏五合，徐炊令竭，为一升半，去其滓，饮汁一小杯，日三，稍益，以知为度。（《黄帝内经·灵枢》半夏秫米汤）

（13）痰结，咽喉不利，语音不出：①半夏（洗）五钱，草乌一字（炒），肉桂一字（炙）。上同为末，生姜汁浸蒸饼为丸，如鸡头大，每服一丸，至夜含化。（《素问病机气宜保命集》玉粉丸）②只喉痹肿塞者，用生半夏末搐鼻内，涎出效。（《濒湖集简方》）

（14）产后晕厥：半夏末，冷水和丸，大豆大，纳鼻中。（《肘后备急方》）

（15）诸痈疽发背及乳方：半夏末，鸡子白和涂之，外敷。（《补缺肘后方》）

（16）小儿惊风：生半夏一钱，皂角半钱。为末，吹少许入鼻。（《仁斋直指方》嚏惊散）

（17）重舌、木舌，肿大塞口：半夏煎醋，含漱之。（《本草纲目》）

（18）卒呕吐，心下痞，膈间有水，眩悸：半夏一升，生姜半斤，茯苓三两（一法四两）。上三味，以水七升，煮取一升五合，分温再服。（《金匮要略》小半夏加茯苓汤）

（19）化疗消化道不良反应：藿香10 g，佩兰10 g，草豆蔻10 g，竹茹10 g，厚朴10 g，党参15 g，苍术10 g，茯苓10 g，胆南星10 g，枳壳10 g，法半夏10 g，陈皮10 g，甘草6 g。每日1剂，煎服2次，每次化疗前2日开始服用，至化疗后5日。[《实用中医内科杂志》2001，15（3）：17–18.]

（20）反复发作性一侧头痛，可伴有血管搏动感，头痛可持续数小时甚至数周，时痛时止，发病时常伴恶心、呕吐、畏光、眼球胀痛：全蝎10 g，白僵蚕10 g，蜈蚣2~3条（研冲），赤芍15 g，川芎10 g，白芷15 g，白芍20 g，甘草5 g。痰湿者加半夏、陈皮。每日1剂，水煎分2次服，10 d为1个疗程，连续服用1~3个疗程。[《国医论坛》2000，15（3）：27.]

（21）顽固性咳嗽、痰湿盛者：麻黄10 g，杏仁12 g，桔梗12 g，五味子12 g，僵虫12 g，菖蒲15 g，半夏12 g，天竺黄12 g。痰热盛者加瓜蒌仁15 g，大黄10 g；燥热者加沙参15 g，麦冬12 g；风寒者去五味子。儿童量酌减。每日1剂，水煎服。[《国医论坛》2000，15（5）：42.]

（22）功能性消化不良：柴胡10 g，白芍15 g，陈皮10 g，法半夏15 g，党参15 g，茯苓30 g，白术15 g，枳实15 g，紫苏梗15 g，甘松10 g，槟榔15 g，甘草6 g。每日1剂，水煎分2次温服，每次150 mL，4周为1个疗程。[《现代中西医结合杂志》2002，11（5）：403.]

2. 现代临床

（1）呕吐：用姜半夏制成1∶1注射液，肌内注射，每次2 mL。治疗各种呕吐，临床上可代替爱茂尔应用，有人认为其镇吐作用比爱茂尔强两倍多。未发现副作用。

（2）多囊肝、多囊肾：单味生半夏50 g，水煎2 h，分3次服。一剂未尽，腹痛已止，安然入睡，次晨思食。依法服用2个月余，可使症状减轻，病情稳定。两年来间有不适，仍用该法可解。

（3）癫痫：制半夏研末装入胶囊，每粒胶囊含半夏粉1 g。每次1~2粒，每日2~3次，连服1~2年。一6岁癫痫患儿，改用半夏粉，每次2粒，每日3次治疗，服后发作次数逐渐减少，症状减轻，连服两年后痊愈。患儿 7 岁上学，随访 6 年，癫痫未再发作，智力发育正常，无其他不良反应。

（4）顽固性呃逆：制半夏 20 g 水煎频服，服后症状改善，共治疗 24 例，均获满意效果。曾予某患者制半夏 3 g，甘草 2 g 研面冲服，每日 3 次，服药 4 日，症状明显好转，连服 8 d，呃逆止，饮食、睡眠正常。继服上药 10 d 巩固疗效。半年后随访未见复发。

（5）外伤出血：生半夏末 3 g 散布伤口，不足 2 min 血止。又撒少许，纱布包，3 d 换药时伤口渐合，数日后伤口愈合，疤痕细小。

（6）瘀斑：生半夏末加醋调成糊状，涂敷患处，每日 1 次，1 次瘀消近半，3 次瘀肿消尽。治疗瘢痕：将生半夏末、田七末各等份，调匀密储。每取适量，醋调敷患处，每日 1~2 次，1 个月而瘢痕见消，连用 3 个月后瘢去肤如常。

（7）鸡眼：半夏研末敷于患部。用药前先洗净患处，消毒后用手术刀削去鸡眼的角化组织，呈一凹面，然后放入半夏末，外贴胶布。经 5~7 d 后，鸡眼坏死脱落，生出新生肉芽组织，再过数日即可痊愈。治疗 30 余例未见复发。

（8）产后尿潴留：生半夏 15 g，大蒜 2 瓣，加水少许，捣烂为糊状，敷于脐及关元穴［脐下 3 寸（1 寸≈3.33 cm，下同）］，上面敷盖胶布，用热水袋热敷其上方，觉热气入腹，即有便意。如有灼痛，可先将热水袋去掉。一般 1~2 h 即可见效，小便自解之后，可继续保留 1 h 以巩固疗效。治 11 例，7 例一次即愈。

（9）小儿腹泻：生半夏研末，白酒调糊敷于双天枢穴（脐旁开 2 寸），盖纱布后胶布固定，每日更换 1 次，3 次即愈。

（10）乳腺炎：生半夏末加蛋清调糊敷患处，每日 2 次。一般用药 2 次疼痛减轻、肿块缩小，3 d 后即痊愈。取生半夏 3~6 g，葱白 2~3 根，共捣烂，揉成团（亦可用生半夏捣细和米饭少许捏成丸），塞于患乳对侧鼻孔，每日 2 次，每次塞半小时。用于急性乳腺炎早期计 72 例，多数治疗 2~3 次见效。

（11）疟疾：生半夏 6 g，捣烂置于胶布上。于疟疾发作前 3~4 h 贴于脐部，可控制发作。

（12）牙痛：生半夏 50 g，捣碎，置于 90% 乙醇 150 mL 中，浸泡 1 d 后即可使用。用时以棉球蘸药液塞入龋齿洞中，或涂擦痛牙周围。治疗 100 余例，95% 以上患者均有效果。

（13）急慢性化脓性中耳炎：生半夏末溶于米酒或 50% 乙醇中（1 份半夏，3 份乙醇），浸泡 24 h 以上，取上层澄清液滴耳。用时先用双氧水洗涤外耳道，然后滴入药液数滴，每天 1~2 次。据 10 例观察，对急性中耳炎效果较好，一般 1~2 d 见效，1 周内可治愈。

（14）预防和减轻血吸虫病口服锑剂的中毒反应：口服锑剂治疗血吸虫病过程中，呕吐是常见的毒性反应，往往迫使治疗中断；如口服锑剂同时加服法半夏粉与甘草粉，则有预防或减轻中毒反应的作用。每口服锑剂 1 次，服半夏粉 1.6 g，生甘草粉 2.4 g。据 12 例观察，一般服药期间都能照常工作，精神愉快，食欲正常；仅 4 例有轻微不适：略感恶心呕吐，或短暂的腹痛或腹泻，均不影响工作。

（15）矽肺：据 144 例各期患者的初步观察，对主观症状有不同程度的改善；客观检查除个别病例的血清黏蛋白下降和血矽增高外，其他检查（如 X 线摄片）尚无明显变化。少数病例对肝功能有不良影响，尿中出现红细胞，故应用时应紧密注意肝肾的毒性反应。用法：用姜半夏口服、肌内注射或喷雾给药，剂量一般为每日 21 g。治疗持续 1~10 个月不等，大多在 3~5 个月左右。

（16）慢性胃炎：收集 64 例慢性胃炎患者临床资料，将患者随机分为治疗组与对照组，对照组采取内科常规治疗，而治疗组在常规治疗基础上加以半夏泻心汤治疗，药物成分包括，太子参 15 g，半夏 10 g，黄芩 6 g，黄连、干姜、炙甘草各 3 g，大枣 3 枚，最后分析两组患者的治疗效果。结果显示，治疗组患者显效 19 例，有效 11 例，无效 2 例，治疗的总有效率为 93.75%，对照组显效 9 例，有效 15 例，无效 8 例，明显高于对照组的 75.00%。

（17）慢性胆囊炎：半夏泻心汤治疗，两组均 1 日 1 剂，水煎服，1 日 2 次口服。胁痛明显加金铃子、延胡索各 10 g；大便干结加生大黄 10 g（后入）；胆囊有沙石加鸡内金 10 g、海金沙 12 g、金钱草 30 g；肝胆有热加焦栀子 10 g、蒲公英 20 g；食欲缺乏加鸡内金 6 g、谷麦芽各 10 g；腹胀甚加木香 10 g（后入）。15 d 为 1 个疗程，休息 3 d 后进行第 2 个疗程。2 个疗程结束后评价疗效。治疗组 68 例中痊愈 46 例，显效 14 例，无效 8 例，总有效率 88.24%。

（18）慢性咽炎：以旋覆代赭汤合半夏厚朴汤为基本方加味。热甚者去人参加玄参 15 g，山豆根 15 g；气郁甚者加柴胡、香附、川芎各 10 g；兼胃热嘈杂者加吴茱萸 6 g，黄连 6 g。早、晚各服 1 次，每日 1 剂，6 剂为 1 个疗程，服药期间忌烟、酒、茶等刺激性食物。共治疗 418 例，其中痊愈 294 例，占 70.4%；显效 82 例，占 19.6%；无效 42 例，占 10.0%，有效率为 90.0%。服药最少 3 剂，最多 12 剂。

（19）其他：制半夏研细末 3 g，每日 3 次口服，对腰肌劳损疗效明显。生半夏末与蛋清调糊外敷流行性腮腺炎患处，每日 2 次；另内服板蓝根 20 g、僵蚕 10 g，每日 3~4 次，2 d 后腮腺肿势渐消，体温正常，继治 6 d，腮肿消失。

【不良反应】　半夏的急性中毒症状主要由半夏的刺激性作用直接引起，中毒后首先出现口舌麻木、咽喉干燥、胃部不适等，继而出现喉舌肿胀、灼痛充血、流涎、呼吸迟缓、声音嘶哑、言语不清、吞咽困难、剧烈呕吐、腹痛、腹泻、头痛、发热、出汗、心悸、面色苍白、脉弱无力、呼吸不规则等，严重者出现抽搐、喉部痉挛症状，最后可因呼吸麻痹而死亡。

曾有报道，4 例误食生半夏 0.1~0.2 g、1.4 g、1.8 g、2.4 g 而引起中毒者，症状表现主要为口腔及咽喉部黏膜的烧灼感和麻辣味，胃部不适、恶心及胸前压迫感。4 例中除 1 例因误食量甚少而自愈外，其余 3 例均经服生姜而痊愈。

【综合利用】　半夏是多种中成药的原料药，例如半夏和胃胶囊、小青龙颗粒、半夏止咳糖浆、藿香正气胶囊、半夏露片等。半夏可提取分离出半夏总生物碱、麻黄碱、半夏蛋白、酶、外源凝集素和蛋白酶抑制剂等活性物质，如从半夏中分离到的半夏蛋白，可作为避孕药来开发。此外，还可以对半夏的有毒成分做进一步的研究，根据"以毒攻毒"的思路，开发出一些植物杀虫剂。

随着半夏研究开发的深入、应用范围的扩大和科技含量的提高，半夏在临床应用、深度开发与综合利用上的潜力极大，发展前景十分广阔。

■参考文献

[1] 石青，赵宝林．半夏的本草考证［J］．陕西中医学院学报，2013，36（2）：90-92.

[2] 黄必胜，曹艳，李娟，等．高效液相色谱法测定半夏中琥珀酸含量［J］．中国医院药学杂志，2005，25（11）：1037-1039.

[3] 王蕾，赵永娟，张媛媛，等．半夏生物碱含量测定及止呕研究［J］．中国药理学通报，2005，21（7）：864-867.

[4] 曹艳，黄必胜．半夏总蛋白含量的紫外吸收法测定［J］．湖北中医杂志，2005，27（7）：48.

[5] 刘玲，周立，师健友，等．黔半夏多糖含量测定［J］．贵阳中医学院学报，2009，31（5）：81-82.

[6] 蔡世珍，邹忠梅，徐丽珍，等．半夏属药用植物的研究进展［J］．国外医学（中医中药分册），2004，26（1）：17-24.

[7] 曾建红，彭正松，宋经元，等．半夏总生物碱含量的动态变化［J］．中药材，2004，27（7）：471-473.

[8] 李斌，程秀民，周永妍，等．半夏的研究进展［J］．中国民族民间医药，2010，19（1）：47-48.

[9] 许凤清，吴皓，周倩，等．半夏药材中总有机酸的定量方法和含量测定研究［J］．南京中医药大学学报，2005，21（1）：34-35.

[10] 苏彬，李书渊，陈艳芬，等．半夏及其炮制品镇咳祛痰作用的比较［J］．广东药学院学报，2013，29（2）：181-184.

[11] 曾颂，李书渊，吴志坚，等．半夏镇咳祛痰的成分-效应关系研究［J］．中国现代中药，2013，15（6）：452-455.

[12] 李万军，马新焕，王建良．半夏的药理作用［J］．西部中医药，2012，25（9）：129-131.

[13] 武峰，秦志丰，李勇进，等．半夏化学成分抗肿瘤研究进展［J］．中华中医药学刊，2013，31（2）：270-272.

[14] 姚军强．半夏的药理作用及其临床配伍运用［J］．中医研究，2013，26（2）：3-5.

[15] 史晶晶，苗明三，时博．半夏外用的抗炎镇痛作用［J］．河南中医，2011，31（9）：991-993.

[16] 赵腾斐，张倩，张雯，等．半夏毒针晶的致炎效应与巨噬细胞的相关性研究［J］．中国中药杂志，2013，38（7）：1041-1045.

[17] 马步升．单味半夏临床应用［J］．开卷有益（求医问药），2002（3）：29.

[18] 陈继明．半夏常用的炮制方法及临床应用研究［J］．中外医疗，2014（22）：155-156.

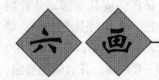

地　黄

【道地沿革】　《说文解字》云："芐，地黄也。"《尔雅》同，郭璞注："一名地髓，江东呼芐。"地黄在《神农本草经》称为"干地黄"，以质沉重色黄可以染黄而得名。《名医别录》认为"生者尤良"。唐代兼用生品及干品，《本草拾遗》云："干地黄，《神农本草经》不言生干及蒸干，方家所用二物别，蒸干即温补，生干则平宜。"后世又有熟地黄，三者功用有别，以生地黄、熟地黄最常用。

地黄栽种历史悠久，《名医别录》载："生咸阳，黄土地者佳，二月、八月采根，阴干。"《齐民要术》卷5载有种地黄法："须黑良田，五遍细耕。三月上旬为上时，中旬为中时，下旬为下时。一亩下种五石。其种还用三月中掘取者。逐犁后如禾麦法下之。至四月末、五月初生苗。迄至八月尽九月初，根成，中染。"《本草图经》记载："地黄，生咸阳川泽，黄土地者佳，今处处有之，以同州为上。二月生叶，布地便出，似车前，叶上有皱纹而不光，高者及尺余，低者三四寸，其花似油麻花而红紫色，亦有黄花者，其实作房如连翘，子甚细而沙褐色。根如人手指，通黄色，粗细长短不同，二月、八月采根。"所附冀州、沂州地黄药图，皆与今用地黄无异。地黄各地皆有产出，乃以河南怀庆府所出为上。《本草纲目》云："今人惟以怀庆地黄为上。亦各处随时兴废不同尔。其苗初生塌地。叶如山白菜而毛涩，叶面深青色，又似小芥叶而颇浓，不叉丫。叶中撺茎，上有细毛。茎梢开小筒子花，红黄色，结实如小麦粒。根长四五寸，细如手指，皮赤黄色，如羊蹄根及胡萝卜根。"《本草品汇精要》载："今怀产者为胜。"《本草从新》载："以怀庆肥大而短。糯体细，菊花心者佳。"从历代本草记载产地、采收、形态、质地等内容，可认为古今所称地黄一致。

地黄现主要为栽培品，我国大部分地区皆有生产，但以河南温县、博爱、武陟、孟州、沁阳等地产量最大，质地最佳，谓之"怀地黄"，为著名的四大怀药之一。怀地黄古代被列为进贡和馈赠亲友的珍品，乃有"怀参"之称。怀地黄不但畅销全国，且为传统出口药材。此外河北、山东、浙江等省亦产。

【来源】　本品为玄参科植物地黄 *Rehmannia glutinosa* Libosch. 的新鲜或干燥块根。

【原植物、生态环境、适宜区】　体高 10~30 cm，密被灰白色多细胞长柔毛和腺毛。根茎肉质，鲜时黄色，在栽培条件下，直径可达 5.5 cm，茎紫红色。叶通常在茎基部集成莲座状，向上则强烈缩小成苞片，或逐渐缩小而在茎上互生；叶片卵形至长椭圆形，上面绿色，下面略带紫色或成紫红色，长 2~13 cm，宽 1~6 cm，边缘具不规则圆齿或钝锯齿以至牙齿；基部渐狭成柄，叶脉在上面凹陷，下面隆起。花具长 0.5~3 cm 之梗，梗细弱，弯曲而后上升，在茎顶部略排列成总状花序，或几全部单生叶腋而分散在茎上；萼长 1~1.5 cm，密被多细胞长柔毛和白色长毛，具 10 条隆起的脉；萼齿 5 枚，矩圆状披针形或卵状披针形抑或多少三角形，长 0.5~0.6 cm，宽 0.2~0.3 cm，稀前方 2 枚各又开裂而使萼齿总数达 7 枚之多；花冠长 3~4.5 cm；花冠筒稍弓曲，外面紫红色，被多细胞长柔毛；花冠裂片，5 枚，先端钝或微凹，内面黄紫色，外面紫红色，两面均被多细胞长柔毛，长 5~7 mm，宽 4~10 mm；雄蕊 4 枚；药室矩圆形，长 2.5 mm，宽 1.5 mm，基部叉开，而使两药室常排成一直线，子房幼时 2 室，老时因隔膜撕裂而成一室，无毛；花柱顶部扩大成 2 枚片状柱头。蒴果卵形至长卵形，长 1~1.5 cm。花果期 4~7 月。

地黄分布于河南、辽宁、河北、山东、山西、陕西、甘肃、内蒙古、江苏、湖北等省区。现国内各地及国外均有栽培。

【生物学特点】

1. 栽培技术　以根茎繁殖为主，种子繁殖多在培育新品种时应用。种用根茎来源于倒栽法、窖藏及春地黄露地越冬等，但以倒栽法的地黄种产量高、质量好。具体方法：7~8 月在当年春季栽种的良种地黄地内，选生长健壮、无病虫的根茎，挖起折成 4~5 cm 短节，稍风干后，按行距 10~30 cm、株距 5~10 cm 重新种到一块充分施足底肥的地里，适当除草，追肥，雨后注意排水，第二年春季随挖随栽。栽种地黄一般在日平均温度为 18~21℃ 时最好。如北京在 4 月上、中旬，重庆在 2 月下旬至 3 月下旬，河南早春地黄在 4 月上、中旬；晚地黄（或麦茬地黄），在 5 月上旬至 6 月上旬。栽种时在垄或畦上开沟，沟距 33 cm，每隔 15~20 cm 放种栽一节，覆土 3~4 cm，压实表土后浇水。每垄种 2 行，每畦 3~4 行，苗出齐后，选阴雨天补苗，栽后 1 月左右匀苗，每穴留 1 株健苗，封行前，浅薅 2~3 次，并铲去陆续生出的多余苗。

2. 田间管理　每次中耕后都要追肥 1 次，可施人畜粪水或饼肥，多雨季节，要注意排水防涝，使地无积水，出现花蕾时，要随时摘除。

3. 病虫害防治

（1）斑枯病：可选抗病品种，清洁园地，发病初期用倍量式波尔多液喷雾。还有地黄枯萎病、大豆胞囊线虫、轮纹病等为害。

（2）虫害：棉红蜘蛛，发生期可用 40% 水胺硫磷 1500 倍液防治；蛱蝶，在其幼龄期用敌百虫等防治。

【采收加工】　地上茎叶枯黄且带斑点时及时采挖，采挖时先割去茎叶，然后在畦的一端开深 35 cm 的沟，顺次小心挖取根茎。

先将鲜地黄除去须根，按大、中、小分级，分别置于火炕上炕干。开始用武火，使温度升到 80~90 ℃。8 h 后，当地黄体柔软无硬心时，取出堆闷，覆盖麻袋或稻草，使其"发汗"，5~7 d 后再进行回炕，温度在 50~60 ℃，炕 6~8 h，至颜色逐渐变黑、干而柔软时，即为生地黄。

【炮制储藏】

1. 炮制　除去杂质，洗净，闷润，切厚片，干燥。

2. 储藏 鲜地黄埋在沙土中，防冻；生地黄置通风干燥处，防霉，防蛀。

【药材性状】

1. 鲜地黄 呈纺锤形或圆柱形条状，长 8～24 cm。外皮薄，表面浅红黄色，具弯曲的纵皱纹、芽痕、横长皮孔及不规则疤痕。肉质，易断，断面皮部淡黄白色，可见橘红色油点，木部黄白色，中间常缢缩作连珠状，导管呈放射状排列。气微，味微甜、微苦。

2. 生地黄 多呈不规则的团块状或长圆形，中间膨大，两段稍细，长 6～12 cm，直径 3~6 cm，有的较细，长条状，稍扁而弯曲。表面棕黑或棕灰色，极皱缩，具不规则的横曲纹。体重，质较软而韧，不易折断，断面棕黑或乌黑色，有光泽，具黏性。味微甜。

3. 熟地黄 为不规则的块片、碎块，大小、厚薄不一。表面乌黑色，有光泽，黏性大。质柔软而带韧性，不易折断，端面乌黑色，有光泽。味甜。

【质量检测】

1. 显微鉴别

（1）横切面：木栓细胞数列。栓内层薄壁细胞排列疏松；散有较多分泌细胞，含橙黄色油滴；偶有石细胞。韧皮部较宽，分泌细胞较少。形成层成环。木质部射线宽广；导管稀疏，排列成放射状。

（2）粉末：生地黄粉末深棕色，木栓细胞淡棕色，断面观类长方形，排列整齐。薄壁细胞类圆形，内含类圆形细胞核。分泌细胞形状与一般薄壁细胞相似，内含橙黄色或橘黄色油滴物。具缘纹孔及网纹导管直径约至 92 μm。

2. 理化鉴别 取本品粉末 2 g，加甲醇 20 mL，加热回流 1 h，放冷，滤过，滤液回收甲醇至 5 mL，作为供试品溶液。另取梓醇对照品加甲醇制成每 1 mL 含 0.5 mg 的溶液，作为对照品溶液。吸取上述两种溶液各 5 μL，分别点于同一硅胶 G 薄层板上，以三氯甲烷-甲醇-水（14：6：1）为展开剂，展开，取出，晾干，喷以茴香醛试液，105 ℃加热至斑点显色清晰。供试品色谱中，在与对照品色谱相应的位置上，显相同颜色的斑点。

取本品粉末 1 g，加 80%甲醇 50 mL，超声处理 30 min，滤过，滤液蒸干，残渣加水 5 mL 使溶解，用水饱和的正丁醇振摇提取 4 次，每次 10 mL，合并正丁醇液，蒸干，残渣加甲醇 2 mL 使溶解，作为供试品溶液。另取毛蕊花糖苷对照品，加甲醇制成每 1 mL 含 1 mg 的溶液，作为对照品溶液。照《中国药典》薄层色谱法试验，吸取上述供试品溶液 5 μL、对照品溶液 2 μL，分别点于同一硅胶 G 薄层板上，以乙酸乙酯-甲醇-甲酸（16：0.5：2）为展开剂，展开，取出，晾干，用 0.1%的 2，2-二苯基-1-苦肼基无水乙醇溶液浸板，晾干。供试品色谱中，在与对照品色谱相应的位置上，显相同颜色的斑点。

3. 含量测定

（1）梓醇的含量测定：按照《中国药典》HPLC 测定。以十八烷基硅烷键合硅胶为填充剂，以乙腈-0.1%磷酸溶液（1：99）为流动相，检测波长为 210 nm。理论板数按梓醇峰计算应不低于 5000。对照品溶液的制备：取梓醇对照品适量，精密称定，加流动相制成每 1 mL 含 10 μg 的溶液，即得。供试品溶液的制备：取本品（生地黄）切成约 5 mm 的小块，经 80 ℃减压干燥 24 h 后，磨成粗粉，取约 0.8 g，精密称定，置具塞锥形瓶中，精密加入甲醇 50 mL 称定重量，加热回流提取 1.5 h，放冷，再称定重量，用甲醇补足减失的重量，摇匀，滤过，精密量取续滤液 10 mL，浓缩至近干，残渣用流动相溶解，转移至 10 mL 量瓶中，并用流动相稀释至刻度，摇匀，滤过，取续滤液，即得。分别精密吸取对照品溶液与供试品溶液各 1 μL，注入液相色谱仪，测定，即得。生地黄按干燥品计算，含梓醇（$C_{15}H_{22}O_{10}$）不得少于 0.20%。

（2）毛蕊花糖苷的含量测定：按照《中国药典》HPLC 测定。以十八烷基硅烷键合硅胶为填充剂，以乙腈-0.1%醋酸溶液（16∶84）为流动相；检测波长为 334 nm。理论板数按毛蕊花糖苷峰计算应不低于 5000。对照品溶液的制备：取毛蕊花糖苷对照品适量，精密称定，加流动相制成每 1 mL 含 10 μg 的溶液，即得。供试品溶液制备：精密量取梓醇测定中续滤液 20 mL，减压回收溶剂近干，残渣用流动相溶解，转移至 5 mL 量瓶中，加流动相至刻度，摇匀，滤过，取续滤液，即得。分别精密吸取对照品溶液与供试品溶液各 20 μL，注入液相色谱仪，测定，即得。生地黄按干燥品计算，含毛蕊花糖苷（$C_{29}H_{36}O_{15}$）不得少于 0.020%。

【商品规格】

1. 生地黄商品规格等级

（1）一等：干货。呈纺锤形或条形圆根。体重，质柔润。表面灰白色或灰褐色，断面黑褐色或黄褐色，具有油性。味微甜。每千克 16 只以内。无芦头、老母、生心、焦枯、杂质、虫蛀、霉变。

（2）二等：干货。每千克 32 只以内，其余同一等。

（3）三等：干货。每千克 60 只以内，其余同一等。

（4）四等：干货。每千克 100 只以内，其余同一等。

（5）五等：干货。油性小，支根瘦小，每千克 100 只以外，最小货直径 1 cm 以上，其余同一等。

2. 出口地黄等级 一般以每千克几只分等级，计 8 只、16 只、32 只、50 只，还有小生地、生地芦。

【性味归经】 鲜地黄：甘、苦，寒。生地黄：甘，寒。归心、肝、肾经。

【功能主治】

1. 鲜地黄 清热生津，凉血，止血。用于热病伤阴，舌绛烦渴，发斑发疹，吐血，衄血，咽喉肿痛。

2. 生地黄 清热凉血，养阴生津。用于热入营血，温毒发斑，吐血衄血，热病伤阴，舌绛烦渴，津伤便秘，阴虚发热，骨蒸劳热，内热消渴。

【用法用量】 内服：煎汤，鲜地黄 12~30 g，生地黄 10~15 g。

【使用注意】 脾虚泄泻、胃虚食少、胸膈多痰者慎服。

【化学成分】 地黄根含地黄苷 A、B、C、D，二氢梓醇苷，桃叶珊瑚苷，梓醇苷等。鲜根醇提物中尚含 β-谷甾醇、甘露醇、胡萝卜甾醇、1-乙基-β-D-半乳糖苷和蔗糖。水溶性成分中含多种糖，其中以水苏糖含量最高，为 32.1%~48.3%，并含多种氨基酸，其中以精氨酸含量最高，为 2%~4.2%，另有 γ-氨基丁酸、磷酸。商品地黄中曾分离出

少量 β-谷甾醇、豆甾醇及微量菜油甾醇；干地黄中分离出系列脂肪酸、β-谷甾醇、棕榈酸、丁二酸、胡萝卜苷等。地上部分含单蜜力特苷及桃叶珊瑚苷、梓醇苷、二氯梓醇苷。

【药理作用】

1. 改善心血管功能 对心脏的作用：生地黄流浸膏对蛙心的收缩力有显著增强作用，对衰弱的心脏效果更显著，但大剂量能使正常蛙心中毒，大白鼠静脉注射地黄的乙醇提取物、水提取物，对心脏有明显的抑制作用，使心跳变慢甚至停止，大剂量使用地黄时应注意对心脏的毒性。

对血压的影响：大鼠腹腔注射怀地黄水、醇、醚提取液，结果表明，水提取液对急性实验性高血压有明显降压作用，而醇、醚提取液对高血压无明显影响，对寒冷（室温 23 ℃）情况下的血压则有稳定作用。地黄浸膏静脉注射于家兔和狗可使血压上升。蟾蜍后腿灌流时，中等浓度使血管收缩，高浓度则使血管扩张。给麻醉犬及兔静脉注射怀庆地黄的醇提取液可使血压下降。六味地黄汤对大白鼠实验性肾性高血压有明显的降血压、改善肾功能、降低病死率的作用。

2. 促进造血 生地黄、清蒸熟地黄、酒炖熟地黄水提物能明显增强环磷酰胺造成的血虚模型小鼠骨髓粒系祖细胞的生成能力，并能提高外周血白细胞数。证明不同的地黄炮制品对血虚小鼠均有促进造血的作用。

地黄乙醇提取物所得的黄色针状结晶能缩短兔凝血时间，而其水煎剂的作用不明显。实验证明，生地黄、熟地黄、生地炭、熟地炭的水煎剂都能明显缩短凝血时间，相互之间也无显著性差异。对 9 种不同的生地黄和熟地黄进行的弥散性血管内凝血（DIC）作用研究证明，熟地黄其中一种有抗凝血酶作用，两种有激活纤溶系统的作用，能明显对抗凝血酶和内毒素诱发大白鼠 DIC 的发生，但均无血小板凝集作用。100%的生地黄注射液给大鼠腹腔注射，每日 1 mL，连续 6 d，能使接受^{60}Co 照射所致的血小板损害减轻，回升加快。

3. 降血糖 煎剂、浸剂或醇浸膏给家兔灌胃或注射后，能降低正常血糖和由肾上腺素、氯化铵引起的高血糖。兔皮下注射地黄醇浸膏溶液 2 g/kg 或灌胃 4 g/kg 均可使血糖下降。注射给药比较明显，给药后 4 h 血糖降至最低水平。肌内注射地黄醇浸膏溶液 20 g，也可抑制和预防肾上腺素所致的兔血糖升高。单味生地黄降血糖作用比葛根显著；八味地黄丸的降血糖作用并不强于单味地黄。八味地黄汤对四氧嘧啶引起的大鼠高血糖有降低作用。地黄水或醇浸出物仅降低正常兔血糖，而对肾上腺素所致的高血糖无效。

4. 镇静 怀地黄水提取液可抑制小鼠的自主活动，并能加强阈下催眠剂量戊巴比妥钠和硫喷妥钠的催眠作用，同时也能对抗安钠咖的兴奋作用，但不能对抗硝酸士的宁和戊四氮所致的惊厥作用。地黄的镇静作用有利于缓解高血压患者的症状，明显改善高血压患者引起的失眠，有效率达 94%。地黄的镇静成分主要为水溶物，口服地黄水煎浸膏剂、醇浸剂或腹腔注射 10 g/kg 均能对戊巴比妥钠的催眠效应产生协同作用。

5. 抗炎、抗过敏 地黄煎剂灌胃对大白鼠甲醛性关节炎和蛋清性关节炎有明显的对抗作用，并能抑制松节油皮下注射引起的肉芽肿和组胺引起的毛细血管通透性的增加。地黄水提取液对组胺引起的血管通透性增加和醋酸引起的小鼠腹膜炎有明显抑制作用，对蛋清所致急性炎症也有抗炎作用，而地黄的醇及醚提取液则无抗炎作用。

干地黄水提取物能显著增加外周血液中的 T 淋巴细胞，干地黄醇提取物能明显促进抗绵羊红细胞抗体-溶血素生成，减少外周血液 T 淋巴细胞，熟地黄水提取物则无此作用。

6. 抗真菌 地黄水浸剂对须疮癣菌、石膏样小芽孢癣菌、羊毛状小芽孢癣菌及奥杜盎小芽孢癣菌等多种真菌的生长有抑制作用。

7. 调节内分泌 地黄具有对抗地塞米松对垂体和肾上腺皮质系统的抑制作用，并能促进肾上腺皮质激素的合成。临床观察发现，地黄与糖皮质激素合用可减少激素引起的阴虚阳亢的副作用。生地黄与地塞米松合用，能使家兔皮质酮浓度逐渐上升，但病理学观察则显示其对兔的垂体和肾上腺皮质形态学未见明显改变，从而提示生地黄能减轻由糖皮质激素对兔垂体-肾上腺皮质系统功能和形态的影响。动物实验表明，地黄能对抗连续服用地塞米松后血浆皮质酮浓度下降，并能防止肾上腺皮质萎缩。地黄煎剂灌胃能显著降低大白鼠肾上腺维生素 C 的含量。

8. 抗肿瘤 六味地黄汤能明显对抗 N-亚硝基肌氨酸乙酯诱发小鼠前胃鳞状上皮细胞癌（类似人的食管癌）的作用。地黄具有促进机体淋巴母细胞的转化、增加 T 淋巴细胞数量的作用，并能增强单核吞噬细胞系统的吞噬功能，特别对免疫功能低下者作用更加明显。

9. 增强学习记忆 地黄低聚糖对脑损伤模型大鼠的学习记忆能力有增强作用，降低海马谷氨酸含量，提高细胞外信号调节激酶2（ERK2）和乙酰胆碱含量。

10. 其他 麻醉犬静脉注射地黄浸膏后，单位时间内尿量有增加。

【临床应用】

1. 配伍应用

（1）伤寒温病应发汗而不汗之，内蓄血者，并治鼻衄、吐血不尽，内有瘀血，面黄，大便黑：犀角一两，生地黄八两，芍药三两，牡丹皮二两。以水九升煮取三升，分三服。（《千金要方》犀角地黄汤）

（2）伤寒心热，口舌生疮：生地黄汁三合，蜜五合。上二味搅匀，慢火煎如稠汤。每服半匙，含化，徐徐咽津，不拘时。（《圣济总录》地黄煎）

（3）产后血晕危困：生地黄汁一大盏，当归（锉）、赤芍（锉）各二钱半。上水煎三五沸，温服，如觉烦热，去当归，入童子小便半盏服之。（《云歧子保命集》）

（4）咽喉中生疮，唾血不下食：生地黄（细切）二两半，竹茹一两，玄参一两，鸡苏苗一两，赤茯苓（去黑皮）一两半，升麻一两半，麦门冬（去心，焙）一两半。上除地黄外，为粗末，入地黄拌匀。每服三钱匕，水一盏，煎至五分，去滓，食后、临卧温服；如不能多服，细细含咽。（《圣济总录》地黄汤）

（5）乳石发动，热盛吐血：生地黄二两，苦竹茹一两，刺蓟一两，黄芩三分，豉一合，川升麻三分，黄连三分（去须），栀子仁半两。上药锉细和匀。每服半两，以水一大盏，煎至七分，去滓。分二次温服，如人行五里再服。（《太平圣惠方》地黄汤）

（6）产后血虚烦渴，饮食不进：熟干地黄（焙）二两，赤石脂二两，当归（切，焙）一两，木占斯一两，地榆一两，黄连（去须）一两，白茯苓（去黑皮）一两，天雄（炮裂，去皮脐）半两，黄芩（去黑心）半两，桑耳一两半，紫葛（锉）一两半，麻黄（去根节）一两半，黄芪（锉）一两半。上为粗末。每服五钱匕，水一盏半，加生姜三片，同煎至八分，去滓温服。（《圣济总录》地黄当归汤）

（7）消热结，主衄血，血汗：生地黄（切，焙）一斤，青竹茹五两，黄芩（去黑心）三两，当归（焙）三两，甘草（炙）三两，芍药三两，川芎三两，桂（去粗皮）一两，釜月下焦黄土一块如鸡子大。如麻豆大。每服五钱匕，水一盏半，煎至八分，去滓温服。（《圣济总录》地黄竹茹汤）

（8）产后虚渴不止，少气脚弱，眼昏头眩，饮食无味：熟干地黄洗净，酒浸，蒸，焙，一两，人参三两，麦门冬去心，二两，瓜蒌根一两，甘草炙，半两。上为锉散。每服四钱，水二盏，糯米一撮，生姜三片，枣三枚，煎七分，去渣，食前服。（《太平惠民和剂局方》熟干地黄汤）

2. 现代临床

（1）**止血**：地黄煎剂对胃出血有良好的止血效果，与其止血、收敛、减少渗出、抗菌消炎、利胆等作用有关。六味地黄丸合二至丸加减有效治疗功能性子宫出血。生地黄60 g，黄酒500 mL，此方为每日剂量，水煎浓缩2次，加红糖适量，分2次在月经第4～7天口服，治疗功能性子宫出血，绝大多数患者服用1剂即可见效，无不良反应。患者反映感觉良好。生地黄能够促进血液的凝固，有止血作用。同时加入黄酒，可使生地黄的有效成分的溶解增强，从而提高疗效。

（2）**阴虚热盛型糖尿病**：鲜地黄150 g洗净捣烂，纱布挤汁。先用粳米50 g，加水500 mL，煮成稠粥后，将生地黄煮汁冲入，文火再煮一沸，即可食用。1～2次/d，可清热凉血，养阴生津。生地黄具有加强心肌收缩、利尿和降低血糖等作用。

（3）**高血压**：加味六味地黄汤治疗原发性高血压，天麻地黄汤配合氨氯地平片治疗阴虚阳亢型高血压。

（4）**肾炎**：六味地黄丸加减配合抗生素治疗慢性肾炎。

（5）**痴呆**：地黄饮子加减治疗中风痴呆，地黄饮子加减胶囊治疗老年期血管性痴呆。

（6）**泌尿系统疾病**：地黄三金汤治疗泌尿系统结石。

（7）**口腔溃疡**：知柏地黄丸加减、六味地黄丸加减治疗复发性口腔溃疡。

（8）**化脓性中耳炎**：将鲜地黄洗净、拭干，削去外皮之毛根及坑凹部分，再用盐水充分洗净，擦干后切成薄片，放入消毒过的研钵内，捣成糊状，以4层消毒纱布包紧挤榨取汁过滤。每斤鲜地黄约取汁50 mL。每100 mL药汁加入冰片末1 g，使成1%的混悬液。用时先以过氧化氢清洗耳道，用消毒棉花拭干，然后滴入药液2～3滴，再在外耳道塞一小棉球。每日或隔日1次。治疗慢性化脓性中耳炎20例，症状消失12例，进步7例，无效1例；治疗慢性中耳炎急性发作3例，急性化脓性中耳炎并发外耳道炎6例（8例配合抗菌药物），结果症状消失5例，进步4例。有的经治3～5次即愈，无不良反应。

（9）**痤疮**：以连翘、荆芥、栀子、金银花、菊花等疏散肺经血热，配伍生地黄清热凉血养阴，黄连清热解毒燥湿，以当归、赤芍活血化瘀。方中生地黄、黄连等量为伍。

（10）系统性红斑狼疮缓解期：采用地黄 100 g，配伍沙参、党参、玄参、牡丹皮、郁金、防己、桃仁、红花等。本法对于不服用皮质激素的系统性红斑狼疮患者，生地黄可以直接起到治疗作用。

【不良反应】 少数有轻度腹泻和腹痛、恶心、头晕、疲乏、心悸，均系一过性，数日内自行消失，继续服药亦未再发生。地黄具有抗炎作用，并对某些变态反应性疾患如皮肤疾患和支气管哮喘有效，能改善一般情况；少数病例服药后发生轻微水肿，与使用肾上腺皮质激素有相似之处。

【综合利用】 地黄的制剂形式主要包括液体制剂、颗粒剂、片剂、冲剂、软胶丸、软胶囊等，如六味地黄丸、乙肝养阴活血颗粒、十一味参芪片、七味都气丸，广泛应用于中医方药及其制剂，以及中药复方煎剂和散剂、丸剂，是临床常用中药，用量极大。地黄为药食同源之品，李时珍曰："服之百日面如桃花，三年轻身不老。"目前已有一些相关保健品问世，且其药膳种类也逐渐增多，如保灵孕宝、甘蔗生地茶、生地龙骨冬瓜汤、海带生地汤、梨子生地茶等。

■参考文献

[1] 崔瑛，房晓娜，王会霞，等. 地黄不同炮制品补血作用研究[J]. 时珍国医国药，2009，20（1）：20-22.

[2] 杨菁，石海燕，李莹，等. 地黄寡糖对脑缺血再灌注所致痴呆大鼠学习记忆功能的影响 [J]. 中国药理学与毒理学杂志，2008，22（3）：165-169.

[3] 张宪安. 地黄煎剂治疗轻度胃出血 46 例疗效观察 [J]. 中国现代医学杂志，1998，8（4）：37-38，40.

[4] 王嘉梅，许迎霞. 中药治疗功能性子宫出血 52 例 [J]. 四川中医，2002，20（9）：49.

百 合

【道地沿革】 百合又称菜百合。百合的鳞茎由数十片鳞瓣相合而成，如陶弘景所形容的"根如胡蒜，数十片相累"，因此得名百合。《新修本草》云："此药有二种，一种细叶，花红白色；一种叶大，茎长，根粗，花白，宜入药用。"《本草图经》说："百合，生荆州川谷，今近道处处有之。春生苗，高数尺，秆粗如箭；四面有叶如鸡距，又似柳叶，青色，叶近茎微紫，茎端碧白，四、五月开红白花，如石榴嘴而大，根如胡蒜重叠，生二三十瓣。二月、八月采根，曝干。人亦蒸食之，甚益气。又有一种，花黄有黑斑细叶，叶间有黑子，不堪入药。"李时珍云："叶短而阔，微似竹叶，白花四垂者，百合也。叶长而狭，尖如柳叶，红花，不四垂者，山丹也。茎叶似山丹而高，红花带黄而四垂，上有黑斑点，其子先结在枝叶间者，卷丹也。"此见历代药用百合乃是百合科属多种植物。

百合类植物分布于南方广大地区，鳞茎兼做食用，故栽培历史较长。《本草图经》引徐锴《岁时广记》二月种百合法，其后《农桑辑要》《农政全书》亦记载栽培方法。百合各地都有产出。宋代李石《续博物志》卷6曰："江淮百合，根大而味甘。"

晚近百合的产地优劣，据《药物出产辨》说："百合，湖南湘潭宝庆产者，名拣片外合，为最佳。由湘潭经北江到广州，在北江栈沽。以龙牙合为最，拣片次之。"

【来源】 本品为百合植物卷丹 *Lilium lancifolium* Thunb.、百合 *Lilium brownii* F. E. Brown var. *viridulum* Baker 或细叶百合 *Lilium pumilum* DC. 的干燥肉质鳞茎。

【原植物、生态环境、适宜区】 多年生草本，株高 70~150 cm。鳞茎球形，淡白色，先端常开放如莲座状，由多数肉质肥厚、卵匙形的鳞片聚合而成。根分为肉质根和纤维状根两类。肉质根称为"下盘根"，多达几十条，分布在 45~50 cm 深的土层中，吸收水分能力强，隔年不枯死。纤维状根称为"上盘根""不定根"，发生较迟，在地上茎抽生 15 d 左右、苗高 10 cm 以上时开始发生。形状纤细，数目多达 180 条，分布在土壤表层，有固定和支持地上茎的作用，亦有吸收养分的作用。每年与茎干同时枯死。有鳞茎和地上茎之分。茎直立，圆柱形，常有紫色斑点，无毛，绿色。有的品种（如卷丹、沙紫百合）在地上茎的腋叶间能产生"珠芽"；有的在茎入土部分，茎节上可长出"籽球"。珠芽和籽球均可用来繁殖。叶片总数可多于 100 张，互生，无柄，披针形至椭圆状披针形，全缘，叶脉弧形。有些品种的叶片直接插在土中，少数还会形成小鳞茎，并发育成新个体。花大、多白色、漏斗形，单生于茎顶。蒴果长卵圆形，具钝棱。种子多数，卵形，扁平。6 月上旬现蕾、7 月上旬始花、中旬盛花、下旬终花，果期 7~10 月。

百合喜凉爽，较耐寒。高温地区生长不良。喜干燥，怕水涝。土壤湿度过高则引起鳞茎腐烂死亡。对土壤要求不严，但在土层深厚、肥沃疏松的砂质壤土中，鳞茎色泽洁白、肉质较厚。黏重的土壤不宜栽培。根系粗壮发达，耐肥。忌连作，3~4 年轮作一次，前作以豆科、禾本科作物为佳。主产于河南、湖南、四川、江苏、浙江，全国各地均有种植，少部分为野生资源。

【生物学特点】

1. 栽培技术 采用无性繁殖，生产上主要有鳞片繁殖、小鳞茎繁殖和珠芽繁殖三种。鳞片繁殖：秋季，选健壮无病、肥大的鳞片在 1：500 的苯菌灵或克菌丹水溶液中浸 30 min，取出后阴干，基部向下，将 1/3~2/3 鳞片插入有肥沃砂壤土的苗床中，密度（3~4）cm×15 cm，盖草遮阴保湿。约 20 d 后，鳞片下端切口处便会形成 1~2 个小鳞茎。培育 2~3 年鳞茎可重达 50 g，每亩约需种鳞片 100 kg，能种植大田 15 亩左右。小鳞茎繁殖：百合老鳞茎的茎轴上能长出多个新生的小鳞茎，收集无病植株上的小鳞茎，消毒后按行株距 25 cm×6 cm 播种。经一年的培养，一部分可达种球标准（50 g），较小者，继续培养一年再作种用。珠芽繁殖：珠芽于夏季成熟后采收，采收后与湿润细沙混合，储藏在阴凉通风处。当年 9~10 月，在苗床上按 12~15 cm 行株距、深 3~4 cm 播珠芽，覆 3 cm 细土，盖草。有性繁殖：秋季将成熟的种子采下。在苗床内播种，第二年秋季可产生小鳞茎。此法时间长，种性易变，生产上少用。

2. 田间管理 冬季选晴天进行中耕，晒表土，保墒保温。春季出苗前松土锄草，提高地温，促苗早发；盖草保墒。消灭杂草和防大雨冲刷，并不让表土板结。夏季应防高温引起的腐烂；天凉又要保温，防霜冻，并施提苗肥，促进百合的生长。一般下种至出土，中耕2~3次。到生长中期再松土2~3次，以疏松土壤，清除杂草，并结合培土，防止鳞茎裸露。中、后期管理清沟排水，百合最怕水涝，应经常清沟排水，做到雨停土壤渍水干。适时打顶，春季百合发芽时应保留其一壮芽，其余除去，以免引起鳞茎分裂。在小满前后，当苗高长至27~33 cm时，及时摘顶，控制地上部分生长，以集中养分促进地下鳞茎生长。对有珠芽的品种，如不打算用珠芽繁殖，应于芒种前后及时摘除，结合夏季摘花，以减少鳞茎养分消耗。最适时机是：当花蕾由直立转向低垂时，颜色由全青转为向阳面出现桃红色时。时间是6月。打顶后控制施氮肥，以促进幼鳞茎迅速肥大。夏至前后应及时摘除珠芽、清理沟墒，以降低田间温、湿度。摘花打顶。

3. 病虫害防治 常见病害有绵腐病、立枯病、病毒病、叶枯病、黑茎病。防治方法：搞好种球消毒，轮作换茬，清沟沥水，清除杂草，增施磷、钾肥，拔除病株烧毁，用多菌灵、托布津、代森锌喷淋3~4次。

百合疫病：多雨年份发生重，造成茎叶腐败，严重影响鳞茎产量。病菌可侵害茎叶、花和鳞片。茎基部被害后呈水渍状缢缩，导致全株迅速枯萎死亡。叶片发病，病斑水渍状，淡褐色，呈不规则大斑。发病严重时，花、花梗和鳞片均可被害，造成病部变色腐败。

【采收加工】 于移栽第二年9~10月茎叶枯萎后采挖，去掉茎秆、须根，将小鳞茎选留做种，将大鳞茎洗净，从基部横切一刀，使鳞片分开，然后于开水中烫5~10 min，当鳞片边缘变软，背面有微裂时，迅速捞起，放清水冲洗去黏液，薄摊晒干或炕干。

【炮制储藏】

1. 炮制

（1）百合：拣去杂质、黑瓣，簸除灰屑。

（2）蜜百合：取净百合，照《中国药典》蜜炙法炒至不粘手。每100 kg百合，用炼蜜5 kg。

2. 储藏 置通风干燥处。

【药材性状】 呈长椭圆形，长2~5 cm，宽1~2 cm，中部厚1.3~4 mm。表面类白色、淡棕黄色或微带紫色，有数条纵直平行的白色维管束。顶端稍尖，基部较宽，边缘薄，微波状，略向内弯曲。质硬而脆，断面较平坦，角质样。气微，味微苦。以鳞片均匀肉厚，色黄色，质硬，脆，无黑片、油片的质量较好。

【质量检测】

1. 显微鉴别 以下为粉末特征。

（1）百合：灰白色。未糊化淀粉粒呈卵形或长圆形，两端圆或稍平截，直径5~50 μm，长至80 μm；脐点人字状、三叉状或马蹄状，层纹明显。表皮细胞壁薄，微波状；气孔类圆形者直径56~67 μm，长圆形者直径40~48 μm，长45~61 μm，副卫细胞

3~5 个。螺纹导管直径约至 25 μm。

（2）卷丹：米黄色。未糊化淀粉粒呈长卵圆形、类圆形或不规则形，直径 4~29 μm，长约至 46 μm，脐点不明显，呈人字状或短缝状，多位于小端，层纹隐约可见。表皮细胞垂周壁稍增厚，有的呈连珠状；气孔类圆形，直径 60~68 μm，副卫细胞 3~5 个，保卫细胞有纹理。螺纹、网纹导管直径约至 30 μm。

（3）山丹：灰白色。未糊化淀粉粒卵圆形、椭圆形或略呈贝壳状，较小端稍尖突，直径 3~48 μm，长至 72 μm；脐点人字状、点状或短缝状，层纹明显，复粒由 2~4 分粒组成。表皮细胞壁波状弯曲；气孔类圆形，直径 44~52 μm，副卫细胞 4~5 个，保卫细胞有纹理。螺纹导管直径约至 21 μm。

（4）川百合：灰白色。未糊化淀粉粒圆形或长卵形，脐点裂缝状、点状，层纹不明显。外表皮细胞极弯曲，气孔类圆形，副卫细胞 4~5 个。

2. 理化鉴别　取本品粉末 1 g，加甲醇 10 mL，超声处理 20 min，滤过，滤液浓缩至 1 mL，作为供试品溶液。另取百合对照药材 1 g，同法制成对照药材溶液。照《中国药典》薄层色谱法试验，吸取上述两种溶液各 10 μL，分别点于同一硅胶 G 薄层板上，以石油醚（60~90 ℃）-乙酸乙酯-甲酸（15:5:1）的上层溶液为展开剂，展开，取出，晾干，喷以 10%磷钼酸乙醇溶液，加热至斑点显色清晰。供试品色谱中，在与对照药材色谱相应的位置上，显相同颜色的斑点。

3. 含量测定

（1）蒽酮-硫酸法测定粗百合多糖的含量：称取蒽酮 50 mg 置于锥形瓶中，加蒸馏水 25 mL 溶解，然后加入硫酸 75 mL，即得，现配现用。精密称取 105 ℃下干燥恒重的分析纯葡萄糖 0.0102 g，以水溶解后定容于 100 mL 容量瓶中，配制浓度为 0.102 mg/mL 葡萄糖标准溶液。分别准确移取葡萄糖标准溶液 0.1、0.2、0.4、0.6、0.8 和 1.0 mL 于 10 mL 比色管中，加水补足至 1.0 mL。在冰水浴中迅速加入 2 g/L 蒽酮溶液 4 mL 摇匀，在沸水浴中加热 8 min，取出，自来水冷却至室温后在 10 min 内于波长 585 nm 下测定吸光度，以蒸馏水代替样液作空白，以葡萄糖含量为纵坐标、吸光度为横坐标绘制标准曲线，并计算回归方程和相关系数。

（2）百合多糖的含量测定：分别精密称取 0.10 g 百合多糖粗提物三份，用蒸馏水溶解后定容至 100 mL，准确吸取 0.4 mL 稀释液于 10 mL 比色管中，加水补足至 1.0 mL。在冰水浴中迅速加入 2 g/L 蒽酮溶液 4 mL 摇匀，在沸水浴中加热 8 min，取出，自来水冷却至室温后在 10 min 内于波长 585 nm 下测定吸光度，比色后，通过回归方程计算得到粗提物溶液中多糖浓度以及百合多糖在粗提物中的百分含量和 RSD。回归方程为 $Y=9.9699X+0.0069$，$R=0.9993$，百合多糖粗提物中多糖的平均含量为 52.96%，RSD 为 0.96%。

（3）百合总皂苷的定量测定：薯蓣皂苷对照品经香草醛、高氯酸显色后于 TU-1901 双光束紫外可见分光光度计上做最佳吸收波长扫描并绘制扫描曲线，显色后，反应产物在 535 nm 处有最大吸收且反应 2 h 内其吸光度保持稳定。精密吸取薯蓣皂苷对照品溶液（浓度为 0.10 mg/L）0.4、0.6、0.8、1.0、1.2、1.4、1.6 mL，置 10 mL 西林瓶中，低温烘干溶剂，冷却，加 5%香草醛-冰醋酸溶液 0.3 mL，再加入高氯酸 0.7

mL，混匀，置于 60 ℃ 水浴 20 min，取出，迅速冷却。精密加入冰醋酸溶液 5 mL，摇匀，在暗处放置 30 min，在 535 nm 波长处测定吸光度。随行空白。以薯蓣皂苷对照品取样量为横坐标、吸光度为纵坐标绘制标准曲线，并进行线性回归，得回归方程为 $Y = 6.4391X + 0.0171$，$R = 0.9994$（$n = 8$）。结果表明，薯蓣皂苷在 $0.04 \sim 0.16$ mg 范围内与吸光度呈良好的线性关系。

【商品规格】 不分等级，均为统货。

【性味归经】 甘，寒。归心、肺经。

【功能主治】 养阴润肺，清心安神。用于阴虚燥咳，虚烦惊悸，失眠多梦，精神恍惚。

【用法用量】 内服：煎汤，$6 \sim 12$ g；或入丸、散，亦可蒸食、煮粥。外用：适量，捣敷。

【使用注意】 风寒痰嗽，中寒便滑者忌服。

【化学成分】 百合含酚酸甘油酯、丙酸酯衍生物、酚酸的糖苷、酚酸甘油酯糖苷、甾体糖苷、甾体生物碱、微量元素、淀粉、蛋白质、脂肪等成分。

【药理作用】

1. 镇咳、祛痰 镇咳作用：小鼠用 SO_2 引咳法，观察百合的镇咳效果。有明显的镇咳作用。祛痰作用：用酚红比色法，气管最后用 0.5 mL $NaHCO_3$ 溶液冲洗，于 546 nm 处测定吸收度，并从酚红标准曲线中求出气管排出酚红量，提示百合有显著祛痰作用。

2. 镇静 小鼠停食 8 h 后，分别灌服百合 20 g/kg，用酸枣仁作阳性对照，空白用生理盐水，给药 30 min 腹腔注射戊巴比妥钠 40 mg/kg，以翻正反射消失到恢复的时间作为睡眠时指标。同时观察对戊巴比妥钠阈下剂量睡眠率的影响。结果显示，百合显著地增加戊巴比妥钠睡眠时间及阈下剂量的睡眠率，提示百合有明显的镇静作用。

3. 滋阴润肺 肺气虚模型游泳实验表明，百合、卷丹以 10 g/kg 剂量灌服给予小鼠，并与黄芪（10 g/kg）对照，显著地延长游泳时间。在甲亢阴虚模型耐缺氧实验中，用甲状腺素 0.3 mg/只制成小鼠模型。结果发现，百合加甲状腺素组和卷丹加甲状腺素组，小鼠耐缺氧能力明显延长。

取雄性小鼠，分成生理盐水组、泼尼松龙［40 mg（kg·次）］造型组和百合（灌服 10 g/kg）加泼尼松龙组。结果显示，百合对肾上腺皮质功能衰竭起显著性的保护作用，对小鼠以 2,4-二硝基氯苯（DNCB）所致Ⅳ型超敏反应亦有显著的抑制作用。

4. 强壮 对小鼠负荷游泳的影响：小鼠灌服 10 g/kg 的百合（卷丹），并与生理盐水和阿胶养血口服液 0.2 mL/10 g 作阳性对照。结果显示，卷丹可显著延长小鼠游泳时间，对异丙肾上腺素所致的耐缺氧未见明显的作用。

5. 抗肿瘤 百合所含秋水仙碱能抑制癌细胞的增殖。纯化百合多糖对宿主生存和体重均无明显影响，对小鼠 H22 的生长有抑制作用。百合多糖各组瘤重与模型组瘤重比较均有显著差异。纯化百合多糖可显著增加小鼠的胸腺重量，脾重量也有增加。多糖组与 5-氟尿嘧啶（5-FU）组相比，肿瘤抑制率虽较差，但对免疫器官的刺激要强，能显著增加其重量；5-FU 虽有很强的肿瘤抑制作用，但对免疫系统的抑制太强，毒副作用太大。如能两者合用，既可以增强抗肿瘤作用，又可以减少毒副作用。纯化百合多糖各给药组腹腔巨噬细胞吞噬率及吞噬指数明显高于肿瘤模型组，说明纯化百合多糖具有非特异性免疫调节作用。

6. 抗疲劳 取体重 20 g±2 g 的小鼠 60 只，按体重随机分为 4 组：高、中、低剂量给药组和正常对照组，每日分别给予 2.25、1.5、0.75 g/kg 百合多糖及等体积生理盐水。连续给药 10 d。末次给药后 30 min 测定小鼠尾部负重后的游泳时间，恢复 24 h 后，每组随机取 10 只小鼠，测定血清超氧化物歧化酶（SOD）、丙二醛（MDA）值。结果表明，百合多糖高、中、低剂量组与正常对照组比较均能明显延长负重游泳时间，血清指标实验显示百合多糖具有提高 SOD 活力、降低 MDA 含量作用。说明百合多糖具有抗疲劳药理功效，其中中剂量为实验中最佳剂量，而高剂量并未发现有明显优势。小剂量、中剂量、大剂量均能延长小鼠游泳时间，增强小鼠抗疲劳能力。与生理盐水组相比，其中大剂量组、中剂量组具有显著性差异；对于增强小鼠的抗疲劳能力大剂量组和中剂量组没有显著性差异。

7. 降血糖 雄性 SD 大鼠除正常对照组外，采用链脲佐菌素诱导糖尿病模型，随机分为百合多糖低剂量组、百合多糖高剂量组、药物治疗对照组、糖尿病模型对照组。分别给予百合多糖Ⅲ 100 mg/（kg·d）、百合多糖Ⅲ 200 mg/（kg·d）、盐酸苯乙双胍 150 mg/（kg·d）、等体积生理盐水，为期 4 周。末次灌胃结束禁食 12 h 后，大鼠以 2% 戊巴比妥钠麻醉，股动脉取全血分离血清，取肝组织用生理盐水制成 10% 的匀浆，分别用于各相应指标的检测。分别在灌胃 15 d、30 d 后禁食 12 h，测量体质量、空腹血糖；测定第 30 天的血清中血清胰岛素（INS）以及血清和肝中丙二醛（MDA）、总超氧化物歧化酶（T-SOD）活性；测定肝中己糖激酶（HK）、琥珀酸脱氢酶（SDH）活性。

在持续灌胃的 30 d 中，空白组大鼠体质量显著增加；模型组大鼠体质量由（197.5±9.32）g 降至（172.2±8.65）g，表明模型组体质量出现负增长；百合多糖低剂量组大鼠体质量由（191.4±9.74）g 减少至（190.1±8.01）g，大鼠体质量无明显改变，但与模型组相比，体质量负增长趋势减缓；百合多糖高剂量组大鼠体质量由（199.0±9.61）g 增加至（206.8±15.14）g，大鼠治疗 30 d 后体质量较造模时有所增加，表明高剂量百合多糖能减缓体质量负增长趋势且出现正增长；盐酸苯乙双胍组大鼠体质量由（191.7±10.40）g 增加至（198.7±14.82）g，大鼠体质量有一定的增加，表明盐酸苯乙双胍能减缓体质量负增长趋势，且较造模时体质量有所增加。百合多糖低、高剂量组与盐酸苯乙双胍组体质量比较无显著性差异，表明低、高剂量百合多糖对糖尿病大鼠体质量的影响与盐酸苯乙双胍无显著差别。

治疗组持续给药 30 d 后，百合多糖低、高剂量组和盐酸苯乙双胍组的血糖水平较模型组明显下降，且百合多糖低、高剂量组和盐酸苯乙双胍组各组间无统计学差异，表明低、高剂量百合多糖及盐酸苯乙双胍均能降低 1 型糖尿病大鼠空腹血糖，且三者之间无显著差异。INS 活性结果显示，百合多糖高剂量组 INS 与模型组比较明显增加，说明高剂量百合多糖对提高 1 型糖尿病 INS 有明显的作用；Ⅲ组 INS 与Ⅱ组比较有增加，表明低剂量百合多糖对提高 1 型糖尿病 INS 有一定的作用；盐酸苯乙双胍组 INS 与糖尿病模型组比较无差异，表明盐酸苯乙双胍不能促进 INS 的分泌，这与临床研究结果：双胍类药物不刺激胰岛素分泌，主要作用于胰腺外组织相符。综上所述，低、高剂量百合多糖均能降低 1 型糖尿病大鼠空腹血糖，且与盐酸苯乙双胍无显著差异；低、高剂量百合多糖能显著提高 1 型糖尿病大鼠 INS，而盐酸苯乙双胍不能促进糖尿病大鼠分泌 INS。

与空白组相比，造模后大鼠血清和肝中 MDA 含量明显增高，T-SOD 活性明显降低。与模型组相比，百合多糖低、高剂量组血清和肝中 MDA 含量均下降，T-SOD 活性均升高，尤以百合多糖高剂量组的变化比较明显，表明低、高剂量百合多糖均能降低 1 型糖尿病大鼠 MDA 含量和提高 T-SOD 活性。盐酸苯乙双胍组血清和肝中 MDA 含量、T-SOD 活性与模型组比较均无显著差别，表明盐酸苯乙双胍对 1 型糖尿病大鼠 MDA 含量和 T-SOD 活性无显著性作用。百合多糖高剂量组血清和肝中 MDA 含量、T-SOD 活性与药物治疗对照组相比均具有极显著性差异，表明高剂量百合多糖能降低 1 型糖尿病大鼠 MDA 含量和提高 T-SOD 活性且与盐酸苯乙双胍有显著差异。

8. 抗抑郁　百合总皂苷抗抑郁活性的测定方法：KM 小鼠，雌雄各半，体重 18~20 g，随机分为百合总皂苷大、中、小剂量组，氟西汀组，空白对照组，分别给予百合总皂苷 0.130、0.065、0.033 g/kg，0.004 g/kg 氟西汀及同体积的生理盐水。给药 7 d后将小鼠悬于悬尾装置（铁架台），具体操作：用医用胶布粘在小鼠尾部距尾尖 1 cm处，距桌面 15 cm 处，让小鼠预适应 1 min，记录 5 min 内小鼠的不动时间。将小鼠放入水深 10 cm、直径 20 cm 的桶内，水温保持在 25 ℃。小鼠在初放入水桶内时，拼命游泳并试图爬上桶壁，一段时间后，小鼠因失望而活动减弱，活动之间有较长时间的不动间歇，表现为身体微曲，保持垂直姿势，鼻孔露出水面，并且间歇时间越来越长。末次给药 1 h 后，将小鼠放入桶内，预适应 2 min，记录 5 min 内的不动时间。结果显示，百合总皂苷中剂量、小剂量能明显缩短小鼠悬尾的不动时间和游泳时间，表现出好的抗抑郁活性。大剂量组可缩短游泳时间，但对悬尾时间无影响。

9. 增加免疫调节　百合多糖具有免疫兴奋作用，可显著提高免疫低下小鼠腹腔巨噬细胞的吞噬百分率和吞噬指数，促进溶血素及溶血空斑形成，促进淋巴细胞转化。

【毒理研究】

1. 急性毒性　百合花色素对小鼠一次灌胃给药 10.5 g/kg，结果活动行为正常，生长正常，健康状况良好，无中毒表现，2 周内无一死亡，肉眼尸检内脏无损坏。

2. 特殊毒性　观察百合花色素对小鼠骨髓微核试验和精子畸变试验的影响，结果所测指标均正常。

【临床应用】

1. 临床配伍

（1）肺伤咽痛，喘嗽痰血：生地黄二钱，熟地黄三钱，麦冬半钱，百合、白芍（炒）、当归、贝母、甘草各一钱，桔梗、玄参各八分。水二盅，煎八分，食远服。（《医方集解》百合固金汤）

（2）百合病下之后：百合（擘）七枚，滑石（碎，绵裹）三两，代赭石（碎，绵裹）如弹丸大一枚。上先以水洗百合，渍一宿，当白沫出，去其水，更以泉水二升，

煎取一升，去滓；别以泉水二升煎滑石、代赭，取一升，去滓，后合和重煎，取一升五合，分温服。（《金匮要略》滑石代赭汤）

（3）百合不经吐下、发汗，病形如初：百合（擘）七枚，生地黄汁一升。上先以水洗百合，渍一宿，当白沫出，去其水，更以泉水二升，煎取一升，去滓，纳地黄汁，煎取一升五合，分温再服。（《金匮要略》百合地黄汤）

（4）百合病发汗后，津液受伤，虚热加重，心烦口渴：百合（擘）七枚，知母（切）三两。上先以水洗百合，渍一宿，当白沫出，去其水，更以泉水二升，煎取一升，去滓；别以泉水二升煎知母，取一升，去滓，后合和，煎取一升五合，分温再服。（《金匮要略》百合知母汤）

（5）百合病误吐后，虚烦不安，口干唇燥，大便干燥：百合（擘）七枚，鸡子黄一枚。上先以水洗百合，渍一宿，当白沫出，去其水，更以泉水二升，煎取一升，去滓，纳鸡子黄，搅匀，煎五合，温服。（《金匮要略》百合鸡子汤）

（6）百合病变发热：百合（炙）一两，滑石三两。上为散，饮服方寸匕，日三服。（《金匮要略》百合滑石散）

（7）咳嗽不已，痰中有血：款冬花、百合（焙蒸）各等分。上为细末，炼蜜为丸，如龙眼大。每服一丸，食后临卧细嚼，姜汤咽下，嚼化尤佳。（《济生续方》百花膏）

（8）脑卒中后抑郁症：生地黄、郁金、远志、百合、柴胡、合欢、香附各15 g。每日1剂，水煎，分早、晚2次服。[《中国医药指南》2019，17（7）：159-160.]

（9）胸痹心痛伴期前收缩：生地黄、熟地黄各30 g，山萸肉30 g，枸杞子30 g，山药15 g，茯苓15 g，青皮10 g，枳壳10 g，丹参10 g，砂仁10 g，檀香10 g，百合50 g，合欢15 g，紫石英20 g，磁石30 g。水煎两次取汁300 mL，分早、晚2次口服。[《中国社区医师（综合版）》2005，（19）：48.]

2. 现代临床

（1）外用止血：取百合粉15 g，加入蒸馏水配成15%混悬液，再加温约至60 ℃，并搅动使成糊状。俟冷，放入2~4 ℃冰箱内冻结；冻结成海绵状后再放入石灰桶内，或用纱布包好挂起，使之慢慢解冻（不可加温或暴晒）；继将海绵体中之水分挤去，再剪成所需之大小与形状，装在瓶内加压蒸汽消毒15 min即可应用。临床以百合海绵填塞治疗鼻衄及用于鼻息肉切除、中下鼻甲部分截除等手术后止血，据100余例观察，止血效果良好，百合海绵在鼻腔中3 h即开始溶化，14 h完全消失，能被组织吸收而无不良过敏反应。

（2）胃脘痛：以百合知母汤加味治疗胃阴虚、气结热滞的胃脘痛，方中百合20 g，知母、黄芩、佛手各15 g，厚朴、黄连、腊梅花各10 g，法半夏、苏梗各6 g，连服30剂后，病理体征消失。方中主要针对胃阴虚、气滞有热的特征，并根据具体的心胸烦闷、堵塞等加用了黄连、厚朴、佛手等药物。

（3）乳腺病：

1）乳癖：百合30 g，知母12 g，甘草6 g，浮小麦30 g，红枣20 g，郁金12 g，香附9 g，延胡索12 g，莪术30 g，三棱12 g，巴戟肉15 g，肉苁蓉12 g，八月札30 g，川楝子9g，杜仲15 g。每日1剂，水煎服，服药3个月后，诸症渐消。

2）乳癖：百合 30 g，知母 12 g，柴胡 6 g，广郁金 12 g，制香附 9 g，延胡索、徐长卿（后下）各 30 g，川楝子、当归、赤芍各 12 g，川石斛 15 g，麦冬 12 g，枸杞子、巴戟肉各 15 g，淫羊藿 30 g，鹿角片（先煎）9 g。每日 1 剂，水煎服，用药 4 个月，效果良好，右乳结块、疼痛消散。

（4）甲状腺功能亢进症：百合 30 g，知母 10 g，生地黄 15 g，北沙参、牡蛎各 30 g，玄参、炒白芍各 12 g，夏枯草 25 g。每日 1 剂，水煎服，煎服，治疗瘿病。甲亢发病多由禀赋或正气不足，复因情志伤肝、肝气郁滞、郁久化热、耗伤肝肾之阴、肝阳上亢所致，症属本虚标实，阴液不足为本，阳热亢盛为标，方中采用百合、知母起滋阴清热之效。

（5）脑疲劳：百合 15 g，知母 12 g，酸枣仁 50 g，茯苓 15 g，川芎 10 g，白芍 12 g，甘草 6 g。采用益气养血、和阴安神之法，治疗阴血两虚的脑疲劳。每日 1 剂，水煎服，连用 2 周，获效。

（6）抑郁症：百合 50 g，知母 10 g，鸡胸脯肉 60 g，淀粉、盐、味精适量，作为阴虚内热型抑郁症的调理药膳，可以有效缓解口干、咽干、厌食、呆坐、问答不理等症状。中医认为，抑郁症是因情志不舒、气郁不畅、思虑过多，因而郁久化火，暗耗心肺之阴，病及百脉而成。方中百合、知母可清心、安神、除烦，主治热病后余热未消而伤阴，鸡肉可补精添髓、健脾益气，诸料相配有养阴安神的作用。

（7）肝昏迷：百合 15 g，生地黄 10 g，盐知母 10 g，盐黄柏 10 g，北沙参 10 g，麦冬 10 g，生鳖甲 15 g，郁金 10 g。每日 1 剂，水煎服，应用此方，1 周后，检查肝功能，各项指标均趋于好转。原发性或转移性肝癌，因自身或放化疗损伤，肝功能衰竭而发生肝昏迷，症见魂不守舍、精神错乱、神志恍惚不定，欲卧不能卧，欲行不能行，舌质红绛、少苔，脉沉细数。

（8）阴茎异常勃起：针灸配合药物百合知母汤、甘麦大枣汤治疗阴茎勃起异常患者，3 个月后，随访一切正常。阴茎异常勃起本属中医阳强证，治疗多采用降火滋阴法。而如果阴茎勃起后并无性要求，则是精神状态的改变，这与过度精神紧张有关。采用和胃安神、养心安神之法获良效。

（9）高血压：百合 20 g，柏子仁 10 g，知母 12 g，炒酸枣仁 30 g，杜仲 20 g，枸杞子 15 g，天麻 15 g，钩藤 15 g，石决明 20 g，甘草 6 g。每日 1 剂，水煎服。3 剂诸症平复，随症进退十余剂，血压降至正常。随访半年，未再复发。更年期高血压为经脉病，百脉合病，必从百脉之根本治之。心主血脉，肺朝百脉，百合入肺，肺气充自可调和百脉；知母苦寒，清热除烦，使气血冲和，百脉调和，再辅以枣仁等以达标本兼治的效果。

（10）失眠：百合 20 g，知母 10 g，甘草 10 g，淮小麦 30 g，大枣 6 枚，另随症加减其他药物，治疗失眠，有效率 90%。

【不良反应】 对于脾胃虚寒的患者，使之体寒加重。

【综合利用】 百合广泛应用于中医方药及其制剂，中药复方煎剂和散剂、丸剂，是临床常用中药，用量极大。百合的制剂形式主要包括液体制剂、颗粒剂、片剂、冲剂、软胶丸、软胶囊、滴丸剂或气雾剂等，如二母安嗽丸、川贝雪梨膏、百合固金口服液、灵莲花颗粒。

药食同源，百合鲜食、干用均可，例如百合粥、百合炒、百合冬瓜汤、百合莲子红豆沙等，种类繁多，口味鲜美，营养滋补，预防疾病。百合花姿雅致，叶片青翠娟秀，茎秆亭亭玉立，是名贵的切花新秀。百合粉加纯净水或适量蜂蜜、牛奶，调和搅拌均匀涂于脸部，保持 20 min 后用清水洗净，使肌肤白嫩光滑。

■参考文献

[1] 曾明，李守汉，曾爽，等．兰州百合抗运动性疲劳的实验研究 [J]．山西师大体育学院学报，2005，20（1）：110-112．

[2] 苗明三，杨林莎．百合多糖免疫兴奋作用 [J]．中药药理与临床，2003，19（1）：15-16．

[3] 封士兰，仝稳洲，周平兰，等．百合花色素的研究 [J]．中药材，1995，18（7）：362-363．

[4] 苗明三．常用中药现代研究丛书 [M]．北京：中国中医药出版社，1997．

[5] 弥曼，李汾，任丽君，等．百合多糖的分离纯化及抗肿瘤作用 [J]．西安交通大学学报（医学版），2009，30（2）：177-180．

[6] 李利华．百合多糖的含量测定及抗氧化活性研究 [J]．湖北农业科学，2011，50（14）：2954-2957．

[7] 何纯莲，杨小红，黄浩，等．百合多糖的抗疲劳作用 [J]．湖南师范大学学报（医学版），2009，6（3）：9-11，15．

[8] 肖遐，吴雄，何纯莲．百合多糖对Ⅰ型糖尿病大鼠的降血糖作用 [J]．食品科学，2014，35（1）：209-213．

[9] 傅春燕，刘永辉，李明娟，等．百合总皂苷提取工艺及抗抑郁活性研究 [J]．天然产物研究与开发，2012，24（5）：682-686．

全 蝎

【道地沿革】 全蝎又称全虫、蝎子，蝎本名虿，古文字像蝎子的形状。《酉阳杂俎》载："江南旧无蝎，开元初，尝有一主簿，竹筒盛过江，至今江南往往有之，遂呼为主簿虫。蝎常为蜗所食，先以迹规之，不复去。蝎前谓之螫、后谓之虿。"全蝎入药，见于《蜀本草》，原名"蝎"，以后诸家本草均有记述。按《本草纲目》中"蝎形如水龟，八足而长尾，有节色青"的描述，参考《本草图经》附图，与今药用全蝎相符。

《开宝本草》云："蝎出青州，形紧小者良。"《本草纲目》转引苏颂《本草图经》云，今汴洛、河陕州郡皆有之。清代《河南通志》《陕西通志》皆有全蝎出产记载。《大清统一志》也说"出平阴县"，可见本品广泛分布于北方地区。《药物出产辨》记载："全蝎产湖北郧阳府，河南南阳府，山东等处均有出。"河南、山东、河北、陕西、湖北、山西等均产。

【来源】 本品为钳蝎科动物东亚钳蝎 *Buthus martensii* Karsch 的干燥体。

【原动物、生态环境、适宜区】 体长约 6 cm，分为头胸部及腹部两部分。头胸部较短，7 节，分节不明显，背面覆有头胸甲，前端两侧各有 1 团单眼，头胸甲背部中央处，另有 1 对，如复眼。头部有附肢 2 对，1 对为钳角，甚小；1 对为强大的脚须，形如蟹螯。胸部有步足 4 对，每足分为 7 节，末端各有钩爪 2 枚。腹部甚长，分前腹及后腹两部，前腹部宽广，共有 7 节，第 1 节腹面有一生殖厣，内有生殖孔；第 2 节腹面有 1 对栉板，上有齿 16~25 个；第 3~6 节的腹面，各有肺书孔 1 对。后腹部细长，分为 5 节和 1 节尾刺，后腹部各节皆有颗粒排列而成的纵棱数条。尾刺呈钩状，上屈，内有毒腺。

蝎子为卵胎生。多穴居，喜栖于石隙或枯叶下，昼伏夜出，捕食昆虫及蜘蛛等动物。全国各地均有分布，以长江以北地区为多，主产于河南、山东、湖北、安徽等地。

【生物学特点】

1. 生活习性 喜生活于阴暗潮湿处，昼伏夜出，怕冰冻，冬季伏于土中，长期不食，直至惊蛰后才出来活动。为肉食性动物，喜食蚂蚁、蚯蚓、土鳖虫、潮虫以及其他多汁软体动物。多年生，繁殖力强。繁殖时间一般在 7 月左右。

2. 养殖技术

（1）盆养：用大盆 1 个，盆内盛水，于大盆中放 1 个盆，小盆内放些土，蝎子放在土里饲养。此法宜初期小型饲养。

（2）房养：蝎房的样式和大小，视环境条件及养蝎多少而定，一般为长、宽各 3 m 左右，高约 2.6 m。正面留门 1 个，墙中腰开窗 3~4 个，靠地面的墙壁留一些小洞口，以便蝎子出入。在房外距墙 1 m 左右处，挖约 15 cm 深的环房水沟 1 条，形成水围房以防蝎子跑掉。蝎房用土坯砌成，土坯之间保留一定空隙，供蝎居住，墙的外面则用泥封严。房内沿墙内壁放一圈高 1.3 m 的土坯层，土坯之间留一定空隙，供蝎居住。

不论盆养或房养，均要注意在春季蝎子繁殖前做好放种工作，其比例以雄蝎 1/3 或 1/4，雌蝎 2/3 或 3/4 为宜。快速养蝎法：一般养蝎要经过 2 次冬眠、6 次蜕皮，3 年才能长成。现已研究出人工控制温度、光照、湿度的方法，投给充足食物，不经冬眠，1 年即可生长成熟。

3. 饲养管理 蝎子多以昆虫为食，需经常放食喂养；夜晚可在蝎房窗口上点灯引诱小飞虫，供蝎捕食。蝎房需经常保持潮湿，并防有青蛙、蛇、壁虎和鸟等动物袭害。冬季蝎子伏土中不出，用泥封住蝎房，以防冻死，待翌年解冻后，再除去封泥层。

【采收加工】 春末至秋初捕捉，除去泥沙，置沸水或沸盐水中，煮至全身僵硬，捞出，置通风处，阴干。

【炮制储藏】

1. 炮制 除去杂质，洗净，干燥。

2. 储藏 置干燥处，防蛀。

【药材性状】 头胸部与前腹部呈扁平长椭圆形，后腹部呈尾状，皱缩弯曲，完整者体长约 6 cm。头胸部呈绿褐色，前面有 1 对短小的螯肢及 1 对较长大的钳状脚须，形似蟹螯，背面覆有梯形背甲，腹面有足4对，均为7节，末端各具2爪钩；前腹部由7节组成，第7节色深，背甲上有5条隆脊线。背面绿褐色，后腹部棕黄色，6节，节上均有纵沟，末节有锐钩状毒刺，毒刺下方无距。气微腥，味咸。以身干、完整、色绿褐、腹中杂质少者为佳。

【质量检测】

1. 显微鉴别 本品粉末黄棕色或淡棕色。体壁碎片外表皮表面观呈多角形网格样纹理，表面密布细小颗粒，可见毛窝、细小圆孔和淡棕色或近无色的瘤状突起；内表皮无色，有横向条纹，内、外表皮纵贯较多长短不一的微细孔道。刚毛红棕色多碎断，先端锐尖或钝圆，具纵直纹理，髓腔细窄。横纹肌纤维多碎断，明带较暗带宽，明带中有一暗线，暗带有致密的短纵纹理。

2. 理化鉴别 化学定性：取本品约0.1 g，加乙醇5 mL，研磨。滤过，滤液加5%三氯化铁乙醇溶液0.5 mL，即显亮绿色，后变为黄绿色。

3. 含量测定 全蝎中游离牛磺酸的含量：采用50%乙醇超声提取全蝎中的游离氨基酸，异硫氰酸苯酯柱前衍生化后进行RP-HPLC测定。色谱柱为Agilent ZORBAX SB-C18 （150 mm×4.6 mm，5 μm），以0.07 mol/L醋酸-醋酸钠缓冲液-2.5%乙腈（pH = 6.5）为流动相A，乙腈-甲醇-水（40∶15∶45）为流动相B，流速1.0 mL/ min，检测波长254 nm。结果显示，牛磺酸在0.008 3~0.414 8 μg范围呈良好的线性关系（R^2 = 0.999 9），平均回收率为102.1%，RSD为1.6%（$n = 6$）。全蝎中游离牛磺酸含量在0.0269%~1.27%之间。

【商品规格】 商品按加工方法的不同分为淡水蝎、盐水蝎两种。按产地又分为会全虫（河南禹州）、东全虫（山东）两种。均为统货，不分等级。

【性味归经】 辛，平；有毒。归肝经。

【功能主治】 息风镇痉，通络止痛，攻毒散结。用于肝风内动，抽搐痉挛，小儿惊风，中风口㖞，半身不遂，破伤风，风湿顽痹，偏正头痛，疮疡，瘰疬。

【用法用量】 内服：煎汤，3~6 g；研末吞服，0.6~1 g。外用适量。

【使用注意】 本品有毒，用量不宜过大。孕妇慎用。

【化学成分】 含蝎毒素，存在于后腹部末节的两毒腺中，与蛇毒中的神经毒类似，但含硫量较高，作用短暂，无溶血及凝血作用，其盐酸盐易溶于水，水溶液长时间放置或100 ℃加热2 h则毒性减退。蝎毒素含多种毒性和非毒性多肽，这些多肽对神经系统有广泛的生物活性，从中分得抗癫痫肽。另含三甲胺、牛磺酸、甜菜碱、胆固醇、卵磷脂、甘油酯、棕榈酸、硬脂酸、铵盐及十多种氨基酸等。

【药理作用】

1. 抗癫痫 东亚钳蝎毒和从粗毒中纯化得到的抗癫痫肽有明显的抗癫痫作用。东亚钳蝎毒和抗癫痫肽均能使头孢菌素引起癫痫的潜伏期比对照组延长，发作程度减轻，平均总持续时间缩短；亦均能使马桑内酯诱发癫痫的潜伏期明显延长，发作程度明显减轻，死亡率由80%下降到零，发作平均总持续时间亦显著缩短。与苯妥英钠、卡马西平和抗痫灵相比，抗癫痫肽作用强，用量小，毒性低；在印防己毒素模型上作用与苯妥英钠相似，在青霉素模型上与抗痫灵相似。

2. 抗惊厥 全蝎对戊四氮、士的宁、烟碱有抗惊厥作用。小鼠口服止痉散（全蝎和蜈蚣干粉等量混合而成），每天 1 g，连服 1、3、9 d 后对戊四氮、士的宁及烟碱引起的惊厥均有对抗作用，对抗士的宁惊厥的效果最为显著，而对抗烟碱及戊四氮唑惊厥的作用依次减弱。全蝎与蜈蚣分别单独应用，每天 1 g 亦有效，但全蝎的效果较蜈蚣差。有报告指出，抗癫痫肽对咖啡因所致的小鼠惊厥有较强的对抗作用，使用抗癫痫肽后，小鼠的惊厥发生率、严重惊厥发生率、动物死亡率和惊厥平均总持续时间均显著下降；对贝美格所致惊厥的各项指标亦有明显降低作用，但作用较弱；对抗士的宁惊厥的作用强度与安定相似。蝎毒的抗惊厥作用较抗癫痫肽为弱。

3. 镇痛 实验证明，蝎毒对内脏痛、皮肤灼痛和三叉神经诱发皮层电位有较强的抑制作用，但对离体神经干动作电位传导无明显影响，提示蝎毒镇痛可能作用于中枢与痛觉有关的神经元。小鼠扭体法实验表明，蝎毒素Ⅲ的镇痛作用较粗毒强 3 倍，较安痛定作用亦强。

4. 调节胆碱能神经和肾上腺素能神经功能 蝎毒能提高大鼠离体回肠的节奏性收缩幅度和肌张力，并能松弛经阿托品处理过的离体大鼠十二指肠。蝎的粗毒和毒素Ⅰ、Ⅱ能引起豚鼠回肠痉挛，这种作用可完全被阿托品抑制，被毒扁豆碱增加，河豚毒素或吗啡亦能抑制蝎毒的这种作用，说明蝎毒的作用是促使乙酰胆碱的释放，或者说有胆碱能系统参与，并且作用点是在突触前部位。阿托品和河豚毒素亦能消除蝎毒诱发乙酰胆碱分泌所造成的心律失常，说明蝎毒作用于副交感神经。

大鼠腹腔注射蝎毒 2.5 mg/kg 10 min 后，血浆中的肾上腺素和去甲肾上腺素水平均显著升高。蝎毒能提高正常大鼠和做过肾上腺切除术大鼠血清中的儿茶酚胺水平，对兔亦有升高血压作用。

5. 调节心血管功能 调节血压：给家兔或犬静脉注射全蝎浸剂或煎剂，可使血压降低，维持降压作用达 1~3 h，口服或肌内注射亦同样有效，重复用药无耐受现象。

蝎毒毒汁 50~100 μg/kg 给猫和大鼠静脉注射，能引起其动脉压的双相效应，六烃季胺对此无影响。阿托品 1 mg/kg 可预防猫的血压降低，双氢麦角碱能完全防止血压升高甚至降低血压。麻醉猫和犬静脉注射 0.06 mg/kg 蝎毒后血压分别升高 1.6 kPa 和 1.9 kPa，若先静脉注射 2 mg/kg 妥拉唑啉，可对抗蝎毒的升压作用，当累积静脉注射蝎毒超过 0.18 mg/kg 时，猫和犬的血压呈先降后升的双相变化。

影响心率：东北蝎粗毒素结晶的盐酸盐能增强离体蛙心的收缩力，特别在蛙心机能减退或障碍时，尤为显著。实验证明蝎毒能使离体豚鼠心脏收缩张力增强，心率减慢，并呈频繁的心律失常，普萘洛尔能对抗其心脏收缩力增强，但不能消除心律失常。抗癫痫肽能使心肌收缩张力下降，心率加快，同时亦引起心律失常。蝎毒可使家兔的心率减慢，心律失常；但抗癫痫肽无论静脉还是脑室给药对心率、血压、呼吸均无明显影响。

给家兔静脉注射苏丹蝎毒，最初引起短暂的心动过缓，继而发生心动过速，最后又是长时间心动过缓，心电图研究证明，此蝎毒降低了 ST 段，并使 T 波倒置。东北蝎粗毒素结晶的盐酸盐可使家兔血压暂时下降，蝎毒对血管的正性肌力作用能被妥拉唑啉拮抗，同时蝎毒可引起血管的自发节律性收缩。

调节心缩功能：黄蝎对离体豚鼠心脏的试验证明，黄蝎蝎毒最初亦能引起慢速的心跳，而后是强有力的心肌收缩，心率增加，最后是长持续性收缩的不规则心动过速。α-肾上腺素、5-羟色胺和组胺均未参与这个心脏效应。通过使用阿托品和六烃季胺，说明心搏徐缓的第一相主要是由于刺激副交感神经而引起的，这种刺激来源于神经节和副神经节；第二相不规则心动过速则由交感神经和副交感神经的混合刺激引起；第三相的收缩性和心率加强是蝎毒对心脏的直接作用。

蝎毒对乳头肌收缩影响：加入 0.1% 蝎毒 0.04 mL，分别在加药 1、5、10、15 min 后给予电刺激，发现蝎毒能增加乳头肌收缩幅度。乳头肌实验表明，蝎毒能增加乳头肌对电刺激诱发的收缩幅度。离体乳头肌无自主神经的影响，表明蝎毒有增加心肌收缩力的作用。

6. 抗肿瘤作用 东亚钳蝎尾提取物灌胃，预防给药组 S180 肉瘤抑瘤率为 45.0%，治疗给药组 S180 肉瘤抑瘤率为 47.6%，表明其兼有预防和治疗作用，而蝎体提取物未见抑制作用，腹腔注射蝎尾提取物亦无抑瘤作用。动物实验表明，以全蝎提取液 0.2 mL（相当于生药 0.04 g/只）隔日皮下给药，连用 5 次后，在用药第 11 天和停药第 8 天时，对细胞肉瘤（SRS）实体瘤的抑制率分别为 38.8% 和 55.5%；对 MA737 乳腺癌，每日给药，共 12 次后抑制率为 51.8%，停药 8 天时为 30.4%。全蝎提取液对 SRS 腹水型带瘤子鼠的生存率较对照组延长 12.5%~20.7%。全蝎提取液对肿瘤细胞化学的影响，可使上述两种瘤组织的 DNA 明显减少，并使乳腺癌逐渐增多的碱性磷酸酶（ALP）趋向减少，表明全蝎对带瘤小鼠的肿瘤生长有明显的抑制作用。

7. 其他 蝎毒通过影响不同组织的许多酶而对机体代谢产生影响。研究表明，蝎毒对各类型组织中的琥珀酸脱氢酶均有抑制作用，对于谷氨酸脱氢酶、乙酰胆碱酯酶、胆碱酯酶亦有抑制作用。有报告指出，蝎毒能增强细胞内水解蛋白的能力，亦能使乙酰胆碱酯酶活力下降，这样就使得正常的乙酰胆碱代谢发生紊乱。

给大鼠按 200 µg/kg 注射苏丹蝎毒，可引起高血糖症。特殊的蝎毒抗毒素能预防和减弱高血糖的发生，但普萘洛尔未能改变上述高血糖症反应。肝糖原分解是高血糖症发生的主要原因，实验表明，在蝎毒毒化作用后，细胞的氧化能力降低，而磷酸戊糖途径的 NADP-葡萄糖-6-磷酸脱氢酶在注射后活力显著提高，用蝎毒处理大鼠可发生高血糖，以及肝糖原、肌糖原分解。给正常或去掉中枢神经系统的苍蝇幼虫施以蝎毒，可引起全身强烈收缩，并伴有完全麻痹，表明其对外周神经系统有刺激作用。

全蝎醇提取物置于 15% 猪胆汁水溶液中 37 ℃ 进行体外培养，有显著的杀灭猪囊虫尾蚴的作用，其不同的加工品和药用部位的灭囊活性无显著差异。蝎毒素对大鼠有催涎作用，亦能使胃液的酸度和蛋白酶活力增加。蝎毒还能产生宫缩，并导致早期流产，蝎毒中对宫缩起作用的是松弛结合在蝎毒中的一种强碱性蛋白质上的 5-羟色胺样物质。

全蝎粉可促进小鼠腹腔细胞吞噬功能，促进溶血素及溶血空斑形成，促进淋巴细胞转化。

【毒理研究】 从华北产活蝎的腹节毒腺提得毒素，小鼠静脉注射 0.5~1.0 mg/kg 可产生流涎和惊厥，给兔静脉注射 0.07~0.1 mg/kg 导致瞳孔缩小、流涎、强直性惊厥，最后窒息而死。蝎毒粗毒的小鼠腹腔注射 LD_{50} 为 2.4 mg/kg，蝎毒中哺乳动物神经毒素Ⅰ和Ⅱ的小鼠腹腔注射 LD_{50} 分别为 0.48 mg/kg 和 0.63 mg/kg。

【临床应用】

1. 临床配伍

(1) 偏头痛：全蝎 10 g，白僵蚕 10 g，蜈蚣 2 条~3 条（研冲），赤芍 15 g，川芎 10 g，白芷 15 g，白芍 20 g，甘草 5 g。每日 1 剂，水煎，分 2 次服，10 d 为 1 个疗程，连续服用 1~3 个疗程。[《国医论坛》2000，15（3）：27.]

(2) 乙型脑炎抽搐：全蝎一两，蜈蚣一两，僵蚕二两，天麻一两。共研细末，每服三至五分；严重的抽搐痉厥，可先服一钱，以后每隔四至六小时，服三五分。（湖北《中草医药经验交流》）

(3) 小儿风痫：全蝎三十枚，取一大石榴，割头去子作盆子，纳蝎于中，以纸筋和黄泥封裹，初炙干，渐烧令通赤，良久，去皮放冷，取其中焦黑者，细研成散。每服以乳汁调下一字。儿稍大，以防风汤调下半钱。（《太平圣惠方》）

(4) 破伤风：麝香（研）、干蝎各一分。为末，敷患处。（《普济方》麝香散）

(5) 癫痫：

1) 礞石 120 g，天麻 120 g，郁金 60 g，薄荷 48 g，钩藤 48 g，天竺黄 24 g，猪牙皂 24 g，全蝎 30 g，蜈蚣 12 条，沉香 12 g，白矾 30 g，生大黄 120 g。将上述中药晾干，粉碎，过 120 目筛，拌匀，平均分为 200 包，置阴凉干燥处。每次 1 包，每日 3 次，温开水冲服。[《山东中医杂志》2007，26（4）：271.]

2) 全蝎、郁金、明矾各等量。研粉混匀，每服五分，每日三次。（《中草药新医疗法资料选编（内蒙古）》）

(6) 高血压病、动脉硬化引起的头痛：全虫、钩藤各二钱，丽参二钱。共研末，每日二次，每次服二钱。（《中草药新医疗法资料选编（内蒙古）》）

(7) 中风，口眼歪斜，半身不遂：白附子、白僵蚕、全蝎（去毒）各等分（并生用）。上为细末，每服一钱，热酒调下，不拘时候。（《杨氏家藏方》牵正散）

(8) 脑梗死风痰瘀血痹阻脉络：药用黄芪 40 g，桂枝 10 g，当归 15 g，川芎 15 g，地龙 10 g，鸡血藤 15 g，红花 15 g，千年健 15 g，甘草 5 g，伸筋草 15 g，赤芍 15 g，水蛭 3 g，加白附子 15 g，石菖蒲 15 g，全蝎 3 g，远志 10 g，水煎 3 次，每次加水 300 mL，煎至 100 mL 滤出，混合后再浓缩至 150 mL，分早、中、晚三次口服。[《实用中医药杂志》2013，29（1）：25.]

(9) 血栓闭塞性脉管炎，淋巴结结核，骨关节结核：全蝎、地龙、土元、蜈蚣各等分。研为细末，或水泛为丸。每次服八分，每日三次。（《山东中草药手册》）

2. 现代临床

(1) 痉挛抽搐：治小儿急惊风高热、神昏、抽搐，常与羚羊角、钩藤、天麻等清热、息风药配伍；治小儿慢惊风抽搐，常与党参、白术、天麻等益气健脾药同用；治痰迷癫痫抽搐，可与郁金、白矾等份，研细末服；若治破伤风痉挛抽搐、角弓反张，又与蜈蚣、天南星、蝉蜕等配伍，如五虎追风散；或与蜈蚣、钩藤、朱砂等配伍，如摄风散；治疗风中经络，口眼㖞斜，可与白僵蚕、白附子等同用，如牵正散。

(2) 疮疡肿毒，瘰疬结核：用全蝎、栀子，麻油煎黑去渣，入黄蜡为膏外敷，治疗诸疮肿毒；《医学衷中参西录》以本品焙焦，黄酒下，消颌下肿硬；《经验方》小金散，以本品配马钱子、半夏、五灵脂等，共为细末，制成片剂用，治流痰、瘰疬、瘿瘤等证。近代用本品配伍蜈蚣、地龙、䗪虫各等份，研末或水泛为丸服，以治淋巴结核、骨与关节结核等。亦有单用全蝎，香油炸黄内服，治疗流行性腮腺炎。

(3) 风湿顽痹：本品善于通络止痛，对风寒湿痹久治不愈，筋脉拘挛，甚则关节变形之顽痹，作用颇佳。可用全蝎配麝香少许，共为细末，温酒送服，对减轻疼痛有效，如全蝎末方；临床亦常与川乌、白花蛇、没药等祛风、活血、舒筋活络之品同用。

(4) 疼痛：用蝎毒膏穴位贴敷治疗 850 例骨质增生引起的腰痛患者，结果疼痛减轻、功能大部分恢复 435 例（51%），症状明显减轻、生活自理 375 例（44%）。内服蛇蝎散，由乌梢蛇 2 份，全蝎、蜈蚣各 1 份组成，治疗神经根痛有较好的止痛作用。治疗偏头疼，用全蝎、钩藤、紫河车各 18 g，共研细末装胶囊（每粒含生药 0.3 g），每次服 3 粒，每日 3 次。稳定后药量酌减，每日或隔日服 3 粒以巩固疗效。治疗 26 例，均在服药后 24 h 内头痛缓解，48 h 后疼痛明显减轻或消失或单味研末吞服即有效。配合天麻、蜈蚣、川芎、僵蚕等同用，则其效更佳。

(5) 癌症：以全蝎全方"T27"散配合中医辨证施治治疗晚期胃癌 39 例。连续服药 9~12 个月后，结果显效（临床症状消失、瘤体消失、恢复劳力者）23 例，有效（生存 2~3 年者）8 例，无效 8 例。用活全蝎 1 只，置青瓦上焙干后研成细末，再取鲜鸡蛋 1 枚，冲成蛋花，将蝎粉均匀撒在蛋花上，趁热喝下，治疗晚期癌症疼痛有较好的止痛效果。

(6) 附睾炎性硬结：全蝎、蜈蚣、地鳖虫、血竭、参三七各等份，烘干研末，装胶囊，每次 0.3 g，治疗附睾炎性硬结取得满意效果。

【不良反应】 全蝎用量过大可致头痛、头昏、血压升高、心慌、心悸、烦躁不安，严重者血压突然下降、呼吸困难、发绀、昏迷，最后多因呼吸麻痹而死亡。若过敏者可出现全身性红色皮疹及风团，可伴发热等；此外，还可引起蛋白尿、神经中毒，表现为面部咬肌强直性痉挛，以及全身剥脱性皮炎等。

全蝎中毒的主要原因，一是用量过大，二是过敏体质者出现过敏反应，所以要严格掌握用量，过敏体质者应忌用。

蝎毒中毒出现全身症状者，静脉滴注 10%葡萄糖酸钙 10 mL；10%水合氯醛保留灌肠；肌内注射阿托品 1~2 mg；静脉滴注可的松 100 mL，同时注入抗组胺药物，防治低血压、肺水肿；亦可注入抗蝎毒血清，可迅速缓解中毒症状。中医治疗：用金银花 30 g，半边莲 9 g，土茯苓、绿豆各 15 g，甘草 9 g，水煎服。

【综合利用】 全蝎广泛应用于中医方药及其制剂中，中药复方煎剂和散剂、丸剂，是临床常用中药。全蝎的制剂形式主要包括颗粒剂、片剂、软胶囊等，如小儿至宝丸、小儿惊风散、止痛化症片、牛黄千金散。其多种药膳包括蝎子炖赤小豆汤、萝卜瘦肉炖蝎子、炸蝎子、全蝎鳗鱼汤等。

■参考文献
[1] 宋立人，洪恂，丁绪亮，等. 现代中药学大辞典（上册）[M]. 北京：人民卫生出版社，2001.

[2] 王红英，刘勇，宛小平，等．东亚钳蝎毒对兔乳状肌和主动脉条的作用 [J]．湖北医学院学报，1990，11（2）：117-119.

[3] 刘崇明，高殿振，于佩玉，等．东亚钳蝎及其成分抗癫痫肽的抗癫痫作用 [J]．沈阳药学院学报，1989，6（2）：95-97.

[4] 孟洪霞，李慧，张爱霞．全蝎治疗晚期癌症疼痛 42 例 [J]．时珍国医国药，2000，11（5）：449.

[5] 张建华．蛇蝎散治疗神经根痛 52 例疗效观察 [J]．新中医，2002，34（2）：21-22.

[6] 蔡国芳．五味龙虎丹治疗附睾炎性硬结 50 例 [J]．江苏中医药，2002，23（1）：27.

决 明 子

【道地沿革】 决明始载于《神农本草经》，列为上品。又名夜关门、羊触足、假羊角菜、假花生、夜合草、野花生。陶弘景曰：决明，叶如茳芒，子形似马蹄，呼为马蹄决明。用之当捣碎。又别有草决明，是姜蒿子，在下品中也。《本草纲目》载："此马蹄决明也，以明目之功而名，又有草决明、石决明，皆同功者。草决明即青葙子，陶氏所谓姜蒿是也。"

决明有两种。一种是马蹄决明，茎高三四尺，叶大于苜蓿而本小末奓，昼开夜合，两两相贴。秋开淡黄花，五出。结角如初生细豇豆，长五六寸，角中子数十粒，参差相连，状如马蹄，青绿色，入眼目药最良。一种是茳芒决明。两种皆可作酒曲，俗呼为独占缸。但茳芒嫩苗及花与角子皆可供食用，而马蹄决明苗角皆涩苦，不可食也。

《本草纲目》载："除肝胆风热，淫肤白膜，青盲。"《中华本草》述其应用较为广泛，载曰："清肝益肾，明目，利水通便。主治目赤肿痛，羞明泪多、青盲、雀目、头痛头晕、视物昏暗、肝硬化腹水、小便不利，习惯性便秘。外治肿毒、癣疾。"《神农本草经》载："治青盲，目淫肤赤白膜，眼赤痛，泪出，久服益精光。"《本草经疏》载："决明子，其味咸平，《别录》益以苦甘微寒而无毒。咸得水气，甘得土气，苦可泄热，平合胃气，寒能益阴泄热，足厥阴肝家正药也。亦入胆肾。肝开窍于目，瞳子神光属肾，故主青盲目淫，肤赤白膜，眼赤痛泪出。《名医别录》兼疗唇口青。《神农本草经》久服益精光者，益阴泄热、大补肝肾之气所致也。"《本草求真》载："决明子，除风散热。凡人目泪不收，眼痛不止，多属风热内淫，以致血不上行，治当即为驱逐；按此苦能泄热，咸能软坚，甘能补血，力薄气浮，又能升散风邪，故为治目收泪止痛要药。并可作枕以治头风，但此服之太过，搜风至甚，反招风害，故必合以蒺藜、甘菊、枸杞、生地、女贞实、槐实、谷精草相为补助，则功更胜。谓之决明，即是此意。"《本草正义》载："决明子明目，乃滋益肝肾，以镇潜补阴为义，是培本之正治，非如温辛散风，寒凉降热之止为标病立法者可比，最为有利无弊。"

【来源】 本品为豆科植物决明 *Cassia obtusifolia* L. 或小决明 *Cassia tora* L. 的干燥成熟种子。

【原植物、生态环境、适宜区】 一年生草本，高约1m。茎直立，上部多分枝，全体被短柔毛。叶互生；双数羽状复叶；叶柄上面有沟，叶轴上2小叶间有腺体；托叶线状，早落；小叶3对，倒卵形，长2~3cm，宽1.5~3cm，先端圆形，有微突尖，基部广楔形或近圆形，一边倾斜，全缘，上面近无毛，下面被柔毛。花腋生，成对；总花梗长约1cm，被柔毛；萼片5，卵圆形，外面被柔毛；花瓣5，倒卵形或椭圆形，具短爪，黄色；雄蕊10，上面3枚退化，下面7枚发育完全；子房细长，弯曲，被毛，具柄，花柱极短，柱头头状。荚果，线形，略扁，弓形弯曲，长15~24cm，直径4~6mm，被疏柔毛。种子多数，菱形，灰绿色，有光亮。花期6~8月，果期9~10月。决明花黄色，荚果细长，四棱柱形；小决明植株较小，荚果较短。生于山坡、路边和旷野等处，喜高温、湿润气候。适宜于沙质壤土、腐殖质土或肥分中等的土中生长。长江以南地区都有种植，主产于河南、安徽、广西、四川、浙江、广东等地。

【生物学特点】

1. 栽培技术

（1）生长习性：决明喜温暖、湿润气候，不耐寒冷，怕霜冻，但对土壤要求不严，沙土、黏土均可种植，稍碱性土壤生长最佳，在排水良好、疏松肥沃的土壤中种植，根系发达，固氮根瘤菌最多，喜磷钾肥，较耐干旱。

（2）播种方法：种子繁殖法，分春播与夏播即可，春播于清明前后，夏播于夏至之前，播前每亩地施农家肥3000kg，4月中旬涸地造墒，4月下旬翻耕平整土地后即可播种。可耧播，也可开沟撒种覆土，还可点播，行距50cm，播深2cm。按行距30cm的距离，条播或撒播，开浅沟2~3cm，保持湿度适宜，一般7d即可出苗。

2. 田间管理 间苗、定苗、补苗。经过一段时间，决明幼苗出土后，当苗高3~5cm时，剔除小苗、弱苗，每穴留3~4株壮苗；当苗高10~15cm时，进行定苗，每穴留壮苗2株。如发现缺苗，及时补栽，做到苗齐、苗全、苗壮，这样才利于决明丰产。

（1）中耕除草和追肥：出苗后至封行前，要勤于中耕、浇水，保持土壤湿润，雨后土壤易板结，要及时中耕、松土。中耕除草后，结合间苗，进行第一次追肥，每亩施腐熟人粪尿水500kg；第二次在分枝初期，中耕除草后，每亩施人粪尿水1000kg，加过磷酸钙40kg，促进多分枝，多开花结果；第三次在封行前，中耕除草后，每亩施腐熟饼肥150kg，加过磷酸钙50kg，促进果实发育充实，籽粒饱满。当苗高60cm时，进行培土以防倒苗。

（2）排灌水和施叶面肥：决明生长期需水比较多，特别是苗期，幼苗生长缓慢，不耐干旱，注意勤浇水，经常保持畦面湿润；雨季要注意排水，长期水积，容易枯死而造成减产。

3. 病虫害防治 决明一般病害较少，积水易引起根部腐朽，影响产量。虫害有蚜虫、红蜘蛛、菜青虫等，可用敌百虫、乐果、菊酯类农药叶面喷施防治。

【采收加工】 决明秋分时节即可逐渐成熟，当植株上的荚果由绿色变为黄褐色或黄白色时，可摘除荚果晾晒收打，打出的种子去杂后晒干储存。一般无杂质、颗粒饱满、无虫无霉的种子即为优质药材决明子。

【炮制储藏】

1. 炮制

（1）决明子：取原药材，去净杂质，洗净，干燥。用时捣碎。

（2）炒决明子：取净决明子，置预热适度的炒制容器内，用中火炒至颜色加深，断面浅黄色，爆裂声减弱并有香气溢出时，取出，放凉。用时捣碎。

2. 储藏　干燥，阴凉处，用密封袋包装，避免长虫。

【药材性状】　决明子略呈四方形或短圆柱形，两端近平行，稍倾斜，长 3~7 mm，宽 2~4 mm，绿棕色或暗棕色，平滑有光泽，背腹面各有 1 条突起的棱线，棱线两侧各有 1 条淡黄色的线形凹纹；质坚硬，不易破碎。横切面可见薄的种皮和 2 片 S 形折曲的黄色子叶。气微，味微苦。以颗粒饱满、色绿棕者为佳。

【质量检测】

1. 药材鉴别

（1）大决明子：呈四棱柱形或短圆柱形，一端钝圆，另一端倾斜并有尖头，长 4~6 mm，宽 2~3 mm。表面棕绿色或暗棕色，平滑，有光泽，背腹面各有 1 条凸起的棱线。棱线两侧各有 1 条从脐点向合点斜向的浅棕色凹纹。质坚硬。横切面种皮薄；胚乳灰白色，半透明；胚黄色，两片子叶重叠呈 S 状折曲。完整种子气无，破碎后有微弱豆腥气；味微苦，稍带黏性。

（2）小决明子：短圆柱形，长 3~5 mm，宽 2~2.5 mm。棱线两侧各有 1 条宽广的浅黄棕色带。均以籽粒饱满、色绿棕者为佳。

2. 显微鉴别

（1）根茎横切面：

1）大决明子横切面：最外层为厚的角质层，表皮为一列栅状细胞，壁不均匀加厚，在细胞的 1/2 和下 1/3 处各有一条光辉带；以下为一列支柱细胞，略呈哑铃状，壁厚，相邻两细胞间有大的细胞间隙；内方为 6~8 列营养层薄壁细胞，内含草酸钙簇晶，直径 3~10 μm；最内层一列种皮细胞排列整齐，长方形，含草酸钙棱晶。胚乳细胞壁不均匀加厚，含黏液质、糊粉粒、色素、草酸钙簇晶和油滴。子叶细胞内含草酸钙簇晶，直径 3~10 μm。

2）小决明子横切面：草酸钙簇晶多，直径 10~19 μm，部分支柱细胞外侧壁特别增厚，营养层细胞 5~6 列。

（2）粉末：大决明子粉末黄棕色，角质层碎片平滑、透明，表面可见波状弯曲的网状花纹。栅状细胞侧壁不均匀加厚，表面观细胞呈多角形，壁厚。支柱细胞侧面观呈哑铃状，表面观呈类圆形或多角形，并可见上下两层同心圆圈。种皮薄壁细胞含草酸钙簇晶和棱晶。胚乳细胞壁不均匀加厚，含糊粉粒和草酸钙簇晶。子叶细胞含草酸钙簇晶，直径 3~10 μm。

3. 理化鉴别

（1）化学定性：

1）取本品粉末 0.2 g，按常法进行微量升华，将升华物置高倍显微镜下观察，可

见针状或羽毛状黄色结晶，加氢氧化钾试液，结晶溶解，并呈红色。（检查蒽醌类衍生物）

2）取本品粉末 0.5 g，加 10% 硫酸试液 20 mL，氯仿 10 mL，在水浴上回流加热 20 min，放冷后分取氯仿层，用无水硫酸钠干燥后，在水浴上回收氯仿，将残渣溶于 1.0 mL 氯仿中，氯仿液供下列反应及薄层层析用。取氯仿液 0.5 mL，加 5% 氢氧化钾试液 2.0 mL，振摇，碱层显红色。（检查蒽醌类衍生物）

（2）薄层层析：吸附剂为硅胶 H（青岛）-1%CMC，湿法制板，105 ℃ 活化。用上述氯仿液点样，并以大黄酸、芦荟大黄素、大黄素、大黄素甲醚、大黄酚为标准品。展开剂为石油醚（30~60 ℃）-正己烷-甲酸甲酯-甲酸（1:3:1.5:0.01），展距 10 cm。用氨蒸气熏或在紫外灯下显色，斑点呈橙红色，但在第 6 个斑点处，橙红色斑点处尚见外围一亮绿色的斑点。

4. 含量测定　按照《中国药典》HPLC 测定。色谱条件与系统适用性试验：以十八烷基硅烷键合硅胶为填充剂；以乙腈为流动相 A，以 0.1% 磷酸溶液为流动相 B，按下列规定进行梯度洗脱：流动相 A 40%，流动相 B 60%，洗脱时间 0~15 min；流动相 A 40%→90%，流动相 B 60%→10%，洗脱时间 15~30 min；流动相 A 90%，流动相 B 10%，洗脱时间 30~40 min。检测波长为 284 nm。理论板数按橙黄决明素峰计算应不低于 3000。对照品溶液的制备：取大黄酚对照品、橙黄决明素对照品适量，精密称定，加无水乙醇-乙酸乙酯（2:1）混合溶液制成每 1 mL 含大黄酚 30 μg、橙黄决明素 20 μg 的混合溶液，即得。

供试品溶液的制备：取本品粉末（过三号筛）约 0.5 g，精密称定，置具塞锥形瓶中，精密加入甲醇 50 mL，称定重量，加热回流 2 h，放冷，再称定重量，用甲醇补足减失的重量，摇匀，滤过，精密量取续滤液 25 mL，蒸干，加稀盐酸 30 mL，置水浴中加热水解 1 h，立即冷却，用三氯甲烷振摇提取 4 次，每次 30 mL，合并三氯甲烷液，回收溶剂至干，残渣用无水乙醇-乙酸乙酯（2:1）混合溶液使溶解，转移至 25 mL 量瓶中，并稀释至刻度，摇匀，滤过，取续滤液，即得。分别精密吸取对照品溶液与供试品溶液各 10 μL，注入液相色谱仪，测定，即得。

【商品规格】　商品有决明子和小决明两种。以决明子为主流商品，皆以身干、颗粒均匀、饱满、光滑、黄褐色者为佳。

【性味归经】　味甘、苦、咸，微寒。归肝、大肠经。

【功能主治】　清肝明目，润肠通便。

【用法用量】　内服：煎汤，10~15 g，用于通便时不宜久煎。

【使用注意】　气虚便溏者不宜应用。

【化学成分】

1. 蒽醌类　决明子中含有的蒽醌类化合物主要包括大黄酚、大黄素甲醚、美决明子素、黄决明素、决明素、橙黄决明素、大黄素、芦荟大黄素、意大利鼠李蒽醌-1-*O*-葡萄糖苷、1-去甲基橙黄决明素、黄决明素 2-*O*-β-*D*-葡萄糖苷、葡萄糖基美决明子素、葡萄糖基黄决明素、葡萄糖基橙黄决明素、大黄素甲醚-8-*O*-葡萄糖苷、1-去甲基决明素、大黄酚-10，10′-联蒽酮、大黄素-8-甲醚、大黄酚-9-蒽酮、大黄酚-1-

O-三葡萄糖苷、大黄酚-1-*O*-四葡萄糖苷、美决明子素-2-*O*-葡萄糖苷。

2. 萘并-吡喃酮类 决明子中均含有红镰霉素、决明子苷、决明内酯、决明蒽酮、异决明内酯、红镰霉素-6-*O*-龙胆二糖苷、决明子内酯、2，5-二甲氧基苯醌。

3. 脂肪酸类 决明子含油 4.65%~5.79%，其中主要成分为软脂酸、硬脂酸、油酸和亚油酸。

4. 非皂化物质 决明子中含有十六烷~三十一烷、胆固醇、豆甾醇、β-谷甾醇、1，3-二羟基-3-甲基蒽醌。小决明油中还含有少量锦葵酸、萍婆酸及菜籽甾醇。

5. 糖及氨基酸类 决明子中含有胱氨酸、γ-羟基精氨酸、组氨酸、半乳糖配甘露聚糖、葡萄糖、半乳糖、木糖、棉子糖以及胱氨酸、天冬氨酸、γ-羟基精氨酸等。

6. 其他 决明子化学成分除糖类、蛋白质、脂肪外，主要含有甾体化合物、蒽醌衍生物、大黄素类和人体必需的微量元素如铁、锌、锰等，对生命的生理活动有重要作用，其中主要成分及其作用如下：大黄素、大黄酸，对人体有平喘、利胆、保肝、降压功效，并有一定抗菌、消炎作用；大黄素葡萄糖苷、大黄素蒽酮、大黄素甲醚，具有降低血清胆固醇和强心作用；决明子素具有 α-羟基，可与金属元素形成络合物，对生物金属元素吸收很有影响。在决明子中，还含有 β-胡萝卜素，在人体肝酶作用下，可转变成维生素 A。决明子中含丰富的人体必需的微量元素（$\times 10^{-6}$）：铁45，锰1.27，铜0.9，镍0.27，钴0.09，铂0.017。这些元素的作用中，如铁是人体营养气素，几乎人体所有组织都含铁质，肝、脾、肺里含量很高，铁元素对造血机能影响极大，是人体健康的支柱元素。锌对维生素 B 正常吸收有影响，参加胰岛素组成和核酸合成；锌参与酶合成，对视网膜内维生素 A 还原酶组成有作用，该酶与视黄醛的合成有关，对视力极有影响；锌对因镉引起的高血压病有一定的逆转生理效应，如果锌/镉比值增大，可以抑制高血压发生；锌和锰元素可治疗和防止动脉粥样硬化，对肝脏新陈代谢有影响；体内锌含量低，食欲也受影响。铜元素对动脉弹性组织结构和功能，以及人体内分泌腺功能有密切关系。钴和镍元素对稳定核酸构型和性质，以及 DNA 正常复制有重要作用。决明子含有的微量金属元素对人体酶组成、人体氧化还原催化作用、人体新陈代谢、中枢神经和血液循环都具有影响。

【药理作用】

1. 降脂 大鼠前 4 d 给予氯氮平 5 mg/（kg·d），第 5 天起加至 25 mg/（kg·d），2 周后除模型组外分别给予辛伐他汀 1 mg/（kg·d）或决明子水提液 1、4 g/（kg·d）干预，另设正常对照组仅予生理盐水，总共给药 8 周；取基线、3 d 及 1、2、4、6、8 周等 7 个时间点，称取大鼠体质量，测空腹血糖及餐后 2 h 血糖（2 h PBG）；于实验第 8 周末采血，检测血清总胆固醇（TC）、甘油三酯（TG）、低密度脂蛋白胆固醇（LDL-C）、高密度脂蛋白胆固醇（HDL-C）、果糖胺（FA）及胰岛素（INS）水平，并取大鼠肝进行常规 HE 染色。结果发现，实验第 4、6、8 周末，模型组大鼠体质量较正常对照组显著升高，2 h PBG 及血 INS、FA、TC、TG、LDL-C 升高，HDL-C 降低；实验第 6、8 周末，决明子高、低剂量组大鼠较模型组体质量、2 h PBG、INS、FA、TC、TG、LDL-C 显著降低，HDL-C 显著升高；肝病理显示，模型组较正常对照组肝细胞形态紊乱，脂肪性变明显，各给药组肝组织病理学改变明显改善。研究表明，决明子水提物能有效纠正氯氮平所致的大鼠体质量增加、糖脂代谢紊乱及肝脂质沉着。

采用饲喂高脂饲料和饮用 10%乙醇溶液的方法建立高脂血症大鼠模型。造模成功后，随机分为 5 组，分别为模型组、阳性对照组（血脂康，0.15 g/kg）以及决明子低、中、高（4、8、16 g/kg）剂量组。各组均按 10 mL/kg 体积灌胃给予相应药物，并设正常对照组，连续灌胃 4 周。灌胃给药期间继续饲喂高脂饲料和饮用 10%乙醇溶液。末次给药后，采血。结果发现，与正常对照组比较，高脂血症模型组大鼠血清 TC、TG、LDL-C、葡萄糖（Glu）含量显著升高，HDL-C 显著降低；白介素-6（IL-6）和肿瘤坏死因子-α（TNF-α）含量显著升高。与模型组比较，决明子乙醇提取物高、中剂量组能显著降低大鼠血清中 TC、TG、LDL-C、Glu 的含量，显著升高 HDL-C 的含量，显著降低大鼠血清 IL-6 和 TNF-α 水平。研究表明，决明子乙醇提取物不仅可有效改善高脂血症模型大鼠的血糖及血脂水平，亦可明显降低炎性细胞因子 IL-6 和 TNF-α 水平，这可能有利于动脉粥样硬化斑块的稳定。

采用高脂饲料饲喂的方法建立高脂血症大鼠模型。造模成功后，随机分为 5 组，分别为模型组、阳性对照组以及决明子低、中、高剂量组。各组均按 10 mL/kg 体积灌胃给予相应药物，并设正常对照组，连续灌胃给药 4 周。给药期间继续饲喂高脂饲料。末次给药后，采血。结果显示，与模型组比较，决明子乙醇提取物高、中剂量组能明显降低大鼠血清中 TC、TG、LDL-C、Glu 的含量，显著升高 HDL-C 的含量。高脂血症模型大鼠 leptin，NPY 水平明显升高，决明子乙醇提取物高、中剂量可显著降低大鼠 leptin-NPY 水平。研究表明，决明子乙醇提取物可有效改善高脂血症模型大鼠的血糖及血脂水平，其可能通过调节 leptin-NPY 系统来实现。

实验分为阴性对照组、模型组、阳性对照组（血脂康胶囊）、决明子颗粒组与饮片水煎剂组，以 TC、TG、HDL-C、LDL-C 为指标，研究决明子颗粒与传统饮片降脂作用的药效学差异。结果发现，决明子颗粒组与阳性对照组 TC、TG、HDL-C、LDL-C 水平与模型组比较显著降低。研究表明，决明子颗粒对高脂血症大鼠的降脂作用优于传统饮片水煎剂。

决明子对高脂血症有明显的疗效。将大鼠制成高脂血症模型，利用决明子提取物，对高脂血症大鼠进行治疗，具有显著的降血脂作用，与山楂提取物配合使用效果更加明显。决明子中含有的多种成分对高脂血症有明显疗效，决明子蛋白质可降低高脂血症大鼠的 TC、TG 和 LDL-C。运用低密度脂蛋白受体（LDLR）报告基因模型对橙黄决明素进行了药效学研究，结果发现橙黄决明素能增强 LDLR 基因转录水平，表明橙黄决明素具有降血脂活性，其活性与普伐他汀相当。

取小白鼠 30 只，分为空白对照组、决明子低剂量组和决明子高剂量组，每日灌胃给药 1 次，连续给药 12 d，末次给药后 24 h 处死动物，取血，测定血清总胆固醇的含量。决明子两个剂量组与空白对照组比较，两个剂量组血清中总胆固醇的含量明显低于空白对照组，说明该药具有降低正常小鼠血清总胆固醇的作用。

取大鼠 40 只，随机分为空白对照组、阳性对照组、决明子高剂量组和决明子低剂量组，除空白对照组外，每只大鼠给高脂饲料喂养，形成高脂血症动物后，每天灌胃给药一次，连续灌服 3 周后，测定大鼠 TC、TG 和 HDL-C 含量。决明子两个剂量组与阳性对照组比较均有显著性差异，说明该药能降低正常大鼠血清总胆固醇、甘油三酯，并能增加高密度脂蛋白胆固醇。

2. 降压 复制狭窄一侧肾动脉（2K1C）高血压大鼠动物模型，随机分为模型组和决明子蒽醌苷高（0.4 g/kg）、低（0.2 g/kg）剂量组。另取 10 只大鼠作为假手术组。各组大鼠连续每日一次灌胃给药 6 周，每周末检测大鼠尾动脉收缩压。末次给药后次日颈椎脱臼处死大鼠，肾组织苏木素-伊红及弹力纤维染色切片，显微镜下测量小叶间动脉、入球小动脉中膜厚度与管腔直径比值。计数高倍镜下每视野肾小管蛋白质管型数、肾间质淋巴细胞数，计算全片的均值。结果发现，决明子蒽醌苷能明显降低 2K1C 高血压大鼠尾动脉收缩压；减缓 2K1C 高血压大鼠肾内小动脉重塑，小叶间动脉、入球小动脉中膜厚度与管腔直径比值较模型组明显降低；明显减弱 2K1C 高血压大鼠肾脏损伤程度，高倍镜下每视野蛋白质管型数及肾间质淋巴细胞数较模型组均明显减少；决明子蒽醌苷高剂量组降压及肾保护作用较低剂量组明显。研究表明，决明子蒽醌苷能明显降低 2K1C 高血压大鼠尾动脉收缩压且对高血压大鼠肾脏具有保护作用。

将 40 只自发性高血压（SHR）大鼠分为四组，分别以决明子水提物（10 mg/kg、5 mg/kg）、卡托普利（10 mg/kg）、蒸馏水进行干预，并于给药前及给药后每周末分别测定各组大鼠血压值。结果发现，给药 2 周后，决明子水提物高、低剂量组及阳性药对照组 SHR 大鼠收缩压、舒张压均显著低于模型组。研究表明，决明子水提物对 SHR 大鼠具有明显的降压作用。

决明子的水浸液、醇水浸液和乙醇浸出液对麻醉的狗、猫、兔有降压及利尿作用。用决明子注射液对高血压大鼠进行治疗，结果表明决明子注射液可以使高血压大鼠收缩压明显降低，同时舒张压明显降低，并与利舍平进行比较，两者均有降血压作用，而决明子降血压作用更为显著。以复方利舍平为阳性药，与决明子提取物分别对高血压大鼠进行给药对比，结果表明决明子具有良好降压效果，决明子蒽醌苷提取物降压强度及持续时间均优于阳性药。

对 SHR 大鼠血浆内皮肽（ET）及心房钠尿肽（ANP）的影响：分别以决明子水提物（10 mg/kg、5 mg/kg）、卡托普利（10 mg/kg）、蒸馏水进行干预，并于给药前及给药后每周末分别测定各组大鼠血压值。末次给药后 1 h 眼眶取血 2 mL，注入含 10% EDTA 二钠盐 30 mL 和抑肽酶 40 mL 的试管混匀，4 ℃、3000 r/min 离心 10 min，分离血浆取上清液，测定沉淀放射性计数（cpm）。结果显示，3 个剂量组复方决明提取物均不能降低 SHR 的血浆 ET 含量，亦不能升高 ANP 含量，说明复方决明提取物的降压作用与 ET 及 ANP 无关。

对 SHR 尿量的影响：取 SHR 大鼠 40 只，随机分成 5 组：生理盐水组，复方决明提取物高、中、低剂量组，氢氯噻嗪组。大鼠先在代谢笼内适应 24 h。实验前禁食不禁水 18 h。给禁食大鼠灌胃蒸馏水 2.5 mL/100 g，收集 2 h 尿量，尿量≥1 mL 的大鼠用于实验。实验开始时轻压下腹，排净余尿，各组大鼠灌胃相应药液 2.5 mL/100 g，对照组灌胃等量生理盐水，立即放入代谢笼内。收集给药后 1~6 h 的尿液，每小时量取体积 1 次，计算大鼠尿量（mL/100 g）。结果显示，不同剂量的复方决明提取物在给药后 1~6 h 各时间段对尿量均无影响；复方明提取物不能降低血浆中醛固酮（ALD）含量，说明复方决明提取物的降压作用与尿量无关。

3. 抗心肌缺血再灌注损伤 构建高脂饲料-链脲佐菌素（STZ）诱导的 2 型糖尿病大鼠模型（HFD-STZ），大鼠随机分为对照组（Con）、决明子提取物（SCE）处理组（Con+SCE，每日灌胃给予 SCE 10 mg/kg）、糖尿病组（DM）和糖尿病 SCE 处理组（DM+SCE）。1 周后行心肌缺血 30 min/再灌注 4 h 或 6 h，并检测血浆 TC 和 TG 水平，用伊文氏蓝-TTC 法检测心肌梗死范围，用试剂盒检测血清肌酸激酶（CPK）和乳酸脱氢酶（LDH）活性，用 TUNEL 法和 Caspase-3 试剂盒检测细胞凋亡，用 Western 印迹法检测 Akt、ERK1/2 表达及磷酸化等。结果发现，HFD-STZ 大鼠 MI/R 损伤加重，虽 SCE 处理 1 周对正常动物 MI/R 损伤无影响，但降低 HFD-STZ 大鼠 TC、TG 水平，可将其心肌梗死面积减小至 38.4%±2.7%，显著低于糖尿病组的 46.1%±3.2%，且血清 CPK、LDH 活性及细胞凋亡减少；还可增加 HFD-STZ 大鼠心肌 Akt 及 ERK1/2 磷酸化。用 Akt 或 ERK1/2 抑制剂可阻断 SCE 的心肌保护作用。研究表明，SCE 可有效减轻糖尿病大鼠 MI/R 损伤，可能与其降脂并激活 Akt 及 ERK1/2 信号有关。

制备 SD 大鼠有内皮和去内皮胸主动脉环，分别预先做氯化钾和去氧肾上腺素（PE）处理，制备量效曲线，观察决明子提取物 0.11 mg/L、110 mg/L 在有内皮、无内皮细胞，有钙及无钙等不同条件下，对氯化钾和 PE 量效曲线的影响（$n=6$），以及血管紧张素 II（Ang II）引起人脐静脉内皮细胞（HUVEC）一氧化氮、总一氧化氮合酶（TNOS）和诱生型一氧化氮合酶（iNOS）的变化。化学法检测细胞上清液中一氧化氮含量，重氮法检测细胞匀浆中 TNOS 和 iNOS 的活性（$n=7$）。结果发现，决明子提取物能使有内皮血管环氯化钾缩血管量效曲线向右下移，对去内皮血管环氯化钾量效曲线无明显影响；对去内皮和有内皮血管环 PE 缩血管量效曲线均有明显向右下移作用；对无钙克氏液中 PE 引起的血管收缩无影响。溶液 Ca^{2+} 分别为 111 mmol/L 和 212 mmol/L 时，决明子 0.11 mg/L、110 mg/L 都有减少 PE 引起血管收缩的作用。决明子还能对抗 Ang II（10^{-6}mol/L）引起内皮细胞培养液 NO 下降、iNOS 增高的作用。研究表明，决明子提取物的扩血管作用可能与抑制受体操纵性钙通道开放、调节血管内皮细胞 iNOS 和一氧化氮释放有关。

4. 兴奋肠道平滑肌 肠断置放于灌流肌槽中，加入不同浓度的决明子水煮液，分别记录与观察小肠平滑肌的收缩活动。结果发现，决明子水煮液浓度达到 10 mg/mL 时，对家兔离体小肠平滑肌收缩张力有显著的促进作用；当决明子水煮液浓度达到 20 mg/mL 时，对离体小肠平滑肌收缩频率有显著抑制作用，且表现出剂量依赖性；阿托品明显阻断决明子对家兔离体小肠平滑肌收缩张力的促进作用。研究表明，决明子能加强小肠平滑肌收缩幅度，但减缓小肠平滑肌的活动频率，阿托品可以阻断决明子对家兔离体小肠平滑肌活动张力的促进作用。

取 60 例神经外科便秘患者随机分为实验组和对照组各 30 例，两组均采用饮食指导、腹部按摩、情志护理等常规护理，实验组增加生决明子穴位贴敷，3 d 为 1 个疗程，观察疗效进行对比。结果发现，实验组有效率（80%）明显高于对照组有效率（50%）。研究表明，生决明子外敷神阙穴对防治神经外科患者便秘有一定成效，提高了患者的生活质量，减轻了患者的痛苦。

决明子具有缓泻作用。研究决明子提取物的泻下作用，分别用决明子的石油醚提取物、正丁醇提取物和炒决明子提取物对燥结便秘小鼠进行治疗，并以麻仁丸作为阳性药对照，各组均灌胃10%炭末混悬液，连续观察8 h，记录小鼠第一次黑便时间、粪便粒数及粪便总质量，比较各组动物上述各项指标的差异。决明子（生品）的石油醚提取物组、正丁醇提取物组在各项指标上较模型对照组都有极显著差异，表明这两个部分提取物具有显著的泻下作用。决明子（炒品）正丁醇提取物组的第一次黑便时间、粪便质量较模型组有显著差异，排便次数有极显著差异，表明正丁醇提取物（炒品）也有一定的泻下作用。

5. 保肝 SD大鼠72只，随机分成9组：正常对照组，模型组，阳性对照组，生品高、中、低剂量组，炮制品高、中、低剂量组，每组8只。各组分别给予生理盐水及相应浓度药物7 d，末次给药10 h后，除正常对照组外，其余各组腹腔注射40%四氯化碳溶液，造急性肝损伤模型。取血，剖取肝，分别测定血清丙氨酸转氨酶（ALT）、天冬氨酸转氨酶（AST）、超氧化物歧化酶（SOD）、谷胱甘肽过氧化物酶（GSH-Px）活性和丙二醛（MDA）含量，测定肝SOD、GSH-Px活性和MDA含量。结果发现，决明子生品及炮制品均能显著抑制四氯化碳致急性肝损伤大鼠血清中ALT、AST的升高，并能提高血清与肝SOD、GSH-Px的活性，降低MDA含量。由此可见，决明子生品及炒品对四氯化碳所致的大鼠急性肝损伤具有保护作用，炒品较优。

采用高脂饮食法，建立非酒精性脂肪肝小鼠模型，用决明子、枸杞果、绿茶浓缩液分别对甲、乙、丙三组予以灌胃治疗，同时对丁组模型对照组和戊组空白对照组予以等量的生理盐水灌胃。经过4周喂养后，每周在各组分别取5只小鼠进行解剖，取肝脏做石蜡切片进行组织病理学观察。同时采集静脉血，采用全自动生化分析仪检测血清TC、甘油三酯（TG）、ALT、AST、LDL-C以及HDL-C，取肝脏，制肝匀浆，测定TG、TC。结果发现，模型治疗组与两对照组相比，HDL-C有所升高，TG、TC、ALT、AST、LDL-C、LTG、LTC明显降低。研究表明，决明子、枸杞果、绿茶对于非酒精性脂肪肝模型、对肝脂肪沉积以及肝内炎症发展均有一定程度的抑制作用，其抑制强度分别为：决明子>枸杞果>绿茶。

将雄性昆明种小鼠75只，随机分为5组：正常对照组，乙醇对照组，决明子高、中、低剂量组。各组小鼠分别给予生理盐水或相应浓度的决明子提取物3 d后，乙醇对照组和决明子各剂量组一次性给予体积分数为50%的乙醇12 mL/kg（4.8 g/kg），记录小鼠的醉酒率；16 h后处死小鼠，测定小鼠血清TG和肝TG；肝组织冰冻切片苏丹Ⅲ染色观察组织病理学改变。结果发现，决明子提取物显著降低醉酒率，并明显抑制肝指数的增大、血清TG和肝TG水平的升高。与乙醇对照组相比，血清TG分别下降了30.51%、29.94%、17.51%；肝TG分别下降了24.81%、44.84%、39.58%。病理检查显示，决明子预处理组小鼠肝细胞细胞质内被染成黄褐色的脂滴较乙醇对照组明显减少。研究表明，决明子提取物对小鼠急性酒精性肝损伤具有一定的保护作用。

以决明子提取物对脂肪肝模型大鼠进行试验，以东宝肝泰片作对照，观察其对血清肝酶活性和肝组织病理学改变的影响。结果表明，决明子醋酸乙酯提取物能明显降低实验大鼠血清及肝组织中TC、TG、LDL-C和血清ALT、AST的量，升高HDL-C的量，改善肝的病理损害。采用体外大鼠肝细胞培养，以 Folin-酚试剂法测定肝细胞蛋白质的量，并以液体闪烁计数法测定肝细胞中合成 ^{14}C-胆固醇的量，结果表明决明子浸膏剂可在一定程度上阻抑 ^{14}C-胆固醇的合成而起调脂作用。决明子提取物中大黄素可诱导细胞色素 P450 的产生，这可能是影响人体内羟基蒽醌代谢和细胞毒性的重要因素。有实验表明，在大鼠体内，四氯化碳诱导细胞色素 P450 酶活性及超微结构的改变，而大黄素可逆转这种改变，显示出强力的保肝作用。

6. 抑菌 构建生物膜形成阳性菌株，96 孔板法测定决明子醇提液及苯唑青霉素（苯唑西林）对临床 MRSA 菌株生物膜形成的影响，棋盘法测定决明子与苯唑青霉素联用对临床 MRSA 菌株的杀菌作用。结果发现，亚抑菌浓度的决明子醇提液可抑制临床 MRSA 菌株生物膜的形成，与苯唑青霉素联用对临床 MRSA 菌株杀菌作用有协同作用。研究表明，决明子与苯唑青霉素联用时有协同杀菌作用，此作用可能与决明子醇提液抑制金黄色葡萄球菌生物膜形成有关。

以临床耐药菌株为研究对象，微量肉汤稀释法测定其最低抑菌浓度（MIC），96 孔板法测定决明子对金黄色葡萄球菌生物膜的抑制作用，以氯化钠和蒸馏水测定决明子处理菌细胞壁渗透能力。具体方法为，将胰蛋白胨大豆肉汤（TSB）培养基中培养 18 h 的金黄色葡萄球菌调至 0.5 麦氏标准浊度，用 TSB 肉汤进行 1:100 稀释，取菌液加入 96 孔培养板中，每株 4 个平行孔，封好四周，37 ℃培养 24 h。用微量移液器小心吸干菌液后，用 PBS（pH 7.2）缓冲液洗板 3 次，自然干燥；每孔加入甲醇固定液 200 μL，固定 20 min。自然晾干，加入 5 g/L 晶紫染色 20 min，用自来水冲洗，干燥。实验以 TSB 肉汤作为空白对照，金黄色葡萄球菌 ATCC25923 作为阴性对照。选用决明子醇提液 MIC 的 1/2、1/4、1/8 为单独用药浓度。在 96 孔板中加入决明子醇提液 100 μL+菌液 100 μL；同时设阴性对照组（不加药物），37 ℃培养 24 h 后进行染色，用体积分数为 95% 的乙醇脱色，酶标仪测定光密度值，计算出 A570 的平均值。每次测定均重复测3 次计算平均值。结果发现，决明子醇提液抗菌作用较强，其对金黄色葡萄球菌标准菌株和临床菌株的 MIC 分别为 25 μg/mL、6.25 μg/mL，1/4~1/2MIC 的决明子醇提液均可明显抑制耐药菌株生物膜的形成；1/8~1/2MIC 决明子醇提液处理耐药金黄色葡萄球菌后，其细胞壁渗透力并无明显改变。研究表明，决明子醇提液对耐药金黄色葡萄球菌具有抗菌作用，对耐药菌生物膜形成具有明显的抑制作用。

决明子采用水提和醇提法，用血浆凝固酶实验、光密度测定技术、抗过氧化氢实验观察决明子对不同组 MRSA 菌株的作用，通过荧光定量 PCR 技术观察各毒力表达基因及调控基因变化。具体方法为，MRSA 菌培养至对数生长期时，按 1% 接种量分别接种于 5 mL LB 培养基中，实验分为 3 组：决明子水提液组（12.5 μg/mL）、醇提液组（3.125 μg/mL）、对照组。于 37 ℃ 200 r/min 培养，分别于 0、2、4、6、8、10 h 取样，样品经 PBS 洗 2 次，10 000 r/min 离心 3 min，PBS 重悬，96 孔板（3 个复孔）测样品光密度 $D(\lambda)$ 600 nm 值，实验重复 3 次，绘制细菌生长曲线。摇菌培养 10 h，离心收集上清，用无菌 LB 培养液将菌液上清倍比稀释，分别加 100 μL 于 7 支试管中，第 8 管为阴性对照；取稀释兔血浆（PBS 稀释 4 倍），每支试管加入 500 μL，混合后置于 37 ℃下 6 h；以产生血浆凝固的最高稀释倍数作为凝固酶效价。摇菌培养 10 h，离心收集上清，取新鲜抗凝人血 5 mL, 用生理盐水洗 3 次, 将红细胞悬浮于 5 mL 生理盐水中; 分别于离心管中加入 875 μL 生理盐水、100 μL 菌上清液及 25 μL 红细胞, 37 ℃ 孵育 60 min; 2000 r/min 离心 2 min; $D(\lambda)$ 543 nm 波长下测定其光密度值, 各组光密度值均以阴性对照校准。实验重复 3 次。设定对照组的溶血活性为 100, 计算各组的溶血百分比。结果发现, 12.5、3.125 μg/mL 的决明子水提液和醇提液不影响 MRSA 菌的生长, 决明子提取液降低了 MRSA 菌色素合成及血浆凝固酶表达, MRSA 菌抗氧化能力降低; MRSA 菌分别受水提液及醇提液处理后, 溶血素活性出现分离现象; 荧光定量 PCR 结果表明抑制毒力表达的基因靶标为 agr, 但溶血素基因不受其调控。研究表明, 决明子通过基因靶标 agr 降低了 MRSA 菌的部分毒素表达, 具有一定的临床应用价值。

决明子的乙醇提取物及氯仿提取物对多种细菌均有抑制作用。用中药决明子的乙醇提取物及氯仿提取物对核盘菌、镰刀菌、柑橘绿霉、棉花炭疽病菌等十余种植物病原菌进行抑菌活性筛选研究。先将十余种植物病原菌进行细菌培养, 而后将菌种放于含有决明子的乙醇提取物、氯仿提取物及普通培养基上培养 (细菌 48 h, 真菌 72 h), 通过比较菌圈大小计算抑菌程度。结果表明, 决明子对植物真菌病原菌的抑制作用强于对植物细菌病原菌。决明子粗提液对棉花炭疽病菌的抑菌率达 62%, 对油菜菌核病菌的抑菌率达 53%, 均有比较好的利用前景, 对决明子抑菌作用的研究从一定程度上解决了单一用农药来灭菌的局限性, 为开发新型环保植物抗菌剂提供了可行性。决明子提取物中大黄素甲醚对金黄色葡萄球菌、大肠杆菌、铜绿假单胞菌、链球菌和痢疾杆菌等 26 种细菌均有抑制作用。

7. 护眼 决明子自古有清热明目作用, 服用决明子可预防近视眼。通过连续 16 d 给家兔和犬灌胃 50% 决明子煎剂, 并以地塞米松为阳性对照药, 17 d 处死摘取睫状肌, 分别测各自的乳酸脱氢酶 (LDH) 活性。LDH 是人体的重要酶之一, 其主要的生化功能是参与糖的无氧酵解, 产生腺苷三磷酸 (ATP), 而 ATP 是供给机体能量的物质, 它能扩张末梢血管, 从而改善视网膜及视神经的血液循环。结果表明, 服用决明子煎剂的家兔与犬的 LDH 总量明显高于蒸馏水对照组, 犬的决明子煎剂组与阳性药对照组的 LDH 活性水平相当。

8. 抗血小板聚集 决明子具有抗腺苷二磷酸 (ADP)、花生四烯酸 (AA)、胶原 (Collagen) 诱导的血小板聚集作用。决明中的 3 个蒽醌化合物橙黄决明素、黄决明素、大黄素有微弱的抗血小板聚集活性。从中还发现 3 个蒽醌糖苷类化合物葡萄糖基决明子素、葡萄糖基橙黄决明素和葡萄糖基黄决明素, 均具有强的血小板聚集抑制作用。

9. 兴奋免疫 采用市售鸡卵核蛋白给小白鼠进行基础免疫, 隔周后加强免疫。采用决明子 20% 水煎提取液分别给小白鼠进行口服灌胃及腹腔内注射, 同时设立对照组, 采用生理盐水分别给小鼠进行口服灌胃及腹腔内注射。2 周后取小鼠血离心后取血清, 用 ELISA 法测定血清中抗体产生的水平 (OD 值), 并用标准血清进行对照。结果发现, 采用决明子进行口服灌胃及腹腔内注射组产生的抗体水平较对照组显著增高。研究表明, 决明子能够提高小鼠的免疫功能。

复方决明子滴眼液能提高小白鼠外周血白细胞及 T 淋巴细胞数, 刺激 T 淋巴细胞转化, 增加机体细胞免疫功能, 并可明显提高小鼠体内溶血素, 提高小鼠循环抗体水平。对小鼠进行免疫功能研究的结果表明，决明子水提醇沉液可使小鼠胸腺萎缩，结构改变明显且使小鼠腹腔吞噬率和吞噬指数明显增高，但水提醇沉液对血清溶血素的形成与对照组的差别无显著意义。由此可知，决明子对小鼠免疫功能有抑制作用，可增强巨噬细胞的吞噬功能，而对体液免疫功能无明显影响。

10. 其他 将 70 只 SD 大鼠随机分为模型组（60 只）和正常对照组（10 只）。禁食 12 h 后大鼠一次性左下腹腔注射 55 mg/kg 链脲佐菌素（STZ）制备糖尿病模型，对照组给予等容量生理盐水。造模成功的大鼠随机分为模型组（生理盐水，4 mL/kg）、卡托普利组（10 mg/kg）和决明子低、中、高剂量组（1、5、10 g/kg），连续灌胃给药 8 周。检测空腹血糖、24 h 尿白蛋白量、血肌酐及肌酐清除率，采用 HE 染色法观察肾组织病理学变化，采用 RT-PCR 检测肾组织中转化生长因子（TGF-β1）及结缔组织生长因子（CTGF）的 mRNA 表达，采用 Western 印迹法检测肾 Smad3 和 Smad6 的蛋白表达。结果发现，与对照组相比，糖尿病模型组大鼠空腹血糖、血肌酐、24 h 尿白蛋白量均显著升高，肌酐清除率显著下降，肾组织中 TGF-β1 和 CTGF 的 mRNA 表达均明显升高，Smad3 蛋白表达亦显著升高，而 Smad6 蛋白表达则显著下降；与糖尿病模型组相比，决明子治疗组中的上述各指标均显著改善，肾病理学变化也明显减轻。研究表明，决明子可显著减轻糖尿病大鼠肾纤维化程度，其机制可能与抑制肾组织中 TGF-β1、CTGF 和 Smad3，并促进 Smad6 的表达有关。

【毒理研究】

决明子水煎剂对大鼠具有明显的泻下作用。对肠蠕动和排便的影响研究表明，决明子在 6.9 g/kg 时加强肠蠕动，而小剂量决明子的作用不明显。在 13.8 g/kg 时，决明子能使排便次数明显增加，但未观察到稀便现象。决明子含有大黄素、大黄酚、大黄酸等成分，是决明子泻下作用的主要原因。泻下作用的有效成分可能为相当于番泻苷 A 的大黄酚葡萄糖苷。纯叶决明素、纯叶素、大黄酚、大黄素甲醚对羟基前列腺素脱氢酶有弱的抑制作用，因而减缓了具有利尿作用的前列腺素的代谢，使利尿作用延长。

【临床应用】

1. 临床配伍

（1）失明，目中无他病，无所见，如绢中视：决明子二升，捣筛，以粥坎服方寸匕。忌鱼、蒜、猪肉、辛菜。（《僧深集方》决明散）

（2）目赤肿痛：决明子炒研，茶调，敷两太阳穴，干则更换。（《摘元方》）

（3）目昏暗：决明子三两，蔓荆子（用好酒五升，煮酒尽，曝干）三两。上药，捣细罗为散。每服，以温水调下二钱，食后及临卧服。（《太平圣惠方》决明子散）

（4）急性结膜炎：决明子、菊花各三钱，蔓荆子、木贼各二钱，水煎服。（《河北中药手册》）

（5）高血压：决明子五钱，炒黄，水煎代茶饮。（《江西草药》）

（6）小儿疳积：决明子三钱，研末，鸡肝一具，捣烂，白酒少许，调和成饼，蒸熟服。（《江西草药》）

（7）雀目：用决明子二两，地肤子一两。上药，捣细罗为散。每于食后，以清粥饮调下一钱。（《太平圣惠方》）

（8）青盲内障，翳晕，无问冷热风泪等，但瞳子不破者：空青（研极细）一两，决明子（马蹄者，炒）一分，干姜（炮）一分，玉竹三分，黄芩（去黑心）三分，白蜜（好者）一升，细辛（去苗叶）半两，车前子半两，黄柏（去粗皮）半两，黄连（去须）半两。上为末，和蜜，纳铜器中，盖头，勿令透气，以米五升，安药器于上，蒸饭熟为度，乘热以绵滤去滓，瓷瓶子盛，以铜箸点眼眦。（《圣济总录》决明膏）

（9）眼赤湿痒急：葳蕤、秦皮（锉）、甘菊花、防风（去芦头）、栀子仁、甘草（炙微赤，锉）各一两，黄连（去须）、决明子各一两半。上药捣筛为散，每服四钱，以水一中盏煎至六分，去滓，食后温服，至夜临卧时再服。（《太平圣惠方》葳蕤散）

2. 现代临床

（1）原发性高血压：治疗组以决明子 30 g 研末冲服，每日 1 剂。对照组采用口服复方罗布麻片，每日 3 次，每次 2 片。两组均以 5 d 为 1 个疗程，1 个疗程后观察疗效。治疗组 43 例中，显效 36 例，有效 5 例，无效 2 例，总有效率为 95.35%；对照组 37 例中，显效 27 例，有效 3 例，无效 7 例，总有效率为 81.08%。

（2）高脂血症：采用含决明子复方（桃仁、决明子、红花、当归、丹参、白术、茯苓、泽泻、制首乌、枸杞、生山楂）治疗高脂血症 124 例，每日 1 剂，早、晚 2 次温服，以 15 d 为 1 个疗程，2 个疗程后对药效进行评价。结果：124 例中，显效 83 例，有效 24 例，无效 17 例，总有效率为 86.2%。

（3）老年性便秘：取生决明子 10 g，捣碎，用开水 200 mL 浸泡 15~20 min，或煮沸 5~10 min，代茶饮用或分 2 次服，每日 1 剂。15~20 d 为 1 个疗程。结果：痊愈 27 例，大便通畅，1 年内未复发；显效 51 例，大便通畅，1 年内偶有便秘；有效 15 例，便秘减轻，停药后仍有便秘，经再次治疗缓解；无效 7 例；总有效率为 93%。

（4）乳腺小叶增生病：将决明子粉碎过 80 目筛，每次 25 g，每日 2 次，开水冲服治疗乳腺小叶增生病 50 例，痊愈（治疗 2 个疗程后，乳房疼痛及肿块完全消失，停药 3 月未复发）24 例，显效（乳房疼痛消失，最大肿块直径缩小一半以上）18 例，有效（乳房疼痛明显改善，最大肿块直径缩小不足一半，或乳房疼痛改善不明显，最大肿块直径缩小一半以上）6 例，无效（乳房疼痛及肿块无明显变化）2 例，总有效率为 96%。

（5）角膜炎：治疗组 40 例，用决明子滴眼液、2.5 g/L 氯霉素滴眼液、10 g/L 阿昔洛韦滴眼液滴患眼，每日 2 次，每次 3 滴；对照组 40 例，除不用决明子滴眼液外，其他药同治疗组。15 d 内治愈率：治疗组总有效率为 97.5%，对照组总有效率为 75.0%。

（6）高血压头痛：取决明子、当归、川芎、熟地、珍珠等中药制成的养血清脑颗粒，是具有养血平肝、活血通络功能的复方中药制剂。对临床百余例患者随机取样，分为治疗组与对照组。治疗组口服常规降压药加养血清脑颗粒（1 袋，每日 1 次）；对照组口服常规降压药物、利尿剂、β 受体阻滞剂、钙拮抗剂、血管紧张素转换酶抑制剂、血管紧张素 Ⅱ 受体抑制剂等，观察 1 个月。结果发现，高血压头痛显效为 33.33%，好转为 46.67%，稳定为 13.33%，有效率为 93.33%；而对照组的显效为 16.67%，好转为 36.67%，稳定为 16.67%，有效率为 70%（$P<0.05$），说明两组疗效

有显著差异。

（7）干眼症：采用决明子、生地黄、熟地黄、白芍、川芎、夏枯草、麦冬、天冬、甘草、沙参、菊花、女贞子等制成水丸，治疗干眼症 400 例，每次 10 g，每日 3 次。结果：治愈 320 例（6～15 d 治愈 150 例，16～18 d 治愈 120 例），占 80%；好转 50 例，占 12.5%；有效 30 例，占 7.5%；总有效率为 100%。

（8）轻度非酒精性脂肪肝：治疗组使用生山楂、决明子、枸杞各 10 g，每日 1 剂，沸水冲泡代茶饮用。对照组采用临床常规治疗方法。治疗组 40 例中，临床治愈 1 例，有效 32 例，无效 7 例，总有效率为 82.5%；对照组 40 例中，临床治愈 0 例，有效 3 例，无效 37 例，总有效率为 7.5%。

【不良反应】 决明子性微寒，容易腹泻、胃痛的人，不宜饮用此茶。需要注意的是，有泄泻与低血压者慎用决明子制剂。其"主宣泄"的副作用，一定要引起妊娠女性的重视，最新研究发现，长期饮用轻则引发月经不规律，重则使子宫内膜不正常，从而诱发早产。决明子最大作用可能是通便滑肠，一般不会有其他的问题，但气虚便溏者不宜用。该药有较好的减肥功效，还可配合生山楂增强减肥之力。

【综合利用】 决明子在我国分布很广，作为临床常用药，对于治疗高血脂、高血压有明显疗效。决明子又可作为食品，可以制成保健饮品。决明子药食同用，因此具有很广泛的应用前景，此外价格低廉、容易种植，所以更容易进行深度研究和推广。

1. 入药 决明子是中医眼科的要药，适用于肝热或肝经风热所致的目赤涩痛、畏光多泪等症。可单品煎服，亦可配伍夏枯草、桑叶、菊花等同用。历代方书中都可查到决明子丸、决明子散等眼科名方。决明子又具有缓泻的作用，极适于老年人的热结便秘、阴虚肠燥等症，有泻下而不伤正之誉。对于肝阳上亢所致的头痛、眩晕等症，决明子与菊花、钩藤等配伍，也有平肝降压的作用。

2. 代茶 微炒后的决明子浸泡代茶饮，是老年保健的便方。以 10～20 g 置杯中，开水浸泡，色黄清香，味道甘苦，别有风味。患高血压和习惯性便秘的人不妨一试。但因其性味微寒，脾胃虚弱者不可久服。

制枕：宋代文学家黄庭坚有诗云："枕囊代曲肱，甘寝听芬苾。老眼愿力余，读书真成癖。"诗人盛赞的是决明子枕清热安神、明目助眠的作用。唐代的《大明本草》即说："作枕，治头风明目，胜于黑豆。"用决明子杂以菊花制成药枕，软硬适中，清利头目，是中医外治法之一。

3. 食用 清代的《广群芳谱》中说："为茹及点茶食，苗叶可作酒曲。"茹是蔬菜的总称。草决明的嫩苗、花叶、嫩果均可食用。其叶子用火炙后极香，点茶食，即指制作"熟水"，这是宋代开始流行的一种保健饮料。

■参考文献

[1] 何永志，严治学，Ernestina Amponsem，等. HPLC-UV 法测定草决明中五种蒽醌类化合物含量及其指纹图谱的建立 [J]. 河北医学，2014，20（12）：1937-1941.

[2] 王晶彬，周旭，胡志方，等. 基于指标成分和 HPLC 指纹图谱检测的决明子化学品质评价研究 [J]. 中草药，2008，39（6）：917-919.

[3] 胡轶娟，朱军，万丽. 决明子 HPLC 指纹图谱研究 [J]. 中国中医药科技，2008，

15 (5)：365-367.

[4] 张萍，陈建伟. 决明子饮片的 HPLC 指纹图谱研究 [J]. 中草药，2007，38 (3)：372-375.

[5] 吴铭，刘根，王京伟，等. 草决明对临床耐药金葡菌的抗菌作用及生物膜形成的影响 [J]. 河南大学学报（医学版），2014，33 (1)：18-20，40.

[6] 吴铭，王京伟，刘根，等. 草决明与苯唑青霉素联用对临床 MRSA 菌株的杀菌作用研究 [J]. 青岛医药卫生，2014，46 (5)：340-341.

[7] 李小红，刘强，娄强，等. 草决明对临床 MRSA 菌株毒力的影响及机制研究 [J]. 中药材，2013，36 (6)：976-978.

[8] 王永辉，高丽，周文静，等. 决明子乙醇提取物对高脂血症模型大鼠糖脂代谢及相关炎性细胞因子的影响 [J]. 中国实验方剂学杂志，2014，20 (7)：178-181.

[9] 李清媛，于彩霞，田宝阁. 中药决明子水提液对小鼠免疫功能的影响 [J]. 中国现代药物应用，2014，8 (9)：32-33.

[10] 于海利，刘长江，王一帆，等. 决明子蒽醌苷对两肾一夹高血压大鼠降压及肾损伤保护作用研究 [J]. 临床和实验医学杂志，2014，13 (9)：692-695.

[11] 梁朔，张振秋，米宝丽，等. 生、炒决明子对 CCl_4 致大鼠急性肝损伤保护作用的比较研究 [J]. 中药材，2014，37 (6)：969-970.

[12] 刘爽，李文妍，肖云峰. 草决明药理作用的研究 [J]. 北方药学，2011，8 (12)：27，12.

[13] 刘斌，巩鸿霞，肖学凤，等. 决明子化学成分及药理作用研究进展 [J]. 药物评价研究，2010，33 (4)：312-315.

[14] 谭颖杰. 决明子水提物对自发性高血压大鼠降压作用的实验研究 [J]. 中外医学研究，2012，10 (27)：141.

[15] 刘国华，张延敏. 决明子降血脂的有效成分研究 [J]. 河南中医，2012，32 (11)：1535-1536.

[16] 朱铁锤. 决明子对糖尿病大鼠肾脏纤维化的抑制作用 [J]. 中国实验方剂学杂志，2012，18 (24)：315-319.

[17] 卫娜，吕浩然，刘美凤. 决明子中降血脂化学成分的研究 [J]. 广东化工，2012，39 (9)：99-100.

[18] 刘天晓，刘佳，张冠华. 有氧运动伴决明子茶饮对肥胖女大学生身体形态及血脂代谢的影响 [J]. 山东体育科技，2012，34 (3)：34-38.

[19] 暴昕. 中药决明子提取物对肝损伤的实验研究 [J]. 中国民康医学，2011，23 (8)：1020，918.

[20] 罗先钦，徐晓玉，黄崇刚，等. 决明子总蒽醌对酒精性脂肪肝大鼠肝组织脂质过氧化与 PPAR-γ 表达的影响 [J]. 中国中药杂志，2011，36 (12)：1654-1659.

[21] 邓凡新，张海涛，童侠，等. 生、炒决明子对两肾一夹高血压大鼠的降压作用 [J]. 承德医学院学报，2011，28 (2)：218-219.

[22] 亓国锋. 决明子降血脂有效成分的研究分析 [J]. 光明中医，2011，26 (8)：

1569-1570.

[23] 张立海, 慈慧. 决明子润肠通便的化学成分及临床应用研究 [J]. 首都医药, 2011, 18 (16): 56.

[24] 杨玉玲, 耿琳, 王雪婷, 等. 决明子预防老年人使用抗生素后继发真菌感染的临床分析 [J]. 现代中西医结合杂志, 2011, 20 (29): 3676-3677.

[25] 傅睿. 决明子治疗老年性便秘 98 例临床分析 [J]. 中国医药科学, 2011, 1 (23): 111, 142.

[26] 任玉寿, 刘晓明, 刘必旺, 等. 决明子微乳软胶囊治疗脂肪肝的临床观察研究 [J]. 山西中医学院学报, 2011, 12 (6): 31-32.

[27] 毛万姮, 商黔惠, 刘爱东, 等. 决明子提取物对大鼠主动脉扩血管作用的机制 [J]. 中华高血压杂志, 2010, 18 (1): 60-64.

[28] 牛艳芬, 赵彤, 曾涛, 等. 决明子提取物对小鼠酒精性肝损伤保护作用的研究 [J]. 毒理学杂志, 2010, 24 (1): 58-61.

[29] 茼建军. 决明子治疗高血压前期疗效观察 [J]. 中国民间疗法, 2010, 18 (6): 26.

[30] 林卓慧, 熊颖. 决明子提取物对高血脂大鼠模型血脂的影响 [J]. 新中医, 2010, 42 (7): 111-112.

[31] 焦素芳, 韩海东. 决明子与罗苏伐他汀联合治疗高脂血症的疗效观察 [J]. 临床合理用药杂志, 2010, 3 (18): 79-80.

[32] 潘正军, 陆祈, 潘丽, 等. 决明子水提液对高血压小鼠血压血脂及肾脏结构的影响 [J]. 中国实验方剂学杂志, 2010, 16 (15): 195-198.

[33] 于景献. 草决明泡茶喝缓解便秘 [J]. 农家之友, 2014 (9): 45.

[34] 胡志成, 徐云生. 重用白术、草决明治疗帕金森病有良效 [J]. 江西中医药, 2011 (8): 40.

[35] 荣文平, 宫爱华, 陈建波, 等. 单味决明子治疗原发性高血压 43 例 [J]. 黑龙江中医药, 2003 (4): 24-25.

[36] 李红卫, 孙素明. 自拟活络化瘀汤治疗高脂血症 124 例 [J]. 陕西中医, 2009, 30 (6): 683-684.

[37] 徐勇, 邢乐友. 决明子治疗老年性便秘 100 例 [J]. 中国中西医结合外科杂志, 2003 (1): 16.

[38] 杨占江. 决明子治疗乳腺小叶增生病 50 例 [J]. 新中医, 2003 (11): 62.

[39] 余建清, 姜雁, 刘辉, 等. 决明子滴眼液的制备及临床应用 [J]. 中国医院药学杂志, 2001 (8): 50-51.

[40] 刘玉兰, 李成伟, 沈雁双. 自拟保视丸治疗干眼症、眼疲劳 400 例 [J]. 中国中医药科技, 2007 (3): 218-219.

[41] 李梅, 诸丽华. 生山楂、决明子、枸杞合用治疗轻度非酒精性脂肪肝效果观察 [J]. 中药与临床, 2012, 3 (3): 41-42.

红　花

【道地沿革】　红花是"红蓝花"的简称，一名黄蓝，一名燕支。传说系张骞通两域时带回，《开宝本草》引《博物志》云："黄蓝，张骞所得，今沧、魏地亦种之。"赵彦卫《云麓漫钞》引文略同。崔豹《古今注》卷下云："燕支叶似蓟，花似蒲公，出西方，土人以染，名为燕支。中国人谓之红蓝，以染粉为妇人色，谓为燕支粉。"红花自古就是重要的经济作物，《齐民要术》卷5载有种红蓝花法，可采摘其花，分别提取红、黄色素用于制作胭脂，又收取其子，榨油作车脂或烛。

　　红花入药据《本草图经》说始于张仲景："仲景治六十二种风，兼腹内血气刺痛，用红花一大两，分为四分，以酒一大升煎强半，顿服之，不止再服。"据《证类本草》引"唐本注"云："（红蓝花）了治口噤不语，血结，产后诸疾，堪染红。"《本草图经》对红花的植物形态描述甚详："今处处有之，人家场圃所种，冬而布子于熟地，至春生苗，夏乃有花。下作球汇多刺，花蕊出球上，圃人乘露采之，采已复出，至尽而罢，球中结实，白颗如小豆大，其花曝干，以染真红及作胭脂。"《证类本草》药图未著产地，茎直立，上部分枝，叶卵状披针形或长椭圆形，头状花序顶生，此即菊科植物红花。

　　《博物志》中"今沧、魏地亦种之"，沧、魏皆在北方，《齐民要术》亦南北朝时后魏贾思勰所撰，乃知红花最初栽种地可能在今冀、鲁、豫数省市。据《新唐书·地理志》，土贡红蓝的州郡有灵州灵武郡（今宁夏灵武）、青州北海郡（今山东青州）、兴元府汉中郡（今陕西南郑）、蜀州唐安郡（今四川崇州）、汉州德阳郡（今四川德阳）等，又《太平寰宇记》卷16临淮县（今江苏泗洪）有红蓝河，据说"隋炀帝宫人种红蓝于此，以名焉"。但这些产地所出红花恐作染料者居多，药用产地宜以本草为准。

　　《药物出产辨》中，红花以河南、安徽、四川为最，而曹炳章《增订伪药条辨》卷2云："河南归德州出者名散红花，尚佳，亳州出者亦名散红花，略次。浙江宁波出者名杜红花，亦佳，皆红黄色。山东出者名大散花，次之。孟河出者更次。河南怀庆出者名怀红花，略次。湖南产者亦佳。陕西产者名西红花，较次。日本出者，色淡黄，味薄，名洋红花。"赵燏黄《祁州药志》草红花条云："原产于埃及，传播于吾国中部及南部，如河南、湖南、浙江等省。又河南之禹州及怀庆，盛行栽培之，祁州地方，前数年亦从事于培植，只因风土不宜，收获不丰。"

　　河南省主要集中在卫辉、延津、沁阳、鄢陵等地，俗称卫红花；川红花则集中产于四川简阳、资阳、南充一带；杜红花产于浙江慈溪、余姚、杭州富阳等地，江苏海门、启东、淮安等地的产品亦称杜红花，但质次于浙江。红花以河南新乡卫辉所产卫红花最为著名。

【来源】　本品为菊科植物红花 Carthamus tinctorius L. 的干燥花。

【原植物、生态环境、适宜区】　一年生草本，高 30~90 cm，全体光滑无毛。茎直立，基部木质化，上部多分枝。叶互生，质硬，近于无柄而抱茎；卵形或卵状披针形，长 3.5~9 cm，宽 1~3.5 cm，基部渐狭，先端尖锐，边缘具刺齿；上部叶逐渐变小，成苞片状，围绕头状花序。花序大，顶生，总苞片多列，外面 2~3 列呈叶状，披针形，边缘有针刺；内列呈卵形，边缘无刺而呈白色膜质；花托扁平；管状花多数，通常两性，橘红色，先端 5 裂，裂片线形；雄蕊 5，花药聚合；雌蕊 1，花柱细长，伸出花药管外面，柱头 2 裂，裂片短，舌状。瘦果椭圆形或倒卵形，长约 5 mm，基部稍歪斜，白色，具 4 肋。花期 6~7 月，果期 8~9 月。

红花在全国各地多有栽培，主产于河南、浙江、四川等地。商品红花按产地不同分为卫红花（河南产）、川红花（四川产）、杜红花（浙江产）、金红花（江苏产）、云红花（云南产）及新疆红花等。

【生物学特点】

1. 栽培技术 选种时选取生长健壮，高度适中，分枝低而多，花序多，管状花橘红色，无病虫害的植株作留种植株。北方以栽无刺红花为主，南方以栽有刺红花为主。近年来新疆和西北地区引进油红花栽培。播种前用 52~54 ℃温水浸种 10 min，转入冷水中冷却后，取出晾干后播种。有用 30%菲醌拌种进行种子消毒或用退菌特或多菌灵可湿性粉剂按种量的 0.3%拌种后，置塑粒袋内闷 1~2 d，再行播种。播种期南方秋季10 月中旬至 11 月初，北方春季 3~4 月，宜早不宜迟。穴播或条播。穴播按行株距 40 cm×25 cm开穴，穴深 6 cm，每穴播种 5~6 颗。每公顷用种量 22.5~30 kg。条播按行距 40 cm 开条沟，沟深 5~6 cm，将种子均匀播入沟内，覆土，稍加镇压。每公顷用种量 30~45 kg，约经 15 d 左右出苗。

2. 田间管理 苗高 6~8 cm 时定苗，每穴留苗 2 株。条播按株距 10~15 cm 间苗，遇有缺株，应时补苗。生长期需中耕除草 3 次，结合追肥培土。施肥应施足基肥，早施春肥，重施抽薹肥。基肥施用完全腐离的堆肥或厩肥。苗期追施两次粪肥，3~4 月施人粪尿及过磷酸钙；4 月上旬现花蕾可施硫酸铵、过磷酸钙；开花前用 1%的尿素。也可根外追肥，用 0.1%~0.3%磷酸二氢钾单一或混合喷施，可促使花蕾多而大。苗期和开花期遇旱，需要浇水保持土壤一定的温度；多雨季节要及时开沟排水。抽薹后摘除顶芽，促使分枝和花苗增多，如栽培过密或土地瘠薄则不宜摘心去顶。

3. 病虫害防治

（1）红花炭疽病：发病部伴茎、叶、花蕾。5 月发病，出现紫红色或褐色纺锤形病斑，逐渐扩大，稍凹，并有橙红色黏性物质，使茎枝枯萎，花蕾不能开放。防治方法：实行水旱轮作，发病时可用代森锌 500~600 倍或可湿性甲基托布津 500~600 倍液喷射。

（2）锈病：高湿易发病，应选地热高燥处实行轮作，种子进行消毒。发病时喷15%粉锈宁 500 倍液。

（3）红花枯萎病：为害茎或主根，使输导组织破坏而枯萎。5 月发病，可用 50%甲基托布津 1000 倍液浇灌或 50%多菌灵 500~600 倍液灌根部。另有菌核病等为害。

（4）虫害：有红花实蝇，用 90%晶体敌百虫 800 倍液喷射。红花指管蚜，为害茎叶及嫩梢，4 月下旬吸取植株汁液，可用鱼藤粉 700~800 倍液喷射，也可用烟草浸在水中（1∶10）24 h，过热煮沸，地滤去渣，取澄清液稀释使用。现用食蚜蝇作天敌进行防治。

【采收加工】 5月下旬开花，5月底至6月中、下旬盛花期，分批采摘。选晴天，每日早晨6~8时，待管状花充分展开呈金黄色时采摘，过迟则管状花发蔫并呈红黑色，收获困难，质量差，产量低。采回后阴干或用40~60℃低温烘干。

【炮制储藏】

1. 炮制 拣净杂质，除去茎叶、蒂头，晒干。

2. 储藏 置阴凉干燥处，防潮，防蛀。

【药材性状】 为不带子房的管状花，长1~2 cm。表面红黄色或红色。花冠筒细长，先端5裂，裂片呈狭条形，长5~8 cm；雄蕊5，花药聚合成筒状，黄白色；柱头长圆柱形，顶端微分叉。质柔软，气微香，味微苦。以质干、形长、色红黄而鲜艳、无枝刺、质柔软、手握软如绒毛者为佳。

【质量检测】

1. 显微鉴别 粉末特征：橙黄色。花冠、花丝、柱头碎片多见，有长管状分泌细胞常位于导管旁，直径约至66 μm，含黄棕色至红棕色分泌物。花冠裂片顶端表皮细胞外壁突起呈短绒毛状。柱头和花柱上部表皮细胞分化成圆锥形单细胞毛，先端尖或稍钝。花粉粒类圆形、椭圆形或橄榄形，直径约至60 μm，具3个萌发孔，外壁有齿状突起。草酸钙方晶存在于薄壁细胞中，直径2~6 μm。

2. 理化鉴别

（1）化学定性：取本品1 g，加稀乙醇10 mL，振摇浸渍1 h，倾取上清液，于浸出液中悬挂一滤纸条，5 min后把滤纸条放入水中，片刻取出，滤纸条上部显淡黄色，下部显淡红色或取本品1g，加水10 mL浸渍过夜，溶液显金黄色。滤过，残渣加10%碳酸钠溶液8 mL浸渍，滤过，溶液加醋酸成酸性，产生红色沉淀。

（2）薄层鉴别：取本品粉末0.5 g，加80%丙酮溶液5 mL，密塞，振摇15 min，静置，取上清液作为供试品溶液。另取红花对照药材0.5 g，同法制成对照药材溶液。照《中国药典》薄层色谱法试验，吸取上述两种溶液各5 μL，分别点于同一硅胶H薄层板上，以乙酸乙酯-甲酸-水-甲醇（7∶2∶3∶0.4）为展开剂，展开，取出，晾干。供试品色谱中，在与对照药材色谱相应的位置上，显相同颜色的斑点。

3. 含量测定

（1）羟基红花黄色素A的含量测定：以十八烷基硅烷键合硅胶为填充剂，以甲醇-乙腈-0.7%磷酸溶液（26∶2∶72）为流动相，检测波长为403 nm，理论板数按羟基红花黄色素A峰计算应不低于3000。对照品溶液的制备：取羟基红花黄色素A对照品适量，精密称定，加25%甲醇制成每1 mL含0.13 mg的溶液，即得。供试品溶液的制备：取本品粉末（过三号筛）约0.4 g，精密称定，置具塞锥形瓶中，精密加入25%甲醇50 mL，称定重量，超声处理（功率300 W，频率50 kHz）40 min，放冷，再称定重量，用25%甲醇补足减失的重量，摇匀，滤过，取续滤液，即得。分别精密吸取对照品溶液与供试品溶液各10 μL，注入液相色谱仪，测定。本品按干燥品计算，含羟基红花黄色素A不得少于1.0%。

（2）山柰素的含量测定：以十八烷基硅烷键合硅胶为填充剂，以甲醇–0.4%磷酸溶液（52∶48）为流动相，检测波长为367 nm。理论板数按山柰素峰计算应不低于3000。对照品溶液的制备：取山柰素对照品适量，精密称定，加甲醇制成每1 mL含9 μg的溶液，即得。供试品溶液的制备：取本品粉末（过三号筛）约0.5 g，精密称定，置具塞锥形瓶中，精密加入甲醇25 mL，称定重量，加热回流30 min，放冷，再称定重量，用甲醇补足减失的重量，摇匀，滤过，精密量取续滤液15 mL，置平底烧瓶中，加盐酸溶液（15→37）5 mL，摇匀，置水浴中加热水解30 min，立即冷却，转移至25 mL量瓶中，用甲醇稀释至刻度，摇匀，滤过，取续滤液即得。分别精密吸取对照品溶液与供试品溶液各10 μL，注入液相色谱仪，测定，即得。本品按干燥品计算，含山柰素不得少于0.050%。

【商品规格】　各地红花均分为一、二等货。其等级要求如下：

（1）一等：干货。管状花皱缩弯曲，成团或散在。表面深红或鲜红色，微带黄色。质柔软。有香气，味微苦。无枝叶、杂质虫蛀、霉变。

（2）二等：表面浅红、暗红或淡黄色，其余同一等。

【性味归经】　辛，温。归心、肝经。

【功能主治】　活血通经，散瘀止痛。用于闭经，痛经，恶露不行，症瘕痞块，胸痹心痛，瘀滞腹痛，跌扑损伤，疮疡肿痛。

【用法用量】　内服：煎汤，3～10 g。外用适量。

【使用注意】　孕妇慎用。

【化学成分】　红花含红花黄色素及红花苷。红花苷经盐酸水解，得葡萄糖和红花素，还含15α，20β–二羟基–Δ^4–孕烯–3–酮。另尚含脂肪油，称红花油，是棕榈酸、硬脂酸、花生酸、油酸、亚油酸、亚麻酸等的甘油酯类。

红花叶含木犀草素–7–葡萄糖苷、胆固醇、豆甾醇、β–谷甾醇等。

【药理作用】

1. 调节心脏功能　红花煎剂小剂量能使蟾蜍离体心脏及兔在体心脏轻度兴奋，使心跳有力，振幅加大；大剂量则对心脏有抑制作用，使心率减慢，心肌收缩力减弱，心搏出量减少。

2. 增加冠状动脉流量、抗心肌缺血

（1）增加冠状动脉血流量：红花黄色素可明显增加离体家兔心脏和心肌缺氧时的冠状动脉流量。从灌流侧管注入22%红花黄色素0.2 mL连续记录1、3、5、7、10 min流量，取其均值，比较给药前后的冠状动脉流量。结果当注药1 min时冠状动脉流量增加最明显，7 min后逐渐恢复到给药前水平。氮气缺氧情况下，冠状动脉流量1～3 min亦有明显增加，5 min后流量逐渐减少。红花乙醇提取液4.0 g/kg给大鼠及红花水煎剂1.0 g/kg给小鼠，均能显著延长常压缺氧条件下的存活时间。

（2）抗心肌缺血：在兔、大鼠、犬等造成实验性心肌缺血或心肌梗死的动物模型上，红花及其制剂均有不同程度的对抗作用。红花对因垂体后叶素引起的大鼠或家兔急性心肌缺血有明显保护作用，可使反复短暂阻断冠状动脉血流造成麻醉犬急性心肌缺血的程度明显减轻，范围缩小，心率减慢，并保护急性心肌梗死区的边缘，因而缩小梗死范围及降低边缘区心电图 ST 段抬高的幅度，从而改善缺血心肌氧的供求关系。

3. 扩张血管、降压

（1）扩张血管：先用含微量肾上腺素或去甲肾上腺素的洛氏液灌流血管，使动物离体血管平滑肌收缩保持一定的血管紧张性，造成可能类似人的血脉不通、血瘀状态。红花可使紧张性增高的豚鼠后肢和兔耳呈现血管扩张作用，并随剂量增加而作用明显。红花亦可增加麻醉犬股动脉血流量，但对蟾蜍和兔的正常离体血管可使之收缩。表明红花扩张血管作用与血管的功能状态和药物的剂量有关。

（2）降压：红花煎剂、红花黄色素及其他制剂对麻醉猫或犬均有不同程度的迅速降压作用，平均血压下降 20 mmHg 左右，持续约 30 min 后恢复。

4. 抗血栓　在研究红花黄色素及双亚酸单用和二者不同比例合并使用的抗血栓作用的实验中，与对照组比较，各实验组血凝块的溶解率均明显增加，红花黄色素与双亚酸合并后剂量组作用强于红花黄色素和双亚酸单一组分。红花黄色素能抑制血小板聚集，防止血栓形成；亚油酸、α-亚麻酸具有一定抗血栓作用，实验结果表明，将二者合并使用，抗血栓作用优于单用，体现了二者抗血栓作用的共性。红花黄色素可降低实验性高脂血症小鼠甘油三酯、总胆固醇、低密度脂蛋白，具有降低血脂的作用，红花黄色素和配伍红花籽油复合制剂低剂量组方，作用强于红花黄色素单一组分药物。红花黄色素与红花籽油配伍的研究不多，应用在降血脂作用上的比较少见。通过观察发现，西医常规加用红花黄色素氯化钠注射液治疗明显优于丹参注射液治疗，且无明显不良反应。羟基红花黄色素 A 能够促进内皮细胞的黏附和提高内皮细胞线粒体活性，提高机体对损伤内皮组织的修复能力，由增加的内皮细胞释放更多的活性物质，起到抗动脉硬化的作用。

5. 抗疲劳、耐缺氧、抗脑缺血

（1）抗疲劳：红花黄色素 1100 mg/kg 小鼠与对照组（用等量生理盐水）比较，游泳时间明显延长，延长率达 117.0%。

（2）耐缺氧：小鼠 100 mg/kg 红花黄色素，与对照组（等容量生理盐水）比较，在给药 30 min 后，每鼠分别放入盛有 15 g 钠石灰的 125 mL 密闭玻璃瓶中，实验组延长存活时间 48.8%。同上法小鼠给药 30 min 后，将小鼠分别放入容积相等的仓内，密闭减压至负压 450 mmHg，观察 60 min。结果与对照组比较，给药组延长存活时间 168.72%。红花黄色素可显著延长小鼠对减压缺氧的存活时间，但对存活率提高不明显。红花实验组与对照组小鼠各 10 只，给红花黄色素 1100 mg/kg 30 min 后，两组动物均腹腔注射 2% 亚硝酸钠溶液 0.1 mL/10 g，记录小鼠存活时间。结果表明，红花黄色素组动物存活时间（118.40 min ± 84.31 min）比对照组动物存活时间（56.30 min ± 25.30 min）延长 110.3%。

（3）抗脑缺血：取小鼠 24 只，分两组。给红花黄色素 1100 mg/kg 30 min 后，观察断头至最后一次喘息所需时间。结果表明，小鼠脑缺血性缺氧后的喘息延续时间，红花黄色素组（18.88 s ± 4.02 s）比对照组（12.83 s ± 4.11 s）显著延长，其延长率为 47.2%。应用红花注射液（1 mL 内含生药 1 g），对 63 只蒙古沙土鼠进行术前 30 min 腹腔注射给予 10 g/kg 红花注射液，并设立了手术对照组和假手术组，观察红花对缺血性脑水肿的影响，并研究了同一脑区的单胺类神经介质含量的变化。结果提示，红花减轻缺血性脑水肿，红花确实能降低脑卒中发生率及死亡率，对实验性胸梗死动物的脑组织具有保护作用。红花注射液 10 g/kg 能降低蒙古沙土鼠一侧左颈动脉结扎的脑卒中发生率，明显减轻由脑卒中引起的脑水肿，说明红花降低卒中发生率可能与减轻脑水肿有一定关系。由于红花可使支循环扩张，增加脑缺血区的血流量，从而减轻脑水肿。红花又能减轻脑组织中单胺类神经介质的代谢紊乱，使下降的神经介质恢复正常或接近正常。

6. 抗凝血 红花黄色素具有非常显著地抑制腺苷二磷酸（ADP）诱导的家兔血小板聚集作用，并对 ADP 已聚集的血小板也有非常明显的解聚作用。当剂量为 0.22 g/mL 时，聚集抑制率和解聚百分率分别达到 85.9% 和 78.9%。红花黄色素的这些作用，随着剂量的增加而增强。红花黄色素对大鼠实验性血栓形成，有非常显著的抑制效应，其抑制率为 73.4%。由于实验采用丝线上形成的血栓物质基础系血小板聚集物，因此血栓湿重的减轻，显然是药物抑制血小板聚集的结果。与体外实验所证实的红花黄色素能抑制 ADP 引起的血小板聚集作用是一致的。红花黄色素尚可明显延长家兔血浆复钙时间、凝血酶原时间和凝血时间，表明它能同时影响体内和体外的凝血系统。此外，红花油还有降低血脂的作用。

7. 兴奋子宫 红花煎剂对小鼠、豚鼠、兔与犬的离体子宫均有兴奋作用。麻醉动物实验表明，煎剂对小鼠、猫与犬的在位子宫也都有兴奋作用。无论离体或在位子宫给药后紧张性或节律性明显增加，有时兴奋作用强烈，可引起痉挛，对已孕子宫的作用比未孕者更为明显。子宫瘘兔静脉注射煎剂后亦出现子宫兴奋反应，收缩频率增加，幅度加大，作用较持久。亦有报道，在摘除卵巢小鼠的阴道周围注射红花煎剂，可使子宫重量明显增加。

8. 镇痛、镇静、抗惊厥 取小鼠 40 只，分成 4 组，分别腹腔注射红花黄色素 0.55 g/kg、1.1 g/kg，盐酸吗啡 20 mg/kg 以及等容量生理盐水。30 min 后腹腔注射 0.7% 冰醋酸 0.1 mL/10 g。观察每只鼠在 20 min 内扭体次数，与对照组比较，计算小鼠扭体反应抑制率。结果两种剂量的红花黄色素均能明显抑制小鼠扭体反应。用上述两种剂量组的小鼠，30 min 后给各组动物戊巴比妥钠阈下催眠剂量 0.3 g/kg 或水合氯醛阈下催眠剂量 0.25 g/kg。观察 30 min 内翻正反射消失达 1 min 以上的小鼠数，计算各组动物入睡率。结果表明，给戊巴比妥钠阈下剂量的对照动物均呈清醒状态，而与红花黄色素合用，小剂量的入睡率提高 40%，大剂量提高 70%；两种剂量可使水合氯醛阈下剂量入睡率由 20% 分别提高 50% 和 80%，提示红花黄色素有明显增强戊巴比妥钠及水合氯醛的中枢抑制作用，其作用与用量成平行关系。1.1 g/kg 红花黄色素，能明显减少尼可刹米引起的小鼠惊厥反应率和死亡率，但不能对抗戊四氮、咖啡因和硝酸一叶萩碱引起的惊厥和死亡。

9. 抗炎 对大鼠甲醛性足跖肿胀的影响：取 15 只大鼠，分为 3 组，分别腹腔注射 1100 mg/kg 红花黄色素、氢化可的松 20 mg/kg 和生理盐水。给药后 30 min，于左右足跖部皮下注射 2.5% 甲醛溶液 0.05 mL 致炎，致炎后 1、3、5、7、24 h 时，用千分尺测量大鼠足肿厚度，并与致炎前的足肿厚度比较，计算各药物组不同时间的足肿胀率。

结果显示，红花黄色素对甲醛性足肿胀有明显抑制作用。

对大鼠毛细血管通透性的影响：取大鼠 14 只，分成 2 组，用药组腹腔注射 1100 mg/kg 红花黄色素，对照组给予等量生理盐水。30 min 后，于大鼠腹部皮内注射磷酸组胺50 g/0.05 mL，立即静脉注射 1% 伊文氏蓝 10 mg/kg。20 min 后断头处死动物，剥开皮肤，观察注射组胺部位皮内蓝染面积，比较两组间差异。结果红花黄色素及对照组的染色面积分别为 63.6 mm^2±9.9 mm^2 和 582.3 mm^2±6.6 mm^2（X±SD），用药组的抑制率为 89.1%。表明对组胺引起的大鼠皮肤毛细血管的通透量增加有明显的抑制作用。

对大鼠棉球肉芽肿形成的影响：在大鼠两侧腋部皮下各埋入重 10 mg 无菌棉球 1 个。实验组 7 只大鼠每日腹腔注射 1100 mg/kg 红花黄色素，对照组 5 只大鼠用等量生理盐水，共给药 4 d。第 5 天处死动物，取出棉球肉芽组织，烘干称重。比较两组肉芽肿形成的抑制率。结果红花黄色素对大鼠棉球肉芽肿形成有显著抑制作用。

10. 增强免疫　红花多糖不同于高等植物中 α-键连接的多糖，类似于细菌来源的多糖。从体外淋转实验表明，红花多糖与 T 细胞致有丝分裂原 ConA 有协同作用，对 B 细胞致有丝分裂原 Dex-TCMLIBansulfate 无明显影响。但体内溶血空斑（PFC）试验，红花多糖与一般认为作用于 B 细胞的黄芪多糖作用趋势一致。给小鼠注射红花多糖的时间不同，小鼠 PFC 值的变化也不同：致敏后给药组的 PFC 被促进，而致敏前给药组的 PFC 反被抑制。表明红花多糖同样显示了免疫药物的双向性。红花多糖能明显对抗泼尼松龙的免疫抑制作用，它对泼尼松龙抑制小鼠的免疫增强作用较对正常小鼠的作用更为明显。红花多糖能促进淋巴细胞转化，增加脾细胞对羊红细胞空斑形成的细胞数，对抗泼尼松龙的免疫抑制作用等，表明它是一种新的、值得进一步研究的免疫调节剂。另外，红花总黄素（SY）降低血清溶菌酶含量、腹腔巨噬细胞和全血白细胞吞噬功能；使溶血空斑（PFC）、绵羊红细胞（SRFC）和抗体产生减少；抑制 Ⅳ 型超敏反应（DTH）和超适剂量免疫法（SOI）诱导的抑制性 T 细胞活化；体外 SY 0.03～3.0、0.1～2.0 和 0.1～2.5 mg/mL 抑制 TdR 掺入的 T、B 淋巴细胞转化，混合淋巴细胞培养（MLC）反应，以及白介素-2（IL-2）的产生及其活性。

11. 抗氧化、抗衰老　红花黄色素对大鼠心肌缺血再灌注损伤的作用，实验结果显示，红花黄色素能使各种内源性抗氧化酶（SOD、GSH-Px）不同程度地升高，降低脂质过氧化反应的发生，减少脂质过氧化产物丙二醛的生成，减少缺血心肌自由基生成并阻止自由基损伤。红花黄色素 3.3 μg/L 的剂量，能明显改善由 H_2O_2 诱发的豚鼠心室肌动作电位时程的缩短，预先用红花黄色素 10 min 后，外源性氧自由基 H_2O_2 引起的单个豚鼠心室肌细胞的 L 型钙电流的抑制作用得到改善，说明其能够清除自由基，对氧自由基所致的心肌细胞电生理异常有保护作用，但红花黄色素不能改变氧自由基对内向整流钾电流的抑制作用。在抗衰老研究中，红花黄色素能不同程度地升高衰老模型小鼠线粒体内 Mn-SOD、钙 ATP 酶、复合体 Ⅰ 及复合体 Ⅱ+Ⅲ 的活性，降低丙二醛的含量，对线粒体膜的氧化损伤有保护作用。红花黄色素各剂量组能不同程度地升高衰老模型肝线粒体膜磷脂成分磷脂酰胆碱（PC）、磷脂酰乙醇胺（PE）和心磷脂（CL）的含量和 Ca^{2+} 含量，降低磷脂酶 A2（PLA2）的含量，其中以生药剂量 12 g/kg 组效果最显著，改善肝线粒体膜磷脂组成，维持 Ca^{2+} 稳态。

12. 调控基因表达　红花黄色素能显著抑制大鼠血管平滑肌细胞（VSMC）的快速增殖生长，并以浓度依赖方式影响细胞周期分布，阻止细胞于 G_0/G_1 期，抑制细胞 DNA 的合成，同时，能以浓度依赖方式降低 p65 的表达，下调 VSMC 细胞 NF-κB 的活性，是其治疗血管增殖性疾病（高血压、冠状动脉硬化性心脏病）、血管成形术后再狭窄的基础。Caspase-3 即胱天蛋白酶，是细胞凋亡促动剂，在细胞凋亡调控过程中居中心位置，而 Bcl-2 是凋亡的抑制剂，红花对抗脑缺血再灌注损伤可能与其抑制促凋亡剂 Caspase-3 的表达，增强凋亡抑制剂 Bcl-2 的表达有关，即通过影响凋亡调控基因的表达而实现抗凋亡作用。研究红花黄色素预处理对心肌缺血再灌注大鼠心肌细胞凋亡的影响，结果显示能抑制心肌细胞的凋亡，下调 Bax 基因蛋白表达，上调 Bcl-2 基因蛋白表达，对心肌缺血再灌注损伤起到保护作用。兴奋性氨基酸的兴奋性细胞毒作用是导致缺血后神经细胞坏死及凋亡的重要因素，谷氨酸是脑内最重要的兴奋性神经递质，其受体分为离子型和代谢型，离子型中的 N-甲基-D-天冬氨酸受体（NMDAR）是介导其细胞毒性作用最重要的受体，羟基红花黄色素 A（HYSA）可明显降低缺血再灌注早期（缺血再灌注 12 h 之内）NMDAR1 的蛋白表达，用红花注射液对肺血栓栓塞症（PTE）的大鼠干预后，其肺部炎性损伤明显减轻，红花能下调 p-选择素和细胞黏附分子 ICAM-1 蛋白及 mRNA 的表达，减轻 PTE 的炎性损伤。

13. 升高 NO 水平及其合酶活性　红花注射液能升高冠心病患者血清中 NO 水平及其合酶活性，扩张血管，改善微循环。但是也有研究报道认为，红花的扩血管作用不是通过内源性 NO 介导的，左旋单甲基精氨酸（L-NMMA）作为内源性一氧化氮合酶的抑制剂，能抑制内源性 NO 的合成，在红花注射液的有效作用时间内给家兔静注 L-NMMA，观察血管运动是否受其影响，结果显示，L-NMMA 在实验所用剂量并不能抑制红花注射液对血管运动的作用，而在 L-NMMA 的有效作用时间内静注红花注射液，结果显示，被 L-NMMA 抑制的血管运动逐渐恢复，血管口径扩张，提示红花的扩管作用与 NO 无关。脑缺血再灌注后，损伤的脑组织中 NO 的含量明显升高，一般认为是 Ca^{2+} 超载激活了一氧化氮合酶（NOS），使 NO 大量生成，生理浓度的 NO 对神经细胞有保护作用，但在脑缺血时，NOS 大量激活表达产生过量的 NO，NO 对缺血脑组织的作用比较复杂，具有保护和损害双重作用，HYSA（2、4 mg/kg）剂量组能明显抑制局灶性脑缺血后大鼠脑组织中 iNOS 的表达量，同时能减轻大鼠脑梗死面积和神经功能障碍。

14. 抗肿瘤　红花注射液对人宫颈癌细胞株海拉细胞的增殖有较强的抑制作用，其浓度越高抑瘤作用越强，作用之间越长抑瘤效果越好。红花黄色素对血管平滑肌细胞的增殖有抑制作用，HYSA 能显著抑制鸡胚囊膜上新生血管的生成，高浓度的 HYSA 具有促进人脐静脉细胞株 EVC-304 生长的作用，而低浓度的 HSYA 表现为抑制 EVC 生长的作用，并且抑制强度随着浓度的降低而逐渐加强。在血管生成过程中，血管内皮细胞增殖是血管发生和发展的最基本和最重要的环节，因而抑制血管内皮细胞增殖就可以抑制新生血管生成，因而抑制肿瘤的生长。

红花多糖能够显著抑制人肝癌细胞 SMMC-7721 增殖，诱导 SMMC-7721 细胞凋亡，其作用机制可能与上调 Bax 的表达及下调 Bcl-2 的表达和降低线粒体膜电位有关。

红花多糖还可以降低人胃癌 SGC-7901 细胞 MMP，同时能明显抑制 SGC-7901 细胞体外增殖，并可诱导细胞凋亡。

15. 其他 红花水提物明显降低高脂血症大鼠甘油三酯（TG）、血清总胆固醇（TC）及低密度脂蛋白胆固醇（LDL-CHO），红花制剂的降压机制可能与抑制中枢加压反射、激动 H_1 受体、影响肾素血管紧张素和直接扩张外周血管等作用有关。红花黄色素拮抗 β 受体，红花提取物能明显降低血清肌酸激酶（CPK）、乳酸脱氢酶（LDH）的活性，提示其可减轻细胞膜的损伤程度，降低细胞膜通透性，具有膜稳定作用。

16. 药代动力学 对红花提取物的药代动力学方面的研究主要集中在对红花黄色素和羟基红花黄色素 A（HYSA）的药代动力学研究上。红花黄色素在小鼠体内的处置及代谢为一室开放模型，半衰期 $t_{1/2}$ 为 41.6 min，表观分布容积为 6.3 mL，清除率为 0.11 mL/min，清除速率常数为 0.016 7 mg/min，药时曲线下面积（AUC）为 57 862.2 μg·min/mL，红花黄色素在肝和肾内分布较大，在脑中浓度低，这与红花黄色素是红花中水溶性成分，不易透过血脑屏障相一致。羟基红花黄色素 A 在大鼠体内代谢符合二室模型的动力学特点。HYSA 在胃内基本不吸收，虽然它是多羟基黄酮类化合物，略偏酸性，在胃内呈现分子状态，但因其相对分子质量较大，亲水性强，难以通过胃黏膜而吸收少，HYSA 在空肠有最佳吸收，橄榄油能促进其吸收，增加其生物利用度。同时，实验结果还显示，HYSA 的吸收受到肠上皮细胞中 P 糖蛋白外排的影响。

【毒理研究】 用红花水煎液进行了急性毒性、小鼠骨髓微核、TK 基因突变、体外细胞毒性和埃姆斯（Ames）试验。结果显示，红花的 $LD_{50} > 88.8$ g/kg，属无毒物。中国仓鼠卵巢细胞（CHO）和中国仓鼠肺细胞（CHL）的 IC_{50} 分别为 6.07 mg/mL 和 6.65 mg/mL（生药终浓度），遗传毒性试验结果均为阴性，222.0 mg/mL 剂量的红花对 TA98、TA100 和 TA102 均有明显抑制细菌生长的作用。得出结论，红花水提取物对正常细胞有一定的毒性，但有抑制细菌生长的作用，无致突变作用。

【临床应用】

1. 临床配伍

（1）产后血晕心烦闷：红蓝花二两，紫葛一两，芍药一两。上粗捣筛。每服五钱，水一盏半，煎至八分，去滓后再入生地黄汁半合，更煎六七沸，温服不拘时。（《普济方》红蓝花汤）

（2）吐血：红花一两，诃黎勒（兼核生用）三枚，川朴硝五两。上件药，捣粗罗为散。每服三钱，以酒半中盏，水半中盏，煎至六分去滓，人赤马通一合，不计时候温服。（《太平圣惠方》红花散）

（3）跌打及墙壁压伤：川麻一分，木香二分，红花三分，甘草四分。均生用，研末，黄酒送下。（《急救便方》）

（4）噎嗝：红花（端午采头次者，无灰酒拌，湿瓦上焙干）、血竭（瓜子样者为佳）各等分。上为细末，用无灰酒一小盏入药在内，调匀，汤炖热徐徐咽下。初服二分，次日服三分或四分，三日服五分。（《简便单方》）

（5）肿毒初起，肿痛不可忍者：红花、穿山甲（炒）各五钱，归尾三钱，黄酒二盅。煎一盅，调阿魏五分，麝香五厘服。（《外科大成》）

（6）妇人六十二种风及腹中血气刺痛：红蓝花一两。以酒一大升，煎减半，顿服一半，未止再服。（《金匮要略》红蓝花酒）

（7）热病胎死：红花酒煮汁，饮二三盏。（《妇人良方》校注补遗）

2. 现代临床

（1）急性心肌梗死：在对急性心肌梗死患者治疗的实验中，对照组采用常规扩血管的抗心绞痛药物治疗，实验组给予红花注射液治疗，治疗后实验组心电图恢复率为86.9%，对照组心电图的恢复率为62.9%；在并发症的出现上，实验组为13.2%，对照组为33.7%。

（2）糖尿病足部溃疡：随机将40例2型糖尿病患者分为治疗组和对照组。治疗组给予红花黄色素注射液后，治疗组足部溃疡有了明显的改善，且均未出现不良反应。本研究证明，在治疗糖尿病足部溃疡时，在对患者进行常规治疗的基础上加用红花黄色素注射液进行治疗，可以显著地提高治疗效果，能够有效地缓解患者的糖尿病足溃疡的进一步发展，促进溃疡面愈合。

（3）静脉炎：将109例门诊浅静脉化疗的患者随机分为治疗组和对照组，治疗组用75%红花乙醇湿敷，对照组采用50%硫酸镁湿敷方法，比较两组预防化疗性静脉炎的效果。结果发现，治疗组预防化疗性静脉炎的效果与对照组比较有显著性差异。结果表明，75%红花乙醇预防化疗性静脉炎效果显著，经济方便，患者易于接受。

（4）血管瘢痕：将120例使用动脉、静脉内瘘进行血液透析的患者，随机分为对照组和3个观察组，分别给予不同剂量的红花乙醇外敷。结果表明，60%红花乙醇湿热敷动脉、静脉内瘘能明显减少瘢痕形成及预防血管狭窄。而红花乙醇针对重型患者，疗效欠于轻、中型患者，提倡早使用、早预防。

（5）抗肿瘤：通过 MTT 实验和流式细胞术，检测对比观察溶血卵磷脂组和不同浓度红花黄色素组对血管内皮细胞增殖、凋亡的影响，发现溶血卵磷脂可以抑制血管内皮细胞增殖、促进细胞凋亡，而红花黄色素可以干预这种作用，使内皮细胞的增殖增强，凋亡减少。应用 RT-PCR 等技术研究发现，羟基红花黄色素 A 可以显著抑制鸡胚尿囊膜组织中的碱性成纤维细胞生长因子、血管内皮生长因子及血管内皮生长因子受体 FLT-1 的 mRNA 表达，可以强效阻断鸡胚尿囊膜新生毛细血管的生成。红花及其活性成分主要通过抑制细胞生长因子，阻断细胞转移通路而抑制肿瘤生长。

（6）其他：以50%红花注射液15 mL（含生药75 g），加入10%葡萄糖液500 mL 静脉滴注，每日1次，共治137例脑血栓，总有效率为94.7%。以红花注射液15 mL 加入5%葡萄糖液200 mL 静脉滴注，每日1次，半个月为1个疗程，疗程间隔5 d，共治疗2个疗程，治疗62例冠心病。结果心绞痛有效率为76.7%，心电图有效率为65%，血黏度也有显著改善。用0.5%红花酊局部外敷，治疗砸伤、扭伤所致的局部充血、肿胀775例，结果痊愈347例，好转399例，无效29例。红花临床上还用于治疗流行性出血热、精神分裂症、胃溃疡、骨质增生、静脉炎、神经性皮炎、突发性耳聋等疾病。红花籽油中的亚油酸对深Ⅱ度烫伤兔创面具有保护和营养作用，还能促进实验兔血液中表皮细胞生长因子（EGF）的分泌。

【不良反应】 临床红花应用不当会有中毒反应。主要表现为腹部不适、腹痛、腹泻，甚或胃肠出血，腹部绞痛，妇女月经过多。主要与红花对肠管及子宫有兴奋作用有关。中毒发生时，有的可出现神志萎靡不清、震颤，严重者可致惊厥，呼吸先兴奋后抑制，以至循环、呼吸衰竭；少数患者出现头晕、皮疹和一过性荨麻疹等。与红花对神经系统的兴奋作用和过敏反应有关。红花中毒的主要原因，一是误用，二是用量过大。临床上对孕妇应忌用，有溃疡病及出血性疾病者应慎用，用量（煎服）不宜大，以 3~9 g 为宜。

【综合利用】 红花用途广，常用于治疗心脑血管病和跌打损伤的药物中，还可做油料用于食品方面，同时可用于生产祛斑的化妆品、染料、牲畜饲料等。红花含有红花黄色素和红花素等，被广泛用来治疗冠心病、心绞痛、心肌梗死等症。药食同源，可作为药膳的原料，如红花鸡丝、红花酒、红花糖水等。还有红花茶、红花可乐、降胆固醇护心制剂和降胆固醇保健油等红花制品。红花制品除防治心脑血管疾病外，还具有丰富的营养价值。

■参考文献

[1] 狄柯坪，郝凤琴，常立功. 红花对家兔肠系膜微血管运动作用机理的在体研究 [J]. 四川中医，2006，24（1）：21-22.

[2] 盛雨辰，夏玉叶，闵旸. 羟基红花黄色素 A 对局灶性脑缺血后大鼠脑组织诱导型一氧化氮合酶的影响 [J]. 中国药理学通报，2006，22（9）：1134-1137.

[3] 陈铎葆，赵辉，张雷，等. 红花黄素预处理对缺血再灌注大鼠心肌细胞凋亡的影响 [J]. 现代中药研究与实践，2005，19（5）：24-26.

[4] SUZUKI Y，TAKAGI Y，NAKAMURA R，et al. Ability of NMDA and non-NMDA receptor antagonists to inhibit cerebralis chemic damage in rats [J]. Brain Research，2003，964（1）：116-120.

[5] 张建初，夏蕾，白明，等. 实验性大鼠肺血栓栓塞症中 ICAM-1、P-选择素的变化及红花注射液对其的影响 [J]. 中国中西医结合杂志，2006，26（7）：629-632.

[6] 陈发胜，孙丰雷，魏爱生，等. 红花注射液治疗糖尿病周围神经病变的机制探讨 [J]. 中西医结合心脑血管病杂志，2003，1（8）：456-458.

[7] 马新博，石学魁，宫汝飞，等. 红花多糖对人胃癌 SGC-7901 细胞线粒体膜电位及增殖的影响 [J]. 广东医学，2013，34（7）：1002-1005.

[8] 吕瑞林，吴继炎，郑国平，等. 红花籽油对深Ⅱ度烫伤兔创面愈合的影响 [J]. 中国中西医结合外科杂志，2013，19（4）：408-410.

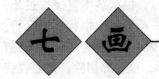

麦 冬

【道地沿革】 麦冬又称麦门冬、川麦冬、沿阶草、寸冬等，《神农本草经》列为上品，本品以叶似麦苗而耐冬长绿得名，此即《名医别录》所云"叶如韭，冬夏长生"。《名医别录》虽记其"生函谷川谷及堤肥土石间久废处"，而又说"秦名羊韭，齐名爱韭，楚名乌韭，越名羊蓍"，则知此物各地皆有分布。《吴普本草》云："生山谷肥地。叶如韭，肥泽丛生……实青黄。"《本草拾遗》将麦冬分为大小两类："出江宁者小润，出新安者大白。其苗大者如鹿葱，小者如韭叶，大小有三四种，功用相似，其子圆碧。"由此可见古代麦冬品种甚为复杂，大致为百合科 *Ophiopogon* 属及 *Liriope* 属植物。

《本草纲目》曰："古人惟用野生者，后世所用多是种莳而成……浙中来者甚良，其叶似韭而多纵纹且坚韧而异。"唐宋时期栽培麦冬的产区主要在江浙，《本草图经》云："今所在有之。叶青似莎草，长及尺余，四季不凋，根黄白色，有须根，作连珠形，似穬麦颗，故名麦门冬，四月开淡红花如红蓼花，实碧而圆如珠。江南出者，叶大者苗如粗葱，小者如韭，大小有三四种，功能相似，或云吴地者尤胜。"《证类本草》也提到："江宁新安者佳，吴地者尤胜。"明清以来，四川麦冬产量较大，渐渐成为麦冬的另一主产区，《药物出产辨》云："产四川绵州者俗名瓜黄，产浙江杭州名苏冬。"

今用麦冬主产于四川三台，浙江杭州、余姚，江苏无锡、镇江等地，此外河南、广西、贵州、云南、安徽、湖北、福建等地亦产。商品大多为栽培品。浙江产的为浙麦冬（杭麦冬），四川产的为川麦冬。以四川、浙江所产为道地药材。

【来源】 本品为百合科麦冬 *Ophiopogon japonicus* (L. f) Ker-Gawl. 的干燥块根。

【原植物、生态环境、适宜区】 多年生草本，成丛生长，高 30 cm 左右。叶丛生，细长，深绿色，形如韭菜。花茎自叶丛中生出，花小，淡紫色，形成总状花序。果为浆果，圆球形，成熟后为深绿色或黑蓝色。根茎短，有多数须根，在须根的中部或尖端常膨大成纺锤形的肉质块根，即药用的麦冬。

麦冬抗性强，既可生长在阳光下，也可在阴处生长，在阴湿处生长叶面有光泽。喜肥沃排水良好的土壤，但亦能耐瘠薄的土壤。在种植早期应增施肥料，可加快其生长，尽早覆盖地面。麦冬分布于江西、安徽、浙江、福建、四川、贵州、云南、广西等地，主产于四川、浙江。

【生物学特点】

1. 栽培技术 麦冬栽培品种较多，各地可选用优良品种。麦冬收获时，将割去块根的苗，选健壮者留作种用。用刀切去根状茎下部和须根，保留上部茎节部分，以叶片不散开为准，其横切面呈现白色放射状花纹（俗称菊花心），根状茎不宜保留过长，否则栽后会发生两重茎节（俗称高脚苗），生长的块根较少，产量低。根状茎切除后，将合格的苗子整理整齐，用稻草捆成捆，以备栽植。浙江认为叶片过长，会消耗种苗水分，操作也不方便，因此将上部叶片截除，只留 5~6 cm 长，根全部切除。普通收获 1 hm² 麦冬，可供 3~4 hm² 地作种苗。种苗准备好后，应随即栽植，若不能立即栽植，应将种苗捆好把下部在水中浸湿，并用少许泥土包围，每日喷少许水，可保留数日。

四川麦冬适宜的栽植时期在 4 月间，浙江则在 5~6 月初栽植。四川麦冬栽植时，先按行距 10~13 cm 开沟，深 5~6 cm 左右，在沟内每隔 6~8 cm，放种苗 2~4 株，垂直放于沟中，然后将土填满浅沟，用扁锄推压或用脚踩，将种苗两侧的覆土压紧。栽后立即灌透水一次，每公顷约需种苗 10 500 kg。浙江麦冬栽种，先用种刀切开土壤开沟，二年收获的行株距 20 cm×16 cm，三年收获的行株距（26~33）cm×（20~23）cm，每穴栽苗 8~9 株，同一丛苗基部要整齐，垂直入土，然后将上压实，深约 4 cm 左右。

2. 田间管理　中耕除草：麦冬植株矮小，如不经常除草，则杂草滋生，妨碍麦冬的生长。栽后半个月就应除草一次，5~10 月杂草容易滋生，每个月需除草 1~2 次，入冬以后，杂草少，可减少除草次数，除草时结合进行锄松表土。麦冬的生长期较长，需肥较多，除施足基肥外，还应根据麦冬的生长情况，及时追肥。一般追肥 3 次以上，第一次在 7 月中旬。每公顷施猪粪尿 30 000~37 500 kg，腐熟饼肥 750~1500 kg。第二次在 8 月上旬，每公顷施猪粪尿 37 500~45 000 kg，腐熟饼肥 750~1500 kg，草木灰 1500~2250 kg。第三次在 11 月初，每公顷施猪粪尿 30 000~37 500 kg，腐熟饼肥 750 kg。追肥时氮肥不宜过多，以免引起地上部分徒长。浙江产区，除基肥外，栽植时在穴中施些过磷酸钙，混拌在土中，以提高产量。栽后半个月麦冬返青时，每公顷施 11 250 kg 清水粪，过磷酸钙 112.5 kg，7 月每公顷再施人粪尿 18 750 kg，加过磷酸钙 195 kg。春秋两季是块根膨大和根茎伸长增多时期，同时分率旺盛，此时应重施磷、钾肥，故于每年 3 月和 9 月分别进行追肥，先浅松表土，每公顷施过磷酸钙或腐熟饼肥 750~1500 kg，再施人粪尿 18 750~22 500 kg，在 11 月每公顷再施草木灰 2250~3000 kg，以利于植株的生长与越冬。麦冬宜稍湿润的土壤环境，需水分较多，除栽植后应及时灌水浸润田土，促进幼苗迅速发出新芽，5 月上旬，天气旱热，土壤水分蒸发快，亦应及时灌水，如遇冬春干旱，则应在 2 月上旬前灌水 1~2 次，以促进根块生长。

3. 病虫害防治

（1）黑斑病：病原菌是真菌中一种半知菌，发病初期叶尖变黄并向下蔓延，产生青、白不同颜色的水浸状病斑，后期叶片全部变黄枯死。防治方法：选用无病种苗，栽前用 1∶1 倍波尔多液，或用 65% 代森锌可湿性粉剂 500 倍液浸种苗 5 min。加强田间管理，及时排除积水。大田发病期可割去病叶，喷 1∶1∶100 倍波尔多液，每隔 10~14 d 1 次，连续 3~4 次。

（2）根结线虫病：病原是圆形动物门线虫纲的一种根结线虫。主要为害根部，造成瘿瘤，使麦冬的须根缩短，到后期根表面变粗糙，开裂，呈红褐色。剖开膨大部分，可见大量乳白色发亮的球状物，即为其雌性成虫。防治方法：实行轮作，有条件的地方可水旱轮作，避免与烤烟、紫云英、豆角、芋头、红薯、瓜类、罗汉果、白术、丹参、颠茄等作物轮作，最好与禾本科作物轮作。选用无病种苗，剪净老根。选用抗病品种，如大叶麦冬、沿阶草、四川遂宁麦冬。

【采收加工】 四川麦冬栽种后，第二年 4 月即可收获。选晴天，用锄或犁耕翻 23~26 cm，将麦冬全株翻出土面，然后抖落根部泥土，用刀切下块根和须根，分别放入箩筐中，置于流水中，用脚踩淘洗，洗净泥沙，运回加工。浙江麦冬则在栽后第三年或第四年收获，方法同四川麦冬产区相似。

四川麦冬的加工，是将洗净的根放在晒席上或晒场上暴晒，晒干水汽后，用双手轻搓（不要搓破表皮），搓后又晒，晒后又搓，反复 5~6 次，直到除去须根为止。等到干燥后，用筛子或风车除去折断的须根和杂质，选出块根即可出售。一般每公顷产干货 1500~2250 kg，而近年来采用遂宁麦冬品种栽培，每公顷产量可达 3000~3750 kg。

浙江麦冬加工，是将洗净的块根放在晒具上晾晒 3~5 d 后，须根由软到硬逐渐干燥，放箩筐内闷放 2~3 d，然后再翻晒 3~5 d，此时要一堆一堆晒，且需经常翻动，以利干燥均匀。此后再闷 3~4 d，再晒 3~5 d，这样连续反复 3~4 次，块根干燥度达 70%，即可剪去须根再晒至干燥。在天气不好时，采用 40~50 ℃ 微火烘干，先烘 15~20 h 后，拿下来放几天再烘至干燥。

干燥的麦冬用木箱或麻袋包装储运。宜放干燥处，防潮湿和虫蛀。

【炮制储藏】

1. 炮制 除去杂质，洗净，润透，轧扁，干燥。

2. 储藏 置阴凉干燥处，防潮。

【药材性状】 本品呈纺锤形，两端略尖，长 1.5~3 cm，直径 0.3~0.6 cm。表面黄白色或淡黄色，有细纵纹。质柔韧，断面黄白色，半透明，中柱细小。气微香，味甘、微苦。以颗粒大、饱满、色黄白、半透明、质柔韧、味甜、嚼之发黏者为佳。

【质量检测】

1. 显微鉴别 本品横切面：表皮细胞 1 列，根被为 3~5 列木化细胞。皮层宽广，散有含草酸钙针晶束的黏液细胞，有的针晶直径至 10 μm；内皮层细胞壁均匀增厚，木化，有通道细胞，外侧为 1 列石细胞，其内壁及侧壁增厚，纹孔细密。中柱较小，韧皮部束 16~22 个，各位于木质部束的星角间，木质部由导管、管胞、木纤维以及内侧的木化细胞连接成环层。髓小，薄壁细胞类圆形。

2. 理化鉴别 取本品 2 g，剪碎，加三氯甲烷-甲醇（7：3）混合溶液 20 mL，浸泡 3 h，超声处理 30 min，放冷，滤过，滤液蒸干，残渣加三氯甲烷 0.5 mL 使之溶解，作为供试品溶液。另取麦冬对照药材 2 g，同法制成对照药材溶液。照《中国药典》薄层色谱法试验，吸取上述两种溶液各 6 μL，分别点于同一硅胶 GF$_{254}$ 薄层板上，以甲苯-甲醇-冰醋酸（80：5：0.1）为展开剂，展开，取出，晾干，置紫外光灯（254 nm）下检视。供试品色谱中，在与对照药材色谱相应的位置上，显相同颜色的斑点。

3. 含量测定 麦冬多糖的含量测定：取鲁斯可皂苷元对照品适量，精密称定，加甲醇制成每 1 mL 含 50 μg 的溶液，即得对照品溶液，精密量取对照品溶液 0.5、1、2、3、4、5、6 mL，分别置具塞试管中，于水浴中挥干溶剂，精密加入高氯酸 10 mL，摇匀，置热水中保温 15 min，取出，冰水冷却，以相应的试剂为空白，照《中国药典》紫外-可见分光光度法，在 397 nm 波长处测定吸光度。以吸光度为纵坐标，浓度为横坐标，绘制标准曲线。取本品细粉约 3 g，精密称定，置具塞锥形瓶中，精密加入甲醇 50 mL，称定重量，加热回流 2 h，放冷，再称定重量，用甲醇补足减失的重量，摇匀，滤过，精密量取续滤液 25 mL，回收溶剂至干，残渣加水 10 mL 使溶解。用水饱和正丁醇振摇提取 5 次，每次 10 mL，合并正丁醇液，用氨试液洗涤 2 次，每次 5 mL，弃去氨液，正丁醇液蒸干。残渣用 80%甲醇溶解，转移至 50 mL 量瓶中，加 80%甲醇至刻度，摇匀。精密量取供试品溶液 2~5 mL，置 10 mL 具塞试管中，照标准曲线的制备项下的方法，自"于水浴中挥干溶剂"起，依法测定吸光度，从标准曲线上读出供试品溶液中鲁斯可皂苷元的重量，计算，即得。本品按干燥品计算，含麦冬总皂苷以鲁斯可皂苷元（$C_{27}H_{42}O_4$）计，不得少于 0.12%。

【商品规格】　商品按产地分为杭麦冬和川麦冬。

1. 杭麦冬

（1）一等：纺锤形，半透明体。表面黄白色。质柔韧，断面牙白色，有木质心。味微甜，嚼之有黏性。每 50 g 150 粒以内，无须根、油粒、烂头、枯子。

（2）二等：每 50 g 280 粒以内，其余同一等。

（3）三等：每 50 g 280 粒以外，最小不低于麦粒大，油粒、烂头不超过 10%，其余同一等。

2. 川麦冬

（1）一等：纺锤形，半透明。表面淡白色，断面牙白色，木质心细软，味微甜，嚼之少黏性。每 50 g 150 粒以内，无乌花、油粒。

（2）二等：每 50 g 300 粒以内，其余同一等。

（3）三等：每 50 g 300 粒以外，最小不低于麦粒大，乌花、油粒不超过 10%，其余同一等。

出口商品按质量标准分等。

【性味归经】　甘，微苦，微寒。归心、肺、胃经。

【功能主治】　养阴生津，润肺清心。用于肺燥干咳，虚痨咳嗽，喉痹咽痛，津伤口渴，内热消渴，心烦失眠，肠燥便秘。

【用法用量】　内服：煎汤，6~12 g。

【使用注意】　虚寒泄泻、湿浊中阴、风寒或寒痰咳喘者均禁服。

【化学成分】　含多种甾体皂苷：麦冬皂苷 A、B、C、D，苷元均为假叶树皂苷元；另含麦冬皂苷 B′、C′、D′，苷元均为薯蓣皂苷元。尚含多种黄酮类化合物：如麦冬甲基黄烷酮 A、B，麦冬黄烷酮 A，麦冬黄酮 A、B，甲基麦冬黄酮 A、B。另分离得到 5 个高异黄酮类化合物。

【药理作用】

1. 镇静、抗惊厥　给予小鼠腹腔注射麦冬总氨基酸 0.5 mL/10 g 30 min 后，腹腔注射戊巴比妥钠 30 mg/kg，观察翻正反射消失动物数。结果显示，麦冬总氨基酸有明显的协同中枢抑制药作用，而麦冬总皂苷及总糖对阈下催眠剂量的戊巴比妥钠作用无明显影响。15%麦冬须制剂 10 mL/kg 灌胃能抑制注射松节油 2.0 mL/kg 的家兔的发热，但发热后用药则无抑制作用。麦冬煎剂有镇静作用，亦能加强氯丙嗪的镇静作用，增强戊巴比妥钠的催眠作用，拮抗咖啡因的兴奋作用，能推迟二甲弗林引起的抽搐、强直性惊厥及死亡发生的时间，但不能使动物免于死亡。

2. 强心 对离体蟾蜍心脏心功能的影响：麦冬总皂苷 I（粗提物）加强心肌收缩力作用最强，而总皂苷 II（较纯物）作用不及总皂苷 I，一般在心肌收缩力增强的同时伴有心输出量的增加。大剂量的总皂苷 I、II 及总糖对心脏均产生抑制，可使心肌收缩力减弱、心输出量减少，房室传导阻滞甚至停搏。总皂苷 I、II，总糖、总氨基酸对心率一般稍减慢或不变，均无明显影响。

对离体豚鼠心脏心肌收缩振幅的影响：麦冬总皂苷及总氨基酸小剂量均可使心肌收缩力增强，冠状动脉流量增加，大剂量则抑制心肌，减少冠状动脉流量，但两者对心率无影响。

3. 抗心律失常 麦冬总皂苷 10 mg/kg 静脉注射可有效地预防或对抗由肾上腺素、氯化钡、乌头碱所诱发的心律失常，并使结扎犬冠状动脉 24 h 后的室性心律失常发生率由 87%±8% 降至 57%±7%。电生理实验表明，麦冬总皂苷 15 mg/kg 可明显降低兔单相动作电位的最大除极速度（v_{max}），缩短其动作电位复极 10%时程（APD10）、动作电极复极 50%时程（APD50）；麦冬总皂苷 50 μg/mL 也可使豚鼠乳头状肌细胞跨膜动作电位幅度（APA）、v_{max} 明显降低，APD10、APD50 明显缩短；同时事件相关电位（ERP）/动作电极时程（APD）显著增大。麦冬对氯化钡、乌头碱、肾上腺素、垂体后叶素等所致的心律失常均有改善作用。用硫酸镁 2.5 g、麦冬 20 g 稀释于 500 mL 葡萄糖生理盐水内静脉滴注治疗实验性狗心肌梗死，用药 6 h、24 h 期前收缩出现次数与对照组相比，结果表明，麦冬合同小剂量硫酸镁对心肌梗死后心律失常有一定预防作用。麦冬总皂苷能使结扎犬冠状动脉 24 h 后的室性心律失常发生率由 87%±8% 降至 57%±7%，说明麦冬具有抗心律失常作用。同时麦冬总皂苷可降低右心房的心肌自律性和右心房的心肌兴奋性，延长左心房肌功能不应期，说明麦冬总皂苷可以影响心肌的电生理特性。

4. 抗心肌缺血 用新西兰兔麻醉后结扎冠状动脉前室间支，造成急性实验性心肌梗死，经耳静脉注射麦冬注射液 15 mL（相当生药 15 g）。然后与对照组一起在术后即刻及术后 15、30、60 min，直接心脏穿刺采血，测定血浆环腺苷酸（cAMP）和环鸟苷酸（cGMP）。结果术后 15 min，对照组 cAMP、cGMP 继续升高，麦冬组呈下降趋势，术后 30 min 麦冬组仍低于对照组，术后 60 min 恢复至术前水平。血浆 cAMP/cGMP 比值变化：术前两组无显著性差异，术后即刻两组比值均下降；对照组在术后 15、30 min，继续下降分别为 4.6±1.61、4.57±2.01；而麦冬组已接近术前水平，分别为 6.46±2.12 和 6.48±2.39，术后 60 min，麦冬组仍维持术前水平，对照组有上升趋势，两组无显著差异。急性心肌梗死后血浆 cAMP、cGMP 含量明显高于正常。由于心肌缺血时，cGMP 增高较 cAMP 更明显，所以心肌梗死后 cAMP/cGMP 比值明显下降。麦冬可能使梗死后心肌营养血流量增加，缺血缺氧的心肌细胞较快获得修复与保护，致使心肌 cGMP 和 cAMP 的释放减少，从而降低血浆中的含量，使两者比值恢复平衡。麦冬提取物具有明显的抗心肌缺血作用并呈一定的量效关系。

5. 兴奋免疫 对免疫器官重量的影响：取 ICR 小鼠，分别腹腔注射麦冬多糖、人参总皂苷（10 mg/kg），对照用等量生理盐水，连续给药 7 d 后放血处死动物，称体重及胸腺、脾脏重量，计算胸腺指数和脾指数。结果显示，麦冬多糖可极显著增加小鼠的脾脏重量，而对胸腺无明显影响。

对小鼠碳粒廓清作用的影响：取 ICR 小鼠，分别腹腔注射麦冬多糖、人参总皂苷（10 mg/kg）和生理盐水，连续给药 7 d，末次给药后尾静脉给予稀释 3 倍的中华碳素墨水 0.1 mL/10 g，分别计算廓清指数。结果显示，麦冬多糖组可显著增强小鼠的碳粒廓清作用。

对由环磷酰胺和 ^{60}Co-γ 照射引起的小鼠白细胞数下降的影响：麦冬多糖 10 mg/kg 对小鼠腹腔注射 0.4 mL 环磷酰胺（5 mg/mL）所致的白细胞下降有极显著的对抗作用。同样剂量的麦冬多糖连续腹腔注射 8 d，第 8 天给药后 1 h 将小鼠放置在距照射源（^{60}Co-γ）60 cm 处进行照射，总剂量 20.64 C/kg，照射后继续给药 3 d，照射后第 7 天，眼眶取血，计算白细胞数量。结果显示，麦冬多糖可显著对抗由 ^{60}Co-γ 射线照射引起的白细胞下降。

麦冬多糖对小鼠血清中溶血素的形成有明显促进作用，对家兔血红细胞具有凝集素样作用。麦冬水煎液腹腔注射小鼠，剂量相当生药 12.5 g/kg，能极显著增加小鼠脾脏重量，增强小鼠碳粒廓清作用，极显著对抗由环磷酰胺引起的白细胞下降等作用。

对体液免疫和细胞免疫的影响：用 BALB/C 幼鼠，配对成试验组和对照组，饲养 1 个月后，每鼠注射绵羊细胞（SRBC）4.0 亿个（0.2 mL），注射后定期取血，测定抗体，计算血清半数溶血值（HC_{50}）。结果表明用麦冬须有促进抗体生成和延缓抗体消退作用。用配对的两组 BALB/C 小鼠脾细胞悬液，2 份加植物血凝素（PHA）60 μg/mL，1 份不加致裂原。培养 72 h 后，用 3H 胸腺嘧啶核苷掺入后在闪烁仪上测定淋巴细胞转化刺激指数。结果表明，麦冬须根提取物有提高细胞免疫作用。

对带瘤小鼠免疫功能的影响：麦冬须水溶液对 NIH 纯系接种 S180 和 EAC 癌细胞的白细胞和 T 细胞均有明显的提高。对 T 细胞亚群（Tu、Tr），可使 Tu 百分含量增高，Tr 百分含量下降，Tu/Tr 值均比对照组高。

6. 降血糖作用 麦冬总皂苷可减弱四氧嘧啶对胰岛 B 细胞的损伤，麦冬总皂苷能拮抗肾上腺素的升血糖作用。取小鼠 60 只（雌雄各半）禁食（不禁水）12 h 后，分别腹腔注射 2% 的新鲜四氧嘧啶（ALX）溶液（220 mg/kg）2 次（第一次注射量为总量的 70%，第二次为总量的 30%，两次间隔 12 h）。3 d 后，禁食 12 h 后断尾取血，用血糖试纸及测试仪测定小鼠血糖，并测定体重。空腹血糖 >11.1 mmol/L，定为糖尿病模型小鼠。将模型小鼠 40 只随机分为 4 组，每组 10 只，实验期各组分别每天灌胃。模型组：蒸馏水 0.3~0.4 mL/只；优降糖（格列本脲）组：优降糖（10 mg/kg）；麦冬多糖 200 组和麦冬多糖 400 组（分别灌胃川麦冬多糖 200 mg/kg 和 400 mg/kg）。实验期 14 d，检测指标。用四氧嘧啶造模的小鼠出现了多饮、多食、多尿、体重减轻，并有反应迟钝、被毛杂乱无光等症状，在用药后各组小鼠以上症状均有不同程度的改善，反应较灵活，毛平伏且有光泽，以麦冬多糖 400 组最为明显。结果显示，对四氧嘧啶糖尿病小鼠在灌胃川麦冬多糖 2 h 后和 14 d 后，模型组血糖值为 12.22 mmol/L 和 12.48 mmol/L；麦冬多糖低剂量组血糖值为 10.90 mmol/L 和 12.02 mmol/L；麦冬多糖高剂量组血糖值为 10.62 mmol/L 和 11.62 mmol/L。与模型组比较，能显著和极显著地降低小鼠的血糖值，以川麦冬多糖 400 组效果更为明显。连续灌服川麦冬多糖 14 d 后，模型组血清胰岛素 8.14 pmol/L，麦冬多糖低剂量组血清胰岛素 10.34 pmol/L，麦冬多糖低剂量组血清胰岛素 11.96 pmol/L 与模型组比较，小鼠血清胰岛素水平有显著升高，并有剂量-效应关系。

7. 耐缺氧、抗疲劳　对小鼠常压耐缺氧能力的影响：取 18～20 g ICR 小鼠 30 只，分别腹腔注射麦冬多糖、人参总皂苷（20 mg/kg），对照用等量生理盐水，30 min 后置盛有钠石灰的密闭广口瓶中，记录小鼠死亡时间。结果显示，麦冬多糖组的小鼠存活时间与对照组比较呈极显著延长。

麦冬能提高皮下注射异丙肾上腺素的小鼠在低压缺氧条件下的存活数。麦冬煎剂、麦冬水提物、麦冬注射液皆有提高常压或减压小鼠的耐缺氧能力。小鼠游泳实验表明，麦冬氨基酸和麦冬多糖具有一定的抗疲劳作用。

8. 其他　麦冬多糖对萎缩性胃炎有一定的治疗作用，主要与改善胃黏膜的血液循环、抑制炎性反应、促进组织细胞的增生有一定的关系。小鼠在饲料中添加麦冬根须可降低体内羟脯氨酸。对雄性小鼠脑中单胺氧化酶（MAO-B）抑制率为 38.6%。雄性小鼠肝中 SOD 活性提高 45.5%。果蝇寿命试验还表明，麦冬根须饲料有明显的延长果蝇寿命的作用，提示有延缓衰老趋势。麦冬多糖能抑制 S180 肉瘤和腹水瘤的生长，对小鼠原发性肝癌实体瘤也有一定的抑制作用。麦冬能降低机体自由基反应而发挥抗衰老作用。

【毒理研究】　亚慢性毒性，大、小鼠 90 d 喂养麦冬试验表明，动物检查无异常发现，外周血象正常。肝功能、肾功能测定与对照组比较无显著差异，病理检查亦未见异常。埃姆斯试验为阴性。小鼠腹腔注射麦冬后的 LD_{50} 为（134.34±12.59）g/kg（95%可信限）。

小鼠腹腔注射麦冬注射液的 LD_{50} 为（20.606±7.705）g/kg。尾静脉注射麦冬注射液 1 mL（相当于生药量 2 g），未发现死亡及其他不良反应，此量已为临床成人最大用量的 100 倍。

【临床应用】

1. 临床配伍

（1）燥伤肺胃阴分，或热或咳者：沙参三钱，麦冬三钱，玉竹二钱，生甘草一钱，冬桑叶一钱五分，扁豆一钱五分，花粉一钱五分。水五杯，煮取二杯，日再服。久热久咳者，加地骨皮三钱。（《温病条辨》沙参麦冬汤）

（2）吐血，衄血不止：生麦冬汁、生刺蓟汁、生地黄汁各五合。相和，于锅中略暖过，每服一小盏，调伏龙肝末一钱服之。（《太平圣惠方》麦门冬饮子）

（3）疟伤胃阴，不饥，不饱，不便，潮热，得食则烦热愈加，津液不复者：麦冬五钱（连心），火麻仁四钱，生白芍四钱，何首乌三钱，乌梅肉二钱，知母二钱。水八杯，煮取三杯，分三次温服。（《温病条辨》麦冬麻仁汤）

（4）虚热上攻，脾肺有热，咽喉生疮：麦门冬一两，黄连半两。上为末，炼蜜为丸，如梧桐子大。每服三十丸，食前麦门冬汤送下。（《普济方》麦门冬丸）

（5）阳明温病，无上焦证，数日大便不通，当下之，若其人阴素虚，不可行承气者：元参一两，麦冬八钱，细生地八钱。水八杯，煮取三杯，口干则与饮令尽，不便，再作服。（《温病条辨》增液汤）

（6）热伤元气，肢体倦怠，气短懒言，口干作渴，汗出不止，脚软眼黑，津枯液涸：人参五钱，麦门冬（去心）三钱，五味子二钱（碎）。水煎，不拘时温服。（《千金要方》生脉散）

2. 现代临床

（1）百日咳：麦冬、天冬各 20 g，鲜竹叶 10 g，百合 15 g。水煎服。

（2）阴虚燥咳、咯血等：麦冬、天冬、川贝各 9 g，沙参、生地黄各 15 g，水煎服。心烦不安：麦冬、栀子、竹叶各 9 g，生地黄 15 g，莲子心 6 g，水煎服。糖尿病：党参、麦冬、知母各 9 g，竹叶、天花粉各 15 g，生地黄 12 g，葛根、茯神各 6 g，五味子、甘草各 3 g，水煎服。

（3）萎缩性胃炎：党参、麦冬、沙参、玉竹、天花粉各 9 g，乌梅、知母、甘草各 6 g，水煎服。

（4）阴虚内热、津少口渴：麦冬、石斛各 9 g，玉竹、生地黄各 12 g，水煎服。

【不良反应】 用之不当会生湿生痰，出现痰多口淡、胃口欠佳等不良反应。部分患者在口服用药初期有腹胀、嗳气、大便增多等消化道症状，一般于两周后可自行消失。而肌内注射或静脉注射均未发现不良反应。

【综合利用】 麦冬作为药食同源的中药，在医疗上可以做成颗粒剂、片剂、丸剂、口服液等剂型，如乙肝养阴活血颗粒、二十七味定坤丸、二冬膏、十味消渴胶囊等，与其他药物配伍，用来治疗多种疾病。临床应用范围广，使用量大。同时可以做成多种药膳，作茶饮，起到防未病的目的。

■参考文献

[1] 韩凤梅，刘春霞，陈勇．山麦冬多糖对免疫低下小鼠的保护作用 [J]．中国医药学报，2004，19（6）：347-348.

[2] 程金波，卫洪昌，章忱，等．麦冬提取物抗犬心肌缺血的药效学实验研究 [J]．中国病理生理杂志，2001，17（8）：810.

[3] 陈敏，杨正菀．麦冬总皂苷抗心律失常作用及其电生理特性 [J]．中国药理学报，1990，11（2）：161-165.

[4] 陈兰英，陈奇，刘荣华，等．炙甘草汤中麦冬总皂甙及其配伍对心肌生理特性的影响 [J]．中国实验方剂学杂志，2000，6（4）：30-32.

[5] 刘霞，曹秀荣，陈科力，等．湖北麦冬的研究进展 [J]．医药导报，2008，27（10）：1231-1234.

[6] 周福波．麦门冬的药理作用研究进展 [J]．牡丹江医学院学报，2006，27（3）：69-70.

[7] 沈永顺．自拟加味麦冬饮治疗慢性萎缩性胃炎 68 例 [J]．中国中医药信息杂志，

2002, 9 (4)：52-53.

[8] 马健，龚婕宁，樊巧玲，等．沙参麦冬汤对大鼠巨噬细胞功能的调节作用 [J]．中成药，1998，20 (1)：33-34.

[9] 张克英，杨琴，勾宗蓉，等．川麦冬多糖降血糖实验研究 [J]．四川中医，2012，30 (2)：58-60.

[10] 冯怡，韩宁，徐德生．麦冬多糖含量测定方法的研究 [J]．中成药，2006，28 (5)：705-707.

[11] 胡忠全．麦冬及其炮制品中总黄酮含量测定探讨 [J]．中国实用医药，2012，7 (9)：250-251.

远　志

【道地沿革】　远志又称远志肉、远志筒等，始载于《神农本草经》，列为上品。《名医别录》载："远志生太山及冤句川谷。"《本草经集注》载："小草状似麻黄而青。"《开宝本草》载："茎叶似大青而小。"《本草图经》载："根黄色，形如蒿根；苗名小草……三月，开花白色；根长及一尺。四月采根、叶。"《本草纲目》载："远志有大叶、小叶两种。陶弘景所说者，小叶也；马志所说者，大叶也。大叶者，花红。"其所说小叶一种，与现今远志基源一致；大叶一种，与现今卵叶远志基源一致。

药用远志主产于华北、东北、西北，以山西、陕西、河南、山东、安徽等地产量较大。卵叶远志全国多数地区均产，以自产自销为主。

【来源】　本品为远志科植物远志 *Polygala tenuifolia* Willd. 或卵叶远志 *Polygala sibirica* L. 的干燥根。

【原植物、生态环境、适宜区】　多年生草本，高 25～40 cm。根圆柱形。茎丛生，直径约 1 mm，上部绿色。叶互生，线形或狭线形，长 0.8～4 cm，宽 0.5～1 mm，先端渐尖，基部渐狭，全缘，中脉明显，无毛或稍被柔毛；无柄或近无柄。总状花序偏侧状，长 5～12 cm；花淡蓝色；萼 5 片，3 片较小，线状披针形，两侧 2 片花瓣状，长圆状倒卵形；稍弯斜；花瓣 2，基部合生，两侧瓣为歪倒卵形，中央花瓣较大，呈龙骨状，顶端着生流苏状的附属物；雄蕊 8，花丝基部愈合呈鞘状；雌蕊 1，子房倒卵形，扁平，2 室，花柱弯曲，柱头 2 裂。蒴果扁平，圆状倒心形，长、宽各 4～5 mm，绿色，光滑，边缘狭翅状，基部有宿存的花萼，种子卵形，微扁，棕黑色，密被白色绒毛。花期 5～7 月，果期 6～8 月。

远志生向阳山坡或路旁，分布在华北、东北、西北等地，河南、山西、陕西、河北等地为主产，山东、内蒙古、安徽、湖北、吉林、辽宁等地亦产。

【生物学特点】

1. 栽培技术　用种子繁殖，直播或育苗移栽。在蒴果七八分成熟时采收种子。直播，春播于 4 月中、下旬，秋播于 10 月中、下旬或 11 月上旬，按行距 20～30 cm 开浅沟。条播，1 hm² 播种量 11.25~15 kg，播后覆土 1.5~2 cm，稍加镇压，浇足水。播种后 15 d 开始出苗，秋播在次年春季出苗。育苗移栽：于 3 月上、中旬，在苗床上条播，覆土 1 cm，10 d 左右出苗。苗高 5 cm 左右，按行株距（15~20）cm×（3~6）cm 定植，选择阴雨天或午后进行。

2. 田间管理 远志植株矮小，须勤中耕除草，种子发芽期和幼苗期需适量浇水外，生长后期不宜经常浇水。每年春、冬季及 4、5 月间，各追肥 1 次，以磷肥为主，1 hm² 施磷肥 300~375 kg，或过磷酸钙 187.5~262.5 kg。

3. 病虫害防治

（1）根腐病：使远志烂根，植株枯萎。防治方法：加强田间管理，及早拔除病株，烧毁，病穴用 10% 石灰水消毒。发病初期喷 50% 多菌灵 1000 倍液，7 d 喷一次，连续 2~3 次。

（2）蚜虫：用 40% 乐果 2000 倍液喷杀，10 d 喷一次，连续 2~3 次。豆元青用 5×10⁻⁶~1×10⁻⁵ 敌杀死喷杀，连喷 2 次，间隔 5~7 d。

【采收加工】 栽种后第三、四年秋季返苗后或春季出苗前挖取根部，除去泥土和杂质，用木棒敲打，使其松软，抽出木心，晒干即可。去除木心的远志，称为远志肉、远志筒。如采收后不去木心，直接晒干者，称为远志棍。

【炮制储藏】

1. 炮制

（1）远志：除去杂质，略洗，润透，切段，干燥。

（2）制远志：取甘草，加适量水煎汤，去渣，加入净远志，用文火煮至汤吸尽，取出，干燥。每 100 kg 远志用甘草 6 kg。

（3）蜜远志：将制远志加入炼熟的蜂蜜与少许开水，拌匀，稍闷，放锅内炒至不粘手，取出晾凉（每 100 kg 加炼熟蜂蜜 20 kg）。

2. 储藏 置通风干燥处。

【药材性状】 呈圆柱形，略弯曲，长 3~15 cm，直径 0.3~0.8 cm。表面灰黄色至灰棕色，有较密并深陷的横皱纹、纵皱纹及裂纹，老根的横皱纹较密更深陷，略呈结节状。质硬而脆，易折断，断面皮部棕黄色，木部黄白色，皮部易与木部剥离。气微，味苦、微辛，嚼之有刺喉感。以条粗、肉厚、去净木心者为佳。

【质量检测】

1. 显微鉴别

本品横切面：木栓细胞 10 余列。皮层为 20 余列薄壁细胞，有切向裂隙。韧皮部较宽广，常现径向裂隙。形成层成环。木质部发达，均木化，射线宽 1~3 列细胞。薄壁细胞大多含脂肪油滴；有的含草酸钙簇晶及方晶。

2. 理化鉴别

取本品粉末 0.5 g，加 70% 甲醇 20 mL，超声处理 30 min，滤过，滤液蒸干，残渣加甲醇 1 mL 使之溶解，作为供试品溶液。另取远志𠮾酮Ⅲ对照品，加甲醇制成每 1 mL 含 0.5 mg 的溶液，作为对照品溶液。照《中国药典》薄层色谱法试验，吸取上述两种溶液各 2 μL，分别点于同一硅胶 G 薄层板上，以三氯甲烷-甲醇-水（7∶3∶1）的下层溶液为展开剂，展开，取出，晾干，置紫外光灯（365 nm）下检视。供试品色谱中，在与对照品色谱相应的位置上，显相同颜色的荧光斑点。

3. 含量测定

（1）细叶远志皂苷：用高效液相色谱法测定。以十八烷基硅烷键合硅胶为填充剂，以甲醇-0.05%磷酸溶液（70：30）为流动相，检测波长为 210 nm。理论板数按细叶远志皂苷峰计算应不低于 3000。本品按干燥品计算，含细叶远志皂苷（$C_{36}H_{56}O_{12}$）不得少于 2.0%。

（2）远志𠮿酮Ⅲ和 3，6′-二芥子酰基蔗糖：用 HPLC 测定。以十八烷基硅烷键合硅胶为填充剂，以乙腈-0.05%磷酸溶液（18：82）为流动相，检测波长为 320 nm。理论板数按 3，6′-二芥子酰基蔗糖峰计算应不低于 3000。本品按干燥品计算，含远志𠮿酮Ⅲ（$C_{25}H_{28}O_{15}$）不得少于 0.15%，含 3，6′-二芥子酰基蔗糖（$C_{36}H_{46}O_{17}$）不得少于 0.50%。

【商品规格】

1. 远志筒规格标准

（1）一等：干货。呈筒状，中空。表面浅棕色或灰黄色，全体有较深的横皱纹，皮细肉厚。质硬而脆，断面黄白色。气特殊，味苦微辛。长 7 cm，中部直径 0.5 cm 以上。无木心、杂质、虫蛀、霉变。

（2）二等：干货。长 5 cm，中部直径 0.3 cm 以上，其余同一等。

2. 远志肉规格标准　统货：干货。多为破裂断碎的肉质根皮。表面棕黄色或灰黄色，全体为横皱纹，皮粗细厚薄不等。质硬而脆，断面黄白色。气特殊，味苦微辛。无木心、杂质、虫蛀、霉变。

【性味归经】　苦、辛，温。归心、肾、肺经。

【功能主治】　安神益智，交通心肾，祛痰，消肿。用于心肾不交引起的失眠多梦，健忘惊悸，神志恍惚，咳痰不爽，疮疡肿毒，乳房肿痛。

【用法用量】　内服：煎汤，3~10 g；或浸酒，或入丸、散。外用：适量，研末酒调敷。

【使用注意】　心肾有火，阴虚阳亢者忌服。

【化学成分】　根含皂苷，水解后可分得两种皂苷元结晶，远志皂苷元 A 和远志皂苷元 B。近又从本植物和同属美远志的根中分离出一种皂苷细叶远志素，即 2β，27-二羟基-23-羧基齐墩果酸的 $3-\beta-$葡萄糖苷。另含远志醇、$N-$乙酰氨基葡萄糖、生物碱细叶远志定碱、脂肪油、树脂等。主要有效成分为皂苷、𠮿酮、寡糖酯和生物碱等。

1. 皂苷类　远志皂苷 A、B、E、F 和 G。从化学结构上看，远志皂苷类成分基本母核为齐墩果酸型的五环三萜。

2. 𠮿酮类　远志中另一类比较重要的成分是𠮿酮类成分。该类成分在植物中仅以衍生物的形式存在，取代基多为羟基、甲氧基，少数为亚甲二氧基。

3. 糖酯类　远志中含有大量的糖酯类成分，其母核结构有 A、B、C、D 四种，取代基的结构有 12 种。

4. 生物碱类　从远志根中得到 7 种生物碱，分别是 N_9-甲酰基哈尔满、1-乙氧羰基-β-咔啉、1-丁氧羰基-β-咔啉、1-甲氧羰基-β-咔啉、哈尔满、降哈尔满、perlolyrine。

5. 其他 远志中还含有远志醇、3，4，5-三甲氧基桂皮酸、豆甾醇、α-菠甾醇葡萄糖苷、α-菠甾醇葡萄糖苷-6'-棕榈酸酯、2-羟基-4，6-二苯酮、sibiricaphenone 和丰富的脂肪油以及树脂等成分。

【药理作用】

1. 镇静、催眠、抗惊厥 远志根皮、未去木心的远志全根和根部木心对巴比妥类药物均有协同作用。大鼠口服远志提取物后，在血和胆汁中发现了能延长小鼠戊巴比妥钠睡眠时间的活性物质 3，4，5-三甲氧基肉桂酸（TMCA）、甲基-3，4，5-三甲氧基肉桂酸（MTMCA）和对甲氧基肉桂酸（PMCA），提示远志水提物中含有 TMCA 的天然前体物质。进一步对远志中的活性成分 TMCA 进行研究，在大鼠脑室内注射促肾上腺皮质激素释放激素可增加蓝斑内的去甲肾上腺素含量，该作用可被脑室内注射 TMCA 而抑制，提示 TMCA 可能是通过抑制蓝斑中的去甲肾上腺素的含量而起到镇静作用。远志皂苷 E、F、G 等可非竞争性地抑制磷酸二酯酶（CAMP），其 IC_{50} 与罂粟碱相当。给予不同剂量远志乙酸乙酯提取成分后，小鼠入睡率和入睡时间均有增加，爬梯数和站立数减少，说明远志乙酸乙酯提取成分具有抑制中枢神经兴奋和镇静催眠的作用。

远志皂苷 F 与罂粟碱一样非竞争性抑制磷酸二酯酶，可延长环己烯巴比妥给药小鼠的睡眠时间。远志皂苷（25 500 mg/kg）可浓度依赖性地减少阿扑吗啡诱导的大鼠攀爬行为，同时还可抑制 MK-801 及可卡因导致的大鼠的过度活跃，结果表明，远志皂苷在体外具有多巴胺和复合胺受体拮抗性质，提示其作为安定剂的可能。交互试验的结果表明，联合应用 TMCA 和远志皂苷能更有效地延长小鼠戊巴比妥钠睡眠时间。小鼠灌服远志根皮、全根和根部木心提取物 3.125 g/kg，对戊四氮所致惊厥的对抗作用强度，以全根较强、根皮次之，根部木心则无效。

2. 益智 给大鼠口服远志提取物 0.28 g/kg，研究其对穿梭行为及脑区域性代谢的影响。结果表明，服药后 5~9 d，条件反射和非条件反射次数均增多，间脑中辅酶 I（NAD）浓度显著增高，海马、尾纹核和脑干内的辅酶 I 和还原型辅酶 I（NADH）浓度均增高，表明远志具有强身益智和增强脑区域性代谢的功能。

3. 抗衰老 通过 Morris 水迷宫法观察小鼠的学习记忆能力，并测定脑组织中 SOD 活性和 MDA 含量，观察远志水提取物对小鼠学习记忆的影响。结果发现，小鼠灌胃远志水提取物 21 d 后，找到站台的潜伏期明显缩短，穿越站台次数明显增加，脑组织 SOD 活性明显增高，MDA 含量明显减少，提示远志水提取物可增强小鼠的学习记忆能力。

使用老化小鼠（SAM）进行的记忆、学习实验以及对神经细胞营养因子作用的试验中，均证明远志水浸膏对脑有保护作用。对氰化钾低氧脑障碍的作用进行了研究，探讨远志的脑保护活性，发现几种酰基糖具有缩短正向反射消失持续时间的作用，表明远志脑保护作用出现的部分原因与酰基糖有关。此外，远志的水提液还对基底前脑核损伤造成的大鼠记忆和行为失调具有一定的修复作用。

采用 D-半乳糖致衰小鼠，观察远志水煎剂对衰老小鼠红细胞（RBC）中超氧化物歧化酶（SOD）、肝组织谷胱甘肽过氧化物酶（GSH-Px）活性的影响。结果表明，远志水煎剂可使衰老小鼠 RBC 中 SOD、肝组织 GSH-Px 活性明显升高，提示远志水煎剂对衰老小鼠具有抗衰老作用，且最佳用药时间为 30 d。

远志适量，3 倍量水煮沸 3 h，过滤，提取 3 次，合并滤液。滤液上大孔吸附树脂，先以水洗脱，再用一定浓度的乙醇洗脱，收集乙醇洗脱液，减压回收乙醇，干燥即得待测成分。将 40 只小鼠随机分成 4 组：正常对照组、模型对照组以及远志水提物高、低剂量组，每组 10 只。除正常对照组外，其余各组均采用 *D*-半乳糖致衰老模型。每日皮下注射 *D*-半乳糖，100 mg/kg；正常对照组，每日皮下注射同剂量的生理盐水，连续 4 周。从第 5 周开始，按组别灌胃相应药物或同剂量水，连续 4 周。给药第 4 周末，所有小鼠摘眼球取血，颈椎脱臼处死后，取肝组织，测定肝组织 GSH-Px 水平、血清 SOD 活力和 MDA 含量。给药组小鼠肝组织中 GSH-Px 活力明显提高，经 4 周皮下注射 *D*-半乳糖，模型对照组小鼠体内自由基清除功能减退，自由基产生增多，SOD 活力降低，MDA 含量显著高于正常组。高、低剂量的远志提物组均可提高 SOD 活力、降低 MDA 含量。

SAM 系列老化鼠 80 只，其中 SAMR1（自然老化鼠）20 只，SAMP8（快速老化鼠）60 只，均雌雄各半，体重（30±5）g。将实验动物 SAMR1 作为对照组，将 SAMP8 随机分为模型组、远志皂苷治疗组、阳性对照药安理申治疗组，每组 20 只。用药组根据临床治疗用药剂量换算，远志皂苷给药剂量为 500 mg/kg，安理申给药剂量为 0.58 mg/kg，模型组与正常对照组灌服等量生理盐水。连续灌胃给药 90 d。隐蔽平台实验：实验前 1 d，为了让动物熟悉迷宫环境，使其在不含平台的水池中自由游泳，上午、下午各 1 次。正式实验中将平台固定于离池壁 22.5 cm 的东北象限中央，在平台对侧选取 2 个入水点，2 个入水点到平台的距离相等。训练时将动物面朝池壁轻轻放入水中，记录小鼠从入水至找到平台的游泳路线的长度及找到平台的时间（逃避潜伏期），然后让小鼠在平台上停留 10 s。如果 90 s 内找不到平台，潜伏期记为 90 s，并引导小鼠上平台上休息 10 s。每日在 2 个入水点各训练 1 次，以 2 次潜伏期的算术均值作为这一天的成绩进行统计分析。在 3 d 的训练当中，模型组均比对照组逃避潜伏期延长，从第 2 天开始远志皂苷治疗组和安理申治疗组的逃避潜伏期与模型组相比显著缩短。反向实验：将平台位置移至对面象限（西南象限的中央，平台中点离池壁 22.5 cm），其余操作与隐蔽平台实验相同。远志皂苷治疗组和安理申治疗组在连续 3 d 的反向实验中都表现出逃避潜伏期下降的趋势，其中第 9 天时，两个治疗组与模型组之间的差异显著。脑内单胺类神经递质的含量测定：行为学评分结束后，将动物断头处死，取脑，迅速分离脑干，称重，放入预先编号的冻存管中，快速置于液氮中储存，备用。采用高效液相（电化学法）测定大鼠脑内单胺类神经递质的含量。与对照组比较，模型组脑内 4 种单胺类神经递质明显减少（*P*<0.01）。阳性药安理申治疗组可增加 SAMP8 老化鼠大脑海马 5-羟色胺（5-HT）、5-吲哚乙酸（5-HIAA）的含量；远志皂苷治疗组使 SAMP8 老化小鼠脑中海马 5-HT、5-HIAA、多巴胺（DA）、去甲肾上腺素（NA）的含量均明显升高。

4. 祛痰、镇咳 远志具有祛痰作用，但由于实验方法不同，其祛痰效果差异较大。

用小鼠酚红排泌法实验，远志的祛痰作用较桔梗强，而用犬呼吸道分泌液测定法，其作用不如桔梗。1 g/kg 远志煎剂给麻醉犬灌胃，无祛痰作用。研究发现，远志根皮及根部木心的化学成分及药理作用并不完全相同，远志木心的皂苷含量仅为根皮的 4%，前者对小鼠祛痰的最小有效量为 1.25 g/kg，而后者用至 50 g/kg 仍无祛痰作用。采用氨水诱发咳嗽法和比色法观察了生远志以及各炮制品水煎液对小鼠的镇咳和祛痰作用。结果表明，生远志、蜜制远志、姜制远志、炙（甘草制）远志具有显著的镇咳作用，生远志高剂量、蜜远志低剂量、炙远志高剂量组还有明显的祛痰作用、降压作用。采用氨水诱导法致小鼠咳嗽实验和小鼠气管酚红排泌的镇咳祛痰实验，对比炮制品与单味远志、单味厚朴之间的镇咳祛痰药效。结果发现，远志炮制品高剂量（30 g/kg）能极显著地延长小鼠咳嗽潜伏时间和减少小鼠的咳嗽次数，显著增加小鼠气管的酚红吸光度，由此证明了高剂量的厚朴炙远志炮制品具有镇静催眠、镇咳祛痰的作用。

5. 降压 远志煎剂具有短暂的中枢降压作用。麻醉犬静脉注射 100% 远志煎剂 0.125 g/kg，可使血压降至原水平的 60%~70%，麻醉兔静脉注射 0.5 g/kg 也可使血压下降至原水平的 40%~50%，但作用短暂，在 1~2 min 内即可恢复至原水平，重复给药未见快速耐受现象。通过大鼠麻醉后左颈动脉记录平均动脉压（MAP），采用尾袖法测定清醒大鼠和肾性高血压大鼠（RVHR）收缩压的办法，研究远志皂苷对血压的影响。结果证明，远志皂苷有降压作用，此作用与迷走神经兴奋、神经节阻断，以及外周 α-肾上腺能、M-胆碱能和 H 受体无关。

6. 兴奋平滑肌 远志水煎剂经乙醇沉淀处理制成的 100% 注射液，对大鼠及小鼠离体未孕子宫有强烈的兴奋收缩作用。远志流浸膏可使离体及在位豚鼠、兔、猫、犬的已孕和未孕子宫强烈收缩，肌张力增加。6.6% 远志煎剂 3~6 mL 静脉注射，对孕犬在位子宫也有明显的兴奋作用。

7. 利尿 远志根 50% 甲醇冷浸浓缩后制成的混悬液 200 mg/kg，口服给予结扎两侧颈静脉引起的水肿大鼠，其利尿作用为 8.0±1.11 mL/100 kg 体重，对充血性水肿发生的抑制率为 100%。远志皂苷有消除水肿和利尿作用，如与保泰松合用，其利尿作用将增强。

8. 抗突变、抗癌 远志的水溶性提取物对黄曲霉 B1 诱发的回变菌落数有显著的抑制作用，对 TA9 菌株回变菌落数有明显的抑制效应，但对 TA10 菌株无抑制效应。说明远志的水溶性提取物只有对抗碱基置换的突变因子。

9. 抑菌 用纸片法测得 10% 远志煎剂对肺炎双球菌有抑制作用，而远志乙醇浸液在体外对革兰氏阳性菌及痢疾杆菌、伤寒杆菌和人型结核杆菌均有明显抑制作用。抑制乙醇吸收和肝保护活性远志中的皂苷类成分在一定程度上可以抑制乙醇在体内的吸收。

10. 活血、抗炎 远志根的水提物对 2，4，6-三硝基苯磺酸所致的小鼠结肠炎具有防治作用，对结肠炎小鼠远端结肠的多形核白细胞浸润、大肠的侵蚀性损伤、结肠黏膜囊性脓肿和上皮再生、结肠增重的症状有明显的改善作用，并且能明显降低小肠上皮淋巴细胞中干扰素-γ（IFN-γ）和白细胞介素-4（IL-4）的含量，推测远志根对结肠炎的防治作用至少部分地归因于其对 IFN-γ 和 IL-4 产生的调节。此外，远志根的水提液对 P-物质和脂多糖（LPS）刺激鼠星形胶质细胞分泌的肿瘤坏死因子-α（TNF-α）和白细胞介素-1（IL-1）有明显的抑制作用，进而产生对中枢神经系统的抗炎活性。

11. 体外溶血　体外试管溶血表明，远志具有很强的溶血作用，其溶血指数根皮为3926、全根为2585、根部木心为43、提纯皂苷为34 031。研究发现，溶血作用的成分为皂苷，因此含有皂苷较多的根皮部分的溶血作用远较根部木心部分强。

12. 兴奋子宫　远志煎剂经乙醇沉淀处理制成的100%注射液对大鼠及小鼠离体未孕子宫有强烈的兴奋收缩作用。远志流浸膏可使离体及在体豚鼠、兔、猫、犬的已孕和未孕子宫收缩增强，肌张力增加，其机制是由于远志苷直接刺激子宫肌所致。6.6%的远志煎剂 3~6 mL 静脉注射，对孕犬在位子宫亦有明显的兴奋作用。

13. 抗抑郁　将60只小鼠随机分为空白组、模型组、阳性组、远志原药组、远志多糖组5组，每组12只，雌雄各半。除空白组外，其余各组利用不可预知的长期温和刺激建立慢性应激抑郁模型（CUMS）。CUMS的基本方法是对动物进行 4 ℃ 冰水游泳 5 min，禁食和禁水 24 h，夹尾 1 min，电击足底（电流强度 1 mA，电压 30 V，每隔 1 min 刺激 1 次，每次持续 10 s，共刺激 10 次），鼠笼倾斜 45°24 h，潮湿垫料 24 h，55 ℃高温 5 min，摇晃 40 min（160 Hz）等。将上述 8 种刺激随机安排，每日 1 种刺激，每种刺激平均出现 3 次。同种刺激不连续出现，以使动物不能预料刺激的发生。空白组及模型组按 25 g/（kg·d）灌胃给予蒸馏水，阳性组按 4.5 g/（kg·d）灌胃给予盐酸氟西汀，远志原药组按 2.3 g/（kg·d）灌胃给予远志水煎煮液，多糖组按 2.3 g/（kg·d）灌胃给予等量远志多糖提取物，连续给药 24 d。

小鼠行为学测试强迫游泳实验：将动物放入大小合适的圆柱形玻璃缸中，每缸一只动物，水深适合游泳，水温 25 ℃。实验前 24 h 对动物进行游泳训练。结果可见，模型组强迫游泳小鼠水中不动时间为 161 s，悬尾实验中小鼠不动时间为 125 s；远志煎剂组强迫游泳小鼠水中不动时间为 91 s，悬尾实验中小鼠不动时间为 77 s；远志多糖组强迫游泳小鼠水中不动时间为 75 s，悬尾实验中小鼠不动时间为 69 s。模型组小鼠表现为自主活动减少，在水中不动时间明显延长。经治疗后，与模型组比较，药物组小鼠在水中不动时间缩短。但在强迫游泳实验中，从小鼠外观上看，阳性组小鼠比远志原药组体态稍好，且无自残现象；在悬尾实验中，盐酸氟西汀的治疗效果较其他给药组更为明显。模型组小鼠脑组织丙二醛（MDA）含量 42.630 nmol/mg，SOD 活性 24.238 U/mg；远志原药组小鼠脑组织 MDA 含量 30.490 nmol/mg，SOD 活性 36.105 U/mg；远志多糖组小鼠脑组织 MDA 含量 31.263 nmol/mg，SOD 活性 32.933 U/mg。与空白组比较，模型组小鼠脑组织 MDA 含量增高，SOD 活性降低。与模型组比较，各给药组脑组织中 SOD 活性升高，MDA 含量明显下降。结果说明，远志及提取部位都有抗抑郁作用，而远志煎剂的抗抑郁作用更好。

14. 其他　远志还具有促进小肠运动、抑制醛酮还原酶、减少可卡因诱导的条件位置偏爱、抗眩晕、改善膜迷路积水所致听力损害的作用，抑制 5-HT 诱导的腹泻等作用。远志水提取液在 2.5 mg/mL 浓度时对小鼠淋巴瘤细胞株（Yac-1）、人红髓白血病细胞株（K562）、小鼠成纤维细胞株（L929）表现出明显的细胞毒效应，提示其有抗癌作用。

【毒理研究】 将远志根皮提取物给小鼠灌胃，其 LD_{50} 为 10.03、11.98 g/kg，远志全根的 LD_{50} 为 16.95、12.01 g/kg，而根部木心用至 75 g/kg 仍无死亡。

【临床应用】

1. 临床配伍

（1）神经衰弱，健忘心悸，多梦失眠：远志三两（研粉），每服一钱，每日二次，米汤冲服。（《陕西中草药》）

（2）胆经虚冷，不能独卧，心下淡淡，如人将捕，头眩痿厥，目黄失精：远志（去心）、熟干地黄（切焙）各一两，防风（去叉）、人参、甘菊花、白术、桂（去粗皮）、茯神（去木）、细辛（去苗叶）、前胡（去芦头）各三分，枳壳（去瓤，麸炒）半两。上十一味，粗捣筛，每服三钱匕，水一盏，入生姜三片，煎至七分，去滓温服，不拘时。（《圣济总录》远志汤）

（3）痈疽、发背、疖毒，恶候浸大，不问虚实寒热：远志（汤洗去泥，捶去心）为末，酒一盏，调末三钱，迟顷，澄清饮之，以滓敷病处。（《三因方》远志酒）

（4）喉痹作痛：远志肉为末，吹之，涎出为度。（《仁斋直指方》）

（5）脑风头痛不可忍：远志（去心），捣罗为细散，每用半字，先含水满口，即搐药入鼻中，仍揉痛处。（《圣济总录》远志散）

（6）气郁成鼓胀，诸药不效者：远志肉四两（麸拌炒）。每日取五钱，加生姜三片煎服。（《本草汇言》）

（7）小便赤浊：远志（甘草水煮，去心）半斤，茯神（去木）、益智仁各二两。上为细末，酒煮面糊为丸，如梧子大。每服五十丸，临卧枣汤送下。（《朱氏集验医方》远志丸）

（8）吹乳：远志酒煎服，滓敷患处。（《袖珍方》）

（9）心气不足，肾经虚损，思虑太过，精神恍惚，健忘多惊，睡卧不宁，气血耗败，遗沥泄精，小便白浊，虚汗盗汗，耳或聋鸣：远志（去心，姜汁炒）、牡蛎（煅，取粉）各二两，白茯苓（去皮）、人参、干姜（炮）、辰砂（别研）各一两，肉苁蓉（净洗、切片、焙干）四两。上为细末，炼蜜为圆，如梧桐子大。每服三十粒，空心，食前，煎灯心盐汤下，温酒亦可。（《太平惠民和剂局方》远志圆）

（10）心气不足，志意不定，惊悸恐怖，悲忧惨戚，虚烦少睡，喜怒不常，夜多盗汗，饮食无味，头目昏眩：麝香（别研）一钱，木香（煨）二两半，山药（姜汁炙）、茯神（去皮、木）、茯苓（去皮，不焙）、黄芪、远志（去心，炒）各一两；人参、桔梗、甘草（炙）各半两，辰砂（别研）三钱。上为细末，每服二钱，温酒调服，不拘时候。（《太平惠民和剂局方》妙香散）

（11）咳痰不爽：远志流浸膏 200 mL，加 60% 乙醇使成 1000 mL，混合后，静置，滤过，即得。口服，一次 2~5 mL，每日 6~15 mL。（《中国药典》远志酊）

2. 现代临床

（1）癫痫惊狂：本品味辛通利，能利心窍，逐痰涎，故可用治痰阻心窍所致的癫痫抽搐、惊风发狂等症。用于癫痫昏仆、痉挛抽搐者，可与半夏、天麻、全蝎等化痰、息风药配伍；治疗惊风狂证发作，常与菖蒲、郁金、白矾等祛痰、开窍药同用。

（2）咳嗽痰多：本品苦温性燥，入肺经，能祛痰止咳，故可用于治疗痰多黏稠、咳吐不爽或外感风寒、咳嗽痰多者，常与杏仁、贝母、瓜蒌、桔梗等同用。

【不良反应】 使用不当时容易引发患者出现面部潮红、皮肤过敏以及下颚麻木等多种不良反应，严重时可能会使人体中毒，不过副作用会在停药之后逐渐缓解消失，不会对人体健康产生过大的损伤。

【综合利用】 远志皂苷具有安神益智、祛痰、抑菌等作用，𠮷酮类是良好的神经抑制剂和心血管兴奋剂，还具有良好的镇痛活性和保肝作用等。远志主要作为益智安神药应用。在治疗失眠健忘以及神经衰弱等症有其独特的疗效，长期服用毒副作用小。因此，远志在市场上非常俏销。

关于远志及其炮制品的质量控制方法，进行了大量探索，分别采用 TLC、TLC-UV、TLCS、HPLC 或药理方法等对远志生品及其炮制品进行定性定量比较，试图建立能够控制药材及饮片质量的有效方法。

■参考文献

[1] 文莉，舒成仁. 远志醋酸乙酯提取成分的镇静催眠作用［J］. 医药导报，2006，25（10）：998-999.

[2] 马骁，王建，黄聪，等. 厚朴炙远志炮制品的安神和祛痰作用研究［J］. 中药药理与临床，2013，29（1）：90-93.

[3] 王丹，张红英，兰艳. 远志水提取物对小鼠学习记忆及血液学指标的影响［J］. 中国实验方剂学杂志，2012，18（5）：188-191.

[4] 任蕾，王金龙，李亚妮，等. 远志及其提取物对抑郁小鼠抗抑郁作用研究［J］. 山西中医学院学报，2004，15（3）：14-16.

[5] 郭建友，李昌煜，葛卫红. 抑郁症动物模型研究进展［J］. 中国临床康复，2004，8（10）：1932-1933.

[6] 马行，库宝善，姚海燕，等. 对抑郁模型小鼠强迫游泳实验方法的探讨［J］. 徐州医学院学报，2005，25（3）：230-233.

[7] 闫明，李萍. 远志抗衰老作用的研究［J］. 实用药物与临床，2006，9（1）：22-23.

[8] 郑璐，邱蕾，张瑶，等. 远志皂苷对快速脑老化鼠学习记忆能力的改善及对神经递质的影响［J］. 北京中医药大学学报，2010，33（3）：183-186.

赤 小 豆

【道地沿革】 赤小豆又称红小豆、红豆、赤豆、小豆、小红豆等。关于赤小豆的文字记载，源自《神农本草经》。《本草纲目》记载：赤小豆以紧小而赤黯色者入药，其稍大而鲜红、淡红色者，并不治病。此药治一切痈疽疮疥及赤肿，不拘善恶，但水调敷之，无不愈者。但其性黏，干则难揭，入苎根末即不黏，此法尤佳。俱于夏至后下种，苗棵高尺许，枝叶似豇豆，叶微圆峭而小。至秋开花，似豇豆花而小淡，银褐色，有腐气。结荚长二三寸，比绿豆荚稍大，皮色微白带红。三青二黄时即收之，可煮可炒，可作粥、饭、馄饨馅并良也。赤小豆主产于河南、北京、天津、河北、陕西、山东等地。

【来源】 本品为豆科植物赤小豆 *Vigna umbellata* Ohwi et Ohashi 或赤豆 *Vigna angularis* Ohwi et Ohashi 的干燥成熟种子。

【原植物、生态环境、适宜区】

1. 赤小豆 一年生半攀缘草本。茎长可达 1.8 m，密被倒毛。三出复叶；叶柄长 8~16 cm；托叶披针形或卵状披针形小叶 3 枚，披针形、长圆状披针形，长 6~10 cm，宽 2~6 cm，先端渐尖，基部阔三角形或近圆形，全缘或具 3 浅裂，两面均无毛，纸质；小叶具柄，脉 3 出。总状花序腋生，小花多枚，花柄极短；小苞 2 枚，披针状线形，长约 5 mm，具毛；萼短钟状，萼齿 5；花冠蝶形，黄色，旗瓣肾形，顶面中央微凹，基部心形，翼瓣斜卵形，基部具渐狭的爪，龙骨瓣狭长，有角状突起；雄蕊 10，二体，花药小；子房上位，密被短硬毛，花柱线形。荚果线状扁圆柱形。种子 6~10 颗，暗紫色，长圆形，两端圆，有直而凹陷的种脐。花期 5~8 月，果期 8~9 月。

2. 赤豆 一年生直立草本，高 30~90 cm。茎上有白色长硬毛。三出复叶；托叶披针形，被白色长柔毛，小托叶线形；叶柄长达 20 cm，被疏长毛；顶生小叶卵形，侧生小叶斜方状卵形，长 5~10 cm，宽 3.5~7 cm，先端短尖或渐尖，基部三角形或近圆形，全缘或微 3 裂，两面被疏长毛；小叶柄很短；基出脉 3 条。花 2~6 朵，着生于腋生的总花梗顶部，黄色；小苞片线形，较萼长；萼钟状，5 齿裂，萼齿三角形旗瓣扁圆形或近肾形，常稍歪斜，顶端凹，翼瓣宽于龙骨瓣，具短爪及耳，龙骨瓣上端弯曲近半卷，其中一片在中下部有一角状突起，基部有爪；雄蕊 10 枚，分成 9 与 1 二体；子房线形，花柱弯曲，近先端有毛。荚果圆柱形稍扁，成熟时种子间缢缩，含种子 6~10 粒。种子椭圆形，两端截形或圆形，暗红色，种脐白色，不凹。花期 7~8 月，果期 8~9 月。

赤小豆原产亚洲热带地区，朝鲜、日本、菲律宾及其他东南亚国家亦有栽培。现作为经济作物在我国各地普遍栽培。我国主产地有河南、吉林、河北、陕西、山东、安徽、江苏、浙江、江西等。

【生物学特点】

1. 栽培技术 赤小豆有较强的适应能力，对土壤要求不高，耐瘠薄，黏土、沙土都能生长，川道、山地均可种植。既耐涝，又耐旱，晚种早熟，生育期短，栽培技术简单，可做补种作物。4 月上旬至 5 月上、中旬播种，开 1.3 m 宽的高畦，按行距各 33 cm 开窝，每窝播种子 5~6 粒，1 hm² 用种子量 22.5~30 kg，播后盖人畜粪水排湿的火灰 1 把。可与其他作物如甘薯间作，也可在果园空闲地上点播。应选择岗、平排水良好的中等肥力的地块种植，低湿地必须注意防涝。最好伏、秋翻，整平耙细，采取秋起垄加深施肥方式，将有利于提高地温，防旱排涝，可使幼苗生长健壮。

赤小豆为一年生豆科作物，其前茬应选小麦、玉米、高粱等禾本科作物为宜，避免与豆科作物重迎茬，以免感染病虫害而减产。应选较瘠薄茬口而不宜选肥茬。可以与玉米、高粱、向日葵等高秆作物间作，这样可充分利用土地和光能，获得更高的经济效益。还可在田埂、地边、树空等地种植。

2. 田间管理 赤小豆是喜温作物，由于春季气温低，幼苗生长缓慢。出苗后要及时中耕锄草、铲趟、松土，提高地温保墒，促根系发育，加速幼苗健壮生长。开花前进行3次中耕，第一次在两片对生真叶完全展开时进行，第二次在第一片三出复叶完全展开时进行，第三次在第三片三出复叶完全展开、封垄前进行，以利于防旱、排涝、防倒伏。因赤小豆秆弱易倒伏，而且下部结荚很低，有时触到地面，在7月下旬，气候高温多湿，田间通透性差，下部荚易霉烂，封垄前应培垄1~2次，以利于防旱排涝、防倒伏。赤小豆生长期需水较多，尤以开花前后是需水最多时间，这时如过分干旱，则显著减产，因此在干旱年份有条件的应灌水。如果氮肥施用过多、降水量较大时，赤小豆顶上部生长旺盛，需进行化学调控，使株高不超过80 cm，防止倒伏，可用多效唑900 g/hm² 在花荚期喷施。

3. 病虫防治

（1）锈病：用65%代森锰锌500倍液防治。

（2）褐斑病和萎缩病：发现病株要立即拔除，每公顷再用多菌灵1000倍液喷雾1~2遍。

（3）蚜虫防治：每公顷用70%艾美乐水分散粒剂30 g+2.5%敌杀死乳油600 mL 对水喷雾防治。

【采收加工】 赤小豆上部和下部荚成熟不一致，有的品种易炸荚，不能等豆荚全部成熟再收割。因籽粒可后熟，故可在有2/3的豆荚变成灰黄色时即可收割。因红小豆结荚很低，只能人工收割，田间晾晒，割晒时每6条垄放一铺（放鱼鳞铺），铺下不能有未割的红小豆，在田间晒2~3 d，待豆荚成熟，籽粒变成固有形状和颜色，水分16%~17%时，选择早晚，最好是阴天或刚下过小雨后进行机械脱粒。

赤小豆质地脆，机械脱粒籽粒破碎率往往较高，而且破碎的绝大多数是成熟好的大粒，降低了产量和商品价值，因此，机器的选择与改装尤为重要。一是将打稻机装上行走轮，用小四轮拖拉机牵引在田间行走脱粒；二是1075型联合收割机装上带式拾禾器，调整滚筒转速为280~300 r/min，滚筒间隙滑至最大，进行拾禾作业，也可将拾禾器卸掉，选用人工叉子喂入割台，破碎率在3%以下。此外，收获回来的赤小豆要及时进行精选，以免因水分过大出现霉变。

【炮制储藏】

1. 炮制 除去杂质，筛去灰屑。

（1）发芽：取原药材，洗净，加水浸半天，闷润，每天换水至芽长出3 mm时，晒干即可。

（2）取赤豆皮：取原药材，拣净杂质，加水泡2~3 h，润2~3 d，当芽长至3~6 mm长时，晒干后加水喷湿外皮；垫高磨心3 mm，把豆磨碎，簸去内仁，取红皮供药用。

2. 储藏 置通风干燥处，防蛀。

【药材性状】

1. 赤小豆 呈长圆形而稍扁，长5~8 mm，直径3~5 mm。表面紫红色，无光泽或微有光泽；一侧有线形突起的种脐，偏向一端，白色，约为全长的 2/3，中间凹陷成纵沟；另侧有 1 条不明显的棱脊。质硬，不易破碎。子叶 2，乳白色。气微，味微甘。

2. 赤豆 呈短圆柱形，两端较平截或钝圆，直径 4~6 mm。表面暗棕红色，有光泽，种脐不突起。

【质量检测】

1. 显微鉴别

（1）赤小豆：种皮表皮为 1 列栅状细胞，种脐处 2 列，细胞内含淡红棕色物，光辉带明显。支持细胞 1 列，呈哑铃状，其下为 10 列薄壁细胞，内侧细胞呈颓废状。子叶细胞含众多淀粉粒，并含有细小草酸钙方晶和簇晶。种脐部位栅状细胞的外侧有种阜，内侧有管胞岛，椭圆形，细胞壁网状增厚，其两侧为星状组织，细胞呈星芒状，有大型细胞间隙。

（2）赤豆：子叶细胞偶见细小草酸钙方晶，不含簇晶。

2. 理化鉴别 薄层色谱：取本品粉末 2 g，加 75% 乙醇 10 mL，超声处理 30 min，滤过，滤液作为供试品溶液。另取赤小豆对照药材 2 g，同法制成对照药材溶液。照《中国药典》薄层色谱法试验，吸取上述两种溶液 5 μL，分别点于同一硅胶 G 薄层板上，以氯仿-冰醋酸-甲醇-水（70∶35∶10∶8）为展开剂，展开，取出，晾干，喷以 2% 香草醛硫酸溶液，在 105 ℃加热至斑点显色清晰。供试品色谱中，在与对照药材色谱相应的位置上显相同颜色的斑点。

3. 含量测定

（1）总黄酮：采用以芸香苷为对照品，亚硝酸钠原硝酸铝比色法测定全国不同产地赤小豆总黄酮含量。结果：线性方程为 $Y=11.402X-0.004\,9$，相关系数 $R=0.999\,9$，平均加样回收率为 100.55%，RSD 为 1.36%（$n=6$）。对全国 11 个省的 37 个不同产地的药材中总黄酮含量进行了测定，赤豆含量为 0.76%~1.31%，赤小豆含量为 0.84%~1.30%。

（2）总三萜：以齐墩果酸为对照，用香草醛-冰醋酸-高氯酸比色法测定不同产地赤小豆总三萜的含量。结果：线性方程为 $Y=48.894X-0.077\,4$，相关系数为 $R=0.999\,8$，平均加样回收率为 100.29%，RSD 为 1.23%（$n=6$）。全国 11 个省 37 份赤小豆总三萜的含量为 0.26%~0.69%。

【商品规格】 统货，不分等级。

【性味归经】 甘、酸，平。归心、小肠经。

【功能主治】 利水消肿，解毒排脓。用于水肿胀满，脚气浮肿，黄疸尿赤，风湿热痹，痈肿疮毒，肠痈腹痛。

【用法用量】 内服：煎汤，9~30 g。外用：适量，研末调敷。

【使用注意】 赤小豆能通利水道，故尿多之人忌食；蛇咬伤者，忌食百日。

【化学成分】 赤豆种子含蛋白质为 α-、β-球朊约 20%，脂肪 0.75%，脂肪酸约 0.71%，皂苷约 0.27%，以及淀粉、糖类，维生素 A、B_1、B_2，植物甾醇和色素。尚含三萜皂苷类、钙、磷、铁、烟酸等。

从赤豆中分离得到 3-呋喃甲醇-β-D-吡喃葡萄糖苷，右旋儿茶精-7-O-β-D-吡喃葡萄糖苷，1D-5-O-（α-D-吡喃半乳糖基）-4-O-甲基肌醇，以及 6 个齐墩果烯低聚糖苷：赤豆皂苷 I，即 3-O-[β-D-吡喃葡萄糖基（1→2）-β-D-吡喃葡萄糖醛酸基] 槐花二醇；赤豆皂苷 II，即 3-O-[β-D-吡喃葡萄糖基（1→2）-β-D-吡喃葡萄糖醛酸基] 大豆皂醇 B；赤豆皂苷 III，即 3-O-[β-D-吡喃葡萄糖基（1→2）-β-D-吡喃葡萄糖醛酸基] 赤豆皂醇；赤豆皂苷 IV，即 3-O [β-D-吡喃葡萄糖基-28-O-吡喃葡萄糖基（1→6）-β-D-吡喃葡萄糖基] 刺叶丝石竹酸；赤豆皂苷 V，即 3-O-[α-L-吡喃鼠李糖基（1→2）-β-D-吡喃葡萄糖基（1→2）-β-D-吡喃葡萄糖醛酸基] 大豆皂醇；赤豆皂苷 VI，即 3-O-[β-D 吡喃葡萄糖基（1→2）β-D-吡喃葡萄糖醋酸基] -29-O-[β-D-吡喃葡萄糖基（1→6）-β-D-吡喃葡萄糖基] 赤豆皂醇。

从赤豆的热水提取物中得到三种黄烷醇鞣质：D-儿茶、D-儿茶精和表没食子儿茶精，从新鲜种子中分离到原矢车菊素 B_1 和 B_3。

从赤小豆 70%乙醇提取物中分离得到 8 个化合物：2β，15α-二羟基-贝壳杉-16-烯-18，19-二羧酸；2β-O-β-D-葡萄吡喃糖-15α-羟基-贝壳杉-16-烯-18，19-二羧酸；2β-（O-β-D-葡萄吡喃糖）atractyligenin；3R-O-[β-L-阿拉伯吡喃糖基-（1→6）-β-D-葡萄吡喃糖] 辛-1-烯-3-醇；（6S，7E，9R）-6，9-二羟基-megastigman-4，7-二烯-3-酮-9-O-β-D-葡萄吡喃糖苷；刺五加苷 D；白藜芦醇；麦芽酚。第 1~7 个化合物均为首次从该属植物中分离得到，第 8 个化合物为首次从该种植物中分离得到。

【药理作用】

1. 增强免疫 选择 7 项免疫指标进行测定赤小豆等混合提取物对小鼠免疫作用的影响。结果发现，此提取物能够增强昆明种小鼠的细胞免疫、体液免疫和非特异性免疫，亦可促进 IL-2 的产生。

2. 利尿 采用小鼠代谢笼法，测定水负荷小鼠给药 4 h 的尿量。研究赤小豆对小鼠的利尿作用，并筛选利尿作用的有效部位。结果表明，与空白给药组相比，三氯甲烷萃取部位高剂量组具有显著的利尿作用，正丁醇萃取部位高剂量组及药材水提液高剂量组具有显著的利尿作用。赤小豆三氯甲烷及正丁醇萃取部位具有显著的利尿作用，可能是赤小豆利尿作用的主要有效部位。

3. 避孕 观察赤小豆胰蛋白酶抑制剂对与受精有重要作用的人体精子顶体蛋白酶（Acrosin）的影响，以探讨赤小豆胰蛋白酶抑制剂的避孕作用机制。结果表明，赤小豆抑制剂对人体精子顶体蛋白酶抑制比（物质的量比）是 1：1.39，其抑制常数为 1.1×10^{-8} mol/L，表现为典型的抑制反应曲线，说明赤小豆抑制剂能抑制人体精子顶体蛋白酶。

4. 保护肾 观察阿霉素肾病大鼠肾小球足细胞 Nephrin 和 CD2 相关蛋白（CD2AP）的表达及鲤鱼赤小豆汤对其表达的影响。采用 SPF 级 Wistar 雄性大鼠 50 只，随机分为正常组（N 组）10 只及造模组 40 只。造模组一次性尾静脉注射阿霉素 6.5 mg/kg 以制备肾病模型，造模成功后随机分为模型组（M 组）、福辛普利组、鲤鱼赤小豆汤低剂量组、鲤鱼赤小豆汤高剂量组。实验干预 7 周。检测各组大鼠 12 h 尿蛋白、血清总蛋白、清蛋白，免疫组织化学方法检测各组大鼠肾小球内 Nephrin 及 CD2AP 的阳性表达水平。结果表明，与 N 组相比，其他各组 12 h 尿蛋白含量均升高，尤以 M 组升高显著。与 N

组比较，其他各组肾小球中 Nephrin 与 CD2AP 的表达减弱；与 M 组相比，各干预组肾小球中 Nephrin 与 CD2AP 的表达都有所增强。鲤鱼赤小豆汤可通过上调其肾小球足细胞 Nephrin 和 CD2AP 的表达，起到保护肾小球滤过屏障的作用。通过低温吹风、注射抗原等法制作大鼠外感风寒急性肾小球肾炎动物模型，结果显示，麻黄连翘赤小豆汤预防组大鼠血清和肾皮质中白细胞介素及一氧化氮指标与模型组比较有所降低。麻黄连翘赤小豆汤具有直接抑制体外培养大鼠肾小球系膜细胞（HBZY-1）增殖、诱导HBZY-1 细胞凋亡的效应，其效应随药物剂量增加而增强。

5. 抗变态反应 麻黄连翘赤小豆汤在临床上多用于治疗荨麻疹、湿疹、过敏性哮喘等过敏性疾病，用肥大细胞脱颗粒实验观察该方对肥大细胞脱颗粒及组胺释放的影响，初步分析麻黄连翘赤小豆汤抗变态反应的作用机制。结果表明，含该方大鼠血清可明显减少肥大细胞脱颗粒，减少组胺释放。通过麻黄连翘赤小豆汤对右旋糖酐致小鼠全身瘙痒、小鼠耳异种被动皮肤过敏反应实验及致敏大鼠颅骨骨膜肥大细胞脱颗粒的影响实验，发现麻黄连翘赤小豆汤能抵抗组胺引起的瘙痒、抑制 IgE 抗体的产生、抑制肥大细胞脱颗粒，从而达到抗 I 型变态反应的效果，且全方组在这 3 个方面均不同程度地优于各拆方组。

【临床应用】

1. 临床配伍

（1）水肿，坐卧不得，头面身体悉肿：桑枝烧灰、淋汁，煮赤小豆空心食令饱，饥即食尽，不得吃饭。（《梅师集验方》）

（2）脚气急，大小便涩，通身肿，两脚胀，变成水：赤小豆半升，桑根白皮（炙，锉）二两，紫苏茎叶（锉，焙）一握。上三味除小豆外，捣罗为末。每服先以豆一合，用水五盏煮熟，去豆，取汁二盏半，入药末四钱匕，生姜（拍碎）一分，煎至一盏半，空心温服，然后择取豆任意食，日再。（《圣济总录》赤小豆汤）

（3）水肿遍身，小便涩，胀满：赤小豆（微炒）一升，桑白皮（炙，锉）一两，泽漆茎叶（切，炒）三分。上三味，将后二味绵裹，用水九升，与小豆三味，煮令熟，去绵裹诸药，只留小豆。饥则食小豆，渴即饮汁，以利为度。（《圣济总录》赤小豆汤）

（4）伤寒，瘀热在里，身必黄：麻黄（去节）二两，连翘根二两，杏仁（去皮尖）四十个，赤小豆一升，大枣（擘）二十枚，生梓白皮（切）一升，生姜（切）二两，甘草（炙）二两。上八味，以潦水一斗，先煮麻黄再沸，去上沫，纳诸药，煮取三升，去滓。分温三分，半日服尽。（《伤寒论》麻黄连轺赤小豆汤）

（5）腮颊热肿：赤小豆末和蜜涂之，或加芙蓉叶末。（《本草纲目》）

（6）小儿重舌：赤小豆末，醋和涂舌上。（《千金要方》）

（7）舌上忽出血，如簪孔：赤小豆一升，杵碎，水三升，和搅取汁饮。（《肘后备急方》）

（8）下乳汁：煮赤小豆取汁饮。（《产书方》）

（9）妇人吹奶：赤小豆酒研，温服，以滓敷之。（《急救良方》）

（10）风瘙瘾疹：赤小豆、荆芥穗等分，为末，鸡子清调涂之。（《本草纲目》）

（11）食六畜肉中毒：烧小豆一升，末，服三方寸匕。（《千金要方》）

（12）热淋、血淋：赤小豆三合，慢火炒熟，为末。煨葱（细锉）一茎，暖酒调二钱服。（《修真秘旨》）

（13）急黄身如金色：赤小豆一两，丁香一分，黍米一分，瓜蒂半分，熏陆香一钱，青布五寸（烧灰），麝香一钱（细研）。上药捣细罗为散，都研令匀。每服不计时候，以清粥饮调下一钱；若用少许吹鼻中，当下黄水。（《太平圣惠方》赤小豆散）

（14）肠痔大便常血：赤小豆一升，苦酒五升，煮豆熟，出干，复纳清酒中，候酒尽止，末。酒服方寸匕，日三度。（《肘后备急方》）

（15）黑疸，皮肤、大便皆黑：赤小豆三十枚，茯苓、玉竹各六铢，雄黄一铢，炙甘草二铢。以水三升，煮赤小豆、茯苓，取八合，捣后四味为散，和半钱匕服之，须臾当吐，吐则愈。小儿服半字匕。（《千金翼方》赤苓散）

2. 现代临床

（1）尿潴留：将 655 例肛肠病术后尿潴留患者随机分为实验组和对照组，对照组采用单纯水道穴按摩，实验组采用赤小豆贴敷水道穴进行按摩。结果显示，实验组自行排尿总有效率为 80.3%，对照组自行排尿总有效率为 20%，实验组效果明显优于对照组。得出结论：赤小豆贴敷按摩两侧水道穴预防肛肠病术后尿潴留疗效显著，患者易于接受和掌握，值得临床推广运用。

（2）慢性肾炎：将 91 例慢性肾炎患者随机分为 2 组，治疗组 51 例采用麻黄连翘赤小豆汤加味治疗，对照组 40 例服用黄葵胶囊治疗，3 个月为 1 个疗程，观察麻黄连翘赤小豆汤加味治疗慢性肾炎的临床疗效。结果显示，治疗组临床总疗效显著优于对照组，治疗组 24 h 尿蛋白定量、血浆白蛋白、免疫球蛋白 IgG、IgA、补体 C3 的改善优于对照组。得出结论：麻黄连翘赤小豆汤加味能够显著改善慢性肾炎患者的临床症状，减少尿蛋白，提高血浆白蛋白和体液免疫。

（3）慢性荨麻疹：采用随机对照的方法，将符合纳入标准的患者分为 2 组。观察组 46 例，予以麻黄连翘赤小豆汤配合针刺治疗；对照组 46 例，采用仙特明口服加针刺治疗。观察麻黄连翘赤小豆汤配合针刺治疗慢性荨麻疹的临床疗效。结果显示，观察组总有效率明显优于对照组，观察组治疗过程中无不良反应发生，而对照组发生药物不良反应 5 例。得出结论：采用麻黄连翘赤小豆汤配合针灸治疗慢性荨麻疹有效，且效果优于口服仙特明治疗，并可避免服用仙特明治疗过程中出现的各种不良反应。

（4）急性肾小球肾炎：使用随机平行对照方法，观察麻黄连翘赤小豆汤治疗急性肾小球肾炎疗效。将 48 例门诊及住院患者按就诊顺序号法简单随机分为两组。对照组 24 例青霉素，10 万~20 万 U/(kg·d) 抗菌，水肿予利尿剂双氢克尿噻片，每次 2 mg/kg，1 日 3 次，上呼吸道感染给予双嘧达莫，25 mg/次，1 日 3 次。治疗组 24 例麻黄连翘赤小豆汤（杏仁 10 g，桑白皮、白术、茯苓、泽泻、连翘各 15 g，白茅根 20 g，麻黄 12 g，赤小豆 30 g；呕吐加半夏、紫苏叶；浮肿加麻黄），1 日 1 剂，水煎 200 mL，早、中、晚口服。连续治疗 15 d 为 1 个疗程。观测临床症状、尿常规、不良反应。治疗 1 个疗程，判定疗效。结果治疗组显效 16 例，有效 7 例，无效 1 例，总有效率为 95.83%。对照组显效 6 例，有效 12 例，无效 6 例，总有效率为 75.00%。治疗组疗效优于对照组（$P<0.05$），时间指标治疗组改善优于对照组。得出结论：麻黄连翘赤小豆汤治疗急性肾小

球肾炎疗效满意，无严重不良反应，值得推广。

（5）月经疹：将入选的38例肺胃蕴热型的月经疹患者，采用麻黄连翘赤小豆汤合玉女煎加减结合调周法治疗，3个月后判定疗效。观察麻黄连翘赤小豆汤合玉女煎结合调周法治疗肺胃蕴热型月经疹的临床疗效。结果显示，治疗3个月后，患者治疗后综合证候积分明显低于治疗前积分，有效率为71.1%，不良反应发生率为7.89%。得出结论：麻黄连翘赤小豆汤合玉女煎加减结合调周法治疗肺胃蕴热型月经疹疗效显著，且不良反应较少，安全性好。

【不良反应】　久食赤小豆易令人黑瘦结燥，严重时会影响消化系统的吸收。阴虚而无湿热者，以及小便清长者，忌食赤小豆，否则可能会引起腹泻或者其他不适的症状，易发生鼻衄现象。

【综合利用】　赤豆可整粒食用，或用于煮饭、煮粥，做赤豆汤。赤豆淀粉含量较高，蒸后呈粉沙性，而且有独特的香气，故常用来做成豆沙，制作各种糕团面点的馅料，美味可口，深受人们的喜爱。赤豆还可发制赤豆芽，食用同绿豆芽，具有清热解毒、利水消肿、健脾利湿、消积化瘀等疗效，是日常生活必备的家用食材。菜肴有红豆排骨汤等。

赤小豆含有蛋白质、脂肪、碳水化合物、粗纤维、钙、磷、铁、维生素 B_1、维生素 B_2、皂苷等营养成分，能利湿消肿（水肿、脚气、黄疸、泻痢、便血、痈肿）、清热退黄、解毒排脓，具有利尿作用，对心脏病和肾病、水肿患者均有益；富含叶酸，产妇、乳母吃赤小豆有催乳的功效；还具有良好的润肠通便、降血压、降血脂、调节血糖、预防结石、健美减肥的作用。

■参考文献

[1] 国家药典委员会.中华人民共和国药典：2010年版.一部［M］.北京：中国医药科技出版社，2010.

[2] 卫莹芳，闫婕，王化东，等.赤小豆总黄酮分光光度分析方法建立及全国不同产地药材含量测定［J］.时珍国医国药，2010，21（11）：2729-2731.

[3] 闫婕，卫莹芳，龙飞，等.不同产地赤小豆总三萜的含量测定及品质评价［J］.时珍国医国药，2012，23（2）：305-306.

[4] 宁颖，孙建，吕海宁，等.赤小豆的化学成分研究［J］.中国中药杂志，2013，38（12）：1938-1941.

[5] 张智，张雪亮，闪增郁，等.解表利湿法预防大鼠急性肾小球肾炎作用机理的初步探讨［J］.中国中医基础医学杂志，2008，14（7）：518-519.

[6] 强胜.麻黄连轺赤小豆汤治疗慢性肾炎临床疗效及其对系膜细胞增殖的影响研究［D］.南京：南京中医药大学，2011.

[7] 陈建，刘敏，王梅，等.麻黄连轺赤小豆汤拆方抗过敏反应作用研究［J］.吉林中医药，2007，27（11）：55-56.

[8] 王红梅，马玲.赤小豆等混合提取物对小鼠免疫作用的实验研究［J］.实验动物科学与管理，2001，18（3）：12-14.

[9] 闫婕，卫莹芳，钟熊，等.赤小豆对小鼠利尿作用有效部位的筛选［J］.四川中

医，2010，28（6）：53-55.

[10] 杨同成. 赤小豆胰蛋白酶抑制剂的避孕作用 [J]. 福建中医药，1993，24（3）：39-41.

[11] 王鑫，刘剑英，吴慧，等. 鲤鱼赤小豆汤对阿霉素肾病大鼠 CD2AP 及 Nephrin 表达影响 [J]. 青岛大学医学院学报，2012，48（1）：10-12.

[12] 邱明义，李小慧，石拓，等. 麻黄连翘赤小豆汤血清对肥大细胞脱颗粒、组胺生成的影响 [J]. 中药药理与临床，2003，19（5）：3-4.

[13] 孟丽君，任玉录. 赤小豆贴敷按摩水道穴预防肛肠病术后尿潴留的临床观察与护理 [J]. 护士进修杂志，2010，25（17）：1613-1614.

[14] 强胜，冯春俭，周春祥. 麻黄连翘赤小豆汤加味治疗慢性肾炎的临床观察 [J]. 上海中医药杂志，2008，42（12）：31-32.

[15] 姚朋华，李丰军，庄梦梦. 麻黄连翘赤小豆汤配合针刺治疗慢性荨麻疹的疗效评价 [J]. 中国中医药科技，2014，21（6）：668-669.

[16] 李德成，鲁统德. 麻黄连翘赤小豆汤治疗急性肾小球肾炎随机平行对照研究 [J]. 实用中医内科杂志，2015，29（5）：43-45.

[17] 李江慧，曹保利. 麻黄连轺赤小豆汤合玉女煎治疗肺胃蕴热型月经疹 [J]. 河南中医，2014，34（4）：591-592.

苍　术

【道地沿革】　苍术又称青术、赤术，古已有之，《山海经》云："首山，草多术。"《尔雅》说："术，山蓟。"《神农本草经》亦说："术，一名山蓟。"汉代尚无赤白之分，至《本草经集注》始别为白术、赤术两种，云："术乃有两种，白术叶大有毛而作桠，根甜而少膏，可作丸散用；赤术叶细无桠，根小苦而多膏，可作煎用。"陶弘景在茅山修道，茅山恰是茅苍术 Atracrylodes lancea 的产地。如《真诰》卷 11 陶弘景注："（茅山之积金岭）山出好术，并杂药。"又据庾肩吾《答陶隐居赍术煎启》有云："绿叶抽条，生于首峰之侧，紫花摽色，出自郑岩之下。"可见陶弘景所作术煎、术蒸的原料皆出茅山，其为茅苍术无疑。

其后的本草文献多遵循陶说，以根茎粗大，含油质较少而味甘者为白术。《本草图经》云："今白术生杭、越、舒、宣州高岗上，叶叶相对，上有毛，方茎，茎端生花、淡紫碧红数色，根作桠生。"杭即今浙江余杭，越即今浙江绍兴，舒即今安徽潜山，宣即今安徽宣城。《本草衍义》云："白术粗促，色微褐，气味亦微辛，苦而不烈。古方及《本经》只言术，未见分其苍白二种也。只缘陶隐居言术有两种。"话虽如此，但以上文献提到的这些"术"是否与今用白术、苍术品种相同，还需要斟酌，至少《证类本草》中绘出的各种"术"，其品种确实混乱。其中"商州术"从产地和药图来看，疑是北苍术；"舒州术"略接近今之白术；"越州术""齐州术"虽未绘出花，亦可勉强认为是白术；但"荆门军术""石州术"显然不是此属植物；至于"歙州术"，药图简略，不能判断。

苍术的品种渐渐统一，据《救荒本草》苍术条说："苗淡青色，高二三尺，茎作蒿擎，叶拂茎而生，梢叶似棠叶，脚叶有三五叉，皆有锯齿小刺，开花紫碧色，亦似刺蓟花，或有黄白花者，根长如指大而肥实，皮黑茶褐色。"《救荒本草》特意提到苍术叶布茎生，据所绘药图，叶狭卵形，羽状五深裂，确是茅苍术（*A. chinensis*）而非北苍术（*A. lancea*）。苍术以江苏茅山地区的茅苍术为优。现在全国多地均有种植。

【来源】 本品为菊科植物茅苍术 *Atractylodes lancea*（Thunb.）DC. 或北苍术 *Atractylodes chinensis*（DC.）Koidz. 的干燥根茎。

【原植物、生态环境、适宜区】

1. 茅苍术 多年生直立草本，高 30~100 cm。根状茎平卧或斜升，粗长或常呈疙瘩状。茎单生或少数茎成簇生。单叶互生；基部叶花期脱落，中下部叶长 8~12 cm，宽 5~8 cm，3~9 羽状深裂或半裂，基部楔形或宽楔形，近无柄，圆形、倒卵形、卵形或椭圆形，侧裂片 1~4 对，中部以上或仅上部叶不分裂，倒长卵形至长椭圆形；或全部叶不裂，中部叶倒卵形至长倒披针形，长 2.2~9.5 cm，宽 1.5~6 cm，基部渐狭成柄，全部叶硬纸质，无毛，边缘或裂片边缘具针刺状缘毛或三角形刺齿或重刺齿。头状花序顶生；苞叶针刺状，羽状全裂或深裂；总苞钟状，直径 1~1.5 cm，总苞片 5~7 层覆瓦状排列，最外层及次外层卵形至卵状披针形，中层长卵形至长椭圆形或卵状长椭圆形，内层线状长椭圆形或线形，全部苞片顶端钝或圆形，边缘疏被蛛丝毛。全为管状花，白色。瘦果倒卵圆状，冠毛羽毛状，基部连合成环。花果期 6~10 月。

茅苍术主要分布于安徽、湖北、江苏、浙江、江西等省，这些地区均为茅苍术生产的适宜区。其中江苏茅山山脉以及安徽郎溪、广德的丘陵地区为最适宜区。

2. 北苍术 叶椭圆形或长椭圆形、披针形或卵状披针形，纸质或厚纸质，最宽处在叶片中部或中部以下，基部圆形，茎叶多无柄，半抱茎或贴茎。花期 7~8 月，果期 8~10 月。

北苍术主要分布于黑龙江、吉林、辽宁、内蒙古、河北、河南、陕西、山西、甘肃、宁夏、青海等地。苍术多生长在丘陵、杂草或树林中，喜温和、凉爽、湿润的气候，耐寒力强，但怕强光和高温高湿。生长期温度为 15~25 ℃，幼苗能耐-15 ℃左右低温。以半阳半阴、土层深厚、疏松肥沃、富含腐殖质、排水良好的沙质壤土栽培为宜。

【生物学特点】

1. 栽培技术 栽培应选择半阴半阳的荒山或荒坡地，土壤以疏松、肥沃、排水良好的腐渣土或砂壤土为宜。黏性、低洼、排水不良的地块不宜种植。忌连作，前茬作物以禾本科植物为好，露地栽培可与玉米套种，以荫蔽度在30%左右较为适宜。秋冬播种与移栽的田块，应提前翻耕；春播春栽田块，宜早耕，以利疏松土壤和减少病虫害。播种或移栽前再翻耕 1 次。

（1）种子直播：种子发芽率50%左右。4月初育苗，苗床应选向阳地，播种前深翻，同时施基肥，北方用堆肥，南方施草木灰等。整细耙平后，做成宽 100 cm、长

330~500 cm 的畦，条播或撒播，每亩用种量 60~75 kg，播后覆细土 2~3 cm，上盖一层稻草，经常浇水，保持土壤湿润。出苗后去掉盖草，苗高 3 cm 左右时进行间苗，苗高 10 cm 左右即可定植。南方育苗期约 1 年，次年 3 月上旬定植，定植地一般利用荒坡空地，于头年冬天耕翻。定植前再耕翻 1 次，除尽杂草，施足底肥，阴雨天或午后定植容易成活，株行距 165 cm×（23~40）cm，栽后覆土压紧，然后浇水。

（2）育苗移栽：做成宽 10~12 m、长 10 m 的畦，畦沟宽 30~40 cm、深 20~25 cm，畦面成龟背形，做到雨晴后沟中无积水。栽种时将根茎的出苗部分朝上，盖细土、压实，上面再盖薄薄的一层稻草。待苗高 6~7 cm 时，进行移栽。株行距为（10~20）cm×（15~30）cm，栽种后覆土 2~3 cm。

育种技术：可以在结果期采集果实作种，亦可选择其根茎，进行去须、消毒、切制处理后栽种或适当储藏备用。果实采集时间为 11 月，地上部分显黄时，将地上部分割下放置，待其全部显黄时，表明果实全部成熟，即可脱粒取籽。应选择颗粒饱满、色泽鲜艳、成熟度一致的无病虫害的种子作种。根茎则应选择健壮、无病害者剪去须根，用多菌灵 1000 倍液喷雾消毒。然后按自然节纵切，晾晒半天至一天，用草木灰拌种。处理后如不立即栽种，可用一层黄沙一层根茎堆积的方法储藏备用，中央要留通气孔，高度不可超过 1 m，以免发热腐烂。

2. 田间管理　幼苗期要注意中耕除草，除掉杂草、弱苗与密苗。出苗前如干旱可浇水保持地面湿润，便于出苗。浇水时应选在早晚，中午不可浇水。雨后及早上露水未干时不可进地。多雨季节要清理畦沟，排除田间积水，以免烂根。第一次追肥在立秋以前，每亩用碳酸铵 50 kg 或尿素 20 kg。第二次在白露以后，追施尿素 300 kg、钾肥 150 kg。以后一般每年追肥 3 次，5 月施 1 次提苗肥，每亩约施 1000 kg 左右清粪水；6 月生长盛期施人畜粪水，每亩约 1200 kg，或每亩 5 kg 硫酸铵；8 月开花前，每亩施人畜粪水 1000~1500 kg，并加施适量草木灰或过磷酸钙。植株抽薹开花时，可适当摘除花蕾，促进根茎肥大，摘蕾不宜太早或太迟，过早影响植株生长，过迟养分消耗太多，影响茎根生长。于栽种第二年 12 月中下旬地上部分枯黄时进行烧荒。即在畦面上铺层薄稻草或其他可燃的草，放火烧掉，然后结合施肥进行培土。先施复合肥，然后从畦沟挖土覆盖，以不见复合肥为度，并要保证畦高在 20 cm 以上。

3. 病虫害防治

（1）白绢病：4 月下旬始发，6 月上旬至 8 月中旬渐趋严重，为害根茎及茎基。发病初期，地上部分无明显症状，随着温度和湿度的增高，根茎溃烂，有臭味，最后呈茶褐色菌核，植株枯萎死亡。防治方法：挑选无病苗，并用 50% 多菌灵 1000 倍液浸渍 3~5 h，晾干后栽种切忌与易感病的茄科、豆科或瓜类等作物连作。选用 10% 三唑酮可湿性粉剂 200 mg/kg 喷雾治疗。在育苗阶段和病害发生初期，施用哈氏木霉菌进行生物防治。

（2）根腐病：一般在雨季严重，在低洼积水地段易发生，为害根部。防治办法：进行轮作，选用无病种苗用 50% 退菌特 100 倍液浸种栽 3~5 h 后再栽种。生长期注意排水，防止积水和土壤板结。发病期用 50% 托布津 800 倍液进行浇灌。

（3）黑斑病：发病初期出基部叶片开始，病斑圆形或不规则形，两面都能生出黑色霉层，多数从叶尖或叶缘发生，扩展较快；后期病斑连片，呈灰褐色，并逐渐向上蔓延，最后全株叶片枯死脱落。防治方法：进行轮作，切忌同感病的药材或茄科、豆科及瓜类等植物连作。选用无病健壮的栽种，并经药剂消毒处理销毁病株，病穴撒施石灰消毒，四周植株喷浇 70% 甲基托布津或 50% 多菌灵 500~1000 倍液，抑制其蔓延为害。

（4）蚜虫：蚜虫以成虫和若虫吸食茎叶汁液，在苍术的整个生长发育过程中均易发生。防治方法：清除枯枝和落叶，深埋或烧毁；在发生期用 50% 的杀螟松 1000~2000 倍液或以 40% 的乐果乳油 1500~2000 倍液进行喷洒防治，每 7 d 一次，连续进行直到无蚜虫为害为止。

【采收加工】　家种苍术需生长 2 年后收获。茅苍术多在秋季采挖，北苍术分春、秋两季采挖，但以秋后至翌年初春苗未出土前采挖的质量好。野生茅苍术，春、夏、秋季都可采挖，以 8 月采收的质量最好。应尽量避免挖断根茎或擦破表皮。

茅苍术采挖后，除净淤土、残茎，晒干后去掉毛须。北苍术挖出后，去泥土，晒至四五成干时装入筐，撞掉须根，即呈黑褐色；再晒至六七成干，撞第二次，直至大部分老皮撞掉后，晒至全干时再撞第三次，到表皮呈黄褐色为止。

【炮制储藏】

1. 炮制

（1）苍术：除去杂质，洗净，润透，切厚片，干燥。

（2）麸炒苍术：取苍术片，照《中国药典》麸炒法炒至表面深黄色。

2. 储藏　置阴凉干燥处。

【药材性状】

1. 茅苍术　呈不规则连珠状或结节状圆柱形，略弯曲，偶有分枝，长 3~10 cm，直径 1~2 cm。表面灰棕色，有皱纹、横曲纹及残留须根，顶端具茎痕或残留茎基。质坚实，断面黄白色或灰白色，散有多数橙黄色或棕红色油室，暴露稍久，可析出白色细针状结晶。气香特异，味微甘、辛、苦。

2. 北苍术　呈疙瘩块状或结节状圆柱形，长 4~9 cm，直径 1~4 cm。表面黑棕色，除去外皮者黄棕色。质较疏松，断面散有黄棕色油室。香气较淡，味辛、苦。

【质量检测】

1. 显微鉴别

（1）茅苍术根茎横切面：木栓层有 10~40 层木栓细胞，其间夹有石细胞带一至数条不等，每一石细胞由 2~3 层类长方形的石细胞集成。皮层宽广，其间散有大型油室，长径 225~450 μm。韧皮部狭小。形成层成环。木质部内侧有纤维束，和导管群相间排列。射线较宽，射线和髓部均散有油室。薄壁细胞含有菊糖和细小的草酸钙结晶。

（2）北苍术根茎横切面：皮层有纤维束，木质部纤维束较大，和导管群相间排列。

（3）茅苍术粉末：棕黄色。草酸钙针晶细小，长 5~30 μm，不规则地充塞于薄壁细胞中。纤维大多成束，长梭形，直径约至 40 μm，壁甚厚，木化。石细胞甚多，有时与木栓细胞连接，多角形、类圆形或类长方形，直径 20~80 μm，壁极厚。菊糖多见，表面呈放射状纹理。

2. 理化鉴别 薄层色谱：取本品 0.8 g，加甲醇 10 mL，超声处理 15 min，滤过，取滤液作供试品溶液。另取苍术对照药材 0.8 g，同法制备对照药材溶液。再取苍术素对照品，加甲醇制成每 1 mL 含 0.2 mg 的溶液，作为对照品溶液。照《中国药典》薄层色谱法试验，吸取供试品溶液和对照药材溶液各 6 μL、对照品溶液 2 μL，分别点于同一硅胶 G 薄层板上，以石油醚（60～90 ℃）-丙酮（9∶2）为展开剂，展开，取出，晾干，喷以 10%硫酸乙醇溶液，加热至斑点显色清晰。供试品色谱中，在与对照药材和对照品色谱相应的位置上显相同颜色的斑点。

3. 含量测定 苍术素的含量测定：以十八烷基硅烷键合硅胶为填充剂，以甲醇-水（79∶21）为流动相，检测波长为 340 nm，理论板数按苍术素峰计算应不低于 5000。取苍术素对照品适量，精密称定，加甲醇制成每 1 mL 含 20 μg 的溶液，即得对照品溶液。取本品粉末（过三号筛）约 0.2 g，精密称定，置具塞锥形瓶中，精密加入甲醇 50 mL，密塞，称定重量，超声处理（功率 250 W，频率 40 kHz）1 h，放冷，再称定重量，用甲醇补足减失的重量，摇匀，滤过，取续滤液，即得。分别精密吸取对照品溶液与供试品溶液各 10 μL，注入液相色谱仪，测定，即得。本品按干燥品计算，含苍术素（$C_{13}H_{10}O$）不得少于 0.30%。

【商品规格】

1. 优级饮片 相对密度在 0.90 以上，断面颜色为黄色或者深黄色，朱砂点多而密集，气香。

2. 统货饮片 相对密度在 0.70 以上，其断面颜色为浅黄色，朱砂点少，气略香。

【性味归经】 味辛、苦，性温。归脾、胃、肝经。

【功能主治】 燥湿健脾，祛风散寒，明目。用于湿阻中焦，脘腹胀满，泄泻，水肿，脚气痿躄，风湿痹痛，风寒感冒，夜盲，眼目昏涩。

【用法用量】 内服：煎汤，3～9 g；或入丸、散。

【注意事项】 苍术忌胡荽、大蒜。

【化学成分】

1. 挥发油类 茅苍术根茎含挥发油 3.52%～6.92%，挥发油中含有一系列倍半萜，单萜类化合物有 β-桉叶醇、β-榄香烯、愈创木烯、花柏烯、苍术酮、茅术醇、三环烯等化合物。

2. 糖苷类 茅术根茎中含愈创木烷型苷、苍术苷 A、苍术苷 B、吡喃葡萄糖苷、单萜苷、桉叶醇型苷、半萜苷等。

3. 芳香类 茅苍术根茎中芳香类和聚乙炔类成分主要含苍术呋喃烃、苍术呋喃烃醇等。

4. 有机酸类 在茅苍术中发现 6-壬炔酸、棕榈酸、亚油酸、豆蔻酸、棕榈酸甲酯、十八碳二烯酸甲酯、亚油酸甲酯、十八碳烯酸甲酯、亚油酸乙酯等有机酸类成分。

5. 三萜类 茅苍术中发现的三萜类化合物为蒲公英萜醇乙酸酯（taraxeryl acetate）。

6. 多糖类 从茅苍术根茎中分离得到多糖成分如阿拉伯糖、半乳糖等，又有茅苍术多糖经分离纯化分别得到分子量约为 74 000、3100、16 000 等的多糖。分子量不同的多糖所含各种单糖比例不同，如分子量约为 74 000 的多糖，主要含中性糖，另外有少量糖尾酸和蛋白质，分子量约为 3100 的多糖含约 73% 的中性糖和 26% 的糖尾酸，而分子量约为 16 000 的多糖主要含糖尾酸和约 24% 的中性糖及 13% 的蛋白质。

7. 其他 茅苍术根茎还含糠醛、白术内酯、色氨酸、谷甾醇、胡萝卜苷等。微量元素有钡、钴、铜、锂、锰、镍、磷、铅、锑、锡、银、钛、钒、锌、铝、锆、铁、镁、钙、铈、镓等 32 种，其中 11 种为人体所必需的，5 种为对人体有害的。

【药理作用】

1. 抗胃溃疡 关苍术的正丁醇萃取物对醋酸型、酒精型、幽门结扎型及消炎痛型胃溃疡均有明显的抑制作用，而对利舍平型和应激性胃溃疡的形成则无抑制作用。其作用机制可能与增多胃内前列腺素 E_2（PGE_2）含量，促进 DNA、RNA 及蛋白质的合成和改善溃疡病灶血循环有关。

2. 促进胃排空 以葡聚糖蓝（BD）2000 为标记物，采用正交设计方法，以胃内色素残留量为实验指标，研究香砂平胃散及其组成药物对胃排空功能的影响。结果显示，在该方剂中，苍术组胃残留率为 75.8%，厚朴组胃残留率为 41.8%，陈皮组胃残留率为 64.1%，甘草组胃残留率为 102.3%，木香组胃残留率为 42.6%，砂仁组胃残留率为 31.0%，香砂平胃散组胃残留率为 35.0%，对照组组胃残留率为 100.0%，对于促进胃排空效应最大的是苍术。

3. 抑制消化道平滑肌 苍术对大鼠离体近端结肠纵行肌收缩活动具有抑制作用。苍术的抑制作用部分由肾上腺素能 β 受体介导，而不是通过肾上腺素能 α 受体介导及一氧化氮和前列腺素的合成途径。

4. 增强免疫 采用喂饲小承气汤煎剂加饥饱失常建立大鼠脾虚证模型，模型复制成功后动物随机分为脾虚模型组，苍术提取物高、中、低剂量组，多潘立酮组。连续灌胃给药 10 d。采用肠道灌流法检测大鼠肠道灌流液免疫球蛋白 A（IgA）含量，腹主动脉采血法检测大鼠血清免疫球蛋白 G（IgG）含量，并测定大鼠胸腺、脾指数，HE 染色行大鼠胃黏膜病理学观察，激光多普勒微循环血流计行大鼠胃黏膜血流量的测定，免疫组化法测定大鼠胃黏膜组织中三叶因子 1（TFF1）及结肠 Toll 样受体 4（TLR4）的表达量。结果与正常组比较，模型组大鼠胃黏膜形态学、胃黏膜血流量、相关免疫学指标显著改变；与模型组比较，苍术提取物各剂量组大鼠胃黏膜形态学、胃黏膜血流量、胃黏膜组织中 TFF1 的表达量，肠道灌流液 IgA、血清 IgG 含量、胸腺、脾指数及结肠 TLR4 的表达量不同程度升高。结果苍术提取物可抑制脾虚证大鼠胃黏膜损害，保护和修复损伤的黏膜组织，并改善脾虚证大鼠的免疫功能。

5. 利尿 苍术主要有效成分 β-桉叶醇有强大的抑制钠钾 ATP 酶活性作用。通过降低输送能量，增强细胞内 Na^+-K^+ 交换而利尿，但如增加浓度，则抑制率不增加。

6. 抗炎、抗肿瘤 茅苍术中提取分离出的苍术烯内酯甲具有抗炎及抗肿瘤作用。苍术烯内酯甲抑制肉芽组织生成，对鸡胚胎肉芽组织生成 25 μg/片剂量可抑制 15.4%，对照组同等剂量的盐酸小檗碱可抑制 69%；口服苍术烯内酯甲 300 mg/kg 可抑制醋酸引起的小鼠血管通透性增加（约为 33.7%）；角叉菜胶引起大白鼠足跖肿胀的试验中，口服苍术烯内酯甲 400 mg/kg 可使其消肿。

采用 90% 乙醇超声提取茅苍术 1 h 后，离心收集上清液；MTT 比色法检测不同浓度茅苍术醇提取物对 SKOV-3 细胞增殖的抑制效果；流式细胞术检测茅苍术刺激 SKOV-3 细胞的细胞周期变化；荧光定量 RT-PCR 检测茅苍术刺激前后细胞周期蛋白 D1（cyclin D1）mRNA 表达量变化。结果显示，茅苍术醇提取物在 $5\sim100\ \mu g/mL$ 之间能有效抑制 SKOV-3 细胞的增殖，且抑制效果与茅苍术醇提取物浓度呈现依赖性，茅苍术刺激 48 h 后，抑制效果最佳，IC_{50} 约为 70.42 $\mu g/mL$；PI 单染显示茅苍术刺激后，将细胞周期阻滞在 G_0/G_1 期；cyclin D1mRNA 表达因茅苍术刺激出现下调，表明茅苍术醇提取物能有效抑制 cyclin D1 的表达，进而将细胞周期阻滞于 G_0/G_1 期，最终实现其抗肿瘤作用。

取小鼠 60 只，雌雄各半，体重 $18\sim22$ g，随机分成 5 组，即生理盐水组、吲哚美辛阳性对照组（0.20 g 生药/kg），以及苍术挥发油高（0.40 g 生药/kg）、中（0.20 g 生药/kg）、低（0.10 g 生药/kg）剂量组，给药容积为 20 mL/kg，对照组给予等量的生理盐水，1 次/d，连续 5 d，末次给药后 1 h，各小鼠右后足跖皮下注射 2.5% 甲醛生理盐水溶液 50 μL/只，24 h 后处死小鼠，距右踝关节上 1 cm 处剪下右足，剥皮后浸泡于 5 mL 生理盐水中 1 h，以 1500 r/min 离心 10 min，吸取上清液 0.5 mL，加入 0.5 mol/L 氢氧化钠-甲醇溶液 2 mL，在 50 ℃ 水浴箱中水浴异构化 20 min，加甲醇稀释至 20 mL，于紫外分光光度计 278 nm 处测吸收值，计算 PGE_2 含量，比较各组间差异。采用甲醛致小鼠足肿胀法观察苍术对炎症组织中 PGE_2 的影响，苍术挥发油高、中、低剂量组的 PGE_2 含量分别为 32.65、47.50、61.13，生理盐水组的为 77.54 $\mu g/g$，表明苍术挥发油高剂量组可明显降低炎症组织中的 PGE_2 含量。

7. 保肝 取生苍术和炮制苍术各 500 g，粉碎，分别用 1500 mL 无水乙醇浸泡，搅拌以除去挥发油。过滤后烘干，以 1:8（W/V）比例加入 4 L 水，加热 30 min 后滤过，重复 2 次后合并滤液，浓缩至 500 mL，取 250 mL 用于提取多糖部位。加入三氯乙酸稀释后（1.43 g/mL，1000 mL）过滤以脱蛋白质。滤液用 NaOH 调 pH 值为 7，加入 3 倍体积的 95% 乙醇，4 ℃ 静置过夜，滤过，残渣分别用无水乙醇、丙酮和无水乙醚洗涤，然后干燥得多糖部位，于室温保存备用。生苍术多糖得率为 17.99%，炮制苍术多糖得率为 10.26%。用 0.2% 的 CCl_4 溶液（花生油稀释）按 10 mL/kg 体重腹腔注射，20 h 后形成急性肝损伤模型，小鼠适应 3 d 后，连续预防性灌胃给药 6 d。摘眼球取血静置 1 h 后，3000 r/min 离心 10 min，取上清液，测定 ALT、AST 含量。小鼠腹腔给予 CCl_4 后，与正常组比较，ALT 和 AST 均显著增高，结果表明，北苍术水提液和多糖部位均具有较好的降酶保肝作用，多糖可能是其保肝作用的主要组成部分，其中，炮制苍术的作用优于生苍术。

苍术水煎剂 10 g/kg 灌胃连续 7 d，能明显促进正常小鼠肝蛋白的合成。苍术酮、β-桉叶醇对四氯化碳、半乳糖胺所致小鼠肝中毒模型具有一定的保肝作用。苍术酮对叔丁基过氧化物诱导的 DNA 损伤及大鼠肝细胞毒性有抑制作用。

采用水蒸气蒸馏法提取生苍术和麸炒苍术中的挥发油。将药材饮片制成粗颗粒，100 g 药材加 800 mL 水，浸渍 1 h 后电热套内加热，水蒸气蒸馏 8 h 至挥发油提取完毕，收集挥发油。提取的挥发油于 4 ℃ 下保存备用。实验前将挥发油溶于 3.34% 的吐温-80 和蒸馏水中，配成 0.909 mg/mL 浓度进行给药。1% 的 CCl_4 溶液（CCl_4：花生油 = 1：

99）按 0.1 mL/10 g 体重腹腔注射，16 h 后形成急性肝损伤模型，小鼠适应 3 d 后，灌胃给药 8 d。给药量为：生苍术挥发油低剂量组 90 mg 挥发油/kg 体重；生苍术挥发油高剂量组 180 mg 挥发油/kg 体重；麸炒苍术挥发油低剂量组 90 mg 挥发油/kg 体重；麸炒苍术挥发油高剂量组 180 mg 挥发油/kg 体重；正常组、模型组给予等体积生理盐水。第 8 天给药后 5 h，给予 CCl_4 造模。各组每只动物每日称重 1 次，并于造模 16 h 后，每只小鼠摘眼球取血 0.5 mL，静置 1 h 后，3000 r/min 离心 10 min，取血清测定 ALT、AST 含量，取肝、肾、脾、胸腺分别称重，计算其脏器系数，组间比较采用 t 检验。结果显示，生苍术挥发油高、低剂量均能显著降低模型动物 AST 水平，但对 ALT 水平具有升高作用。麸炒苍术挥发油对 CCl_4 诱导的急性肝损伤小鼠血清中 ALT、AST 水平均具有降低作用，其中高剂量作用更加显著。与生苍术相比，麸炒苍术挥发油作用更加显著，说明苍术炮制后的挥发油对模型鼠血清转氨酶的改善作用更好，表明生苍术和麸炒苍术挥发油部位均能降低 CCl_4 造急性肝损伤模型小鼠血清转氨酶水平。

8. 降血糖 苍术苷对小鼠、大鼠、兔、犬均有降血糖作用，其降血糖作用与苍术苷对体内巴斯德效应（Paster effect）的抑制有关，它与腺嘌呤核苷酸在同一线粒体受点上起竞争性抑制作用，从而抑制细胞内氧化磷酸作用，干扰能量转移过程。苍术具有燥湿、健脾之功效，在治疗糖尿病的各中药组方中苍术较为常见。

采用水蒸气蒸馏法提取苍术生品和麸炒品的挥发油，用气相色谱-质谱技术分析，并采用体外 α-葡萄糖苷酶抑制模型进行酶抑制活性研究。结果表明，苍术生品抑制率为 104.9%，IC_{50} 为 38.89 μg/mL；麸炒品抑制率为 102.4%，IC_{50} 为 42.28 μg/mL；阳性对照的抑制率为 52.88%，IC_{50} 为 1443.64 μg/mL。生苍术麸炒后挥发油含量显著降低，烯类、苯类、萘类及环己烯类化合物显著减少，而 [2R-（2α，4αα，8αβ）]-十氢-α，α，4α-三甲基-8-亚甲基-2-萘甲醇和联苯甲酯明显增加；α-葡萄糖苷酶活性降低，抑制强度依次为生苍术>麸炒苍术>阿卡波糖（阳性对照）。表明苍术挥发油有较好的抑制 α-葡萄糖苷酶活性作用。

苍术提取物可使经链脲霉素（链佐星）前处理的大鼠明显升高的血糖水平降低，经链脲霉素前处理而很快降低的血清胰岛素水平以剂量依赖性地被灌服 2.0 g 苍术水提物而升高，经链脲霉素前处理的大鼠逐渐降低的血清淀粉酶水平在给予苍术水提物 8 d 后恢复到正常水平。

9. 抗菌、抗病毒 在对抑制 HIV-1 病毒活性作用的研究中发现，关苍术对 HIV-1 重组蛋白酶有轻度抑制作用。茅苍术中果聚糖酸对白色酵母感染的小鼠有明显预防作用，可以延长小鼠存活时间。

运用水蒸气蒸馏法从苍术根茎中提取挥发油，用气相色谱-质谱（GC-MS）联用技术对其挥发油组分进行分离和鉴定，运用气相色谱面积归一化法确定各组分的相对含量；对苍术的挥发油做了抗菌试验。结果显示，苍术的挥发油中主要成分为 β-桉叶油醇（24%）、二苯基-4-甲醛（18%）、β-桉叶烯、α-桉叶油醇和茅术醇等，苍术挥发油对实验所选用的 8 个实验菌株均有明显的抑制作用和灭活作用，能有效地抵抗常见致病菌的感染。苍术挥发油对大肠埃希氏菌 ATCC8099 株的最低抑菌浓度（MIC）值是 0.78 μL/mL，表明苍术挥发油对此细菌有较明显的抑制作用；苍术挥发油对鼠伤寒沙门氏菌 ATCC50013 株、肠炎沙门氏菌 50040 株、金黄色葡萄球菌 ATCC25923 株、铜绿假单胞菌 ATCC27853 株的 MIC 值均为 1.56 μL/mL，表明苍术挥发油对这 4 种细菌也有明显的抑制作用；苍术挥发油对肠炎沙门氏菌、福氏痢疾杆菌、白色念珠菌等 3 种细菌的 MIC 值相对较大一些，但也表现出一定的抑菌活性。抗菌实验结果表明，苍术挥发油对实验所选用的 8 个实验菌株均有明显的抑制作用和灭活作用。

将中草药烘干、粉碎，分别用 95%乙醇常温下萃取 4 d，将提取液离心后，减压蒸馏温度为 50~52 ℃，将中草药提取液中的乙醇蒸发。然后用蒸馏水定容到质量浓度为 1 g/mL，置于 0~4 ℃冰箱中备用。将固体培养基加热熔化，每 20 mL 固体培养基加入已装有预定量中草药提取液（0.5、2.0 mL）的无菌培养皿（直径为 15 mm）中，再加入 0.2 mL 菌液（稀释后菌液浓度约为 10^3/mL），用涂布器涂布均匀，每一处理重复 3 次，用无菌水作对照。上述操作均在超净工作台内进行。将细菌培养皿倒置，置 36~37 ℃恒温培养 24 h，将酵母菌培养皿置恒温箱中 28 ℃恒温培养 48 h 后统计菌落个数，计算抑菌率试验时，菌悬液的浓度约为 10^4 CFU/mL。取 0.5 mL 菌悬液和 4.5 mL 提取液于无菌小试管中混合均匀（对照组为无菌水），作用至预定时间（5、15 min）后，取 0.2 mL 菌药混合液接种到装好培养基的培养皿中，用涂布器涂布均匀，每次操作重复 3 次。将做好的细菌平板倒置放入 36~37 ℃恒温培养箱中培养 24 h 后，将酵母菌培养皿置恒温箱中 28 ℃恒温培养 48 h 后统计菌落个数，统计菌落个数，计算杀菌率。结果中草药的乙醇提取液对 4 种菌有明显的抑制效果。随着药物剂量的增大，对 4 种菌的抑制效果显著增强。采用微量肉汤稀释法测定茅苍术挥发油对 4 株金黄色葡萄球菌的最低抑菌浓度（MIC）；吸光度测量等方法体外检测亚抑菌浓度茅苍术挥发油作用下金黄色葡萄球菌毒力因子产量的变化；采用 Real-Time PCR 法检测亚抑菌浓度挥发油对 AgrA 和 Hla mRNA 表达的影响。结果显示，茅苍术挥发油可抑制金黄色葡萄球菌生长并呈现浓度依赖性，标准菌株 ATCC25923 的 MIC 为 0.0625%（V/V），临床菌株的 MIC 为 0.031 25%（V/V）。亚抑菌浓度茅苍术挥发油作用后 4 株菌株凝固酶的分泌受到抑制，标准菌株 ATCC25923 的凝固酶效价只有对照组的 1/4，临床菌株的凝固酶效价都只有对照组的 1/8。亚抑菌浓度茅苍术挥发油减弱了四株菌株的黏附能力，ATCC25923、SA1.5、SA2.3 和 SA4.12 的黏附能力分别只有对照组的（53.71±6.56）%、（53.10±9.39）%、（74.70±9.00）%和（45.62±21.22）%；标准菌株 ATCC25923 和 SA2.3 的溶血活力受到亚抑菌浓度挥发油的显著抑制，溶血活力分别只有对照组的（18.48±23.88）%和（1.63±4.18）%。α-溶血素毒力基因 Hla 及其调控基因 AgrA 的表达受到了亚抑菌浓度挥发油的抑制，其表达水平分别只有对照组的（6.17±2.23）%和（24.79±9.19）%。研究表明，茅苍术挥发油能抑制金黄色葡萄球菌的生长，并且对多种毒力因子的表达有抑制作用。

用体积分数为 50%乙醇浸泡、有机溶剂萃取、薄层层析对苍术抑菌活性物质进行初步分析，用纸片法检测其抑菌活性，用琼脂稀释法测 MIC，结果苍术提取物对金黄色葡萄球菌、白色念珠菌、大肠杆菌都有较好的抑制作用，当生药量为 2 g/mL 时对金黄色葡萄球菌、白色念珠菌、大肠杆菌的抑制率分别为 138%、80%、74%，当生药量为 1.25 g/mL 时，对金黄色葡萄球菌的抑制率为 58%，对白色念珠菌的抑菌率为 6%，显示剂量浓度依赖效应，对金黄色葡萄球菌、白色念珠菌、大肠杆菌的 MIC 分别为

0. 7、1. 0、1. 2 g/mL（g 相当生药剂量）。

使用苍术挥发油喷雾剂、苍术挥发油熏蒸液及苍术烟熏剂对房间进行消毒，然后对摆放在房间不同部位的培养基平板中接种的金黄色葡萄球菌、大肠杆菌、铜绿假单胞菌的抑菌率进行测定，结果 3 种剂型的苍术抑菌剂在合适的剂量下对金黄色葡萄球菌、大肠杆菌、绿脓杆菌有一定的抑制作用。

10. 抗心律失常　关苍术乙醇提取物对于氯化钡所致的大鼠心律失常、乌头碱引起的室性心律失常以及哇巴因导致的豚鼠心律失常均有一定保护作用。选择雄性 SD 大鼠 105 只，随机分为 5 组：假手术组、缺血再灌注组、七氟醚后处理组、苍术苷+七氟醚后处理组（联合组）和苍术苷组，每组 21 只。连续监测并记录大鼠血流动力学变化；于再灌注 2 h 末取心肌组织，测定心肌梗死范围；电镜观察心肌线粒体超微结构；采用 Western 印迹法检测前细胞胀亡受体、细胞色素 C 和活化的 Caspase-3 表达水平；采用分光光度法测定心肌烟酰胺腺嘌呤二核苷酸（NADH）含量。结果与假手术组比较，其余 4 组大鼠再灌注 1 h 和 2 h 时平均动脉压和心率-收缩压乘积明显降低，心肌梗死范围扩大，心肌细胞损伤增加，前细胞胀亡受体、细胞色素 C 和 Caspase-3 表达上调，NADH 含量明显降低。缺血再灌注组梗死区质量为 0. 113 9 g，缺血区质量 0. 189 6 g，左心室质量0. 558 5 g；缺血再灌注组梗死区质量为 0. 113 9 g，缺血区质量 0. 215 5 g，左心室质量0. 592 1 g。与缺血再灌注组比较，七氟醚后处理组心肌梗死范围缩小，心肌细胞损伤减少，前胀亡受体、细胞色素 C 和 Caspase-3 表达下调，NADH 含量明显升高。说明七氟醚后处理对大鼠心肌缺血再灌注损伤具有保护作用。

11. 镇痛　β-桉叶油醇和苍术醇是苍术镇痛作用的主要成分。前者具有降低骨骼肌乙酰胆碱受体敏感性的作用；同时，对琥珀胆碱引起的烟碱受体持续的除极化有相乘作用。苍术醇通过抗胆碱及拮抗 Ca^{2+} 而作用于平滑肌，由于其作用有阿托品敏感及六甲胺抗药的表现，提示是毒蕈碱受体介入与神经有关的反应，且与苍术健胃作用相关。

12. 保肾　采用正离子电喷雾电离模式下的多反应监控模式对肌酐进行定量分析，纯溶剂标准曲线的肌酐线性范围为 0. 03~400 μmol/L；基质标准曲线的肌酐线性范围为 0. 2~400 μmol/L；它们的最低定量限分别为 0. 03 和 0. 2 μmol/L。采用负离子电喷雾电离模式下的多反应监控模式对尿酸进行定量分析，纯溶剂标准曲线的尿酸线性范围为 0. 1~350 μmol/L；基质标准曲线的尿酸线性范围为 0. 5~300 μmol/L；它们的最低定量限分别为 0. 1 和 0. 5 μmol/L。该方法的提取回收率在 91. 8%~103. 7% 之间，日内和日间 RSD 分别小于 5. 9% 和 6. 8%，满足生物分析的要求。结果表明，与阳性对照药物别嘌呤醇和苯溴马隆相比，中药二妙丸、黄柏和苍术均能在一定程度上降低血尿酸水平，并可显著逆转肾功能损伤，对肾功能具有一定的保护作用。

健康雄性 Wistar 大鼠 100 只，适应性喂养 1 周，称体重，尿蛋白定性检查为阴性后，随机抽取 10 只作为正常对照组。其余 90 只大鼠用 5/6 肾切除法造模，均在麻醉后行右肾切除术，一周后切除左肾上下极各 1/3。造模后存活的 82 只大鼠随机分为 6 组，均按体重灌胃给药 1 mL/100 g（生药 1. 2 g/kg），正常组和模型组给予等体积生理盐水灌胃。共用药 12 周。结果显示，模型组 Scr 明显升高，单味熟地组、熟地伍苍术 1∶1 及 2∶1 配伍组 Scr 低于模型组，熟地伍苍术（1∶1）组 Scr 低于其他治疗组。表明单味熟地、熟地伍苍术1∶1及2∶1组均有改善慢性肾衰大鼠肾功能的作用，而又以熟地伍苍术（1∶1）组效果最佳。

【毒理研究】 以等比浓度法灌胃，采用改良寇氏法计算生苍术及麸炒苍术挥发油对小鼠的半数致死量。生苍术挥发油的 LD_{50} 为 2454.71 mg/kg，LD_{50} 的95%可信限为 2123.24~2837.92 mg/kg；麸炒苍术挥发油的 LD_{50} 为 5248.07 mg/kg，LD_{50} 的95%可信限 4677.35~5888.43 mg/kg。结果表明，生苍术挥发油为低毒，而麸炒苍术挥发油实际无毒。

【临床应用】

1. 临床配伍

（1）时暑暴泻及饮食所伤，胸膈痞闷：神曲（炒）、苍术（米泔浸一宿，焙干）各等分为末，面糊为丸。如梧桐子大，每服三十丸，不拘时，米饮吞下。（《太平惠民和剂局方》曲术丸）

（2）气痢，瘦弱：苍术、黄连（去须）、当归（焙）、诃黎勒皮（炒）、厚朴（去粗皮，生姜汁炙）、干姜（炮）各一两半，吴茱萸（汤洗，炒干）一两，艾叶（炒）三分，附子（炮裂，去皮脐）、龙骨各二两。上为末，米饮为丸，如梧桐子大，每服三十丸，食前生姜汤送下，日二次。（《圣济总录》苍术丸）

（3）湿温多汗：知母六钱，甘草（炙）二钱，石膏十钱，苍术三钱，粳米三钱。研细末制成如麻豆大的药丸。每服五钱，水适量，煎至八九分，去滓取，分清汁温服。（《类证活人书》白虎加苍术汤）

（4）四时瘟疫，头痛项强，发热憎寒，身体疼痛，以及伤风、鼻塞声重、咳嗽头昏：苍术（米泔浸一宿，切，焙）五两，藁本（去土）、白芷、细辛（去叶、土）、羌活（去芦）、川芎、甘草（炙）各一两，上为细末。每服三钱，入生姜三片、葱白三寸，以水一盏，煎至七分，温服，不拘时。如觉伤风鼻塞，只用葱茶调下。（《太平惠民和剂局方》神术散）

（5）脾胃不和，不思饮食，心腹胁肋胀满刺痛，口苦无味，呕吐恶心，常多自利：苍术（去粗皮，米泔浸二日）五斤，厚朴（去粗皮，姜汁制，炒香）、陈皮（去白）各三斤二两，甘草（炒）三十两。上为细末。每服二钱，以水一盏，入生姜二片、干枣两枚，同煎至七分，去姜、枣，于空心饭前趁热服用。（《太平惠民和剂局方》平胃散）

（6）风水头重面肿：苍术（米泔浸，切，晒干）、杏仁（去皮尖双仁，炒）、赤茯苓（去黑皮）、桑根白皮各一两半，商陆根二两半，连皮大腹四枚，嫩楮枝（切）三合。上㕮咀，如麻豆大，每服五钱匕，水一盏半，煎至一盏，去滓，食前温服，日三次。（《圣济总录》苍术饮）

（7）小儿伤寒，胃气不和：苍术、厚朴（去粗皮，生姜汁炙，锉）、陈橘皮（汤浸，去白，焙）各一两，干姜（炮）三分，甘草（炙）半两。上为散，每服一钱匕，水一小盏，入生姜、大枣各少许，同煎至六分，热服。（《圣济总录》解肌苍术散）

（8）感冒：苍术一两，细辛二钱，侧柏叶三钱。共研细末，每日四次，每次一钱五分，开水冲服，葱白为引，生吃。（《中草药新医疗法资料选编（内蒙古）》）

（9）下元虚损，偏坠茎痛：茅山苍术（净刮）六斤，分作六份。其中，一斤，仓米泔浸二日，炒；一斤，酒浸二日，炒；一斤，青盐半斤炒黄，去盐；一斤，小茴香四两炒黄，去茴；一斤，大茴香四两炒黄，去茴；一斤，用桑椹汁浸三日，炒。取术为末。每服三钱，空心温酒下。（《本草纲目》六制苍术散）

（10）湿气身痛：苍术，泔浸切，水煎，取浓汁熬膏，白汤点服。（《简便单方》）

（11）筋骨疼痛因湿热者：黄柏（酒浸一日夜，炒）、苍术（米泔浸一日夜，炒）各四两。上二味为末，每服四钱，水一盏，煎七分，温服，日进三四服。（《世医得效方》苍术散）

2. 现代临床

（1）外阴瘙痒：用苍术、白蒺藜、人参、当归、蛤粉、蛇床子、冰片等，按一定比例制成霜剂，使用前，先将外阴洗净，将药膏均匀涂抹在瘙痒处的皮肤上，每日 1～4 次，痒止后酌情减少用药次数。外阴皮肤破溃者禁用，每个疗程 7 d。

（2）急性痛风：用苍术、酒黄柏、生薏苡仁、川牛膝、防己、金刚藤、泽泻、忍冬藤、青风藤、海桐皮、川芎、红花、酒地龙、防风、独活、滑石、赤小豆、生甘草等，小煎服，每日 1 剂，服药期间戒酒，多饮水，少活动。治疗 17 例，缓解 13 例，好转 3 例，无效 1 例，总有效率为 94.1%。

（3）治疗夜盲症：用苍术 30 g，石决明子、夜明砂各 15 g，猪肝（分 2 次）100 g，将前 3 味药入 500 mL 水中煎成药液 200 mL，分早、晚煮猪肝食用，一般 2～6 剂显效。治疗 12 例，均痊愈。

（4）原发性高脂血症：用降脂通脉汤治疗本病 34 例，能显著降低胆固醇、甘油三酯、低密度脂蛋白，并能提高高密度脂蛋白。方法：制何首乌、枸杞子、泽泻、荷叶、决明子、生黄芪各 15 g，苍术、白术各 10 g，陈皮 6 g，制大黄 5 g，甘草 3 g，便溏者去大黄。每日 1 剂，水煎，分 2 次服。结果显效 18 例，有效 12 例，无效 4 例，总有效率为 88.2%。

（5）膝关节骨关节病：用祛痰湿法治本病 48 例。方法：红花 10 g，苍术、茯苓、半夏、当归各 15 g，白芥子、川芎、陈皮、丹参、牛膝、防己、白术各 12 g。偏肾阴虚者加熟地、山茱萸各 12 g；偏阳虚者加巴戟天 12 g，淫羊藿 15 g，偏气虚者加党参 15 g，黄芪 20 g；偏血虚者加枸杞子、白芍各 15 g；湿热盛者加薏苡仁 15 g，萆薢 12 g；风寒盛者加威灵仙 15 g，秦艽 12 g；膝关节肿胀重者加泽兰 15 g；疼痛重者加白花蛇 9 g。每日 1 剂，水煎，分 2 次服，每次服 200 mL。药渣用布包裹，趁热敷膝部。结果治疗 48 例，治愈 17 例，显效 14 例，有效 13 例，无效 4 例，总有效率为 91.7%。

（6）动脉血栓：中医辨证治法施治。以活血通瘀汤（当归 15 g，生地黄 15 g，桃仁 15 g，红花 10 g，枳壳 15 g，赤芍 15 g，柴胡 15 g，双花 25 g，连翘 15 g，三棱 10 g，莪术 10 g，元胡 15 g，地龙 15 g，炮甲珠 5 g，天葵子 15 g，野菊花 15 g，三仙 45 g，甘草 15 g，水煎服）为主方。属湿热下注者，症见下肢红肿、胀痛，舌红苔腻，治宜清热利湿，活血化瘀，主方加防己、黄柏、苍术、白鲜皮。根据中西医结合学会周围血管病专业委员会 1995 年制定的疗效标准，总共患者 186 例，男性 128 例，女性 58 例，年龄 30～86 岁，疗程最短 5 周，最长 1 年，83% 的患者是 6 个月的疗程。结果临床治愈

106 例，显效 50 例，有效 26 例，无效 4 例，总有效率为 96.2%，5 年内无复发患者。

（7）肝损伤：随机选取 HBeAg 阳性慢性乙型肝炎患者 120 例，随机分为治疗组及对照组各 60 例。治疗组采用清热化湿方（茵陈、苍术、白术、大黄、栀子、茯苓、车前子、半枝莲）联合恩替卡韦。对照组仅服用恩替卡韦治疗。分别观察患者治疗 3 个月、6 个月、1 年、1.5 年、停服中药后 1 年的 HBV-DNA 定量、HBeAg 的定量，测定肝功能及中医证候，以评估临床疗效。结果显示，清热化湿治疗组及对照组 HBeAg 转阴率分别为 41.67%、21.67%。而两组的 HBV-DNA 转阴率分别为 83.33%、73.33%，表明清热化湿方联合恩替卡韦治疗 HBeAg 阳性慢性乙型肝炎能有效地抑制乙肝病毒复制，提高 HBeAg 阴转率，减轻肝细胞炎症反应，促进肝细胞再生，恢复肝功能，改善临床症候，且临床上无明显不良反应。

（8）自主神经病变：将确诊为糖尿病合并自主神经病变的 80 例患者，随机分为治疗组和对照组各 40 例。两组的饮食治疗、运动治疗、控制血糖、改善微循环、营养神经等基础治疗一致，治疗组给予加味降糖补肾方（由狗脊、川续断、女贞子、旱莲草、地骨皮、生黄芪、生地黄、葛根、黄连、桑白皮、知母、三棱、莪术、苍术、茵陈等组成）治疗，两组疗程均为 4 周。疗程结束后观察治疗前后 24 h 动态心电图变化情况。结果显示，治疗组和对照组患者治疗后较治疗前正常 R-R 间期标准差（SDNN）、相邻 R-R 间期的均方差（rMSSD）、每 5 min R-R 间期均值标准差（SDANN）、R-R 间期差值>50 ms 所占百分比（PNN50）均增加，低频功率（LF）与高频功率（HF）比值改善。两组患者治疗前心率变异性各项指标比较差异无显著性意义，但治疗后时域及频域指标比较差异均有显著性意义。表明加味降糖补肾方对心脏自主神经系统功能有一定的改善作用。

【不良反应】 服用中成药后可能出现口鼻咽干、眩晕、皮肤潮红、心率加快、排尿困难、烦躁等不良反应，可能与其中含有的化学成分中莨菪碱有关。

【综合利用】 苍术为较常用中药，在我国有悠久的临床应用历史。现代研究表明，苍术化学成分复杂，并具有广泛的生物学活性。近年来，国内外对苍术化学成分研究较多，为科学开发传统中药资源提供了科学依据。除了其药用价值外，其他方面的应用价值也在不断开发，例如，以艾叶和苍术提取物为活性成分制杀虫剂，用于空气消毒，生产苍术药物纸手帕、苍术艾叶香等。

■参考文献

[1] 尹西鹏. 苍术栽培技术 [J]. 现代农业科技，2008（17）：62, 66.

[2] 韩玉. 电子鼻在苍术质量评价中的应用研究 [D]. 北京：北京中医药大学，2011.

[3] 吴凤英，游本刚，唐丽华，等. 气相色谱法测定香附、苍术挥发油中 α-香附酮的含量 [J]. 苏州大学学报（医学版），2011, 31（2）：250-252, 275.

[4] 赵春颖，毛晓霞，苏占辉. 北苍术水溶性多糖提取工艺的优化及含量测定 [J]. 承德医学院学报，2013, 30（4）：277-279.

[5] 曾敏. 苍术饮片规格及其质量评价标准研究 [D]. 武汉：湖北中医药大学，2013.

[6] 杨绍群，许静静，冯雪，等. 关苍术的 TLC-GC-MS 和 GP-MSE-GC-MS 鉴别 [J]. 延边大学学报（自然科学版），2011, 37（2）：124-127.

[7] 何卓阳，张齐，王桃云，等．茅苍术醇提取物在子宫颈癌 SKOV-3 细胞的抗肿瘤作用 [J]．中药药理与临床，2013，29（2）：88-90.

[8] 陈炎明，陈静，翁桂新．苍术化学成分和药理活性研究进展 [J]．上海中医药大学学报，2006，20（4）：95-98.

[9] 付梅红，朱东海，方婧，等．苍术的化学、分子生药学和药理学研究进展 [J]．中国中药杂志，2009，34（20）：2669-2672.

[10] 李宇馨，李瑞海．苍术挥发油抗炎活性研究 [J]．辽宁中医药大学学报，2013，15（2）：71-72.

[11] 塔西斯，张洁，杭永付，等．北苍术炮制前后水提液和多糖部位保肝作用比较研究 [J]．现代中药研究与实践，2011，25（3）：45-47.

[12] 沙多依，杭永付，宋菲，等．北苍术炮制前后挥发油部位保肝作用比较研究 [J]．现代中药研究与实践，2010，24（4）：41-43.

[13] 王金梅，康文艺．苍术及其麸炒品挥发油化学成分及抑制 α-葡萄糖苷酶比较研究 [J]．天然产物研究与开发，2012，24（6）：790-792.

[14] 郭金鹏，王萍，孙如宝，等．苍术挥发油化学成分及其抗菌活性的研究 [J]．时珍国医国药，2011，22（3）：566-568.

[15] 刘芬，刘艳菊，田春漫．苍术提取物对脾虚证大鼠胃粘膜及胃肠免疫功能的影响 [J]．南方医科大学学报，2015，35（3）：343-347，354.

[16] 尹璐，胡仁火，丘日光，等．7 种中草药醇提取物抑菌杀菌作用的研究 [J]．安徽农业科学，2014，42（28）：9722-9724.

[17] 马青山，王茜，赵凯姝，等．UPLC-MS/MS 法测定高尿酸血症大鼠血清及尿液中的尿酸和肌酐 [J]．高等学校化学学报，2013，34（12）：2716-2720.

[18] 薛建华，杜秀萍，张银华，等．清热化湿方治疗 HBeAg 阳性慢性乙型肝炎 [J]．吉林中医药，2014，34（3）：252-255.

[19] 钱静漪，王梦茹，张宁宁，等．亚抑菌浓度茅苍术挥发油对金黄色葡萄球菌毒力因子表达的抑制作用初步研究 [J]．中国病原生物学杂志，2014，9（5）：408-411，433.

[20] 胡定慧，赵晓姬，单志萍，等．苍术体外抑菌活性的初步研究 [J]．生物加工过程，2008，23（5）：60-63.

[21] 于丽华，杨月嫦，李西林，等．不同苍术剂型抑菌作用的实验研究 [J]．时珍国医国药，2007，18（10）：2468-2469.

[22] 张大勇，罗广波，范冠杰．加味降糖补肾方对糖尿病患者心率变异性的影响 [J]．广州中医药大学学报，2010，27（5）：467-469.

[23] 殷明，乔世刚，曹建方，等．线粒体通透性转换孔介导的胀亡和凋亡对七氟醚后处理保护大鼠心肌缺血再灌注的作用 [J]．中华老年心脑血管病杂志，2015，17（2）：178-182.

[24] 张法荣，孟志云，赵平．熟地、苍术及两者不同配伍比例保护大鼠残余肾和抑制转化生长因子的实验研究 [J]．中国实验方剂学杂志，2007，13（2）：39-42.